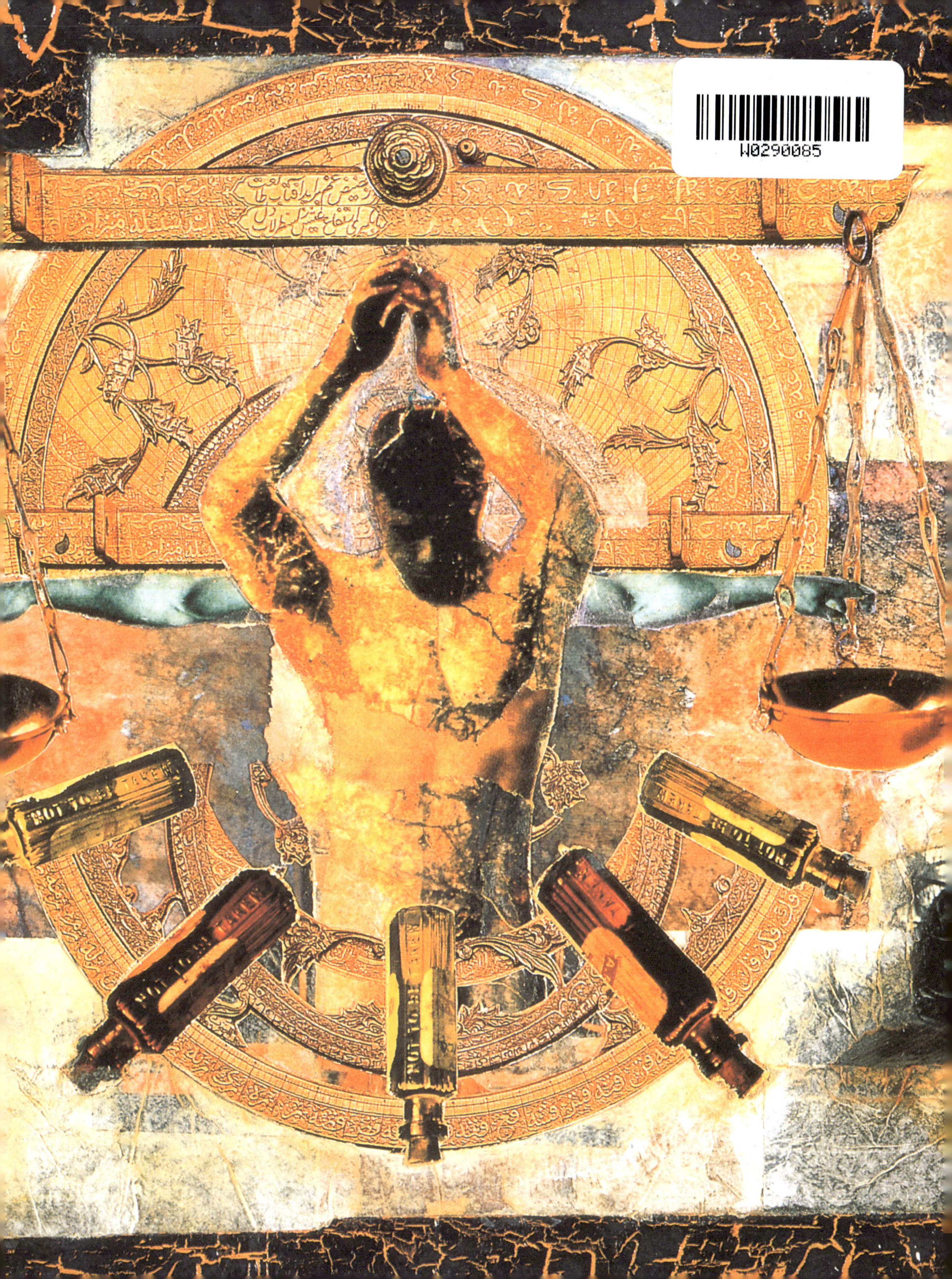

HANDBUCH DER NATURMEDIZIN

Titel der englischsprachigen Originalausgabe
The Hamlyn Encyclopedia of Complementary Health
First published in Great Britain in 1996 by Hamlyn
an imprint of Reed International Books Limited
Michelin House, 81 Fulham Road, London SW3 6RB

Commissioning Editors: Sian Facer, Jane McIntosh
Art Director: Keith Martin
Art Editor: Les Needham
Project Manager: Mary Lambert
Editors/writers: Clare Hill, Diana Vowles, Diana Craig and Nance Fyson
Assistant Editor: Humaira Husain
Proofreader: Anne Crane
Consultant Editor: Nikki Bradford
Illustrators: Jo Agis, Birgit Eggers, Steve Rawlings, Philip Wilson
Picture Research: Liz Fowler
Production: Nick Thompson

Erste Auflage
Übersetzung: Monika Held
Fachliche Beratung: Dr. med. Anke Joas
Satz: Ludger Vorfeld Kommunikations Design
Koordination und Produktion der deutschen Ausgabe: MediaCompactService Schabert, München
Umschlaggestaltung: Constanza Puglisi
Printed in China
ISBN 3-333-01012-7

Hinweis

Dieses Buch ist nicht als Alternative zu einem persönlichen, professionellen, medizinischen Gutachten gedacht. Der Leser sollte bei allem, was seine Gesundheit betrifft, einen Arzt aufsuchen, besonders bei Symptomen, die eine Diagnose oder medizinische Beobachtung erfordern. Auch wenn Ratschläge und Informationen zur Zeit des Drucks als genau und richtig galten, können weder die Autoren noch der Verleger oder sonstige Mitarbeiter dieses Buches die rechtliche Verantwortung oder Haftung für Irrtümer oder mögliche Unterlassungen übernehmen.

Die Deutsche Bibliothek – CIP-Einheitsaufnahme

Handbuch der Naturmedizin / Hrsg.: Nikki Bradford. Autorinnen: Sheila Lavery
[Übers.: Monika Held]. - 1. Aufl. – Berlin : Verl. Gesundheit, 1997
ISBN 3-333-01012-7

HANDBUCH DER NATURMEDIZIN

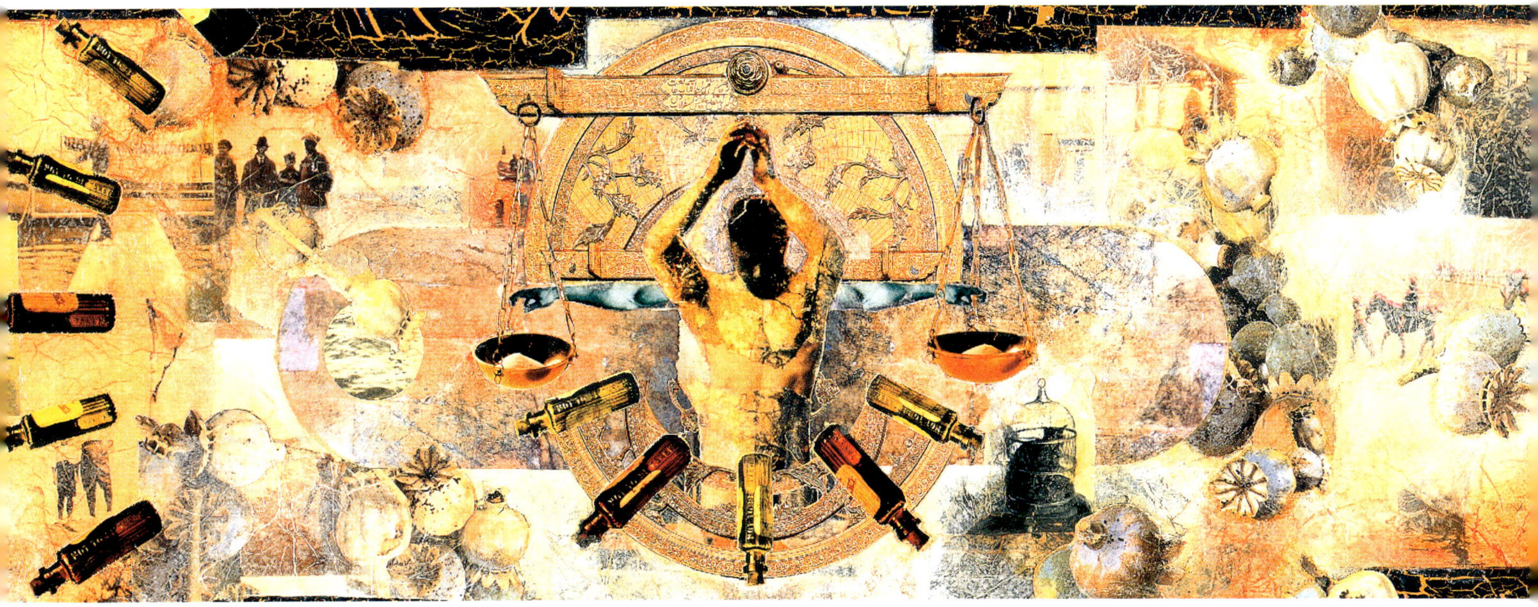

Herausgeberin: Nikki Bradford

Autorinnen: Sheila Lavery und Karen Sullivan

mit Clare Hill, Diana Vowles und Nance Fyson

Klinische Studien: Fara Begum-Baig

INHALT

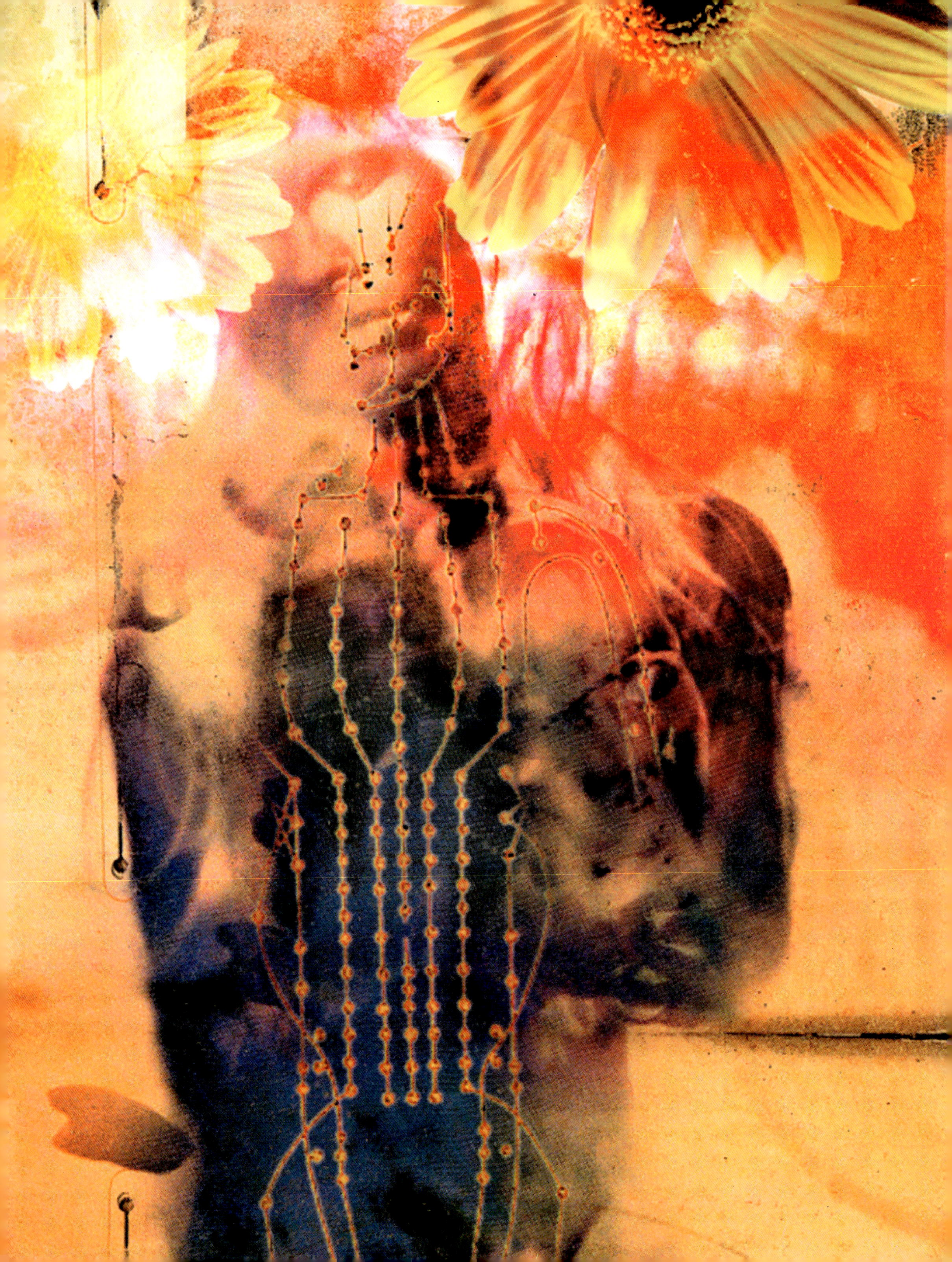

EINLEITUNG

IN UNSERER SCHNELLEBIGEN WELT, in der wir ständig Anspannungen ausgesetzt sind, wächst das Interesse, die Gesundheit zu erhalten oder wiederherzustellen. Umweltgifte beeinflussen unsere Gesundheit, Pestizide und Tierfutter verändern unsere Nahrungsmittel wie Obst, Gemüse und Fleisch. Das sind allgegenwärtige Themen der öffentlichen Diskussion. Erwachsene und Kinder reagieren immer häufiger mit Allergien auf veränderte Nahrungsmittel und zunehmende Umweltverschmutzung. An Asthma erkranken immer mehr Kinder, nach einer Theorie Folge zunehmender Emission von Abgasen. Aber auch Hausstaubmilben, die in jedem Haushalt vorkommen, spielen eine Rolle.

Krankheitserreger werden zunehmend resistent gegenüber Antibiotika, mit denen Infekte behandelt werden. Deshalb suchen die Menschen nach ergänzenden Heilmethoden, die das Immunsystem stärken. In den letzten zehn bis 15 Jahren sind auch neue Krankheiten aufgetreten, z. B. Encephalomyelitis benigna myalgica (epidemische Neuromyasthenie), als Folge einer Virusinfektion. Derzeit gibt es kein Mittel gegen diese Krankheit, jedoch können alternative Behandlungsweisen wie Aromatherapie, westliche Kräuterheilkunde und Diätetik den Patienten zu einer ausgewogenen Ernährung und einer Stärkung des Immunsystems verhelfen.

Die 90er Jahre haben qualitative Veränderungen gebracht. Die Wirtschaftslage fordert allen Menschen größere Anstrengungen ab. Beruf und Familie unter einen Hut zu bringen, ohne etwas zu vernachlässigen, ist schwieriger geworden und führt zu erhöhtem Streß. Die Bereitschaft, sich ganzheitlichen Therapien wie Yoga, Tai Chi oder Massage zuzuwenden, die Anspannungen und Erschöpfung abbauen helfen und Körper und Geist zur Ruhe bringen, ist gewachsen.

Das Interesse an ergänzenden Heilweisen ist daher gestiegen. Es gibt immer mehr Menschen, die eine alternative Behandlung zumindest ausprobieren. Auch Ärzte werden sich immer häufiger der Vorteile ergänzender Heilweisen bewußt, wenn die klassische Behandlung allein nicht hilft. Sie sind jetzt eher bereit, ihren Patienten an einen Osteopathen oder Chiropraktiker zu überweisen, wenn sich beispielsweise die Behandlung eines Rückenproblems als schwierig erweist. Einige Ärzte haben auch eine Zusatzausbildung, z. B. als Homöopath, Kräuterheilkundler oder Akupunkteur.

Ergänzende Heilmethoden können viel dazu beitragen, die psychische Verfassung eines Menschen zu verbessern und verschiedene Leiden zu lindern oder zu heilen. Bei ernsthaften Erkrankungen oder schweren Krankheiten im Endstadium sind jedoch nur wenige alternative Therapien geeignet. Diese sollten außerdem niemals an die Stelle der klassischen Behandlung treten, sondern ergänzend angewendet werden. Akupunktur beispielsweise kann das Immunsystem von Krebs- oder HIV-Patienten erheblich stärken, gleichzeitig verbessert sie die gesamte psychische Verfassung und damit die allgemeinen Heilungschancen. Und das ist im Sinne von uns allen.

Anleitung zum Gebrauch des Buches

Das *Handbuch der Naturmedizin* ist ein umfassendes Nachschlagewerk in zwei großen Teilen: Im ersten Teil werden ausführlich 30 ergänzende Heilmethoden vorgestellt. Der zweite Teil beinhaltet häufige Krankheiten. Zu jeder Krankheit werden jeweils die klassische Behandlungsmethode sowie ergänzende Heilweisen, die Linderung oder Heilung der Krankheit bewirken können, aufgeführt. Ein Verzeichnis der Symptome findet sich zwischen den Hauptteilen des Buches, ein Adressenverzeichnis im Anhang.

Die Therapien

Der erste Teil des Buches befaßt sich mit den ergänzenden Heilmethoden. Jede wird anschaulich erklärt, indem die Wirkungsweise, der Ablauf einer Behandlung, die damit lösbaren Probleme und die Sicherheit in der Anwendung dargestellt werden. Alle Therapien werden auf die gleiche Art und Weise abgehandelt, unabhängig davon, ob es sich um eine bekannte wie die Aromatherapie oder eine weniger bekannte wie die Bioresonanztherapie handelt.

Um das Auffinden der Therapien zu erleichtern, sind diese zur Identifizierung mit farbigen Symbolen versehen, so daß sie an jeder Stelle des Buches leicht zu finden sind.

Therapeuten ergänzender Heilmethoden passen ihre Vorgehensweise stark an den konkreten Fall an. Entscheidende Faktoren sind medizinische Vorgeschichte, Symptome, Lebensgewohnheiten etc. In diesem Buch wird aufgeführt, was ein Therapeut üblicherweise unternimmt oder empfiehlt. Niemand sollte daher überrascht sein, wenn der Therapeut, zu dem er sich begeben hat, aufgrund des konkreten Falles von der hier beschriebenen Vorgehensweise abweicht. Die Darstellung im vorliegenden Buch ist daher lediglich als eine Aufzählung möglicher Behandlungsmethoden gedacht; sie darf keinesfalls als Anleitung zur Selbsttherapie oder zur Selbstmedikation verstanden werden.

Die Ergebnisse klinischer Studien der letzten Jahre sind, soweit verfügbar, am Ende der Therapiebeschreibungen aufgeführt. Die Spezialisten der einzelnen Therapierichtungen, die an der Entstehung dieses Buches mitgewirkt haben, werden auf Seite 378 genannt.

Einige klinische Studien sind folgendermaßen bezeichnet: Einfacher Blindversuch: Der Patient weiß nicht, welche Behandlungsmethode angewendet wird.

Doppelter Blindversuch: Patient und Beobachter wissen nicht, welche Behandlungsmethoden angewendet werden. Kontrollierter Versuch: Die bei dem Versuch mitwirkenden Personengruppen bekommen entweder eine spezielle Behandlung in Verbindung mit der Therapie, oder sie erhalten überhaupt keine medizinische Behandlung.

Der Ausdruck Placebo wird ebenfalls gebraucht, beispielsweise, wenn Patienten im Versuch mit Nadelattrappen akupunktiert werden oder eine Arznei ohne wirksame Bestandteile verabreicht bekommen.

Die Krankheiten

Im zweiten Teil des Buches sind die Krankheiten aufgeführt. Sie werden in, dem Körpersystem entsprechend, farblich gekennzeichneten Kapiteln behandelt. Insgesamt werden 13 Körpersysteme beschrieben, zwei weitere Abschnitte behandeln Kinderkrankheiten sowie Erste-Hilfe-Maßnahmen. So sind z.B. Ausführungen über Anämie im Kapitel »Das Kreislaufsystem« zu finden, das dunkelrot gekennzeichnet ist. Um etwas über Angina pectoris im selben Abschnitt zu erfahren, können Sie den Begriff im Register oder Inhaltsverzeichnis suchen.

Die klassische medizinische Vorgehensweise, die einem Patienten empfohlen wird, steht nach jeder Krankheitsbeschreibung an erster Stelle. Es folgen die am besten geeigneten ergänzenden Therapien, die durch ihre jeweiligen Farbsymbole leicht gefunden werden.

Verzeichnis der Symptome

Dieser Abschnitt dient zum Nachschlagen bestimmter Symptome mit gleichzeitigem Verweis auf die mögliche Krankheit (eine oder auch mehrere) und die entsprechende Seitenzahl.

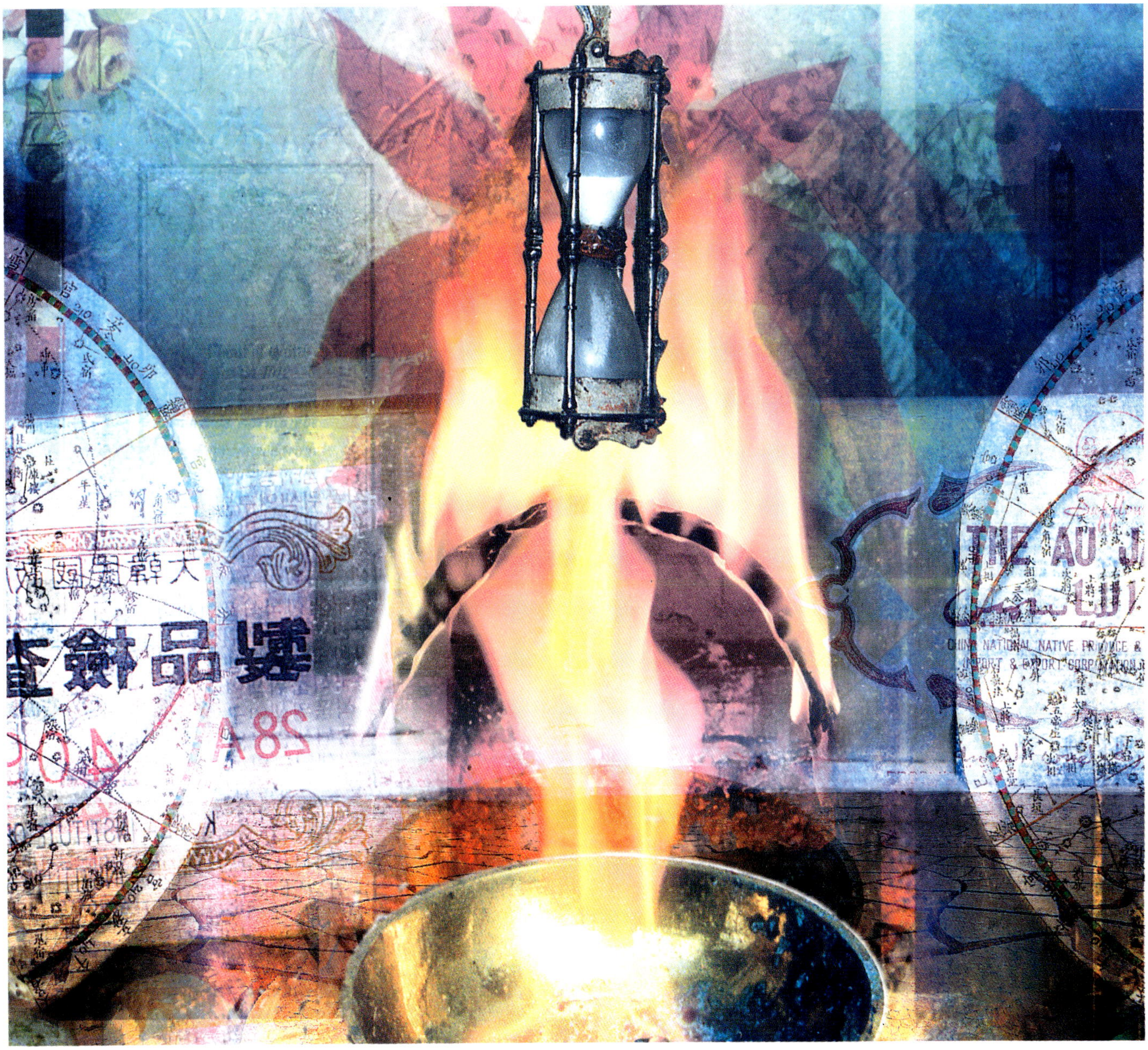

DAS ADRESSENVERZEICHNIS

Das Adressenverzeichnis bietet nützliche Kontaktadressen für die im ersten Abschnitt des Buches dargestellten ergänzenden Therapien. Bei diesen Institutionen kann der Interessierte auf Anfrage nähere Informationen zu Therapeuten in seiner Umgebung erfragen. Weitere, in Verbindung mit den jeweiligen Erkrankungen nützliche Adressen schließen sich unter den Namen der einzelnen Körpersysteme an. Anschriften für entsprechende Organisationen und Ansprechpartner in Österreich und der Schweiz sind soweit möglich ebenfalls genannt.

HINWEIS

Dieses Buch ist nicht als Alternative zu einem persönlichen, medizinischen Gutachten gedacht. Der Leser sollte bei Gesundheitsproblemen immer einen Arzt aufsuchen, besonders bei Symptomen, die eine Diagnose oder medizinische Beobachtung erfordern. Auch wenn Ratschläge und Informationen zur Zeit des Drucks als genau und richtig galten, können weder die Autoren noch der Verleger oder sonstige Mitarbeiter dieses Buches die rechtliche Verantwortung oder Haftung für Irrtümer oder Unterlassungen übernehmen.

AKUPUNKTUR

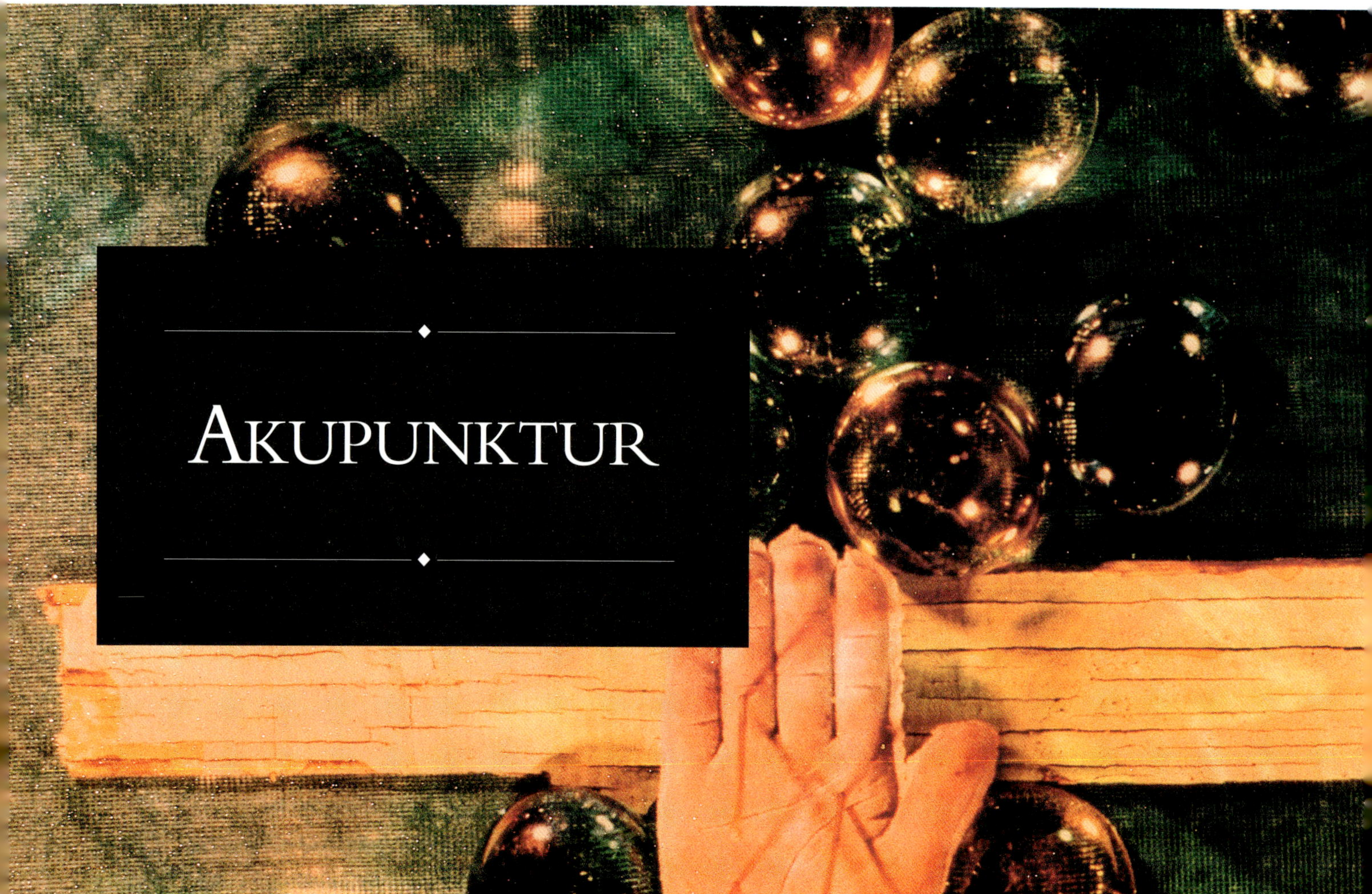

AKUPUNKTUR ist eine traditionelle chinesische Heilmethode, die mit Nadeln zur Stimulation der Akupunkturpunkte im Körper arbeitet. Sie kann bei vielen Krankheiten helfen, und auch bei Streß, Rückenschmerzen, Menstruationsbeschwerden und Suchtkrankheiten zeigt sie sich oft erfolgreich.

AKUPUNKTUR genießt seit einigen Jahren Popularität als wirkungsvolle ergänzende Heilmethode. Auch wenn die Stimulation der heilenden Energien im Körper wie ein Phänomen der 90er Jahre erscheint: Akupunktur gab es als ganzheitliche Behandlungsmethode schon lange bevor jemand etwas dazu niederschrieb. Steinerne Akupunkturnadeln aus dem Neolithikum (2500 v. Chr.) sind in Gräbern in der inneren Mongolei gefunden worden. Erstmals schriftlich erwähnt wird die Akupunktur im *Nei Jing (Der Klassiker des Gelben Kaisers zur Inneren Medizin)*, das über 2000 Jahre alt ist und damit das älteste umfassende Werk der chinesischen Medizin. Pien Chueh, ein berühmter Arzt des 4. Jahrhunderts v. Chr., benutzte steinerne Akupunkturnadeln, Kräuter und Moxibustion, um einen Prinzen wieder aus dem Koma zu erwecken. So bedeutend war sein Werk, daß die Chinesen auch heute noch jedes Jahr am 28. April seinen Geburtstag feiern.

In China hat die Akupunktur seit 5000 Jahren einen bedeutenden Anteil am Gesundheitswesen. Zur Behandlung von Krankheiten, Linderung von Schmerzen und sogar zur Betäubung von Patienten vor Operationen kam sie zum Einsatz. Vor allem jedoch wurde sie angewendet, um Krankheiten vorzubeugen. In der Traditionellen Chinesischen Medizin (TCM) ermöglichte die Akupunktur ein langes, gesundes Leben.

Was ist Akupunktur?

Akupunktur bedeutet wörtlich »Nadelstechen«, eine ziemlich schmerzhaft klingende Bezeichnung für das Verfahren, sehr feine Nadeln in die Haut einzuführen, um spezielle Punkte, die

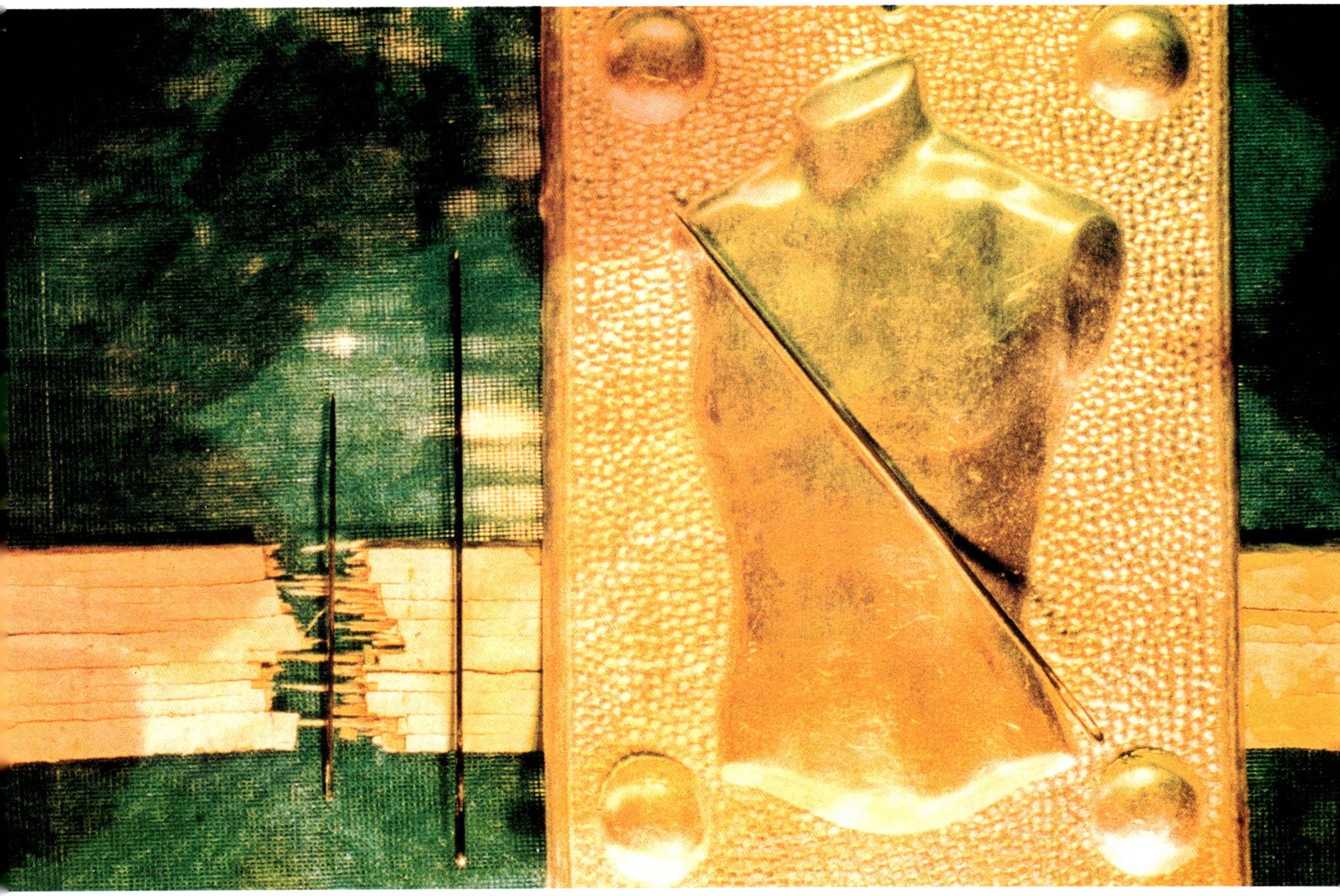

sogenannten Akupunkturpunkte, zu stimulieren. Diese werden angeregt, um die Energieströme im Körper ins Gleichgewicht zu bringen, ein Prozeß, der eher leichtes Unbehagen verursacht als Schmerz. Akupunktur ist ein wesentlicher Bestandteil der Traditionellen Chinesischen Medizin (TCM), ein hochentwickeltes und komplexes System der Gesundheitsfürsorge, das den Gebrauch von Moxibustion, Kräuterheilmitteln (s. Chinesische Kräuterheilkunde, S. 24–29), Massage (s. S. 54–59), Diätetik und auch Übungen wie Tai Chi (s. S. 130–131) mit einschließt.

Akupunktur ist in den letzten Jahren auch bei Ärzten im Westen sehr bekannt geworden. Einige bedienen sich ihrer mittlerweile geradeso, als wäre sie ein Teil der westlichen Medizin. Doch im Gefüge der chinesischen Tradition, in dem sie fest verwurzelt ist, hat sie sich am wirkungsvollsten gezeigt. Um die Wirkungsweise von Akupunktur wirklich verstehen zu können, muß man die Grundlagen der chinesischen Philosophie kennen. Die Philosophien vom Dao (Tao), Yin und Yang, den Acht Prinzipien, den Drei Schätzen und den Fünf Elementen sind von grundlegender Bedeutung für die chinesische Akupunktur, die vor allem Gesundheit und Wohlbefinden erhalten soll.

Die Philosophie vom Dao

Es gibt keine genaue Übersetzung für Dao, aber es kann als »Der Pfad« oder »Der Weg des Lebens« umschrieben werden. Die Gesetze des Dao fordern Mäßigung, Leben im Einklang mit der Natur und Bemühen um Harmonie. Mäßigung erstreckt sich auf alle Bereiche des Lebens, und die alten Chinesen glaubten, daß dies wesentlich sei für ein langes und erfolgreiches Leben. Sie vermuteten, wir würden von Drei Schätzen »angetrieben«: Qi oder Chi (»tschi« ausgesprochen), Shen und Jing.

Chi steht für Energie und wird später im Detail erläutert werden. Shen ist der Geist, der Schatz, der dem Leben den Glanz

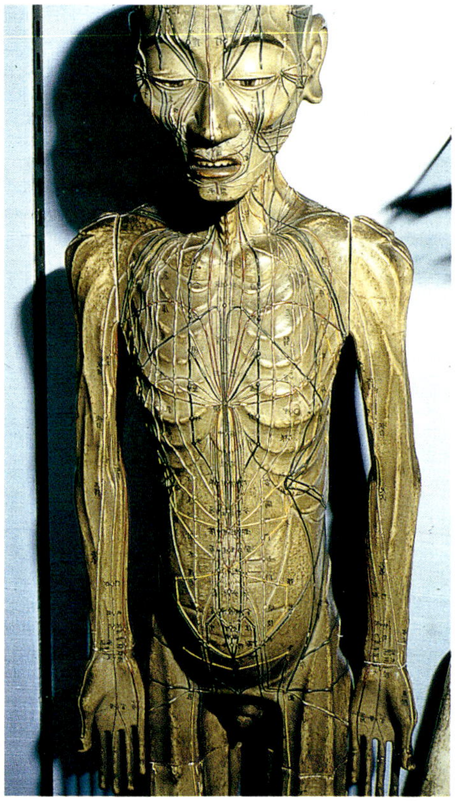

OBEN: Diese alte Akupunktur-Studienfigur diente den chinesischen Therapeuten der Ming-Dynastie im 17. Jahrhundert als Anleitung.

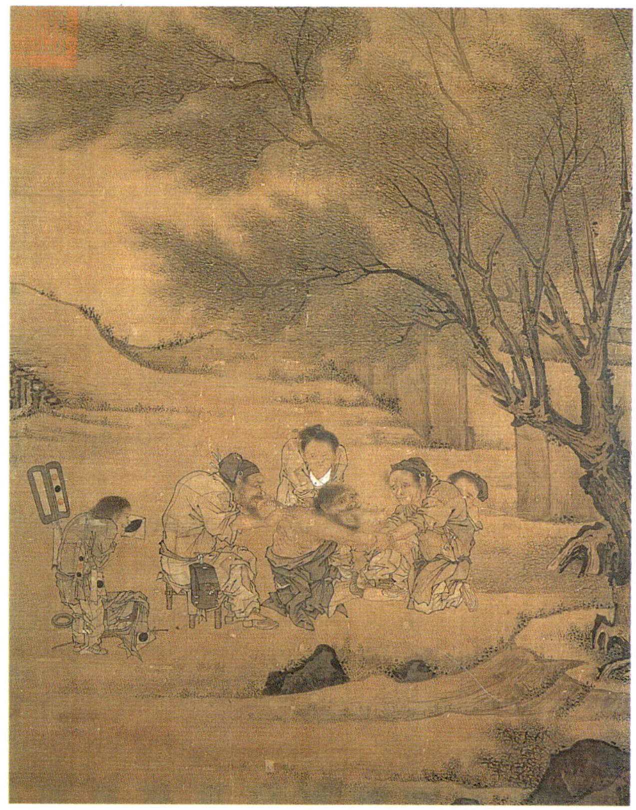

OBEN: Auf diesem alten Gemälde aus der Song-Dynastie verbrennt ein Landarzt Kräutermoxa auf dem Rücken eines Mannes, um den betreffenden Akupunkturpunkt zu stimulieren.

verleiht und für das Bewußtsein sowie die geistigen Fähigkeiten verantwortlich ist. Jing ist unser inneres Wesen. Jing sorgt für Wachstum, Entwicklung und Fortpflanzung. Wir werden mit unserem vollen Anteil an Jing geboren, das im Laufe des Lebens nach und nach verbraucht wird. Das Jing kann, einmal verloren, nicht wieder zurückgewonnen werden. Es erschöpft sich bei falschem oder sorglosem Leben, aber bewahrt sich bei Mäßigung. Der Verlust kann durch Akupunktur bis zu einem gewissen Grad verlangsamt werden. Daher ist die Aufgabe des Akupunkteurs, die Gesundheit wiederherzustellen und dem Patienten die Möglichkeit zu geben, ein wenig mehr nach dem Dao zu leben. Wer dies beherzigt, kann sein Jing schonen und folglich lange leben. Wer dagegen ein Leben voller Ausschweifungen führt, vergeudet sein Jing und brennt aus. Zuviel Alkohol erschöpft das Jing ebenso wie übermäßige emotionale Reaktionen. Auch zu harte Arbeit braucht es auf, genauso unangemessenes sexuelles Verhalten. Die alten Chinesen hatten sehr eigene Ansichten in bezug auf Sex. Wir im Westen machen uns darüber Sorgen, nicht genug zu bekommen, die Chinesen dagegen befürchteten immer ein Zuviel. Zu viele Ejakulationen, behaupteten sie, könnten das Jing eines Mannes zerstören, da er sein inneres Wesen verliert, und entsprechend könne das Jing einer Frau durch zu viele Geburten aufgebraucht werden. So ernst nahmen die Chinesen dieses Thema, daß sie für die minimale und maximale Anzahl an Ejakulationen, die ein Mann in einem bestimmten Alter haben darf, Regeln aufstellten. Schriften aus der Sui-Dynastie (581–681 n. Chr.) enthalten unter anderem folgende Regeln: Ein 20jähriger Mann mit guter Gesundheit sollte nicht öfter als zweimal am Tag eine Ejakulation haben; ist sein Gesundheitszustand nur durchschnittlich, sollte es höchstens einmal am Tag dazu kommen. Einem 60jährigen gesunden Mann wird eine Pause von zehn Tagen zwischen jedem Akt nahegelegt, und 20 Tage, wenn er nur mäßig gesund ist. Die Richtlinien erscheinen streng, aber es sollen nicht sexuelle Beziehungen abgewertet, sondern der vertraute Umgang gefördert werden. Steht der männliche Orgasmus nicht im Vordergrund, kann sich der Mann darauf konzentrieren, seiner Partnerin auf andere Art Vergnügen zu bereiten.

Um das Verständnis des Dao zu fördern, entwickelten die Chinesen zwei Konzepte, die zusammen die Grundlage des chinesischen Denkens bildeten: Yin und Yang und das ausführlichere System der Fünf Elemente.

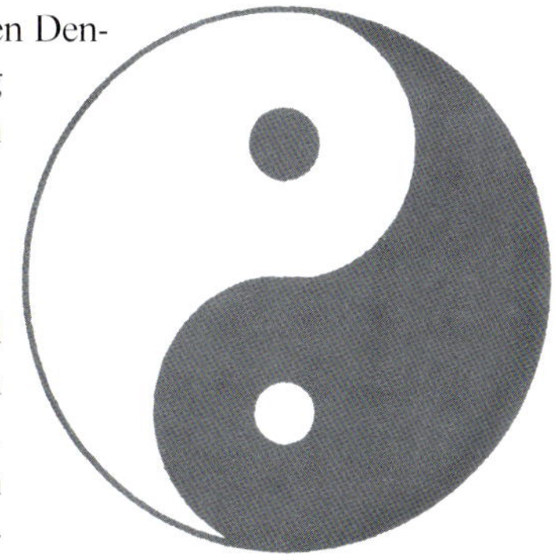

OBEN: Das Tai-Chi-Symbol zeigt, daß Yin und Yang gegensätzlich, aber untrennbar sind.

Yin und Yang

Die Idee der Harmonie und Ausgewogenheit ist auch Grundlage von Yin und Yang. Der Glaube, jeder Mensch werde von den entgegengesetzten, aber sich ergänzenden Kräften Yin und Yang beherrscht, steht im Mittelpunkt des chinesischen Denkens. Es geht davon aus, daß alles im Universum, einschließlich uns selbst, von diesen Kräften beeinflußt werde.

Yin ist danach dunkel, passiv, weiblich, kalt und negativ; Yang ist hell, aktiv, männlich, warm und positiv. Moderne Therapeuten würden dazu schlicht sagen, es gäbe von allem zwei Seiten: glücklich und traurig, müde und tatkräftig, kalt und heiß.

Yin und Yang sind die Gegensätze, die zusammen ein Ganzes bilden, sie können ohne einander nicht existieren und keines von beiden ist allein jemals vollständig. Das Tai-Chi-Symbol veranschaulicht, wie sie ineinander übergehen und wie immer ein wenig Yin im Yang ist und umgekehrt. Das gleiche passiert im Körper: Nach einer Betätigung (Yang) braucht der Körper Ruhe (Yin), wenn die Temperatur sinkt (Yang), beginnt man zu frieren (Yin), und im Kopf (Yang) befindet sich der Geist (Yin). Körper, Geist und Gefühle sind dem Einfluß von Yin und Yang unterworfen. Sind beide Kräfte im Gleichgewicht, fühlen wir uns wohl. Entsteht ein Ungleichgewicht, kann das zur Erkrankung führen. Ein Hauptziel des Akupunkteurs ist die Erhaltung des Gleichgewichts von Yin und Yang im ganzen Menschen.

Yin und Yang sind auch Bestandteile der Acht Prinzipien der traditionellen chinesischen Medizin. Die übrigen sechs sind: Kälte und Hitze, das Innere und das Äußere, Mangel und Überfluß. Diese Prinzipien ermöglichen dem Therapeuten, seine Diagnose detaillierter zu gestalten.

Die Fünf Elemente

Die Philosophie von Yin und Yang wurde zum System der Fünf Elemente verfeinert, um ein tieferes Verständnis der Wirkungsweise von Körper, Geist und Seele zu gewinnen.

Jedem der Fünf Elemente ist eine Jahreszeit, ein Organ, ein Geschmack, eine Farbe, ein Geruch, ein Gefühl, ein Körperteil und sogar ein Getreide zugeordnet. Das System ist komplex und beruht auf dem Glauben, das Leben sei einem ständigen Wechsel unterworfen. Am einfachsten läßt es sich durch den Wechsel der Jahreszeiten und den sanften, zyklischen Prozeß der Natur erklären. Die Fünf Elemente Holz, Feuer, Erde, Metall und Wasser stehen folgendermaßen mit den Jahreszeiten in Verbindung: Holz gehört zum Frühling, Feuer zum Sommer, Erde zum Spätsommer, Metall zum Herbst und Wasser zum Winter. Dabei geht jedes Element in das nächste über, so wie jede Jahreszeit langsam in die andere übergeht. So keimt ein im Frühling eingesetzter Same im Sommer, sät sich selbst von Spätsommer bis Herbst aus, stirbt im Winter und ein neuer Same entsteht wieder im Frühjahr. Dies ist Teil eines endlosen Zyklus, und jede Pflanze spielt eine bestimmte Rolle bei der Erhaltung des Gleichgewichtes in der Natur. Auch im Körper findet ein ständiger Wechsel statt. Zellen wachsen und sterben, und wie die Jahreszeiten sind die einzelnen Körpersysteme voneinander abhängig. Sie wirken zusammen, um ein harmonisches Funktionieren von Körper, Geist und Seele zu gewährleisten.

Im Menschen beziehen sich die Fünf Elemente auf die Organe und die damit verbundenen Emotionen. Der Sommer beispielsweise steht mit dem Element Feuer in Verbindung,

DAS WESEN DER FÜNF ELEMENTE:

	Holz	Feuer	Erde	Metall	Wasser
Farbe	grün	rot	gelb	weiß	blau/schwarz
Gefühl	Ärger	Freude	Sorge	Trauer	Angst
Stimme	ruft	lacht	singt	weint	seufzt
Geruch	ranzig	verbrannt	duftend	modrig	verdorben
Geschmack	sauer	bitter	süß	scharf	salzig
Jahreszeit	Frühling	Sommer	Spätsommer	Herbst	Winter
Klima	windig	heiß	feucht	trocken	kalt
Körperteil	Weichteile	Herz/Blut	Fleisch	Haut/Haar	Knochen/Mark
Beamte	Leber Gallenblase	Herz Dünndarm Kreislauf, Sexualität Dreifacher Erwärmer	Milz Magen	Lunge Dickdarm	Blase Nieren

dieses wiederum mit dem Herzen, dem Dünndarm, dem Herzbeutel (Kreislauf, Sexualität) und dem Dreifachen Erwärmer (dem physischen und emotionalen Thermostat des Körpers). Der Herzbeutel wird oft mit physischen Herzbeschwerden wie Herzklopfen oder Angina pectoris in Zusammenhang gebracht, während das Herz selbst mehr den geistigen, seelischen und emotionalen Belangen zugeordnet wird. Von höchster Bedeutung ist das Herz als der Sitz des Shen. Shen ist der Geist, die treibende Kraft des Bewußtseins und der Persönlichkeit, der Herrscher über alle anderen Organe. Shen ist einem ständigen Wechsel und immer neuer Entwicklung unterworfen und ist für Bewußtsein und Gefühle so wichtig wie das Herz für den Körper.

Ziel der Behandlung ist es, den Körper generell ins Gleichgewicht zu bringen und so das Entstehen von Krankheiten zu verhindern.

Die Chinesen vergleichen übrigens den Körper mit ihrem Reich und gaben den Organen Namen, um ihre Position und Aufgabe innerhalb des Reiches zu bezeichnen. Es ist nicht überraschend, daß das Herz der Herrscher ist, verantwortlich für verschiedene Minister, die bestimmte Aufgaben haben. Der Gallenblasenminister ist für Entscheidungen zuständig, die Leber ist vergleichbar mit einem General, der seine Fähigkeiten zur Planung, Beurteilung und Organisation nutzt, der Dünndarm muß das Gute vom Schlechten trennen, sowohl körperlich als auch geistig. Die Milz entspricht dem Verkehrsminister, sie ist verantwortlich für einen ruhigen Fluß von Gedanken, Energie, Blut und so weiter. Zwölf Beamte gibt es innerhalb des Reiches, die den fünf Elementen unterstehen und für einen ruhigen Gang von Körper, Geist und Gefühlen sorgen.

Jeder von uns besitzt die Fünf Elemente. Wenn es uns gutgeht, sind alle Elemente im Gleichgewicht. Krankheit dagegen entsteht durch Schwäche oder Überfluß eines der Elemente, denn dadurch kommt der Körper aus dem Gleichgewicht. Das Ungleichgewicht äußert sich durch Farbe, Klang der Stimme, Geruch, Geschmack, Jahreszeit, unangebrachte Emotionen und letztlich körperliche Beschwerden.

Das Ziel der Fünf-Elemente-Diagnostik ist es, das aus dem Gleichgewicht geratene Element zu identifizieren und zu behandeln, denn es ist das schwache Glied in der Energiekette und kann die Kraft von Geist, Körper und Seele schwächen.

Wie wirkt die Therapie?

Es gibt zahlreiche wissenschaftliche Theorien, wie Akupunktur funktioniert. Sie reichen von der Annahme, Akupunktur wirke auf das Nervensystem, bis zur Tatsache, daß Akupunktur ein Freisetzen der Endorphine, der natürlichen Schmerzhemmer im Körper, fördert. Wissenschaftliche Theorien können ansatzweise die sofortige schmerzlindernde Wirkung der Akupunktur erklären. Sie können jedoch nicht erklären, wie die Therapie ganzheitlich wirkt oder warum Akupunktur auch bei chronischen Beschwerden hilft, die nicht mit Schmerzen einhergehen.

Die chinesische Erklärung ist eher philosophisch als wissenschaftlich: Die Chinesen glauben, daß uns eine Krankheit in jedem Grad beeinflußt – eine körperliche Krankheit wirkt auf Geist und Gefühle, diese machen sich im zugehörigen Organ bemerkbar. Wer sich viele Sorgen macht, kann also ein Magengeschwür bekommen, da übermäßige geistige Betriebsamkeit die Funktion des Magens beeinflußt, während sich ein Ungleichgewicht in der Leber als unangebrachter Ärger ausdrücken kann. Daher wird eine Krankheit niemals als eine Reihe einzelner Symptome behandelt, sondern als Ausdruck von Disharmonie zwischen Geist, Körper und Seele. Um zu einer Diagnose zu kommen, verfolgt der Akupunkteur in der Regel zwei Ziele: er will ein schwaches Glied in der Energiekette durch das System der Fünf Elemente finden und alle Symptome der Krankheit zu einem »Muster der Disharmonie« zusammenfügen.

Der Begriff Chi

Innere Harmonie ist vom gesunden, ausgeglichenen und ungehinderten Fluß des Chi abhängig. Chi könnte als Lebensenergie oder Lebenskraft bezeichnet werden. Das Chi wappnet den Menschen gegen geistige, körperliche und emotionale Krankheit. Es ist ein unsichtbarer, nicht tastbarer Energiefluß, den moderne Wissenschaftler als elektromagnetische Energie bezeichnen. Chi fließt in unsichtbaren Kanälen, Meridiane genannt, im Körper. Zwölf Hauptmeridiane gibt es, sechs davon sind Yin, sechs Yang, daneben noch viele kleinere, die ein Netzwerk aus Energiekanälen durch den Körper bilden. Jeder Meridian ist mit einem Organ oder einer Aufgabe verbunden und danach benannt. Die wichtigsten sind: Lunge, Niere, Gallenblase, Magen, Milz, Herz, Dünndarm, Dickdarm, Leber, Blase, Dreifacher Erwärmer und der Kreislauf-Sexualitäts-Meridian. Entlang dieser Meridiane gibt es 365 Hauptakupunkturpunkte. Sie sind mit Namen, Nummer und dem zugehörigen Meridian versehen. Die Namen sind sehr bildhaft, die Nummern sind etwas nützlicher. »Drei Entfernungen« und »Göttlicher Gleichmut« sind beispielsweise Namen für Magen 36 (M 36), »Strahlendes Licht« steht für Galle 37 (Gb 37). Ein Punkt hat 17 verschiedene Namen.

Wenn Chi ungehindert durch die Meridiane fließt, ist der Körper ausgeglichen und gesund, wird der Energiefluß behindert, unterbrochen oder geschwächt, können physische, geistige oder emotionale Krankheiten entstehen. Ungleichgewicht im Körper des Menschen kann durch emotionale Überreaktionen wie übermäßigen Ärger, Übererregung, Selbstmitleid, tiefen Kummer und Angst verursacht werden. Andere Faktoren, die von den Chinesen als »schädliche äußere Einflüsse« bezeichnet werden, sind: Kälte, Feuchtigkeit, Wind, Trockenheit und Hitze. Einer oder mehrere dieser Faktoren kann Chi zu heiß, zu kalt, überschüssig, mangelnd, zu schnell oder zu langsam werden oder es zum Stillstand kommen lassen. Andere Gefahren sind falsche Ernährung, zuviel Sex, Überarbeitung und übermäßige körperliche Betätigung.

Um das Gleichgewicht wiederherzustellen, stimuliert der Akupunkteur die Akupunkturpunkte, die der Imbalance entgegenwirken. Wenn Chi stagniert, wird er also spezielle Punkte wählen, um es wieder anzuregen. Ist es zu kalt, wird er Punkte wählen, die es wärmen. Wenn es zu schwach ist, wird er es stärken, und so weiter. So kann der Akupunkteur die Gesundheit wiederherstellen oder das Entstehen von Krankheiten verhindern. Die Punkte, die der Arzt zur Stimulation wählt, befinden sich nicht unbedingt am Ort der Symptome. Kopfschmerzen können beispielsweise von einem Problem an Leber oder Gallenblase herrühren. Der Gallenblasenmeridian verläuft vom obersten Punkt des Kopfes an den Augen vorbei bis zur zweitkleinsten Zehe. Also kann der Akupunkteur, je nach Art der Kopfschmerzen, jeden Punkt auf dem Meridian stimulieren.

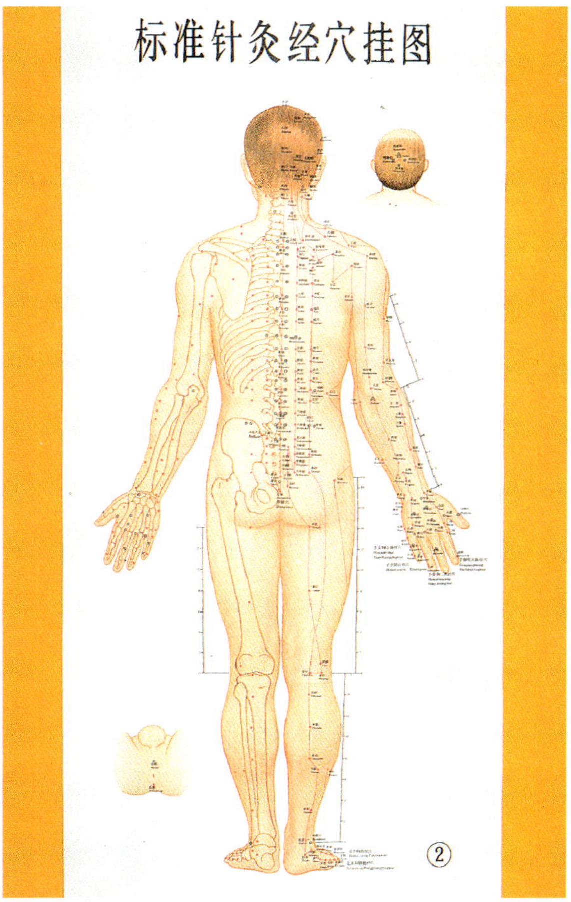

OBEN: Akupunkteure gehen davon aus, daß es zwölf Hauptmeridiane gibt, die den ganzen Körper durchziehen. Diese bilden Energiekanäle im Körper, die bei einer Blockade stimuliert werden können.

Was geschieht bei einer Beratung?

Viel Zeit wird in der Sprechstunde auf die detaillierte Diagnose verwendet, weil der Erfolg der Akupunktur davon abhängt. Der erste Besuch beim Therapeuten beginnt mit den Untersuchungsgängen Fragen, Schauen, Hören und Riechen und Fühlen.

Fragen: Wie alle ganzheitlichen Therapeuten wird der Akupunkteur den Patienten über ihn und seine Gesundheit befragen. Er wird wissen wollen, warum der Patient ihn aufgesucht hat, und ihm eine Reihe von Fragen stellen. In der Regel wird er wissen wollen:

- *Die vollständige medizinische Vorgeschichte.*
- *Die augenblicklichen Symptome.*
- *Jeden Schmerz, früher oder im Moment.*
- *Die Schlafgewohnheiten.*
- *Die Empfindungen für heiß und kalt.*
- *Ob sich der Patient schwindlig fühlt.*
- *Die Eßgewohnheiten.*
- *Die Gewohnheiten von Stuhlgang und Wasserlassen.*

Er wird Einzelheiten über Lebensstil, körperliche Betätigung, Familie, Arbeit und Hobbys des Patienten wissen wollen, ebenso Details über alle Krankheiten, die in der Familie vorkommen. Er wird ihn auch über Erfahrungen und Beziehungen in der Kindheit befragen. Das Verhältnis zu Eltern, Geschwistern, Freunden und zum Partner sind ebenfalls wichtige Details. Nachdem der Therapeut alles notiert hat, wird er sich dem Schauen widmen.

Schauen: Der Arzt begutachtet das allgemeine Erscheinungsbild und die Körperhaltung des Patienten. Er sucht nach der vorherrschenden Farbe im Gesicht:

- *Ein weißes Gesicht ist verbunden mit Disharmonie oder Kälte.*
- *Eine gelbe Färbung deutet auf Niedergeschlagenheit oder Sorgen.*
- *Ein rotes Gesicht ist ein Zeichen übergroßer Hitze.*

Er wird dem Patienten in die Augen schauen: Sind sie klar und glänzend, ist Shen ausgewogen, ein leerer Ausdruck und glanzlose Augen sind Zeichen von Disharmonie. Oft wird die Zunge in die Diagnose einbezogen. Dabei achtet der Akupunkteur auf Farbe, Belag und Zustand. Eine gesunde Zunge sollte leicht rot sein, mit einem feuchten, dünnen, weißlichen Belag, der »Moos« genannt wird. Eine purpurne Zunge weist auf stagnierendes Chi hin, ein zu dünner Belag bedeutet Mangel, ein dicker dagegen Überschuß. Die verschiedenen Bereiche der Zunge stehen mit den Organen in Verbindung: die Spitze mit Lunge und Herz, die Mitte mit dem Magen, der Zungengrund mit den Nieren und die Seiten mit Leber, Milz und Gallenblase. Eventuell fertigt der Akupunkteur auch eine Skizze der Zunge an.

Hören und Riechen: Der Akupunkteur wird sich Atemgeräusche, Sprache und, falls vorhanden, den Husten des Patienten anhören. Der Klang der Stimme ist wichtig – es gibt fünf Töne, die mit den fünf Elementen verbunden sind. Befindet sich zum Beispiel das Element Holz im Ungleichgewicht, wird der Patient zu einer lauten Stimme neigen. Wortwahl und Ausdrucksweise sind ebenfalls bezeichnend. Auch der Körpergeruch spielt in diesem Untersuchungsabschnitt eine Rolle, da er auf ein Ungleichgewicht bei einem der Fünf Elemente hinweisen kann.

- *Ein saurer oder ranziger Geruch wie bei verdorbener Butter weist auf das Element Holz hin.*
- *Ein versengter Geruch, der frisch gebügelten Kleidern ähnelt, ist ein Zeichen einer Feuer-Imbalance.*

Fühlen: Dies ist die letzte und zugleich wichtigste der vier Untersuchungen. Sie beinhaltet:

- *Die Haut des Patienten berühren und betasten.*
- *Den genauen Puls an jedem Handgelenk messen.*

Dieses Pulsmessen ist viel genauer als das im Westen übliche. Für diesen Teil der Diagnose ist Entspannung wichtig. Es gibt sechs grundlegende chinesische Pulse an der radialen Arterie des Handgelenks – drei an jedem Handgelenk. Von diesen ausgehend kann der Akupunkteur bis zu 28 Pulseigenschaften untersuchen. Vielleicht mißt der Therapeut zwölf Pulse, von denen jeder mit einem Organ oder einer Funktion in Verbindung steht. Er wird die Pulse im Hinblick auf das an dieser Stelle des Handgelenks fließende Blutvolumen und die Energiemenge untersuchen, aber auch die Qualität der Energie prüfen. Das linke Handgelenk bezieht sich auf Herz, Dünndarm, Leber, Gallenblase, Nieren und Blase, das rechte auf Lungen, Dickdarm, Magen, Milz, Kreislauf, Sexualität und den Dreifachen Erwärmer. Der Akupunkteur wird viel Zeit auf das Pulsmessen verwenden. Dabei gebraucht er Zeigefinger, Mittelfinger und Ringfinger. Er wird im Lauf der ersten Konsultation zwei- bis dreimal den Puls messen, wobei sich ein guter Akupunkteur vollständig auf diese sehr wichtige Aufgabe konzentriert.

28 Pulseigenschaften können unterschieden werden, die in alten chinesischen Texten Bezeichnungen wie »Kork, der auf dem Wasser tanzt« oder »eine Perle, die sich in einer Schüssel dreht« erhielten. Leer, tief, langsam oder unruhig, voll, schnell, schlüpfrig oder oberflächlich sind weitere Bezeichnungen. Nach dem Pulsmessen wird der Akupunkteur bestimmte Bereiche des Bauches drücken und betasten, um zu sehen, ob der Patient dabei Unwohlsein verspürt. Dies ist als japanische Bauchdiagnose bekannt. Sie ermöglicht dem Arzt, empfindliche Punkte aufzuspüren, die zu bestimmten Organen in Verbindung stehen. Die Körpertemperatur wird in drei Bereichen untersucht: unter- und oberhalb des Nabels und im Brustbereich. Dieses Gebiet untersteht dem Dreifachen Erwärmer, dem körpereigenen Thermostat. Unregelmäßigkeiten in der Körpertemperatur können bedeuten, daß der Dreifache Erwärmer selbst aus dem Gleichgewicht geraten ist oder daß ein Ungleichgewicht in einem oder mehreren der ihm unterworfenen Organe herrscht. Der Therapeut wird auch den Puls am Nabel fühlen, da dieser für das Gleichgewicht von Bedeutung ist.

Einige Ärzte benutzen den Akabanetest. Sie führen eine brennende Kerze an den Spitzen der Finger und Zehen vorbei. Der Arzt zählt, wie oft er die Kerze vorbeiführt, bis die Hitze bestimmte Punkte erreicht. Dies geschieht auf beiden Körperseiten gleichzeitig, wenn die Meridiane im Gleichgewicht sind. Fünfmal auf der linken und zehnmal auf der rechten Seite weist zum Beispiel auf eine deutliche Unausgeglichenheit der Energie hin. Schließlich wird er mit den Händen die Extremitäten entlangfahren, um kalte und heiße Punkte zu prüfen.

UNTEN: *Die Akupunkteurin untersucht die Zunge der Patientin auf krankhafte Veränderungen. Häufig fertigt sie auch eine Skizze der Zunge für die Unterlagen an.*

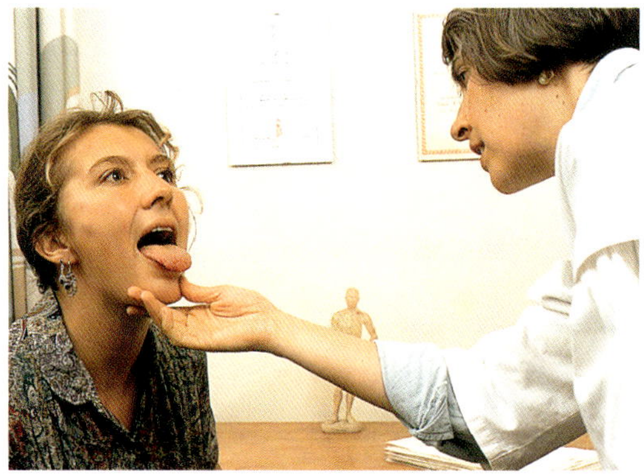

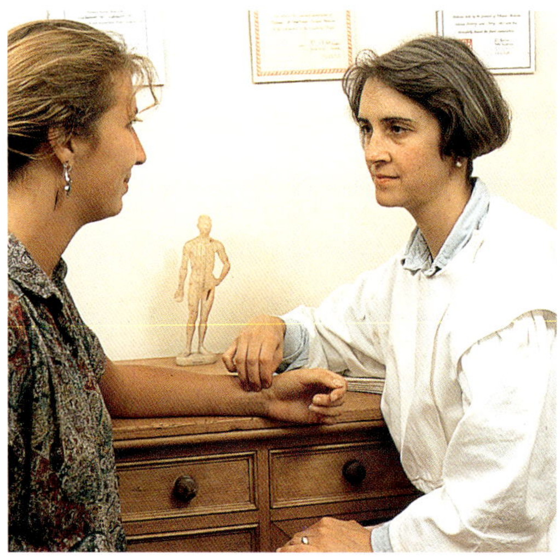

OBEN: *Pulsmessen ist bei der Akupunktur sehr wichtig. Es gibt sechs Pulse, aber 28 Pulseigenschaften werden zur Unterstützung der Diagnose gemessen.*

Anwendungsgebiete der Akupunktur

Schmerzlinderung: *Schmerzen in Muskeln und Gelenken sind die häufigsten Probleme, die ein Akupunkteur behandelt, da Akupunktur eine stark schmerzlindernde Wirkung hat. Dafür gibt es mehrere Erklärungen: Einmal geht man davon aus, daß durch Akupunktur vermehrt Endorphine (schmerzlindernde Stoffe) im Körper ausgeschüttet werden. Die »Gate-Control«-Theorie versucht ebenfalls, die Wirkungsweise der Akupunktur zu begründen. Sie geht davon aus, daß das Rückgrat aus Schaltstellen besteht, die die Schmerzleitung fördern oder blockieren. Akupunktur verschließt nach dieser Theorie die Schaltstellen, so daß der Schmerz »ausgesperrt« wird. Möglicherweise rührt die hohe Erfolgsquote der Akupunktur gerade bei der Schmerzlinderung aber auch einfach daher, daß viele Schmerzarten wenig auf konventionelle Behandlungen ansprechen, so daß viele dieser Patienten überwiesen werden oder die Betroffenen sich selbst für Akupunktur entscheiden.*

Suchtleiden: *Besonders die Ohrbehandlung (s. Aurikulotherapie, Seite 20–21) hat sich bei der Drogensucht als sehr erfolgreich erwiesen, da sie Entzugserscheinungen mildert. Studien haben gezeigt, daß sie helfen kann, die Menschen von harten Drogen ebenso wie von häufigen Suchtstoffen wie Zigaretten und Alkohol zu entwöhnen. Ein erfolgreicher Entzug erfordert gewöhnlich eine intensive, spezielle Behandlung.*

Geburt: *Akupunktur erweist sich als nützlich zur Schmerzlinderung bei Wehen und damit verbundenen Rückenschmerzen vor und nach der Geburt, da sie dem Baby nicht schadet und die Anwendung von Medikamenten, die auf das Kind einwirken könnten, überflüssig macht. Akupunktur kann die werdende Mutter beruhigen und reduziert angeblich den Wehenschmerz bis zu einem Drittel. Ein Punkt am kleinen Zeh kann helfen, den Fötus zu drehen, wenn er falsch herum liegt.*

Chirurgische Behandlung: *In China wird Akupunktur als eine Form der Anästhesie gebraucht und ist für einige Patienten, besonders für die mit einem Anämierisiko, geeignet. Bei uns ist sie allerdings nicht weit verbreitet. Ein Problem ist, daß nicht jeder auf die Behandlung anspricht und sie mehr Zeit als eine konventionelle Narkose in Anspruch nimmt. Akupunktur kann auch in der Zahnmedizin verwendet werden.*

Energiemangel: *Akupunktur kann bei allgemeinem Unwohlsein oder ständiger Müdigkeit die Harmonie im Körper wiederherstellen und hat außerdem auch einen psychologischen Effekt: Studien zeigen Änderungen der Gehirnaktivität im Sinne einer Anregung oder Entspannung.*

Akupunktur für Tiere: *Akupunkturerfolg bei der Behandlung von Tieren scheint zu widerlegen, daß Akupunktur nur wirkt, weil man daran glaubt.*

Letztendlich sollten alle vier Untersuchungen zum selben Schluß kommen. Hat also der Patient eine leicht grüne Färbung um den Mund, ist er leicht erregbar, hat er einen ranzigen Körpergeruch und eine laute Stimme, weist das auf eine Imbalance der Gallenblase oder Leber hin. Einige diagnostische Zeichen sind wichtiger als die anderen. Der Arzt muß die wichtigsten erkennen, um zu einer genauen Diagnose zu kommen.

Dann wird er sich für eine Behandlungsmethode entscheiden, die den Körper wieder ins Gleichgewicht bringt. Zur Behandlung liegt der Patient ausreichend entkleidet auf einer Liege, damit der Arzt an die wichtigen Punkte am Körper herankommt. Jede der unten beschriebenen Methoden ist bei der Behandlung möglich, aber die Nadelungstechnik und die Moxibustion sind die üblichen.

Das Einführen der Nadeln kann eine Stichempfindung hervorrufen, gefolgt von Prickeln und Taubheit, einige Menschen verspüren einen leichten Schmerz. Es hängt vom behandelten Punkt und der Tiefe des Einstichs ab, aber es ist nicht sehr schmerzhaft für den Patienten. Der Akupunkteur kann eine oder mehrere Nadeln verwenden, normalerweise sind es vier bis acht. Die Nadeln können nur für eine Sekunde in den Körper gestochen und wieder herausgezogen werden, sie können aber auch bis zu einer halben Stunde darin bleiben.

Möglicherweise fühlt sich der Patient nach der Behandlung nicht anders als vorher. Manche Menschen fühlen sich schläfrig, wiederbelebt oder sogar ein wenig »weggetreten«. Auch das Gefühl einer sofortigen Besserung nach der Akupunktur ist möglich, besonders dann, wenn der Arzt wegen Schmerzen aufgesucht wurde, aber normalerweise dauert es einige Tage, um die Erfolge zu spüren. Es ist nicht ungewöhnlich, daß es dem Patienten etwas schlechter geht, bevor Besserung eintritt, da die Akupunktur physische, mentale und emotionale Probleme zutage fördert. Dies ist jedoch ein positives Zeichen, niemand braucht sich deshalb zu beunruhigen. Wie bei jeder Behandlung erfordert eine vollständige Erholung Zeit und Geduld.

Wie viele Behandlungen sind nötig?

Das hängt von der Art der Erkrankung, ihrer Dauer, dem Alter des Patienten und seiner individuellen Heilfähigkeit ab. In der Regel tritt eine spürbare Besserung nach etwa drei bis vier Behandlungen ein, eine Behandlungsserie hat meist acht Sitzungen.

Bei welchen Beschwerden hilft die Therapie?

Das Ziel der Akupunktur ist die Verbesserung des gesamten Gesundheitszustandes. Akupunktur hat sich zum Beispiel bei Arthritis, Rückenschmerzen und Sportverletzungen, aber auch Streß, Depression, Müdigkeit, Kreislauf- und Verdauungsproblemen bewährt. Auch bei gynäkologischen und sexuellen Schwierigkeiten kann sie helfen, ebenso bei Fieber, Asthma und unspezifischen Beschwerden wie Müdigkeit. Die beste Wirkung erzielt Akupunktur als vorbeugende Maßnahme, sie hilft aber auch bei akuten Veränderungen oder im frühen Stadium einer Krankheit. Sie kann jedoch Gewebeschäden, Muskelschwund oder Knochendeformationen nicht wieder rückgängig machen.

Behandlung

Nadelung *ist die häufigste Form der Akupunktur. Feine, sterile Stahlnadeln werden an den Akupunkturpunkten in die Haut eingeführt. Die Nadeln sind gewöhnlich 12–24 mm lang und so fein, daß sie keine Blutung verursachen. Sie werden in der Regel 8 mm bis 2,5 cm tief eingeführt, einige sogar noch ein wenig tiefer. Die Tiefe hängt entscheidend vom Patienten, von seinen Beschwerden und den zu behandelnden Punkten ab. Ein qualifizierter Therapeut wird auch Einmalnadeln verwenden, wenn man ihn darum bittet.*

Moxibustion *ist an den meisten Akupunkturpunkten möglich. Es wird bei Patienten mit kalten, feuchten Zuständen angewendet, um die Energie zu stimulieren, oder allgemein, um die Behandlung zu verstärken. Es stammt von dem japanischen Wort mokusa, das »brennendes Kraut« bedeutet, und es wirkt, indem es einen Hitzeimpuls an den Punkt bringt. Es gibt drei Möglichkeiten, das aus getrocknetem Beifuß hergestellte Moxa zu verwenden: am Kopf einer Nadel, in Form eines kleinen Kegels, als Stab oder Rolle. Im ersten Fall wird ein Stück Moxa oder Moxawolle am Ende einer Nadel angezündet, die in einen Akupunkturpunkt eingeführt wird. Das brennende Kraut wärmt die Nadel und stimuliert den Punkt, ohne die Haut zu verletzen. Bei der zweiten Methode wird ein kleiner Moxakegel auf der Haut über einem Akupunkturpunkt angezündet und entfernt, sobald der Patient die Hitze spürt. Moxastäbe sind zigarrenförmige Stäbe aus getrocknetem Kraut, die entzündet und über den Punkt gehalten oder über einen größeren Bereich bewegt werden, bis es dem Patienten zu heiß wird. Der Stab hat eine glühende Spitze, die wärmt, aber nicht die Haut berührt. Moxa riecht sehr angenehm.*

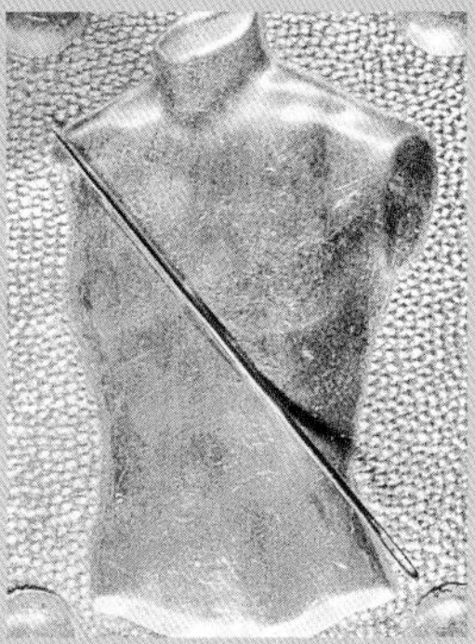

Schröpfen *wird manchmal bei Blähungen und Problemen mit der Körperflüssigkeit verwendet, außerdem bei Erkrankungen wie Bronchitis, Erkältungen und Arthritis. Runde Gefäße aus Glas, Metall, Holz oder Bambus werden erwärmt und mit der Öffnung nach unten auf einen Punkt oder Bereich gesetzt. Die erwärmten Becher erzeugen ein Vakuum, das die Haut hineinzieht, Blut und Energie zu dem Punkt bringt. Die Becher müssen auf einem flachen Bereich angesetzt werden, oft sind dies Rücken, Bauch oder Beine.*

Elektroakupunktur *wird meist von modernen Akupunkteuren angewendet (s. Aurikulotherapie, Seite 20–21), auch von einigen traditionellen Praktikern. Wie der Name sagt, dient ein kleiner Stromstoß zur Stimulation der Punkte. Grundlage dafür ist die moderne Annahme, die Akupunkturpunkte seien Bereiche geringen elektrischen Widerstandes. Nach dieser Theorie beeinflußt ein verletztes oder krankes Organ den elektrischen Widerstand der entsprechenden Punkte auf der Haut. Werden diese Punkte mit einem kleinen Stromstoß durch Nadeln oder einen federhalterförmigen Leiter stimuliert, kann das Gleichgewicht und die Gesundheit des Organs wiederhergestellt werden. Bei der Elektroakupunktur verbleiben die Nadeln in der Regel nicht so lang im Körper wie bei der normalen Akupunktur. Elektroakupunktur wird manchmal zur Schmerzlinderung bei Wehen angewendet.*

Laserakupunktur *ist besonders für Babys, Kleinkinder und Personen, die vor Nadeln Angst haben, geeignet. Kleine federhalterartige Werkzeuge, die einen schwachen Laserstrahl erzeugen, können den Energiefluß an speziellen Punkten stimulieren oder entlang der Meridiane bewegt werden. Die Laser setzen genau die für den Patienten richtige Energiemenge frei, ohne die Haut zu verletzen.*

Ultraschall und Lichttherapie *Ultraschall und Lichtwellen können ebenfalls angewendet werden, sind aber weniger üblich. Man nimmt an, daß Akupunkturpunkte auf jede Energie reagieren, sei es Hitze, Schall, Licht, Druck oder Elektrizität.*

Kräuter *Einige traditionelle Akupunkteure verschreiben auch Kräuter zur Unterstützung der Akupunktur (s. Chinesische Kräuterheilkunde, Seite 24–29). Welche Art von Akupunktur zum Einsatz kommt, hängt von den Beschwerden des Patienten und den Fähigkeiten des Akupunkteurs ab. Alle Methoden sind wirkungsvoll. Der Erfolg der Behandlung hängt mehr von der genauen Diagnose und der Wahl der Punkte ab als von der Methode der Stimulation.*

Ist sie sicher?

Wird Akupunktur von einem qualifizierten Arzt ausgeführt, ist sie vollkommen sicher. Besonders Kinder sprechen oft sogar sehr gut darauf an, da ihre Imbalancen vor dem Auftreten von Gesundheitsproblemen behandelt werden können. Wer glaubt, Akupunktur könne seinem Baby oder Kind helfen, sollte sich einen erfahrenen Arzt, vorzugsweise einen Spezialisten für Kinderakupunktur, suchen.

Akupunktur ist auch während der Schwangerschaft möglich, sie kann sogar während der Wehen die Schmerzen lindern und die Kontraktionen beim Geburtsvorgang anregen.

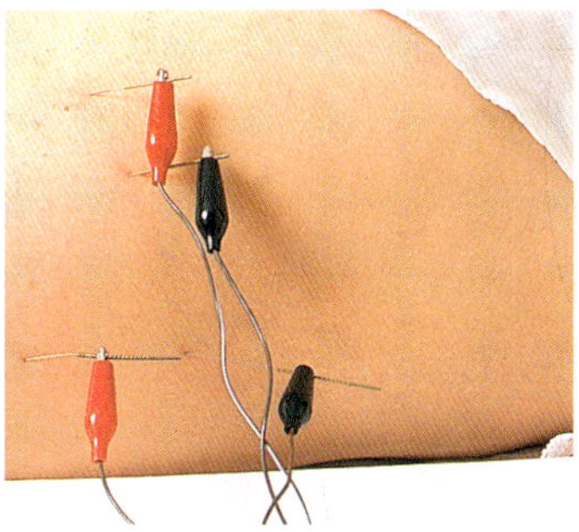

UNTEN: Elektroakupunktur wird vor allem von modernen Akupunkteuren benutzt. Elektroden werden an der Haut befestigt, ein geringfügiger Stromstoß stimuliert die Punkte.

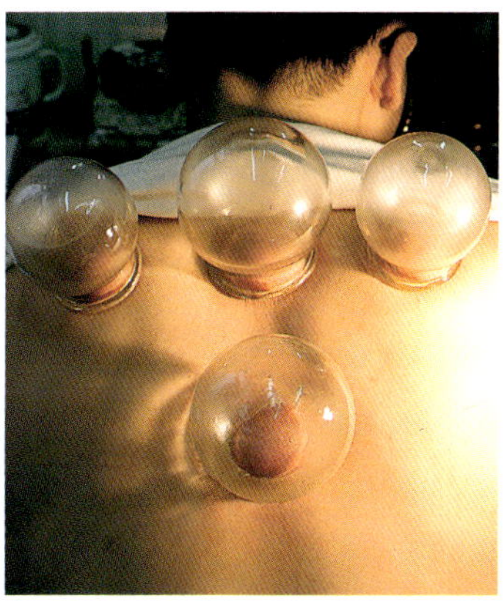

OBEN: Beim Schröpfen werden warme Becher auf die Haut gesetzt, um Blut und Energie an die Oberfläche zu bringen.

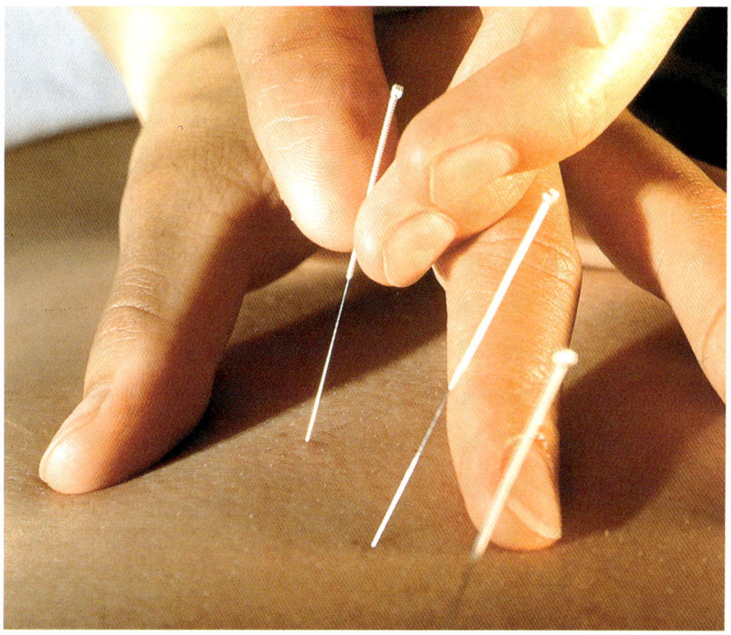

LINKS: Nadelung ist die bekannteste Akupunkturbehandlung. Feine, sterile Nadeln werden an den Akupunkturpunkten in die Haut eingeführt. Sie können von einigen Sekunden bis zu etwa einer halben Stunde dort bleiben.

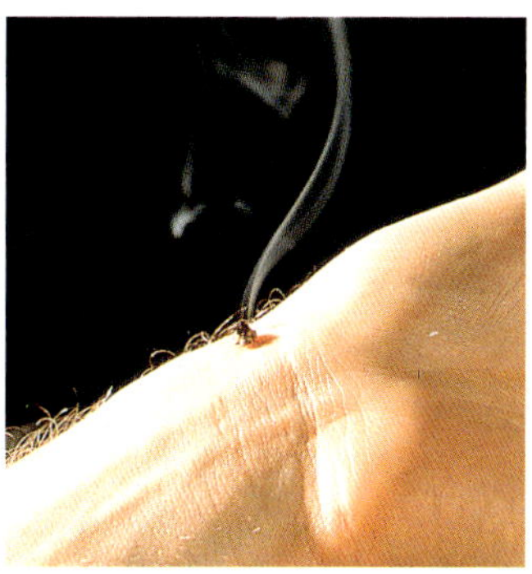

RECHTS: Bei der Moxibustion werden die Punkte mit brennenden Moxakegeln erhitzt.

Klinische Studien

Der Nutzen von Akupunktur ist in einigen klinischen Studien überprüft worden, wobei sie bei verschiedenen Suchtleiden und Beschwerden eingesetzt wurde.

1989 wurden 137 männliche chronische Alkoholiker, die auf andere Behandlungsmethoden kaum angesprochen hatten, im Hennepin County Detoxification Center mit Akupunktur an Entgiftungs- oder Placebopunkten behandelt. Bei den an den Entgiftungspunkten Behandelten wurden im Vergleich zur Kontrollgruppe nur halb so viele Rückfälle beobachtet. Sie mußten auch seltener zu Entziehungskuren eingewiesen werden. (**1**)

Akupunktur wurde bereits in den 70er Jahren zur Behandlung von Drogensucht eingesetzt. So führte Dr. Mike Smith, Direktor der Abteilung Drogenmißbrauch im Lincoln Hospital, New York, 1994 eine Akupunkturstudie durch, bei der 150 Süchtige einen Monat lang entweder Akupunktur oder eine Scheinbehandlung erhielten. Die Akupunkturpatienten hatten nach zwei Wochen einen deutlich niedrigeren Kokainspiegel im Urin. Beide Gruppen berichteten, ihr Kokainkonsum sei während des Verfahrens geringer gewesen. (**2**)

Um Menschen zu helfen, mit dem Rauchen aufzuhören, wurde 1985 eine Kontrollstudie mit 651 Rauchern ins Leben gerufen, die die Wirkung der Akupunktur mit der von Nikotinkaugummi verglich. Akupunktur und Kaugummi erwiesen sich als gleich wirkungsvoll: Beide zeigten bei der Nachbehandlung nach einem, beziehungsweise 13 Monaten, noch Erfolg, im Gegensatz zur Kontrollgruppe, die keine Therapie erhielt. Nach einem Monat rauchten 19 Prozent der Akupunkturpatienten und 22 Prozent derjenigen, die Kaugummi nahmen, nicht mehr – nach 13 Monaten acht beziehungsweise zwölf Prozent. (**3**)

Im Kampf gegen Angina pectoris wurden in einer vierwöchigen schwedischen Studie 21 Patienten dreimal wöchentlich mit Akupunktur oder mit Placebotabletten behandelt. Die Akupunkturpatienten hatten wöchentlich vier Angina-pectoris-Anfälle weniger als die Patienten der Placebogruppe. Belastungstests ergaben, daß, auch wenn die Leistungsfähigkeit der Patienten von Akupunktur nicht verändert zu sein schien, die Brustschmerzen nur bei höherer Belastung auftraten, außerdem waren sie weniger intensiv. Alle Patienten fühlten sich besser. (**4**) *(Klinische Referenzen s. Anleitung zum Gebrauch des Buches)*

INFORMATIONEN ZUR WAHL EINES AKUPUNKTEURS BEFINDEN SICH IM ADRESSENVERZEICHNIS.

AURIKULO-THERAPIE

AURIKULOTHERAPIE (Ohrakupunktur) ist ein spezieller Teil der Akupunktur, der sich auf das Ohr konzentriert. Anscheinend war sie ein Randbereich der traditionellen chinesischen Akupunktur, bis sie in den 60er Jahren vom französischen Akupunkteur Dr. Paul Nogier modernisiert wurde. Ihre Herkunft ist umstritten: Moderne Akupunkteure betrachten sie als Nogiers Therapie. Chinesische Ärzte dagegen behaupten, alte Schriften bewiesen den östlichen Ursprung der Aurikulotherapie. Es gibt daher zwei verschiedene Schulen der Aurikulotherapie mit sehr unterschiedlichen Behandlungsmethoden. In der modernen Akupunktur ist die Aurikulotherapie viel wichtiger als in der traditionellen Akupunktur, in der sie oft nur von speziell ausgebildeten Therapeuten als zusätzliche Behandlung genutzt wird.

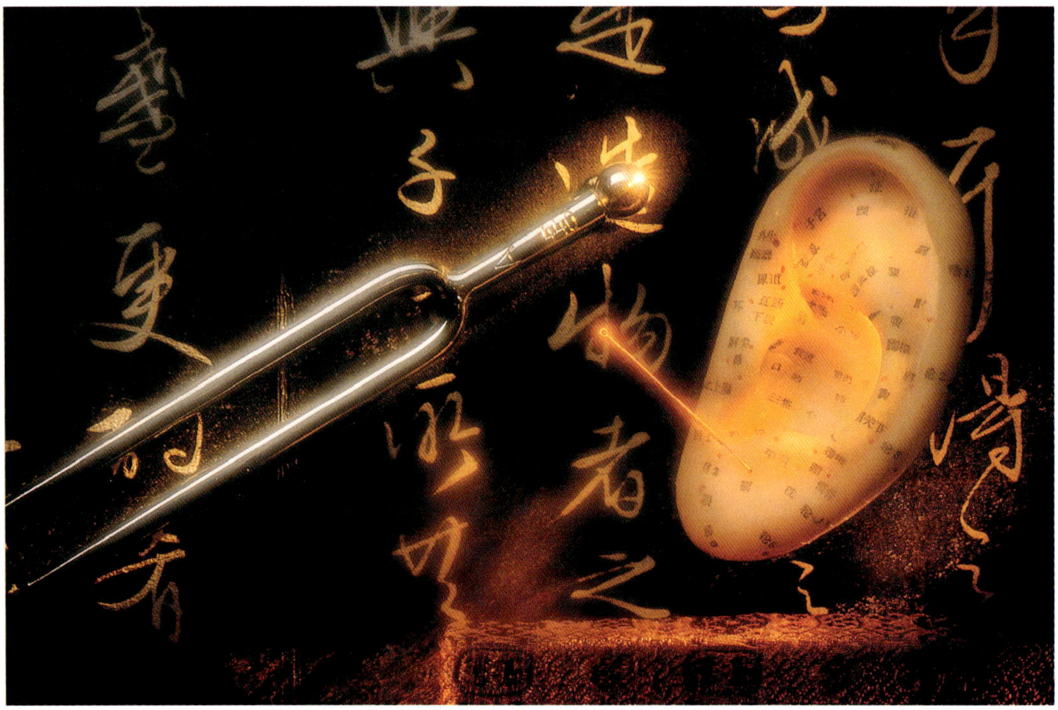

OBEN: Ohrakupunkturpunkte werden durch sehr feine Nadeln, Lichttherapie, Elektrotherapie oder auch mit Hilfe kleiner »Ohrkügelchen« stimuliert.

AURIKULOTHERAPIE ist Akupunktur speziell am Ohr. Nadeln oder, moderner, elektrische Impulse werden für die Behandlung eingesetzt. Aurikulotherapie hilft allgemein bei Schmerzen, besonders bei Kopfschmerzen oder Migräne, Arthritis und Magenbeschwerden.

Was ist Aurikulotherapie?

Aurikulotherapie bedeutet wörtlich Akupunktur am Ohr. Paul Nogier wurde aufmerksam, als ihm einige seiner Patienten berichteten, ihre Ischialgie sei von einem Therapeuten gelindert worden, der einen Teil ihrer Ohrläppchen kauterisiert hatte. In historischen medizinischen Berichten fand Nogier Aufzeichnungen über Aurikulotherapie aus der Zeit des alten Ägypten. Als er Patienten untersuchte, die an Schmerzen litten, entdeckte er, daß viele von ihnen empfindliche Stellen an den Ohren hatten. Als er in diesen Bereichen Nadeln anbrachte, schien das die Schmerzen in anderen Körperbereichen zu lindern.

Daraufhin erstellte Nogier Karten, die zeigten, welche Punkte mit welchen Teilen des Körpers in Verbindung stehen. Dann entwickelte er das Punktoskop, ein spezielles elektrisches Instrument für den Gebrauch am Ohr anstelle der Nadeln. Sein Glaube, die Akupunkturpunkte wären Bereiche eines veränderten elektrischen Widerstandes, sowie seine elektrische Behandlungsvorrichtung wurden von modernen Akupunkteuren übernommen. Dank Nogier ist die Aurikulotherapie unter dem Namen Aurikularmedizin in Frankreich populär und kommt in der französischen Medizin häufig zur Anwendung. Laut Aussage der Aurikulotherapeuten sind dies die Hauptvorteile der Behandlung:

- *Diagnostische Informationen sind rasch erhältlich.*
- *Eine Behandlung mit Nadeln ist nicht nötig. Die Therapeuten können sehr feine Nadeln verwenden, die gerade nur in die Haut gehen, sie können aber auch mit Lichttherapie, Elektrotherapie oder kleinen »Ohrkügelchen« arbeiten, die auf die wichtigen Punkte drücken.*
- *Eine semipermanente Behandlung ist möglich. Kleine Nadeln werden eingebettet oder »Ohrkügelchen« über den betreffenden Punkten befestigt, wo sie bis zu einer Woche bleiben. Der Patient kann bei Bedarf auf den Punkt drücken.*
- *Sie ist weniger einschneidend als die Körperakupunktur und daher besser für Patienten geeignet, die sich wegen ihrer Beschwerden Sorgen machen, vor der Behandlung Angst haben oder sich nicht für die Behandlung entkleiden möchten.*
- *Sie ist eine effektive Form der Schmerzkontrolle mit einer sofortigen, beruhigenden Wirkung.*

Wie wirkt die Therapie?

Man glaubt, das Ohr spiegle die Gestalt des Fötus im Mutterleib wider: das Ohrläppchen repräsentiert den Kopf, und alle Stellen, die sich auf Zunge, Augen, Mandeln, Zähne und Ohren beziehen, befinden sich auf ihm. Die übrigen Punkte liegen auf dem Ohr, wo sie genau den Organen, mit denen sie korrespondieren, entsprechen würden, wenn ein Miniaturfötus über das Ohr gelegt werden würde. Über die Anzahl der Punkte auf dem Ohr gehen die Meinungen auseinander; die einen sagen 200, die anderen über 300, wobei sich aber jeder einzelne auf ein bestimmtes Organ oder einen bestimmten Bereich des Körpers bezieht. Wenn man einen Punkt auf dem Ohr stimuliert, beeinflußt man das entsprechende Organ oder den Meridian genauso wie durch die Stimulation eines Akupunkturpunktes am Körper.

Die Aurikulotherapie ist eine holographische Therapie – das heißt, daß kleine Teile des Körpers den gesamten Menschen reflektieren sollen. Therapeuten benutzen zur Erklärung des holographischen Konzepts die Analogie eines Spiegels: Wenn man in einen Spiegel schaut, wird das Ebenbild zurückgeworfen, zerschmettert man den Spiegel in Hunderte von Teilchen, spiegelt jedes kleine Stück immer noch das ganze Bild wider. Die Chinesen betrachten das Ohr deshalb als ideal für eine holographische Therapie, weil es ein Spiegelbild der Nieren ist, von denen sie annehmen, daß sie die Wurzel von allem sind und jede Behandlung beeinflussen.

Was geschieht bei einer Beratung?

Vor der Behandlung wird der Therapeut den üblichen Diagnoseweg mit den vier Methoden beschreiten:

- *Schauen*
- *Fragen*
- *Hören und Riechen (s. Akupunktur, Seiten 11–19)*
- *Fühlen*

Das diagnostische Vorgehen kann bei modernen und traditionellen Therapeuten unterschiedlich sein. So ersetzen moderne Akupunkteure zum Beispiel die traditionelle Pulsdiagnose durch elektrische Messungen an den Akupunkturpunkten. Dazu verwenden sie ein Gerät, das die elektrische Energie in Millivolt mißt. Zu hohe oder zu niedrige Werte weisen auf Störungen hin. Diese Diagnosemethode basiert auf dem durch eine deutsche Untersuchung gestützten Glauben, Akupunkturpunkte hätten meßbare elektrische Eigenschaften. Im nächsten Schritt wird der Arzt mit einer Untersuchung des Ohrs die Diagnose fortsetzen, um den gegenwärtigen und vergangenen Gesundheitszustand des Patienten zu erkennen. Moderne Akupunkteure benutzen auch andere Bezeichnungen als die traditionellen Praktiker. Während diese von einem »Problem mit dem Wind« sprechen, sagt der moderne Akupunkteur, es gebe ein Problem mit dem Gallengang. Zur Stimulation eines Punktes kommen bei der modernen Behandlung Elektromagnetismus, Elektrizität oder Licht zum Einsatz. Diese sind für Patienten geeignet, die keine Nadeln mögen. Eine Behandlung dauert etwa eine Stunde, beim Gebrauch von Nadeln können diese bis zu 40 Minuten eingeführt bleiben. Ein elektrischer Stimulus kann einige Minuten angewendet werden.

Wie viele Behandlungen sind nötig?

Die Zahl der Behandlungen richtet sich nach Art und Dauer der Krankheit und danach, wie der Patient auf die Sitzungen reagiert. Man kann sich schon nach einer Behandlung besser fühlen.

Bei welchen Beschwerden hilft die Therapie?

Traditionelle Aurikulotherapeuten bedienen sich ihrer hauptsächlich zur Suchtbehandlung, zur Behandlung von Beschwerden im Atmungstrakt, zur Schmerzlinderung bei Geburtswehen und zur Schmerzkontrolle bei Krankheiten im Endstadium. Moderne Akupunkteure glauben, sie sei umfassender und könne auf drei Stufen eingesetzt werden:

- *Für lokale Verletzungen, zum Beispiel im Bewegungsapparat.*
- *Für Probleme im Energiesystem, nach einer Operation, durch Kopfschmerzen, Migräne und Nebenhöhlenprobleme.*
- *Um Energiestörungen zu korrigieren, die bei Arthritis, gastrointestinalen und urogenitalen Krankheiten auftreten können.*

Ist sie sicher?

Wird sie von einem qualifizierten Arzt durchgeführt, ist die Aurikulotherapie genauso wie die traditionelle Akupunktur sowohl für Erwachsene als auch für Kinder vollkommen sicher.

INFORMATIONEN FÜR DIE WAHL EINES AURIKULOTHERAPEUTEN BEFINDEN SICH IM ADRESSENVERZEICHNIS.

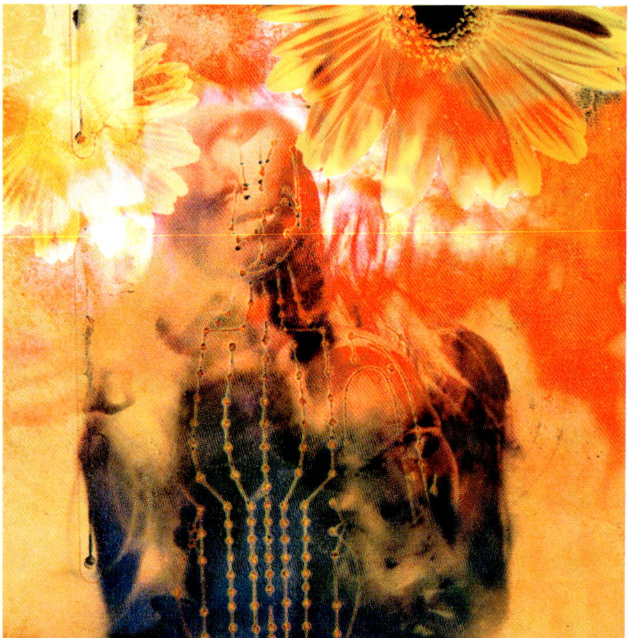

SHIATSU UND AKUPRESSUR

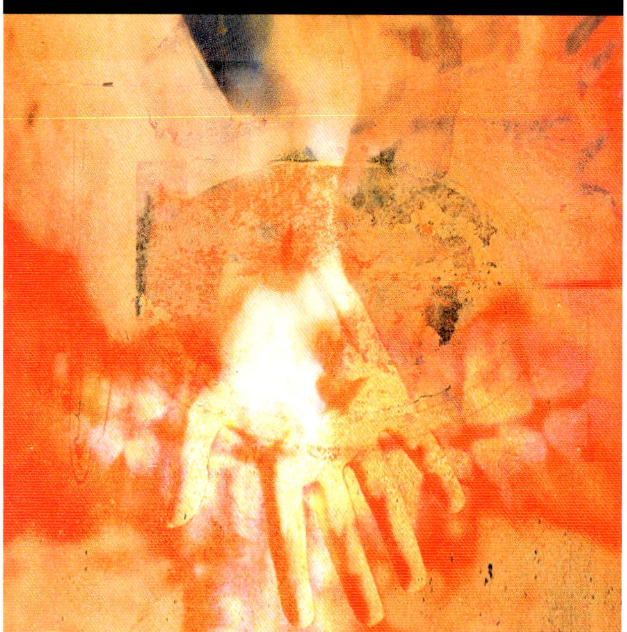

SHIATSU entstand in Japan als ganzheitliche Therapie zur Behandlung von Körper, Geist und Seele. Es hat viel mit einer alten östlichen Massagetherapie, »amma« genannt, zu tun. Bei dieser wird der Körper gerieben und gepreßt, um häufige Krankheiten zu behandeln. »Amma« entwickelte sich neben Akupunktur und Chinesischer Kräuterheilkunde, etablierte sich aber im 16. Jahrhundert stark in Japan. Anfang des 20. Jahrhunderts begannen »amma«-Therapeuten, Wissen und Technik der Osteopathie und Chiropraktik mit dem traditionellen östlichen System der Körperbearbeitung zu kombinieren und entwickelten daraus Shiatsu.

Was ist Shiatsu?

Shiatsu heißt im Japanischen »Fingerdruck«. Der Ausdruck ist etwas mißverständlich, da die Praktiker Hände, Ellbogen, Arme, Knie und Füße benutzen, um Druck auf die Punkte *(tsubo)* auszuüben, die sich an den zwölf Hauptenergiekanälen des Körpers, den sogenannten Meridianen, befinden. Shiatsu wird mitunter Akupunktur ohne Nadeln genannt – beiden Therapien liegen ähnliche Philosophie, diagnostische Methoden und Behandlungspunkte zugrunde. Shiatsu-Praktiker meinen aber, daß Shiatsu wohltuender ist, da es auf Berührung basiert.

Wie wirkt die Therapie?

Shiatsu wirkt auf das Energiesystem des Körpers. Durch Druck auf Punkte *(tsubo)* der Meridiane wird Energie – auch Chi oder japanisch »ki« – stimuliert. Die Diagnose ist der chinesischen Methode ähnlich: Es gibt die Abschnitte Schauen *(Bo-shin)*, Berühren *(Setsu-shin)*, Fragen *(Mon-shin)* und Fühlen *(Bun-shin)* einschließlich Intuition. Die Behandlung beinhaltet verschiedene Techniken zur Schmerzlinderung und Lösung von Energieblockaden. Der Therapeut behandelt den ganzen Körper, wobei er verschiedene Methoden für die unterschiedlichen Bereiche verwendet. Zum Beispiel dreht und behandelt er das Bein, um Rückenschmerzen zu lindern, oder er stimuliert mit seinen Ellbogen Punkte am Rückgrat, die mit Brustkorb, Verdauung oder Kreislaufproblemen in Verbindung stehen. Oft reibt oder drückt er bestimmte Punkte, um blockierte Meridiane zu öffnen. Es kann sein, daß er seine Fersen auf die Fußsohlen des Patienten preßt, um den Nierenmeridian zu stimulieren.

Was geschieht bei einer Beratung?

Es ist nicht nötig, sich für die Behandlung auszuziehen. Einige Körperteile müssen während der Untersuchung vielleicht kurzzeitig frei gemacht werden. Zwei Stunden vor der Behandlung soll man keinen Alkohol trinken und nichts essen. Liegen besondere medizinische Umstände vor, sollte der Patient alle Einzelheiten darüber berichten. Die Sitzung dauert etwa eine

SHIATSU UND AKUPRESSUR sind der Akupunktur ähnlich, aber die Druckpunkte im Körper werden mit Fingern, Handflächen, Ellbogen, Armen, Knien und Füßen anstelle von Nadeln stimuliert. Verschiedene Techniken erleichtern Spannungen, Schlaflosigkeit und Rücken- oder Gelenkschmerzen.

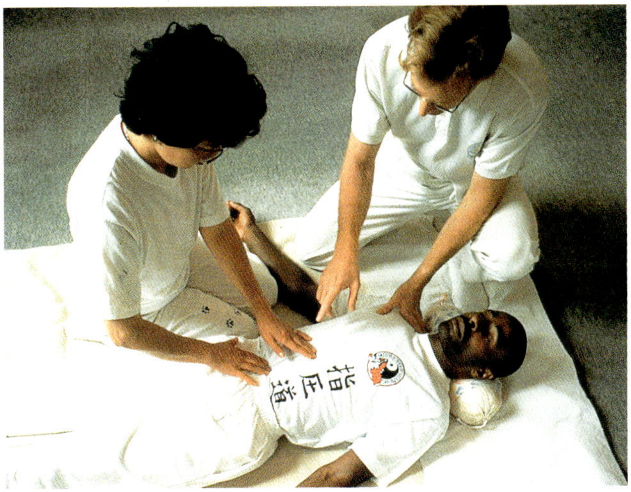

OBEN: *Bei Shiatsu liegt man auf einer Matte am Boden. Fingerdruck auf Punkte am Körper bewirken Entspannung.*

Stunde. Beim ersten Treffen wird sich der Praktiker über die Vorgeschichte informieren. Er stellt Fragen über:

- *Den augenblicklichen und früheren Gesundheitszustand.*
- *Die Arbeit des Patienten.*
- *Die Ernährung des Patienten.*
- *Beziehungen zu Freunden und Familie, Lebensgewohnheiten.*

Aufgrund dieser Auskünfte versucht er, die Ursachen des Problems zu finden. Auch das Ansehen und Befühlen bestimmter Körperteile kann Hinweise geben. So weist ein rotes Gesicht auf Kreislaufprobleme hin, die Schultern liefern Informationen über das Verdauungssystem, Brustkorb und oberer Rückenbereich zeigen die Energie von Herz und Lunge und das emotionale Wohlbefinden. Rücken und Bauch sind die wichtigsten Bereiche. Der Bauch *(hara)* wird der »Ozean von *ki*« genannt und zur Behandlung von Beschwerden in allen 12 Meridianen herangezogen. Das Berühren des Körpers liefert dem Praktiker die genaueste Information. Einige Therapeuten messen den Puls an denselben Stellen wie die Akupunkteure (s. Akupunktur, Seiten 10–19), und alle fühlen den Muskel- und Hauttonus, um Hinweise auf überschüssiges oder mangelndes *ki* zu erhalten. Sie hören auch auf das Atmen und die Stimme. Um zur endgültigen Diagnose zu kommen, fügt der Praktiker diese verschiedenen Diagnosebausteine zusammen und ergänzt sie mit dem, was er seinem Gespür nach für das Gesundheitsproblem hält.

Der Patient liegt zur Behandlung meist auf einer Matte. Der Therapeut bearbeitet den Körper in oberflächlichen und tiefen Bereichen. Das erzeugt ein entspanntes Gefühl, das oft als »angenehmer Schmerz« beschrieben wird. Viele fühlen sich nach der Behandlung gut, andere können sich etwa 24 Stunden lang unwohl fühlen. Shiatsu kann nämlich eine »Heilkrise« auslösen, da Toxine freigesetzt werden und *ki* gelöst wird. Häufige Symptome sind Müdigkeit, Kopfschmerzen, grippeartige Symptome oder gesteigerte Darmtätigkeit. Der Patient sollte den Therapeuten nur konsultieren, wenn diese Symptome länger anhalten.

Wie viele Behandlungen sind nötig?

Bei gewöhnlichen Krankheiten sind meist etwa vier bis acht Behandlungen nötig. Chronische Erkrankungen können eine ausgedehnte Behandlung erfordern.

Bei welchen Beschwerden hilft die Therapie?

Shiatsu verbessert die Gesundheit, indem es das Nervensystem beruhigt, Kreislauf und Immunsystem anregt. Es hilft vor allem bei streßbedingten Verspannungen und Krankheiten, Schlaflosigkeit, Rücken- und Kopfschmerzen und Verdauungsstörungen.

Ist sie sicher?

Ist der Therapeut qualifiziert, ist Shiatsu für jeden sicher und tut besonders schwangeren Frauen gut. Einige Therapeuten behandeln auch Kleinkinder und ältere Menschen. Für Patienten mit Blutkrebs oder Krebs im Lymphsystem ist es aber nicht geeignet.

Klinische Studien (Akupressur)

Akupressur hat sich in vielen medizinischen Studien als hilfreich bei der Linderung von Schmerzen und Krankheiten erwiesen.

1986 wurden die Arbeiter einer Autofabrik untersucht. 142 Arbeiter mit chronischem Hexenschuß wurden 21 Tage lang täglich mit Akupressur an Punkten auf Rücken und Beinvorderseiten behandelt. Bei 29 Prozent der Patienten gab es eine deutliche Besserung, 68 Prozent wurden geheilt, bei 3,5 Prozent veränderte sich nichts spürbar, viele schliefen jedoch besser. (**5**)

1988 wurde mit Akupressur die Morgenübelkeit bei 350 Frauen im Royal Maternity Hospital in Belfast behandelt. Sie wurden nach dem Zufallsprinzip in drei Gruppen aufgeteilt und die Schwere der Morgenübelkeit täglich vier Stunden lang notiert. Die Behandlungsgruppe drückte einen Akupressurpunkt am Handgelenk, die zweite Gruppe einen vorgetäuschten Punkt, die Kontrollgruppe wurde gar nicht behandelt. Die Übelkeit war im Vergleich zur Kontrollgruppe bei der echten und scheinbaren Akupressurgruppe weit weniger stark. Nachteilige Nebenwirkungen auf die Schwangerschaften wurden nicht bekannt. (**6**)
(Klinische Referenzen s. Anleitung zum Gebrauch des Buches)

WAS IST AKUPRESSUR?

Akupressur gehört zum Shiatsu. Durch Fingerdruck auf Akupunkturpunkte überall am Körper wird der Chi-Fluß durch die Energiekanäle des Körpers stimuliert (s. Akupunktur, Seiten 10–19). Anders als Shiatsu arbeitet Akupressur aber meist nur mit Druck durch Daumen und Fingerspitzen, obwohl sie auch Massage entlang der Meridiane enthalten kann. In der westlichen Medizin ist der Gebrauch von Akupressur sehr von Shiatsu überschattet worden. Die Akupressur ist meist Bestandteil anderer Therapien wie Shiatsu oder chinesische Massage, oder sie wird zur Selbstbehandlung eingesetzt.

INFORMATIONEN FÜR DIE WAHL EINES SHIATSU- ODER AKUPRESSUR-THERAPEUTEN IM ADRESSENVERZEICHNIS.

DIE CHINESISCHE KRÄUTERHEILKUNDE ist Teil der Traditionellen Chinesischen Medizin (TCM), die dort bereits seit 5000 Jahren praktiziert wurde, bevor sie den Westen im Sturm eroberte. Die westliche Medizin läßt sich inzwischen vom Osten inspirieren. So haben amerikanische Wissenschaftler herausgefunden, daß die Wurzel eines Krautes, das die Chinesen zur Behandlung von Alkoholismus einsetzen, Substanzen enthält, die das Verlangen nach Alkohol unterdrücken. Einen großen Unterschied zwischen östlicher

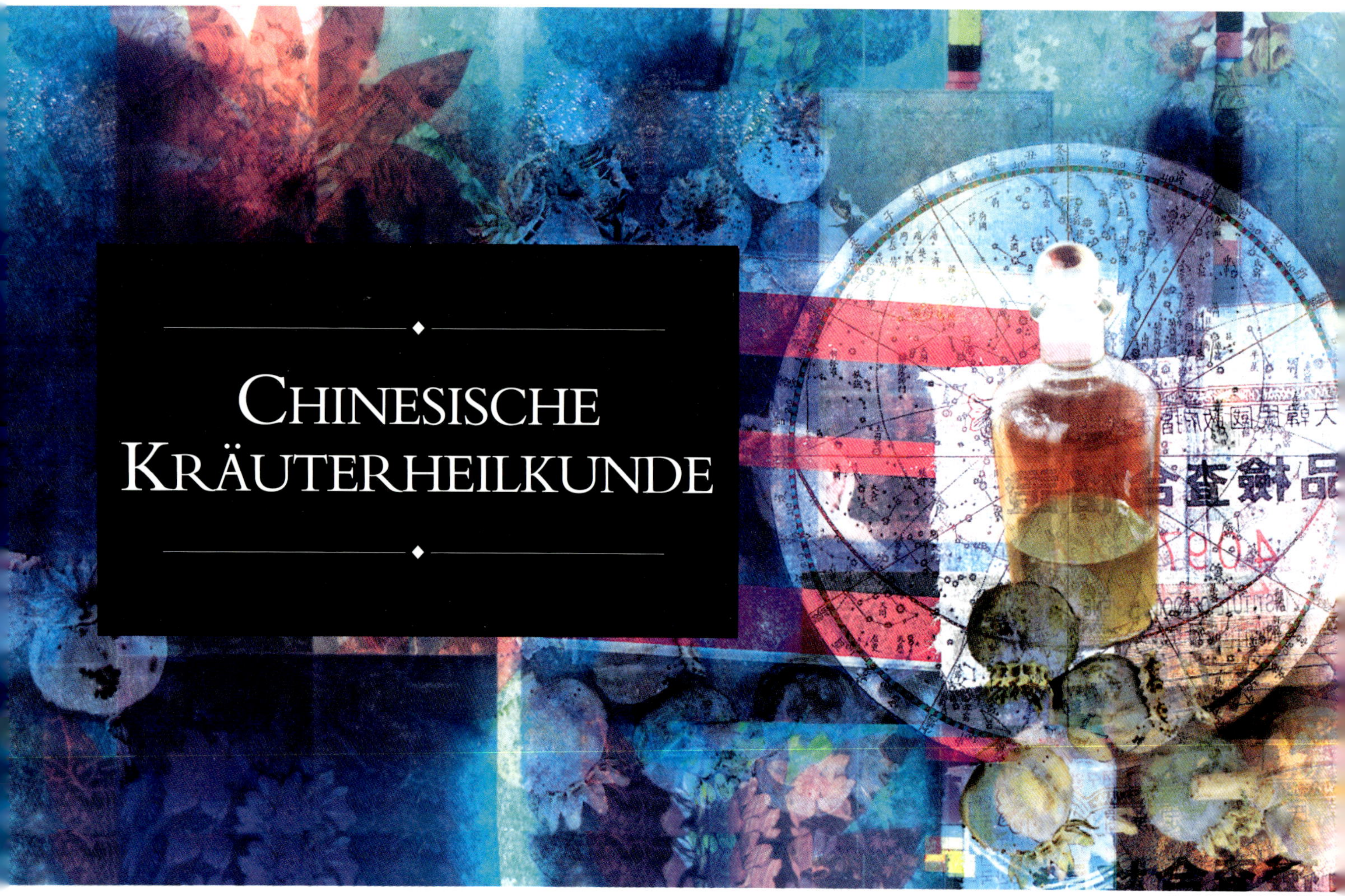

CHINESISCHE KRÄUTERHEILKUNDE

CHINESISCHE KRÄUTERHEILKUNDE ist eine alte, traditionelle Heilweise, die mit Hilfe verschiedener Kräuter physische, mentale und emotionale Krankheiten behandelt oder sogar verhindert. Sie kann zum Beispiel auch bei Ekzemen, Heuschnupfen und Unfruchtbarkeit helfen.

und westlicher Medizin gibt es jedoch immer noch: Wissenschaftler hier extrahieren wirksame Substanzen und benutzen sie, um die Symptome einer Krankheit zu beseitigen – die Chinesen dagegen verwenden Kräuter, um den Menschen zu behandeln, nicht die Krankheit.

Was ist chinesische Kräuterheilkunde?

In der chinesischen Kräuterheilkunde werden Kräuter zur Behandlung und Vorbeugung mentaler, physischer und emotionaler Krankheiten verwendet. Zusammen mit Akupunktur bildet sie den Hauptteil der Chinesischen Medizin.

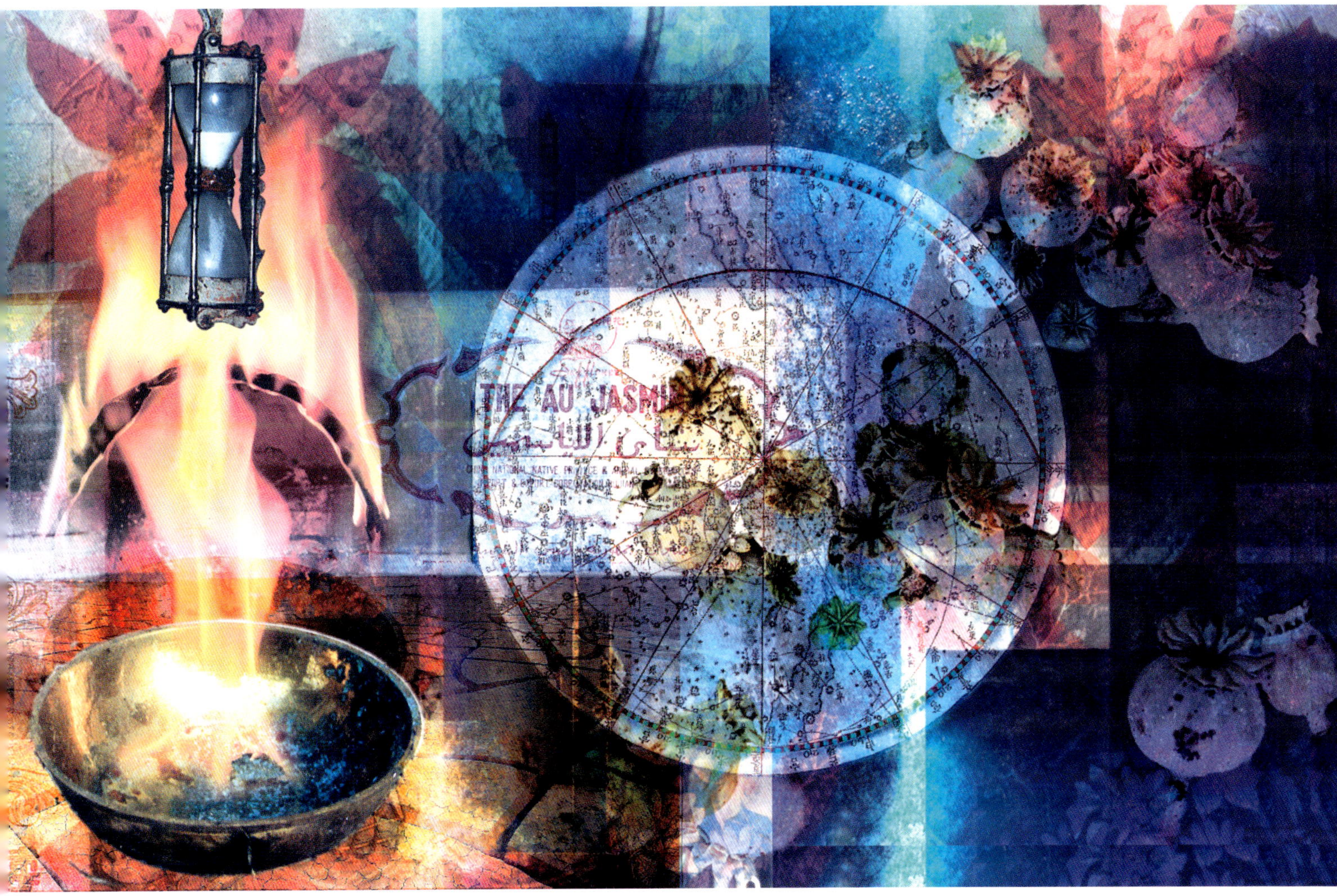

Obwohl man im Westen Akupunktur oft für wichtiger hält als die Kräuterheilkunde, ist die Zahl der chinesischen Ärzte, die ausschließlich Kräuter benutzen, größer als die der reinen Akupunkteure. Die meisten Praktiker jedoch kombinieren beide Therapien bei der Behandlung und Prävention von Krankheiten. In der chinesischen Philosophie der sich ergänzenden Gegensätze Yin und Yang wird Akupunktur als Yang betrachtet, da sie von außen nach innen arbeitet, während die von innen nach außen arbeitende Kräuterheilkunde zu Yin gezählt wird. Die Kräuterheilkunde kann zur Unterstützung der Akupunktur herangezogen oder für sich allein angewendet werden, zum Beispiel bei Virusinfektionen oder Erkrankungen des Blutes wie Anämie oder Menstruationsproblemen, die manchmal besser auf eine Kräuterbehandlung ansprechen als auf Akupunktur.

Kräuter kräftigen auch die Menschen, die für Akupunktur zu schwach sind. Akupunktur arbeitet mit der körpereigenen Energie, aber sehr schwache Patienten haben für diese Arbeit nur wenig Energie übrig, so daß der Erfolg nicht sehr groß ist. Eine Kräuterbehandlung liefert dem Körper jedoch Nahrung. Für den, der sich chinesisch behandeln lassen will, aber Angst vor Nadeln hat, sind die Kräuter von unschätzbarem Wert. Die traditionellen chinesischen Diagnosetechniken ermitteln die Ursache des schlechten Gesundheitszustandes und das »Muster der Disharmonie« im Körper, die Kräuter stellen die Harmonie in Geist, Körper und Gefühlen wieder her.

Die chinesischen Kräuter werden hauptsächlich aus China und Taiwan eingeführt. Sie werden an kühlen, trockenen Plätzen aufbewahrt.

Die für die chinesischen Praktiker gebrauchte Terminologie ist oft verwirrend, man muß zwischen einem chinesischen Kräuterarzt bzw. Praktiker und einem Pharmazeuten unterscheiden.

Ein Praktiker der chinesischen Kräutermedizin ist dazu ausgebildet, Menschen unter Anwendung von Kräuterarzneien zu untersuchen und zu behandeln, während ein Kräuterpharmazeut Kräuter aufbereitet und vertreibt, aber die Kräutermedizin nicht ausüben darf. Einige der chinesischen Praktiker werden oft von Kollegen und Patienten als Zeichen des Respekts mit »Doktor« angesprochen, was in Deutschland eigentlich nur Medizinern mit abgeschlossener Dissertation erlaubt ist.

Wie wirkt die Therapie?

Um die chinesische Medizin verstehen zu können, ist ein grundlegendes Verständnis von Yin und Yang, den Acht Prinzipien, Chi (Energie) und den Fünf Elementen sowie ihrer Rolle bei der Erhaltung der Gesundheit nötig.

Die Chinesen glauben, daß jeder Mensch von den gegensätzlichen, aber sich ergänzenden Kräften Yin und Yang beherrscht wird. Yin und Yang sind die Gegensätze, die das Ganze bilden, sie können ohneeinander nicht existieren und weder das eine noch das andere wird jemals alleine auftreten, von jedem der beiden sind Elemente in jedem Menschen.

Das Tai-Chi-Symbol zeigt, wie Yin und Yang ineinander übergehen. Sind die zwei gegensätzlichen Kräfte im Gleichgewicht, fühlt man sich gut, dominiert eine der Kräfte, führt das resultierende Ungleichgewicht zu Krankheit. Diese Vorstellung des Gleichgewichts beeinflußt uns durch die Acht Prinzipien, die Yin und Yang sowie noch genauere Unterteilungen dieser beiden einschließen, nämlich Kälte und Hitze, das Innere und das Äußere, Mangel und Überschuß. Befinden sich diese Gegensatzpaare in Harmonie, bleibt man gesund, sind sie im Ungleichgewicht, können Krankheiten entstehen. Zu viel Hitze im Körper weist zum Beispiel auf einen Überschuß an Yang hin und kann Symptome wie Darmträgheit oder heiße, geschwollene und schmerzhafte Gelenke hervorrufen.

Auch Chi ist wichtig für die Gesundheit, da es die Energie ist, die Yin und Yang verbindet. Zusammen mit Blut und Gewebsflüssigkeit fließt es im Körper und hält uns gesund. Fließt Chi ungehindert, ist der Mensch im Gleichgewicht. Ist es aber im Fluß behindert, im Stillstand oder im Ungleichgewicht, können Krankheiten entstehen. Chi fließt durch die Meridiane. Es gibt zwölf Hauptmeridiane und zahlreiche weitere, einschließlich ganz winziger, die Kollateralen genannt werden und die Meridiane kreuzen. Sechs der Hauptkanäle sind Yin, sechs Yang. Sie alle stehen mit den größeren Organen in Verbindung und sind nach ihnen benannt. Dazu gehören: Lunge, Dickdarm, Magen, Milz, Herz, Dünndarm, Blase, Niere, Kreislauf/Sexualität (Herzbeutel), Dreifacher Erwärmer, Gallenblase und Leber. Eine Disharmonie in einem Meridian kann das entsprechende Organ beeinflussen. Ebenso kann ein Ungleichgewicht im Organ den Meridian stören. Zahnschmerzen im Oberkiefer können zum Beispiel von einem Ungleichgewicht im Magen-Meridian herrühren, da dieser Meridian im oberen Zahnfleisch verläuft. Wie Akupunktur wirken Kräuter direkt auf die Meridiane und die mit ihnen verbundenen Organe ein, um Yin und Yang wieder ins Gleichgewicht zu bringen, indem sie Chi zu einem ruhigen Fluß in den Meridianen verhelfen und dadurch das Gleichgewicht im gesamten Menschen wiederherstellen.

Die Vorstellung von Yin, Yang und Chi wird durch die Theorie von den Fünf Elementen verfeinert. Die Chinesen glauben, daß Individuen wie die Natur von den Fünf Elementen Metall, Wasser, Holz, Feuer und Erde regiert werden. Jedes Element ist mit einer bestimmten Jahreszeit verbunden und hat eine bestimmte Aufgabe im Körper, so wie jede Jahreszeit eine Aufgabe in der Natur hat. Alle Organe und Gefühle sind mit den Fünf Elementen verbunden (s. Akupunktur, S. 13). Fließt Chi ruhig zwischen den Elementen, bleiben sie im Gleichgewicht, ist der Fluß unterbrochen, ruft das physische, mentale oder emotionale Krankheiten hervor.

Dank der genauen Diagnose kann der chinesische Kräuterheilkundler Energieimbalancen feststellen. Eine Diagno-

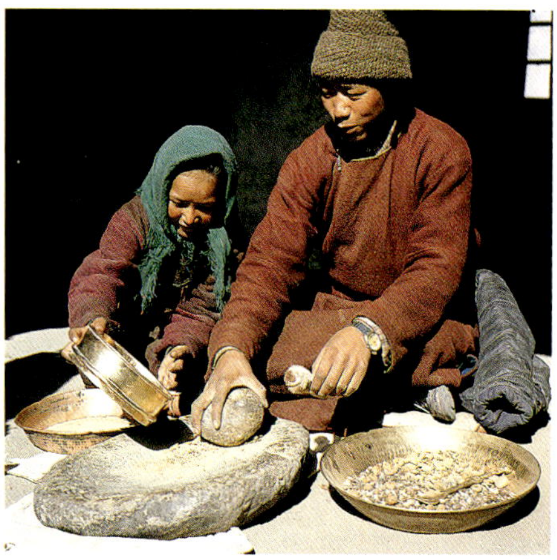

RECHTS: »Apotheke« am Straßenrand – hier bereiten ein östlicher Arzt und seine Frau eine Kräuterarznei zu.

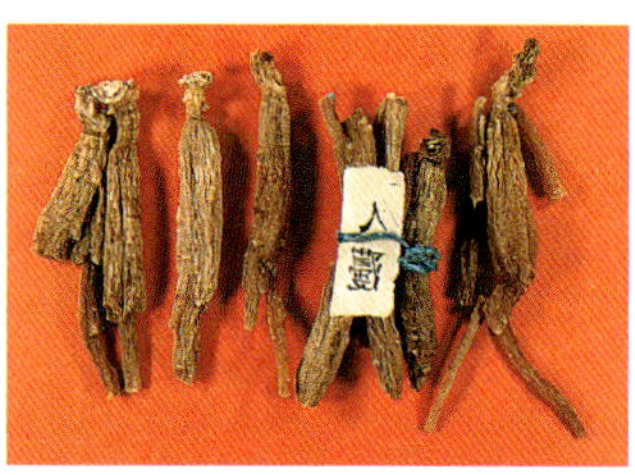

UNTEN: Ginseng werden stimulierende Eigenschaften nachgesagt.

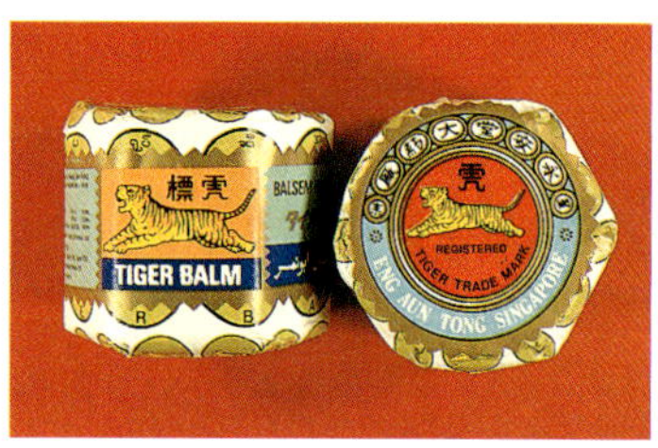

LINKS: Tiger-Balsam dient zur Linderung von Kopf- und Rückenschmerzen.

Fig. 218

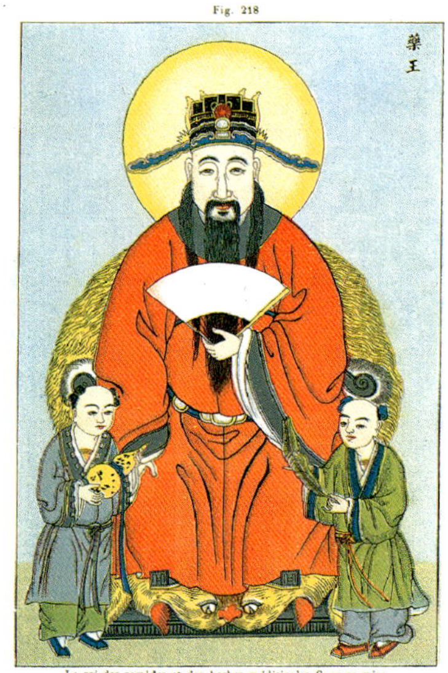

Le roi des remèdes et des herbes médicinales Suen-se-miao.

LINKS: Sun Sze-Miao war der alte Herrscher der Heilpflanzen; er wurde vom chinesischen Volk verehrt.

se beispielsweise wie »Yang-Mangel an den Nieren mit äußerlicher Hitze am Magenmeridian« beinhaltet Details über Yang, Mangel, Hitze und das Äußere, die vier der Acht Prinzipien darstellen. Die Verordnung einer Kräutermischung kann dieses Ungleichgewicht wieder berichtigen, das durch vielschichtige innere und äußere Einflüsse entstehen kann, wie z. B. emotionale Probleme, Streß, Ernährung und Umweltfaktoren. Letztere bezeichnen die Chinesen als die fünf verderblichen Einflüsse: Wind, Trockenheit, Kälte, Hitze und Feuchtigkeit.

Wie Kräuter das Gleichgewicht wiederherstellen können

Kräuter werden verordnet, um eine spezielle Wirkung auf den für das Ungleichgewicht verantwortlichen Meridian auszuüben, damit Chi und das beigeordnete Element ausgeglichen werden. Die Wirkung einer Heilpflanze auf den Meridian hängt von seinen Eigenschaften ab. Die vielfältigen Ursachen der Disharmonie resultieren in einem Mangel oder Stillstand von Chi und Blut, in einem Überschuß an Kälte, Hitze, Feuchtigkeit usw. Heilkräuter haben bestimmte Eigenschaften, sie können wärmen, Feuchtigkeit und Wind vertreiben, Blut und Chi regulieren. Normalerweise werden sie über ihre Eigenschaften und ihre Wirkung auf den Körper definiert. »Zhi mu« beispielsweise ist eine antipyretische (fiebersenkende) Heilpflanze, die man bei hoher Körpertemperatur in einer Dosis verordnet bekommt, die die Temperatur senkt, ohne den Patienten zu sehr abzukühlen.

Heilpflanzen haben einen besonderen Geschmack, durch den sie verschiedene Organe und Elemente beeinflussen, wie in der Übersicht der Fünf Elemente gezeigt wird (s. Akupunktur, S. 13). Ein süßer Geschmack zum Beispiel soll angeblich die Milz stärken, zur Beruhigung der Leber wird oft ein bitteres Aroma gegeben, da dieser Geschmack der Leber zugeordnet ist, die vom Element Holz regiert wird. Die Heilkräuter werden nie für sich allein, sondern in Mischungen verschrieben. Manchmal werden sie auch gemischt, um den Nebenwirkungen eines besonders kräftigen Krautes entgegenzuwirken.

Die Verordnung nimmt jedoch in der chinesischen Kräuterheilkunde nur geringen Raum ein; in der Diagnose liegt die wahre Fähigkeit des Arztes: Er muß wissen, auf welche individuellen Zeichen und Symptome er zu achten hat und wie er sie bewerten muß, um ein »Muster der Disharmonie«, wie es die Chinesen nennen, zu erhalten. Dieses System, Symptome nur im Zusammenhang mit dem Ganzen zu sehen, ist der Grund, warum Heilpflanzen speziell der Person und nicht der Krankheit verordnet werden. Um alle Einzelheiten zu sammeln, wenden auch die chinesischen Kräuterärzte die vier Untersuchungsmethoden Schauen, Hören und Riechen, Fragen und Berühren an.

Was geschieht bei einer Beratung?

Die Beratung und Diagnose ist der eines traditionellen Akupunkteurs ähnlich, mit der Ausnahme, daß sich der Patient nicht entkleiden muß (s. Akupunktur, S.10–19). Die Behandlungsräume der chinesischen Heilkundler sind oft mit Heilkräuterapotheken gekoppelt und können ein wenig wie eine altmodische Pharmazie aussehen. Was verschrieben wird, wird dort frisch zubereitet. Auch ein kombiniertes Sprechzimmer für Akupunktur und für die Kräuterbehandlung kommt häufig vor.

Schauen: Dies ist die erste der vier Untersuchungen. Der Praktiker achtet auf allgemeine Erscheinung, Größe, Gestalt und Verhalten des Patienten. Er untersucht die Gesichtsfarbe und die Zunge (Farbe, Belag, Zustand). Eine genaue Untersuchung von Gesicht und Körperhaltung ist wichtig, um den Status des Shen oder des Geistes zu erfassen. Shen ist die Kraft hinter der Persönlichkeit, lenkt die Emotionen und herrscht über alle Organe. Die Augen geben den Stand von Shen wider, daher wird der Praktiker dem Patienten in die Augen sehen. Sind sie leuchtend und glänzend, befindet sich Shen im Gleichgewicht; leere, glanzlose Augen dagegen signalisieren eine Disharmonie. Die Gesichtsfarbe ist ebenfalls bedeutend: Weiße Farbe deutet auf ein kaltes Ungleichgewicht hin und ist mit einer Imbalance im Element Metall verbunden, eine gelbliche Färbung bezieht sich auf Feuchtigkeit und das Element Erde. Ein rotes Gesicht dagegen ist ein Zeichen von zuviel Hitze und einem Ungleichgewicht im Element Feuer.

Ein einzelnes Symptom allein sagt nichts aus, nur das Muster, das alle Symptome zusammen ergeben, ist wichtig.

Dann betrachtet der Praktiker die Zunge des Patienten. Die Betrachtung der Zunge und das Pulsmessen bilden den wichtigsten Teil der Untersuchung. Die Chinesischen Kräuterheilkundler betrachten bei der Diagnose die Zunge und ihren Belag getrennt voneinander. Eine normale Zunge sollte schwach rot und feucht sein, dies ist ein Zeichen für einen ruhigen Fluß von Chi und Blut. Bei einem Kranken ist eine gesund aussehende Zunge ein Zeichen dafür, daß die Krankheit keinen dauerhaften Schaden verursacht hat und sich der Patient wieder gut erholt. Der Zungenbelag sollte weiß, feucht und dünn genug sein, um transparent zu wirken. Zu dünner Belag weist auf einen Mangel im Körper hin, ein dicker auf Überfluß. Die Farbe der Zunge ist genauso wichtig wie ihre Form und Bewegung.

Hören und Riechen: Der Arzt hört auf Atmen, Sprache und (falls vorhanden) Husten. Kurzatmigkeit weist gewöhnlich auf Mangel hin. Die Stimme kann dem Praktiker helfen, ein Ungleichgewicht in einem Element festzustellen. So ist eine laute Stimme Zeichen einer Holzimbalance, das auf Probleme mit der Leber oder Gallenblase hinweisen, aber auch durch übergroßen Ärger hervorgerufen werden kann. Eine lachende Stimme bedeutet Feuer-Ungleichgewicht, das mit Herz- oder Kreislaufproblemen verbunden sein und sich emotional als Hysterie zeigen kann.

Fragen: Wie alle Therapeuten stellt der chinesische Naturheilarzt dem Patienten Fragen über sich, seine Lebensgewohnheiten und seine Gesundheit. Er wird etwas vom Zuhause des Patienten, seiner Arbeit und seinen sozialen Kontakten wissen wollen. Ebenso interessieren ihn medizinische Vorgeschichte, frühere Symptome und Schmerzen, Schlafgewohnheiten, Wärme- und Kälteempfindlichkeit, Schwindel, Eßgewohnheiten, Harndrang und Stuhlgang. Kälte und Hitze beziehen sich auf Yin oder Yang, Schwitzen zeigt den Status von Chi an, und die Art der Schmerzen weist auf die Ursache hin. So zeigen Schmerzen im Brustkorb eine Disharmonie in Herz und Lungen. Auch die Art des Schmerzes ist wichtig. Wird der Schmerz durch Berührung gelindert, bedeutet das Mangel, ein Schmerz dagegen, der sich nach dem Essen verschlimmert, bedeutet Überfluß.

Berühren: Der Arzt betastet die schmerzende Körperstelle, zum Beispiel Rücken oder Bauch. Noch wichtiger ist allerdings das Pulsmessen. Er wird an drei Stellen an jedem Handgelenk mit Zeigefinger, Mittelfinger und dem dritten Finger einer Hand den Puls messen. Mittels einer Kombination aus leichtem, mäßigem und kräftigem Druck achtet er auf 28 verschiedene Pulsbeschaffenheiten. Diese werden als voll, wechselnd, sinkend, weit und so weiter benannt und geben Hinweise auf bestimmte Probleme. Ein weiter Puls kann übermäßige Hitze im Magen bedeuten, ein sinkender Puls Zeichen einer inneren Disharmonie sein.

Das ausführliche Erstellen der Diagnose wird eine Stunde oder länger dauern. Manche chinesischen Naturheilärzte verordnen Heilkräuter nach der ersten Sprechstunde, geben dem Patienten fertige Arzneien wie Tabletten oder verschreiben eine Mischung aus konzentrierten Kräuterpulvern. Es ist aber auch möglich, daß der Patient eine Woche später wieder zu einer kleinen Untersuchung kommt und dann erst seine Heilkräuter erhält. Die Kräuter sollen Geist und Körper wieder ins Gleichgewicht bringen, allerdings wird der Patient zusätzlich etwas anderes zur Linderung einiger besonders quälender Symptome bekommen. Die Verordnung wird auf den Bedarf des Patienten zugeschnitten. Eine Packung Heilkräuter mit einer Mischung aus Blättern, Stengeln, Samen und Rinde reicht gewöhnlich einen Tag, aber um Kosten und die Mühe, die Kräuter zu kochen, zu reduzieren, geben manche Praktiker auch Packungen, die zwei bis drei Tage reichen, selten jedoch länger. Der Patient wird genau unterrichtet, wie er die Kräuter zubereiten muß. Der Tee wird zweimal aufgekocht, die Intervalle gibt der Arzt vor. Einige Kräuter müssen zuerst eingeweicht werden. Sie ergeben genug Tee, um zwei Becher zu füllen, und der Arzt sagt dem Patienten, wann er sie trinken soll. Generell sollte man eine Stunde vor und nach dem Teetrinken nichts essen. Wahrscheinlich wird der Patient gebeten, eine Woche später wiederzukommen. Bei jedem Besuch wird der Naturheilarzt eine kleine Untersuchung vornehmen.

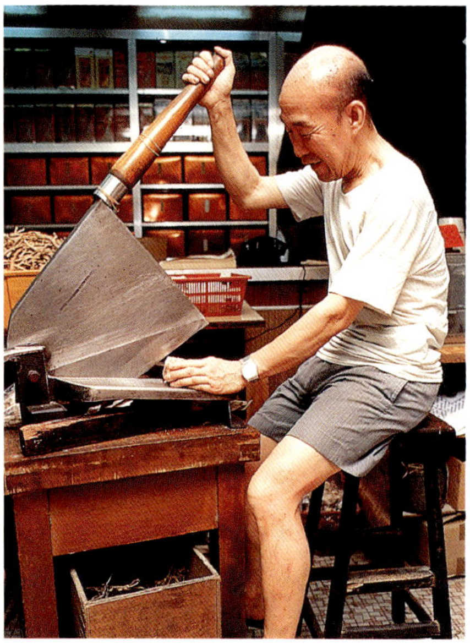

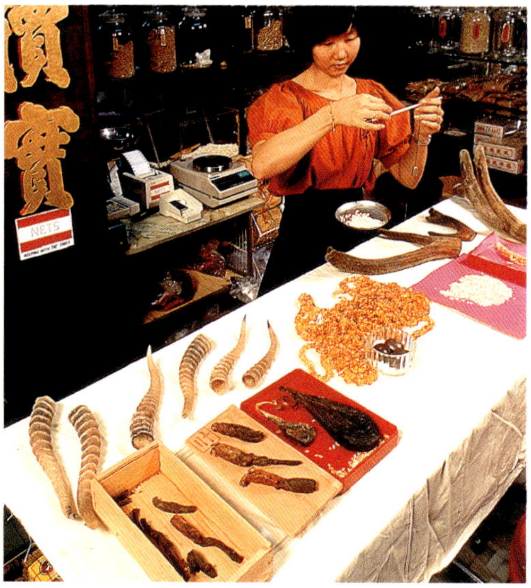

RECHTS: Die Zeit, die man auf das Hacken der Kräuter verwendet, ist wichtig bei der Zubereitung der verschiedenen Arten von Kräutermedizin.

GANZ RECHTS: Hier in einer chinesischen Apotheke wiegt ein Mädchen exakt eine spezielle Kräuterzubereitung aus.

Wie viele Behandlungen sind nötig?

Bei ernsten oder chronischen Erkrankungen, besonders wenn sie jahrelang durch medikamentöse Behandlung unterdrückt worden sind, wird die Behandlung einige Wochen oder Monate dauern. Eine spürbare Besserung ist aber auch schon nach einer Woche möglich, besonders bei Symptomen wie Schlaflosigkeit.

Bei welchen Beschwerden hilft die Therapie?

Die Weltgesundheitsorganisation (WHO) hat eine Liste von Krankheiten veröffentlicht, bei denen chinesische Kräuterheilkunde helfen kann. Arthritis, Depression, Ekzeme, Heuschnup-

Gängige chinesische Kräuterheilmittel für kleinere Beschwerden

Diese Heilmittel eignen sich nur zum kurzzeitigen Gebrauch. Tritt nicht nach spätestens einer Woche eine Besserung ein, brechen Sie die Anwendung sofort ab und suchen einen Arzt auf.

Verbrennungen

Heilmittel: *Jing-Wan-Hung-Salbe*
Eigenschaften: *Stoppt den Schmerz, entzündungshemmend, senkt die Hitze, fördert die Heilung; auch bei Wundliegen.*

Erkältung und Grippe

Heilmittel: *Yin Qiao Jie Du Pian (fiebersenkende Tabletten aus Geißblatt und Goldglöckchen)*
Eigenschaften: *Vertreibt Hitze und Wind. Für Erkältung und Grippe in den ersten Tagen, wenn man sich erhitzt fühlt und unter rauhem Hals, Niesen und Katarrh leidet.*
Heilmittel: *Tong Xuan Li Fei Wan*
Eigenschaften: *Vertreibt Kälte und Wind. Für Erkältung und Grippe in den ersten Tagen, wenn man fröstelt und Schmerzen hat, bei Niesen und eventuell bei wäßrigem Katarrh.*

Husten und Bronchitis

Heilmittel: *Qing Qi Hua Tan Wan (atembefreiende, schleimlösende Tabletten)*
Eigenschaften: *Löst Sekret und Hitze aus der Lunge, stoppt Husten. Bei Druck im Brustkorb und Abhusten von zähem Sekret einnehmen. Symptome können akut oder chronisch sein, es ist Fieber möglich. Bei Durst mit der Einnahme aufhören.*
Heilmittel: *Chuan Bei Pi Pa Lu (Hustensirup)*
Eigenschaften: *Löst Sekret und Hitze aus der Lunge, stoppt Husten. Geeignet, wenn zähes Sekret abgehustet wird.*

Verdauungsstörungen

Heilmittel: *Huo Xiang Zheng Qi Wan*
Eigenschaften: *Reguliert Chi im Verdauungssystem, vertreibt Kälte und Feuchtigkeit. Für akute Anfälle von Übelkeit, Erbrechen und Durchfall mit Bauchschmerz, besonders bei Erkältung. Tritt innerhalb eines Tages keine Besserung ein, sofort zum Arzt.*

Menstruationsbeschwerden

Heilmittel: *Dang Gui Pian (Angelica-Tee), Shi Chuan Da Bu Wan (Zehn-Aromen-Tee), Wu Ji Rai Feng Wan*
Eigenschaften: *Stärkt Chi und Blut. Bei anhaltenden Menstruationsproblemen Arzt aufsuchen. Dang Gui Pian hilft bei Menstruationskrämpfen.*

fen, Unfruchtbarkeit, Ischialgie, Herpes, Schlaflosigkeit und Scheidenentzündung erscheinen auf dieser langen Liste, aber auch spastische Lähmung, Impotenz, Diabetes und Schlaganfall.

Ist sie sicher?

Abgesehen von Arzneien für kleinere Beschwerden sollte man chinesische Kräuter nicht ohne Verordnung eines qualifizierten Praktikers kaufen. Einige Kräuter sind für den öffentlichen Gebrauch zu gefährlich, andere nur in bestimmten Dosen sicher. Vom qualifizierten chinesischen Naturheilarzt verordnete Arzneien sind aber in der Regel für jeden geeignet. Es hat jedoch auch schon vereinzelt Probleme mit chinesischen Heilkräutern gegeben. Dies liegt oft daran, daß die Kräuter von einem unqualifizierten Praktiker verordnet oder keiner ausreichenden Qualitätskontrolle unterzogen wurden. Man sollte also einen gut ausgebildeten und qualifizierten Praktiker aufsuchen. Sehr selten, vielleicht im Verhältnis von 1:10.000, reagiert jemand auf Heilkräuter (besonders die für Hautkrankheiten verwendeten) allergisch. Wer sich während der Einnahme der Kräuter unwohl fühlt oder unter grippeartigen Symptomen, Übelkeit und Durchfall leidet, muß sofort mit der Einnahme aufhören und den Praktiker aufsuchen. Da diese allergische Reaktion die Leber beeinflußt, muß der Praktiker wissen, ob der Patient je an einer Lebererkrankung wie Gelbsucht oder Hepatitis gelitten hat. Ein guter Praktiker wird immer erreichbar sein, wenn man ihn braucht.

Ein Praktiker, der im »Register der chinesischen Kräuterheilkunde« verzeichnet ist, ist gut informiert und befolgt die genauen Richtlinien sowie den Kodex zur Ausübung. Chinesische Kräuterarzneien werden immer individuell verschrieben! Man darf nie davon ausgehen, eine Arznei, die einem Freund oder Partner verordnet wurde, sei auch für einen selbst geeignet.

Klinische Studien

An einer Studie im Long Hua Hospital in Shanghai nahmen 1991 76 Frauen mit Endometriose teil, die hauptsächlich aus Rhabarber bestehende Tabletten einnahmen, einer Pflanze, die in der chinesischen Kräuterheilkunde zur Blutreinigung und Kreislaufstabilisierung dient. Bei vier von fünf Frauen sprach die Behandlung an. Schmerzen reduzierten sich um etwa 67, Probleme beim Geschlechtsverkehr um rund 72 Prozent. (**7**)

Bei der Aids-Behandlung will die traditionelle chinesische Medizin das durch das HIV-Virus geschwächte Immunsystem stärken, die westliche Medizin das HIV-Virus töten. Der Einsatz verschiedener chinesischer Kräuterarzneien über drei Jahre hinweg bis 1995 in China und Tansania an 158 Aids-Patienten erwies sich als erfolgreich; in fast 40 Prozent aller Fälle konnten die Symptome gemildert werden. Diese Arzneien können auch verwendet werden, um Nebenwirkungen der westlichen HIV-Behandlung zu reduzieren. Eine Kombination der beiden Methoden scheint am wirkungsvollsten zu sein. (**8**)
(Klinische Referenzen s. Anleitung zum Gebrauch des Buches)

Informationen für die Wahl eines chinesischen Heilkräuterarztes befinden sich im Adressenverzeichnis.

AYURVEDA

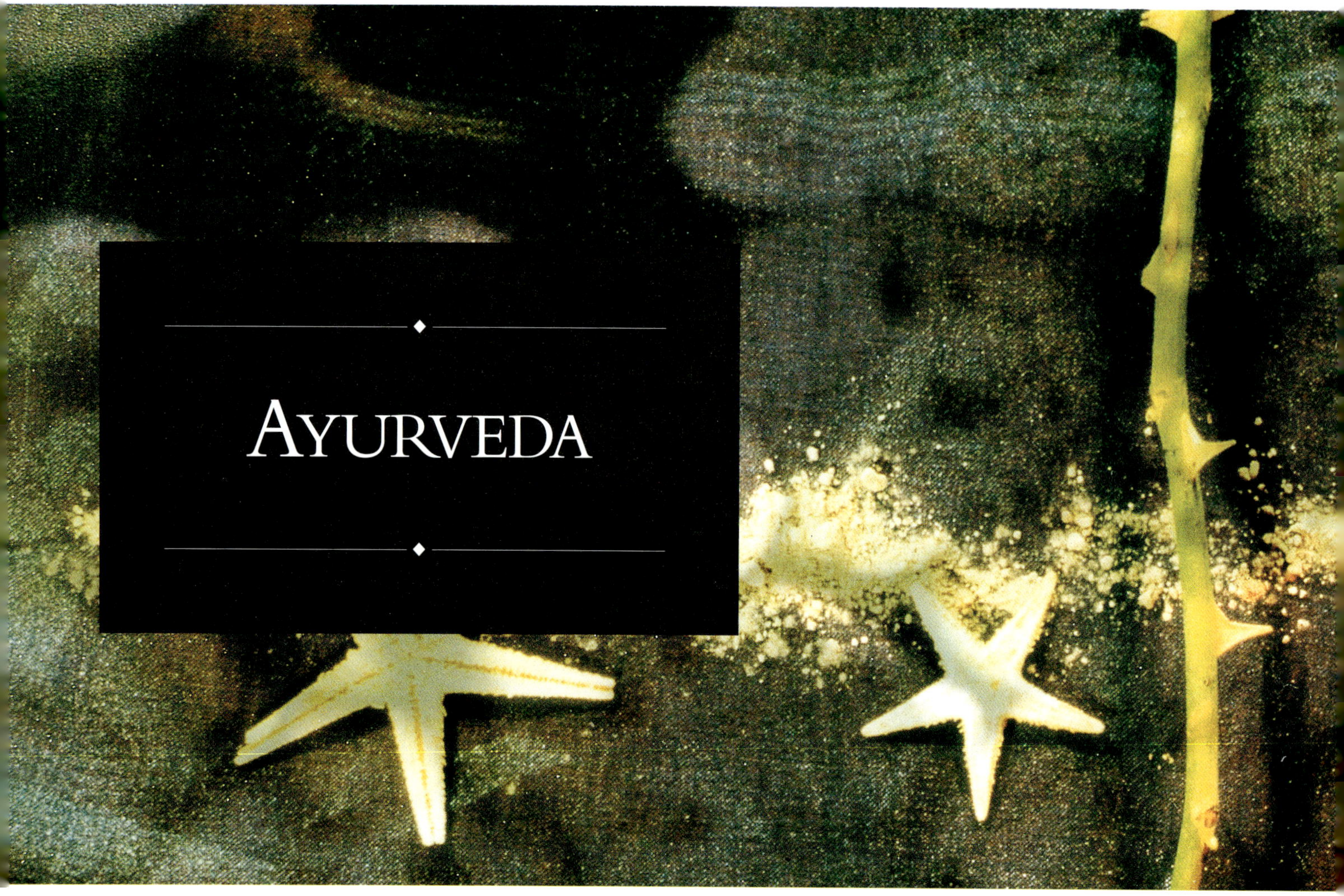

AYURVEDA ist eine traditionelle östliche Heilweise und wird vor allem in Indien und Sri Lanka praktiziert. Es ist ein vollständiges Heilsystem und beinhaltet Entgiftung, Diät, Übungen, die Anwendung von Kräutern und Techniken, die die geistige und emotionale Gesundheit verbessern.

VOR MEHR ALS 3000 JAHREN entdeckten die großen Propheten des alten Indien »Veda«, das Wissen um das Funktionieren unserer Welt. In Veda waren auch die Geheimnisse von Krankheit und Gesundheit enthalten. Diese bildeten ein System, Ayurveda genannt, ein Wort aus dem Sanskrit, das »die Wissenschaft des Lebens« bedeutet. Ayurveda ist eine Kombination aus Wissenschaft und Philosophie, die die physischen, mentalen, emotionalen und spirituellen Komponenten berücksichtigt. Das Komplizierte dieses Systems wird im berühmten, alten Ayurveda-Text, dem *Caraka samhita,* offensichtlich. 2000 Jahre vor der Erfindung des Mikroskops geschrieben, erklärt es, daß der Körper aus Zellen aufgebaut ist, führt 20 verschiedene mikroskopisch kleine Krankheitserreger an und beschreibt, wie sich die Krankheit verbreitet.

Ein anderer Text, *Susrutha samhita,* gibt Anleitungen zu chirurgischer Behandlung, chirurgischen Instrumenten und der Bedeutung von Hygiene während und nach einer Operation. Ausführliche medizinische Information geht einher mit vernünftigen Ratschlägen für ein gesundes und sinnvolles Leben. Nach der vedischen Philosophie bekommt unser Leben nur Sinn, wenn wir danach streben, unsere Fähigkeiten auszuschöpfen, und dafür ist Gesundheit nötig. Viele moderne Ayurveda-Praktiker arbeiten mit traditionellen Methoden, einige haben diese angepaßt, um sie für westliches Denken akzeptabler zu machen.

Was ist Ayurveda?

Ayurveda ist ein traditionelles, in Indien und Sri Lanka praktiziertes System der Heilkunde. Wie die Traditionelle Chinesische Medizin (TCM) oder westliche medizinische Methoden ist auch Ayurveda ein vollständiges und komplexes System der Gesundheitsfürsorge. Als solches wirken die vielen Bestandteile – Entgiftung, Ernährung, körperliche Betätigung, Heilkräuter und Techniken zur Verbesserung der geistigen und emotionalen Gesundheit – zusammen, um eine bestimmte Lebensweise zu prägen, nicht nur einzelne Störungen zu behandeln.

Der grundlegende Glaube des Ayurveda ist, daß alles im Universum, uns selbst eingeschlossen, aus Energie oder *prana* besteht. Wir scheinen feste Strukturen aus Knochen, Muskeln und Gewebe zu sein, sind aber eigentlich nur Bündel schwingender Energie, die sich ständig ändert. Damit die meisten Änderungen positiv sind, müssen wir so leben, daß wir die Energiebalance unterstützen. Energie kontrolliert jede Zelle, jeden Gedanken, jedes Gefühl und jede Handlung, so daß jeder Lebensbereich die Qualität der Energie und unsere Gesundheit beeinflußt. Ayurveda-Praktiker wissen, daß es kein Gesundheitsrezept gibt, das für jeden paßt. In der Heilkunde des Ayurveda muß jeder individuell behandelt werden. Die Begabung des Praktikers liegt darin, den Zustand des Menschen festzustellen, die Ursachen des Ungleichgewichts herauszufinden und angemessen zu behandeln.

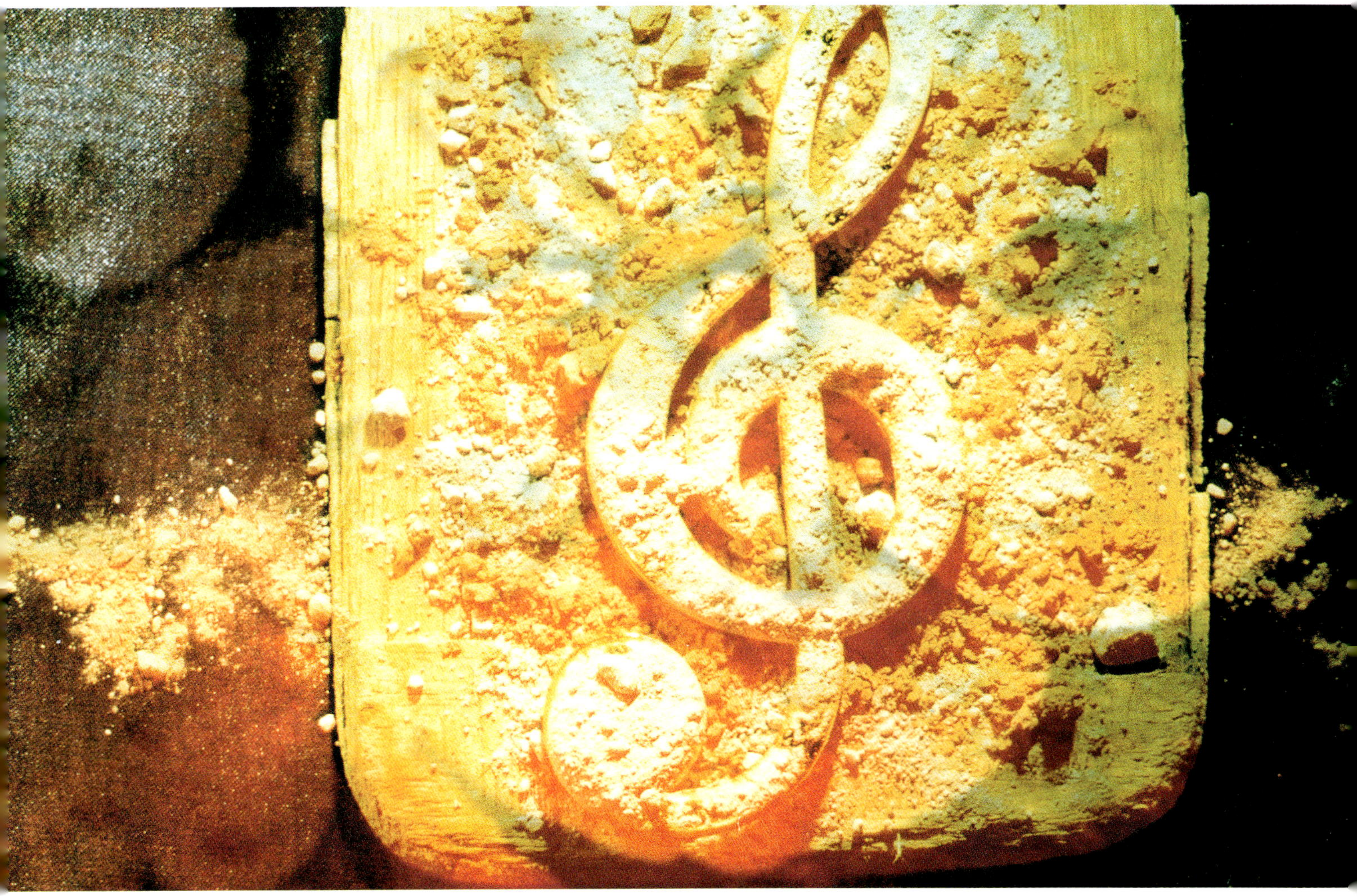

Wie wirkt die Therapie?

Die individuelle Verfassung und ihre Verbindung zu den Energien des Menschen sind der Schlüssel zum Verständnis des Ayurveda. Eine gute Konstitution ist der beste Schutz gegen Krankheit, denn so kann sich eine Krankheit nicht ausbreiten. Ziel des Ayurveda ist es, Krankheiten durch Beschäftigung mit dem Körper fernzuhalten und nicht der Versuch, sie zu heilen.

Jeder Mensch hat eine einzigartige Verfassung, die durch das Gleichgewicht der drei Lebensenergien, den drei *doshas* oder *tridosha* bestimmt wird. Die drei *doshas* sind unter ihrem Sanskrit-Namen *váthа, pitha* und *kapha* bekannt. Der Zustand jedes Menschen wird von diesen *doshas* in verschiedenen Stufen regiert, aber jeder von uns kann auch von einem oder zwei *doshas* dominiert werden, so daß man als *vátha-, pitha-* oder *kapha*-Typ oder *vátha/pitha, pitha/kapha* usw. eingeordnet wird. Das *dosha* bestimmt nicht nur Konstitution und Krankheiten, die man vielleicht bekommt, sondern auch das Temperament, die Haarfarbe, die Neigung zur Gewichtszunahme und die Art der Nahrung, die man essen sollte. Kurz gesagt, das *dosha* beeinflußt jeden Bereich im Leben eines Menschen, und das ständig.

Die Konstitution des Menschen wird durch die *doshas* der Eltern bereits bei der Empfängnis bestimmt. Jeder kommt im Status *prakruthi* zur Welt, das bedeutet, man wird mit einem Stand an den drei *doshas* geboren, die gerade für den Betreffenden richtig sind. Aber auf dem weiteren Lebensweg bringen Ernährung, Umwelt, Streß, Traumata und Verletzungen die *doshas* aus dem Gleichgewicht, ein Zustand, der *vikruthi* genannt wird. Krankheiten können entstehen, wenn dieses Ungleichgewicht übermäßig wird. Die Behandlung durch Ayurveda-Praktiker

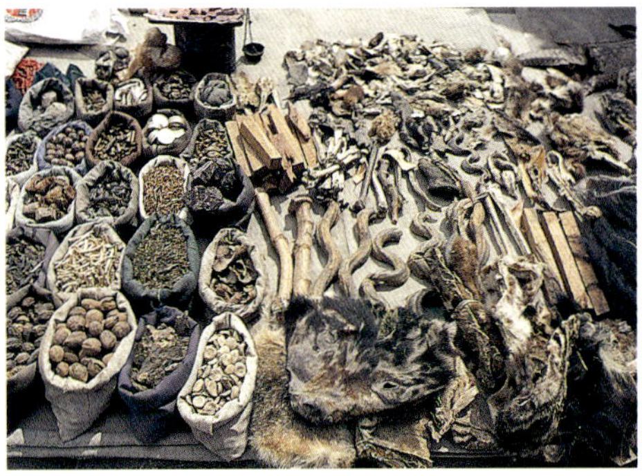

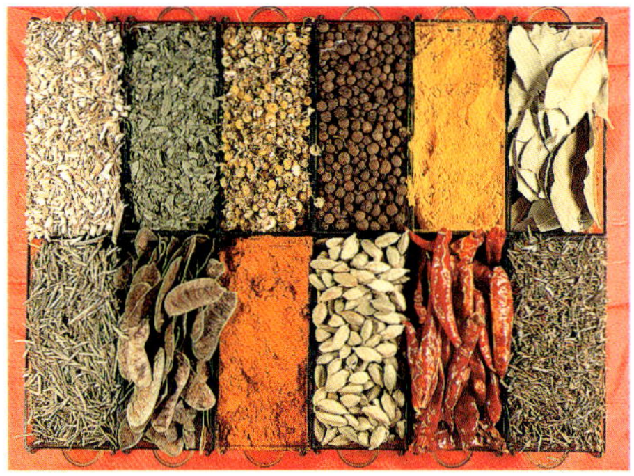

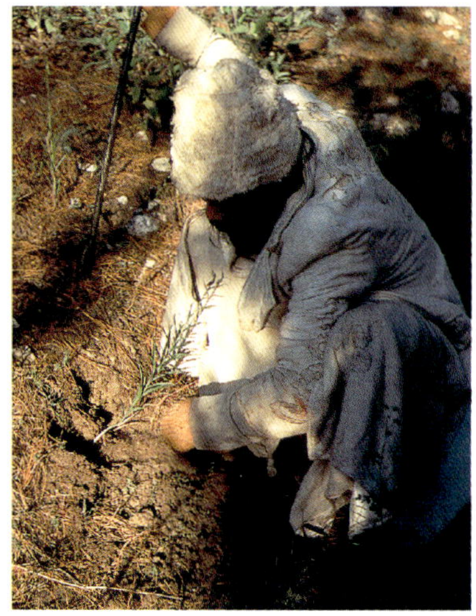

Dieser indische sadhu *sammelt Kräuter für den örtlichen Ayurveda-Arzt in Gangotri im Himalaya.*

OBEN: Eine Auswahl an Kräuterarzneien, am Straßenrand in Kathmandu, Nepal, zur Schau gestellt.

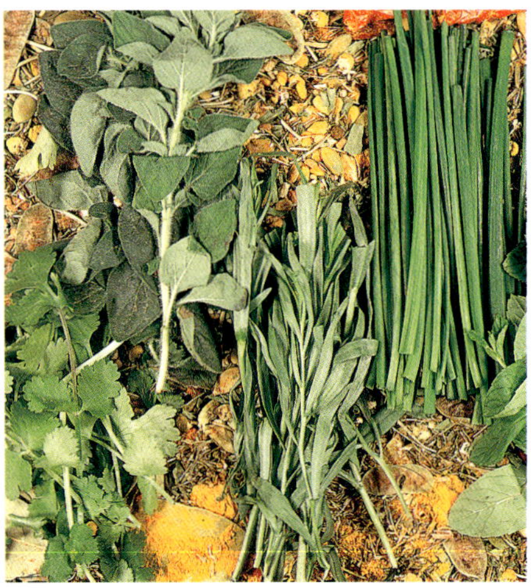

RECHTS OBEN UND RECHTS: Heilkräuter sind wichtiger Bestandteil des Ayurveda. Meist werden sie zur Entgiftung verwendet und auch als Kräuterarznei flüssig oder getrocknet verordnet.

dient dazu, den individuellen *prakuthi*-Zustand wiederherzustellen. Die Konstitution kann man nicht ändern, man sollte es auch gar nicht wollen. Man muß lernen, in einer Art und Weise zu leben, die positive Aspekte betont und negative reduziert. Das ist nicht immer leicht, denn wir neigen dazu, uns von Speisen oder Aktivitäten verführen zu lassen, die Imbalancen bewirken.

Kapha-Typen zum Beispiel, die recht groß und rundlich sein können, geben sich häufig *kapha*-Nahrung wie Zucker, Milchprodukten und Gebratenem hin. So gerät ihr *kapha-dosha* aus dem Gleichgewicht, sie nehmen leicht zu und können durch fettreiche Ernährung Krankheiten bekommen. *Kapha*-Leute sollten versuchen, mehr *vátha-* und *pitha*-Nahrung zu sich zu nehmen.

Im Ayurveda hängt jede Krankheit mit Störungen in diesen drei *doshas* zusammen. Deren Unausgewogenheit beeinflußt andere Körperfaktoren, die Imbalancen erreichen einen Höhepunkt, eine Krankheit entsteht. Diese anderen Körperfaktoren bestehen aus den Fünf Elementen *(panchabhuta)*, den Zehn Paaren der Eigenschaften *(gunas), agni,* den drei *malas* und den sieben Geweben *(sapha dhathu).*

Man bleibt gesund, wenn alle drei *doshas* im Gleichgewicht sind. Jedes hat seine Aufgabe im Körper. *Vátha* ist die treibende Kraft; es steht mit Nervensystem und Körperenergie in Verbindung. *Pitha* ist das Feuer; es ist mit Stoffwechsel, Verdauung, Enzymen, Säure und Galle verbunden. *Kapha* ist mit Wasser in Schleimhäuten, Schleim, Flüssigkeit, Fett und Lymphgefäßen verbunden.

Das Gleichgewicht der drei *doshas* hängt von vielen Faktoren ab, hauptsächlich von vernünftiger Ernährung und körperlicher Betätigung, der Erhaltung einer guten Verdauung und einer ausgewogenen emotionalen und geistigen Gesundheit.

Die Fünf Elemente

Diese Elemente sind: Äther (Weltraum), Luft, Feuer, Wasser und Erde, wobei eines aus dem anderen hervorgeht. Die Fünf Elemente existieren in allem, auch in uns. Der Äther korrespondiert mit den Körperhöhlen: Mund, Nasenlöcher, Brustkorb, Bauch, Atmungstrakt und Zellen. Die Luft als das Element der Bewegung verkörpert Muskelarbeit, Puls, Ausdehnung und Kontraktion von Lungen und Darm und sogar die Bewegung der Zellen. Feuer kontrolliert die Arbeit der Enzyme. Es äußert sich als Intelligenz, treibt das Verdauungssystem an und reguliert den Stoffwechsel. Wasser befindet sich in Blut, Speichel, Verdauungssäften, Schleimhäuten und im Cytoplasma, der Zellflüssigkeit. Erde äußert sich in den festen Körperstrukturen: das sind Knochen, Nägel, Zähne, Muskeln, Knorpel, Sehnen, Haut und Haare.

Die Fähigkeit des Praktikers zeigt sich darin, wie er die Konstitution des einzelnen Patienten beurteilt, in der Diagnose und der angemessenen Behandlung.

Die Fünf Elemente hängen mit den fünf Sinnen und Sinnesorganen zusammen: Äther ist das Hören, Luft der Tastsinn, Feuer das Sehen, Wasser der Geschmack und Erde der Geruch. Auch Stimmlippen, Hände, Füße, Genitalien und der Anus stehen mit den Organen in Verbindung, da ihre Aufgaben Reden, Halten, Bewegen, Erzeugen und Ausscheiden sind. Von den *doshas* werden die Elemente so beherrscht: *vátha* regiert Luft und Äther, *pitha* Feuer und Wasser, *kapha* Wasser und Erde.

Um ein Muskel- oder Hautproblem zu behandeln, wird also der Praktiker die Balance des Elementes Erde wiederherstellen, indem er *kapha* ins Gleichgewicht bringt. Im gesunden Körper arbeiten alle Fünf Elemente harmonisch zusammen, aber ein Ungleichgewicht in einem bewirkt auch Änderungen in den anderen. Diese Imbalance der Elemente kann durch Änderungen in den 20 grundlegenden Beschaffenheiten *(gunas)* auftreten.

Agni, Verdauung und die drei *malas*

Im Ayurveda wird eine gute Verdauung als Schlüssel zur Gesundheit betrachtet; eine schlechte Verdauung erzeugt *ama,* eine giftige Substanz, die als Krankheitsursache gilt. *Ama* zeigt sich im Körper als weißer Belag auf der Zunge, kann aber auch den Dickdarm oder die Blutgefäße verstopfen. *Ama* tritt auf, wenn der Stoffwechsel aufgrund eines Ungleichgewichts von *agni* beeinträchtigt ist. *Agni* ist das Feuer, das normalerweise alle Funktionen aufrechterhält. Unausgewogenes *agni* wird durch Unregelmäßigkeiten in den *doshas* verursacht, auch durch falsche Ernährung oder unterdrückte Emotionen. Von zuviel *kapha* beeinflußtes *agni* verlangsamt den Verdauungsprozeß, man fühlt sich schwer und träge; zuviel *vátha* dagegen verursacht Blähungen, Krämpfe und Verstopfung oder Durchfall.

Agni stellt auch das Funktionieren der »drei *malas«* sicher. Das sind Produkte des Ausscheidungssystems: Schweiß, Urin und Stuhl. Die Ausscheidungen dienen verschiedenen lebenswichtigen Zwecken: Der Stuhl enthält Nährstoffe, die durch den Darm aufgenommen werden. Ein langsamer, gleichmäßiger Stuhlgang ist auch wichtig zur Aufrechterhaltung des Muskeltonus im Darm. Schwitzen reinigt und normalisiert die Körpertemperatur. Urin beseitigt Gifte, die Urinanalyse ist ein Teil der Diagnose. So ist saurer Urin Zeichen eines *pitha*-Überschusses.

Unterdrückte Gefühle

Gifte, die Krankheiten verursachen, können durch emotionale und physische Faktoren entstehen. Furcht und Angst stehen zum Beispiel mit *vátha* und Dickdarm in Verbindung. Werden diese Gefühle zurückgehalten, können sie den Darm aufblähen und Schmerzen verursachen. Wer seine Gefühle nicht ausdrücken kann, entwickelt Begierden auf Nahrungsmittel, die ein Ungleichgewicht bewirken, so können sogar Nahrungsmittelallergien entstehen. Mit Hilfe von Yoga und Meditation kann man lernen, Gefühle zu verstehen und damit umzugehen.

Was geschieht bei einer Beratung?

Die erste Sprechstunde dient der Diagnose und kann eine Stunde dauern. Der Praktiker wird detaillierte Fragen stellen:

- *Er wird wissen wollen, wie der Patient als Kind und Jugendlicher war, um den* prakruthi-*Status festzustellen und dadurch das dominante* dosha *zu bestimmen. Wichtige Fragen über den Patienten selbst, über Lebensstil, Arbeit, Ernährung, Vorlieben und Abneigungen können ebenfalls helfen. Er wird sich auch über Appetit, Stuhlgang und Verdauung erkundigen. Die Fragen nehmen etwa 20 Minuten in Anspruch.*

Die körperliche Untersuchung dauert etwa 30 Minuten. Zuerst wird das Aussehen betrachtet: Farbe, Größe, Gestalt, Sprache, Haltung oder Verhalten, außerdem Linien und Farbe des Gesichtes, Augen, Zunge, Lippen und Nägel. So kann man das *dosha*-Ungleichgewicht und eventuelle Besonderheiten feststellen. Auch Finger und Daumen zeigen den Status der Fünf Elemente im Körper und den mit ihnen verbundenen Organen an. Der Daumen bezieht sich auf Äther und Gehirn, der Zeigefinger auf Luft und die Lungen, der Mittelfinger auf Feuer und Darm, der Ringfinger auf Wasser und Nieren, der kleine Finger auf Erde und Herz.

Der Praktiker mißt den Puls, um den Zustand der Organe, die Beschaffenheit des Blutes und die *doshas* zu prüfen. Die Pulsdiagnose wird *nadi shastra* genannt; dazu braucht der Praktiker drei Pulspunkte an der radialen Arterie jedes Handgelenks.

Jeder der drei Pulspunkte hängt mit einem *dosha* zusammen: der, auf dem sich der Zeigefinger befindet, ist *vátha,* der Mittelfinger liegt auf *pitha* und der Ringfinger auf *kapha.* Ein

Die drei Doshas

Vátha

Kombination der Elemente Luft und etwas Äther. Eigenschaften: leicht, kalt, trocken, rauh, beweglich, fein, klar, zerstreuend, wandernd, zusammenziehend.

Erscheinung: Vátha-*Menschen sind dünn, mit trockener, rauher oder dunkler Haut, stark verbogenen oder hervorstehenden Zähnen, schmalem Mund und matten, dunklen Augen.*

Merkmale: *Sprechen schnell, schlafen wenig und mit vielen Unterbrechungen, sind aktiv und haben einen rastlosen Geist, ein gutes Kurz- und ein schlechtes Langzeitgedächtnis. Oft ängstlich und unsicher, unberechenbares Temperament.*

Appetit und Verdauung: Váthas *essen wenig. Sie mögen süße, saure und salzige Nahrungsmittel und sind nur mäßig durstig. Sie leiden oft unter Verstopfung.*

Pitha

Dieses dosha ist eine Mischung aus Feuer und etwas Wasser. Eigenschaften: hell, heiß, ölig, scharf, flüssig, sauer, stechend.

Erscheinung: Pithas *sind von mittlerer Größe und Statur, mit weicher, heller, sommersprossiger oder klarer Haut, weichen blonden, hellbraunen oder rötlichen Haaren, die vorzeitig grau werden, kleinen, gelblichen Zähnen, einem durchschnittlich großen Mund und grünen, grauen oder gelblichen Augen.*

Merkmale: Pithas *sprechen deutlich, aber schrill, haben einen leichten, aber ununterbrochenen Schlaf. Sie sind intelligent, haben ein gutes Gedächtnis. Sie neigen zu Eifersucht, Aggressivität, können fanatisch sein und lassen sich leicht irritieren.*

Appetit und Verdauung: Pithas *essen gerne viel; sie mögen süßsaures und scharfes Essen und haben einen unstillbaren Durst. Der Stuhlgang ist regelmäßig, weich und locker.*

Kapha

Aus Wasser und etwas Erde zusammengesetzt. Eigenschaften: statisch, schwer, kalt, ölig, langsam, schleimig, dicht, weich, süß.

Erscheinung: Kaphas *sind breit gebaut, oft übergewichtig, mit blasser, kalter und fettiger Haut. Sie haben dickes, welliges, sehr dunkles oder sehr helles und fettiges Haar, kräftige, weiße Zähne und einen großen Mund mit vollen Lippen, schöne, große, blaue oder schwarze Augen mit dicken, dunklen Wimpern.*

Merkmale: *Sprechen langsam und monoton, brauchen viel Schlaf. Sie durchdenken gern alles ruhig und vernünftig, haben ein langes Gedächtnis, lernen und erinnern sich langsam. Sie stehen zu ihrer Meinung, sind ruhig und fürsorglich, können habgierig und besitzergreifend sein.*

Appetit und Verdauung: *Ständiger, langsamer Appetit.* Kaphas *bevorzugen einen bitteren, scharfen, herben Geschmack. Langsamer Stuhlgang, es wird viel ausgeschieden.*

vorherrschender *vátha*-Puls wird wegen seiner unregelmäßigen, schlingernden Bewegung »Schlangenpuls« genannt, der erregte *pitha*-Puls heißt »Frosch«, und der langsame, anmutige *kapha*-Puls ist unter dem Namen »Schwan« bekannt. Von diesen drei Punkten kann ein erfahrener Praktiker bis zu 32 verschiedene Pulsbeschaffenheiten aufdecken.

Behandlung

Traditionell gibt es in der Ayurveda-Heilkunde zwei Hauptarten der Behandlung, nämlich *shodana* beziehungsweise *samana*.

Shodana

Im Ayurveda ist vor der wiederherstellenden Behandlung eine Entgiftung des Körpers wichtig. *Shodana* wird eingesetzt, um Krankheit, Blockaden im Verdauungssystem oder ein Ungleichgewicht in den *doshas* auszumerzen. Der Praktiker kann hierbei die *panchakarma*-Therapie und manchmal auch eine vorbereitende Therapie, *purwakarma,* anwenden. Nicht alle Praktiker führen diese Entgiftung durch, da sie eine Zweitagesbehandlung ist, die am besten in einer Klinik stattfindet.

Purwakarma: Es unterteilt sich in zwei Arten der vorbereitenden Behandlung: *snehana* und *swedana.*

- *Snehana* heißt, daß Kräuteröle in die Haut einmassiert werden, um bei der Entgiftung zu helfen. Gemischte Öle helfen bei Leiden wie Streß, Angst, Schlaflosigkeit, Arthritis oder Kreislaufproblemen. Öle können auch gegen Depression, Schlaflosigkeit und Gedächtnisschwierigkeiten in die Kopfhaut massiert werden. *Snehana* kann auch ein Ölbad beinhalten, das die Aufnahme der Wirkstoffe aus dem Kräuteröl zusätzlich begünstigt.
- *Swedana* bedeutet schwitzen. Manchmal kommt es neben der Ölbehandlung zum Einsatz, aber an einem anderen Tag. Dampfbäder fördern die Giftausscheidung über die Poren und steigern die Wirkung der Entgiftung.

Panchakarma: Das ist die eigentliche Entgiftung. Traditionell ist es eine fünffache Therapie, aber alle fünf Durchgänge werden selten gemacht, häufiger nur zwei oder drei der Methoden:

- *Nirhua vasti* (Öl-Einlauf-Therapie). Diese Therapie findet in einer Klinik statt. Der Einlauf kann eine, manchmal auch zwei Stunden dauern. Das Öl gelangt mit Hilfe der Schwerkraft durch einen Gummischlauch ins Rektum. Öl-Einläufe dienen oft zur Beseitigung von *vátha-* oder *pitha*-Problemen wie Verstopfung, Reizkolon oder Pilzinfektionen.
- *Ánuvasana vasti* (Kräutereinlauf). Der Praktiker bereitet eine Kräuterabkochung zu, die er durch den Schlauch einführt. Öleinläufe sind für kleine Kinder, sehr alte Menschen und Diabetiker ungeeignet. Kräutereinläufe sind nicht gut für Patienten mit Fieber, Herzbeschwerden oder starken Bauchschmerzen. Bei Patienten mit Durchfall sind Einläufe nicht geeignet.
- *Vireka* (Therapie mit Kräuterabführmitteln). Orale Abführmittel kann man leicht zu Hause einnehmen. *Vireka* bildet einen normalen Teil jeder Entgiftungstherapie und wird auch zur Behandlung *pitha*-abhängiger Krankheiten wie Störungen im Magen-Darm-Trakt sowie bei bestimmten *vátha*-Problemen wie Verstopfung und Reizkolon herangezogen.

- *Vamana* (therapeutisches Erbrechen). Dies ist eine traditionelle Methode bei respiratorischen und katarrhalischen Problemen wie Bronchitis, Sinusitis und Asthma, die aber heute selten eingesetzt wird.
- *Nasya* (Kräuterinhalation). Bei dieser Methode wird der Dampf medizinischer Kräuter, die in kochendes Wasser gegeben wurden, eingeatmet. Meist wird diese Therapie zur Beseitigung *kapha*-abhängiger Beschwerden an Ohr, Augen, Nase und Kehle wie Migräne, Sinusitis, Katarrh und Bronchitis eingesetzt.

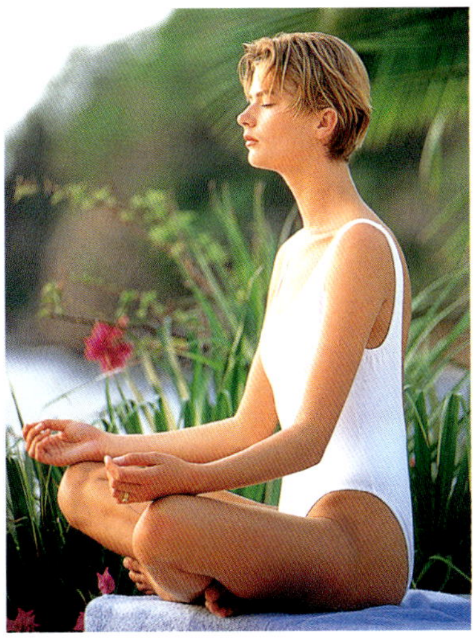

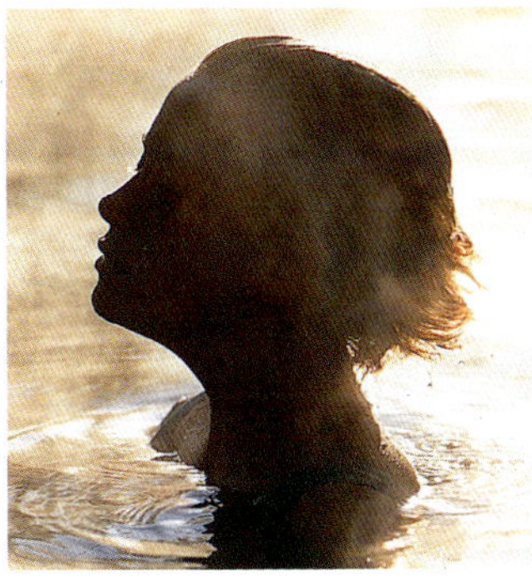

LINKS: Yoga kann als Teil der ayurvedischen Behandlung empfohlen werden.

OBEN: Auch ein Thermalbad kann Bestandteil der therapeutischen Übungen sein.

Samana (Kräuterarzneien):

Nach der Entgiftung verordnet der Praktiker Kräuter oder Mineralstoffe, die *agni* stimulieren und das *dosha*-Gleichgewicht wiederherstellen. Sie werden nicht verordnet, um eine Krankheit auszumerzen, da Krankheiten nur Symptome einer *dosha*-Imbalance sind. Kräuterarzneien werden meist in flüssiger Form oder als getrocknete Kräuter verschrieben, manchmal aber auch als Pulver oder Tabletten. Die Zutaten sind bereits vorbereitet, aber die Mischung ist individuell. Jede Zutat wird nach der Wirkung eingestuft, die sie auf die Senkung oder Erhöhung des *dosha*-Spiegels hat. Die Rezepte bestehen gewöhnlich aus einer Kräutermischung, der man acht Tassen Wasser zufügt und so lange kocht, bis sich die Flüssigkeit auf eine Tasse reduziert hat. Die Arznei wird zwei- bis dreimal täglich eingenommen.

Während der Sprechstunde wird der Praktiker auch Ratschläge zu Lebensstil, Ernährung und körperlicher Betätigung geben. Ayurveda kennt keine allgemeingültige, gesunde Ernährung, nur eine Diät, die für den jeweiligen Patienten angemessen ist. Es ist wichtig, sich entsprechend zu ernähren, und der Praktiker wird für den Patienten ein spezielles Ernährungsblatt erstellen.

Übungen wie Yoga sind ebenfalls für das physische und emotionale Wohlbefinden wichtig, der Praktiker rät zu Übungen, die für den Patienten am besten geeignet sind. Weitere Treffen können, je nach Beschwerden, wöchentlich, vierzehntägig oder monatlich stattfinden. Akute Probleme wie Durchfall oder schweres Asthma erfordern zwei bis drei Behandlungen pro Woche.

Wie viele Behandlungen sind nötig?

Die Anzahl der nötigen Behandlungen hängt von verschiedenen Faktoren wie Alter des Patienten, seinem *dosha*-Ungleichgewicht, dessen Schweregrad und Dauer ab. Ein Reizkolon zum Beispiel bessert sich nach zwei bis sechs Besuchen.

Bei welchen Beschwerden hilft die Therapie?

Als vollständiges Heilsystem kann Ayurveda bei allen Beschwerden mentaler, physischer oder emotionaler Art helfen, sagen Praktiker. Besonders vorteilhaft ist es bei Verdauungsbeschwerden wie Reizkolon, Verstopfung, Verdauungsstörungen und damit verbundenen Erscheinungen wie Ekzemen, Wassereinlagerungen und Kreislaufproblemen, die durch falsche Ernährung entstehen können. Bestimmte Krankheiten wie Krebs und Hernien können mit Ayurveda nicht behandelt werden.

Ist sie sicher?

Vom qualifizierten Praktiker ausgeübt, ist Ayurveda für jeden sicher. Ein guter Therapeut wird nie vom Patienten verlangen, konventionelle Medizin abzusetzen. Er wird die Behandlung auf ihn zuschneiden. Die *panchakarma*-Methoden sind in der Regel für Erwachsene gedacht; für Schwangere oder sehr schwache Patienten sind sie nicht geeignet. Kräuterarzneien dürfen nur auf Anordnung eines qualifizierten Ayurveda-Praktikers verwendet werden; die Mengen- und Zeitangaben sind zu befolgen.

Klinische Studien

In verschiedenen medizinischen Versuchen zeigte sich Ayurveda bei der Behandlung vieler Krankheiten als hilfreich.

Am »Graduierten-Institut der Grundlegenden Medizinischen Wissenschaften« in Madras, Indien, wurde 1990 die Wirksamkeit eines Extraktes aus einer Ayurveda-Heilpflanze, Gynema sylvestre, zur Therapie der Hyperglykämie untersucht. Den Extrakt erhielten 22 Diabetiker etwa 20 Monate lang neben ihrer konventionellen Behandlung. Bei allen Patienten besserte sich der Zustand, fünf konnten ihre herkömmlichen Medikamente absetzen. Durch die Ayurveda-Behandlung schienen sich die geschädigten Zellen zu regenerieren, während die konventionelle Therapie nur den Zuckerspiegel unter Kontrolle halten kann. (**9**)

1995 wurde in einer Studie zwölf Wochen lang Hp-200, das sich von der ayurvedischen Substanz Mucuna ableitet, an 60 Patienten getestet, die an der Parkinsonschen Krankheit litten; 26 Patienten bekamen außerdem auch synthetische Medikamente. Die Ergebnisse der Behandlung wurden in einer Bewertungsskala aufgezeichnet. Auch hier war die Ayurveda-Behandlung erfolgreich, es gab nur geringe Nebenwirkungen. (**10**)
(Klinische Referenzen s. Anleitung zum Gebrauch des Buches)

INFORMATIONEN ZUR WAHL EINES AYURVEDA-ARZTES BEFINDEN SICH IM ADRESSENVERZEICHNIS.

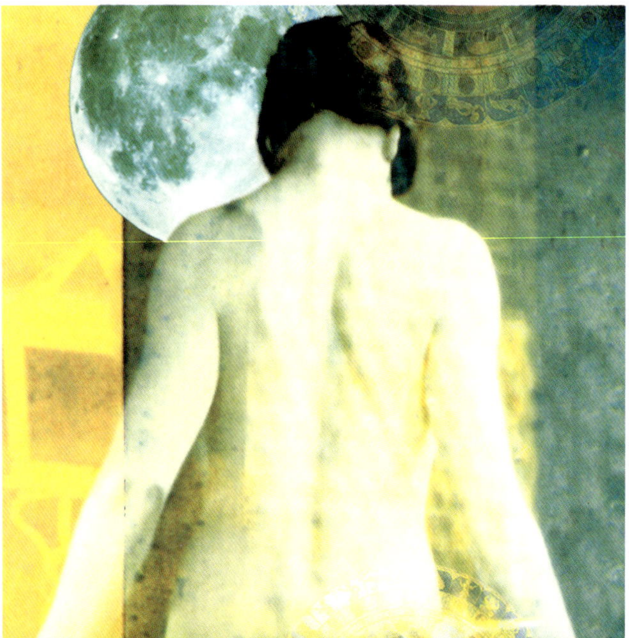

POLARITY

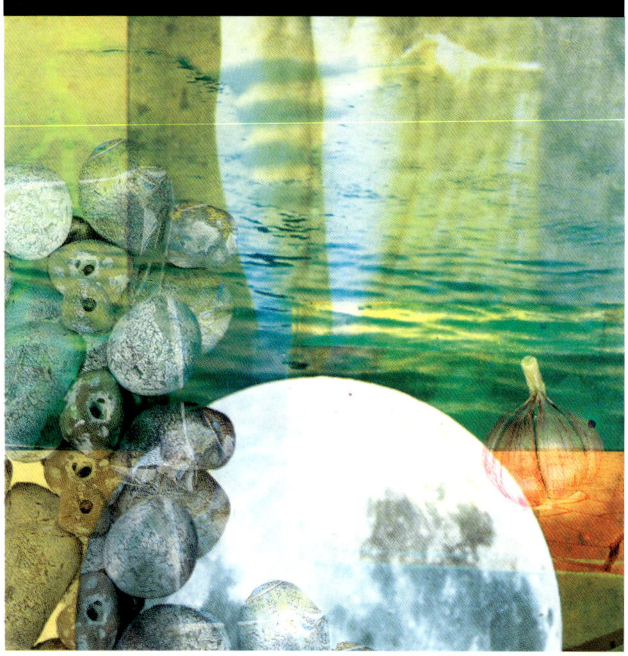

POLARITY, auch als Polaritätstherapie und Energieheilweise bezeichnet, ist ein weniger bekannter Zweig der ergänzenden Heilmethoden. Wenn man aber bedenkt, daß ihre Entwicklung 50 Jahre in Anspruch nahm, ist es nicht verwunderlich, daß sie nur ebenso langsam Akzeptanz gewinnt. Die Therapie wurde von Dr. Randolph Stone (geboren 1890) entwickelt, einem qualifizierten Naturheilkundler und Chiropraktiker, der in Chicago praktizierte. Dr. Stone interessierte sich sehr für östliche Philosophie, Mystizismus und alte Heilweisen. Akupunktur, Ayurveda, Yoga, Kabbalistik und alchemistische Heilmethoden beeinflußten die Polaritätstherapie. Dr. Stone war auf einer spirituellen Suche, er glaubte, die Spiritualität sei eng mit der Gesundheit verbunden, konnte das aber nicht konkret begründen. 1945 entdeckte er ein Buch mit dem Titel »*Mystizismus, der spirituelle Weg*« von Lek Raj Puri. Es verdeutlichte den Begriff der Energie, ihre Ursprünge und wie sie zur Heilung eingesetzt werden kann. Er belegte einen Kurs für spirituelle Studien bei dem Autor.

Was ist Polarity?

Polarity ist die Wissenschaft, entgegengerichtete Energien im Körper auszugleichen, um die geistige, körperliche und emotionale Gesundheit zu fördern. Sie ist eine Kombination aus östlicher und westlicher Medizin. Der Name Polarity wurde gewählt, um ein Bild vom Körper als lebendem Magneten zu vermitteln, in dem elektromagnetische Energie zwischen positiven und negativen Polen fließt. Nach Dr. Stone ist blockierte Energie die Hauptursache von Krankheiten. Energie kann durch innere emotionale Spannungen oder durch äußere Faktoren wie falsche Ernährung oder Energiemangel blockiert werden. Die nun beschriebenen vier Bereiche der Polarity dienen dem Zweck, Energie zu lösen, so daß sie Geist und Körper wieder heilen kann.

Wie wirkt die Therapie?

Die Therapie beruht auf dem Glauben, der Körper werde von entgegengesetzten, nämlich positiven und negativen Polen beherrscht, ähnlich der chinesischen Philosophie von den Gegensätzen Yin und Yang. Da die Energie als elektromagnetisch angesehen wird, braucht sie Pole, zwischen denen sie fließen kann, um sich im Körper zu verteilen. Der Energiefluß wird von fünf Energiezentren im Körper regiert, den sogenannten *Chakren*. *Chakren* arbeiten permanent, um die Energie wieder aufzufüllen und sie durch den ganzen Menschen zu tragen. Die Energie fließt von und zur Energiequelle im Gehirn in drei Ladungen: negativ, positiv und neutral. Diese Ströme werden gunas genannt. Die positiven und negativen gunas schrauben sich an beiden Seiten des Rückgrates entlang. Wo sie sich kreuzen, entsteht ein Energiewirbel, ein *chakra*. Der neutrale Strom

POLARITY verbindet östliche und westliche Gesundheitsphilosophie und hilft bei der Behandlung von Allergien, Rückenschmerzen und Verdauungsstörungen. Der Ausgleich positiver und negativer Energien soll geistiges, physisches und seelisches Wohlbefinden sichern.

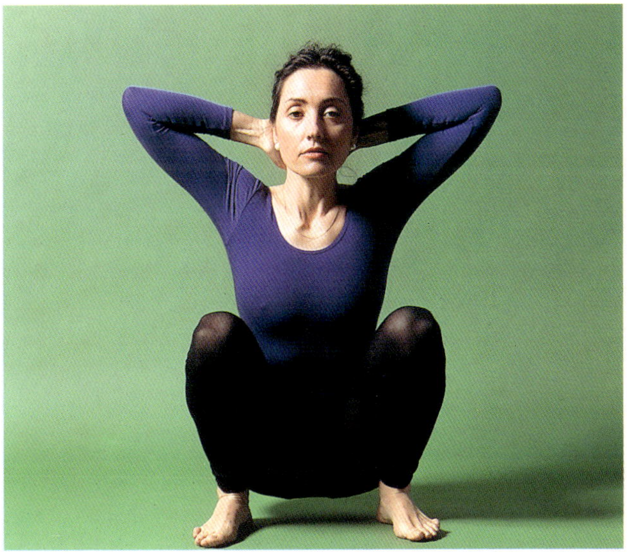

OBEN: *Die Behandlung mit der Polaritätstherapie schließt yogaähnliche Übungen ein. Sie sollen zum Gleichgewicht verhelfen.*

fließt am Rückgrat entlang nach oben und unten, verbindet und »erdet« alle *Chakren*. Jedes *Chakra* beherrscht die für die Gesundheit des jeweiligen Körperbereiches nötige Energie, ist aber auch für emotionale Angelegenheiten verantwortlich, so daß der Energiefluß auch Geist, Körper und Gefühle beeinflußt.

Die Eigenschaft der Energie in jedem *Chakra* und den entsprechenden Körperteilen wird von den Fünf Elementen Äther, Luft, Feuer, Wasser und Erde gesteuert. Die Aufgabe der Polarity besteht nicht nur darin, blockierte Energie wieder zu lösen, sondern auch bei der Lösung der Probleme, die die Sperre verursacht haben, zu helfen. Dazu wendet der Polaritätstherapeut vier Techniken an:

Körperbearbeitung: Der Therapeut bearbeitet bestimmte Körperpunkte unter Anwendung einer oder mehrerer der drei Berührungsgrade – neutral (sehr leicht), positiv (stimulierend) und negativ (fest), um Blockaden zu beseitigen, Lebenskraft zu verbessern und das Körpergleichgewicht wiederherzustellen.

Bewußtseinsschulung: Schock und erdrückende Situationen werden von der Körperenergie aufgenommen, gespeichert und können eine Energieblockade erzeugen. Werden sie nicht gelöst, bleiben sie im Bindegewebe und verursachen Probleme. Der Therapeut hört dem Patienten zu, unterstützt ihn, wenn er über Probleme spricht, und kommt so den Ursachen auf die Spur.

Ernährung: Im Hinblick auf den Element-Typ bekommt man eine bestimmte Diät verordnet. Ein Patient beispielsweise, dessen Luftelement schwach ist, soll mehr Luft-Nahrungsmittel zu sich nehmen, wie Äpfel, Joghurt und Birnen. Patienten mit chronischen Erkrankungen bekommen oft eine entgiftende Diät zum Abbau angehäufter Toxine und zur Stimulierung des Energieflusses verordnet.

Dehnungsübungen: Darunter versteht man eine Reihe yogaähnlicher Positionen für jedes *chakra*, die dazu dienen, stagnierende Energie wieder freizusetzen. Das Übungsprogramm ist darauf abgestimmt, das individuelle Gleichgewicht der Elemente wiederherzustellen. Ist der Therapeut auch in einer anderen Heilweise wie Homöopathie oder Kräuterheilkunde bewandert, wird er diese in sein System mit aufnehmen.

Was geschieht bei einer Beratung?

Der Therapeut braucht die genaue Krankengeschichte. Er befragt den Patienten über Arbeit, Zuhause, medizinische Vorgeschichte und gegenwärtiges körperliches und geistiges Wohlbefinden. Er wird auch Fragen zu Ernährung und Bewegung stellen.

Bleibt bei der ersten Sitzung noch Zeit, beginnt der Therapeut oft noch mit der Körperbearbeitung. Dazu muß sich der Patient bis auf die Unterwäsche ausziehen und auf den Behandlungstisch legen. Man kann notfalls auch lockere, dünne Kleidung tragen. Dauert die Befragung länger, wird dies erst beim zweiten Treffen beginnen. Bei späteren Sitzungen wird der Patient eventuell Übungspositionen einnehmen, über Gesundheitsaufbau und reinigende Diäten diskutieren. Ein guter Therapeut wird ihn auf die Zeit und Hingabe hinweisen, die er in die Übungen investieren muß, damit sie optimal wirken. Die meisten Menschen empfinden sie als angenehm und entspannend, obwohl während und nach der Behandlung einige Reaktionen auftreten können. Einige Menschen meinen, daß die Therapie verschüttete Erinnerungen ausgräbt. Die Therapeuten halten dies für ein Zeichen, daß einige

Aufgabe der Polarity ist nicht nur die Befreiung der Energie, sondern auch die Lösung der Probleme, die Energieblockaden verursachen.

Dinge nicht verarbeitet worden sind. Die Behandlung kann daher zu einer Art Selbstentdeckung werden.

Wie viele Behandlungen sind nötig?

Meist ist sechs bis acht Wochen lang eine Behandlung pro Woche nötig, aber das ist individuell sehr unterschiedlich. Polarity fordert Mitarbeit des Patienten, sie ist kein sofortiges Heilmittel.

Bei welchen Beschwerden hilft die Therapie?

Polarity will gefangene Energie befreien und den Heilprozeß fördern. Aber Therapeuten erkannten ihren Nutzen auch bei der Behandlung von Allergien, Rückenschmerzen, Neuromyasthenie, Problemen in Atmungstrakt und Verdauungssystem sowie bei Herz-Kreislauf-Schwierigkeiten oder in der Schwangerschaft und nach der Geburt. Geistige, emotionale und streßbedingte Krankheiten sprechen besonders gut auf Polarity an.

Ist sie sicher?

Unter der Anleitung eines qualifizierten Praktikers ist Polarity vollkommen sicher für jeden Menschen.

INFORMATIONEN ZUR WAHL EINES POLARITY-THERAPEUTEN BEFINDEN SICH IM ADRESSENVERZEICHNIS.

Die meisten Menschen haben schon einmal von Osteopathie gehört. Sie ist jedoch in Deutschland weit weniger bekannt als etwa in Amerika oder England. Die in Deutschland praktizierenden Osteopathen sind mit den Chiropraktikern in der Deutschen Gesellschaft für manuelle Medizin zusammengefaßt.

Osteopathie ist eine Heilmethode für den ganzen Körper, die im 19. Jahrhundert entwickelt wurde. Ein amerikanischer Arzt namens Andrew Taylor Still, Sohn eines Farmers, Predigers und

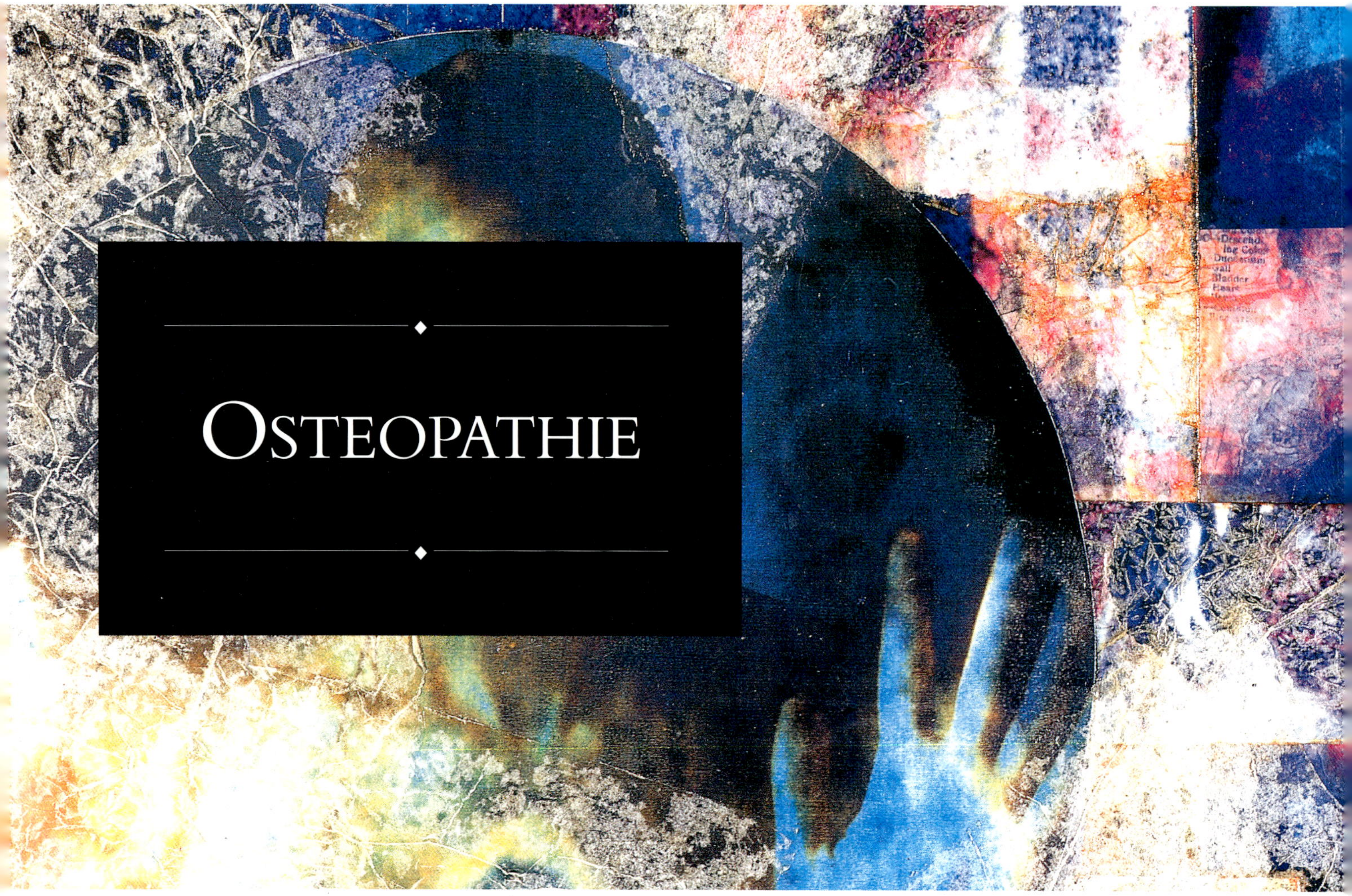

Osteopathie

Osteopathie ist eine Therapie, die den ganzen Körper bearbeitet – Skelett, Muskeln, Bänder und Gewebe –, um Leiden zu lindern, die Beweglichkeit der Gelenke zu verbessern und die völlige Gesundheit des Patienten wiederherzustellen.

selbsternannten Mediziners, erdachte sie. Still war zuerst Ingenieur, bevor er eine formelle medizinische Ausbildung an der Kansas-City-Schule für Ärzte und Chirurgen erhielt, nachdem er in der Armee als Chirurg gearbeitet hatte. Damals war eine medizinische Behandlung oft recht brutal. Aderlässe, Behandlungen mit Blutegeln und Quecksilber sowie Einläufe waren üblich. Operationen wurden ohne Narkose durchgeführt. Still war von dieser Situation entsetzt. Seine Armeezeit und der Tod von drei seiner Kinder aufgrund einer viralen Hirnhautentzündung ließen ihn die herkömmliche Medizin ablehnen und nach einer Alternative suchen. Er fand sie in der Philosophie des griechischen Arztes Hippokrates, der meinte, »die Heilmittel für Krankheiten liegen im Körper«.

Als Ingenieur hatte Still ein natürliches Interesse an der Mechanik des Körpers, und sein Glaube, Gott habe den Menschen nach seinem Ebenbild geschaffen, überzeugte ihn, daß der menschliche Körper Teil eines perfekten Entwurfs sei. Er fragte sich, weshalb ein so wohldurchdachtes Modell so anfällig für Krankheiten sei, und kam zu dem Schluß, daß eine Überanstrengung des Körpers der Grund für mechanische

Von allen Knochenstrukturen im Körper betrachtete Still die Wirbelsäule als die wichtigste. Seine Begründung war einfach: die Wirbelsäule schützt das Rückenmark, das sämtliche Nerven mit dem Gehirn verbindet und über die Nerven jeden Körperbereich durchdringt, die willkürliche und unwillkürliche Bewegung kontrolliert und jedes Gefühl vom Geruch bis zum Schmerz registriert.

Still nannte seine Technik Osteopathie, was »Knochenkrankheit« bedeutet – eine unglückliche Bezeichnung, die nichts

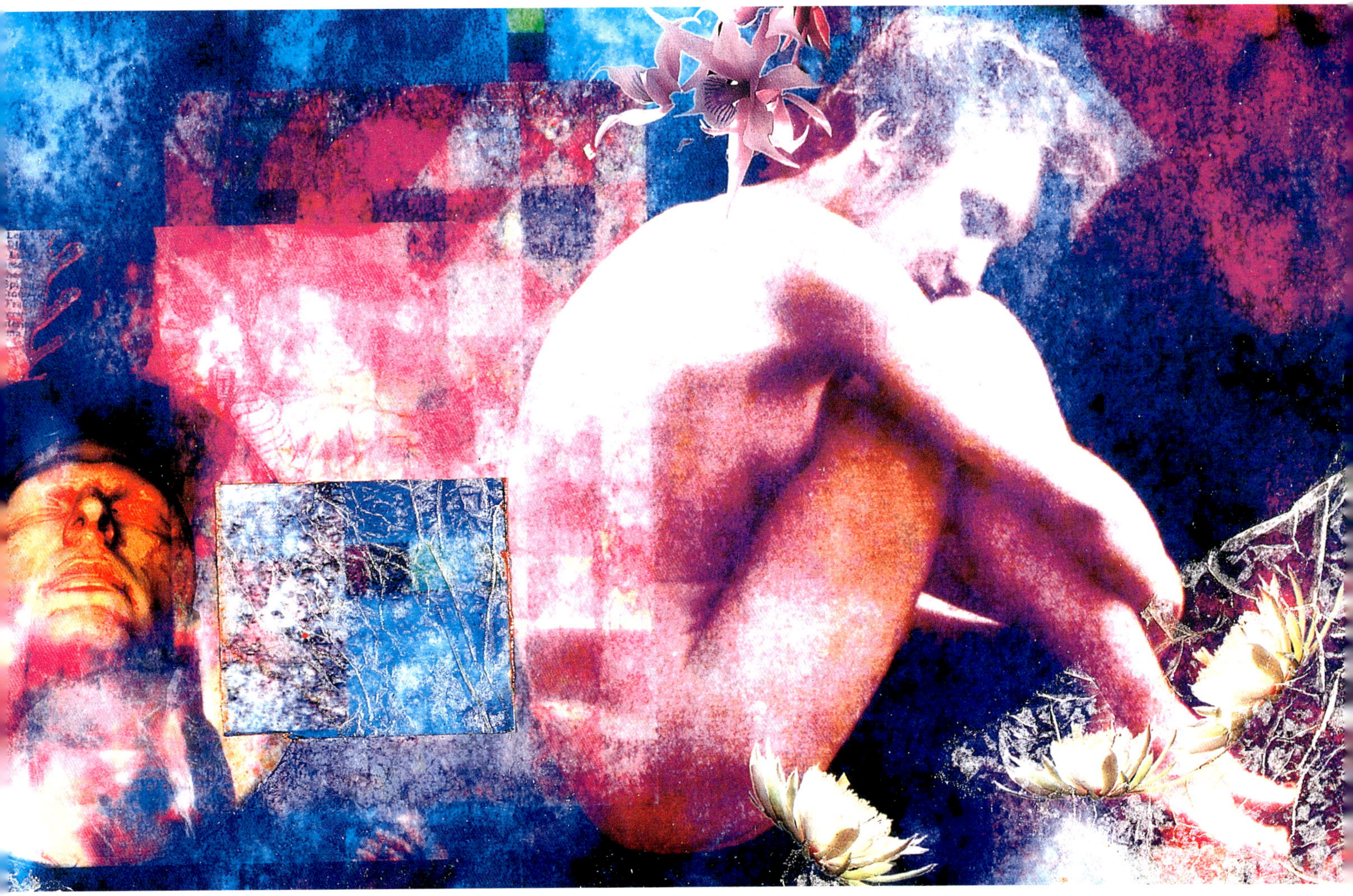

Schäden sei. Er folgerte, daß »die Struktur die Funktion regelt«, und diese Annahme blieb eines der grundlegenden Prinzipien der modernen osteopathischen Praxis.

Er meinte, Muskelverspannung und falsch ausgerichtete Knochen würden den ganzen Körper unnötiger Belastung aussetzen. Die Überanstrengung kann durch unzählige Faktoren wie körperliche Verletzung, schlechte Körperhaltung oder zerstörerische Gefühle wie Ängstlichkeit ausgelöst werden. Er glaubte, wenn man das Skelett in Ordnung bringt, würde die Überbeanspruchung geringer. Alle Systeme könnten dadurch gleichmäßig arbeiten und der Körper sich selbst heilen.

über die Vorzüge dieser sicheren, natürlichen Diagnose- und Behandlungsmethode aussagt. Er hatte mit der Anwendung seines neuen Systems an seinen Patienten weit mehr Erfolg als die herkömmliche Medizin. Allerdings war nicht jeder von seinen Methoden beeindruckt, und nachdem der ortsansässige Geistliche ihn denunziert hatte, er würde mit dem Teufel im Bunde stehen, wurde Still gezwungen, nach Kirksville, Missouri, zu gehen, wo er 1892 die erste Schule der Osteopathischen Heilmethode eröffnete. John Martin Littlejohn, ein Student aus Kirksville, brachte die Osteopathie nach England und gründete 1917 die Britische Schule der Osteopathie.

Was ist Osteopathie?

Als sich das »General Council and Register of Osteopaths Competence Exercise Committee« 1992 traf, um über die zur Ausübung der Osteopathie notwendigen Kompetenzen zu entscheiden, konnten sie sich nicht auf eine Definition der Osteopathie einigen, mit der alle Osteopathen übereinstimmten. Schließlich einigten sie sich, besser eine Art Beschreibung zu finden als eine Definition. Daher ist die folgende Erklärung lediglich ein Versuch, diese Selbstheilungstherapie zu beschreiben.

Osteopathie ist eine manipulative Therapie, bei der Körperstrukturen (Skelett, Muskeln, Bänder und Bindegewebe) bearbeitet werden, um Schmerzen zu lindern, die Beweglichkeit zu verbessern und die allgemeine Gesundheit wiederherzustellen.

Osteopathen glauben, daß wir als geschlossenes Arbeitssystem funktionieren und sämtliche Körperstrukturen, Organe, Systeme, Geist und Gefühle miteinander in Verbindung stehen. Folglich stören Probleme, die auf die Körperstruktur einwirken, das Gleichgewicht des Körpers generell. Genauso können sich

Zum Verständnis der Begriffe

Homöostase: *Osteopathen glauben, daß der Körper einen Selbstheilungsmechanismus hat, der versucht, gesundheitliche Probleme zu korrigieren und den Körper im Gleichgewicht zu halten (Homöostase). Oft wird die Heilung durch physischen oder emotionalen Druck, Verletzung, falsche Ernährung, medikamentöse Behandlung oder anderes beeinträchtigt. Funktioniert der Selbstheilungsmechanismus nicht, kann dies zu Krankheit führen.*

Dysfunktion: *Sie kann in jedem Körpersystem (Bewegungsapparat, Nervensystem, innere Organe, Psyche) auftreten. Sie ist eine unnormale oder geschwächte Funktion, die nicht durch Krankheit verursacht wurde, aber gleichzeitig auftritt. Bei Spannungskopfschmerz z. B. äußert sich die Dysfunktion in der Nacken- und Schultermuskulatur, die sich mit Blut füllt und Schmerzen verursacht, aber nicht erkrankt ist. Sie zeigt sich auch in abnormaler Muskelaktivität wie Spasmen, die ein Osteopath beim Palpieren des Patienten bemerkt. Da sie keinen pathologischen Ursprung hat, wird die Dysfunktion bei einer normalen medizinischen Untersuchung gewöhnlich nicht entdeckt, auch auf Röntgenbildern ist sie häufig nicht sichtbar.*

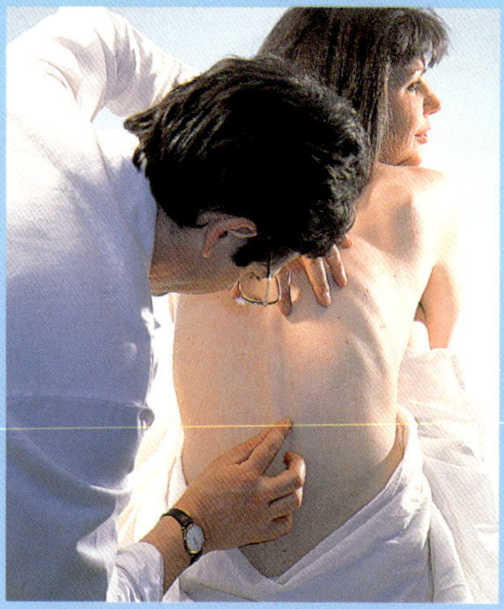

Osteopathische Läsionen: *Eine Läsion ist eine spezielle Art von Dysfunktion und kann in jedem Gelenk auftreten. Der Begriff wird aber meist im Zusammenhang mit der Wirbelsäule gebraucht. Eine Läsion ist keine Wunde, sondern eine abnormale Bewegung zwischen zwei oder mehr Gelenken oder Wirbeln im Rückgrat. Jedes Gelenk im Körper kann sich innerhalb gewisser Grenzen bewegen. Wirken weder Verletzung noch Mißbildung, Beschädigung oder Krankheit auf das Gelenk ein, verläuft die Bewegung normal.*

Gelenke werden von Muskeln, Sehnen, Bändern und Bindegewebe unterstützt und von Hüllen zusammengehalten, die dem Gelenk eine normale Bewegung erlauben. Bewegt sich ein Gelenk falsch, kann es blockiert und durch das umgebende Gewebe am Rande seines normalen Bewegungsraumes festgehalten werden. Dies wird Läsion genannt. Bewegt sich das Gelenk aus dem normalen Rahmen heraus, spricht man von Verrenkung. Wirbelsäulenläsionen können durch Verletzung, schlechte Körperhaltung, ständige Überanstrengung, falsche Ernährung oder ein emotionales Trauma hervorgerufen werden. Sie bereiten Schmerzen, schädigen die Nerven und können sogar chronische Müdigkeit und Reizbarkeit verursachen.

Kompensation: *Nur wenige haben eine perfekte Körperhaltung, trotzdem arbeitet unser Körper die meiste Zeit bemerkenswert gut. Er ist nämlich flexibel genug, einige »Abnormalitäten« zu kompensieren. Wer zum Beispiel auf dem linken Ohr taub ist, dreht den Kopf, um das rechte Ohr nach vorne zu bringen, wenn jemand etwas zu ihm sagt. Dabei drehen sich die Schultern nach rechts, um die Position des Kopfes auszugleichen. Bei der Drehung in eine Richtung muß der Körper in die andere gegendrehen, um den Schwerpunkt wiederherzustellen und das Gewicht an der Längsachse auszurichten. Eine derartige Langzeitkompensation verursacht Schmerzen, Risse und Abrieb an Wirbelsäule und Muskeln. Ein Osteopath kann Haltungsprobleme, die von chronischem Langzeitausgleich herrühren, korrigieren oder wenigstens die Schmerzen lindern.*

Bandscheibenvorfall: *Bandscheiben sind die Puffer der Wirbelsäule. Sie sind Polster aus gallertartiger Substanz zwischen zwei Wirbeln, damit diese nicht aneinanderreiben oder die Rückenmarksnerven einklemmen. Jede Scheibe ist am Wirbel und zwei langen Bändern, die am Rückgrat entlang verlaufen, befestigt. Diese werden als »hinteres und vorderes Längsband« bezeichnet. Sie sind, besonders in der Nähe der Bandscheiben, reich an schmerzempfindlichen Nervenendungen. Zusammen mit den Bandscheiben, Wirbeln, Sehnen und Bindegewebe bilden sie das Rückgrat. Das hintere Längsband ist am unteren Ende der Wirbelsäule, wo die meisten Bandscheibenprobleme auftreten, am dünnsten und bietet den geringsten Schutz. Kommt es zur Schädigung der Bandscheibe, reizt sie die empfindlichen Nervenendungen am Längsband, was durch Schmerzen und muskuläre Verspannungen zu noch höherem Druck auf die Bandscheibe führt. Eine osteopathische Behandlung kann durch die Entspannung der Muskeln diesen Teufelskreis beenden, so daß sich die Bandscheibe selbst heilen kann.*

innere Probleme im Körpergerüst zeigen, da es sich anpaßt, um Schmerz, Unbehagen oder Krankheit entgegenzuwirken. So können zum Beispiel Probleme an den Nieren oder im gynäkologischen Bereich zu Schmerzen im unteren Teil des Rückens führen, oder ein Bandscheibenvorfall kann die Blasenkontrolle beeinflussen. Ziel des Osteopathen ist die Wiederherstellung der Gesundheit insgesamt.

In der osteopathischen Therapie werden vor allem Muskelverspannungen gelockert, was mehr als nur eine Linderung von

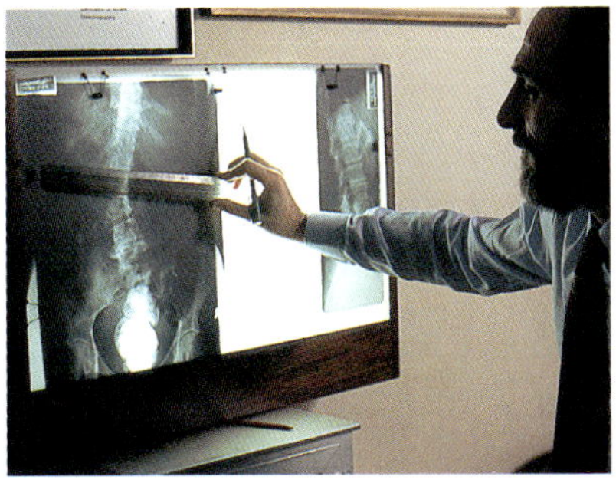

LINKS: Osteopathen arbeiten in der Diagnostik nicht so oft mit Röntgenaufnahmen wie Chiropraktiker, manchmal sind sie jedoch notwendig.

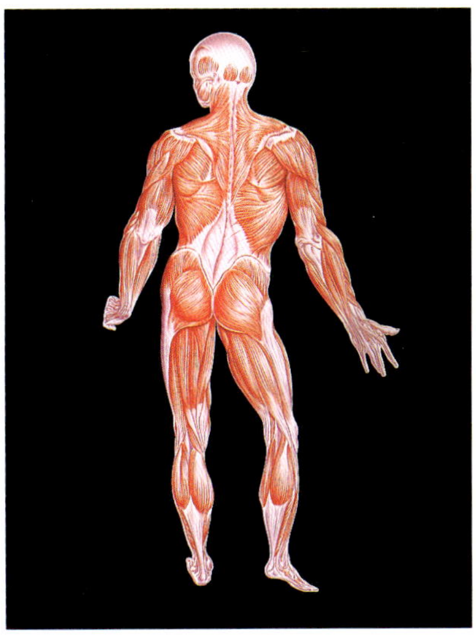

OBEN: Die Osteopathie behandelt den gesamten Körper – Knochen, Muskeln und Gewebe –, um Beschwerden zu lindern.

Schmerzen und Starre bedeutet. Der Glaube der Osteopathen, ein entspannter Muskel sei ein gut funktionierender Muskel, beruht auf der physiologischen Tatsache, daß Muskeln bei der Kontraktion sehr viel Energie benötigen.

Geistiger oder körperlicher Streß veranlassen Muskeln zur Kontraktion, vergeuden Energie und machen die Muskeln starrer, so daß sie leichter geschädigt werden können. Angespannte Muskeln können auch die Zirkulation von Blut und Lymphflüssigkeit, die durch sie fließen, behindern. Einen entspannten Muskel können diese wichtigen Flüssigkeiten ungehindert durchfließen, so daß das Blut Nährstoffe und Sauerstoff transportieren und die reinigende Lymphe ablaufen kann. Auch Rippen und Zwerchfell sind von Muskeln umgeben. Eine osteopathische Behandlung kann hier Atemwegserkrankungen wie Asthma und chronische Bronchitis lindern.

Das Nervensystem ist das komplexeste System des Körpers. Es umfaßt Gehirn, Rückenmark und Millionen von Nervenzellen für willkürliche und unwillkürliche Reaktionen. Sie registrieren jede Empfindung, die für Menschen wahrnehmbar ist. Sie beeinflussen die Drüsensekretion wie die der endokrinen Drüsen (Schilddrüse, Beischilddrüse, Thymus, Nebennierendrüse, Hirnanhangdrüse, Bauchspeicheldrüse, Eierstöcke und Hoden), die Hormone produzieren.

Die Nervenzellen regeln auch die Blut- und Lymphzirkulation und die Atmung. Der ganze Mensch profitiert von der Wirkung der Osteopathie auf das Nervensystem. Nervenrezeptoren in den Muskeln, Gelenken, Sehnen und im Gewebe übertragen mittels elektrischer Impulse Informationen über den

Nach osteopathischem Verständnis kann nur ein entspannter Muskel ein gut funktionierender Muskel sein.

Gesundheitszustand in diesen Bereichen über die Nerven zum Gehirn. Dieses reagiert mit einem entsprechenden Befehl an die relevanten Muskeln, Drüsen und Organe. Betrachtet man die Komplexität des Nervensystems, ist es nicht schwer zu verstehen, wie die Bearbeitung bestimmter Körperstrukturen praktisch jeden Bereich des menschlichen Körpers beeinflussen kann.

Wie wirkt die Therapie?

Durch eine Reihe anerkannter manipulativer Techniken kann ein Osteopath Menschen mit unterschiedlichen körperlichen und emotionalen Problemen behandeln. Osteopathen benutzen viele Techniken in Abhängigkeit von den zu behandelnden Muskeln. Sie sehen die Techniken als Werkzeug: Je mehr sie zur Verfügung haben, um so besser sind sie für jedes Problem gewappnet. Die meisten Techniken sind nicht schmerzhaft. Lediglich einige Manipulationstechniken sind etwas kräftiger als andere, aber auch diese sind nicht grob oder schmerzhaft. Bei der Behandlung am Schädel (s. Schädelosteopathie, S. 46–47) werden leichteste Berührungen eingesetzt, mit denen man erstaunliche Ergebnisse erzielt. Die folgenden Techniken sind die gebräuchlichsten:

Weichteiltechnik: Sie wird an Haut, Bindegewebe und Muskeln eingesetzt. Weichteiltechniken ähneln der Massage, zielen aber auf bestimmte Änderungen im Gewebe ab und werden nur in den behandlungsbedürftigen Bereichen angewendet. Auf der Haut oder tief im Muskel wird unterschiedlich starker Druck ausgeübt. Eine feste Massage kann schwache Muskeln kräftigen, eine Lymphabflußtechnik kann Flüssigkeitsstaus lösen, während eine leichte, sanfte Massage die Muskelentspannung fördert und den Patienten beruhigt.

Eine besondere Weichgewebetechnik ist bekannt als neuromuskuläre Technik (NMT). Dabei gebraucht der Osteopath den Daumen, um das Gewebe auf Druck oder Spannung zu untersuchen. Diese Technik wird oft bei der Behandlung von Weichteilrheumatismus oder von Narbengewebe tief im Muskel

UNTEN: *Während der Behandlung wird der Osteopath den Patienten manchmal in ziemliche ungewöhnliche Positionen bringen, um die nötigen Korrekturen vornehmen zu können.*

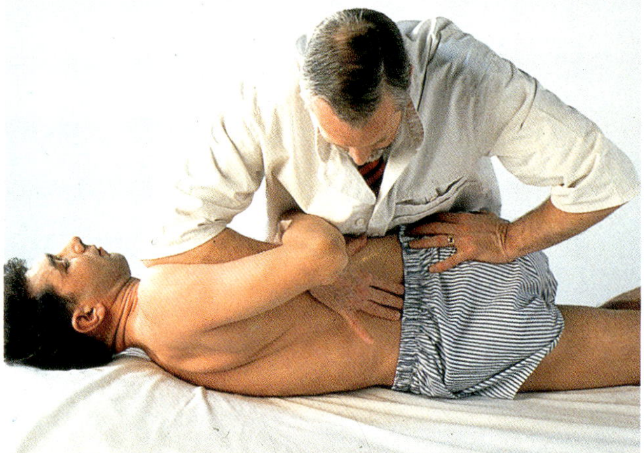

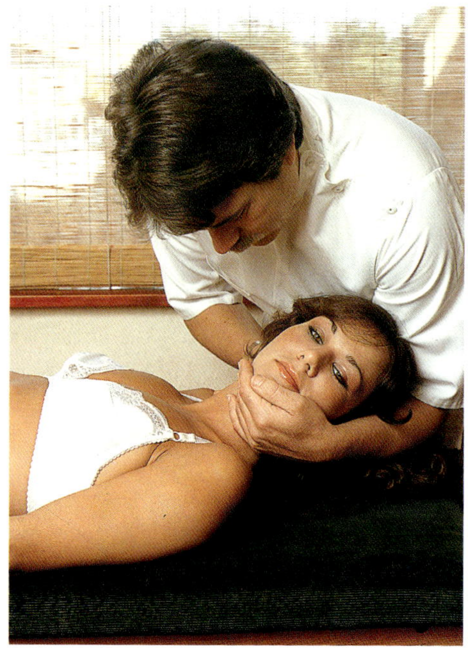

OBEN: *Arbeitet der Osteopath am Nacken, unterstützt er ihn oft fest mit beiden Händen, um die gewünschte Bewegung durchführen zu können.*

angewendet. Weichgewebetechniken stimulieren auch den Kreislauf, fördern so die Heilung und entspannen die Muskeln. Bei einem Problem mit den Muskeln kann die Weichteilbearbeitung die ganze Behandlung sein, aber oft ist sie nur der erste Schritt für eine umfassende Behandlung.

Gelenktechnik: Diese Techniken sind sanft und rhythmisch und werden oft als »verfeinerte passive Bewegung« beschrieben. Der Osteopath nimmt einen Arm oder ein Bein des Patienten, um im betroffenen Bereich die Hebelkraft zu nutzen. So braucht er während der Behandlung weniger Kraft und verursacht weniger Schmerzen. Gelenktechniken werden hauptsächlich an Bändern und Muskeln eingesetzt. Sie können auch Verklebungen der

Muskeln auflösen, die bei älteren Menschen auftreten können. Gelenktechniken strecken Muskeln oder Bänder, und durch den sanften Zug entspannt sich das feste Gewebe allmählich und dehnt sich aus. Bänder widerstehen einer kurzen, kräftigen Bewegung wie der Manipulationstechnik. Da aber verkürzte Bänder bei Degeneration oder Osteoarthritis die Bewegung genauso einschränken wie der Schaden an den Gelenken selbst, ist es wichtig, durch Dehnung dieses festen Gewebes die normale Funktion wiederherzustellen. Patienten mit Osteoarthritis in der Hüfte können durch die Behandlung Erleichterung bekommen.

Die Zugbehandlung ist eine weitere Gelenktechnik für Bänder, Kapseln und Muskeln über einem Gelenk. So kann man Rückenschmerzen oder Schultersteife kurieren. Der Osteopath zieht am Arm, um die Gelenkflächen des Schultergelenks zu trennen und Schmerz und Starre zu lindern. Er wird die Wirkung der Handgriffe fühlen. Hat er den gewünschten Effekt erreicht, wird er aufhören und zu einer anderen Methode übergehen. Zug an den Gelenken, um sie sanft zu trennen und das Strecken der Bänder in und um die Gelenke ist eine Technik, die überall am Rückgrat angewendet wird. So kann man Gelenke bearbeiten, die normalerweise nicht viel Bewegung haben.

Die Manipulationstechnik (Einrenken): Diese Technik wird häufig angewendet, besonders im Bereich des Rückgrates. Kurze Stöße entspannen die Muskeln und lindern Schmerzen. Der Stoß ist eine schnelle, schmerzlose Bewegung und dauert nur drei Sekunden. Der Osteopath legt seine Hand an die Stellen der Gelenke, die er einrichten will. Welchen Teil der Hand er gebraucht, hängt vom Bereich des Rückgrates ab, der eingerichtet wird. Zum Beispiel nimmt er Mitte und Basis des Zeigefingers, wenn er den Nacken in Ordnung bringt, oder den Handgelenkknochen, wenn er im Bereich der Lendenwirbelsäule oder des Thorax arbeitet. Dann bewegt der Praktiker das Gelenk soweit wie möglich und versetzt ihm einen schnellen Stoß, um es wieder einzurenken. Die Bewegung des Gelenks ist von einem Krachen oder Knallen begleitet. Das Geräusch wird von Gasblasen in der Gelenkschmiere verursacht, die unter der Kraft der Bewegung zerplatzen. Was in Wirklichkeit nur ein kleiner Knall ist, klingt durch den Verstärkereffekt im Gelenk wie Krachen.

Die enorme therapeutische Wirkung beruht darauf, daß die Nerven, die jedes Gelenk umhüllen, die Nachricht an das Rückenmark senden, das Gelenk sei gestreckt worden. Das Rückenmark antwortet mit dem Reflex der Entspannung derjenigen Muskeln, die sich fest um das Gelenk zusammengezogen hatten und dadurch den Schmerz verursachten.

Muskelenergie-Techniken

Diese aus den USA stammenden Techniken sind ziemlich neu. Sie sind bei Sportverletzungen besonders wirkungsvoll, da der Muskel danach mit nur geringer Narbenbildung heilt. Der Patient muß seinen Muskel gegen einen Widerstand in eine bestimmte Richtung anspannen. In der Entspannungsphase dehnt der Osteopath den Muskel sanft, um ihn zum »Loslassen« zu bewegen. Der Osteopath muß recht geschickt und erfahren sein, um diese Technik erfolgreich anzuwenden.

Indirekte Techniken

Diese Methoden sind so sanft, daß manche Patienten während der Behandlung einschlafen. Sie werden verwendet, um Spannung im überlasteten Gewebe zu lösen. Durch sanfte Palpation werden Spannungen reduziert, und es wird versucht, ein Gleichgewicht zu erreichen, bei dem das Gewebe minimaler Belastung ausgesetzt ist. Zu den indirekten Techniken zählen auch die Schädelosteopathie (s. S. 44–45) und die funktionellen Behandlungen, bei denen Muskeln durch subtile Gelenkverlagerungen statt durch Kraft behandelt werden.

Was geschieht bei einer Beratung?

Beim ersten Treffen werden die Beschwerden und die Art der benötigten Behandlung erörtert. Die erste Sprechstunde dauert gewöhnlich etwa eine Stunde und konzentriert sich meist auf Fragen, die Untersuchung des Körperbaus und die Diagnostik. Die meisten Konsultationen beginnen mit einem Gespräch zwischen Patient und Praktiker, der dabei erfahren will:

- *Warum der Patient zu ihm gekommen ist.*
- *Wann und wie die Beschwerden begannen.*
- *Wie sich die Beschwerden anfühlen.*

Der Praktiker wird danach fragen, ob diese Beschwerden schmerzhaft sind, welche Art von Schmerz es ist, wo er sitzt und wie oft der Patient ihn verspürt. Drückender, brennender, stechender oder dumpfer Schmerz oder Steifheit zum Beispiel haben verschiedene Ursachen. Ein punktueller Schmerz weist auf ein anderes Problem hin als ein Schmerz, der sich über die ganze Hüfte erstreckt.

Der Osteopath will auch wissen, wie sich der Patient bei dem Schmerz fühlt, und wie er von ihm geistig und emotional beeinflußt wird. Er wird noch einige allgemeine Dinge fragen:

- *Das gegenwärtige körperliche und emotionale Wohlbefinden.*
- *Die Krankheitsgeschichte.*
- *Wie das Leben zu Hause abläuft.*
- *Welcher Arbeit der Patient nachgeht.*
- *Die allgemeinen Lebensgewohnheiten.*
- *Ob der Patient regelmäßig Sport treibt.*
- *Die Namen aller Medikamente, die der Patient einnimmt.*

Verwaltungsdaten wie Name, Adresse, Alter und so weiter werden zwar oft bereits am Empfang aufgenommen, können aber auch vom Praktiker festgehalten werden. Er notiert sich auch das augenblickliche Gewicht und die Größe. Der Praktiker will Körperbau und Haltung einschätzen. Er wird den Patienten bitten, sich bis auf die Unterwäsche zu entkleiden, damit er eine genaue Beurteilung vornehmen kann. Wie zuvor erwähnt, können viele Faktoren den Körperbau und die damit zusammenhängenden Funktionen beeinflussen. Durch die Betrachtung des Körpers sieht der Osteopath, ob die Beschwerden auf Fehlhaltungen, Verletzung oder andere Ursachen zurückzuführen sind.

Er wird allgemeine Bewegungsabläufe prüfen, bevor er Bereiche wie Rückgrat, Hüfte und Beine untersucht. Er wird die Wirbelsäulenkrümmung begutachten, dann muß der Patient im Zimmer auf und ab gehen, sich nach vorne, hinten und auf jede Seite neigen, sich hinlegen und sich so hinsetzen, wie er sonst sitzt. Der Praktiker studiert die Körperhaltung und Bewegungen des Patienten, betrachtet den Patienten von allen Seiten, notiert sich die Form des Brustkorbs und den Muskeltonus und macht sich Notizen über Haltung und Rückgrat. Eventuell fertigt er eine grobe Skizze der Körperhaltung für die Krankenakte an.

Der Patient wiederholt die Bewegungen, während der Osteopath die Gelenke testet, um ihre Beweglichkeit festzustellen. Er betastet das Gewebe bei der Bewegung, was als aktiver Bewegungstest bezeichnet wird. Beim passiven Bewegungstest bewegt er dann den Körper des Patienten in der Art des Sitzens, Hinlegens und Gehens, während er die Reaktion des Körpers auf die Bewegung fühlt. Der Osteopath tastet das Rückgrat ab, um zu ermitteln, wie sich die Bewegungen bei dem Patienten von normalen Rückgratbewegungen unterscheiden.

Die körperliche Untersuchung besteht aus Palpation, Bewegung und Gelenktest. Palpation bedeutet Untersuchung durch Tasten; so kann man den Zustand des Körpergewebes feststellen. Durch das Befühlen des ganzen Körpers können Gewebeveränderungen festgestellt werden. Der Osteopath wird seine Hände über Rückgrat, Füße und Hände des Patienten führen, um die Temperatur und den Muskeltonus zu fühlen.

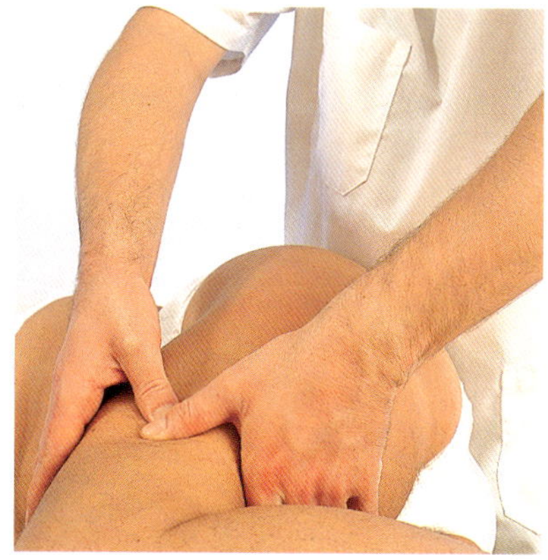

RECHTS: *Durch Abtasten des ganzen Körpers kann der Osteopath den Zustand des Körpergewebes untersuchen und weitere Problembereiche aufspüren.*

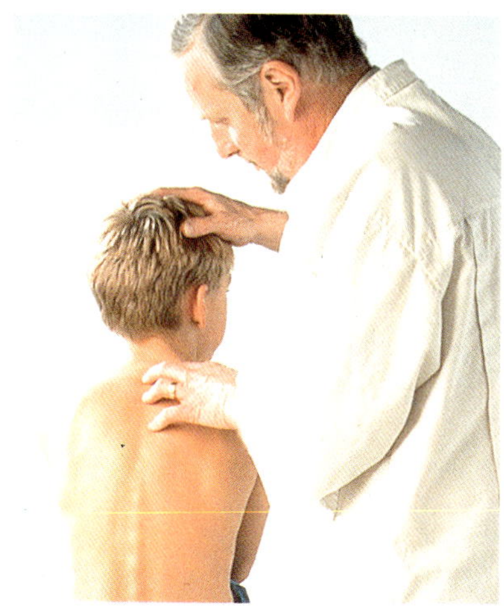

RECHTS: *Auch für Kinder ist die Osteopathie geeignet, aber da sich deren Knochen noch entwickeln, werden sanftere Techniken angewendet.*

Anwendungsbereiche der Osteopathie

Osteopathen arbeiten an der Verbesserung des gesamten Körpergerüstes, innerhalb des Berufes gibt es keine offiziellen Spezialgebiete. Einige Praktiker interessieren sich jedoch immer mehr für bestimmte Gebiete:

Eingeweide-Osteopathie: *Osteopathen behandeln Menschen mit Herz- und Lungenbeschwerden und Problemen im Verdauungssystem und bei der Fortpflanzung mit einer Reihe von organbezogenen Methoden. Osteopathie befaßt sich mit der Bewegung im ganzen Körper, nicht nur mit der Struktur. Praktiker fanden heraus, daß sanftes Palpieren des Bauches oder die Bearbeitung der Nervenzentren entlang der Wirbelsäule eine Reflexwirkung an den damit verbundenen Organen nach sich ziehen kann. Dies scheint möglich zu sein, da Reflexwege existieren, die mit dem vegetativen Nervensystem in Verbindung stehen, das Muskeln und Organe verbindet. Blockaden in diesen Wegen können die Gesundheit der Organe beeinträchtigen. Eingeweidetherapien können ein Organ wieder in die richtige »Position« bringen, überfülltes Gewebe entleeren, Adhäsionen nach einer Operation entfernen und seine Funktion verbessern.*

Naturheilkundliche Osteopathie: *Es gibt Praktiker, die in Osteopathie und Naturheilkunde (s. S. 98–103) ausgebildet sind. Naturheilkundler benutzen Osteopathie nur als Teil ihrer Behandlung. Sie vergleichen ihre Therapie mit einem dreibeinigen Schemel: ein Bein repräsentiert den Stoffwechsel, das zweite Bein stellt die physische Struktur des Körpers dar, das dritte Bein repräsentiert das emotionale und mentale Wohlbefinden und der Sitz ist der Einfluß der Erblichkeit auf den Menschen. So wie der Schemel nicht stehen kann, wenn ein Bein gebrochen ist, kann auch der Mensch nicht funktionieren, wenn ein Bereich der Gesundheit beeinträchtigt ist. Daher wird ein naturheilkundlicher Osteopath alle drei Bereiche behandeln, um eine Krankheit in einem der Bereiche zu beseitigen.*

Unterschiede zwischen Osteopathie und Chiropraktik

Die osteopathische Behandlung unterscheidet sich von der chiropraktischen und physiotherapeutischen Behandlung:

- *Chiropraktiker konzentrieren sich auf die Wirbelsäule, während Osteopathen am ganzen Körper arbeiten.*
- *Chiropraktiker nutzen die Röntgendiagnostik regelmäßig, Osteopathen dagegen nur gelegentlich.*
- *Die Osteopathen setzen häufiger Weichteiltechniken ein.*
- *Physiotherapeuten setzen zusätzlich verschiedene Geräte zur Behandlung ihrer Patienten ein.*
- *In Deutschland wird die osteopathische Behandlung von den Krankenkassen bezahlt, wenn sie von einem Arzt durchgeführt wird. Bei Heilpraktikern und Physiotherapeuten müssen die Kosten selbst übernommen werden.*

Abhängig vom Gesundheitszustand kann sich das Gewebe hart, schwammig, kalt oder heiß oder auf andere Weise auffällig anfühlen. Palpation kann oberflächlich oder in der Tiefe durchgeführt werden und schmerzhafte Bereiche herausfinden, die auf die mögliche Ursache der Beschwerden hinweisen.

Wie die Untersuchung abläuft, hängt vom Patienten und seinen Beschwerden ab. Die umfangreiche Untersuchung bezieht auch Reflexe, Muskelkraft und Beweglichkeit mit ein. Manchmal sind weitere Tests oder Röntgenaufnahmen erforderlich. Ist dies notwendig, erklärt der Praktiker dem Patienten den Grund und holt seine Zustimmung ein. Dann wird er die nötige Vereinbarung mit dem Hausarzt treffen. Ansonsten wird er wahrscheinlich seine Untersuchung beenden und dem Patienten möglichst verständlich erklären, was seiner Meinung nach die Ursache des Problems ist und was getan werden müßte.

Ist er der Meinung, Osteopathie könnte bei den Beschwerden des Patienten helfen, wird er sofort mit der Behandlung beginnen, besonders, wenn der Patient dringend Schmerzlinderung braucht. Üblicherweise jedoch beginnt die Behandlung erst beim zweiten Treffen. Hält er aber die Osteopathie in diesem Fall für ungeeignet, wird er dem Patienten raten, eine andere Therapie zu versuchen oder den Hausarzt aufzusuchen.

Für die Behandlung liegt der Patient auf einem Tisch. Die Behandlung beginnt zur Entspannung der Muskulatur mit einer Massage der Weichteile, bevor andere Methoden zum Einsatz kommen. Die Stärke des Drucks wird individuell angepaßt. Nicht jeder wird zum Beispiel mit der Manipulationstherapie behandelt. Für Kinder und ältere oder gebrechliche Menschen werden grundsätzlich sanftere Methoden verwendet. Das erste Treffen endet gewöhnlich mit Ratschlägen des Osteopathen, wie man sich selbst helfen und weiteren Schaden vermeiden kann. Möglicherweise empfiehlt er ein persönliches Gesundheitsprogramm sowie hilfreiche Übungen, die der Patient vorerst zu Hause durchführen kann. Wie man sich nach der ersten Behandlung fühlt, hängt davon ab, was gemacht worden ist. Nach sanften Methoden kann sich der Patient entspannt und etwas müde fühlen, während eine Gelenkmanipulation manchmal noch einige Tage lang leichte Schmerzen verursacht.

Wie viele Sitzungen sind nötig?

Wie bei jeder Behandlungsmethode hängt dies von den Symptomen ab. Die meisten brauchen mindestens drei Behandlungen. Fühlt sich der Patient nach fünf Behandlungen nicht besser, wird ihn der Osteopath noch einmal untersuchen und ihm eventuell zu einer anderen Behandlungsmethode raten.

Bei welchen Beschwerden hilft die Therapie?

Osteopathie hilft bei Muskel- und Gelenkschmerzen, Rückenbeschwerden, Nackenproblemen, Ischialgie, Sportverletzungen, Migräne und Schwindel, ebenso bei prämenstruellem Syndrom, Verstopfung, Arthritis, Atemwegserkrankungen, Bauchschmerzen und Rheumatismus. Rückenschmerzen und andere Leiden in der Schwangerschaft können ebenfalls behandelt werden.

Ist sie sicher?

Die osteopathischen Methoden sind für jeden geeignet, außer für Menschen mit sehr schwachen oder zerbrechlichen Knochen, wie etwa bei schwerer Osteoporose, oder Patienten mit entzündeten Gelenken bei rheumatoider Arthritis, wobei aber die Behandlung nicht betroffener Körperteile möglich ist. Bei Knochenbrüchen und Knochenkrebs ist Osteopathie nicht geeignet.

Klinische Studien

Besonders bei der Behandlung von Rückenschmerzen hat sich Osteopathie in medizinischen Versuchen wirkungsvoll gezeigt. 1993 wurde in einer Studie die Wirkung einer osteopathischen Behandlung an zwölf Probanden getestet, die an Menstruationskrämpfen und Schmerzen im unteren Rückenbereich litten. Acht erhielten eine osteopathische Behandlung und ein Placebo, zwei nur ein Placebo, zwei nur die Behandlung. Die Patienten hatten während der Behandlung weniger Rückenschmerzen und Menstruationskrämpfe. (**11**)

1990 wurde in London eine kontrollierte Pilotstudie über osteopathische Manipulation für unspezifische Schmerzen im Lendenwirbelbereich durchgeführt. 49 Patienten wurden dabei wöchentlich behandelt. Eine Kontrollgruppe mit weiteren 46 Patienten erhielt Ratschläge, aber keine Therapie. Die Ergebnisse zeigten eine deutliche Reaktion bei den Patienten, die 14 bis 28 Tage lang die osteopathische Behandlung erhielten. (**12**)
(Klinische Referenzen s. *Anleitung zum Gebrauch des Buches*)

Informationen für die Wahl eines Osteopathen befinden sich im Adressenverzeichnis

SCHÄDEL-OSTEOPATHIE

UM 1930 ENTWICKELTE DER AMERIKANISCHE OSTEOPATH William Garner Sutherland, ein Schüler Andrew Stills, einen eigenen Zweig der Osteopathie, die sogenannte Schädelosteopathie. Sein Interesse daran entstand noch während seines Studiums. Er lernte, daß die bei der Geburt noch getrennten Schädelknochen fest zusammenwachsen und sich nicht bewegen können. Er bemerkte aber, daß die Schädelknochen auch bei Erwachsenen noch einen gewissen Bewegungsspielraum haben. Wenn sie sich bewegen, vermutete er, sind sie auch für Dysfunktionen anfällig.

Zuerst experimentierte er mit Knochenpräparaten, dann begann er am eigenen Schädel zu arbeiten. Er entdeckte, daß das Zusammendrücken seines Schädels starke mentale und physische Wirkungen hervorrief.

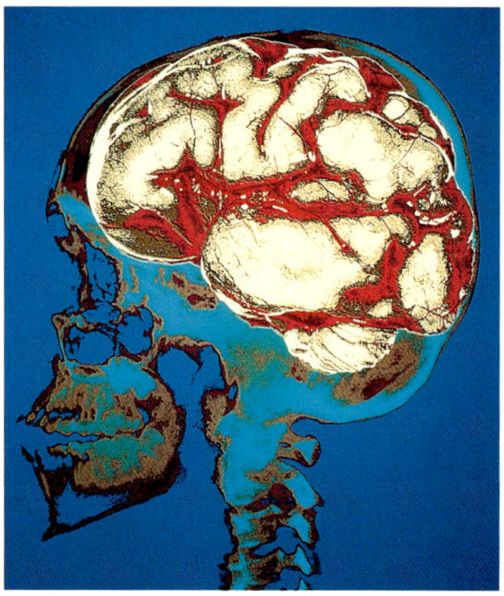

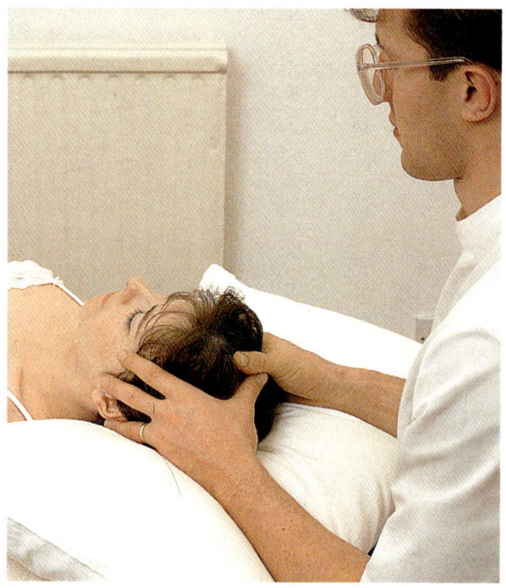

GANZ LINKS: Gehirn und Rückenmark sind von einer Flüssigkeit umgeben, die in spürbaren Rhythmen pulsiert.

LINKS: Indem er den Fluß der Gehirn-Rückenmark-Flüssigkeit ins Gleichgewicht bringt, kann der Schädelosteopath Störungen korrigieren, die das Nervensystem beeinträchtigen.

DIE SCHÄDELOSTEOPATHIE ist eine manuelle Technik, bei der die Schädelknochen sanft palpiert werden. Sie ist sehr beruhigend und besonders zur Behandlung von Babys, aber auch bei Migräne, Schwindel und Nebenhöhlenerkrankungen geeignet.

Dr. Still lehrte seinen Studenten, daß die Liquor cerebro spinalis (die Flüssigkeit, die das Gehirn und Rückenmark umgibt) »das am besten bekannte Element im menschlichen Körper« wäre. Sutherland entdeckte, daß die Flüssigkeit in deutlich spürbaren Rhythmen pulsiert, die er »Atem des Lebens« nannte, da diese Rhythmen anscheinend von Atemfrequenz und -tiefe beeinflußt wurden. Er fand heraus, daß man durch sanfte Manipulation des Schädels den Rhythmus dieses Flüssigkeitsflusses ändern kann, und nahm an, dadurch die Selbstheilungskräfte des Körpers stimulieren und auch die Heilung von Krankheiten unterstützen zu können, welche keinen direkten Bezug zum Schädel haben. Moderne kraniale Osteopathen bezeichnen diesen Puls als kranialen, rhythmischen Impuls (CRI).

Was ist Schädelosteopathie?

Die kraniale Osteopathie ist eine spezielle Technik, die Schädelknochen mit einer so leichten Berührung zu manipulieren, daß viele Menschen sie kaum spüren. Skeptiker bezweifeln, daß eine so sanfte Berührung therapeutisch wirksam sein könne, und gehen davon aus, die oft erstaunlichen Ergebnisse entstünden durch eine Art geistiger Heilung. Die Befürworter der Technik dagegen sagen, sie beruhe auf dem soliden Wissen über anatomische und physiologische Funktionen.

Eine weitere Therapie, die sogenannte kraniosakrale Therapie, entstand aus Sutherlands Behandlungsmethode. Im Hinblick auf Technik und Philosophie ist sie dieser ähnlich, aber die genaue Untersuchung fehlt. Der wichtigste Unterschied besteht in der Ausbildung des Praktikers. Ein Osteopath, der mit kranialen Techniken arbeitet, besitzt eine vollständige osteopathische Ausbildung. Ein kraniosakraler Therapeut dagegen kann, muß aber nicht, unbedingt eine osteopathische Ausbildung haben.

Wie wirkt die Therapie?

Der menschliche Schädel besteht aus 28 Knochen, die nicht fixiert sind, sondern sich aufgrund eines komplizierten Systems aus Verzahnungen ganz geringfügig bewegen. Im Schädel wird das Gehirn von der Gehirnflüssigkeit umgeben. Diese wird im Gehirn abgesondert, fließt von dort durch den Schädel und die Wirbelsäule entlang, auch durch das Rückenmark und die Basis der Rückenmarknerven. Das Gehirn liegt innerhalb der flüssigkeitsführenden Hirnhautschichten, die auch den Wirbelkanal auskleiden. Diese Häute heften sich am unteren Ende am Kreuzbein an, das einen Teil des Beckens bildet (daher stammt der Ausdruck kraniosakrale Therapie).

Die Praktiker glauben, die Gehirnflüssigkeit werde mit Hilfe eines rhythmischen Pulsierens, dem sogenannten kranialen, rhythmischen Impuls, der sich vom Herzschlag oder dem Atemrhythmus unterscheidet, durch den Rückenmarkkanal gepumpt. Bewegen sich die Schädelknochen normal, bleibt der kraniale Rhythmus im Gleichgewicht. Jede Störung kann diese Beweglichkeit beeinflussen und so den kranialen Rhythmus ändern, dieser wiederum beeinflußt dann andere Funktionen. Störungen können bei der Geburt eintreten, wenn die Schädelknochen des Babys zusammengepreßt werden, damit es durch den Geburtskanal paßt, oder bei späteren Kopfverletzungen.

Ein ausgebildeter Osteopath kann den Rhythmus des kranialen Pulses überall im Körper fühlen, besonders aber am Schädel und am Kreuzbein. Beim gesunden Erwachsenen schlägt er etwa sechs- bis zwölfmal pro Minute. Durch sanften Druck auf den Schädel kann der Praktiker den Rhythmus des kranialen Pulses fühlen und Unregelmäßigkeiten entdecken. Daraufhin kann er mit einer ebenso schwachen Berührung die Schädelknochen manipulieren, um den normalen Puls wiederherzustellen.

Was geschieht bei einer Beratung?

Das erste Treffen dauert etwa eine Stunde, weitere Behandlungen meist 30 bis 40 Minuten. Wie bei jeder osteopathischen Beratung will der Praktiker vom Patienten folgendes wissen:

- *Er befragt ihn über allgemeine Bereiche seines Lebens.*
- *Er erörtert die medizinische Vorgeschichte.*
- *Er braucht Einzelheiten über Stürze oder Kopfverletzungen, auch wenn es oft schwierig ist, sich daran zu erinnern.*

Viele Praktiker bitten den Patienten auch, sich für eine vollständige körperliche Untersuchung (s. Osteopathie, S. 38–45) bis auf die Unterwäsche zu entkleiden. Diese Untersuchungsweise ist, ungeachtet des Wirkungsbereiches eines Praktikers, für jede osteopathische Diagnose wichtig.

Der Patient muß sich für die Behandlung hinlegen, gelegentlich wird er auch im Sitzen oder Stehen behandelt. Dann legt der Osteopath die Hände auf den Körper des Patienten, vor allem am Kopf und am Kreuzbein, um den Rhythmus zu fühlen. Er kann auch nach dem körperlichen und emotionalen Wohlbefinden fragen. Er wird einige manipulative Techniken anwenden, wobei er mit sanftem Druck Spannungen in bestimmten Bereichen löst und den Rhythmus wieder ins Gleichgewicht bringt.

Wie stark der Körper bearbeitet wird, hängt vom Praktiker ab. Er wird auch am Kopf arbeiten, ihn halten oder hin und her bewegen und die Knochen so leicht berühren, daß man es kaum spürt. Die meisten Menschen empfinden dies als sehr angenehm und entspannend. Man sollte allerdings nicht überrascht sein, wenn die Symptome in den nächsten ein bis zwei Tagen etwas stärker werden. Diese Reaktion ist normal, da die Behandlung Probleme an die Oberfläche bringt. Wer sich dennoch Sorgen macht, sollte den Osteopathen kontaktieren. Die Behandlungen finden gewöhnlich wöchentlich statt; die Häufigkeit der Treffen kann jedoch je nach Stärke der Beschwerden variieren.

Ziel der Behandlung ist es, den Puls der Gehirnflüssigkeit zu regulieren und so die Selbstheilungskräfte des Körpers anzuregen.

Wie viele Behandlungen sind nötig?

Dies hängt von der Person und dem behandelten Problem ab. Ist nach drei oder vier Behandlungen keine Besserung spürbar, sollte man nachfragen, ob sich die Weiterbehandlung lohnt.

Bei welchen Beschwerden hilft die Therapie?

Besonders gut ist sie für Kinder, da sie negative Folgen des Geburtsvorgangs mildern kann. Sie hilft bei Koliken, ständigem Weinen, Reizbarkeit, Eßstörungen und Wirbelsäulenkrümmung, ebenso bei Kinderkrankheiten wie Tubenkatarrh, Atemschwierigkeiten, Lernstörungen und Hyperaktivität.

Schädelosteopathie eignet sich auch für nervöse Erwachsene. Auch bei Migräne und Schwindel, Nebenhöhlenproblemen und Verletzungen an Kopf, Nacken und Wirbelsäule ist sie hilfreich.

Ist sie sicher?

Die Behandlung ist, richtig ausgeführt, für jeden sicher, vom neugeborenen Baby bis zum alten Menschen. Bei schweren psychologischen Störungen ist sie ungeeignet.

Informationen über die Wahl eines Schädelosteopathen befinden sich im Adressenverzeichnis.

Die Chiropraktik ist für uns eine ziemlich neue Methode, auch wenn zahlreiche Versionen dieser Therapie seit Jahrhunderten ausgeübt werden. Der Name selbst leitet sich aus dem Griechischen ab: »cheir« bedeutet »Hand«, »praktikos« heißt »gemacht durch«. Die Manipulation des Körpers war schon in früheren Zivilisationen wie bei den Griechen oder den Chinesen üblich, und Hippokrates selbst verteidigte das Wissen über die Wirbelsäule als notwendig für das Verständnis und die

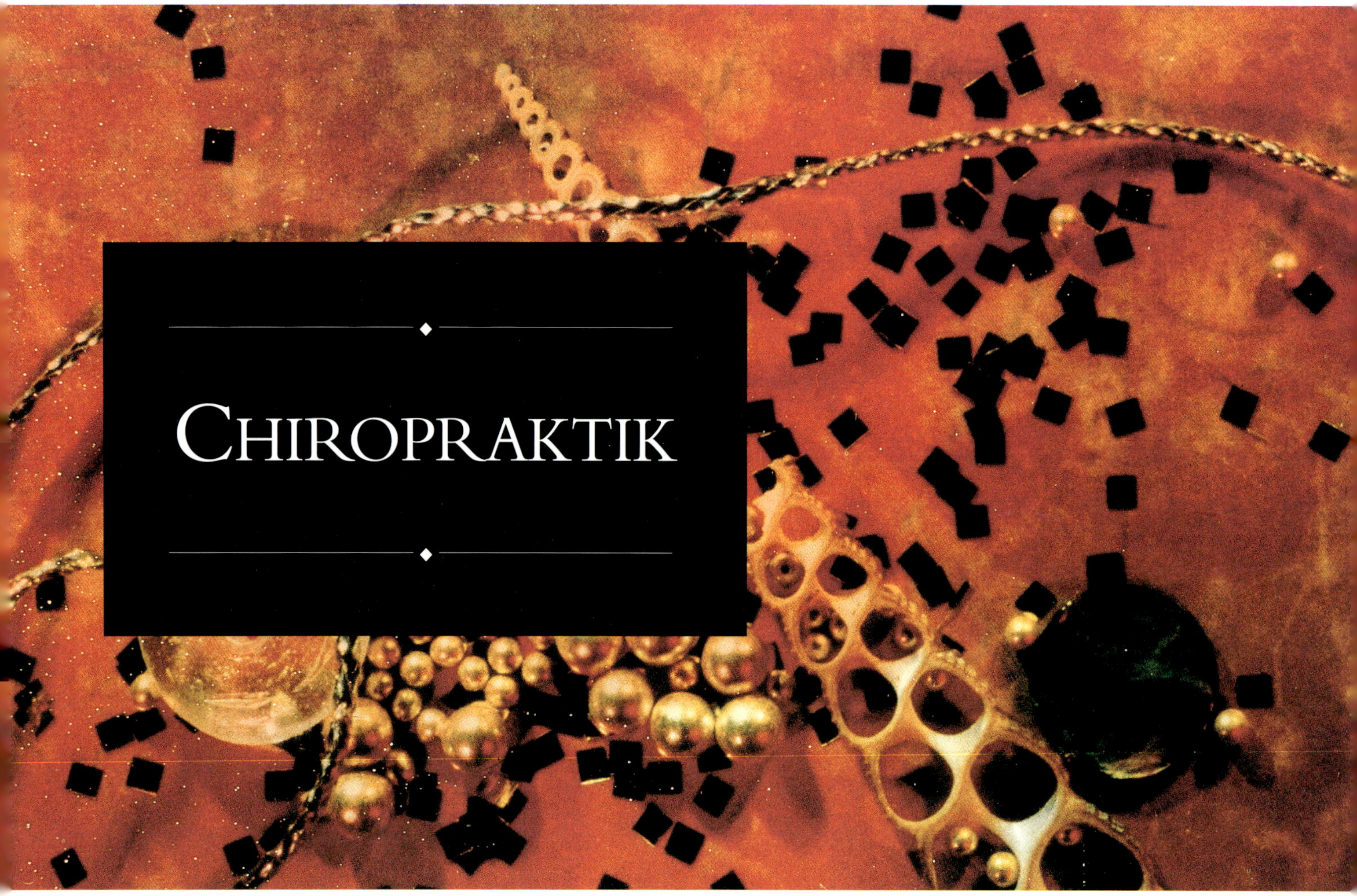

Chiropraktik

Chiropraktik ist eine Therapie, bei der der Bewegungsapparat mit besonderer Betonung von Wirbelsäule und Nervensystem behandelt wird. Sie hilft bei Schmerzen im Schulter- und unteren Rückenbereich und kann Asthma, Verstopfung und Verdauungsbeschwerden lindern.

Behandlung zahlreicher Krankheiten. Auch in der abendländischen Volksmedizin gibt es zahlreiche Berichte über »Knochenarbeiter«, die oft da Erfolg hatten, wo Ärzte scheiterten. Aber erst 1895 entwickelte der kanadische Heiler Daniel David Palmer die Chiropraktik, wie sie heute ausgeübt wird.

Palmer hatte keine medizinische Ausbildung, war aber von den Knochen und der Funktionsweise des Körpers fasziniert. Begierig las er über Medizin, Wissenschaft, Anatomie und Physiologie und bekam erste Gelegenheit zur Anwendung seiner chiropraktischen Fähigkeiten, als er Harvey Lillard 1895 von seiner Taubheit heilte. Lillard, der Pförtner des Gebäudes war, in dem Palmer arbeitete, war seit 17 Jahren taub. Er behauptete, sein Gehör verloren zu haben, nachdem er etwas am Rücken gespürt hatte. Palmer lokalisierte die Ursache am vierten Wirbel der Brustwirbelsäule und machte sich dann daran, die Taubheit durch eine Manipulationsbehandlung an der Wirbelsäule zu heilen. Palmer hatte Erfolg bei Harvey Lillard, der wieder hören konnte. Er gründete daraufhin einen völlig neuen Zweig der Medizin. Etablierte Mediziner jedoch waren Palmers Therapie gegenüber skeptisch, und Palmer mußte einige Zeit im Gefängnis

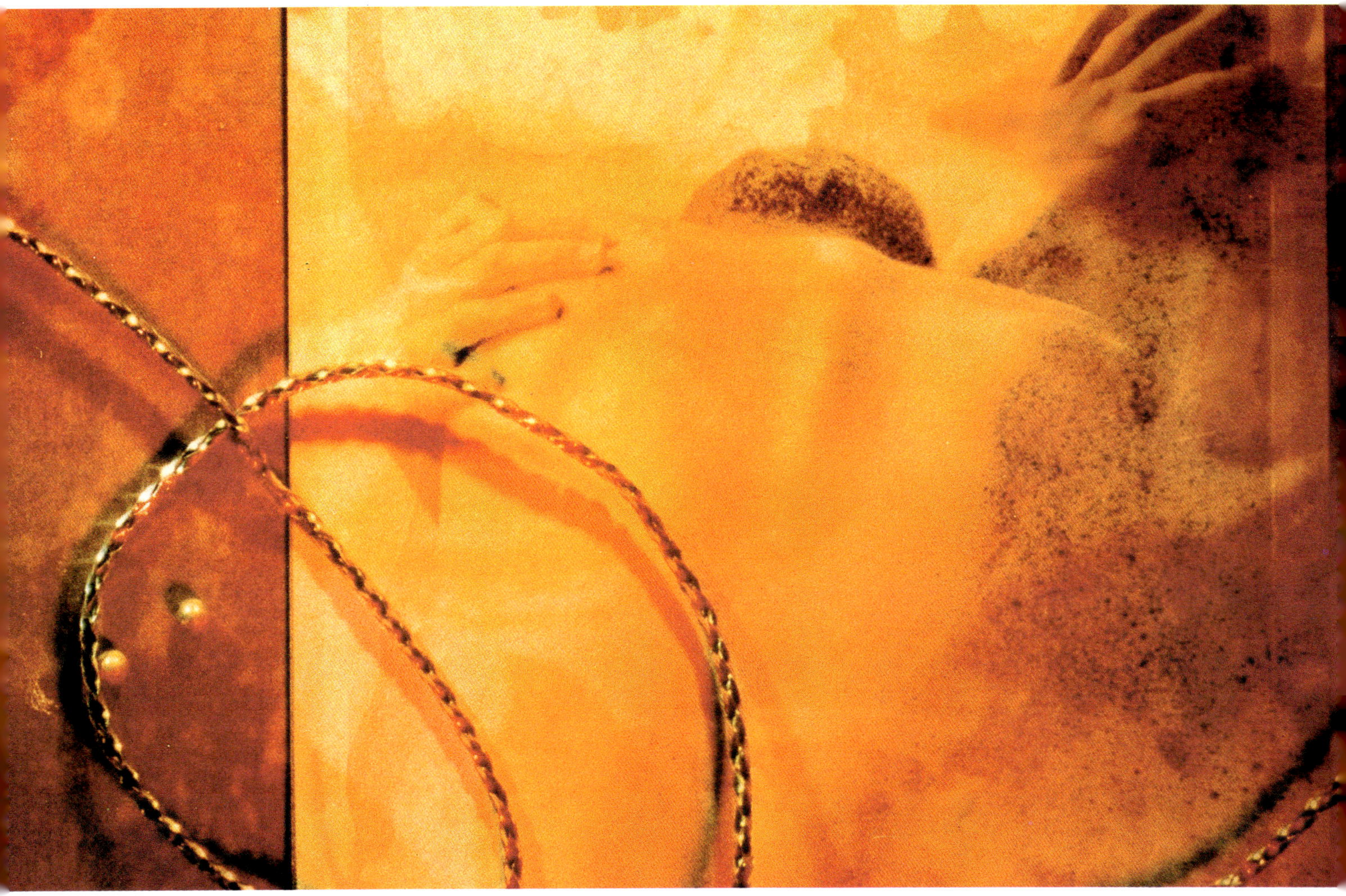

verbringen, da er ohne Lizenz medizinisch tätig war. Diese frühen Tage des Ärgers und Spotts waren eine harte Lehrzeit für einen angehenden Beruf; heute wird Chiropraktik weltweit als drittgrößter Gesundheitsvorsorgeberuf anerkannt.

Was ist Chiropraktik?

Chiropraktik ist eine Therapie, die am Bewegungsapparat des Körpers arbeitet, besonders aber an der Wirbelsäule. »Bewegungsapparat« nennt man das Körpergerüst: Knochen, Gelenke, Muskeln, Bänder und Sehnen. Durch spezielle Untersuchungs- und Manipulationsmethoden kann ein Chiropraktiker viele Störungen behandeln, die mit dem Bewegungsapparat zusammenhängen. Da Chiropraktiker vor allem an der Wirbelsäule arbeiten, nehmen viele Menschen an, die Therapie sei nur bei der Behandlung von Rückenschmerzen nützlich. Damit werden allerdings die Möglichkeiten der Chiropraktik weit unterschätzt: Fähige Therapeuten können jedes Strukturproblem behandeln, von durch falsche Körperhaltung verursachten Kopfschmerzen bis zu Schmerzen im Fußknöchel – sie können sogar die drei Gehörknöchelchen wieder einrichten!

Die Wirbelsäule selbst spielt mehr als nur eine strukturelle Rolle im Körper. Sie ist das Knochengerüst, das das Rückenmark umgibt. Gehirn und Rückenmark bilden das Zentralnervensystem und aktivieren die Nerven in allen Körperbereichen. Ein Teil des Zentralnervensystems, das vegetative Nervensystem, ist für alle unwillkürlichen Körperfunktionen wie Herzschlag, Verdauung, Atmung usw. zuständig, so daß Veränderungen der Wirbelsäule die Gesundheit überall im Körper beeinflussen können. Durch die Manipulation der Wirbelsäule ist der Chiropraktiker deshalb in der Lage, sowohl Beschwerden im Bereich des Knochengerüstes wie bei Ischialgie oder nach Sportverletzungen zu verbessern als auch bei anderen Krankheiten zu helfen, die man normalerweise nicht mit dem Körpergerüst in Zusammenhang bringt. Asthma zum Beispiel kann erleichtert werden, wenn die Spannung der Brustmuskeln reduziert wird.

Wie wirkt die Therapie?

Chiropraktik ist eine komplizierte und hochspezialisierte Therapie. In Theorie und Praxis ist sie der osteopathischen Behandlung (s. Osteopathie, S. 38–45) ähnlich. Aber in einigen

UNTEN: Die chiropraktische Behandlung konzentriert sich auf den Bewegungsapparat und insbesondere auf die Wirbelsäule.

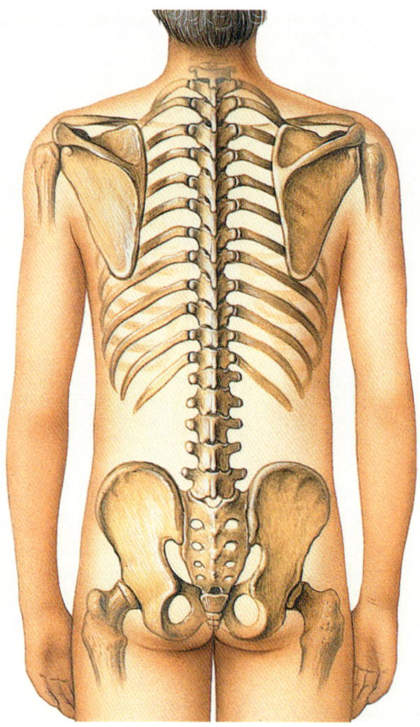

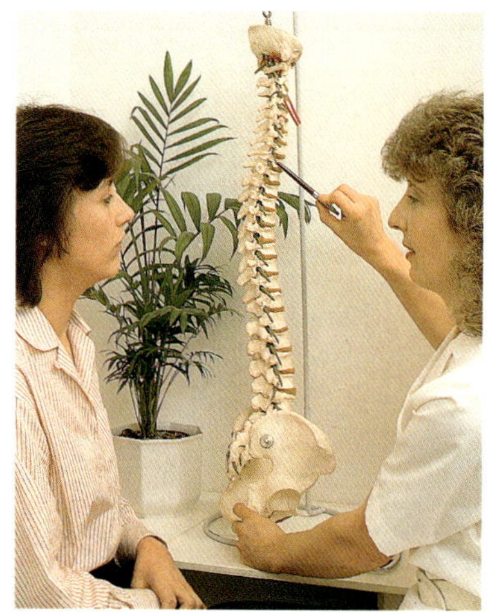

LINKS: Beim ersten Besuch bei einem Chiropraktiker werden die Beschwerden erörtert; oft wird an einem Wirbelsäulenmodell erklärt, was zu tun ist.

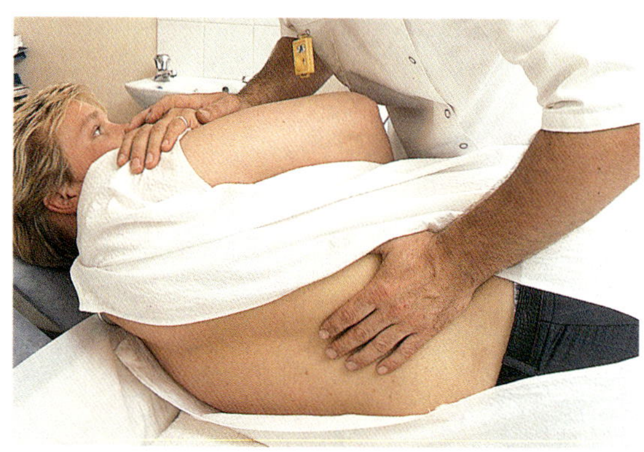

OBEN: Chiropraktiker setzen oft direkte Stoßtechniken ein, um nötige Regulierungen an der Wirbelsäule vorzunehmen.

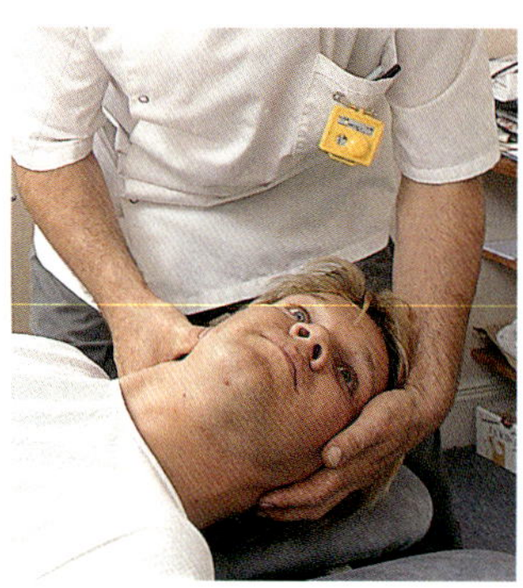

OBEN: Um den Nacken eines Patienten zu korrigieren, setzt der Chiropraktiker zur Druckausübung seine Finger oder den Handgelenksknochen ein.

Punkten unterscheidet sie sich von der Osteopathie: Die Chiropraktik konzentriert sich auf einzelne Blockierungen, sie manipuliert immer nur ein Gelenk, während Osteopathen unter Anwendung der »Hebelwirkung« mehrere Gelenke gleichzeitig strecken können. Chiropraktiker verwenden in der Regel Röntgenaufnahmen für ihre Diagnose, Osteopathen tun dies nur selten. Die Manipulation der Wirbelsäule ist in der chiropraktischen Behandlung von grundlegender Bedeutung, bei der Osteopathie spielt sie keine so zentrale Rolle.

Ziel des Chiropraktikers ist die Rückführung der Wirbelsäule in den natürlichen Zustand. Die chiropraktische Behandlung hilft bei strukturellen und nichtstrukturellen Krankheiten, da die Manipulation der Wirbelsäule und des Bewegungsapparates nicht nur die Beweglichkeit des Körpergerüstes wiederherstellt, sondern auch den Druck von den Nervenbahnen nimmt, die das Rückenmark mit allen Körperbereichen verbindet.

Chiropraktiker erkennen Probleme durch Beobachtung und Palpation (Untersuchung durch Handauflegen). Röntgenstrahlen werden genutzt, um den Umfang einer Verletzung festzustellen und zu entscheiden, ob eine chirotherapeutische Behandlung geeignet ist. Die normale Funktion von Wirbelsäule und Bewegungssystem soll mit Hilfe spezieller Manipulationsmethoden wiederhergestellt werden. Während eine Mobilisation bedeutet, die Beweglichkeit eines blockierten Gelenkes durch langsame rhythmische Bewegungen wieder zu vergrößern, bedeutet Manipulation, die Blockierung durch eine kurze Maximalbewegung zu lösen. Bei der Manipulation setzt der Chiropraktiker eine genau bemessene Kraft und Geschwindigkeit ein, um ein Wirbelgelenk maximal zu verschieben und anschließend wieder in die richtige Lage zu stoßen. Es gibt etwa 150 chiropraktische Techniken, die üblichsten unter ihnen werden eingeteilt in:

Direkte Stoßtechniken: Darunter versteht man schnelle, kräftige Bewegungen, auch Manipulation genannt, die im Mittelpunkt der Chiropraktik stehen. Mit der Hand berührt der Chiropraktiker das spezielle Gelenk, das er einrichten bzw. manipulieren will. Welchen Teil der Hand er gebraucht, hängt vom Abschnitt der Wirbelsäule ab, der reguliert werden soll. Zum Beispiel gebraucht der Chiropraktiker den Mittelteil oder die Basis des Zeigefingers zur Einrichtung des Nackens, oder den knochigen Teil des Handgelenkes, wenn er im Bereich des Thorax oder an der Lendenwirbelsäule arbeitet. Dann bewegt der Chiropraktiker das Gelenk so weit wie möglich und versetzt ihm einen direkten und sehr schnellen Stoß, um es in die richtige Stellung zu bringen. Dies kann von einem krachenden Geräusch begleitet sein, das entsteht, wenn die Gasblasen in der Flüssigkeit zwischen den Gelenkoberflächen platzen.

Indirekte Stoßtechniken: Diese werden eingesetzt, wenn die zuvor beschriebene Methode zu unangenehm wäre. Es dauert ein paar Minuten, das Gelenk sanft über ein Kissen, Handtuch oder einen keilförmigen Klotz zu strecken.

Weichteil-Techniken: Diese Techniken werden oft vor einer Manipulation durchgeführt, um den Muskelspasmus zu vermindern und die Gelenke zu entspannen, damit die Einrichtung leichter vonstatten geht. Sie werden auch häufig zur Behandlung von »Druckpunkten« eingesetzt, die bei Erkrankungen des Bewegungsapparates oft empfindlich werden und sich wie ein eingeklemmter Nerv anfühlen können. Diese Druckpunkte sind den Akupunktur- oder Reflexpunkten ähnlich; wenn ihre Spannung nachläßt, lindert das Schmerzen und Unbehagen.

Was geschieht bei einer Beratung?

Das erste Treffen dauert etwa 30 bis 45 Minuten. Diese Zeit wird für Diskussion, Untersuchung und Diagnose genutzt, die eigentliche Behandlung beginnt erst beim zweiten Besuch. Wie bei jeder anderen ganzheitlichen Behandlung ist es auch für den Chiropraktiker wichtig, soviel wie möglich über den Patienten und seine Beschwerden zu erfahren, damit er die Behandlung und Diagnose so effektiv wie möglich gestalten kann. Folglich beginnt der Chiropraktiker die Beratung mit der Aufnahme der genauen Krankengeschichte. Er will wissen, warum der Patient zu ihm gekommen ist, wo sich der Schmerz befindet, wann er begann und ob der Patient früher schon ähnliche Schmerzen hatte. Er will den genauen Ort des Schmerzes wissen und ob er sich ändert, wenn man sitzt, steht, geht, sich bückt oder hinlegt. Einzelheiten über Schlafgewohnheiten, Ernährung und regelmäßige Bewegung sowie die Entstehung der Krankheit oder Verletzung sind von Bedeutung, ebenso, welcher Arbeit der Patient nachgeht, ob er dabei viel hebt oder häufig sitzt. Je nach den Antworten des Patienten schlägt der Praktiker dann mit seinen weiteren Fragen eine bestimmte Richtung ein.

Dann untersucht der Chiropraktiker den Patienten. Dieser muß sich dazu bis auf die Unterwäsche ausziehen, Frauen können einen am Rücken offenen Behandlungsmantel tragen, so daß der Praktiker die Wirbelsäule auf Spannung, Krümmung, Abnormitäten oder Haltungsprobleme untersuchen kann. Zuerst führt der Chiropraktiker einige medizinische Routinetests durch. Sie sind denen des Hausarztes ähnlich: Puls und Blutdruck werden gemessen, die Reflexe geprüft und möglicherweise auch Blut- oder Urinproben genommen.

Die Behandlung zielt darauf ab, die normale Funktion der Wirbelsäule jedes Patienten wiederherzustellen.

Dann untersucht er die Wirbelsäule, während der Patient sitzt, steht und liegt. Der Patient muß im Liegen ein Bein heben, aufstehen und die Wirbelsäule nach vorn, nach hinten und zu beiden Seiten beugen, soweit dies bequem möglich ist. Eventuell muß er auch durch den Raum gehen, damit der Chiropraktiker die Haltung begutachten kann. In der Fachsprache sind dies die »groben Bewegungen«. Allein durch aufmerksames Beobachten dieser Bewegungen kann der Praktiker Unregelmäßigkeiten in der Art, wie die Wirbelsäule eingesetzt wird, aufdecken.

Um exakt festzustellen, wo die Wirbelsäule schlecht funktioniert, berührt der Praktiker die Wirbelsäule, während der Patient auf einem Schemel sitzt. Dabei gebraucht er zunächst die »Bewegungspalpation«: Er bewegt jeden Bereich der Wirbelsäule im Rahmen ihres normalen Bewegungsspielraumes, bis er lokalisieren kann, wo sich Gelenke entweder nicht frei genug bewegen können oder sich mehr bewegen, als sie sollten. Während der Patient in entspannter Position sitzt oder liegt, untersucht der Praktiker die Wirbelsäule, umgebende Muskeln

McTimoney-Chiropraktik

Dieser spezielle Zweig der Chiropraktik folgt den Lehren von John McTimoney (1914–1980). McTimoney war Silberschmied, Ingenieur und Illustrator, und er war von der chiropraktischen Behandlung, die er erhielt, nachdem er sich bei einem Sturz den Arm verletzt hatte, so begeistert, daß er seine Karriere aufgab, um Chiropraktiker zu werden. Ursprünglich versuchte er sich an Palmers Methode, dann entwickelte er eine Technik, die Gelenke am ganzen Körper zu behandeln, nicht nur an der Wirbelsäule. Philosophie und Vorgehen von McTimoney ähneln in vielerlei Hinsicht der Chiropraktik. Seine Methode bezieht sich auf das Körpergerüst mit Betonung auf Wirbelsäule und Nervensystem, zieht aber auch die anderen Bereiche wie Arme, Beine, Hände, Füße, Thorax und Schädel in Betracht, in denen Gelenke falsch ausgerichtet sein können. Die Praktiker erstellen eine vollständige Krankengeschichte, begutachten die Körperhaltung und prüfen die Wirbelsäule sowie den Winkel des Beckens. Bei vielen Menschen ist das Becken nicht gerade, der Praktiker erkennt das daran, daß ein Bein länger zu sein scheint als das andere, obwohl dies gar nicht der Fall ist.

Die McTimoney-Chiropraktik ist eine sanfte Form der chiropraktischen Behandlung, sie besteht aus reiner Manipulation durch die Hände des Praktikers. Die Praktiker haben vor Ort meist keine Möglichkeit zum Röntgen. Hält er dies jedoch für erforderlich, wird er den Patienten zum Hausarzt oder in ein Krankenhaus überweisen. Die Spezialität eines McTimoney-Chiropraktikers ist eine Art schneller Stoß, bei dem er eine Hand als »Hammer« und die andere als »Nagel« gebraucht. Mit dem »Hammer« schlägt und dreht er den »Nagel« mit einer schnellen, schmerzlosen Bewegung in der Nähe des Gelenks in die gewünschte Richtung. Dadurch wird das Gelenk effektiv befreit und die Spannung in den umliegenden Muskeln reduziert. Ein McTimoney-Chiropraktiker wird alle Gelenke im Körper untersuchen und einrichten, wenn es nötig ist, auch die Wirbelsäule, um den Bewegungsapparat ins Gleichgewicht zu bringen.

Wann kann der McTimoney-Praktiker helfen?

Er kann bei allen Beschwerden helfen, bei denen man normalerweise einen Chiropraktiker aufsucht. Ein McTimoney-Chiropraktiker wird in der Regel gewählt, wenn der Patient einen Chiropraktiker vorzieht, der bei jeder Behandlung den ganzen Körper einbezieht, nicht nur die Wirbelsäule.

und Gewebe; dies wird »statische Palpation« genannt. Auch an den Gelenken wird eine Bewegungspalpation ausgeführt, indem leichter Druck auf sie ausgeübt wird, um festzustellen, wie weit sie sich bewegen, während der Patient sich ruhig hält. Wahrscheinlich vervollständigt der Chiropraktiker die Untersuchung durch Röntgenaufnahmen. Sie sind wichtiger Bestandteil der Diagnose und werden bei vielen Chiropraktikern gleich in der Praxis durchgeführt. Nicht immer sind Röntgenaufnahmen notwendig, aber sie können helfen, dem Problem auf die Spur zu

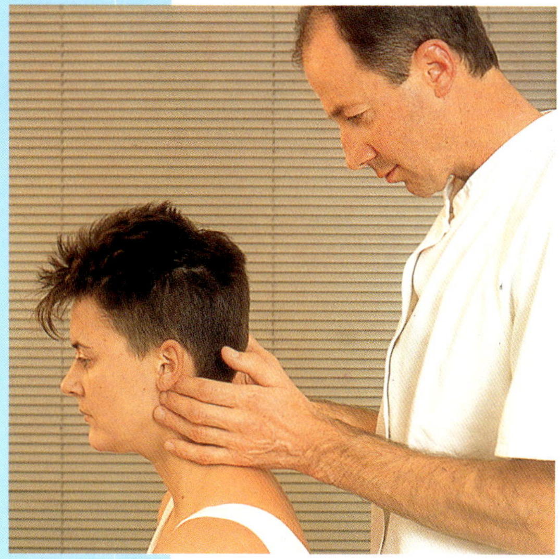

LINKS: Die McTimoney-Chiropraktik ist eine sanfte Behandlung am ganzen Körper. Hier betrachtet der Praktiker die Position des Atlasknochens, der den Schädel unterstützt.

RECHTS: Ein McTimoney-Praktiker betrachtet die Ausrichtung des Kreuzbeins seines Patienten, bevor er eine korrigierende Behandlung beginnt.

kommen und das Ausmaß des Schadens festzustellen. Außerdem unterstützen sie den Praktiker bei der Entscheidung, welche Methoden am besten helfen bzw. ob er den Patienten überhaupt behandeln soll. Zeigen die Röntgenbilder zum Beispiel einen Tumor oder eine Fraktur, wäre eine chiropraktische Behandlung ungeeignet. Röntgenbilder werden in einer Belastungsposition aufgenommen, damit der Praktiker sieht, wie die Wirbelsäule im arbeitenden Zustand aussieht. Gibt es Beschwerden im unteren Rückenbereich, muß der Patient wahrscheinlich für die Aufnahmen stehen, für Nackenaufnahmen ist es besser, er sitzt. Ergibt die Untersuchung eine »Subluxation«, wird der Praktiker den Patienten behandeln. Dieser Ausdruck bezeichnet nämlich fehlerhafte Gelenkbewegungen und deren Einfluß auf das Nervensystem und die umgebenden Strukturen.

Die Behandlung besteht aus der Bearbeitung und der anschließenden Manipulation der Weichteile. Welche Techniken zum Einsatz kommen, hängt vom Patienten ab. Sie können manchmal etwas unangenehm sein, aber die Art der Behandlung und die Stärke des Drucks sind auf die Bedürfnisse des einzelnen zugeschnitten. Oft ist nur sehr wenig Kraft nötig. Kein Chiropraktiker will den Patienten unnötig quälen, daher behandelt er ihn, wie es Beschwerden, Alter, Körperbau, Gesundheitszustand und Stärke der Schmerzen erfordern. Oft setzt er Massage und die »Druckpunkte« ein, auch Eisbehandlungen können Schmerzen und auftretende Schwellungen lindern. Je nach den zu behandelnden Körperteilen wird der Patient während der Manipulation und Mobilisation sitzen, liegen oder stehen. Jede Manipulation dauert nur Sekunden. Der Patient muß dabei tief atmen; am Ende ist das bereits erwähnte Krachen zu hören. Dieses Geräusch ist oft der schlimmste Teil der Behandlung.

Welche Behandlung der Patient erhält und wie oft, hängt davon ab, ob die Beschwerden akut oder chronisch sind. Der Erfolg

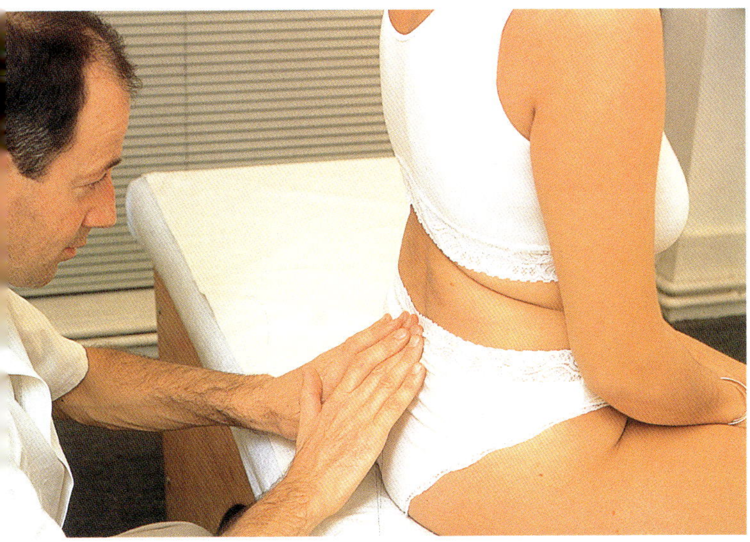

bei akuten Beschwerden ist unterschiedlich. So können Sportverletzungen recht schnell und einfach behandelt werden. Der Praktiker sieht den Patienten zwei- bis dreimal in einer Woche und untersucht ihn eine Woche später noch einmal. Einen Bandscheibenvorfall zu behandeln dauert viel länger. Über einen Zeitraum von sechs bis acht Wochen sind zehn bis zwölf Behandlungen erforderlich. Wenn der Patient schon seit Jahren an Beschwerden wie Ischialgie oder Schultersteife leidet, erfordert die Behandlung noch mehr Zeit. Es ist unwahrscheinlich, daß chronische Krankheiten bereits beim ersten Mal in Angriff genommen werden. Meist beginnt die Behandlung beim zweiten Besuch, nachdem der Chiropraktiker die Röntgenaufnahmen betrachtet hat. Liegt das Problem zwischen akutem und chronischem Stadium, unternimmt der Chiropraktiker beim ersten Besuch etwas zur Schmerzlinderung und behandelt dann weiter. Zusätzlich gibt er hilfreiche Ratschläge zur Körperhaltung, wie man hebt, sitzt und sich bückt, sowie nützliche Ernährungshinweise und auch Übungsvorschläge.

Nach der Behandlung braucht der Körper einige Tage, um zur Ruhe zu kommen. Häufig fühlt man sich in dieser Zeit nicht wohl. Die Reaktionen sind verschieden – einige Menschen fühlen sich voller Energie, andere wollen nur nach Hause und schlafen. Die Wirksamkeit der Behandlung hängt vom Alter und dem allgemeinen Gesundheitszustand ab: Ist der Patient jung und fit und weist keine weiteren Zeichen einer Erkrankung auf, erholt er sich viel schneller als ein älterer Mensch, der noch viele andere Gesundheitsprobleme hat.

Wie viele Behandlungen sind nötig?

Oft ist bereits nach einer Behandlung eine Besserung spürbar. Die für eine vollständige Genesung benötigte Zeit hängt von der Art und Dauer der Beschwerden und dem Alter des Patienten ab. In den ersten sieben bis zehn Tagen sind meist zwei oder drei Besuche nötig, danach reichen bis zur Heilung wöchentliche, zehn- oder vierzehntägige Treffen aus. Danach sollte sich der Patient alle paar Monate oder zweimal im Jahr untersuchen lassen. Durchschnittlich sind sieben Besuche erforderlich.

Bei welchen Beschwerden hilft die Therapie?

Bei jeder Art von Schmerz, der mit dem Bewegungsapparat und dem damit verbundenen Nervensystem zusammenhängt. Sie kann bei Schmerzen im Nacken-, Schulter- und unteren Rückenbereich helfen und Verdauungsstörungen, Verstopfung, Menstruationsbeschwerden, Kopfschmerzen und Asthma erleichtern.

Ist sie sicher?

Bei beschädigten Knochen oder Knochenkrankheiten wie Knochenkrebs ist Chiropraktik ungeeignet. Ansonsten ist sie für alle sicher, vom Neugeborenen mit Koliken bis zum alten Menschen mit Osteoporose. Auch Schwangere können behandelt werden. Bei der Untersuchung von Schwangeren wird nicht geröntgt, da das für das Ungeborene gefährlich sein könnte. Verschiedene Techniken können besonders bei Rückenschmerzen helfen.

Klinische Studien

In Studien hat sich Chiropraktik besonders bei der Behandlung verschiedener Rückenbeschwerden als wirkungsvoll erwiesen.

1995 wurde eine dreijährige »Medical Research Council«-Studie durchgeführt, an der 741 Patienten mit Schmerzen im unteren Rückenbereich teilnahmen. Sie wurden einer Physiotherapie bzw. einer chiropraktischen Manipulation zugeteilt und dann mit Hilfe eines Fragebogens befragt. Diejenigen, die eine chiropraktische Manipulation erhielten, waren mit der Behandlung zufriedener, konnten ihre Beine höher heben und hatten weniger Schmerzen. Fünf Jahre später war die Zufriedenheit bei der Chiropraktik-Gruppe immer noch um 20 Prozent höher als bei den Krankenhauspatienten. **(13)**

1985 wurde an drei ägyptischen Krankenhäusern eine Studie an 155 Patienten durchgeführt, die Schmerzen an den Beinen oder im unteren Rückenbereich hatten. Die Ergebnisse zeigten, daß die Chiropraktik bei chronischen Beschwerden oder Patienten unter 40 Jahren die Schmerzen wirkungsvoller reduzierte als Medikamente und Bettruhe. **(14)**

(Klinische Referenzen s. Anleitung zum Gebrauch des Buches)

INFORMATIONEN ÜBER DIE WAHL EINES CHIROPRAKTIKERS BEFINDEN SICH IM ADRESSENVERZEICHNIS.

MASSAGE

MASSAGE ist eine Therapie, die sich aus einem unserer instinktivsten Wünsche entwickelt hat – dem Verlangen, zu berühren und berührt zu werden. Wir berühren einander aus verschiedenen Gründen: um Liebe zu zeigen, Sicherheit zu bieten, aber auch, um uns einfach besser zu fühlen.

Jahrelang wurden viele Beweise gesammelt, um die Notwendigkeit von Berührungen und die Vorteile einer therapeutischen Massage zu bestätigen. Die Universität von Miami hat auf

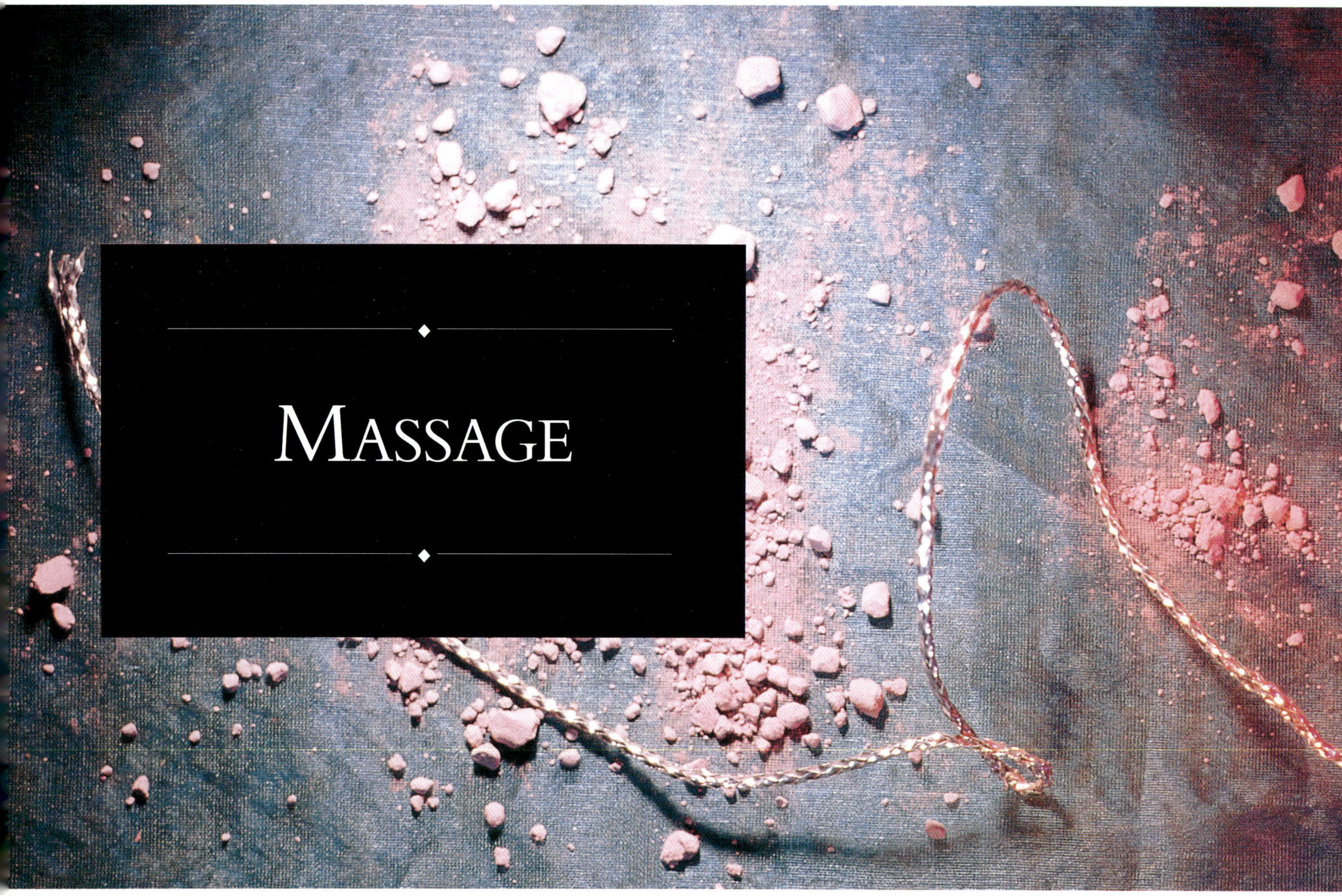

MASSAGE ist eine sehr angenehme Therapie, die Schlagen, Kneten und andere Techniken zur Manipulation der Weichteile des Körpers einsetzt. Ideal ist sie zur Streßminderung, Entspannung und als Heilbehandlung bei physischen und emotionalen Problemen.

diesem Gebiet ausgedehnte Nachforschungen angestellt. Berichte aus den ersten Jahren dieses Jahrhunderts zeigten, daß in Heimen untergebrachte Waisen, die an Marasmus litten, einer Mangelkrankheit, die mit Kräfteverfall und Apathie einhergeht, nicht starben, wenn sie regelmäßig Körperkontakt erhielten.

Die Massagetherapie blickt auf eine abwechslungsreiche Geschichte zurück. Sie zählt zu den ältesten Therapien der Welt und war schon bei Griechen und Römern sehr populär. Bis ins Mittelalter hatte sie bedeutenden Anteil an der Gesundheitsvorsorge. Aber die katholische Kirche verbannte sie in das Reich der Sünde und verschaffte ihr so ein recht schlechtes Image, das spätere »Massagesalons« noch verschlechterten. Moderne Therapeuten arbeiteten hart daran, dieses Image zu verbessern.

Der Vater der therapeutischen Massage war der schwedische Sporttherapeut Professor Per Henrik Ling (1776–1839). Von ihm stammt die modernisierte Form der Massage, auch schwedische Massage genannt, die die Grundlage der jetzigen Massage bildet. Heute ist die Massage auch in Schönheitssalons, Heimen, Sportclubs und Krankenhäusern üblich. Sie ergänzt die konventionelle Behandlung bei chronischen Krankheiten und hilft arbeiten, glauben, daß eine regelmäßige Körpermassage emotionale Spannungen lösen und die physische Gesundheit fördern kann, indem sie Schritt für Schritt für einen ausgewogenen Gesundheitszustand sorgt. Die Massage ist auch die Grundlage anderer Therapien, wie Aromatherapie (s. S. 68–73), Shiatsu und Physiotherapie, ebenso spielt sie eine wichtige Rolle bei chinesischer Medizin und Ayurveda (s. S. 30–35). Massage besteht in erster Linie aus Berührung, die Heileigenschaften besitzt. Am besten ist sie durch folgendes Experiment zu erklären: Forscher

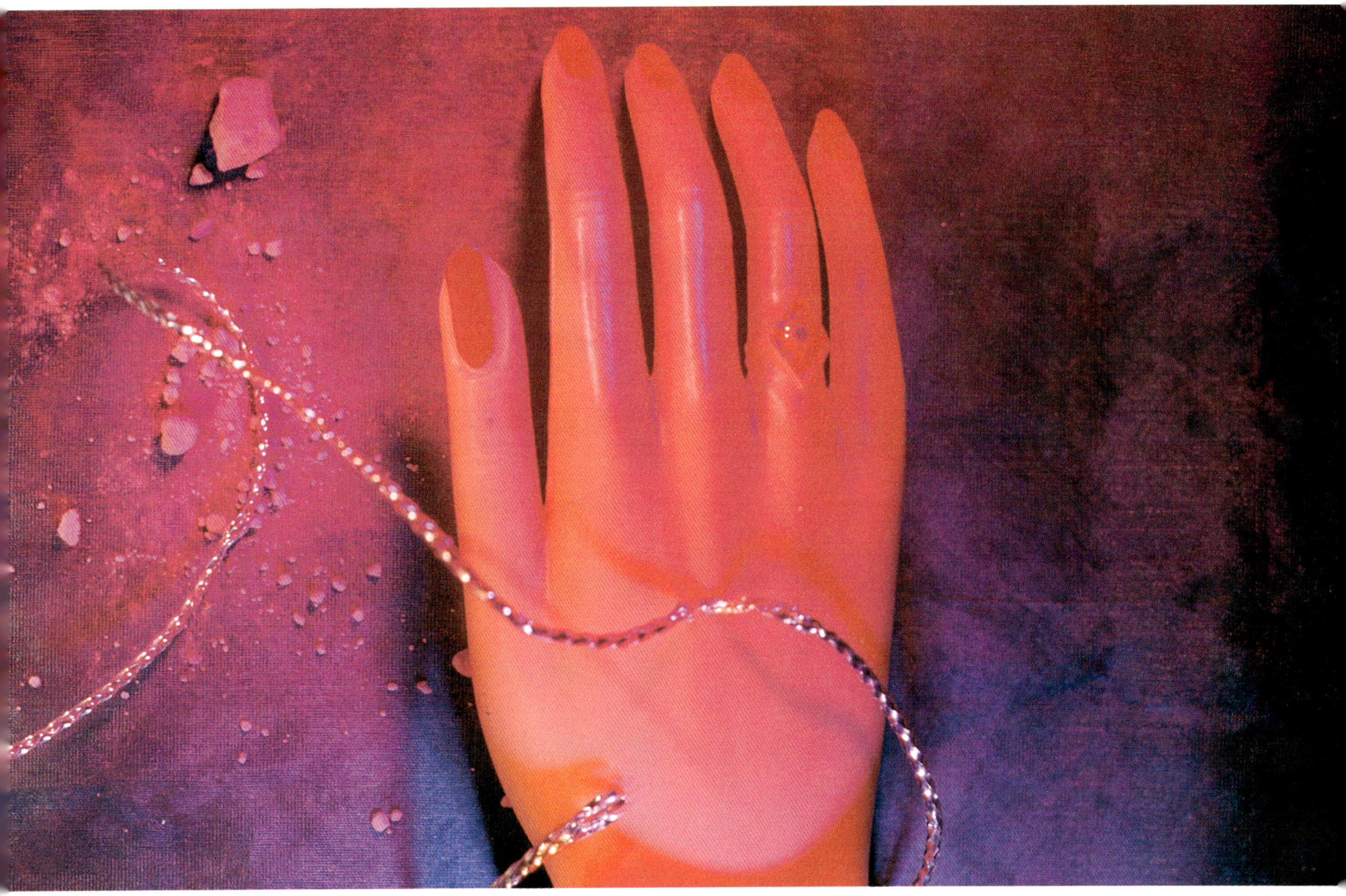

Patienten bei der Erholung von Herzinfarkten oder Herzoperationen. Zur Streßminderung und als Hilfe bei psychosomatischen Krankheiten ist sie ideal.

Was ist Massage?

Bei der Massage werden die Weichteile des Körpers mit bestimmten Techniken manipuliert, um die Gesundheit zu fördern oder wiederherzustellen. Massagetherapeuten entdecken und behandeln mit ihren Händen Beschwerden an Muskeln, Bändern und Sehnen in den Weichteilen des Körpers. Die meisten Therapeuten, sicherlich aber diejenigen, die ganzheitlich

an der Harvard Medical School in den Vereinigten Staaten bereiteten zwei Patientengruppen für eine Operation vor. In der Nacht vor der Operation erhielt die Hälfte der Patienten die übliche Information über das Vorgehen durch den Anästhesisten am nächsten Tag. Die anderen Patienten erhielten dieselbe Information, aber der Anästhesist hielt beim Gespräch die Hand des Patienten. Die Patienten dieser zweiten Gruppe baten nach der Operation seltener um Schmerzmittel und wurden auch drei Tage eher aus dem Krankenhaus entlassen als die Gruppe ohne Zuspruch und Berührung. Offensichtlich unterstützt also Körperkontakt den Heilungsprozeß enorm.

Wie wirkt die Therapie?

Es gibt verschiedene Massagearten. Einige arbeiten an Druck- oder Reflexpunkten wie Shiatsu (s. S. 22–23), Reflexzonentherapie (s. S. 60–65) und chinesische Massage, andere konzentrieren sich auf die Erleichterung spezieller Krankheiten. So werden mit Heilmassage Sportverletzungen oder Muskelverspannungen behandelt, die Lymphdrainage wird zur Stimulation des Lymphsystems eingesetzt. Grundlegende Massagetechniken wie Streicheln, Kneten, Reiben, Hacken, Klatschen, Klopfen und Vibrieren können erwiesenermaßen die Heilung mit einer mechanischen und einer reflexartigen Wirkung stimulieren.

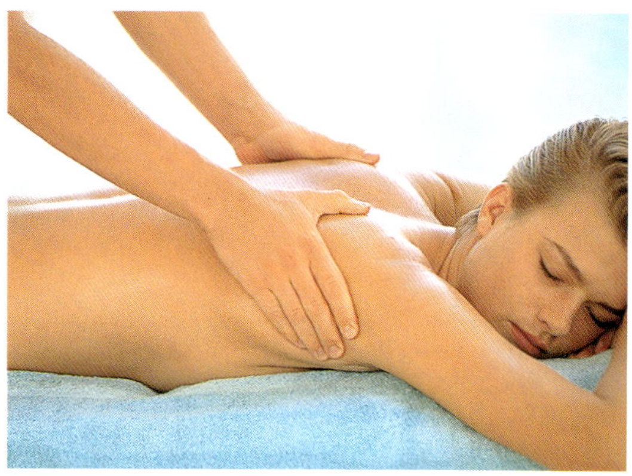

OBEN: Eine Massage ist eine sehr entspannende Erfahrung. Sie kann besonders Muskelverspannungen am Nacken, am Rücken und an den Schultern lösen.

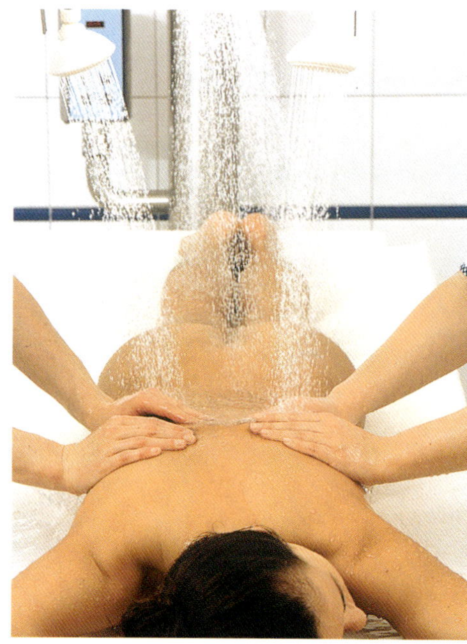

RECHTS: Manchmal wird man unter einer Brause massiert. Der trommelnde Sprühregen unterstützt die Lockerung der Muskulatur.

Die mechanische Wirkung einer Massage: Darunter sind die physischen Reaktionen auf die Massage der Weichteile zu verstehen. So lassen verspannte Muskeln den Kreislauf träge werden. Eine Muskelmassage entspannt sie und regt den Kreislauf an, so daß das Blut frei fließen kann und Sauerstoff und Nährstoffe dahin bringt, wo sie gebraucht werden. Deshalb kann eine regelmäßige Massage den Blutdruck regulieren und den Druck auf überlastete Arterien und Venen reduzieren. Eine Massage stimuliert auch das Lymphsystem, das Abfallprodukte aus dem Körper transportiert und ihn vor Infektionen schützt.

Die Reflexwirkung: Dies ist die unwillkürliche Reaktion eines Körperteils auf die Stimulation eines anderen. Da Körper, Geist und Psyche über ein kompliziertes Netzwerk von Nervenfasern miteinander verbunden sind, kann ein Reiz in einem Körperteil zahlreiche andere Bereiche beeinflussen. Eine entspannende Rückenmassage kann daher auch Schmerzen im Bein lindern.

Massage ist eine physische Therapie mit stark emotionalem Inhalt. Der österreichische Psychoanalytiker Wilhelm Reich (1897–1957) war der erste moderne Therapeut, der die Wirkung der Massage auf die Gefühle verstand. Er führte den Begriff »Körperpanzer« ein, den Glauben, daß unterdrückte Gefühle wie Ärger oder Kummer im Körper festgehalten werden. Verspannte Muskeln sind nicht gesund für den Körper und unterdrückte Gefühle nicht gut für den Geist. Reichs Philosophie ebnete den Weg für die Massage als ganzheitliche Therapie. Sie wurde vom Esalen Institut in Kalifornien zu einer Therapie weiterentwickelt, die die Persönlichkeitsentwicklung fördert.

Die letzte Untersuchung aus den Vereinigten Staaten bekräftigt, was Reich schon viele Jahre zuvor annahm: Die international anerkannte Pharmakologin Dr. Candace Pert behauptet, Körper und Geist seien so eng miteinander verbunden, daß eine klare Unterscheidung unmöglich sei. Sie meint, alte Gefühle werden im Ganglion des Rückenmarks und anderen Teilen des vegetativen Nervensystems festgehalten. Massage kann sie befreien, indem sie Entspannung verschafft, Endorphine, die Schmerzhemmer des Körpers, und Neuropeptide freisetzt – Moleküle, die als Überträgerstoffe im Nervensystem fungieren. Eine Massage der Haut setzt diese Peptide frei, so daß die Psyche beeinflußt, das Immunsystem stimuliert und der generelle Gesundheitszustand verbessert wird. Nach Dr. Pert ist die präventive Wirkung der Massage so groß, daß »wir 90 Prozent der Medizin durch eine wöchentliche Massage ersetzen könnten«.

Die vier Stufen der Heilung

Wer akzeptiert, daß Massage den Körper heilen kann, kann besser verstehen, wie der Heilungsprozeß vor sich geht. Massage kann sofortige Wirkung zeigen, im Falle einer Krankheit aber braucht die Erholung Zeit. Massagetherapeuten haben beim Heilungsprozeß vier Stufen festgestellt:

Linderung: Die ersten Behandlungen lindern Schmerz, lockern Verspannungen und beruhigen gereizte Nerven. Sie lösen nicht unbedingt das Problem, vermindern aber die Symptome.
Korrektur: Hat der Schmerz nachgelassen, kann der Therapeut die zugrundeliegende Ursache angehen, um das Wiederauftreten der Beschwerden zu verhindern. Die Korrektur besteht darin, die Muskeln in Ordnung und das träge Lymphsystem in Schwung zu bringen sowie verspannte oder vernarbte Fasern zu lösen.
Stärkung: Das ist in stark geschädigten Bereichen wichtig, da sonst das Problem später zurückkehren kann. So können bei Sportverletzungen lange nach der Heilung wieder Beschwerden auftreten, wenn das umgebende Gewebe durch die Verletzung und die lange Erholungsphase geschwächt worden ist. Eine Massage kann dieses Gewebe kräftigen, so daß es seine Stützfunktion wieder ausüben kann, wenn die Verletzung geheilt ist.

Mit Hilfe der Massage kann der harmonische Gesundheitszustand wiederhergestellt werden.

Erhaltung: Diese ist sowohl die letzte Stufe der Heilung als auch der erste Schritt bei der Vorsorge. Therapeuten empfehlen gelegentliche Massagen, um ein erneutes Auftreten von Beschwerden zu verhindern.

Was geschieht bei einer Beratung?

Welche Art von Behandlung der Patient erhält, hängt von den Beschwerden, seinen Vorlieben und den Fähigkeiten des Therapeuten ab. Vor dem Treffen sollte man nicht viel essen oder trinken und auch nicht mit entzündeter oder infektiöser Haut zur Behandlung kommen. Es gibt keine strengen Regeln, doch gewöhnlich will der Therapeut folgendes wissen:

- *Warum man gekommen ist.*
- *Wie der gegenwärtige Gesundheitszustand aussieht.*
- *Die medizinische Vorgeschichte.*
- *Welche Arzneien eingenommen werden.*
- *Erkundigungen über den allgemeinen Lebensstil.*

Der Therapeut spricht normalerweise nicht, es sei denn, Fragen treten auf oder der Patient will etwas wissen. Meist läuft entspannende Musik, und die Lichter sind gedämpft. Für die Massage muß sich der Patient ausziehen – in der Regel steht dafür eine Kabine zur Verfügung – und auf den Massagetisch legen. Es ist meist nicht nötig, sich vollständig auszuziehen. Aber auch bei vollständiger Entkleidung bedeckt der Therapeut den Körper des Patienten mit einem Handtuch und läßt nur den Teil des Körpers frei, an dem er arbeitet. Es ist wichtig, die Massage anzunehmen und sich dabei zufrieden und geborgen zu fühlen.

Massage-Anleitung

Folgendes muß beachtet werden, bevor man einen Partner zu Hause massiert:

- *Für die Massage ist eine feste Unterlage nötig. Ein Bett ist nicht geeignet, da es unter Druck nachgibt. Statt dessen können dicke Handtücher auf dem Boden ausgebreitet werden. Eine Bettdecke unter den Tüchern hilft, wenn es zu unbequem ist.*
- *Der Partner muß aufgewärmt sein und bequem liegen.*
- *Eine Massage erfordert Entspannung und Konzentration. Wer sich unsicher fühlt, sollte mit Klopfen anfangen und sich dann auf die verspannten Bereiche konzentrieren.*
- *Wer ätherische Öle verwendet, vermischt fünf Tropfen mit einem Teelöffel Pflanzenöl, für Kinder unter sieben Jahren genügt die halbe Menge, ein Viertel für Kinder unter drei. Ätherische Öle sind zur Massage neugeborener Babys ungeeignet.*
- *Das Öl darf nie direkt auf die Haut des Partners gelangen, es wird mit den Händen gewärmt. Wird es während der Massage aufgebracht, läßt man es zum Erwärmen über den Handrücken laufen, bevor die Haut des Partners eingerieben wird.*
- *Druck und Länge des Klopfens sollten variieren – man richtet sich dabei nach demjenigen, der massiert wird.*
- *Die Massageschläge sollten fließend und rhythmisch sein, dabei bleibt eine Hand ständig in Kontakt mit dem Körper.*
- *Man soll stets zum Herz hin arbeiten und die Massage beenden, indem man einige Sekunden die Füße des Partners hält, um ihn wieder »auf den Boden« zu bringen.*
- *Nicht massiert werden soll, wer an infektiösen Hautkrankheiten leidet, Entzündungen wie Thrombosen hat, schwanger oder chronisch krank ist, unter starken Schmerzen leidet oder gerade gegessen hat.*

Eventuell verwendet der Therapeut ätherische Öle. Er wählt eine Mischung, die er für geeignet hält, oder fragt den Patienten, welche er mag. Dann massiert er den Rücken, arbeitet sich am Körper entlang, dreht den Patienten und massiert ihn von vorn. Die Massage sollte entspannend sein, auch wenn verspannte Zonen schmerzen können. Starke Schmerzen sollten jedoch nicht auftreten; tut ein Bereich sehr weh, sollte man das unbedingt sagen.

Eine Ganzkörpermassage dauert gewöhnlich etwa eine Stunde. Danach wird der Patient einige Minuten allein gelassen. Das ist wichtig, auch wenn man vom Therapeuten wieder »auf den Boden« geholt wird (er hält die Füße etwa 20 Sekunden), profitiert man von der Zeit für sich selbst.

Jeder reagiert anders auf die Massage: Mancher fühlt sich am nächsten Tag entspannt, energiegeladen, etwas müde oder hat leichte Schmerzen. Andere möchten weinen – das ist nicht ungewöhnlich, falls Gefühle zurückgehalten worden sind.

Grundlegende Massagetechniken

Effleurage

Effleurage, der französische Begriff für Streichung, ist der Grundhandgriff der Streichmassage. So geht es:

Beidhändiges Streichen: *Man beginnt am unteren Ende des Rückens, die Hände liegen flach nebeneinander und gleiten nach oben. Man übt mit Handflächen und -ballen Druck aus. An den Schultern bewegen sich die Hände mit weniger Druck nach jeder Seite. Dann streicht man leicht an den Körperseiten entlang und nach einem leichten Druck in der Taille legt man die Hände zurück auf den Rücken. Bei der Wiederholung variiert man die Länge des Streichens, übt aber den Druck immer bei den Aufwärtsbewegungen aus.*

Kreisendes Streichen: *Dies wird eingesetzt, wenn eine kontinuierlich fließende Bewegung gewünscht ist. Beide Hände werden in etwa 15 cm Abstand plaziert und streichen in einer weiten, kreisförmigen Bewegung. Druck wird bei den Aufwärtsbewegungen ausgeübt, dann gleiten die Hände wieder den Rücken hinunter. Geraten die Arme übereinander, hebt man eine Hand über die andere und fährt fort.*

Alternierendes Streichen: *Die beruhigende Bewegung erfordert kaum Druck. Eine Handfläche streicht den Körper entlang, die andere folgt. Wenn die erste Hand unten am Rücken ankommt, setzt man sie oben wieder an und wiederholt die Bewegungen.*

Daumenstreichen: *Kleine Bereiche wie Arme und Füße werden mit den Daumen bearbeitet. Man streicht kräftig nach oben und außen, wobei jeweils ein Daumen höher stößt als der andere.*

Wo wird Effleurage eingesetzt? *Beinahe jeder Körperbereich ist dafür geeignet. Besonders wohltuend ist sie am Rücken und an der Brust, im Brustbereich aber vorsichtig massieren.*

Was geschieht dabei? *Feste, schnelle Massageschläge verbessern den Kreislauf, sanfte, rhythmische Schläge stimulieren die Lymphdrüsen und helfen bei der Beseitigung von Körperschlacken. Langsame Schläge lockern verspannte Muskeln, reduzieren Streß, senken den Blutdruck und entspannen ganz allgemein.*

Problemzonen: *Krampfadern dürfen nicht massiert werden, auch kann wiederholtes Streichen bei Menschen mit sehr haariger Haut einen Hautausschlag verursachen.*

Petrissage

Petrissage, das französische Wort für Kneten, bezeichnet Techniken, die für eine tiefere Massage geeignet sind. Kneten oder Wringen sind Techniken, die man nur einsetzen darf, nachdem die Muskeln mit Effleurage aufgewärmt worden sind.

Kneten: *Man setzt beide Hände auf den Körper. Mit der Handfläche der einen Hand drückt man in den Körper, nimmt das Fleisch zwischen Daumen und Finger und drückt es gegen die ruhende Hand. Man läßt los und verfährt ebenso mit der anderen Hand, ein rhythmisches Drücken und Lösen. Der Druck kann leicht oder fest sein.*

Wringen: *Es ähnelt dem Kneten, aber zusätzlich wird eine Drehung eingesetzt, so daß man das Fleisch bearbeitet, als würde man ein Handtuch auswringen.*

Wo wird Petrissage eingesetzt? *Für Schultern und fleischige Bereiche wie Hüften und Schenkel ist es geeignet.*

Was geschieht dabei? *Die Spannung steifer Muskeln wird gemindert, der Kreislauf verbessert und die Ausscheidung von Stoffwechselprodukten unterstützt. Fettdepots werden aufgelöst, die vom Lymphsystem reabsorbiert und leichter ausgeschieden werden können.*

Problemzonen: *Bei frischen Verletzungen, Narbengewebe, das weniger als sechs Monate alt ist, Krampfadern oder Entzündungen darf nicht massiert werden, nicht am Bauch bei Verdauungsstörungen, Bauchhöhlenentzündungen oder bei Schwangeren.*

Druckmassage

Mit diesen Techniken wird fester Druck auf spezielle Bereiche ausgeübt. Zwei Haupttypen gibt es: statischer oder zirkulierender Druck. Man soll nicht zu viel Öl verwenden, damit die Finger nicht weggleiten, und die Fingernägel nicht in den Partner bohren. So geht es:

Statischer Druck: *Man setzt die Daumenballen an den Stellen auf die Haut, an denen der Partner verspannt ist. Erfahrene Masseure können Verspannungen selbst entdecken, Anfänger müssen sich jedoch auf Angaben des Partners verlassen. Man überträgt allmählich sein Gewicht auf die Daumen und hält es einige Sekunden. Dann läßt man locker, gleitet mit den Daumen zum nächsten Spannungspunkt und wiederholt so lange, bis der verspannte Bereich durchgearbeitet ist.*

Zirkulierender Druck: *Man drückt wie zuvor, wobei man die Daumen in kleinen Kreisen bewegt und in den Muskel hineinarbeitet.*

Wo wird Druck eingesetzt? *An den Schultern, an den Seiten der Wirbelsäule (nie über der Wirbelsäule selbst massieren!), in knochigen Bereichen wie der Schädelbasis oder an Spannungspunkten.*

Was geschieht dabei? *Der Druck löst Muskelspannungen, lockert Knoten und steigert den Blutfluß in diesem Bereich.*

Problemzonen: *Nicht an gequetschter oder empfindlicher Haut, frischem Narbengewebe oder Krampfadern einsetzen.*

Klopfmassage

Ein trommelnder Schlag, der Fleisch und Muskeln stimuliert. Es gibt verschiedene Techniken, Einkerben und mit der Faust schlagen sind die üblichsten. Man kann es als Aufwach-Technik am Ende der Massage benutzen. Zuerst sollte man die richtige Stärke des Drucks an sich selbst testen, damit man den Partner nicht quetscht. So geht es:

Hacken: *Man legt beide Hände mit den Handflächen zueinander, bearbeitet die Haut mit der Außenkante der Hand in einer hackenden Bewegung, nimmt sie weg, sobald man die Haut berührt, und hackt mit der anderen Hand. Beide Hände werden abwechselnd gebraucht. Die Hände sollen entspannt sein, die Bewegungen leicht und schnell. Sie sollten von der Haut des Partners zurückprallen, nicht aufschlagen.*

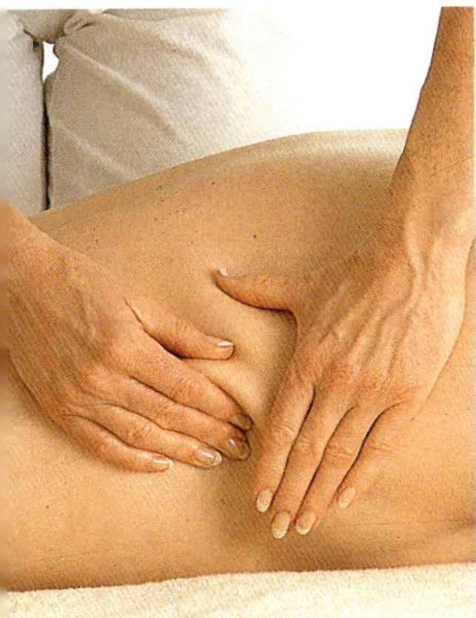

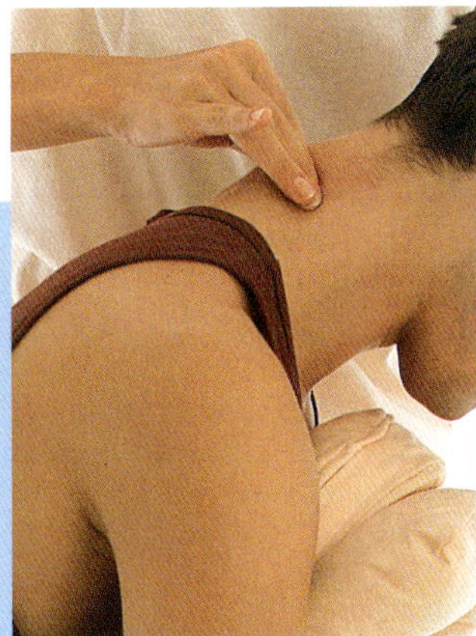

OBEN: Kneten ist eine Form der Petrissage und wird nach der Effleurage eingesetzt.

OBEN: Spannungen im Nacken können mit der Daumendruckmethode behandelt werden.

UNTEN: Effleurage ist die grundlegende Massagetechnik.

UNTEN: Beim beidhändigen Streichen massieren die Hände den Körper nebeneinander.

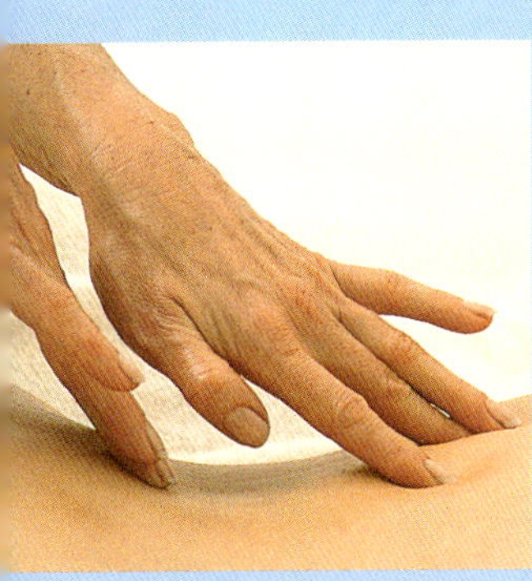

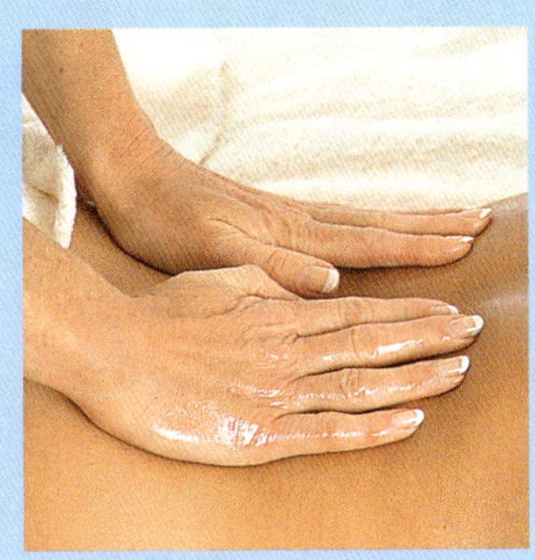

Klopfen: *Die Bewegung erfolgt wie zuvor, aber die Hände werden zu lockeren Fäusten geballt. Die Handgelenke bleiben entspannt, ihre Kanten prallen sanft vom Körper des Partners zurück.*
Wo werden Klopftechniken eingesetzt? *In Bereichen mit viel Muskeln und Fleisch wie Gesäß und Schenkel.*
Was geschieht dabei? *Es stimuliert den Körper, verbessert Kreislauf und Muskeltonus, unterstützt die Behandlung von Cellulitis.*
Problemzonen: *Man soll es nicht an knochigen Bereichen wie dem Schienbein anwenden, wo die Nervenenden dicht unter der Oberfläche liegen, und auch nicht über gequetschten oder angegriffenen Venen.*

Friktion

Die Bewegung wird mit festem oder leichtem Druck ausgeführt. Es ist besonders schön, wenn es an den Füßen angewendet wird. So geht es:
Technik: *Die Hände werden zur losen Faust geballt, der Mittelteil der Finger ruht auf der Haut. Die Finger bewegen sich kreisend.*
Wo wird es eingesetzt? *An Fußsohlen, Handflächen, Schultern und Brust.*
Was geschieht dabei? *Der Blutfluß nimmt in diesem speziellen Körperbereich zu, die Muskelspannung läßt nach.*
Problemzonen: *Nicht angewendet werden soll es am Bauch, in entzündeten Bereichen, bei empfindlicher oder beschädigter Haut, frischem Narbengewebe oder Krampfadern.*

Wie viele Behandlungen sind nötig?

Man kann eine Massage genießen, sooft man will. Erhält man die Massagetherapie aus bestimmten Gründen, hängt die Anzahl von den Beschwerden und der Erholungsfähigkeit des Patienten ab. Man sollte auf eine ausgedehnte Behandlung gefaßt sein.

Bei welchen Beschwerden hilft die Therapie?

Eine Massage ist besonders hilfreich bei streßbezogenen Krankheiten, Schlaflosigkeit, Depressionen und Kreislaufstörungen. Ebenso hilft sie bei schmerzenden und verspannten Muskeln, Arthritis, Rheumatismus und Ischialgie. Auch bei Verdauungsstörungen wie Reizkolon und Verstopfung und beim Auftreten des prämenstruellen Syndroms ist die Massage erfolgreich.

Ist sie sicher?

Massage ist eine erprobte, sanfte und wirkungsvolle Therapie, die für jeden geeignet ist, auch für frühgeborene Babys und Schwangere. Sie kann auch bei geschwächten Kranken im Endstadium angewendet werden, aber nur von qualifizierten Therapeuten. Eine Entspannungsmassage an gesunden Erwachsenen kann dagegen jeder durchführen, der die nötige Fertigkeit hat.

Klinische Studien

Die Erfolge der Massage bei der Behandlung verschiedener Krankheiten wurde in verschiedenen Studien belegt.

1992 wurde eine Studie an 52 Kindern und Jugendlichen durchgeführt, die an Depressionen oder Anpassungsschwierigkeiten litten. Die Gruppe, die fünf Tage lang täglich Rückenmassagen bekam, war weniger depressiv und ängstlich als die Kontrollgruppe, die nur entspannende Videos gesehen hatte. Außerdem schliefen die Kinder nach der Massage besser. (**15**)

30 Operationspatienten nahmen 1990 im St. Mary´s Hospital in London an einer Studie in Verbindung mit Schmerzlinderung und Schlaflosigkeit teil. Die Patienten wurden an Rücken, Gesicht oder Füßen massiert und dann nach physischen und psychologischen Änderungen befragt. Die meisten hatten weniger Schmerzen und Muskelkrämpfe. Auch das allgemeine Wohlbefinden hatte sich gebessert. (**16**)

Bei einer Studie über Brustkrebs erhielten 1986 sechs Patienten neben ihrer Radiotherapie eine Rückenmassage. Nach der Massage waren Streßsymptome wie Schmerzen, Übelkeit, Müdigkeit usw. weit weniger ausgeprägt, die allgemeine Stimmung der Patienten war besser als in der Kontrollgruppe, die nur geruht hatte. Die Frauen fühlten sich weniger verspannt, ausgeruhter und vitaler. (**17**)

1990 wurde eine Studie mit 40 Frühgeborenen durchgeführt. Einige Babys wurden drei Stunden am Tag 15 Minuten stündlich massiert. Nach zehn Tagen hatten die Babys einen durchschnittlichen Gewichtszuwachs von 21 Prozent am Tag und wurden fünf Tage eher entlassen als die Kontrollgruppe. (**18**)
(Klinische Referenzen s. Anleitung zum Gebrauch des Buches)

INFORMATIONEN FÜR DIE WAHL EINES MASSEURS BEFINDEN SICH IM ADRESSENVERZEICHNIS.

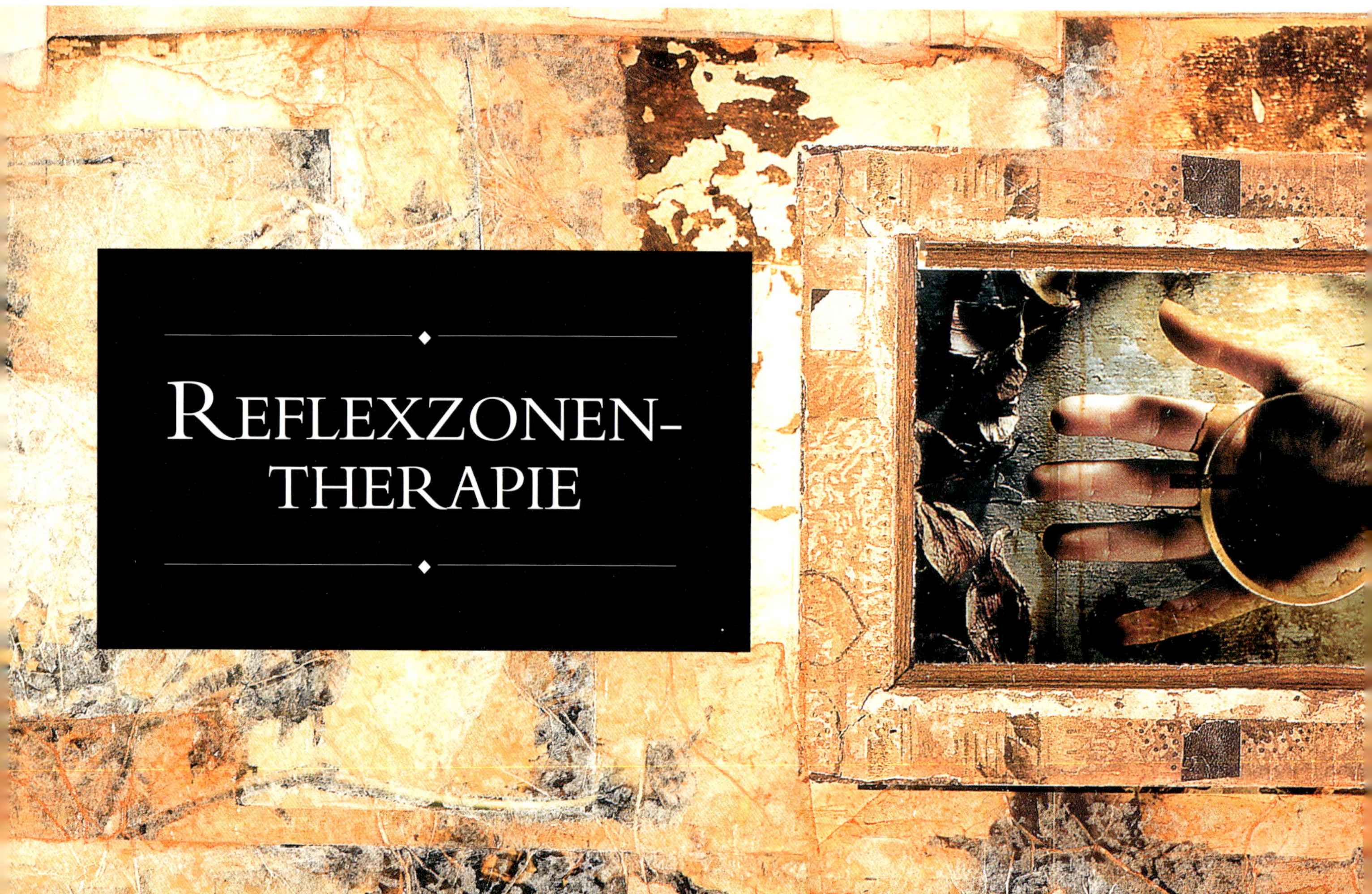

Reflexzonen-Therapie

Die Reflexzonentherapie ist eine Therapie, bei der Druck auf Punkte an den Füßen, manchmal auch an den Händen, ausgeübt wird. Die Therapeuten glauben, daß durch die Bearbeitung eines bestimmten Punktes Energie angeregt werden kann, durch die im zugehörigen Muskel oder Organ eine Reflexreaktion auftritt. Dadurch soll die Heilung gefördert werden. Die Behandlung ist entspannend und kann bei Streß und Verdauungsstörungen helfen.

Viele Menschen müssen erst überzeugt werden, bevor sie die Reflexzonentherapie erstmals ausprobieren, und für viele ist es das letzte Mittel nach zahlreichen gescheiterten Behandlungen. Es ist sicher schwer zu verstehen, wie durch das Drücken eines Punktes am Fuß Zahnschmerzen oder der Juckreiz eines Ekzems nachlassen. Die Ergebnisse können jedoch so beeindruckend sein, daß sich viele Menschen regelmäßig behandeln lassen, um Krankheiten zu überwinden, gesund zu bleiben oder sich einfach zu entspannen. Studien in Großbritannien zeigten, daß Schwangere, die zehn Reflexologie-Behandlungen hatten, nur halb so lange in den Wehen lagen, wie medizinische Bücher als Durchschnitt bezeichnen. Die Reflexzonentherapie hilft gegen so verschiedene Krankheiten wie Asthma und Depressionen und lindert Nebenwirkungen einer Krebsbehandlung. Andere empfinden sie als eine beruhigende Form der Streßminderung.

Die Reflexzonentherapie wird gewöhnlich von qualifizierten, aber nichtmedizinischen Therapeuten ausgeübt. Aber die Nachfrage nach der Therapie ist so groß und ihr Erfolg so beeindruckend, daß sich einige Mediziner ebenfalls in Reflexzonentherapie ausbilden lassen. Wie die meisten ergänzenden Heilweisen ist Reflexzonentherapie keine neue Therapie. Die Wurzeln liegen bei den frühen Zivilisationen in Ägypten, Indien und China, aber auch bei afrikanischen Stämmen und amerikanischen Indianern. Im frühen 20. Jahrhundert begann Dr. William Fitzgerald, ein Hals-Nasen-Ohrenspezialist am Boston General Hospital, sich für Zonentherapie zu interessieren, die die Grundlagen für die Reflexzonentherapie lieferte. Bei der Zonentherapie ist der Körper in zehn vertikale Zonen aufgeteilt, von den Zehenspitzen bis zum Kopf und von dort zurück in die Fingerspitzen, wobei alle Körperteile innerhalb einer Zone in Verbindung stehen. Als er Druck auf einen Teil des Körpers ausübte, entdeckte Fitzgerald, daß dadurch Schmerzen in anderen Bereichen innerhalb derselben Zone gelindert werden konnten.

Man nimmt an, daß Fitzgerald die Zonentherapie während eines Europaaufenthalts kennenlernte, da er nach seiner Rückkehr in die Vereinigten Staaten begann, seine Patienten dieser Therapie zu unterziehen. Er übte Druck auf ihre Füße und Hände aus, um Schmerzen in anderen Körperbereichen zu lindern. Sein Wissen teilte er mit einem Kollegen, Dr. Joe Riley.

Durch Riley erfuhr die Physiotherapeutin Eunice Ingham von der Zonentherapie. Sie war davon fasziniert und begann sie erfolgreich an ihren Patienten anzuwenden. Ingham entwickelte daraufhin die Zonentherapie zur Reflexzonentherapie weiter. Sie entwarf die Reflexzonen der Füße als Karten, wie sie heute noch verwendet werden. Sie entdeckte auch, daß der Druck auf die Reflexpunkte viel mehr bewirken kann als nur die Linderung von Schmerzen. Durch Doreen Bayly, eine Schülerin von Ingham, gelangte die Reflexzonentherapie 1966 nach Großbritannien.

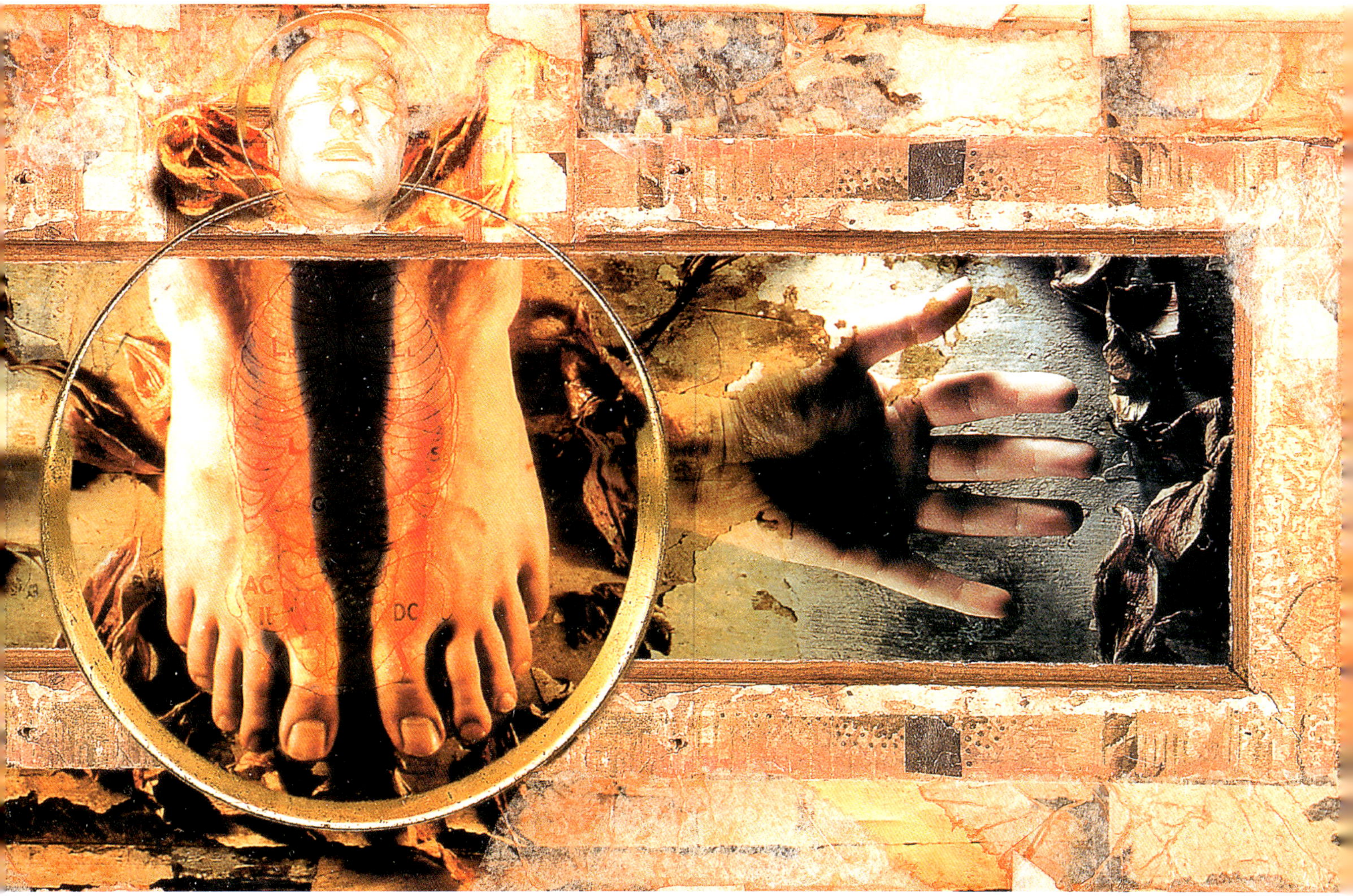

Was ist Reflexzonentherapie?

Reflexzonentherapie bedeutet, Druck auf Punkte an Füßen und Händen, in der Regel an den Füßen, auszuüben, um das körpereigene Heilsystem anzuregen. Der Name »Reflexzonentherapie« leitet sich vermutlich von der Vorstellung ab, Teile des Körpers würden an Füßen und Händen reflektiert, oder von Reflexhandlungen. Eine Reflexhandlung tritt in einem Muskel oder Organ auf, wenn sie durch Energie von einem Reizpunkt im Körper aktiviert wurde. In der Reflexzonentherapie befindet sich der Reizpunkt an der Hand oder am Fuß, und der Druck auf diese Reflexpunkte soll das physische und mentale Befinden verbessern. Je nach den gewählten Punkten können die Therapeuten Spannungen lockern, Entzündungen reduzieren, den Kreislauf verbessern und den Körper anregen, Körpergifte auszuscheiden. Die Reflexzonentherapie ist eine sichere und wirkungsvolle Behandlungsmethode, die angewendet wird, um den Körper zur Selbstheilung anzuregen. Der Körper wird bearbeitet und damit die Heilung auf physischer, mentaler und emotionaler Ebene stimuliert. Die Selbstheilungskräfte des Körpers werden angeregt, den Gleichgewichtspunkt oder die »Homöostase« zu finden.

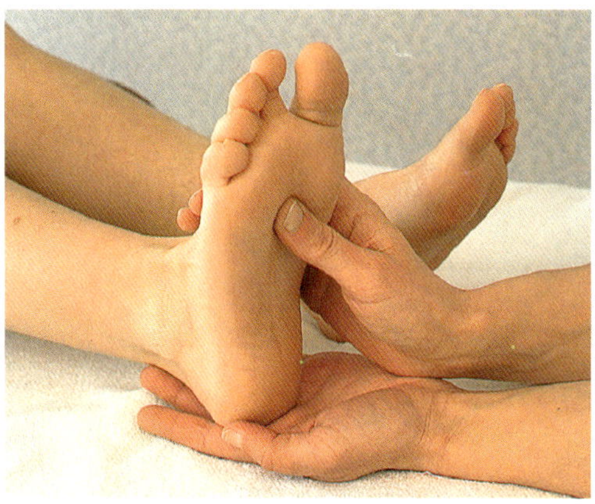

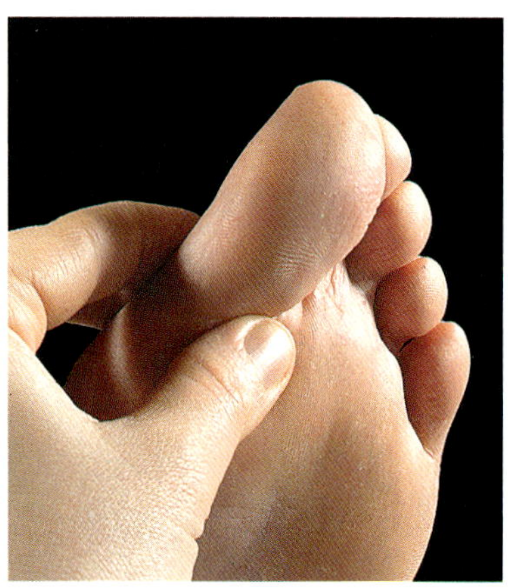

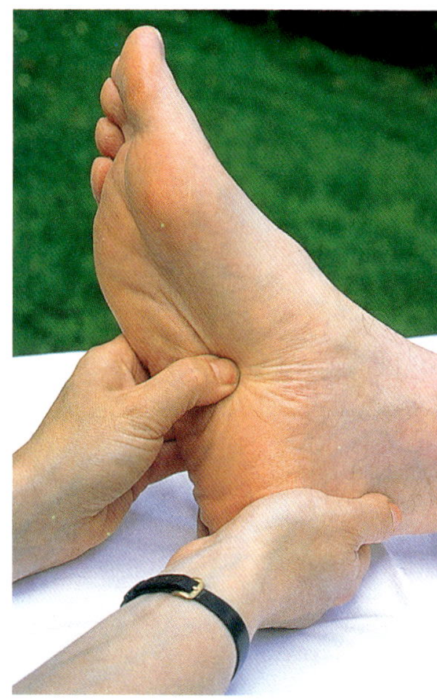

GANZ LINKS, UNTEN LINKS UND LINKS: *Bei einer Reflexzonenhandlung übt der Therapeut vor allem mit den Daumen, manchmal auch mit den Fingern Druck auf verschiedene Punkte aus. Bei Störungen fühlt sich die Reflexzone starr an, der Patient hat Schmerzen. Der Therapeut bearbeitet den Punkt sanft, bis die Blockade gelöst ist.*

Wie wirkt die Therapie?

Niemand weiß genau, wie die Reflexzonentherapie funktioniert, abgesehen davon, daß Nervenendigungen an den Füßen stimuliert werden. Sie wurde als elektrische oder elektrochemische Energie erklärt, die in den Kanälen eines vegetativen Reflexsystems fließt und mit dem vegetativen Nervensystem zusammenarbeitet.

Im gesunden Körper sendet und empfängt das Gehirn ständig Meldungen über das Netz des Nervensystems. Eine reibungslose Kommunikation ist nötig für eine gute Gesundheit. Manchmal sind aber die Wege blockiert. Hier kann die Reflexzonentherapie eingreifen und Blockaden lösen, indem sie das vegetative Reflexsystem stimuliert, so daß die Kommunikationswege offen und Körper, Geist und Seele gesund bleiben.

Es gibt über 70.000 Nervenendigungen an jeder Fußsohle, die nach einer Stimulation Mitteilungen über das Netz des vegetativen Nervensystems in alle Bereiche des Körpers senden können. Druck auf die Nervenendigungen beeinflußt die Körpersysteme einschließlich Kreislauf und Lymphsystem. Verbesserungen in Kreislauf und Lymphsystem steigern die Körperfunktion, da Nährstoffe und Sauerstoff schneller durch den Körper transportiert und Toxine leichter ausgeschieden werden können. Aufgrund dieser Reflexe kann die Reflexzonentherapie die Körperenergien zur Verbesserung des allgemeinen Wohlbefindens stimulieren und wirkungsvoll Stauungen beseitigen. Durch die Zonen haben die Reflexzonentherapeuten Zugang zu dieser Energie.

Der Körper ist in zehn vertikale Zonen oder Kanäle geteilt, fünf auf der linken, fünf auf der rechten Seite. Jede Zone verläuft vom Kopf hinunter zu den Reflexbereichen in Händen und Füßen und von vorn durch den Körper zum Rücken. Alle Körperteile innerhalb einer jeden Zone sind durch Nervenbahnen verbunden und werden in der entsprechenden Reflexzone an Händen und Füßen widergespiegelt. Wird Druck auf einen bestimmten Punkt ausgeübt, der als Reflexpunkt oder -bereich bekannt ist, kann der Therapeut die Energie in der betreffenden Zone stimulieren oder ins Gleichgewicht bringen. Die linke Niere zum Beispiel, die sich in Zone zwei auf der linken Seite des Körpers befindet, wird in Zone zwei am linken Fuß reflektiert. Tritt in einer Zone eine Energieblockade auf, können mehrere Körperteile davon beeinflußt und auch mehr als nur ein Symptom einer Krankheit verursacht werden. Jemand mit einem Problem an der linken Niere zum Beispiel kann Beschwerden am linken Auge haben, da Augen und Nieren über die Energie in Zone zwei verbunden sind.

Die Therapie strengt den Patienten nicht an, sie aktiviert die Selbstheilungskräfte des Körpers.

Reflexzonentherapeuten machen auch vom Prinzip der Kreuzreflexe Gebrauch. Danach korrespondieren Teile des oberen Körpers mit Bereichen des unteren Körpers und können als Ersatz zur Behandlung herangezogen werden. Einen solchen Kreuzreflex gibt es beispielsweise zwischen rechtem Arm und rechtem Bein, rechter Schulter und rechter Hüfte, rechter Hand und rechtem Fuß. Die Kreuzreflexe sind hilfreich, wenn der Körperbereich, der die Behandlung braucht, unzugänglich ist. An der ausgerenkten linken Schulter zum Beispiel kann die direkte Behandlung zu schmerzhaft sein, die Schmerzlinderung kann daher indirekt über den Kreuzreflex, in diesem Fall die linke Hüfte, erreicht werden.

Die Füße als Spiegel des Körpers

Es ist manchmal leichter, sich die Reflexzonen an den Füßen vorzustellen, wenn man bedenkt, wie sich die Gestalt der Füße auf die Gestalt des Körpers bezieht.

Reflexzonentherapie ist wie die Ohrakupunktur (s. S. 20–21) eine Art Holographie, das heißt, kleine Teile des Körpers werden zur Behandlung des Ganzen herangezogen. Der Körper spiegelt sich angeblich in der Gestalt der Füße wider: Legt man sich nieder und hält die Füße zusammen, die Fersen am Boden, die Zehen zur Decke gerichtet, so zeichnen die Umrisse der Füße die Konturen des Körpers nach. Organe und Körperteile erscheinen in den Reflexzonen der Füße in derselben Position wie im Körper. Man kann sich einen Miniaturkörper vorstellen, der über die Fußsohlen gelegt wird, wobei jeder Fuß eine Körperhälfte darstellt. Es paßt folgendermaßen zusammen:

Reflexzonentherapie für häufige Beschwerden

Zur Selbstbehandlung setzt man sich, mit dem nackten rechten Fuß auf dem linken Bein. Man hält den Fuß mit der linken Hand und bearbeitet ihn mit der rechten. Dann Wechsel zum linken Fuß. Daumenwandern (s. Wie eine Behandlung ausgeführt wird, S. 64) wird mindestens dreimal wiederholt, wer einen Punkt drückt, hält ihn ca. 30 Sekunden. Jede Behandlung beginnt mit der Bearbeitung des ganzen Fußes (s. Karte auf S. 65). Diese Punkte sind wichtig:

Ängstlichkeit: *Zuerst streicht man über den ganzen Fuß. Dann den Daumenballen auf Solarplexus, Niere und Nebennierenreflexe drücken. Man dreht den Daumen, um ihn tief in den Reflexbereich einzuarbeiten. Macht sich Ängstlichkeit z. B. im Magen bemerkbar, bearbeitet man auch diesen Bereich. Zum Schluß streicht man wieder über den ganzen Fuß.*
Rückenschmerzen: *Man beginnt mit dem Daumenwandern über den Schulterbereich und arbeitet sich dann die Wirbelsäule hinunter zur Ferse. Dies geschieht viermal an jedem Fuß, dabei konzentriert man sich auf schmerzende Bereiche.*
Erkältungen: *Man arbeitet im Kopfbereich. Mit dem Daumen werden betroffene Gebiete wie Nase, Kehle und Brust bearbeitet, zusätzlich auch die Hypophyse, wenn man Fieber hat.*
Kopfschmerzen: *Beide Füße werden bearbeitet, der rechte zuerst. Der Daumen wandert über Kopf- und Nackenbereich, geht zum Dünndarm und dann an der Wirbelsäule entlang.*
Verdauungsstörungen: *Unter den Zehen beginnen, an beiden Füßen den Daumen in Magen, Darm, Zwerchfell und Solarplexus drücken.*
Menstruationsbeschwerden: *Beide Füße werden ganz bearbeitet, besonders endokrine Drüsen (Hypophyse, Schilddrüse und Nebennierendrüse). Man endet mit Druck auf den Solarplexus beider Füße. Der Daumen wandert über Eierstöcke, Gebärmutter und Eileiter. Die Eierstöcke befinden sich an der Fußaußenseite zwischen Knöchel und Rückseite der Ferse, die Zone für die Gebärmutter an derselben Stelle innen am Fuß, die Eileiter von unterhalb des Knöchels über die Fußspitze.*

Achtung: *Diese Empfehlungen sind nur für akute Beschwerden gedacht. Bleiben die Symptome bestehen, muß ein qualifizierter Therapeut und/oder Arzt aufgesucht werden.*

- *Die Zehen korrespondieren mit Zonen in Kopf und Nacken, wie Gehirn, Augen, Nase, Zähne und so weiter.*
- *Die Fußballen reflektieren Lungen, Brust und Schultern.*
- *Der Abschnitt vom Fußballen bis zur Mitte des Fußgewölbes stellt den Bereich von Zwerchfell bis Taille dar.*
- *Die Sektion von der Mitte des Fußgewölbes bis zum Beginn der Ferse bezieht sich auf Taille und Beckenbereich.*
- *Die Fersen stehen mit dem linken und rechten Beckenbereich und dem Ischiasnerv in Verbindung.*
- *Die innere Krümmung jedes Fußes spiegelt die Krümmung der Wirbelsäule wider.*
- *Die Fußaußenseiten beziehen sich auf Arme, Schultern, Hüften, Beine, Knie und unteren Rücken.*
- *Die Fußknöchel zeigen Becken und Fortpflanzungsorgane.*

Was geschieht bei einer Beratung?

Die Behandlungsräume des Therapeuten sollten warm und gemütlich sein, mit angenehmer Musik im Hintergrund. Art und Dauer der Behandlung sind verschieden. Das erste Treffen dauert gewöhnlich etwa 90 Minuten, die folgenden 30 bis 60 Minuten. Der Therapeut befragt den Patienten über folgendes:

- *Er möchte Einzelheiten über die medizinische Geschichte des Patienten wissen, einschließlich aller Krankheiten, Verletzungen und Operationen in der Kindheit.*
- *Er muß wissen, ob der Patient zur Zeit bei einem Arzt in Behandlung ist oder Medikamente gegen eine Krankheit oder chronische Beschwerden erhält.*
- *Der Reflexzonentherapeut will auch wissen, wie man über sich*
- *und sein Leben denkt. Er fragt nach Arbeit und Freizeitaktivitäten, Ernährung und Lebensstil.*

Zur Behandlung muß sich der Patient in einen Lehnstuhl setzen oder auf eine Couch legen. Er wird gebeten, Schuhe und Socken auszuziehen, dann wischt der Therapeut die Füße mit in Hamamelis getränkter Baumwolle ab. Anschließend gibt er zur Erleichterung der Behandlung Talkumpuder oder Creme auf die Füße. Reflexzonentherapeuten sagen oft, die Füße würden die Geschichte des Körpers erzählen, daher ist es möglich, daß der Praktiker vergangene Gesundheitsprobleme aufgreift.

In der Regel beginnt und beendet der Therapeut die Behandlung mit Entspannungstechniken, um das Zwerchfell zu entspannen, die Knöchel zu lockern und die Gelenke zu lösen. Zuerst wird der ganze Fuß bearbeitet, danach besonders die Problemzonen. Schmerzen oder Empfindlichkeit in einem bestimmten Bereich sind Anzeichen für eine Blockade oder Imbalance im zugehörigen Organ oder Körperteil, und diese Blockade muß beseitigt werden, um den Heilungsprozeß in Gang zu setzen. Der Therapeut behandelt diese Bereiche deshalb besonders intensiv. Blockierte Energie zeigt sich oft in Form kristalliner Ablagerungen unter der Haut, die sich wie Zuckerkörner anfühlen, oder die Reflexzonen sind verhärtet oder auffallend weich.

Für die meisten Menschen ist die Behandlung eher entspannend als schmerzhaft. Häufig ist ein Prickeln auf Armen und Händen zu spüren. Dies ist ein gutes Zeichen, da es auf zunehmende Zirkulation hinweist. Die Behandlung kann 30 bis 60 Minuten in Anspruch nehmen. Der Patient kann sich anschließend müde oder vollkommen erfrischt fühlen. Das Treffen endet gewöhnlich mit der Vereinbarung eines weiteren Termins eine Woche später. Manchmal scheinen die Symptome schlimmer zu werden, bevor eine Besserung eintritt. Dies kann geschehen, wenn man mit einer Infektion kämpft oder Schmerzen überwinden muß.

Wie viele Behandlungen sind nötig?

Die Anzahl der benötigten Behandlungen hängt von Art und Dauer der Beschwerden ab und ob sie mit Medikamenten unterdrückt worden sind.

Wie eine Behandlung ausgeführt wird

Reflexzonentherapeuten bearbeiten Reflexzonen an den Füßen, um Blockaden zu lösen und die Heilung anzuregen. Dazu verwenden sie verschiedene Techniken; in der Regel benutzen sie den Daumen, gelegentlich auch den Zeigefinger. Die Reflexpunkte sind klein, daher müssen die Bewegungen kurz und kontrolliert sein. Der Druck ist unterschiedlich, meist »fest«, nicht hart oder schmerzhaft. Daumen oder Finger sind leicht gekrümmt, dann bearbeitet man den Punkt mit der flachen Fingerkuppe, damit sich die Nägel nicht hineingraben. Man bewegt Daumen oder Finger immer nach vorn und unterstützt den Fuß mit der anderen Hand. Hier einige der üblichsten Techniken:

Daumenwandern: *Die üblichste westliche Methode. Sie wird mit der Daumenkuppe ausgeführt. Man krümmt den Daumen, greift mit den anderen Fingern um den Fuß, den man gerade bearbeitet. Nun drückt man den Daumen auf den Reflexpunkt, der bearbeitet werden soll. Dann verringert man den Druck etwas, gleitet mit dem Daumen entlang wie eine Raupe, stoppt und drückt wieder. Die Bewegungen sollen langsam und rhythmisch sein. (Das ist für den ganzen Fuß gut.)*
Fingerwandern: *Es ist dem Daumenwandern ähnlich, wird aber mit der Seite des Zeigefingers ausgeübt; der Daumen und die anderen drei Finger dienen der Unterstützung. (Vor allem für knochige Bereiche wie Knöchel und Fußspitze.)*
Rotieren: *Die linke Hand unterstützt den Fuß, der rechte Daumen drückt auf den Reflexpunkt. Man drückt und dreht den Daumen in den Punkt, die übrigen Finger unterstützen die andere Seite des Fußes. (Günstig bei empfindlichen Reflexen.)*
Biegen: *Man hält die Zehen mit der linken Hand und drückt mit dem rechten Daumen auf den gewünschten Punkt. Dann biegt man den Fuß sanft rückwärts und vorwärts, so daß der Daumen den Punkt rhythmisch drückt und wieder losläßt. (Dies ist gut für den Bereich des Solarplexus.)*

Bei welchen Beschwerden hilft die Therapie?

Die Reflexzonentherapie ist für Menschen jeden Alters geeignet. Sie hilft bei vielen Krankheiten, wie Verdauungsstörungen, Zyklusunregelmäßigkeiten, Streß und Müdigkeit, Schmerzen und entzündlichen Hautkrankheiten wie Ekzemen. Studien zeigten beeindruckende Ergebnisse, wenn die Reflexzonentherapie als Hilfe während der Schwangerschaft oder bei häufig auftretenden Kinderkrankheiten eingesetzt wurde.

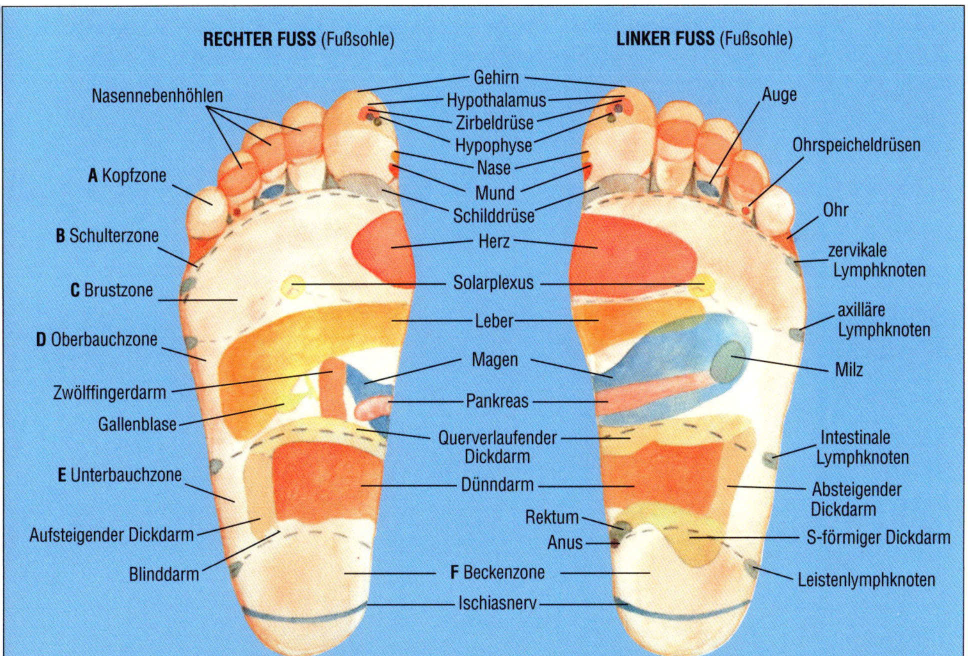

Fußreflexzonenkarte mit freundlicher Genehmigung von Fara Begum-Baig, Copyright 1992

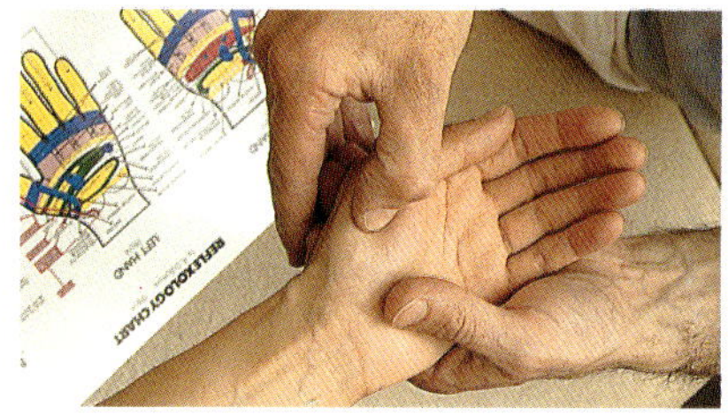

OBEN: Auch die Hand kann zur Reflexzonenbehandlung eingesetzt werden, der Therapeut gebraucht sie aber nur gelegentlich.

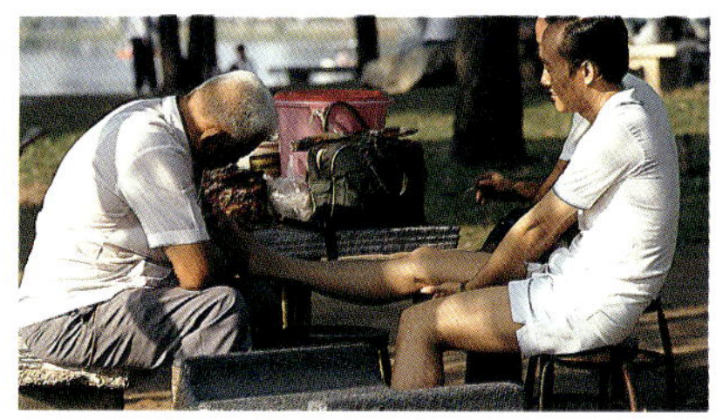

OBEN: In Bangkok, Thailand, erhalten die Menschen eine Therapie auf der Straße.

Ist sie sicher?

Von einem qualifizierten Therapeuten ausgeübt, ist die Reflexzonentherapie für jeden sicher. In der Schwangerschaft kann sie Rückenschmerzen, Übelkeit und Sodbrennen lindern. Wer sich in einem frühen Stadium der Schwangerschaft befindet, sollte es dem Therapeuten sagen, damit die Behandlung den Bedürfnissen angepaßt werden kann. Auch für Kinder ist eine kurze Behandlung gut; für die Füße der Kinder genügt ein sanftes Streicheln.

Bei kleineren Beschwerden ist auch die Selbstbehandlung sicher, sie ist jedoch nicht zu empfehlen für Schwangere, Diabetiker, Epileptiker oder Personen, die wegen einer ernsten Erkrankung Medikamente erhalten. Wer in ärztlicher Behandlung ist, sollte Arzt und Therapeuten informieren.

Klinische Studien

In zahlreichen klinischen Studien hat sich die Reflexzonentherapie bei Berufs- und anderen Krankheiten als wirkungsvolle Behandlungsmethode erwiesen.

In der Zeit von 1990 bis 1993 wurde die Therapie an 235 Postangestellten in Odense, Dänemark, angewendet, die acht bis zehn halbstündige Behandlungen pro Woche bekamen. Der Therapeut behandelte Überarbeitungssymptome wie Nacken- und Rückenverspannungen, Kopfschmerzen, Nebenhöhlenentzündungen, Ischialgie und gastrointestinale Beschwerden. 73 Prozent der Patienten berichteten von guten Fortschritten, bei 25 Prozent trat Besserung ein, zwei Prozent bemerkten keinen Unterschied. Ein Ergonomie-Trainer unterrichtete zusätzlich in der Technik richtigen Hebens. Beide Maßnahmen reduzierten die Krankheitstage pro Arbeitnehmer von 11,4 auf 8,5 jährlich. (**19**)

In einer Londoner Studie erhielten 1995 37 Schwangere zehn Reflexzonenbehandlungen zur Unterstützung der Geburt mindestens 20 Wochen während der Schwangerschaft. Bei dieser Gruppe dauerten die ersten Wehen durchschnittlich nur fünf Stunden (normal sind 16 bis 24 Stunden), der zweite Schub 16 Minuten (normalerweise ein bis zwei Stunden). Lediglich 2,5 Prozent der Frauen brauchten eine Epiduralanästhesie (verglichen mit einem Durchschnitt von 20 Prozent) und nur 5,4 Prozent einen Kaiserschnitt (normalerweise 13 Prozent). (**20**)

1993 erhielten in einer Studie 35 Frauen, die an prämenstruellem Syndrom litten, die Reflexzonentherapie an Ohr, Hand oder Fuß oder eine Placebobehandlung (Scheinreflexzonen, die zu fest oder zu leicht bearbeitet wurden). Jede Frau führte zwei Monate ein Tagebuch vor, während und nach den Behandlungen. Bei den mit Reflexzonentherapie behandelten Frauen reduzierten sich die Symptome um etwa 63 Prozent, bei der Placebogruppe um 25 Prozent. (**21**)

(Klinische Referenzen s. Anleitung zum Gebrauch des Buches)

INFORMATIONEN ÜBER DIE WAHL EINES REFLEXOLOGEN BEFINDEN SICH IM ADRESSENVERZEICHNIS.

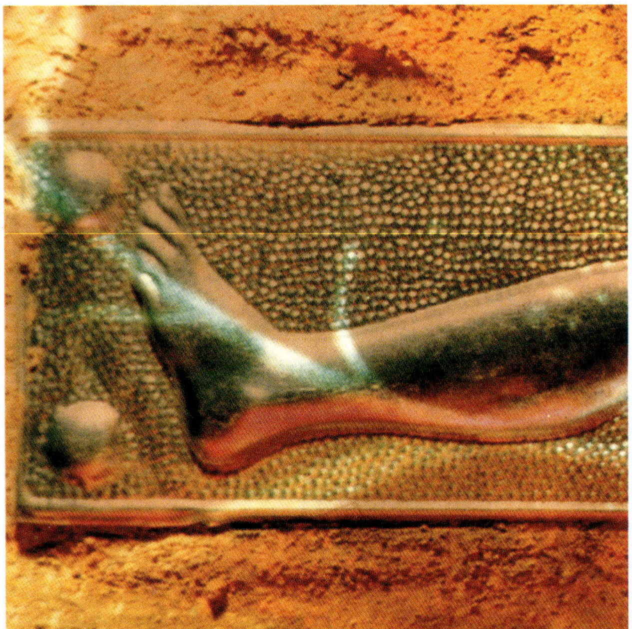

METAMORPHISCHE METHODE

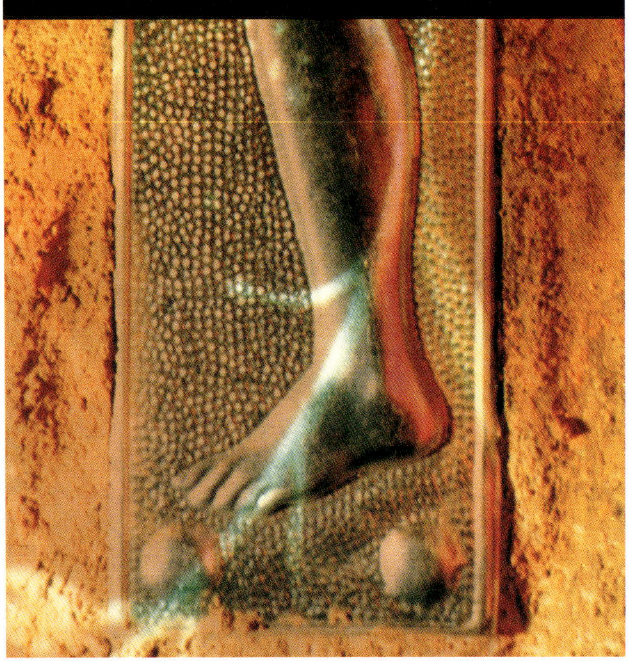

DIE METAMORPHISCHE METHODE ist eine unbekanntere alternative Therapie. Ihre Anhänger glauben, unsere Füße repräsentierten unser ganzes Sein: Sie halten uns mit der Erde in Verbindung, tragen unser Gewicht und verkörpern die Bewegung, die wesentliche Eigenschaft des Lebens. Bewegung ermöglicht Veränderung und Entwicklung. Sie wird als Auslöser der Evolution betrachtet und ist daher von grundlegenderer Bedeutung als die Intelligenz.

Der britische Naturheilkundler und Reflexzonentherapeut Robert St. John, der die Metamorphische Methode entwickelte, nannte sie ursprünglich »pränatale Therapie«. St. John zog die Reflexzonentherapie zur Behandlung geistig behinderter Kinder heran, stellte aber fest, daß sie nicht im erhofften Umfang half. Er entdeckte, daß viele Beschwerden, die durch Bearbeitung spezieller Reflexpunkte an der Fußsohle gelindert wurden, auch erleichtert wurden, wenn er nur entlang der Wirbelsäulenreflexzone arbeitete (entlang der inneren Krümmung des Fußes von der großen Zehe bis zur Ferse). Er bemerkte bei der Stimulation dieser Reflexzonen psychische Veränderungen an den Kindern und folgerte, man könne so grundlegendere Veränderungen bewirken als nur eine Besserung der Gesundheit. Ferner glaubte er, die Methode könne Lebensgewohnheiten ändern, außerdem Persönlichkeit, Verhalten und Gesundheit, die während der Entwicklung im Mutterleib angelegt wurden. Seine Theorie erhielt Unterstützung, als er die Technik an einem Baby mit Down-Syndrom anwandte und das Kind nach einem Jahr geheilt wurde. Therapeuten berichten immer noch von besonderen Erfolgen beim Down-Syndrom und autistischen Kindern, aber die Wirkung insgesamt ist eher gering.

Was ist die Metamorphische Methode?

Metamorphische Methode bedeutet Umwandlung. Die Methode ist deshalb auch keine Therapie oder Behandlung, sondern eine Art Auslöser, der die Lebenskraft anregt. So wie eine Raupe sich in einen Schmetterling verwandelt, können auch wir uns verändern. Zwar ist unsere körperliche Entwicklung beschränkt, nicht aber das Potential für spirituelle und emotionale Entwicklung. Aufgabe metamorphischer Praktiker ist es, diese Lebenskraft zu wecken, so daß wir unser volles Potential ausschöpfen können.

Wie wirkt die Therapie?

Die Praktiker glauben, das Leben beginne nicht mit der Geburt, sondern bereits mit der Empfängnis. In der Zeit im Mutterleib etablieren sich physische und emotionale Muster und das Verhalten. Die Gedanken unserer Eltern, ihre Handlungen, Ernährung und die Umwelt tragen zu diesem Muster bei. Indem sie entsprechende Punkte bearbeiten, können die Praktiker angeblich die Struktur dieses Musters ändern. Wie die Reflexzonen-

DIE METAMORPHISCHE METHODE ist eine Form von Fußmanipulation, die innere Energie in Bewegung setzt, damit wir unsere volle Leistungsfähigkeit erreichen. Sie ist hilfreich für Menschen mit Beziehungsproblemen, chronischer Erkrankung oder geistiger Behinderung.

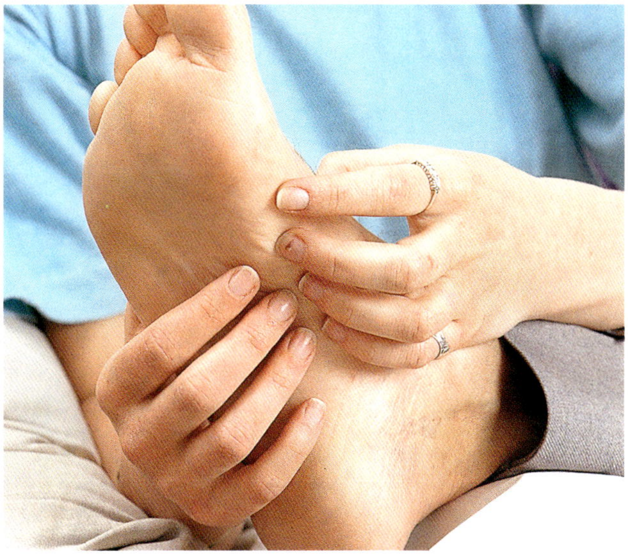

OBEN: *Bei der metamorphischen Methode wird im Gegensatz zur Reflexzonentherapie nur die Wirbelsäulenreflexzone bearbeitet.*

therapie arbeitet die Methode an Reflexpunkten an Füßen, Händen und Kopf. Die Füße sind am wichtigsten, da sie Bewegung ausdrücken. Die Bearbeitung der Hände und des Kopfes ist sekundär, aber notwendig, da die Hände das Handeln ausdrücken und der Kopf das Denken; beide verhindern eine übereilte Veränderung. Anders als Reflexzonentherapeuten konzentriert sich der Praktiker nicht auf blockierte oder schmerzhafte Bereiche; er erkennt einfach ihre Existenz an. Es ist nämlich nicht seine Aufgabe zu entscheiden, was geheilt werden soll, sondern er will die Lebenskraft des Patienten stimulieren, die Heilung bewirkt, wo sie benötigt wird. Deshalb wollen die Praktiker lieber »Katalysatoren« genannt werden als »Therapeuten«.

Die Aufgabe des Praktikers besteht darin, unsere Lebenskraft zu wecken, um uns geistig oder emotional weiterzubringen.

Hauptsächlich werden die Wirbelsäulenreflexzone des Fußes, die korrespondierenden Reflexe an den Daumen beider Hände und am Zentrum und der Basis des Schädels stimuliert. Verschiedene Punkte in diesen Reflexzonen beziehen sich auf Stadien vor der Geburt. Das in diesem Stadium festgelegte emotionale und physische Muster hat Einfluß darauf, wie wir heute sind. An jedem Fuß zum Beispiel befinden sich nach St. John die Mutter- und Vaterprinzipien. Der Mutterpunkt liegt an der Ferse. Er bezieht sich auf die Geburt, die Beziehung des Patienten zu seiner Mutter und mütterliche Eigenschaften des Patienten. Der Punkt am Grundgelenk des großen Zehs ist mit dem Vaterprinzip verbunden und bezieht sich auf die Empfängnis, den Vater, die Autoritätsperson im Leben des Patienten, innere Autorität oder väterliche Eigenschaften des Patienten. Zwischen dem Vater- und Mutterpunkt liegen 38 weitere Punkte; zusammen beziehen sie sich auf 40 Wochen im Mutterleib.

Bis jetzt gibt es keinen wissenschaftlichen Beweis, wie oder ob eine Bearbeitung dieser Reflexe wirkt. Viele Ärzte und Therapeuten halten die Technik für zu esoterisch, um sie akzeptieren zu können, andere sind von den Ergebnissen beeindruckt, auch wenn sie nicht wissen, wie die Methode funktioniert.

Was geschieht bei einer Beratung?

Anders als bei anderen Therapien erfragt der Praktiker keine Fallgeschichte. Der Patient setzt oder legt sich hin, zieht Schuhe und Socken aus und legt den Fuß auf den Schoß des Praktikers. Dieser sitzt wahrscheinlich nicht gegenüber, sondern leicht seitlich, da er unbeteiligt bleiben will; schließlich versteht er sich als Katalysator, nicht als Therapeut. Dann bearbeitet er die Füße mit leichten, kreisenden Bewegungen. Er konzentriert sich dabei auf die Wirbelsäulenreflexzonen an den Fußinnenseiten. Nach etwa 20 Minuten geht er zu den Händen über und arbeitet sich von der Außenseite des Daumens zum Handgelenk vor. Zuletzt berührt er den Kopf, die Mitte und die Basis des Schädels und die Seiten bis zu den Ohren. Das dauert etwa zehn Minuten.

Einige Menschen behaupten, die Behandlung rufe in ihnen Szenen ihres Lebens oder gar pränatale Erfahrungen wach, für viele ist sie einfach nur angenehm. Eventuell schlägt der Praktiker ein weiteres Treffen in einer Woche vor, oder er wartet ab, ob der Patient eine weitere Behandlung will. Gute Praktiker drängen den Patienten nicht, da er dem Grundgedanken dieser Methode zufolge von der eigenen Lebenskraft geleitet werden soll und nicht von äußeren Einflüssen.

Wie viele Behandlungen sind nötig?

Es gibt keinen festen Behandlungszeitraum. Die meisten Menschen haben wöchentliche Treffen, bis sie spüren, daß sie allein klarkommen, andere erhalten gelegentliche Behandlungen.

Bei welchen Beschwerden hilft die Therapie?

Die Technik will nicht heilen, sie will Menschen helfen, ihr Potential zu erkennen und mit chronischer Krankheit oder Unfähigkeit und lang dauernder psychischer Erkrankung oder geistiger Behinderung fertig zu werden. Sie ist auch für Menschen nützlich, denen es schwerfällt, sich von Beziehungen oder destruktiven Umständen zu lösen. Den Praktikern zufolge hilft sie auch Kindern mit Lernschwierigkeiten, Down-Syndrom und Autismus.

Ist sie sicher?

Die Technik ist leicht erlernbar und kann von jedem Menschen angewendet werden. Viele Therapeuten unterrichten den Patienten darin, damit er sie auch an Familienmitgliedern ausüben kann. Die Methode kann auch bei Schwangeren und sogar in den Wehen eingesetzt werden, auch Neugeborenen soll sie guttun.

INFORMATIONEN ÜBER DIE WAHL EINES METAMORPHISCHEN PRAKTIKERS BEFINDEN SICH IM ADRESSENVERZEICHNIS.

AROMATHERAPIE

Die Aromatherapie stösst in Deutschland auf wachsendes Interesse. In Großbritannien wird sie bereits zu Hause, in Therapieräumen, Kliniken und Schönheitssalons eingesetzt. In Aromatherapie ausgebildete Krankenschwestern verwenden dort ätherische Öle in Krankenhäusern zur Schmerzlinderung bei Frauen in den Wehen. Außerdem werden ätherische Öle in Großbritannien bei Krebspatienten, die unter den Nebenwirkungen der Chemotherapie leiden, und auch zur Rehabilitation von Herzpatienten eingesetzt. In wissenschaftlichen Untersuchungen wurde die Wirksamkeit dieser jahrhundertealten Behandlungsweise geprüft. Inzwischen wird sie von Medizinern als ergänzende Therapie zur herkömmlichen Behandlung akzeptiert. Auch die Industrie will von den Vorzügen der ätherischen Öle profitieren. In Japan bauen Ingenieure Aromasysteme in neue Gebäude ein. In einer japanischen Bank zum Beispiel werden Lavendel- und Rosmarindüfte in den Kundenbereich geblasen, um wartende Kunden zu beruhigen, während die stimulierenden Düfte von Zitrone und Eukalyptus die Belegschaft hinter dem Schalter munter halten sollen.

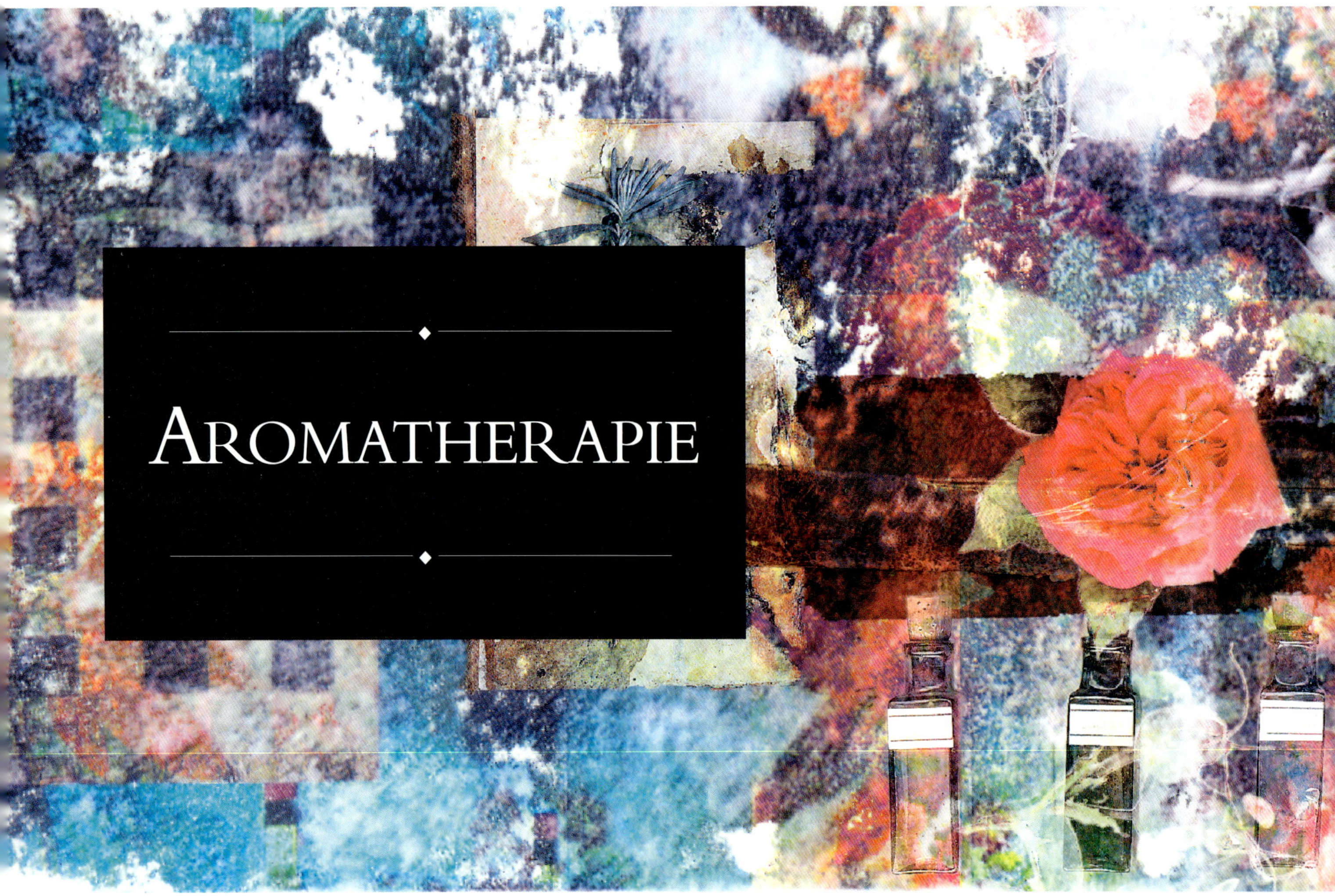

Die Aromatherapie verwendet angenehm duftende ätherische Öle, um Spannungen zu verringern und die allgemeine Gesundheit und das Wohlbefinden des Menschen zu fördern. Sie können als Teil einer Massage, als Dampfinhalation, in Bädern oder in Zerstäubern und Duftlampen eingesetzt werden, um beruhigende oder belebende Düfte freizusetzen.

In China und Indien sind aromatische Essenzen seit langem bekannt, und schon Griechen, Römer und die alten Ägypter verwendeten Aromaöle. Vor fast 6000 Jahren empfahl der ägyptische Arzt Imhotep, der Gott der Medizin und Heilkunst, Duftöle zum Baden und Massieren. Dies empfahl auch Hippokrates, der griechische Vater der Medizin. Er maß der Macht der Düfte so großen Wert bei, daß er aromatischen Rauch einsetzte, um Athen von der Pest zu befreien. In den Zeiten der europäischen Pestepidemien verwendete man ätherische Öle, um die

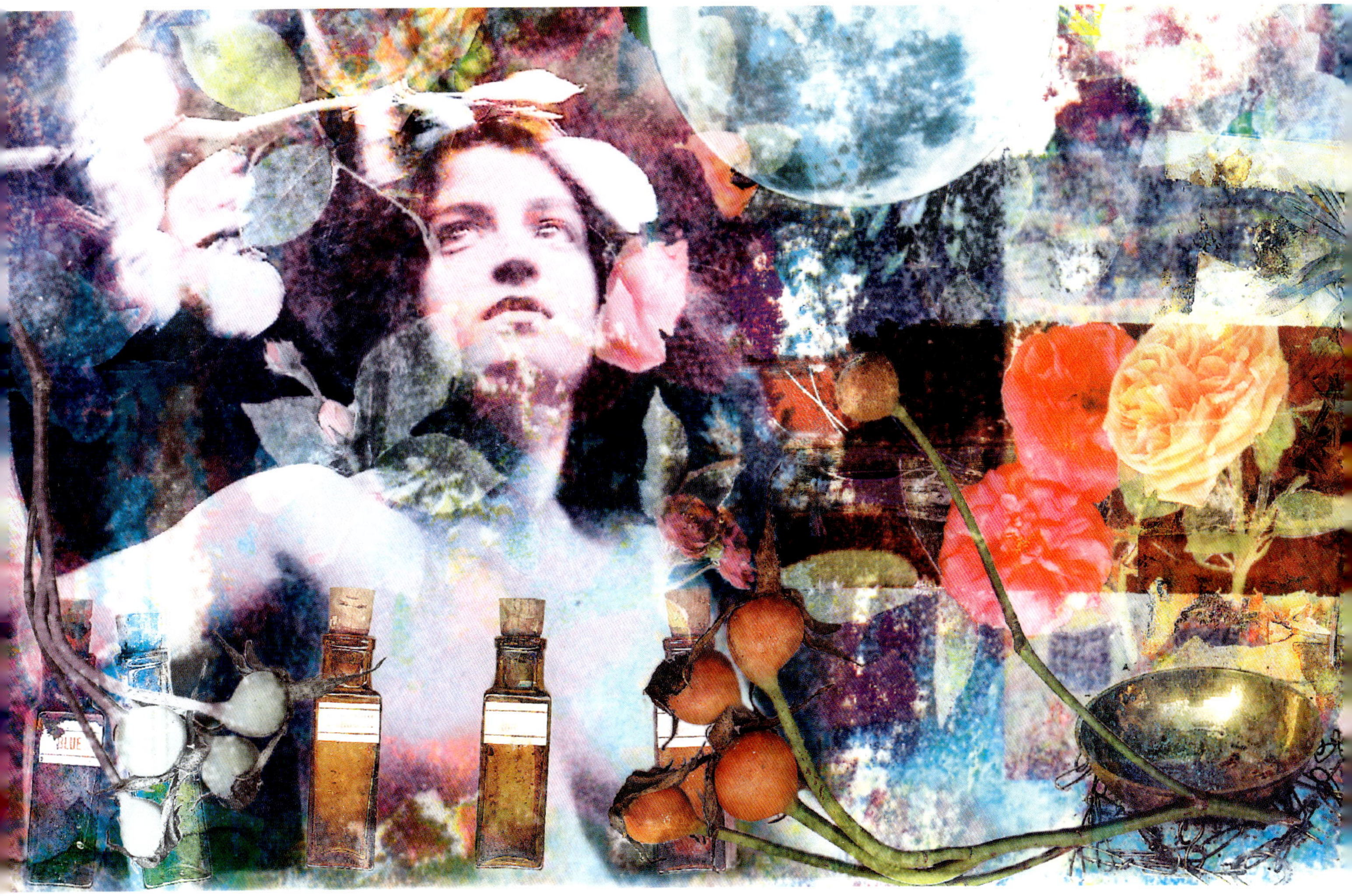

Seuche fernzuhalten, lange bevor Medikamente und synthetische Parfums sie ablösten. Aber erst um 1930 entwickelte der französische Chemiker René-Maurice Gattefossé die Aromatherapie, wie wir sie heute kennen. Er schuf den Namen »Aromatherapie«, um den therapeutischen Nutzen der ätherischen Öle als unabhängige Disziplin auszudrücken.

Sein Interesse an dieser Therapie ging auf persönliche Erfahrungen mit den Vorzügen von Lavendelöl zurück. Offenbar verbrannte er sich bei einem Experiment im Labor die Hand und tauchte sie in die nächstbeste Flüssigkeit. Zufällig war es Lavendelöl. Seine Hand heilte außergewöhnlich schnell, ohne Infektion oder einer Spur von Narben. Nach dieser bemerkenswerten Entdeckung wollte Gattefossé mehr über die Vorteile der Aromatherapie herausfinden. Als Chemiker verstand er die »stark vitalisierende Wirkung, die unbestreitbare Heilkraft und die umfangreichen therapeutischen Eigenschaften« der Öle. Außerdem stellte er einen psychotherapeutischen Nutzen fest.

Seine Arbeit wurde von dem französischen Armeechirurgen Dr. Jean Valnet erweitert, der im Zweiten Weltkrieg ätherische Öle als Antiseptikum einsetzte. Doch es war die französische Biochemikerin Marguerite Maury, die die Idee der Aromatherapie zu einer ganzheitlichen Heilweise entwickelte. Sie führte das Konzept ein, Öle individuell zu verordnen, und war die erste, die die Wirkungen der ätherischen Öle mit Massage verband.

Auch moderne Therapeuten stimmen darin überein, daß ätherische Öle individuell verordnet werden sollten und am wirkungsvollsten sind, wenn sie in die Haut einmassiert werden.

Aromatherapeuten glauben außerdem, eine der bedeutendsten Eigenschaften der Therapie sei ihre gleichzeitige Wirkung auf Geist und Körper, die sie zu einer vollkommenen und sanften Medizin macht.

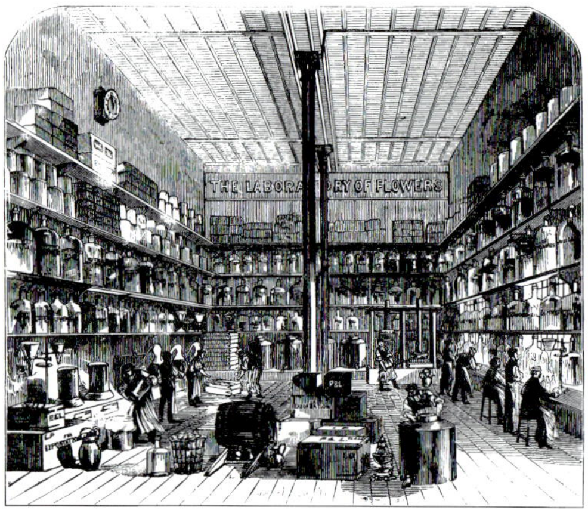

OBEN: *Früher wurden ätherische Öle zur Parfumgewinnung verwendet. Hier werden sie 1858 in einer Parfumfabrik in St. Katherine's Dock in London hergestellt.*

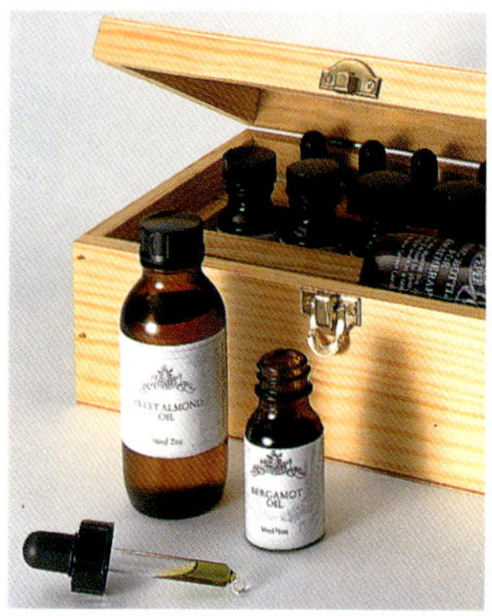

RECHTS: *Ein Ölkästchen enthält eine Auswahl an Aromatherapieölen, einschließlich Mandel und Bergamotte.*

Was ist Aromatherapie?

Das Wort »Aromatherapie« bedeutet »Behandlung durch den Gebrauch von Düften«. Es bezieht sich auf den Einsatz ätherischer Öle zur Besserung der Gesundheit und des emotionalen Wohlbefindens und zur Wiederherstellung der Körperharmonie.

Ätherische Öle sind aus Kräutern, Blumen, Bäumen, Rinde, Früchten, Gräsern und Samen extrahierte aromatische Essenzen, die verschiedene therapeutische, psychologisch und physiologisch wirksame Eigenschaften besitzen. Etwa 150 ätherische Öle sind bisher extrahiert worden, jedes davon mit einer einzigartigen Duftnote und Heileigenschaft. Sie wirken antiseptisch und sind häufig zusätzlich schmerzlindernd, antiviral, antidepressiv und auswurffördernd. Andere sind stimulierend, entspannend, unterstützen die Verdauung oder wirken diuretisch.

In Pflanzen lassen sich alle positiven Eigenschaften synthetischer Medikamente finden, nicht aber deren Nebenwirkungen. Die Öle werden gewöhnlich durch Dampfdestillation extrahiert. Die Rohstoffe können weit verbreitet oder aber selten und einmalig sein. Das schlägt sich im Preis nieder. So braucht man zum Beispiel etwa 100 kg Lavendel, um 3 kg Öl zu gewinnen. Daher ist Lavendelöl einigermaßen preiswert. Dagegen müssen ungefähr acht Millionen Jasminblüten per Hand in der Morgendämmerung gepflückt werden, um nur 1 kg Öl zu erhalten. Kein Wunder also, daß reines Jasminöl sehr teuer ist.

Um optimal wirken zu können, müssen ätherische Öle aus natürlichen, unverarbeiteten Rohstoffen extrahiert werden und so rein wie möglich bleiben. Synthetische Nachahmungen zeigen keine Wirkung.

Wie wirkt die Therapie?

Die führende Aromatherapeutin Valerie Worwood beschreibt ätherische Öle als »kleine Schlüssel, die unsere physischen und mentalen Mechanismen entriegeln können«. In wissenschaftlichen Untersuchungen wurden in den ätherischen Ölen tatsächlich zahlreiche chemische Komponenten identifiziert, die spezielle Wirkungen auf Geist und Seele ausüben können. Zu denen, die bisher identifiziert worden sind, zählen die beruhigend wirkenden Aldehyde, die Cumarine, die bei Quetschungen helfen, die tonisierenden Phenole und die stimulierenden Alkohole. Jedes Öl besteht aus mindestens einhundert chemischen Bestandteilen, die durch ihr Zusammenwirken eine Heilwirkung erzielen. Jedes Öl hat aber eine dominierende Eigenschaft, die es zum Beispiel entspannend, stimulierend oder schmerzlindernd wirken läßt. Einige Öle wie Zitrone und Lavendel sind adaptogen, das heißt, sie passen sich auf bisher ungeklärte Weise den momentanen Bedürfnissen des Körpers an. Auf jeden Fall werden ätherische Öle vom Körper aufgenommen und beeinflussen ihn. Sie wirken auf Verstand und Gefühl und werden vom Körper ausgeschieden, ohne giftige Rückstände zu hinterlassen. Sie gelangen auf zwei Wegen in den Körper: durch Inhalation und durch Absorption.

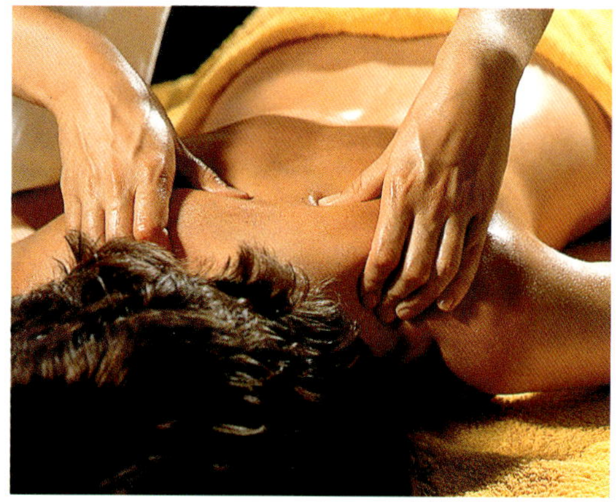

OBEN: *Eine Vielzahl ätherischer Öle kann bei der Massage eingesetzt werden. So trägt Lavendel zur Entspannung eines gestreßten Menschen bei, während Zitrone und Basilikum den Körper eher stimulieren.*

Inhalation: Ätherische Öle wirken über unseren Geruchssinn direkt auf Geist und Seele. Wir sind in der Lage, 10.000 verschiedene Düfte zu unterscheiden, von denen uns viele ohne unser Wissen beeinflussen. Anders als in anderen Körperteilen erneuern sich die Nervenenden ständig, die den Geruch wahrnehmen, und scheinen damit die Bedeutung der Düfte zu unterstreichen. Niemand weiß genau, wie Düfte auf das Gehirn wirken, aber der Theorie nach gelangen die Geruchsstoffe in die Nase, wo sie in der Schleimschicht der *Regio olfactoria* gelöst werden. So gelangen sie an die feinen Härchen der Riechzellen und von dort zum *Bulbus olfactorius*, dem verdickten Ende des Riechzentrums im Gehirn. Die Riechzellen wandeln Gerüche in elektrische Impulse um, die nach zweimaliger Umschaltung zum Gehirn übertragen werden. Dort gelangen die Impulse als erstes zum Limbischen System, mit dem Gefühle, Stimmungen, Lernen und Erinnerungsvermögen zusammenhängen. Daher kann ein Geruch, der das Limbische System erreicht, eine direkte chemische Wirkung auf unsere Stimmungen und Gefühle haben und außerdem unsere allgemeine geistige Wachsamkeit und Konzentration deutlich verbessern.

Das Limbische System speichert darüber hinaus Millionen »erinnerter« Gerüche. Erinnert man sich an einen Geruch, kann dadurch das mit dieser Erinnerung verbundene Gefühl ausgelöst werden. Das ist der Grund, warum der Duft von Heu glückliche Erinnerungen an eine Kindheit auf dem Land wachruft oder der Geruch von Pfeifentabak an den geliebten Großvater erinnert. Außerdem kann der Duft ätherischer Öle spezielle therapeutische Wirkungen auf Geist und Seele ausüben. Die Forschung stützt diese Behauptung der Aromatherapeuten. In Japan untersuchte eine Duftfirma die Wirkung der Düfte von ätherischen Ölen auf die Konzentrationsfähigkeit von Keyboardspielern. Wurde entspannende Lavendelessenz versprüht, machten sie 20 Prozent weniger und beim Einsatz von anregendem Jasmin 33 Prozent weniger Fehler. Bei erfrischendem Zitronenduft reduzierten sich die Fehler sogar auf 54 Prozent. Wissenschaftlich ist das nicht zu erklären. Aromatherapeuten behaupten, ätherische Öle besäßen wie homöopathische Mittel eine Lebenskraft, die im Körper schwingt, wobei jedes einen einmaligen Nutzen bringt, der oft zu fein ist, um ausgewertet werden zu können.

Absorption über die Haut: Die Moleküle der ätherischen Öle sind so klein, daß sie über die Poren der Haut aufgenommen werden. Sie beeinflussen die Haut selbst, den Blutstrom und den ganzen Körper einschließlich des Gehirns. Man hält Absorption für effektiver als die Inhalation, und die Massage für die beste Methode. Es kann 20 Minuten bis einige Stunden dauern, bis die Öle vom Körper absorbiert werden, im Durchschnitt jedoch 90 Minuten. Hitze unterstützt die Absorption, und warme Hände sowie ein warmer Raum sind daher für diese Art der Massage notwendig. Heißes Wasser fördert die Aufnahme der Öle aus dem Badewasser. Die äußerliche Anwendung ist wirkungsvoller als eine Inhalation, da das Öl auf den Körper wirkt, sobald es die Haut berührt. Folglich können Öle auch direkt auf spezielle Bereiche wie Ekzeme oder ein schmerzendes Gelenk aufgebracht werden, da dort sofort eine Wirkung einsetzt.

Haben sie ihre Arbeit verrichtet, verlassen die Öle den Körper auf verschiedene Weise: Einige werden ausgeatmet oder über Urin und Stuhl ausgeschieden, während andere über den Schweiß verlorengehen. Bei einem gesunden Menschen kann dieser Prozeß bis zu sechs Stunden dauern und sogar bis zu 14 Stunden bei Kranken oder Personen mit starkem Übergewicht.

Die Anwendung der Öle

Ätherische Öle werden unterschiedlich eingesetzt, die meisten Methoden kann man zu Hause durchführen.

Inhalationen: Man unterscheidet direkte Inhalation und Dampfinhalation. Um unterwegs oder bei der Arbeit zu inhalieren, träufelt man ein oder zwei Tropfen Öl auf ein Taschentuch. Mehrere Tropfen eines entspannenden Öls auf einem Tuch im Kopfkissen fördern den Schlaf. Dampfinhalationen mit drei oder vier Tropfen in einem großen Topf mit heißem Wasser unterstützen die Heilung von Verstopfung oder Katarrh. Öle aus Eukalyptus, Nadelbaum, Lavendel, Schwarzem Pfeffer, Zitrone oder Pfefferminze helfen bei Husten, Erkältungen, Bronchitis, Nebenhöhlenproblemen und Kopfschmerzen.

Zerstäuber und Duftlampen: Beide geben den Geruch der ätherischen Öle an die Luft ab. Zerstäuber können elektrisch sein, Brenner mit Kerzen oder von Glühbirnen gewärmte, einfache Keramikringe. Für das Büro sollte man ein anregendes Öl wie Zitrone oder Rosmarin wählen, ein entspannendes Öl wie Lavendel oder Kamille für das Schlafzimmer und ein antiseptisches wie Teebaum zur Desinfektion eines Krankenzimmers.

Mit therapeutischen, psychologischen und physiologischen Eigenschaften verbessern ätherische Öle die Gesundheit.

Massage: Diese Behandlungsform wird von den Aromatherapeuten am häufigsten eingesetzt, da sie so wirkungsvoll ist (s. Massage, S. 54–59). Die Kombination aus Berührung und den therapeutischen Vorteilen der Öle stärkt den Kreislauf und setzt Energie aus verspannten Muskeln frei. Der Duft fördert außerdem das Wohlbefinden. Das ätherische Öl wird mit einem pflanzlichen Trägeröl wie Traubenkernöl oder Mandelöl verdünnt. Aromatherapeuten empfehlen ein Verhältnis von fünf Tropfen eines ätherischen Öls auf 5 ml (1 TL) eines Trägeröls für Erwachsene, halb soviel für Kinder unter sieben Jahren und ein Viertel für Kinder unter drei Jahren. Bei Neugeborenen sollte man alle ätherischen Öle meiden.

Bäder: Jedes Öl ist zum Baden geeignet. Dem Badewasser für Erwachsene fügt man acht, dem für Kinder über zwei Jahren vier Tropfen zu und verrührt sie mit der Hand im Wasser. Fußbäder mit zwei oder drei Tropfen Zitronen-, Zypressen- oder Lavendelöl helfen bei Frostbeulen, während Bergamotte- und Zypressenöl Schweißfüße desodorieren. Mit fünf Tropfen Grapefruitöl auf einem Waschlappen reiben Sie sich nach Ihrer morgendlichen Dusche ab und beginnen den Tag mit einem belebenden Gefühl. Wer Husten hat oder erkältet ist, sollte Eukalyptus verwenden und tief inhalieren.

Grundausrüstung für die Aromatherapie

Muskatellersalbei (SALVIA SCLAREA)
Eigenschaften: *Wärmend, beruhigend, aphrodisierend.*
Anwendung: *Menstruationsbeschwerden, Depressionen, Angstzustände und Bluthochdruck.*

Eukalyptus (EUCALYPTUS GLOBULUS)
Eigenschaften: *Antiseptisch, schleimlösend, antiviral.*
Anwendung: *Erkältungen, Schmerzen, Infektionen der oberen Atemwege.*

Geranium (PELARGONIUM GRAVEOLENS)
Eigenschaften: *Beruhigend, erfrischend, entspannend.*
Anwendung: *Prämenstruelles Syndrom, Menopause, Apathie, Angstzustände, Hautprobleme.*

Lavendel (LAVENDULA ANGUSTIFOLIA)
Eigenschaften: *Beruhigend, antiseptisch.*
Anwendung: *Hautprobleme, Schlaflosigkeit, Verdauungsstörungen, Blasenentzündung, Kopfschmerzen, Verbrennungen.*

Zitrone (CITRUS LIMONIUM)
Eigenschaften: *Erfrischend, antiseptisch, stimulierend.*
Anwendung: *Warzen, Depressionen, Akne, Verdauungsstörungen.*

Pfefferminze (MENTHA PIPERITA)
Eigenschaften: *Verdauungsfördernd, kühlend, erfrischend.*
Anwendung: *Muskelermüdung, Mundgeruch, Zahnschmerzen, Bronchitis, Verdauungsstörungen, Reisekrankheit.*

Petitgrain (CITRUS-AURANTIUM-BLÄTTER)
Eigenschaften: *Beruhigend, besänftigend, antidepressiv.*
Anwendung: *Hautprobleme, Apathie, Reizbarkeit.*

Rosmarin (ROSMARINUS OFFICINALIS)
Eigenschaften: *Stimulierend, erfrischend.*
Anwendung: *Muskelermüdung, Erkältung, schlechter Kreislauf, Schmerzen, geistige Erschöpfung.*

Teebaum (MELALEUCA ALTERNIFOLIA)
Eigenschaften: *Fungizid, antiseptisch, antiviral.*
Anwendung: *Pilzinfektionen, Wunden, Hautprobleme.*

Ilang Ilang (CANANGA ODORATA)
Eigenschaften: *Euphorisierend, aphrodisierend.*
Anwendung: *Depressionen, Bluthochdruck, Anspannung.*

Umschläge: Sie helfen bei Quetschungen, Hautproblemen, Muskelschmerzen und Menstruationsbeschwerden. Ein bis zwei Tropfen Öl, zum Beispiel Lavendel, werden in einen Topf mit warmem Wasser gegeben. Darin tränkt man ein Baumwollstück, wringt es aus, legt es über die zu behandelnde Stelle und bedeckt es mindestens zwei Stunden mit einem warmen Handtuch.

Unverdünnte Anwendung: Mit unverdünntem Lavendelöl erzielt man bei Verbrennungen erstaunliche Heileffekte. Es lindert den Schock, fördert die Heilung und reduziert die Schmerzen sowie die Narbenbildung. Teebaum ist ebenso wirkungsvoll bei der Anwendung an Schnitten, Pusteln, Bissen und Stichen. Die meisten ätherischen Öle sollten jedoch nicht unverdünnt angewandt werden, da sie Irritationen verursachen können.

Einnahme: Während in Frankreich unter Aufsicht eines Arztes manchmal die Einnahme ätherischer Öle verordnet wird, stehen Aromatherapeuten anderer Länder dem eher ablehnend gegenüber. Ätherische Öle weisen manchmal unerwünschte Eigenschaften auf. Werden sie eingenommen, wirken ätherische Öle schneller und intensiver. Die seltenen Fälle, in denen Öle ernsthafte nachteilige Wirkungen zeigten, sind durch deren Einnahme verursacht worden. Man sollte ätherische Öle daher nur unter Aufsicht eines qualifizierten Arztes einnehmen.

Was geschieht bei einer Beratung?

Das erste Treffen dauert ein bis eineinhalb Stunden. Der Geruch des Behandlungszimmers ist oft der am längsten haftenbleibende Eindruck. Der Raum sollte warm, gemütlich und sauber sein. Er enthält einen Massagetisch, Handtücher, ein Waschbecken und einen Vorrat an Ölen. Die Beleuchtung ist meist sanft, und im Hintergrund spielt entspannende Musik. Wie bei allen ganzheitlichen Heilweisen beginnt der Therapeut mit der Befragung des Patienten:

- *Er will etwas über den Patienten, seine medizinische Vorgeschichte und den Grund seines Kommens erfahren.*
- *Er muß wissen, welche Öle am besten geeignet sind, aber auch, welche er meiden muß. Es gibt einige Öle, die nicht angewendet werden sollten, wenn man schwanger ist, empfindliche Haut oder Probleme mit dem Blutdruck hat, unter Epilepsie leidet oder vor kurzem operiert wurde.*
- *Wer schwanger ist, muß Öle aus Basilikum, Rosmarin, Salbei, Thymian, Muskatellersalbei, Wacholder und andere meiden, da sie toxisch wirken, den Fötus schädigen oder sogar eine Fehlgeburt herbeiführen können.*

Der Therapeut fragt auch nach Streß, da viele Menschen die Aromatherapie zur Streßminderung wählen. Er will außerdem wissen, ob der Patient Medikamente oder homöopathische Mittel einnimmt, da starke Gerüche die Wirkung homöopathischer Arzneien herabsetzen können. Ebenso fragt er, wie sich der Patient fühlt, in welcher Stimmung er sich befindet und wie sein Tag verlaufen ist. Diese Beratung dauert etwa 20 Minuten.

Der Patient muß sich ausziehen und, von einem Handtuch bedeckt, auf einen Massagetisch legen. Während der Behandlung reibt der Therapeut das Tuch auf dem Körper. So kühlt der Patient auch nicht aus.

Der Therapeut entscheidet sich für eine passende Ölmischung. Eventuell fragt er auch, ob es Öle gibt, die der Patient gerne mag. Als Faustregel gilt, daß Öle, die man am liebsten mag, am besten helfen. Mit der Ölmischung und einem Trägeröl beginnt der Therapeut die Massage. Dabei wendet er traditionelle schwedische Massagetechniken an und integriert eventuell Shiatsu, eine Massageform, die Druckpunkte am Körper bearbeitet (s. Shiatsu und Akupressur, S. 22–23). Die Massage ist meist sanft, ob ein Gespräch stattfindet, hängt vom

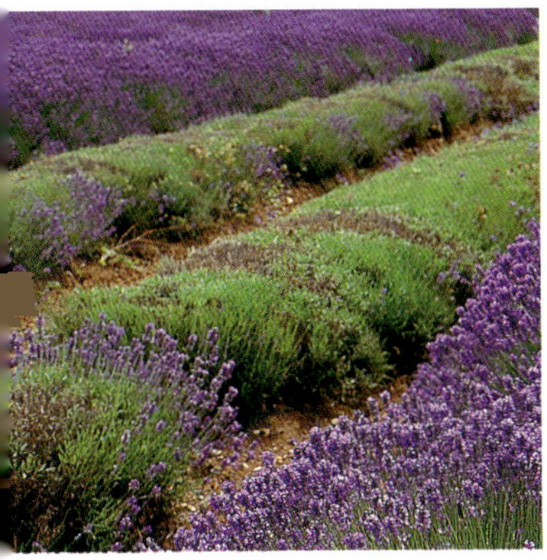

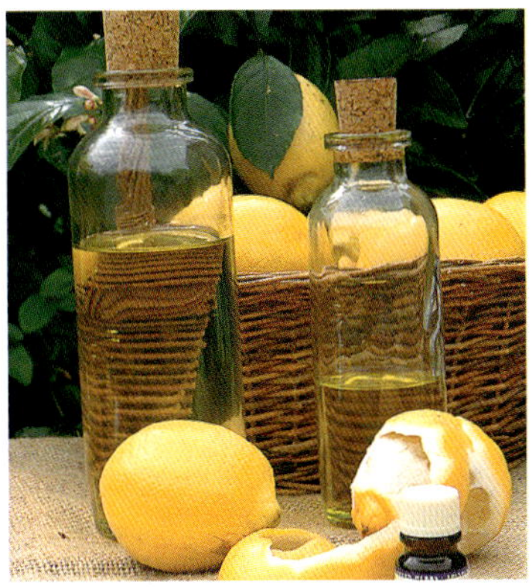

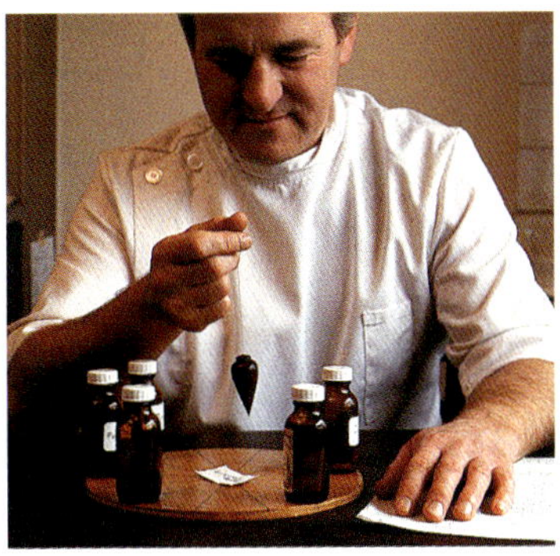

OBEN: *Zur Herstellung einer kleinen Flasche Öl ist viel Lavendel nötig.*

OBEN RECHTS: *Zitronenöl ist ein gutes Stimulans.*

RECHTS: *Manchmal hält ein Therapeut zur Wahl eines Öls ein Pendel über den Patienten und eine Karte.*

Patienten ab. Eine Ganzkörpermassage dauert etwa 30 bis 45 Minuten. Danach sollte man nicht baden oder duschen, so daß die Öle absorbiert werden und der angenehme Duft an die Behandlung erinnert. Eventuell gibt der Therapeut dem Patienten zum Schluß ein Öl für ein Bad zu Hause mit.

Wie viele Behandlungen sind nötig?

Eine Behandlung zur Entspannung oder zum Streßabbau ist jederzeit möglich. Bei speziellen Gesundheitsbeschwerden aber sind mehrere Besuche nötig, je nachdem, um welches Problem es sich handelt, wie lange es bereits besteht und wie gut die Heilfähigkeit des Körpers ist. Eine Krankheit wie das Prämenstruelle Syndrom erfordert bis zu zehn wöchentliche Behandlungen, um die Beschwerden zu beseitigen.

Bei welchen Beschwerden hilft die Therapie?

Wie alle ganzheitlichen Heilweisen setzt die Aromatherapie am ganzen Körper an, um das Wohlbefinden zu fördern. Besonders wirkungsvoll ist sie bei Streß und angstbezogenen Problemen, muskulären und rheumatischen Schmerzen, Verdauungsstörungen sowie Frauenleiden wie dem Prämenstruellen Syndrom, Beschwerden in der Menopause und postnataler Depression.

Ist sie sicher?

Ätherische Öle sind für jeden sicher, können aber starke Wirkungen haben. Man sollte die Gebrauchsanweisungen daher sorgfältig befolgen und darf die Dosis nicht überschreiten. In der Schwangerschaft, bei Allergien oder Beschwerden wie Ekzemen, Bluthochdruck oder Epilepsie ist Vorsicht geboten. Auch bei der Anwendung ätherischer Öle an Babys und Kleinkindern sollte man vorsichtig sein. Das Auftragen eines unverdünnten Öls auf die Haut oder die Einnahme darf nur auf Anraten eines Praktikers erfolgen. Spritzt unverdünntes Öl auf die Haut oder in die Augen, muß es mit Wasser ausgewaschen werden. Wird ätherisches Öl versehentlich geschluckt, sollte man viel Milch trinken, weiches Brot essen und sofort den Arzt aufsuchen.

Klinische Studien

In klinischen Untersuchungen hat sich herausgestellt, daß die Aromatherapie die Rekonvaleszenz nach Krankheiten und Operationen unterstützt.

1989 erhielten in Frankreich 94 Patienten mit chronischer Bronchitis eine aromatherapeutische Behandlung, eine andere Gruppe mit 88 Patienten wurde mit einem Placeboöl behandelt. Bei den mit Aromaöl behandelten Patienten verliefen die Infektionen milder, die Anzahl der Infektionen und der Bedarf an Antibiotika wurden dadurch nicht beeinflußt. (**22**)

1985 behandelte Dr. Paul Belaiche in Paris 28 Frauen mit Teebaumöl, einem stark fungiziden und antiseptischen Öl, gegen Soor. Nach 90 Tagen waren 21 Frauen geheilt, vier mußten die Behandlung fortsetzen, und nur eine Frau mußte die Therapie wegen vaginaler Unverträglichkeit abbrechen. (**23**)

1994 erhielten 100 Patienten, die am Herz operiert worden waren, eine aromatherapeutische Massage. Im Vergleich zu Patienten ohne Massage ergaben sich bei denen, die mit reinem Öl oder Neroli (Orangenblütenöl) massiert worden waren, deutliche psychologische Vorteile. Der wesentliche physiologische Unterschied bestand in einer verminderten Atemfrequenz unmittelbar nach der Massage. Die psychologischen Wirkungen bei den Patienten, die mit Neroliöl massiert worden sind, hielten länger vor als bei der mit reinem Öl massierten Gruppe. (**24**)

Mit der Unterstützung des Bristol Herzteams wurde 1993 der Streßgrad von 28 Patienten, die einen Bypass am Herz erhalten hatten, an zwei aufeinanderfolgenden Tagen vor und nach der Behandlung beobachtet. Das »Lavendula burnatii«-Öl verringerte ihre Angst doppelt so wirkungsvoll wie das natürlich vorkommende »Lavendula angustifolia«-Öl. Beide Öle erleichterten das Atmen. (**25**)

(Klinische Referenzen s. Anleitung zum Gebrauch des Buches)

INFORMATIONEN ZUR WAHL EINES AROMATHERAPEUTEN BEFINDEN SICH IM ADRESSENVERZEICHNIS.

HOMÖOPATHIE

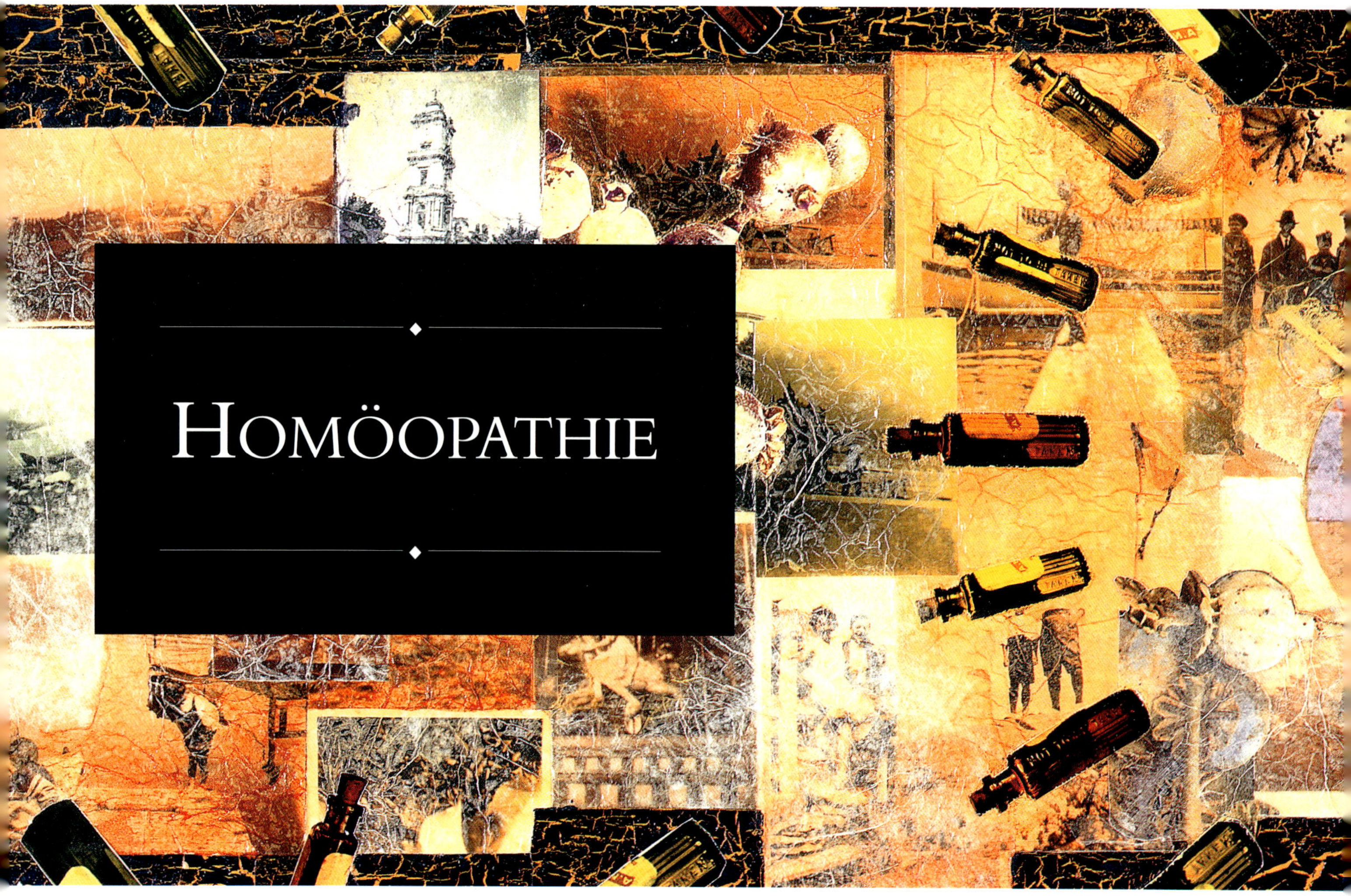

HOMÖOPATHIE ist eine ganzheitliche Medizin, die tierische, pflanzliche und mineralische Präparate zur Heilung von Krankheiten einsetzt. Ihrer Philosophie gemäß wird »Ähnliches mit Ähnlichem« behandelt. Sie kann bei einfachen Beschwerden wie Erkältung und Durchfall, aber auch bei ernsteren Erkrankungen wie Fibrositis und Psoriasis helfen.

MILLIONEN MENSCHEN in Großbritannien, Europa und Amerika nutzen eine sichere, zuverlässige und natürliche Form der Medizin, die als Homöopathie bekannt ist. Die Homöopathie bedient sich weder der üblichen Arzneimittel noch der Chirurgie. Vielmehr beruht sie auf dem Glauben, daß jeder Mensch eine unverwechselbare Persönlichkeit ist und entsprechend behandelt werden sollte. Dank der umfangreichen Pionierarbeit des deutschen Arztes und Chemikers Samuel Hahnemann (1755–1843) wurde sie zum ersten Mal im 19. Jahrhundert bekannt. Ihre Ursprünge reichen aber bis ins 5. Jahrhundert v. Chr., zum griechischen Arzt Hippokrates, zurück.

Noch mehr als die Verwendung homöopathischer Heilmittel war es sein Verständnis von Krankheit und deren Einfluß auf den Körper, die sozusagen homöopathisch genannt werden können. Er glaubte, daß das Verstehen der Symptome jedes einzelnen Menschen, die Reaktion auf eine Erkrankung und die Heilkräfte bei der Diagnose und Behandlung einer Krankheit entscheidend seien. Dieses Verständnis vom Individuum ist bis heute ein Grundstein der Homöopathie geblieben.

Nach Hippokrates wurde die Homöopathie weitgehend vernachlässigt, bis Hahnemann sie im späten 18. Jahrhundert wiederentdeckte. Trotz zunehmend aggressiver und invasiver Behand- lungsweisen grassierten Krankheiten. Hahnemann hielt die klinische Medizin für völlig untragbar und verfaßte umfangreiche Schriften über Medizin und Chemie. Er protestierte gegen die unzureichende Hygiene, die die Ausbreitung von Krankheiten beschleunigte, und wehrte sich gegen die brutale medizinische Vorgehensweise sowie den Einsatz starker Medikamente, die schreckliche Nebenwirkungen verursachten. Desillusioniert gab er die Medizin auf und arbeitete als Übersetzer. Einige Zeit später, als er *A Treatise on Materia Medica* des schottischen Arztes Dr. William Cullen übersetzte, machte Hahnemann die Entdeckung, die ihn zum wahren Begründer der Homöopathie machte. Cullen stellte fest, Chinin sei wegen seiner adstringierenden Eigenschaften ein wirksames Mittel gegen Malaria. Hahnemann bezweifelte dies, begann zu forschen und nahm selbst Chinin. Er stellte fest, daß das Chinin die Fähigkeit besaß, Malariasymptome hervorzurufen und glaubte, daß es deshalb ein so wirksames Mittel war. Um seine Theorie zu untermauern, führte er an einigen Freiwilligen Untersuchungen durch, die er »Nachweise« nannte, und notierte die einzelnen Reaktionen. Die gleichen Tests wendete er unter Einsatz anderer populärer Heilmittel wie Arsen an, das zu dieser Zeit in toxischen Dosen verordnet wurde. Wie Hippokrates zuvor stellte er fest, daß der Schweregrad der Symptome und die Heilreaktionen vom einzelnen abhingen. Einige Symptome traten bei den meisten Probanden auf, er nannte sie Schlüsselsymptome oder Symptome ersten Grades. Weniger häufig beobachtete Symptome nannte er Symptome zweiten Grades, sehr selten vorkommende bezeichnete er als Symptome dritten Grades.

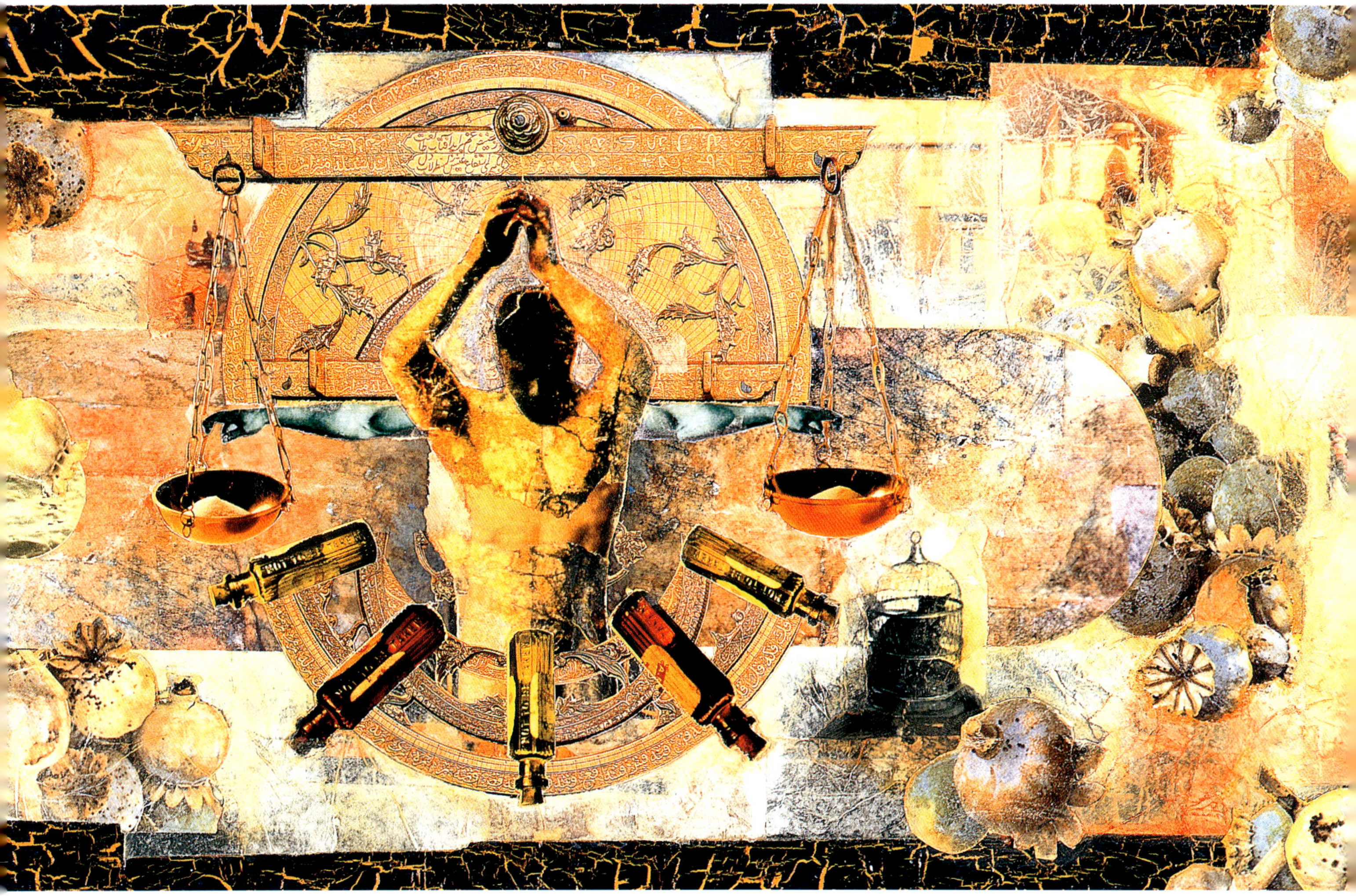

Auf der Grundlage dieses Testsystems erstellte Hahnemann für jede untersuchte Substanz ein »Arzneibild«. Dann errichtete er von jedem Patienten ein »Symptombild«, bevor er eine Behandlung verordnete. Er entdeckte, je mehr Informationen er von jedem Patienten über dessen Symptome, Vorlieben und Abneigungen und darüber, was sie verbessert oder verschlechtert hat, erhält, desto genauer kann er ein passendes Heilmittel verordnen. Seine Arzneibilder werden auch heute noch verwendet, um die beste homöopathische Behandlung zu verschreiben.

UNTEN: *Samuel Hahnemann war Arzt und Chemiker und gilt als Begründer der Homöopathie, wie wir sie heute kennen.*

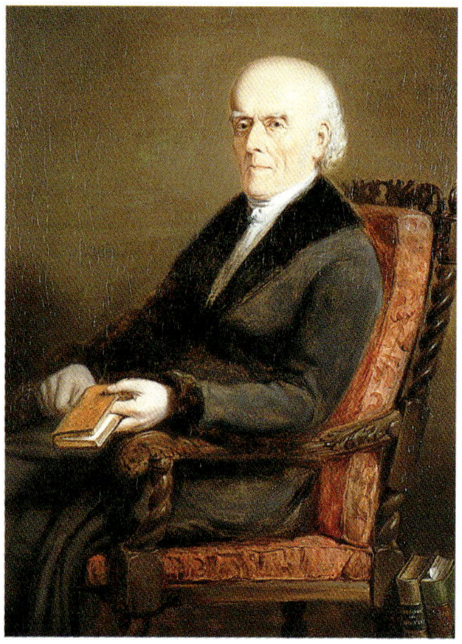

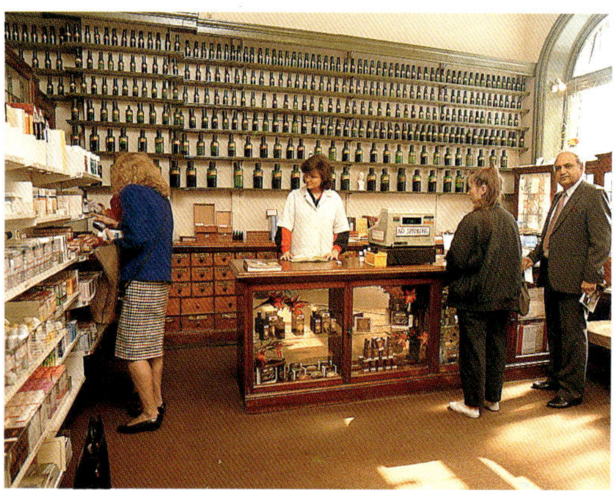

OBEN: *In einer homöopathischen Apotheke werden die Rezepte eines Homöopathen zubereitet. Auch freiverkäufliche Artikel können hier erworben werden.*

Was ist Homöopathie?

Sie ist eine Form der Medizin, die den Körper als Ganzes behandelt und ihn bei der Selbstheilung unterstützt. Die Behandlung hilft bei akuten Erkrankungen und chronischen Beschwerden. Dabei sollen Krankheiten sowohl verhindert als auch behandelt werden. Der Name »Homöopathie« leitet sich von den griechischen Wörtern *»homios«*, das bedeutet »gleich«, und *»pathos«*, was soviel wie »leiden« heißt, ab. Homöopathie bedeutet schlicht, Ähnliches mit Ähnlichem zu behandeln.

Eine Substanz, die Krankheitssymptome bei einem gesunden Menschen verursacht, kann somit auch ähnliche Symptome heilen, wenn sie von einer Erkrankung herrühren. Diese Ansicht steht im Gegensatz zur konventionellen oder »allopathischen« Medizin, die eine Krankheit eher mit einem Gegenmittel als mit einer ähnlichen Substanz behandelt. Ein allopathischer Arzt würde Diarrhöe mit einem stopfenden Mittel kurieren, während ein Homöopath sie mit einer sehr kleinen Menge einer Substanz behandeln wird, die in einer größeren Dosis Durchfall bewirkt.

Die zur Behandlung verwendeten kleinen Mengen werden homöopathische Heilmittel genannt. Sie werden entsprechend

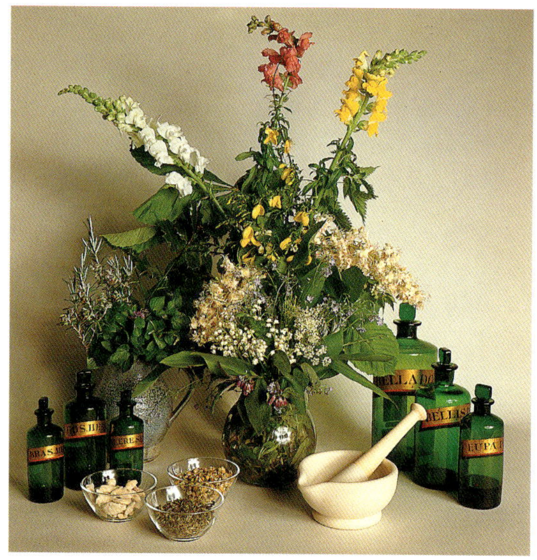

OBEN: *Von jedem Kräuter- und Pflanzenbestandteil wird nur sehr wenig benötigt, um all die verschiedenen homöopathischen Arzneimittel herzustellen.*

dem Menschen und ihrer Reaktion auf Beschwerden verordnet und nicht nur im Hinblick auf die Krankheit. Eine Arznei ist nicht homöopathisch, weil sie von einem Homöopathen verordnet wird, sondern weil sie zur Verfassung des Patienten paßt. Es gibt über 2000 homöopathische Arzneien, die man gewöhnlich mit ihrer Abkürzung belegt. *Argentum nitricum* beispielsweise ist als Arg. nit. bekannt. Zusätzlich zu homöopathischen Arzneimitteln verordnen Homöopathen auch Gewebesalze.

Biochemische Gewebesalze sind homöopathisch zubereitete Heilmittel, die Ende des 19. Jahrhunderts von dem deutschen Arzt Wilhelm Schüßler eingeführt wurden. Er glaubte, daß viele Krankheiten von einem Mangel an einem oder mehreren der zwölf lebenswichtigen Mineralstoffe hervorgerufen würden und daß sich jeder Salzmangel als bestimmtes Symptom äußern würde. Magnesiumphosphatmangel (Mag. phos.) zum Beispiel würde die Erregbarkeit von Nerven und Muskeln beeinflussen. Um das Problem zu beseitigen, ersetzte er den fehlenden Mineralstoff in homöopathischer Dosierung.

Biochemische Funktionsmittel werden aus mineralischen Quellen zubereitet, homöopathische Arzneien dagegen aus tierischen, pflanzlichen und mineralischen Quellen. Diese können so exotisch sein wie Schlangengift oder so gewöhnlich wie Zwiebeln. Sie alle werden so stark verdünnt, daß sie, richtig dosiert, nicht giftig sind. Die Extrakte der natürlichen Bestandteile werden in einer Mischung aus Alkohol und Wasser gelöst und zwei bis vier Wochen stehengelassen. Während dieser Zeit werden sie gelegentlich geschüttelt und dann filtriert. Die filtrierte Lösung, die zur Herstellung von Verdünnungen verwendet wird, heißt Urtinktur. Verdünnungen werden meist nach der dezimalen (D) Skala eingeteilt. Nach jeder Verdünnung wird die Arznei heftig geschüttelt. Um eine 1D-Verdünnung herzustellen, wird ein Tropfen Urtinktur zu neun Tropfen einer Alkohol-Wasser-Mischung gegeben und geschüttelt. Verdünnt man bis zur 12D-Potenz, ist es unwahrscheinlich, daß noch ein ursprünglicher Bestandteil enthalten ist. Daher sträuben sich Skeptiker zu glauben, daß homöopathische Heilmittel tatsächlich wirken könnten. Nach dem gleichen Prinzip werden Pulver, Tabletten und Kügelchen (Globuli) hergestellt. Hier mischt man die Ursubstanz mit Milchzucker.

Krankheitssymptome werden als positive Versuche des Körpers betrachtet, sich selbst zu heilen.

Wie wirkt die Therapie?

Konventionelle Ärzte behandeln die Symptome einer Krankheit, da sie sie als Ausdruck der Erkrankung betrachten. Sie verordnen Medikamente, die zum Beispiel schmerztötende, antibiotische oder entzündungshemmende Bestandteile in einer Menge freisetzen, die ausreicht, um die Symptome der Krankheit zu mindern oder die dafür verantwortlichen Erreger abzutöten.

Homöopathen jedoch betrachten die Symptome als Ausdruck der Versuche des Körpers, sich selbst zu heilen. Sie sehen sie als positives Zeichen dafür, daß der Körper die Krankheit bekämpft. Daher sollten sie nicht unterdrückt werden. Homöopathische Heilmittel dienen dazu, den Heilmechanismus des Körpers zu stimulieren und zu unterstützen. Aus diesem Grund rufen sie manchmal hervor, was Homöopathen als »Erstverschlimmerung« bezeichnen: Vor der Besserung werden die Symptome schlimmer.

Homöopathische Arzneien berücksichtigen den ganzen Menschen und beruhen auf den von Hahnemann eingeführten Prinzipien: der Ähnlichkeitsregel, dem Prinzip der kleinsten Menge und der individuellen Verordnung.

Die Ähnlichkeitsregel: Sie besagt, daß eine Substanz, die beim Gesunden in großen Mengen Krankheitssymptome hervorrufen kann, in sehr kleiner Dosis die Heilung ähnlicher Symptome beim Kranken ermöglicht. Nach Hahnemann erlaubt die Natur nämlich nicht, daß im Körper zur selben Zeit zwei gleichartige Krankheiten existieren. Um den Körper von einer Krankheit zu befreien, fügen ihm die Homöopathen eine ähnliche, künstliche Krankheit zu, die die ursprüngliche vertreibt, aber selbst zu flüchtig ist, um langfristig Leiden zu verursachen.

Die kleinste Menge: Gemäß diesem Prinzip verbessert die extreme Verdünnung die heilenden Eigenschaften einer Substanz, während sie alle Nebenwirkungen ausschließt. Nur eine winzige Menge eines aktiven Bestandteils ist nötig, um eine gesundheitliche Besserung anzuregen.

Die Verordnung für den ganzen Menschen: Dieses lebenswichtigste Prinzip wurde bereits in der Einleitung erwähnt. Ein Homöopath betrachtet den ganzen Menschen: Temperament, Persönlichkeit, emotionale und körperliche Reaktionen auf die Verordnung einer Arznei. Demnach behandelt ein Homöopath nicht die Grippe, sondern einen Patienten, der grippeartige Symptome zeigt. Ein konventioneller Arzt würde verschiedenen Grippepatienten dieselbe Behandlung verordnen, ein Homöopath aber würde jedem eine andere Arznei geben, je nachdem, wie die Patienten als Individuen auf die Krankheit reagieren.

Zusätzlich zu diesen drei Prinzipien glauben Homöopathen, die Behandlungsmethode arbeite nach drei »Gesetzen der Heilung«. Sie besagen, daß die Wirkung einer Arznei an der Spitze des Körpers einsetzt und sich nach unten sowie vom Körperinneren nach außen und von den größeren zu den kleineren Organen weiterarbeitet. Außerdem sollen die Symptome in der umgekehrten Reihenfolge ihres Auftretens verschwinden. Daher fühlt man sich bereits emotional wohler, noch bevor eine körperliche Besserung eintritt.

Homöopathen stellen oft fest, daß es effektiv ist, eine Behandlung entsprechend der Verfassung des Menschen zu verordnen. Ihrer Meinung nach setzt sie sich aus vererbten und erworbenen körperlichen, geistigen und emotionalen Charakteristika zusammen. Eine darauf abgestimmte Arznei soll in jedem Krankheitsfall die Gesundheit verbessern.

Die meisten Menschen können nur schwer verstehen, wie homöopathische Arzneien wirken können, wenn sie nur winzige Spuren des ursprünglichen Heilmittels enthalten. Homöopathen glauben, es sei eher die Energie oder das »Schwingungsmuster« der Arznei als deren chemischer Inhalt, das die Heilung stimuliert, indem es aktiviert, was Hahnemann als »Lebenskraft« bezeichnete. Unter Lebenskraft versteht man die Heilkraft oder Energie, die jeder von uns besitzt. Sie entspricht dem chinesischen »Chi« und dem indischen »Prana«, nährt Körper, Geist und Seele, hält uns gesund und im Gleichgewicht. Wird die Balance der Lebenskraft durch Faktoren wie Streß, Umweltverschmutzung, falsche Ernährung und Bewegungsmangel gestört, wird sie geschwächt und eine Krankheit kann entstehen. Durch Krankheitssymptome versucht der Körper, unsere Aufmerksamkeit auf das Bemühen der Lebenskraft zu lenken, die Krankheit abzuwehren.

Hahnemann konnte nicht erklären, wie winzige Mengen homöopathischer Arzneien die Gesundheit wiederherstellen

Erste-Hilfe-Ausrüstung für zu Hause

Folgende Arzneien sind für den Hausgebrauch geeignet:

Man nimmt die Arzneien in der D6- (bei akuten Beschwerden) oder D12-Potenz (bei weniger akuten Problemen) alle zwei Stunden bis zu sechsmal, dann dreimal am Tag zwischen den Mahlzeiten. Man legt eine Pille oder Tablette unter die Zunge und läßt sie dort zergehen. Für Babys zerdrückt man die Tablette auf einem Löffel und gibt sie ihnen in den Mund. Das macht man dreimal am Tag zwischen den Mahlzeiten, bis sich die Symptome gebessert haben. Hat man gerade etwas gegessen, sollte man vor der Einnahme den Mund mit Wasser ausspülen.

Apis: *D6 bei Stichen, Blasenentzündung, Windpocken, Ödemen, Arthritis, allergischen Reaktionen an Augen, Hals und Mund. (Während der Schwangerschaft meiden.)*

Arnika: *D6 bei Krämpfen, Verbrennungen, Stichen, Nasenbluten, Verstauchungen, Ekzemen und kindlichem Bettnässen.*

Bryonia: *D6 bei geschwollenen, schmerzhaften Gelenken und Brüsten, hitzebedingter Erschöpfung, Kopfschmerzen, Übelkeit, bei Babys mit Koliken, Erkältung und Grippe.*

Cantharis: *D6 bei Verbrennungen, Verbrühungen, Blasen und Blasenentzündung.*

Euphrasia: *D6 bei Augenbeschwerden, Kopfschmerzen, Verstopfung und beim Beginn der Masern.*

Glonoinum: *D12 bei hitzebedingter Erschöpfung und Kopfschmerzen.*

Hypericum: *D12 bei Wunden mit ausstrahlenden Schmerzen und Verletzungen, bei denen die Nerven betroffen sind, wie gequetschte Finger oder Zehen, Kopfwunden und Lippenverletzungen, Übelkeit, Verdauungsstörungen und Durchfall.*

Ledum: *D6 bei Stichen und gefühllosen, kalten Wunden, blauem Auge und zur Prävention von Infektionen.*

Nux vomica: *D12 bei Reisekrankheit und Übelkeit mit Kopfschmerzen, Verdauungsstörungen, starker Periode, Kater, Morgenübelkeit oder Blasenentzündung.*

Phosphatorus: *D12 bei Nasenbluten.*

Rhus toxicodendron: *D12 bei juckenden Ekzemen, rauhem Hautausschlag, schmerzhaften, steifen Muskeln, einigen rheumatischen oder arthritischen Schmerzen und Krämpfen.*

Ruta: *D6 bei Verstauchung, Muskelprellung, Ermüdung der Augen und Rheuma.*

Silice: *D12 bei Migräne, wiederkehrenden Erkältungen und Infektionen, Pusteln und schwachen Nägeln.*

Tabacum: *D6 bei Reisekrankheit, Übelkeit, Erbrechen, Schwäche, Schwindel und Angstzuständen.*

Urtica: *D6 bei Verbrennungen, Verbrühungen und allergischer Haut, Insektenstichen, Blasenentzündung und Windpocken.*

können, aber er konnte beweisen, daß sie es schaffen. Seine Überzeugung, daß homoöpathische Arzneien die geschwächte Lebenskraft stärken und ihr dadurch die Wiederherstellung eines gesunden Körpers ermöglichen, blieb bis heute der vorherrschende Glaube unter den Homöopathen – auch wenn die Wissenschaft diese Annahme nicht untermauern konnte.

Was geschieht bei einer Beratung?

Die Beratung beginnt mit der »Aufnahme des Falls«, das heißt, der Homöopath stellt zahlreiche Fragen über den Patienten und dessen Lebensgewohnheiten. Kennt der Therapeut die mentale, physische und emotionale Verfassung des Patienten, kann er ihn einem Typus zuordnen, um die beste Medizin zu verschreiben.

Die Fragen richten sich gewöhnlich auf die fünf verschiedenen Bereiche des Lebens: die physischen, mentalen, emotionalen, spirituellen und allgemeinen Aspekte. Die ersten vier schließen Informationen ein wie:

- *Details über vergangene Erkrankungen sowie Erbkrankheiten in der Familie.*
- *Wie sich der Patient bei neuen Herausforderungen fühlt.*
- *Ob sich der Patient vor der Dunkelheit fürchtet und andere wichtige Einzelheiten.*

Die allgemeine Information schließt auch Details ein, wie man gewöhnlich auf Hitze oder Kälte reagiert, ob man morgens oder abends in Bestform ist, welche Jahreszeit man am liebsten mag und ob man süße, salzige oder würzige Speisen vorzieht.

Aufgrund der erhaltenen Informationen verschreibt der Homöopath dann gewöhnlich nur ein Heilmittel. Ändern sich die Symptome, kann die Verordnung wechseln. Konsultiert man einen Homöopathen, der nicht zugleich Arzt ist, sollte man auch weiterhin unter der Aufsicht des eigenen Arztes bleiben.

Die Medizin besteht aus kleinen Pillen, Tabletten, Kügelchen (Globuli), Pulver oder Tropfen. Man sollte sie nicht berühren, von stark riechenden Substanzen fernhalten und auf nüchternen Magen einnehmen. Auch auf den Genuß von Pfefferminze und Kaffee sollte man während der Behandlung verzichten. Bei der Einnahme legt man die Arznei mit einem Löffel unter die Zunge und läßt sie dort zergehen.

Der Homöopath gibt eventuell auch Ratschläge, wie die Ernährung und der Lebensstil geändert werden könnten, wenn er glaubt, daß dies die Verfassung verbessern kann.

Der erste Besuch endet wahrscheinlich mit einer weiteren Verabredung, damit der Praktiker die Fortschritte bewerten kann. Gewöhnlich findet sie eine Woche später statt.

Wie viele Behandlungen sind nötig?

Einige Menschen erholen sich schneller als andere, je nach Art der Beschwerden und ihrer Reaktion auf die Medizin. Die Behandlung besteht häufig nur aus ein oder zwei Besuchen, kann aber auch länger dauern. Erweist sich das erste Heilmittel als ungeeignet, wechselt ein Homöopath manchmal die Arznei. Das kann einige Wochen in Anspruch nehmen. Die Länge der Behandlung hängt auch vom Schweregrad der Krankheit ab und davon, wie lange man schon unter ihr leidet. Tritt jedoch nach

UNTEN: Beim ersten Besuch stellt der Homöopath viele Fragen, damit er eine auf den Patienten und nicht auf die Krankheit zugeschnittene Arznei verordnen kann.

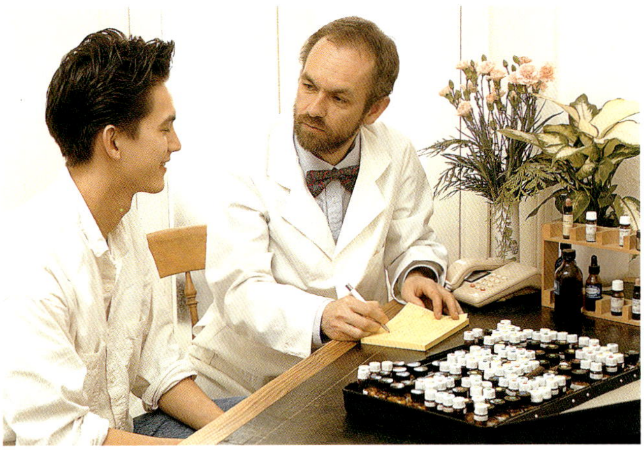

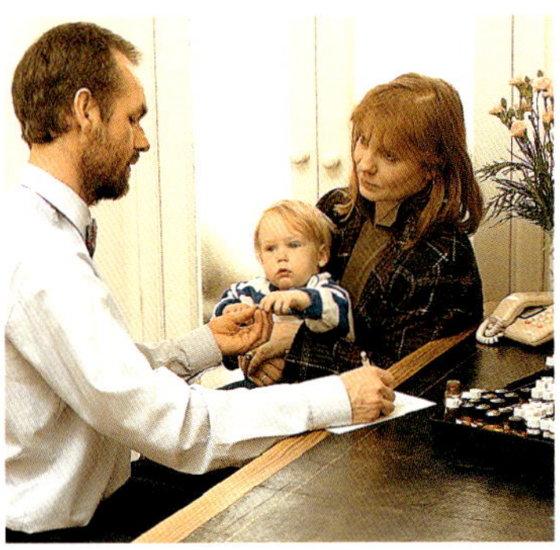

OBEN: Homöopathische Arzneien sind auch für Kinder geeignet, und die Behandlung kleinerer Beschwerden zu Hause ist ungefährlich.

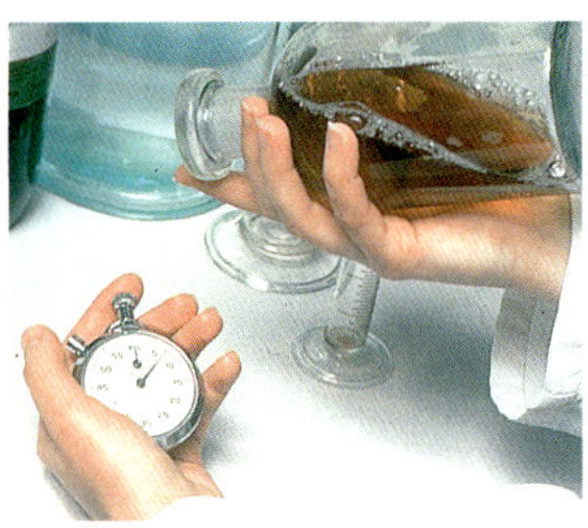

OBEN: Bei der Zubereitung einer homöopathischen Arznei wird diese heftig geschüttelt.

vier oder fünf Besuchen keine Besserung ein, sollte man einen anderen Homöopathen konsultieren oder eine alternative Therapie ausprobieren.

Bei welchen Beschwerden hilft die Therapie?

Die Behauptung, die Homöopathie würde bei allem helfen, aber nicht bei jedem Menschen wirken, ist wahrscheinlich richtig. Beschwerden wie Erkältung, Verstopfung, Durchfall und Erbrechen sowie Allergien und Abwehrschwäche sprechen gut an. Unter den ernsteren Erkrankungen kann die Therapie bei rheumatoider Arthritis, Fibrositis und Psoriasis helfen. Da eine homöopathische Arznei die Selbstheilung des Körpers anregt, unterstützt sie die Heilung psychosomatischer Beschwerden.

Ist sie sicher?

Homöopathische Arzneien sind so stark verdünnt, daß ihre Einnahme für jeden sicher ist, angefangen von Babys bis zu Schwangeren und älteren Menschen. Trotzdem sollte man, wie überall, die Heilmittel nur so lange einnehmen, wie sie benötigt werden. Homöopathische Mittel können gleichzeitig zur konventionellen Behandlung angewendet werden, auch wenn einige chemische Mittel ihre Wirkung eventuell beeinträchtigen.

Klinische Studien

Die Homöopathie hat sich bei der Behandlung verschiedener Beschwerden und Krankheiten und bei unterschiedlichen Hautproblemen in vielen klinischen Studien als wirksam erwiesen.

1994 wurde am Glasgow Royal Infirmary von einem multidisziplinären Team unter Leitung von Dr. Reilly eine Studie durchgeführt. Dabei wurde die Wirkung von Homöopathie oder einem Placebo auf 28 Asthmapatienten mit Staubmilbenallergie untersucht. Nach einer einwöchigen Behandlung besserte sich der Zustand bei neun von elf Homöopathie-Patienten, dagegen nur bei fünf von 17 Placebo-Patienten. Die Patienten mit schwerem Asthma sprachen am besten auf die verabreichten Arzneimittel an. Die Wirkungen einer einwöchigen homöopathischen Behandlung hielten acht Wochen an, die Besserung setzte sich bei allen Patienten fort. (**26**)

In einer anderen Untersuchung benutzte Dr. Schawb Alenavia eine schwefelhaltige homöopathische Arznei oder ein Placebo, um Patienten mit dermatologischen Beschwerden zu behandeln. In zwei Versuchen nahmen 26 Patienten eine homöopathische Arznei oder ein Placebo. Etwa 50 Prozent der Probanden sprachen auf die homöopathische Behandlung an, auf das Placebo dagegen niemand. Zu den typischen Reaktionen zählten eine Verschlechterung des Hautzustandes und für Schwefel charakteristische Symptome, die bei einigen Patienten auftraten: Durchfall, Durst, Juckreiz und Hitzeempfindlichkeit. Die Hautbeschwerden besserten sich schließlich, und bei 58 Prozent der Patienten waren die Fortschritte von Dauer. Die Patienten mit der schlechtesten Verfassung erholten sich am besten. (**27**)

Bei einem Versuch in Verona, Italien, erhielten 1991 60 Migränepatienten eine Behandlung oder nur ein Placebo. Für jeden Patienten wurden zwei verschiedene Heilmittel aus Belladonna, Ignatia, Lachesis, Silicea, Gelsemium, Cyclamen (Alpenveilchen), *Natrium muriaticum* und Sulfur (Schwefel) gewählt, je nach individueller Reaktion und Bedürfnissen der Probanden.

Bei den mit Arznei behandelten Patienten sank die Anzahl der Migräneattacken stärker ab als bei den Patienten, denen Placebos verabreicht wurden. Auch die Dauer und Intensität hatte sich gebessert. (**28**)

(Klinische Referenzen s. Anleitung zum Gebrauch des Buches)

INFORMATIONEN ZUR WAHL EINES HOMÖOPATHEN BEFINDEN SICH IM ADRESSENVERZEICHNIS.

Seit Jahren bildet die Ernährung das Rückgrat der Gesundheitsvorsorge. Das Jagen und Sammeln von Nahrung kostete unsere Vorfahren, die noch keinen Ackerbau betrieben, Zeit und Energie. Nahrung und Kräuter waren die erste Medizin, die zur Behandlung vieler Erkrankungen eingesetzt wurde – angefangen bei Wunden und Insektenstichen bis hin zu Infektionen und Knochenbrüchen.

Schon in den Anfängen der Medizin wurde deutlich, daß Nahrung medizinisch wirken kann und eine abwechslungsreiche

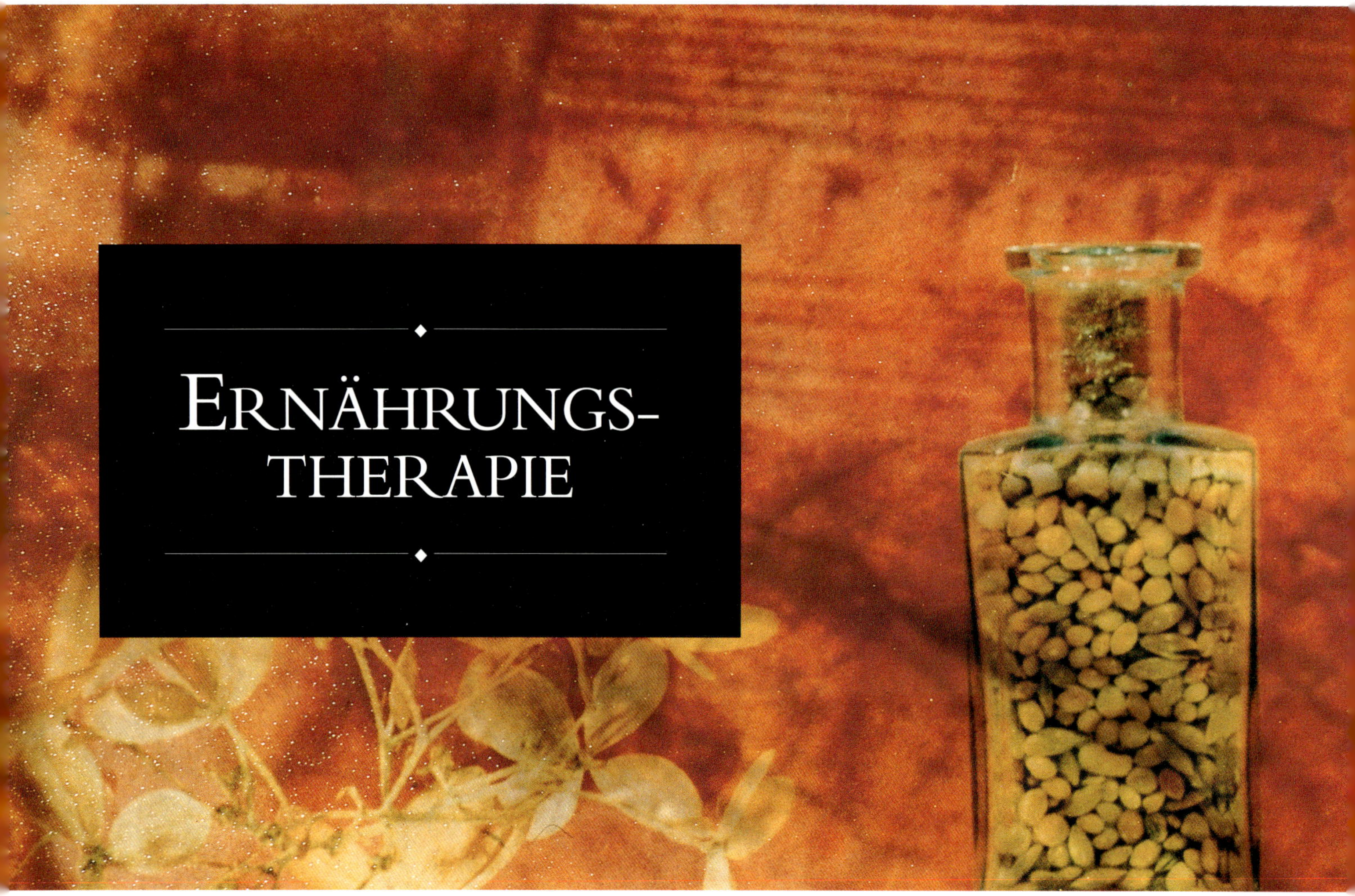

Ernährungstherapie

Die Ernährungstherapie verwendet eine spezielle Diät, um ein Gleichgewicht im Körper herzustellen und Krankheiten zu verhindern. Die makrobiotische Ernährung beruht auf der chinesischen Philosophie von Yin und Yang. Yin- und Yang-Nahrungsmittel können vom Therapeuten zur Wiederherstellung der Gesundheit abgestimmt werden.

Kost mit natürlichen Inhaltsstoffen die Voraussetzung für eine gute Gesundheit ist. So wurde die Ernährung zu einem grundlegenden Bestandteil der meisten alten Gesundheitstherapien und ein wichtiges Element in fast allen späteren Heilsystemen.

Im 18. Jahrhundert zum Beispiel erhielten englische Seeleute Limonen- oder Zitronensaft zur Verhinderung von Skorbut, einer durch Vitamin-C-Mangel verursachten Krankheit, die als Ergebnis des langen Aufenthalts auf See ohne frisches Obst oder Gemüse auftrat.

Im späten 19. Jahrhundert lenkten Naturheilkundler (s. Naturheilkunde, S. 98–103) die Aufmerksamkeit auf den Nutzen der Nahrung und darauf, wie sie als Medizin eingesetzt werden könnte. Das Konzept war zwar nicht neu, wurde aber bis dahin nicht als eigenständige Therapie anerkannt. Die Naturheilkundler nutzten Diät und Fasten zur inneren Reinigung des Körpers und zur Förderung der Selbstheilungskräfte. Als das Wissen über die Nahrung, ihre Zusammensetzung und ihre Wirkung auf den Körper mit der Entwicklung der Biochemie umfangreicher wurde, begannen die ersten Ernährungswissenschaftler, Symptome und Beschwerden mit Nahrungskomponenten zu behandeln.

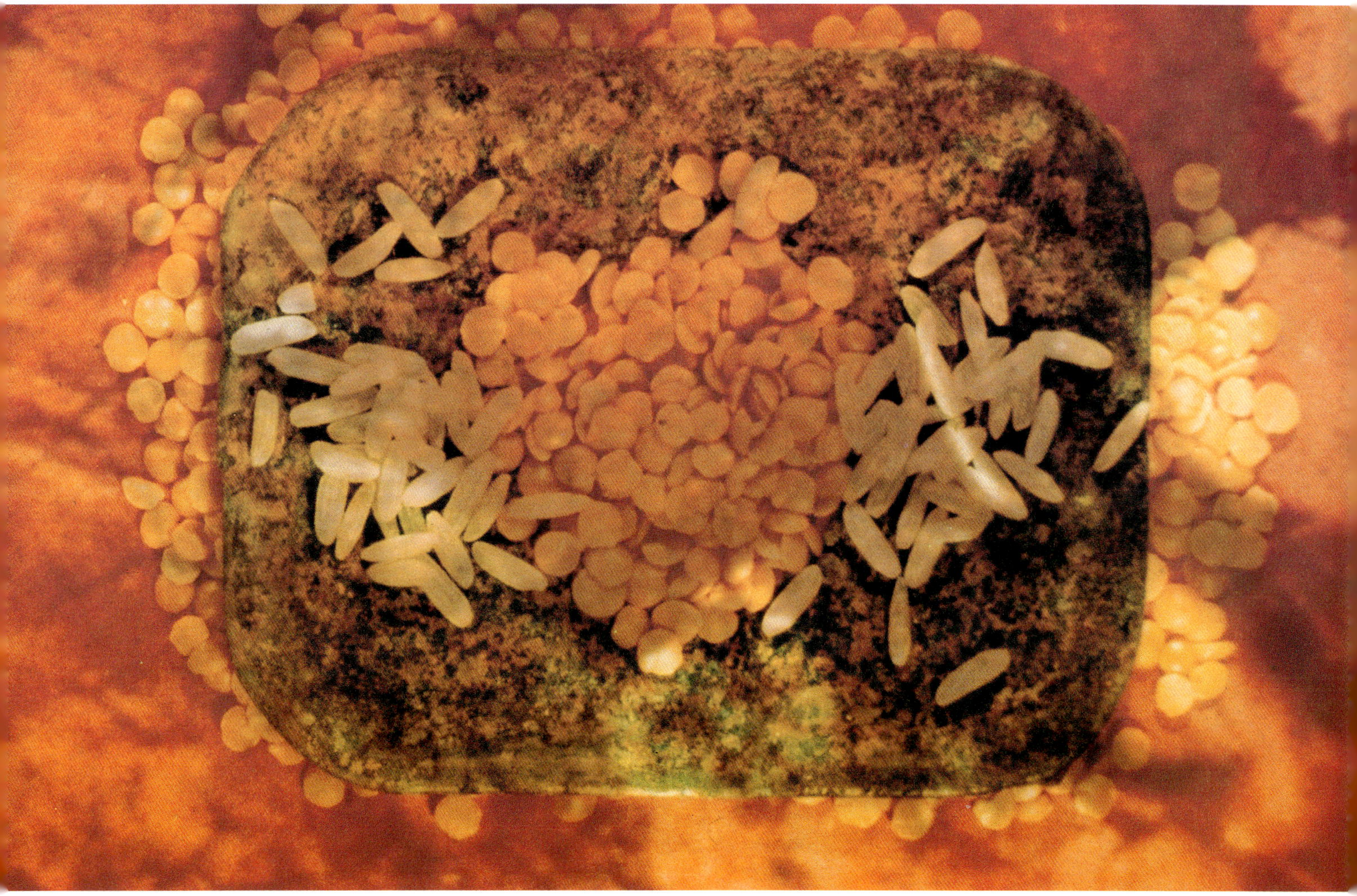

Mitte des 20. Jahrhunderts hatten die Wissenschaftler eine Liste der Proteine, Kohlenhydrate, Fette, Vitamine und Mineralstoffe erstellt, die für Leben und Gesundheit lebenswichtig sind. Es wurden mehr als 40 Nährstoffe, darunter 13 Vitamine, entdeckt. Man fand heraus, daß die Mineralstoffe für eine normale Körperfunktion notwendig sind, und das neue Verständnis des Körpers und seiner Biochemie nährte das wachsende Interesse an diesem Thema.

In den 60er Jahren stellte Linus Pauling, Professor für Chemie in Stanford, fest, daß man im Körpergewebe die richtige Konzentration bestimmter biochemischer Elemente wie Vitamine zur Verfügung stellen muß, um das beste molekulare Umfeld für den Geist zu schaffen. Er nannte diesen Vorgang »orthomolekular«. Dann entstanden die kontroversen Gebiete der orthomolekularen Psychiatrie und orthomolekularen Medizin. Die Ärzte begannen, Patienten mit speziellen Diäten und Zusätzen zu behandeln, die je nach individuellen Symptomen, Gesundheitsbeschwerden und Bedürfnissen verordnet wurden. Während konventionelle Mediziner die Ernährung immer noch im Sinne der Hauptnahrungsgruppen diskutierten, verschrieben orthomolekulare Ernährungsspezialisten regelmäßig hohe Dosen an Vitaminpräparaten. Die Ärzte setzten biochemische Substanzen ein, um Nährstoffmängel auszugleichen, die sie für körperliche und geistige Krankheiten verantwortlich machten.

Die Ernährungslehre breitete sich von einer hauptsächlich unter ärztlicher Aufsicht durchgeführten diätetischen Therapie, auch klinische Ernährung genannt, bis hin zu einer tiefergehenden Theorie der Gesundheitskontrolle aus. Letztere beruht darauf, den Menschen als Ganzes zu betrachten (ganzheitliche Gesundheit) und auf bestimmte Mängel zu achten, die beim einzelnen Menschen Krankheiten verursachen können.

Der Ausdruck »Makrobiotik« wurde 1945 vom westlich orientierten Japaner George Ohsawa geprägt. Sein Werk wird von Michio Kushi weitergeführt, der die Makrobiotik in der gesamten Welt verbreitet. Er erweiterte die diätetischen Richtlinien und entwickelte Ohsawas Ideen weiter. Das Ergebnis seiner Gedanken und Vorstellungen ist die moderne Makrobiotik, die sich aus sehr strengen Regeln entwickelt hat, um alle wichtigen Elemente der Basisernährung einzuschließen. Ziel ist, das Leben, unterstützt von einer Ernährung, die die körperliche, geistige, emotionale und spirituelle Gesundheit fördert, voll und ganz ausschöpfen zu können.

RECHTS: *Viele Menschen lieben Süßes und können dem oft nicht widerstehen. Man sollte Zucker jedoch nur in Maßen verzehren, zu viel ist ungesund.*

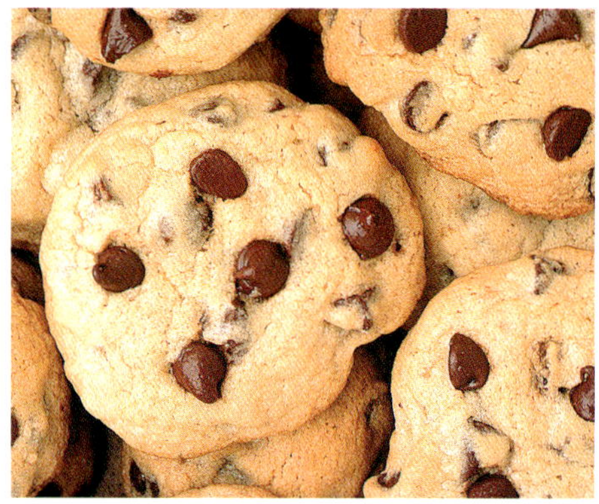

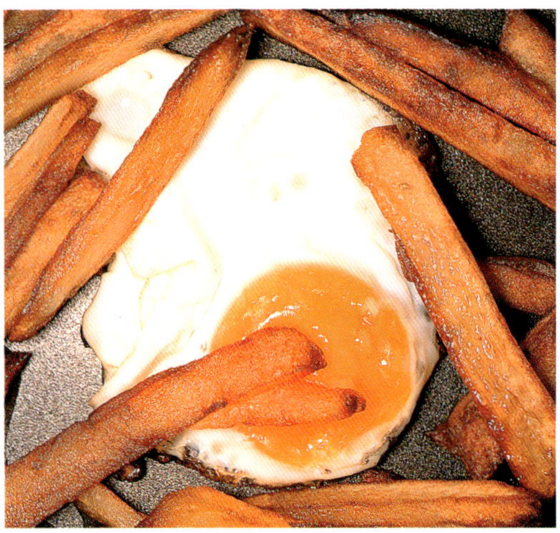

OBEN: *Eier sind eine gute Proteinquelle, und Kartoffeln enthalten wertvolle Vitamine, aber das Braten in Öl erhöht den Fettgehalt enorm und sollte vermieden werden.*

RECHTS: *Die empfohlene tägliche Ernährung sollte nur wenig Fett enthalten. Snacks wie fetthaltige Hamburger gehören daher nicht auf den Speiseplan.*

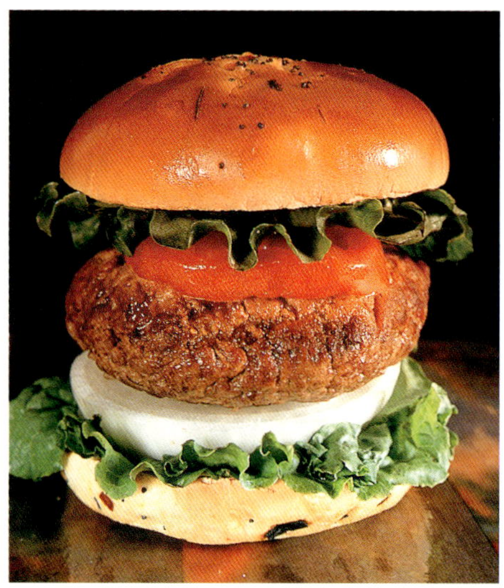

Der Ausdruck »Makrobiotik« kommt aus dem Griechischen, »*makros*« bedeutet »groß« und »*biokos*« heißt »Leben«. Die Makrobiotik ist eine östlich geprägte Lebenseinstellung, die unter anderem durch eine Ernährung, die Yin- und Yang-Bedürfnisse des einzelnen berücksichtigt, zu einem gesunden Leben führen soll. Die frühe Philosophie wurde stark von den drei Büchern *Nei Ching, I Ching* und *Tao Te Ching* inspiriert.

In den 80er Jahren des vorigen Jahrhunderts entdeckte der japanische Arzt Sagen Ishizuka, daß eine Änderung der Ernährung hin zu mehr Vollkornwaren und Gemüse die Behandlung zahlreicher Gesundheitsprobleme ermöglichte.

Was ist Ernährungstherapie?

In der Ernährungstherapie werden Krankheiten mit Hilfe einer Diät behandelt oder verhindert und das natürliche, gesunde Gleichgewicht im Körper wiederhergestellt. Man nimmt an, daß subklinische Mängel für viele Krankheiten und Körperschwäche verantwortlich sind. Damit sind Vitamin- und Mineralstoffmängel gemeint, die zu geringfügig sind, um offensichtliche Mangelerkrankungen wie Skorbut oder Anämie hervorzurufen, aber ausreichen, um die Funktionsfähigkeit des Körpers einzuschränken. Diese kleinen Defizite machen sich oft mit unbedeutenden, aber lästigen Symptomen bemerkbar, erscheinen aber für sich allein genommen den meisten Menschen nicht als ausreichender Grund, einen Arzt aufzusuchen.

Tatsächlich akzeptieren wir heute viele Symptome als Bestandteil unseres täglichen, streßerfüllten Lebens. Beschwerden wie Müdigkeit, Anfälligkeit für Erkältungen und andere Virusinfektionen, Hauterkrankungen und Lethargie, die die meisten von uns irgendwann einmal erfahren, sind häufige Anzeichen eines ernährungsbedingten, subklinischen Mangels.

Die Ernährung in der modernen westlichen Welt versorgt die Menschen im allgemeinen nicht mit allen notwendigen Nährstoffen. Falsche Ernährung trägt nicht nur dazu bei, sich unwohl zu fühlen, sie kann auch zu Fettleibigkeit, Herzerkrankungen, Krebs, Verdauungsstörungen, vorzeitigem Altern und in vielen Fällen sogar zum Tod führen. Die westliche Welt ist eher übersättigt als unterernährt, aber obwohl die Nahrung im Überfluß vorhanden ist, ist sie häufig ohne jeglichen ernährungsphysiologischen Wert. Viele Beschwerden werden durch Allergien oder Intoleranzen gegenüber verschiedenen Nahrungsmitteln hervorgerufen. Nahrungsmittel können aber auch therapeutische Eigenschaften haben. Einige unterstützen die Verdauung, lindern Entzündungen oder reduzieren die Schleimproduktion. Durch eine Umstellung der Ernährung können Erkrankungen wie Asthma oder Ekzeme beinahe vollständig geheilt werden. Auf ähnliche Weise sinkt die Anfallshäufigkeit bei Rheuma- und Arthritispatienten oder ihr Zustand bessert sich, wenn sie ihre Ernährungsgewohnheiten ändern.

Eine Ernährung ist gesund, wenn die Nahrung alle Nährstoffe enthält, die der Körper für seine Existenz braucht.

In der modernen Welt ist unser Körper neuem Streß ausgesetzt: Umwelt und psychologische Anforderungen wirken auf ihn ein, Faktoren, die vor zwei Jahrzehnten so noch gar nicht existierten. Da unserem Körper oft schützende und wichtige Nährstoffe fehlen, können sich Unwohlsein und eine Vielzahl anderer Beschwerden entwickeln.

Im Idealfall sollte man alle benötigten Nährstoffe aus einer ausgewogenen Kost erhalten, aber wegen der intensiven Anbaumethoden, Pestizide, Konservierungsmittel, Zusatzstoffe und Hormone ist unsere Nahrung oft ernährungsphysiologisch weit weniger wertvoll, als sie zu sein scheint. Außerdem tragen Alkohol, Tabak, Medikamente, Streß, Umweltverschmutzung und zahlreiche Zusatzstoffe dazu bei, dem Körper die notwendigen Nährstoffe zu rauben. Da sich heute Erzeuger und Nahrungsmittelhersteller um eine längere Haltbarkeit der Nahrung bemühen, enthält sie nun eine Mischung aus:

- *Farbstoffen, Konservierungsmitteln, Geschmacksverstärkern, Emulgatoren und Polyphosphaten.*
- *Verunreinigungen aus der Landwirtschaft, Antibiotika und Wachstumsförderern, industriellen Verschmutzungen und auch radioaktiven Strahlen.*

Die Ernährungstherapie ist ein hochentwickeltes System der Gesundheitsfürsorge, das von einem zunehmenden, breitgefächerten Wissen über Biochemie, Physiologie und Ernährung abhängig ist, um die gesundheitlichen Bedürfnisse des einzelnen zu befriedigen. Dem Ernährungstherapeuten stehen drei grundlegende Diagnosemöglichkeiten zur Verfügung: Nahrungsmittelallergien oder -intoleranzen, Nährstoffmangel (oft subklinisch) und schließlich die toxische Belastung.

Nahrungsmittelallergien

Viele Praktiker glauben, etwa 20 Prozent der Menschen wiesen eine Form von Allergie auf. Eine Nahrungsmittelallergie kann von fast jedem Nahrungsmittel hervorgerufen werden, die üblichen Symptome sind Übelkeit, Erbrechen und Durchfall. Zu den häufigsten Allergenen zählen Milchprodukte, Nüsse, Eier, Hefe, Schalentiere, Weizen, Mehl, Zitrusfrüchte und künstliche Farbstoffe. Viele Kinder reagieren auf Lebensmittelzusatzstoffe, besonders auf Tartrazin und Benzoat, die Hyperaktivität und andere Verhaltensstörungen bewirken.

Um herauszufinden, welche Nahrungsmittel die Symptome verursachen, schlägt der Therapeut eventuell eine Eliminationskost vor. Eliminationsprogramme dürfen nicht ohne professionelle Beobachtung durchgeführt werden! Andere, allerdings umstrittene, Methoden zur Identifikation von Allergien sind Kinesiologie, Kirlian-Fotografie (s. Diagnostische Therapien, S. 153–155), Biofeedback und Bluttests.

Weit verbreitete Nahrungsmittel, die Allergien auslösen können, sind:

- *Gluten (Weizen), Tee, Meeresfrüchte, Tomaten, Kaffee, Bananen, Milchprodukte und tierische Fette.*
- *Hefe, Orangen, Pfeffer, Eier, Roggen, Käse und Kartoffeln.*
- *Alkohol, Zwiebeln, Erdbeeren, Ananas, Leitungswasser, Gewürze und Knoblauch.*
- *Getreide, Wein, Nüsse, Hafer, Schokolade und Pilze.*
- *Reis, Schweinefleisch und Soja.*

Nährstoffmangel

Nur wenige Menschen entwickeln Anzeichen eines ernsten Vitamin- oder Mineralstoffmangels wie Skorbut, viele leiden aber an leichten Defiziten des Organismus. Diese kann man durch Symptomanalyse, Mineralstoffanalyse der Haare, Muskeltests und eventuell durch Blut- oder Schweißanalyse ermitteln.

Toxische Belastung

Die toxische Belastung wird vom Ernährungswissenschaftler identifiziert, indem er die auftretenden Symptome in Verbindung mit dem normalen Lebensstil des Patienten analysiert. Toxine

Vitamine und Mineralstoffe

Es ist wichtig, daß Ernährungstherapeuten einen Mangel an folgenden Vitaminen und Mineralstoffen ermitteln:

Vitamine

- *Vitamin A (Retinol, Carotin), B_1 Thiamin, B_2 Riboflavin, Niacin, Pantothensäure und B_6 Pyridoxin.*
- *B_{12} Cobalamin, Folsäure und Biotin.*
- *Vitamin C (Ascorbinsäure) und Vitamin D (Calciferol).*
- *Vitamin E (Tocopherol),essentielle Fettsäuren, Biotin und Vitamin K (Phyllochinon).*
- *Folsäure.*

Mineralstoffe

- *Kalzium, Chlor, Chrom und Kupfer.*
- *Jod, Eisen, Magnesium und Molybdän.*
- *Kalium, Selen, Natrium, Schwefel, Vanadium und Zink.*

sind wirksame Gifte, die in der Nahrung enthalten sein können, im Körper durch Darmbakterien gebildet werden oder als normale Stoffwechselendprodukte anfallen.

Wie wirkt die Therapie?

Die Ernährungstherapie basiert auf dem Wissen, daß jeder Teil des Körpers aus Elementen besteht, die einst Bestandteile der Nahrung waren. Dem Grundgedanken nach verschlechtern sich die Körperfunktionen, wenn einige Elemente zu lange nicht in ausreichender Menge vorhanden sind oder der Körper damit leicht vergiftet ist. Der Ernährungstherapeut entscheidet, wie man diese Funktionen mit Hilfe einer geeigneten Diät und Körperkenntnissen verbessern kann.

Durch zahlreiche Tests kann der Ernährungstherapeut herausfinden, was eine Krankheit verursacht oder verstärkt. Eine Haaranalyse zum Beispiel kann Aufschluß über den Gewebespiegel der Spurenelemente geben.

Ein gesunder Körper ist stark und widerstandsfähig. Wenn ein Ernährungstherapeut die Symptome einer Krankheit behandelt, indem er auf die Bedürfnisse des Körpers eingeht, werden dadurch sehr oft auch andere, nicht direkt in Zusammenhang stehende Krankheiten geheilt.

Ein Ernährungstherapeut glaubt, viele der bei der westlichen Bevölkerung üblichen Beschwerden würden durch toxische Belastung der Nahrung, Nahrungsmittelallergien oder Nährstoffmangel hervorgerufen. Zur Wiederherstellung des natürlichen Körpergleichgewichts empfiehlt er den Einsatz von Vitamin- oder Mineralstoffpräparaten und anderen Substanzen sowie eine Kost, die reich an Gemüse, Obst und Vollkornprodukten ist. Ernährungsspezialisten richten sich bei ihrer Behandlung nicht nach offiziell empfohlenen Werten von Vitaminen, Mineralstoffen und anderen Nährstoffen, da sie ihrer Meinung nach die Variationsbreite des individuellen Bedarfs zu wenig berücksichtigt. Stellt der Therapeut Nährstoffmängel fest, sorgt er dafür, daß die Ernährung des Patienten ausgewogener wird. Eventuell verschreibt er zur Beschleunigung des Heilprozesses außerdem Ergänzungspräparate oder Kräuter. Er stellt mögliche Nahrungsmittelallergien und -intoleranzen fest und schlägt besondere Nahrungsmittel zur Therapie vor.

Die kontrollierte Anwendung von künstlichen Präparaten kann empfehlenswert sein, da Untersuchungen ihren therapeutischen Effekt bei bestimmten Erkrankungen ergeben haben. Zum Beispiel gilt es zunehmend als sicher, daß einige Patienten mit Prämenstruellem Syndrom einen Mangel an Gamma-Linolensäure (GMA) aufweisen, die in Primelöl vorkommt, und eine Behandlung mit diesem Präparat erscheint erfolgversprechend. Einige Arten von Neuralgien oder Karpaltunnelsyndrom weisen auf einen Mangel der B-Vitamine hin. Tyrosin, eine Aminosäure, wurde sehr erfolgreich zur Behandlung von Depressionen und Angstzuständen eingesetzt. Ein Vitamin-A-Mangel kann zahlreiche, unterschiedliche Hautbeschwerden verstärken.

Die ständige Anwendung von künstlichen Präparaten oder sehr hohen Dosen (die gewöhnlich nicht empfohlen werden) sollte jedoch immer von einem qualifizierten Therapeuten überwacht werden, da viele Ergänzungsmittel in hohen Gaben toxisch sein können.

Eine gesunde Ernährung

Die westliche Ernährung ist im allgemeinen reich an Cholesterin und Fetten, insbesondere gesättigten Fettsäuren, sowie arm an Ballaststoffen und enthält viele raffinierte Zucker und tierische Produkte. Eine fett- und cholesterinarme Ernährung mit hohem Anteil an Ballaststoffen, Früchten und Gemüse ist gesünder und liefert mehr Energie. Nach der Umstellung auf eine richtige Ernährung verschwanden Beschwerden wie z.B. aus unerklärlichen Gründen auftretende Schmerzen, Kopfschmerzen, einige Diabetestypen, Abwehrschwäche und Hautprobleme.

Eine Diät ist gesund, wenn die Nahrung alle Nährstoffe enthält, die der Körper täglich für Wachstum, Heilung und normale Funktionen benötigt. Eine ausgewogene Ernährung liefert Energie und ermöglicht optimales Funktionieren.

Es gibt drei essentielle Nährstoffgruppen: Proteine, Kohlenhydrate und Fette, außerdem Mineralstoffe und Vitamine. Auch Wasser ist wichtig. Es ist in fast jeder Nahrung enthalten und macht einen Großteil unseres Körpers aus. Proteine sollten etwa 15 Prozent, Kohlenhydrate mindestens 60 Prozent und Fette höchstens 25 bis 30 Prozent der Nahrung ausmachen. Vitamine und Mineralstoffe kommen in jeder dieser Gruppen vor, und eine ausgewogene Ernährung sollte alle oder die meisten von ihnen in einer angemessenen Menge beinhalten. Auch Ballaststoffe sind wichtig für die Gesundheit.

Die Wahl frischer und gesunder Nahrungsmittel

Frische Früchte, Gemüse und Salat dürfen in unserer täglichen Ernährung nicht fehlen, und frisches Fleisch und Fisch sollten

tion bestimmte Teile und damit auch wichtige Nährstoffe und Ballaststoffe entfernt. Daher sind sie von geringem ernährungsphysiologischen Wert und werden schwerer verdaut, da Ballaststoffe die Verdauung und die Ausscheidung fördern.

Man sollte zweimal am Tag Proteine aufnehmen, am besten aus Fleisch, Fisch, Geflügel, Nüssen oder Hülsenfrüchten, und mindestens einmal am Tag Milch, Käse oder ein anderes Milchprodukt. Viermal am Tag sollte man komplexe Kohlenhydrate wie Brot, ungeschälten Reis, Nudeln, Kartoffeln oder Müsli essen und schließlich fünfmal pro Tag frisches Obst, Gemüse oder Salat, außerdem wenig Fett. Kinder, Schwangere und Stillende benötigen eventuell mehr Milchprodukte und manchmal mehr Fett.

Idealerweise sollte man hauptsächlich ökologisch erzeugte Nahrungsmittel zu sich nehmen, da sie gesünder und nährstoffreicher sind.

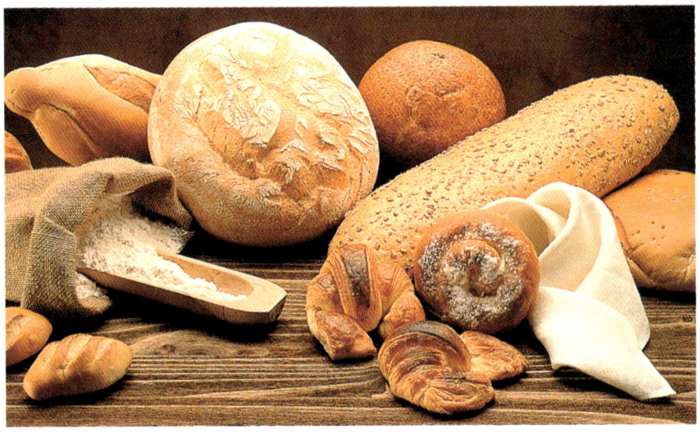

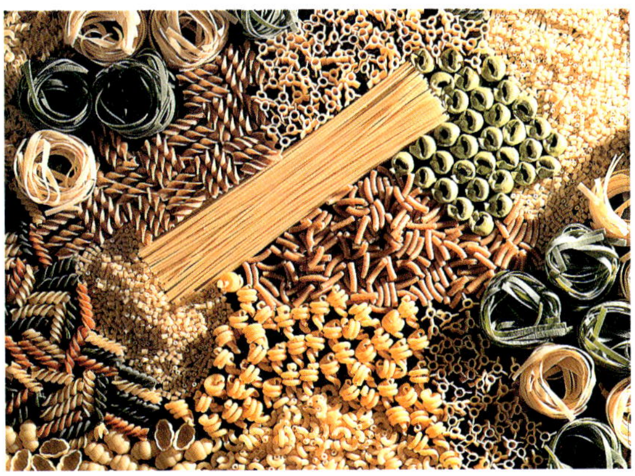

GANZ OBEN UND OBEN: *Brot und Teigwaren sind reich an Kohlenhydraten und sollten in der täglichen Ernährung nicht fehlen. Die vielfältigen Vollkornprodukte enthalten zahlreiche Ballaststoffe.*

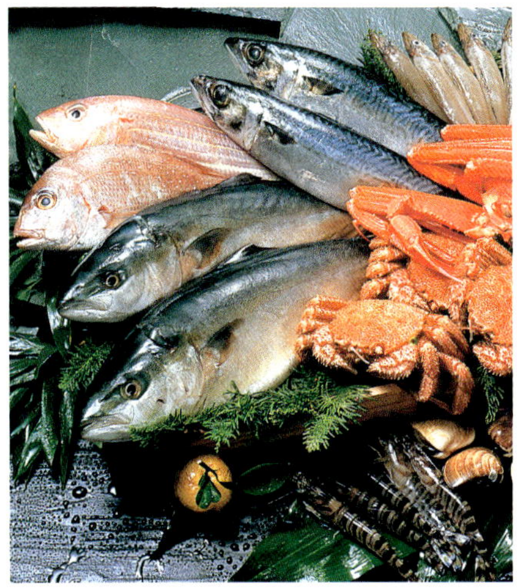

LINKS: *Fisch sollte wegen seines Proteingehalts regelmäßig auf den Tisch kommen. Fettfische wie Makrelen enthalten Öle, die in bezug auf Herz-Kreislauf-Erkrankungen eine Schutzwirkung haben.*

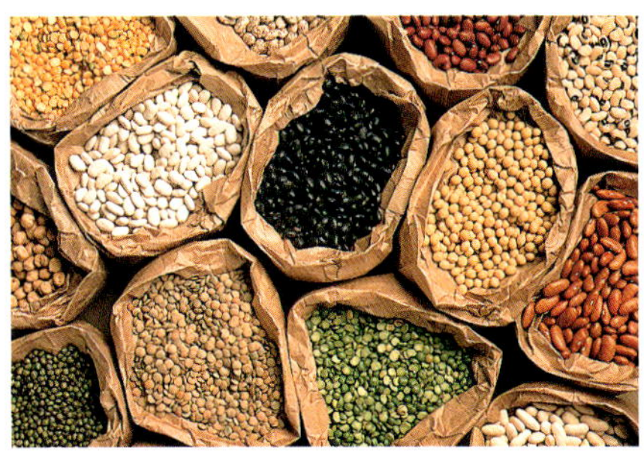

LINKS: *Hülsenfrüchte enthalten Proteine und viele Ballaststoffe, die für eine ausgewogene Ernährung wichtig sind.*

abgepackter oder gefrorener Nahrung vorgezogen werden. Viele Konservierungsprozesse wie zum Beispiel das Einmachen verringern den Nährstoffgehalt stark. Wann immer es möglich ist, sollte man frische, heimische Produkte wählen, da durch lange Lagerung oder Transport Nährstoffe verlorengehen können. Wichtig ist auch, die Liste der Inhaltsstoffe auf dem Etikett zu lesen, da Geschmacksverstärker, Konservierungsmittel und Farbstoffe Gesundheitsbeschwerden verursachen können.

Eine ausgewogene Ernährung bedeutet, vollwertige Nahrungsmittel, also keine raffinierten Speisen, zu sich zu nehmen. Bei raffinierten Nahrungsmitteln werden während der Raffina-

Zur Behandlung einiger Erkrankungen eignen sich neben individuell angepaßten Diäten auch Spezialkostformen wie Fasten oder eine Ernährung, die ausschließlich auf Rohkost basiert und zur Reinigung des Körpersystems dient. Von einer strengen, kurzzeitigen Diät abgesehen, sollten alle Spezialkostformen abwechslungsreich sein.

Die Vorteile der Ballaststoffe

Die Ärzte sind zunehmend davon überzeugt, daß eine ballaststoffreiche Ernährung positiv zur Gesundheit beiträgt. Die Ballaststoffe vergrößern das Nahrungsvolumen im Darm und erweichen den Speisebrei. Dies mindert den Druck auf den Darm, der Stuhl kann leichter passieren. Toxine, die über den Stuhl ausgeschieden werden, verbleiben weniger lang im Körper. Viele Praktiker glauben, daß dadurch zum Beispiel die Wahrscheinlichkeit einer Krebserkrankung sinkt, da auch kanzerogene Substanzen ausgeschieden werden, bevor sie Schaden anrichten können.

Ballaststoffe senken außerdem die mit der Nahrung zugeführte Kalorienmenge, da sie dafür sorgen, daß die verbleibenden Kalorien langsamer absorbiert werden. Sie unterstützen auch die Vermehrung erwünschter Bakterien, die den Körper vor Infektionen und Pilzerkrankungen wie Soor schützen. Ergiebige Ballaststoffquellen sind Vollkornbrot, ungeschälter Reis und anderes Getreide, Gemüse (Blätter und Wurzeln), Früchte (frisch und getrocknet), Salat und Hülsenfrüchte.

UNTEN: *Wasser gehört unbedingt zur täglichen Ernährung, da es unter anderem Toxine aus unserem Körper schwemmt.*

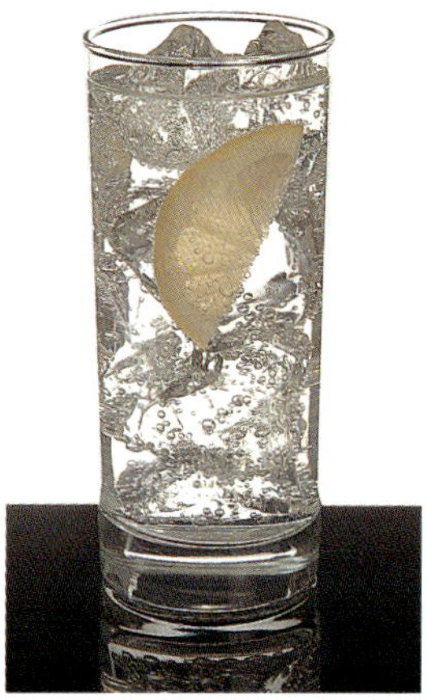

UNTEN: *Milch und Milchgetränke sind gute Proteinquellen und enthalten das für gesunde Knochen notwendige Kalzium.*

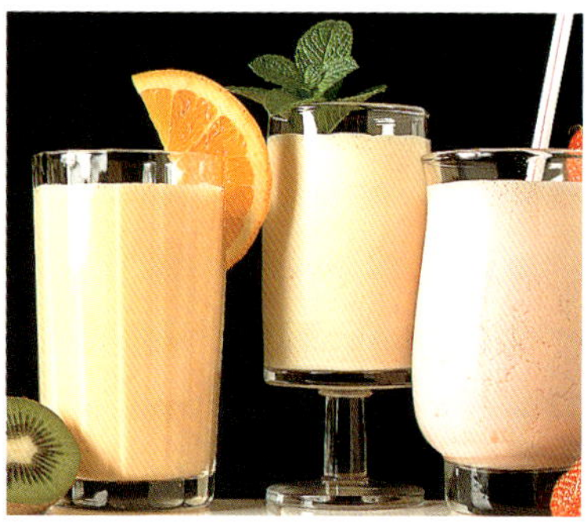

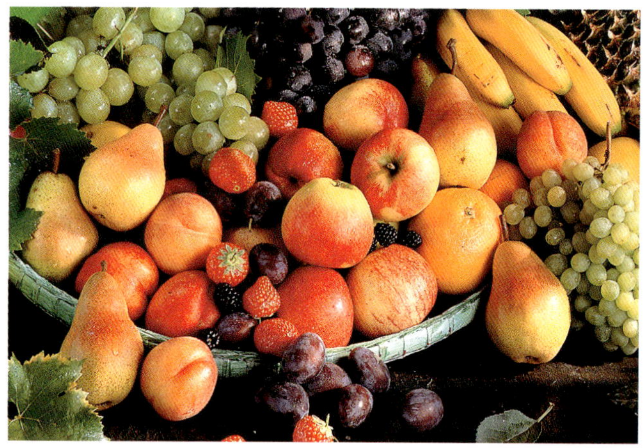

OBEN: *Früchte spielen in unserer täglichen Kost eine große Rolle, da sie viele Vitamine und Mineralstoffe enthalten, die für die Aufrechterhaltung der Körperfunktionen notwendig sind.*

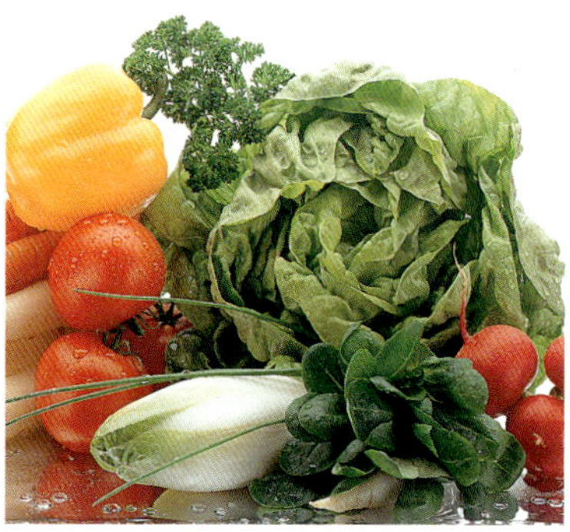

OBEN: *Gemüse ist reich an Mineralstoffen, Vitaminen und Ballaststoffen und sollte einen großen Teil unserer täglichen Ernährung ausmachen.*

Was geschieht bei einer Beratung?

Ernährungstherapeuten sind zum Teil Ärzte, die sich besonders für Ernährung interessieren. Die Praktiker anderer ergänzender Heilweisen wie Naturheilkunde (s. S. 98–103), Homöopathie (s. S. 74–79) sowie Chinesischer und Westlicher Kräuterheilkunde (s. S. 24–29 und S. 92–97) können im Rahmen ihrer Behandlung ebenfalls gesunde Ernährungstips geben.

Eine Beratung dauert normalerweise eine Stunde. In dieser Zeit erstellt der Therapeut eine vollständige Krankengeschichte:

- *Er achtet auf die gegenwärtige Ernährung und Angewohnheiten.*
- *Er diskutiert über die sportliche Betätigung sowie die emotionale und physische Vergangenheit.*
- *Er fragt nach der Einnahme anderer Medikamente oder Mittel wie der Pille und notiert alle körperlichen Symptome, die der Patient im Augenblick aufweist.*

Viele Praktiker schlagen vor, Haar, Urin, Schweiß und Muskeln zu untersuchen, und verwenden einen Fragebogen, um bestimmten Mängeln auf die Spur zu kommen. Die Therapie bezieht sich auch auf die körperlichen Symptome. Der Therapeut wird jeden Nährstoffmangel, Nahrungsmittelintoleranzen und auch die Möglichkeit einer toxischen Belastung in Betracht ziehen. Auf der Grundlage dieser Informationen wird ein spezieller, auf den individuellen Bedarf zugeschnittener Diätplan erstellt, ergänzend können Vitamin- und Mineralstoffpräparate verordnet werden. Außerdem werden eventuell ein Bewegungsprogramm und Kräuteranwendungen in die Behandlung aufgenommen. Ernährungstherapeuten raten immer zu einem Arztbesuch, wenn dieser noch nicht erfolgt ist.

Wie viele Behandlungen sind nötig?

Die Zahl der erforderlichen Sitzungen hängt davon ab, wie schnell man auf die Behandlung anspricht, wie lange man bereits unter den Symptomen oder der Erkrankung leidet und wie gewissenhaft man die vorgeschlagenen Änderungen von Lebensstil und Ernährung ausführt.

Bei welchen Beschwerden hilft die Therapie?

Die Ernährungstherapie kann fast überall helfen. Da Nahrung Grundlage und Brennstoff fast aller chemischen Prozesse ist, die im Körper ablaufen, beruhen beinahe alle Arten des Unwohlseins auf fehlenden oder nicht ausreichend vorhandenen Nährstoffen.

Große Erfolge hatten Ernährungstherapeuten bei der Behandlung von Erkrankungen wie Rheuma und Arthritis, Bluthochdruck, Müdigkeit und Verdauungsstörungen sowie bei der Heilung und Genesung nach Verletzungen oder Operationen, bei Hautproblemen, psychologischen Schwierigkeiten und Verhaltensstörungen. Ebenso lassen sich durch Ernährung Neuralgien, Osteoporose, Prämenstruelles Syndrom, postnatale Krankheit, Schwangerschaftsprobleme, Immunschwäche, Streß und Viruserkrankungen therapieren. Außerdem werden alle Körpersysteme durch eine gesunde Ernährung verbessert. Wer fit ist, ist widerstandsfähiger gegenüber Infektionen und kann wirksam mit gesundheitlichen Beschwerden oder Verletzungen fertig werden.

Die Vorteile einer gesunden, ausgewogenen Ernährung sind enorm. Heutzutage werden viele Beschwerden durch Nahrungsmittelallergien verursacht, die vom Ernährungstherapeuten festgestellt werden können. Meidet man die betreffenden Nahrungsmittel, können viele Krankheiten verhindert werden.

Ist sie sicher?

Unter Anleitung eines ausgebildeten Praktikers ist die Ernährungstherapie eine der sichersten alternativen Heilweisen. Eine Ernährungstherapie sollte nur auf Anraten eines niedergelassenen Praktikers durchgeführt werden, der ständig über den körperlichen oder geistigen Zustand des Patienten informiert wird. Angesehene Praktiker werden zum Beispiel im Umgang mit Spezialkostformen und künstlichen Präparaten vorsichtig sein.

Menschen jeden Alters können von dem vorbeugenden Nutzen der Ernährungstherapie profitieren. Für Babys, Schwangere, Kleinkinder, ältere Menschen und Patienten mit chronischen Erkrankungen gelten allerdings eigene Regeln.

NAHRUNGSBESTANDTEILE UND -ERGÄNZUNGEN

Eine gesunde Ernährung enthält folgende Hauptbestandteile und Ergänzungen:

- *Vitamine und Mineralstoffe.*
- *Aminosäuren.*
- *Fette und Derivate.*
- *Kräuter.*
- *Sonstiges, einschließlich: Lactobacillus acidophilus, Bioflavonoide, Hefe, Co-Enzym Q10, Enzyme, Bienen- und Blütenpollen, Algen und Derivate.*

MAKROBIOTIK

Was ist Makrobiotik?

Die Makrobiotik beruht auf der chinesischen Philosophie des Yin und Yang, zwei Eigenschaften, die einander ausgleichen und in jedem natürlichen Objekt oder Zyklus vorkommen. Yin ist die flexible, flüssige und kalte Seite der Natur, Yang dagegen ist heiß, stark und dynamisch. In allem, den Menschen eingeschlossen, gibt es Yin- und Yang-Elemente. Makrobiotik ist eine Philosophie, die zur Förderung der Gesundheit nach deren Harmonie strebt.

Yin-Eigenschaften sind Friedfertigkeit, Ruhe, Kreativität, Umgänglichkeit und Geselligkeit. Yang bedeutet Aktivität, Wachsamkeit, Energie und Präzision. Die meisten Menschen besitzen beide Eigenschaften, wird jedoch eine stärker, tritt ein Ungleichgewicht auf, das in einer Erkrankung gipfeln kann. Zuviel Yin kann zu Depressionen, Müdigkeit und Schlafstörungen führen, ein Übermaß an Yang verursacht Spannungen, Erregbarkeit, Hyperaktivität und Schlaflosigkeit.

Der makrobiotische Therapeut versucht, das Gleichgewicht wiederherzustellen, indem er jemandem, der zuviel Yang hat, eine verstärkte Aufnahme von Yin-Nahrung empfiehlt und umgekehrt. Auch viele andere Faktoren wie zum Beispiel Sport, der ebenfalls nach Yin und Yang unterteilt wird (Yoga ist Yin, Aerobic ist Yang), Temperatur und Klima spielen bei dieser Theorie eine Rolle.

Die makrobiotische Ernährung

Die makrobiotische Kost ist der der traditionellen japanischen Landarbeiter ähnlich. Sie besteht aus:

- *50 Prozent gekochtem Vollgetreide, Teigwaren, Brot, Milchbrei, gebratenem Reis oder Nudeln.*
- *25 Prozent heimischem, saisonalem Gemüse, das auf verschiedene Weise zubereitet wird (zum Beispiel roh, gepökelt, gedünstet, sautiert oder gekocht).*

- *Zehn Prozent Proteine aus heimischem Fisch, Bohnen und Sojabohnenprodukten wie Tofu.*
- *Fünf Prozent Meerespflanzen für Suppen oder Eintöpfe.*
- *Fünf Prozent Suppen, einschließlich Miso-Suppe und Fischsuppe.*
- *Fünf Prozent Desserts und Tees, einschließlich einfachen Tees und Getreidekaffee sowie Desserts aus Früchten und fermentiertem Reis, Agar-Agar (Algen), Samen und Nüssen.*

Die meisten makrobiotischen Praktiker setzen diese Ernährung als Basis für ein gesundes Leben ein, lassen aber auch eine

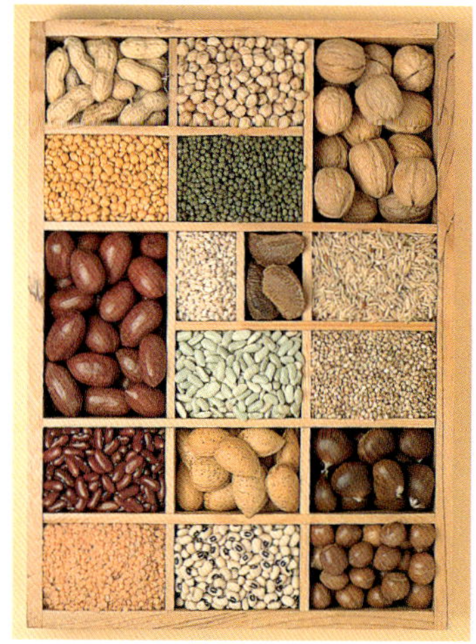

LINKS: Nüsse und andere Nahrungsmittel sollten fünf Prozent der makrobiotischen Ernährung bilden, Hülsenfrüchte und andere Proteine zehn Prozent.

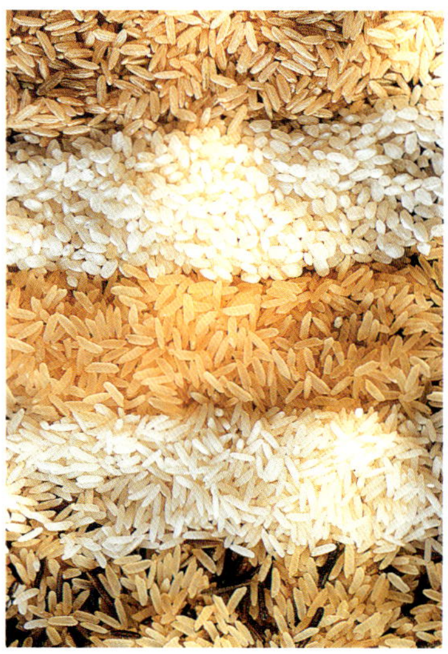

RECHTS: Reis, besonders ungeschälter, und anderes Getreide sollten etwa 50 Prozent der makrobiotischen Kost ausmachen.

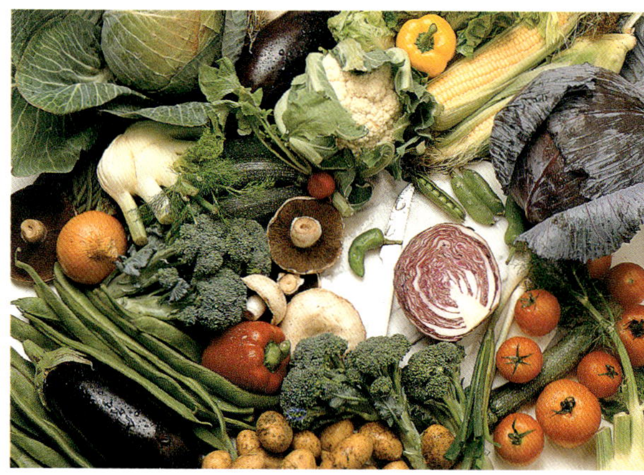

UNTEN: Saisonales Gemüse ist ein Hauptbestandteil der makrobiotischen Küche und wird auf verschiedene Weise zubereitet.

fünf- bis zehnprozentige Zufuhr anderer Nahrungsmittel zu. Die Betonung liegt auf der Art und Vielfalt der Zubereitungsmöglichkeiten und den Zutaten.

Einige Nahrungsmittel sind aus dieser Ernährungsweise ausgeschlossen: Zucker, Gewürze und Alkohol (sie sind angeblich zu sehr Yin) sowie Fleisch, Eier und Käse (zu sehr Yang). Diese Nahrungsmittel sind nach der allgemeinen Überzeugung zu stark für den menschlichen Verzehr, bringen das System aus dem Gleichgewicht und verursachen Krankheiten. Die ausgewogensten yin- und yanghaltigen Nahrungsmittel sind:

- *Yin – Früchte, grünblättrige Gemüse, Nüsse und Samen, Tofu, Obst- und Gemüsesäfte, Marmeladen (ohne raffinierten Zucker) und Malz aus Gerste.*
- *Yang – Vollgetreide wie ungeschälter Reis, Brot, Mehl, Hafer, Knollengemüse wie Kartoffeln, Pastinaken und Kohlrüben, Fisch und Meeresfrüchte, Quark, Bohnen, Erbsen und Linsen, Salz, Miso und Shoyu-Sojasauce.*

Die makrobiotische Lebensweise

Makrobiotik wird für den natürlichen Lebenszyklus und ein Beispiel der universellen Rhythmen von Yin und Yang gehalten. In schwierigen Lebensphasen wird empfohlen, die Fallgeschichte und Berichte der Personen zu lesen, deren Leben durch Makrobiotik radikal verbessert wurde.

Makrobiotische Praktiker drängen darauf, jeden Tag glücklich zu leben, ohne sich mit seiner Verfassung, negativen Gedanken, Vorstellungen oder Gefühlen abzugeben.

Der Grundüberzeugung nach ist die Natur für das Leben essentiell und ein regelmäßiger Kontakt mit ihr notwendig, um optimale Gesundheit und Wohlbefinden zu verspüren. Fünf tägliche Übungen helfen, eine stabilere und harmonischere Lebensweise zu schaffen:

- *Man soll jeden fröhlich und mit Respekt grüßen.*
- *Man soll regelmäßigen Kontakt mit allen Familienmitgliedern beginnen, beibehalten und Dank für deren Anteil am eigenen Leben ausdrücken.*
- *Man soll seinen Freundes- und Bekanntenkreis erweitern und Menschen mit anderer Lebensweise einschließen.*
- *Man soll öfter zusammen mit anderen Menschen essen; Nahrung, die in größeren Mengen zubereitet wird, macht zufriedener, und das Teilen von Speisen ist eine universelle Geste der Mitmenschlichkeit und Brüderlichkeit.*

Makrobiotische Richtlinien für eine gesunde Lebensweise

Um eine gute Grundlage für eine natürliche Gesundheit, physiologische Stabilität und Anpassungsfähigkeit zu schaffen, ist es wichtig, folgende Faktoren unseres täglichen Lebens, die zu Symptomen eines Leidens oder einer Krankheit geführt haben, zu erkennen, um sie korrigieren zu können.

1 *Leben Sie jeden Tag glücklich, ohne sich ständig mit Ihrem Gesundheitszustand zu beschäftigen.*
2 *Beziehen Sie eine regelmäßige, körperliche Betätigung in Ihren Tagesablauf ein. Systemische Übungen wie Yoga, Tai Chi oder andere Kampfsportarten sowie Spaziergänge können ebenfalls hilfreich sein. Regelmäßiges, tiefes Atmen stärkt die Fähigkeit des Körpers, angesammelte Gifte zu entfernen, beruhigt den Geist und läßt die Energie gleichmäßiger fließen.*
3 *Gehen Sie vor Mitternacht zu Bett, um tief und erholsam zu schlafen, und stehen Sie früh am Morgen auf. Versuchen Sie, drei Stunden vor dem Schlafengehen nichts mehr zu essen.*
4 *Viel frische Luft ist wichtig. Laufen Sie barfuß auf Erde, Gras oder Sand. Stellen Sie große Grünpflanzen im Haus auf, da sie die Zirkulation von frischem Sauerstoff fördern, und öffnen Sie oft die Fenster. Zentralheizung und Klimaanlage sollten Sie am besten nur benutzen, sofern es für einen angemessenen Komfort notwendig ist. Erleben Sie die natürlichen, jahreszeitlichen Temperaturänderungen.*
5 *Baden ist erlaubt, meiden Sie aber lange, heiße Bäder oder Duschen, da sie Mineralstoffe aus dem Körper schwemmen können und schwächend wirken. Ziehen Sie kurze Bäder oder Duschen mit gemäßigter Temperatur vor. Fühlen Sie sich nach dem Baden müde, füllt eine kleine Tasse shoyu-bancha oder Miso-Suppe die Energiereserven wieder auf.*
6 *Zur Revitalisierung des Blutes und zur Stimulation des Lymphkreislaufs sollten Sie den ganzen Körper morgens und abends mit einem heißen, feuchten Baumwollhandtuch oder Waschlappen schrubben und massieren, bis sich die Haut rötet. Zumindest sollten Sie Arme, Beine, Hände und Füße, auch Finger und Zehen, abreiben.*
7 *Kleidungsstücke sollten so natürlich wie möglich sein, da synthetische Materialien die Körperenergie unterbrechen können. Tragen Sie direkt auf der Haut Baumwollkleidung, und verwenden Sie Laken und Handtücher aus Baumwolle sowie Wolldecken. Helles (nicht fluoreszierendes) Licht, natürliche Holzmöbel und Teppiche aus Wolle oder Baumwolle tragen zu einer natürlicheren Umgebung bei.*
8 *Vermeiden oder reduzieren Sie die Anwendung elektrischer Geräte nahe am Körper, einschließlich Haartrockner und Heizdecken. Zum Kochen empfiehlt sich ein Gas- oder Holzofen. Geschirr aus Steingut, Glas, Gußeisen oder rostfreiem Stahl ist Aluminium, glasierten oder elektrischen Kochgefäßen vorzuziehen.*
9 *Fernsehen kann, wie alle Geräte, die Strahlen freisetzen, zum Beispiel Computer, Videospiele und Röntgenapparate, erschöpfend wirken. Daher sollten Sie nur in Maßen und aus einer vernünftigen Entfernung fernsehen.*
10 *Um eine gesunde Hautfunktion zu erhalten, die bei der regelmäßigen Entfernung von Giften im Ausscheidungssystem eine wichtige Rolle spielt, sollten Sie chemisch erzeugte Kosmetika und Körperpflegeprodukte meiden und lieber natürliche, rein pflanzliche Erzeugnisse verwenden. Dies gilt auch für die Zahnpflege.*

- *Man soll jeden Tag etwas Zeit in Ruhe und Frieden verbringen und Vorfahren und Lehrern für ihre Hilfe danken. Man soll denen Hilfe und Unterstützung geben, die Anleitung brauchen.*

Die makrobiotische Philosophie

Die makrobiotische Philosophie ist im wesentlichen eine Philosophie, die die Verantwortung für Gesundheit, Wünsche und Handlungen übernimmt. Dies wird in den Arbeiten von Ohsawa deutlich. Er und die alten chinesischen Ärzte machten deutlich, daß ihre Aufgabe in der Verhinderung von Krankheiten bestand und weniger darin, später »Dinge in Ordnung zu bringen«.

Wie der Gelbe Kaiser bereits vor Tausenden von Jahren im Buch *Nei Ching* sagte: »Am schwersten ist es, jemanden zu behandeln, der krank geworden ist – ein kluger Arzt hilft denen, die gesund sind und nicht krank wurden.«

Wie wirkt die Therapie?

Makrobiotische Praktiker glauben, die Makrobiotik ändere den Zustand des Blutes, das aus Plasma und roten und weißen Blutkörperchen besteht. Das Plasma macht etwa 50 Prozent des Blutvolumens aus und wechselt alle zehn Tage. Daher treten gesundheitliche Veränderungen in zehntägigen Zyklen auf.

In den ersten zehn Tagen nach Beginn des makrobiotischen Programms treten Reaktionen oder »entlastende Prozesse« wie Müdigkeit, Reizbarkeit, Schwitzen und Schlaflosigkeit auf. Nach etwa zehn bis 30 Tagen fühlen sich die meisten Menschen heiterer und tatkräftiger, haben einen größeren Appetit und eine ruhigere, konzentriertere und flexiblere Einstellung.

Nach einer Programmdauer von sechs bis acht Monaten ist das Blut deutlich verbessert, und Yin und Yang sind völlig ausgewogen. Wird eine regelmäßige körperliche Aktivität beibehalten und werden Ernährung und Lebensweise abwechslungsreich gestaltet, bessern sich chronische Beschwerden meist spürbar.

Die Umstellung der Ernährungsweise ist ein großer Schritt, und die Ausübung erfordert Durchhaltevermögen und Geduld. Die makrobiotischen Praktiker sagen, wenn man keine Mühe mehr damit hat und die Nahrung, die man zu sich nimmt, wirklich genießt, ist man ein Makrobiotiker geworden.

Reichhaltige Vitamin- und Mineralstoffquellen in Kräutern und Nahrung

VITAMINE, MINERALSTOFFE UND IHRE AUFGABEN	KRÄUTER	NAHRUNGSMITTEL
Amygdalin: *unterstützt die körpereigene Tumorkontrolle*		*Aprikosen, Pfirsichkerne, Äpfel, Kirschen, Pflaumen, Nektarinen*
Chrom: *spaltet Zucker, wirkt Diabetes entgegen, hilft bei der Aufrechterhaltung des richtigen Blutdrucks*		*Vollkornbrot, Kartoffeln, Spinat, Spaghetti, Bananen, Schellfisch*
Eisen: *fördert das Wachstum, stärkt das Immunsystem, schützt vor Müdigkeit, wichtig für die Hämoglobinsynthese*	*Himbeeren, Nesseln, Sauerampfer, Seetang*	*Weizen und Reis (Kleie, Keim), Wal- und Paranüsse, Grüngemüse, Äpfel, Trauben, Dill, Löwenzahn, Kürbis, Pflaumen*
Kalium: *reguliert den Wasserhaushalt, unterstützt die Muskelfunktion sowie allergische Behandlungen*	*Seetang, Rotalgen, Irisches Moos*	*Sojabohnen, Bananen, Cayennepfeffer, Artischocken, Grapefruit, Spargel, Blumen- und Grünkohl, Rettich, Sauerampfer, Tomaten*
Kalzium: *schützt und bildet Knochen und Zähne, unterstützt die Blutgerinnung, puffert die Säure im Magen*	*Beinwell, Tang, Haferstroh, Süßholz*	*Sesamsamen, Rotalgen, Grünkohl, Kohlrüben, Mandeln, Honig, Sojabohnen, Löwenzahnblätter, Haselnüsse, Meerrettich, Lachs*
Kupfer: *fördert den Eiseneinbau in Hämoglobin, gegen Anämie*	*Ephaedra*	*Pfirsiche, Kohlrüben*
Magnesium: *wichtig für die Nerven- und Muskelfunktion, Antistreßmineralstoff, verbessert das kardiovaskuläre System*	*Baldrian, Seetang, Löwenzahn*	*Weizen (Kleie, Keim), Hafer, Roggen, Auberginen, Walnüsse, Mandeln, Reis, Sauerampfer, Cashewkerne, Kohl, Dill, Orangen*
Mangan: *wichtig für die normale Knochenstruktur, die Produktion der Schilddrüsenhormone und die Verdauung*	*Beinwell, Bärentraubenblätter*	*Äpfel, Pfirsiche, Roggen, Kohlrüben, Tee, Vollkornwaren, Brot, Avocados*
Natrium: *wichtig für normales Wachstum, verhindert Sonnenstich, unterstützt die Nerven- und Muskelfunktion*	*See- und Blasentang, Ringelblume*	*Oliven, Rotalgen, Aprikosen, Korinthen, Feigen, Datteln, Eier, Meerrettich, Linsen, Hafer, Rotkohl, Erdbeeren, Sellerie*
Niacin: *wichtig für die Geschlechtshormone, steigert die Energie, unterstützt Nervensystem und Verdauung, verhindert Migräne*	*Alfalfasprossen, Roter Klee*	*Äpfel, Knoblauch, Ingwer, Zwiebeln, Papaya, Roggen, Kohlrüben, Weizen, Petersilie, Wasserkresse*
Pantothensäure: *unterstützt die Wundheilung, kämpft gegen Infektionen, stärkt das Immunsystem, Zellbildung*	*Berberitze*	*Roggen, Kohlrüben, Knoblauch, Papayas, Petersilie*
Phosphor: *nötig für die Knochen und Zahnbildung und zur Übertragung von Nervenimpulsen, häuft Niacin an*	*Hefe*	*Reis, Weizen (Kleie, Keim), Kürbiskerne, Sesamsamen, Auberginen, Paranüsse, Fisch, Grünkohl, Rettich, Lauch, Meeresfrüchte*
Schwefel: *unterstützt Haut und Haare, hilft gegen bakterielle Infektionen, gut für die Leber, Teil gewebebildender Aminosäuren*	*Knoblauch, Seetang, Löwenzahn*	*Zwiebeln, Kokosnuß, Gurken, Knoblauch, Feigen, Grüngemüse, Eier, Pastinaken, Kartoffeln, Erdbeeren, Kohlrüben, Karotten*
Selen: *Antioxidans, verlangsamt Alterungsprozesse, wichtig für die Prostatadrüsen, wirkt Hautkrankheiten entgegen*		*Weizenkeime, Kleie, Zwiebeln, Brokkoli, Tomaten, Schalentiere, Thunfisch*
Vitamin A: *hilft gegen Nachtblindheit und Atemwegsinfektionen, fördert Wachstum von Zähnen, Knochen und Haaren*	*Alfalfasprossen, Ampfer, Haferstroh*	*Karotten, Spargel, Sauerampfer, Grünkohl, Spinat, Knoblauch, Kresse, Süßkartoffeln, Petersilie, Äpfel, Ingwer, Papaya, Roggen*
Vitamin B_1 (Thiamin): *fördert das Wachstum, unterstützt Verdauung und Nervensystem, verbessert die geistige Verfassung*	*Alfalfasprossen, Haferstroh, Ampfer*	*Reis, Kleie, Weizenkeime, Sonnenblumenkerne, Äpfel, Papaya, Knoblauch, Kohlrüben, Roggen, Erdnüsse, Hafer, Sesamsamen*
Vitamin B_2 (Riboflavin): *fördert Reproduktion und Wachstum von Körper, Haaren, Haut und Nägeln, stärkt die Sehkraft*	*Haferstroh, Roter Klee, Alfalfasprossen*	*Weizenkeime, Hirse, Äpfel, Knoblauch, Hefe, Ingwer, Roggen, Grüngemüse, Fisch, Eier, Käse, Leber, Nieren, Mandeln*
Vitamin B_{12} (Cobalamin): *bildet und regeneriert die roten Blutkörperchen, steigert die Energie, erhält das Nervensystem*	*Alfalfasprossen, Beinwell, Roter Klee*	*Roggen, Sprossen, Hülsenfrüchte, Eier, Nieren, Leber, Milch*
Vitamin C (Ascorbinsäure): *unterstützt Immunsystem und Kalziumabsorption, trägt zur Kollagenbildung bei, heilt Wunden*	*Berberitze, Hagedorn, Hagebutte*	*Orangen, Äpfel, Kresse, Knoblauch, Zwiebeln, Kohlrüben, Walnüsse, Cayennepfeffer, Paprika, Petersilie, Zitronen, Grüngemüse*
Vitamin D: *verhindert Rachitis, wichtig für die Kalzium- und Phosphorverwertung, nötig für kräftige Zähne und Knochen*	*Alfalfasprossen, Bockshornklee*	*Äpfel, Wasserkresse, Lebertran, Thunfisch, Milch, Lachs, Hering*
Vitamin E: *Antioxidans und Antikoagulans*	*Leinsamen*	*Äpfel, Petersilie, Roggen, Weizenkeime, Brokkoli, Eier*
Zink: *beschleunigt die Heilung, schützt vor Entkräftung, beugt Unfruchtbarkeit vor, fördert Wachstum und geistige Regsamkeit*	*Bärentraubenblätter, Rotulme, Himbeeren*	*Aprikosen, Pfirsiche, Nektarinen, Austern, Weizenkeime, Kakao, Senfsamen, Bierhefe, Eier, Kürbiskerne*

Was geschieht bei einer Beratung?

Die Praktiker sind in östlichen Diagnosetechniken ausgebildet und haben denselben Hintergrund wie ein Akupunkteur oder ein chinesischer Kräuterspezialist. Es gibt vier Diagnosemethoden:

- *Sehen – visuelle Untersuchung von Gesicht, Zunge, Fingern und Nägeln.*
- *Hören – das Abschätzen der Stimme während des Gesprächs, um festzustellen, ob der Zustand Yin oder Yang ist.*
- *Tasten – das Fühlen des Pulses am Handgelenk.*
- *Fragen – über Lebensweise, Gewohnheiten, Ernährung, Symptome und medizinische Vorgeschichte.*

Dann geben die Praktiker Ratschläge, die im allgemeinen die drei Zweige der Makrobiotik betreffen:

Die Ernährungsratschläge beziehen sich darauf, welche Nahrungsmittel 30 Tage lang gemieden und welche gegessen werden sollten. Möglicherweise kommen noch einige Extras wie spezielle Kräutertees dazu. Dieser Rat beruht auf Michio Kushis Standardmakrobiotik mit allen notwendigen Anpassungen, Kürzungen oder Extragaben.

Auch Vorschläge zu Lebensweise und Sport zur Verbesserung der Gesundheit und des Wohlbefindens gehören dazu. Eine Überweisung zu anderen Praktikern, die im Bereich der chinesischen Medizin tätig sind, ist ebenfalls möglich.

Aus philosophischer Sicht werden Vorschläge für ein harmonischeres Leben unterbreitet.

Wie viele Behandlungen sind nötig?

Normalerweise sind zwei etwa einstündige Sitzungen im Abstand von 30 Tagen nötig, damit der makrobiotische Therapeut die geeignete Diät herausfinden kann.

Bei welchen Beschwerden hilft die Therapie?

Die Makrobiotik stärkt das Immunsystem und unterstützt die Erhaltung einer guten Gesundheit. Sie eignet sich auch, um Verdauungsbeschwerden, Fettleibigkeit, Müdigkeit, Konzentrationsschwäche, physische Unbeweglichkeit oder mangelnde Widerstandskraft zu verhindern oder zu reduzieren. Einige Praktiker behaupten, Arthritis und manche Krebsarten erfolgreich behandelt und geheilt zu haben.

Die makrobiotische Ernährung eignet sich ausgezeichnet für gesunde Menschen, da sie die Entstehung von Krankheiten verhindern kann.

Ist sie sicher?

In den 70er und 80er Jahren wurde eine gefährliche Form der Makrobiotik ausgeübt, bei der fast nur ungeschälter Reis gegessen wurde. Viele Männer, Frauen und Kinder entwickelten ernste Mangelerscheinungen, die der Therapie einen schlechten Ruf einbrachten. Seit dieser Zeit wurde die Diät modifiziert, um der anerkannten Vorstellung einer ausgewogenen Ernährung innerhalb der Makrobiotik zu entsprechen.

Viele Kinder befolgen ohne irgendwelche Probleme eine großzügige makrobiotische Diät. In der westlichen Welt wurden durch sie jedoch viele Fälle von Rachitis und gestörter Nervenentwicklung verursacht. Unter Aufsicht eines registrierten Praktikers ist die Makrobiotik gewöhnlich sicher. Schwangere, Stillende und Frauen, die schwanger werden wollen, sollten die Absicht, sich makrobiotisch zu ernähren, ihrem Arzt mitteilen.

Klinische Studien – Ernährungstherapie

Zahlreiche medizinische Studien ergaben, daß eine Ernährungstherapie oder die Gabe von Vitaminpräparaten bei der Behandlung von Beschwerden sehr hilfreich sein konnte.

Zwischen 1990 und 1993 überwies Dr. Begg 298 Patienten mit leichten chronischen Beschwerden zu einem Ernährungstherapeuten. Von dem einen Drittel der Patienten, die nach den Treffen mit dem Ernährungstherapeuten befragt wurden, berichtete ein hoher Prozentsatz von einer »deutlichen und anhaltenden Besserung«. 85 Prozent gaben eine Besserung von Kopfschmerzen und Migräne an. Bei 82 Prozent besserten sich Verdauungsstörungen, bei 70 Prozent hormonbedingte Beschwerden, bei 55 Prozent chronische Müdigkeit und bei 54 Prozent Hautprobleme.

Als Ergebnis des Erfolges allein bei den Migränepatienten kam man zu dem Schluß, daß die Ernährungstherapie eine brauchbare, preiswerte und effektive Alternative zur medikamentösen Behandlung ist. (**29**)

1990 wurde am Baragwanath Hospital in Südafrika eine Studie an neun Patienten durchgeführt, die ernste Symptome der Pellagra (einer Mangelerkrankung bei hauptsächlicher Ernährung mit Mais und Hirse) zeigten. Sie erhielten im Vergleich zur Kontrollgruppe aus 31 Patienten, die keine Behandlung bekamen, aber nach Geschlecht und Alter angepaßt wurden, eine Vitamintherapie. Die Patienten wurden nach den krankhaften Veränderungen an der Speiseröhre beurteilt. Nach einer einwöchigen Behandlung hatte sich die Speiseröhrenentzündung bei fünf Patienten aus der behandelten Gruppe gebessert. (**30**)

1993 wurde in Amerika eine Studie an 87.245 Krankenschwestern im Alter zwischen 34 und 59 Jahren durchgeführt. Man fand heraus, daß Vitamin-E-Präparate das Risiko einer koronaren Herzerkrankung signifikant senken konnten. Die achtjährige Studie zeigte, daß unter Berücksichtigung von Alter und Rauchen bei den Frauen, die viel Vitamin E einnahmen, das Risiko einer Herzerkrankung sich auf 66 Prozent im Vergleich zu denen, die nur wenig Vitamin E bekamen, reduzierte. Zusätzlich sank das Risiko bei denen, die Vitamin-E-Präparate länger als zwei Jahre einnahmen, auf 59 Prozent. (**31**)

Studien im Jahr 1973 ergaben, daß Magnesiumpräparate die Symptome des Prämenstruellen Syndroms reduzieren konnten.

Eine andere Studie ergab eine bemerkenswerte Senkung der Brustschmerzen bei 96 Prozent der Probandinnen, eine verringerte Gewichtzunahme bei 95, weniger nervöse Spannungen bei 89 und weniger Kopfschmerzen bei 43 Prozent. (**32**)

(Klinische Referenzen s. Anleitung zum Gebrauch des Buches)

INFORMATIONEN ZUR WAHL EINES ERNÄHRUNGS- ODER MAKROBIOTIK-THERAPEUTEN BEFINDEN SICH IM ADRESSENVERZEICHNIS.

Die Tradition, Kräuter zur Heilung einzusetzen, reicht bis in das Altertum zurück. Die Anziehungskraft der Kräuter besteht nach wie vor und ist universell. Kein Mensch, kein Land und keine Kultur kann für sich in Anspruch nehmen, die Therapie zuerst entdeckt zu haben. Die Kräuterheilkunde ist Bestandteil unseres westlichen Erbes, war aber in Afrika, Indien und China (s. Chinesische Kräuterheilkunde, S. 24–29) von ebenso großer Bedeutung. Kräuter und ihre Derivate bilden die Basis vieler moderner

Westliche Kräuterheilkunde

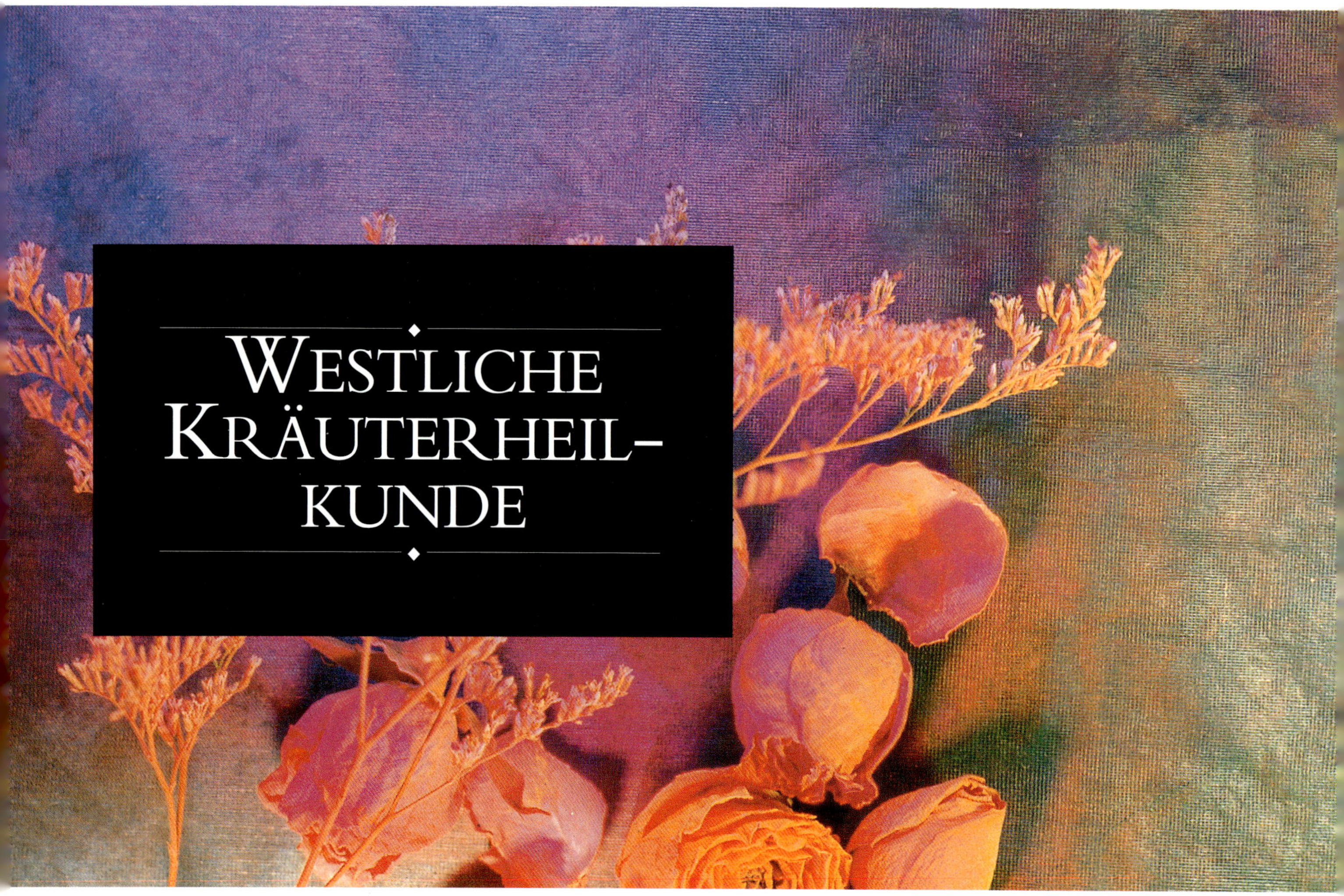

Die westliche Kräuterheilkunde nutzt die heilenden Eigenschaften zahlreicher Pflanzen, um den Menschen gesund und den Körper im Gleichgewicht zu halten. Sie ist eine alte Heilkunst und kann zum Beispiel Ekzeme, Blasenentzündung und Reizkolon lindern.

Heilweisen. Steroide und Amphetamine stammen von Kräutern ab, und Weidenrinde und Fingerhut sind wahrscheinlich die berühmtesten Heilpflanzen, die zum pharmazeutischen Gebrauch reproduziert worden sind.

Weidenrinde, eine der am besten bekannten entzündungshemmenden Pflanzen, wurde chemisch als Aspirin nachgebildet, und der wirksame Bestandteil des Fingerhuts, Digitalis, reguliert den Herzschlag und wird in der konventionellen Medizin in Form der Medikamente Dixogin und Digitoxin eingesetzt. In der ersten Hälfte des 20. Jahrhunderts waren die meisten Medikamente pflanzlichen Ursprungs.

Die Wissenschaft begann nachzuweisen, was Kräuterheilkundler bereits wußten: Kräuter sind aus voneinander abhängigen, komplexen, chemischen Bestandteilen zusammengesetzt und wirken am besten, wenn die aktiven Teile im Ganzen und in ihrem natürlichen Zustand verwendet werden. Außerdem sind Heilpflanzen wirksamer, wenn sie speziell für den Menschen und nicht für die Krankheit verordnet werden. Immer mehr Menschen wenden sich von Medikamenten ab und bevorzugen die natürliche und ganzheitliche Medizin der Kräuterheilkundler, die ganze Heilpflanzen verordnen, um den Heilprozeß im ganzen Menschen anzuregen.

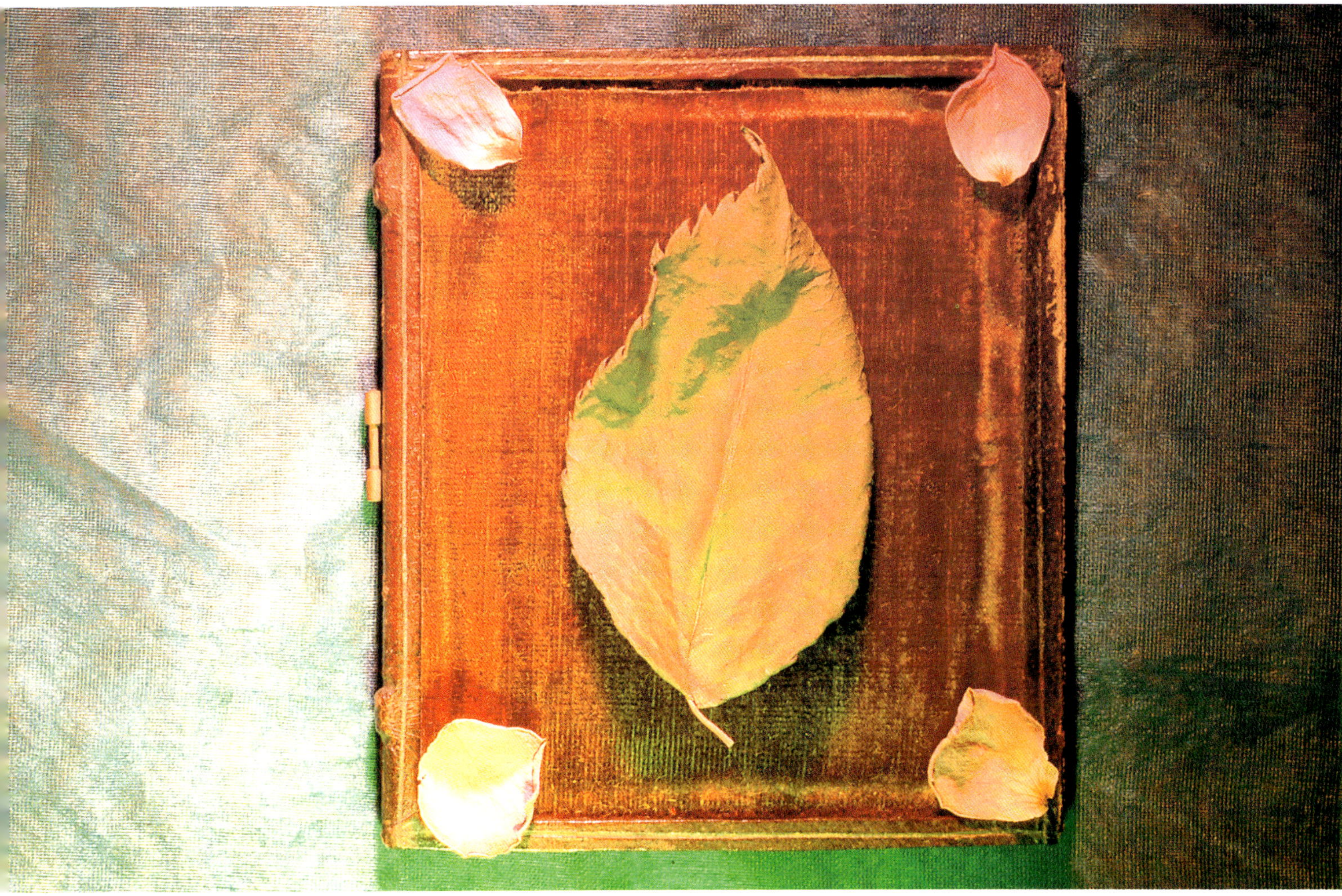

Was ist medizinische Kräuterheilkunde?

Kräuterheilkunde bedeutet, Pflanzen als Medizin zur Wiederherstellung und Erhaltung der Gesundheit einzusetzen, indem man den Körper wieder ins Gleichgewicht bringt. Bei Krankheiten verläßt sie sich auf die heilenden Eigenschaften von Pflanzen, um unser eigenes Heilsystem zu stimulieren. Wie die meisten ganzheitlichen Praktiker glauben die Kräuterheilkundigen, daß wir alle eine heilende Energie besitzen, die sie »Lebenskraft« nennen (s. Homöopathie, S. 74–79). Diese Lebenskraft arbeitet ständig daran, unsere körperliche, geistige und emotionale Gesundheit zu erhalten. Manchmal aber wird sie von Faktoren wie Streß, falscher Ernährung und Verunreinigung geschwächt, und wir werden krank. Kräuterheilkundler betrachten Krankheitssymptome als Ergebnis der Versuche unserer Lebenskraft, die Harmonie im Körper wiederherzustellen.

Kräuterarzneien werden verordnet, um betroffene Körpersysteme im Kampf gegen die Krankheit zu unterstützen. Kräuter setzt man daher nicht nur zur Linderung einer Krankheit ein, sondern auch, um einen Rückfall zu verhindern, das System zu entgiften, das Immunsystem zu unterstützen und die Homöostase, den Zustand des vollkommenen Gleichgewichts, zu erhalten.

Kräuterärzte kombinieren traditionelles Kräuterwissen und Heilung mit modernen, wissenschaftlichen Methoden. Sie sind in den gleichen Untersuchungstechniken ausgebildet wie ein Arzt und besitzen umfassende medizinische Körperkenntnisse. So haben Kräuter aus alter Zeit in unserer hochtechnisierten Welt eine neue Aufgabe gefunden. Aloe vera zum Beispiel, ein altes Schönheitsmittel, wurde von Forschern als beste Behandlungs-

UNTEN: *Auf diesem Gemälde aus dem 15. Jahrhundert zeigt ein Mann einem Schüler die verschiedenen Kräuter im Kräutergarten Edwards IV. in Brügge.*

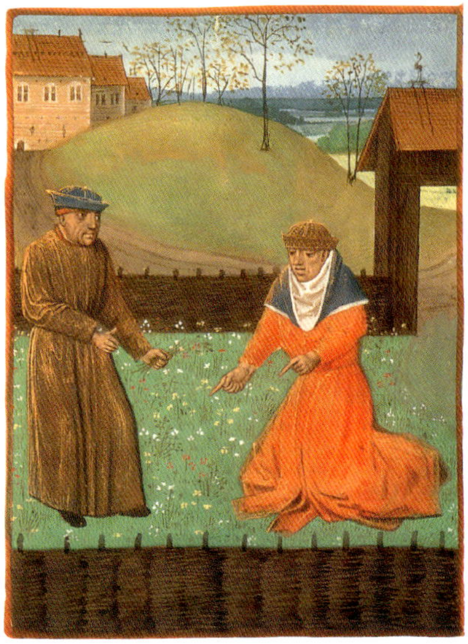

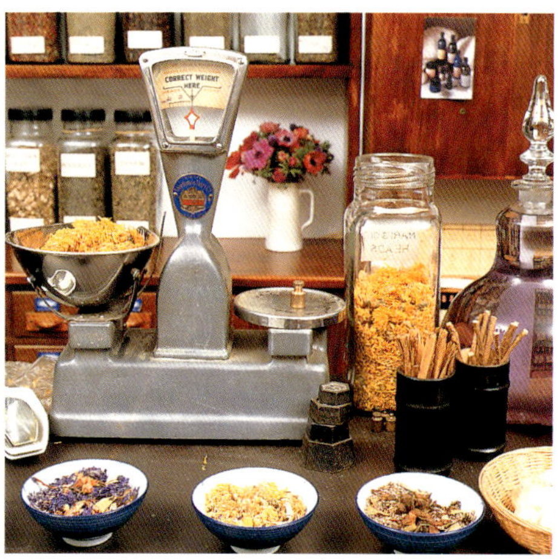

LINKS: *Eine Kräuterapotheke vertreibt Kräuter für Aufgüsse in getrockneter Form oder zur Einnahme als Kapseln.*

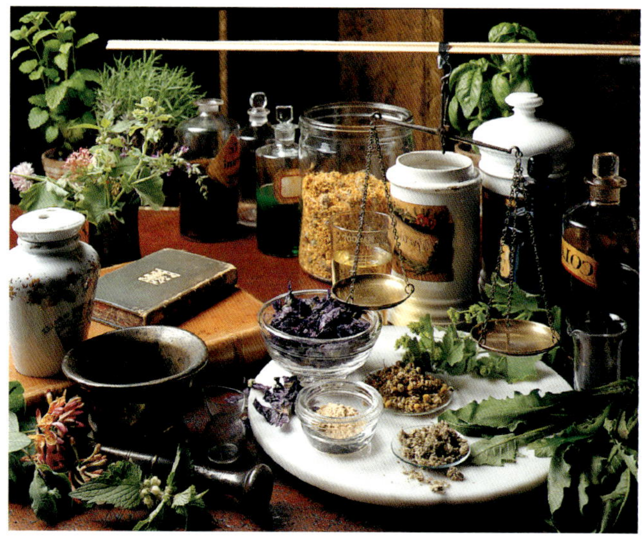

OBEN: *Die westlichen Kräuterärzte verwenden viele verschiedene Arten von Kräutern, Wurzeln, Rinden, Nüssen und Samen zur Zubereitung der komplexen Kräuterpräparate.*

methode bei Strahlenschäden entdeckt. Heute weiß man, daß es die Eigenschaften der Heilkräuter und deren Zusammenspiel sind, die sie zu einer wirksamen Stütze des Heilsystems machen.

Wie wirkt die Therapie?

Trotz umfangreicher Forschungen sind Wissenschaftler noch nicht in der Lage, alle Bestandteile von Kräutern zu identifizieren, und können sie daher bis jetzt nicht synthetisch herstellen. Sie haben jedoch entdeckt, daß Heilpflanzen Vitamine, Mineralstoffe, Kohlenhydrate, Spurenelemente und heilende Wirkstoffe wie Tannine, Bitterstoffe, flüchtige Öle, Glykoside, Schleime, Saponine und Alkaloide enthalten. Wegen der vielfältigen Eigenschaften können Heilpflanzen den Körper im Kampf gegen Infektionen unterstützen, überaktive Organe beruhigen, Muskel- und Nervenanspannungen lösen, den Kreislauf stärken und Entzündungen reduzieren.

Kräuterheilkundler waren immer der Ansicht, daß eine Heilpflanze wirksamer ist als die Summe ihrer Bestandteile. Sie wissen, daß der dominierende Inhaltsstoff effektiver, ohne Nebenwirkungen und für den ganzen Körper arbeitet, wenn er von den vielen sekundären Bestandteilen, die die Pflanze enthält, unterstützt wird. Diese Tatsache wird Synergismus genannt.

Während zum Beispiel Antibiotika Infektionen bekämpfen, bringen sie gleichzeitig die Darmflora durcheinander. Knoblauch dagegen ist ein natürliches Antibiotikum, das die Arbeit der Darmflora anregt.

Heilpflanzen werden ähnlich wie Medikamente klassifiziert, aber eher zur Unterstützung der Körpersysteme als zur Linderung von Krankheitssymptomen eingesetzt. Laxativa wie Löwenzahnwurzeln und Sauerampfer beispielsweise werden als Hilfe für das Verdauungssystem verschrieben. Die Fähigkeit des Kräuterarztes zeigt sich in der Verordnung der am besten geeigneten Heilpflanze für den einzelnen. Der Hauptunterschied zwischen einem Heilkräuter- und einem Arztrezept ist, daß Heilkräuter für den Patienten und nicht für seine Krankheit gewählt wurden.

Ein Patient leidet zum Beispiel unter Schlafstörungen. Der Kräuterheilkundige verordnet daher eine oder mehrere der zahlreichen hypnotischen, sedierenden oder einschläfernden Heilpflanzen. Aufgrund anderer Symptome und der Lebensweise muß er die Heilkräuter auswählen, die die Bedürfnisse des Patienten am besten erfüllen. Baldrian, Passionsblume und Hartriegel helfen bei Schlaflosigkeit, sie haben aber auch andere Eigenschaften: Hartriegel und Passionsblume lindern Schmerzen, letztere wirkt aber zugleich krampflösend; Baldrian beruhigt das Verdauungssystem. Leidet man also an Schlaflosigkeit und Atemkrämpfen durch Asthma, hilft Passionsblume, halten einen Verdauungsstörungen wach, ist Baldrian die bessere Wahl.

Wegen ihrer chemischen Zusammensetzung können Kräuter oft erreichen, was synthetischen Medikamenten nicht möglich ist. Einige Heilpflanzen zum Beispiel sind adaptogen. Ursprünglich bedeutete das, sie helfen dem Körper, mit Streß fertig zu werden, indem sie vor allem die dafür zuständigen Nebennierendrüsen unterstützen. Alle Arten von Ginseng zum Beispiel sind

Kräuter werden eingesetzt, um Krankheiten im Körper zu bekämpfen und auch, um ihr erneutes Auftreten zu verhindern.

adaptogen. Heute wird der Ausdruck »adaptogen« manchmal nicht nur in bezug auf Streß, sondern auch auf Körpersysteme angewendet. Kamille zum Beispiel gilt als adaptogen, da sie bei der Regulation des Verdauungssystems hilft, Enzyme in einem trägen System aktiviert, aber auch Spasmen bei überaktiven Zuständen wie Reizkolon löst.

Die Arzneien

Kräuterarzneien werden zur Einnahme oder Applikation auf der Haut verordnet. Es gibt sie als Tinkturen, Cremes, Kompressen, Packungen, Aufgüsse, Absude, Öle zum Baden oder als Tabletten und Kapseln. Manchmal sind frische Kräuter auch Bestandteil der Nahrung.

Tinkturen: Sie werden am häufigsten verschrieben. Zur Herstellung weicht man die Blüten, Blätter oder Wurzeln der gewählten Heilkräuter in Alkohol ein, um ihre wertvollen Eigenschaften zu extrahieren und zu konservieren. Tinkturen sind gut haltbar, leicht aufzubewahren, und man muß nicht viel auf einmal nehmen.

Aufgüsse: Immer schwach konzentriert sind Heilkräuter auf diese Weise leicht zu Hause einzunehmen. Der Kräuterarzt verordnet frische oder getrocknete Blüten, Blätter oder grüne Stiele von Heilpflanzen, aus denen man sich einen »Tee« kocht, eine ziemlich irreführende Bezeichnung. Um einen Aufguß zuzubereiten, gibt man einen Teelöffel getrockneter Heilkräuter in eine Tasse mit kochendem Wasser, läßt ihn zehn bis 15 Minuten ziehen, seiht ihn durch und trinkt ihn heiß. Wer will, kann ihn mit Honig süßen. Die Eigenschaften einiger Heilkräuter wie Beinwell, Eibisch und Baldrianwurzel werden durch Hitze zerstört, daher sollten sie bis zu zwölf Stunden in kaltem Wasser eingeweicht oder »mazeriert« werden.

Absude: Sie sind den Aufgüssen ähnlich, werden aber aus Materialien wie Wurzeln, Rinde, Nüssen und Samen hergestellt. Man nimmt die gleichen Mengenverhältnisse wie bei Aufgüssen, gibt die Heilkräutermischung und Wasser in einen Kochtopf, bringt sie zum Kochen und läßt sie zehn Minuten lang leicht köcheln. Dann durchseihen und heiß trinken.

Tabletten und Kapseln: Sie werden wie Medikamente oft mit Wasser nach dem Essen eingenommen und eignen sich für Patienten, die die Arznei lieber nicht schmecken möchten.

Cremes und Salben: Sie werden äußerlich angewendet. Eine Creme befeuchtet die trockene oder rissige Haut, und das Einmassieren von Salben in Quetschungen oder Verrenkungen lindert den Schmerz. In beiden Fällen gelangen die aktiven Bestandteile der Heilkräuter zur Förderung des Heilprozesses durch die Hautporen in das Blut.

Heiße oder kalte Kompressen: Beide helfen bei Schmerzen oder geschwollenen Gelenken. Man tränkt ein sauberes Stück Baumwolle in einem Heilkräuteraufguß und legt es auf den schmerzenden Bereich. Der Vorgang wird wiederholt, wenn die heiße Kompresse abkühlt. Die kalte Kompresse läßt man dort, bis der Schmerz nachläßt.

Packungen: Sie werden aus gepreßten, frischen Kräutern oder getrockneten Heilpflanzen, die man mit heißem Wasser zu einer Paste verrührt, hergestellt. Sie helfen bei schmerzhaften Gelenken oder bei der Behandlung von Furunkeln, Pusteln oder Wunden. Die Kräuterpaste gibt man auf ein sauberes Stück Baumwolle und befestigt die Packung mit einer Bandage über dem betroffenen Bereich. Dort läßt man sie einige Stunden oder so lange, bis die Symptome abklingen.

Suppositorien und Spülungen: Sie werden manchmal für rektale Beschwerden wie Hämorrhoiden oder vaginale Infektionen verordnet. Die Suppositorien sind bereits gebrauchsfertig, die Spülungen werden aus einem abgekühlten Aufguß oder Absud zubereitet.

Kräuterbäder: Sie sind die angenehmste Heilkräuterbehandlung und sind eine gute Ergänzung anderer Methoden. Zitronenmelisse, Lavendel oder Holunderblüten ergeben ein duftendes, entspannendes Bad, können aber auch den Schlaf fördern, den Kreislauf anregen oder die Nerven beruhigen. Man gibt eine Handvoll Kräuter in einen Musselinbeutel und hängt ihn vor den Wasserzulauf, damit das Wasser hindurchläuft, oder man verwendet ätherische Öle (s. Aromatherapie, S. 68–73). Das heiße Wasser aktiviert die Eigenschaften der flüchtigen Öle, so daß sie durch die Hautporen absorbiert oder über die Nase inhaliert werden. In beiden Fällen gelangen sie ins Blut. Werden sie inhaliert, passieren sie auch das Nervensystem bis zum Gehirn und heilen damit sowohl Geist als auch Körper.

Der eigene Kräuter-Medizinschrank

Beinwell: *Die Salbe ist ein gutes Mittel bei Quetschungen und Verrenkungen.*
Bergamotte: *Ein anregendes ätherisches Öl; fünf oder sechs Tropfen ins Badewasser geben.*
Calendula: *Die Creme wirkt bei Schnitten, Kratzern und kleineren Hautreizungen wunderbar antiseptisch.*
Echinacea: *Die Tabletten bekämpfen Infektionen hervorragend und wehren Erkältung, Grippe und Heiserkeit ab.*
Holunderblüten: *Der Tee hilft ausgezeichnet bei Husten, Erkältung, Grippe, Fieber und Heuschnupfen. Zusammen mit Pfefferminze lindern die Blüten katarrhalische Beschwerden.*
Ingwer: *Er ist gut für Verdauung, Kreislauf, Arthritis, Reisekrankheit und Morgenübelkeit. Man kann die frische Wurzel kauen, ihn in den Tee geben oder als Kapsel einnehmen.*
Kamille: *Der Tee beruhigt die Verdauung und hilft Babys, die Zähne bekommen und Koliken haben.*
Knoblauch: *Roh oder als Kapsel beugt er Erkältung vor und senkt den Blutcholesterinspiegel. Wegen seiner antiseptischen und fungiziden Eigenschaften wirkt er ausgezeichnet bei Infektionen im Magen-Darm-Bereich und Pilzinfektionen wie Soor.*
Lavendel: *Fünf oder sechs Tropfen des ätherischen Öls im Badewasser lindern Streß und fördern die Entspannung.*
Lindenblüten: *Der Tee entspannt, hilft bei Spannungskopfschmerzen oder spannungsbedingter Schlaflosigkeit.*
Mädesüß: *Der Tee ist ein sanfter Schmerzlöser und hilft auch bei Übersäuerung.*
Pfefferminze: *Der Tee hilft bei Verdauungsstörungen, Flatulenz, Kopfschmerzen sowie bei Erkältungen.*
Zitronenmelisse: *Sie lindert Streß wunderbar und kuriert streßbedingte Verdauungsstörungen. Man verwendet die frischen Blätter für einen heißen Aufguß (s. S. 95).*

Was geschieht bei einer Beratung?

Der Besuch bei einem Kräuterarzt unterscheidet sich stark von dem bei einem konventionellen Arzt. Die erste Beratung dauert etwa eine Stunde. Eine sofortige Verordnung paßt nicht zur ganzheitlichen Philosophie der medizinischen Kräuterkunde, und es ist den Praktikern sogar gesetzlich verboten, jemandem eine Behandlung zu verschreiben, den sie nicht gesehen haben.

Wie bei allen alternativen Heilmethoden beginnt die Beratung mit dem Sammeln von Informationen. Der Kräuterarzt beginnt mit der Aufnahme folgender Details:

- *Name, Adresse, Alter, gegenwärtige Beschäftigung.*
- *Er will etwas über die Persönlichkeit des Patienten herausfinden und welche Dinge für ihn wichtig sind.*
- *Er will wissen, ob man sich zum Beispiel über die Gesundheit der Kinder Sorgen macht.*
- *Er will wissen, ob man über die Umwelt nachdenkt.*
- *Er wird den Patienten auch fragen, ob er ein Perfektionist oder ein Aufrührer ist, auf Geld bedacht oder modebewußt.*
- *Er stellt Fragen über Kindheit, Appetit, Schlafgewohnheiten, Familie, Beruf, frühere Krankheiten und alle Medikamente, die in der Vergangenheit verordnet wurden.*

Zusätzlich will er auch wissen, wie sich der Patient fühlt, und er wird den Zustand von Haar und Haut, den Gesichtsausdruck, die Körperhaltung und die Art der Bewegung notieren. Außerdem erläutert der Patient den Grund seines Kommens und beschreibt die Hauptsymptome.

Hat der Kräuterarzt alle Informationen zusammengetragen, versucht er festzustellen, wie die Beschwerden begannen, wodurch sie verursacht oder verstärkt wurden und wie sie mit früheren Krankheiten in Verbindung stehen. Er beabsichtigt, die Wurzel des Problems zu finden und dann eine geeignete Arznei zu verordnen.

Liegt zum Beispiel ein Hautproblem vor, notiert er es und richtet sich danach, wie es aussieht und sich anfühlt. Ein Ekzem kann ein Anzeichen für Streß sein, Akne kann auf eine hormonelle Unausgeglichenheit hinweisen. In beiden Fällen hat der Therapeut kein Interesse daran, eine Arznei zur Verbesserung des Ekzems oder der Akne zu verschreiben. Vielmehr will er dem Körper helfen, mit Streß umzugehen oder das hormonelle Ungleichgewicht zu korrigieren. Ist allerdings die Hauterkrankung sehr quälend, kann er auch etwas verordnen, um die Unannehmlichkeiten zu lindern.

Während der Beratung fragt der Therapeut auch nach der Gesundheit der Körpersysteme wie Atmungstrakt, Kreislauf, Verdauung und Geschlechtsorganen. In der Kräuterheilkunde tragen gesunde Systeme zu einem gesunden Menschen bei, daher dienen viele Arzneien ihrer Unterstützung und Erhaltung. Auch die Umgebung zu Hause und bei der Arbeit wird in Betracht gezogen, da das Umfeld einen giftigen Einfluß auf den Körper ausüben kann.

Kräuterärzte sind für körperliche Untersuchungen qualifiziert. Der Therapeut mißt Puls und Blutdruck, prüft die Reflexe, hört Herz und Lunge ab und untersucht Augen, Ohren, Hals und Haut. Wenn nötig, tastet er auch den Bauch nach Entzündungszeichen und Darmgeräuschen ab und führt eventuell auch eine gynäkologische Untersuchung durch.

Nur nach einer vollständigen Beratung und Untersuchung kann der Kräuterarzt eine Diagnose stellen. Er erklärt dem Patienten, was er für das Problem hält und wie er bei dessen Beseitigung helfen kann. Er rät dem Patienten auch, wie er den Heilprozeß durch eine Umstellung der Ernährung, regelmäßigen Sport und mehr Entspannung unterstützen kann. Eventuell gibt er ihm auch einen Ernährungsplan mit, der empfiehlt, was man essen darf und was man meiden sollte.

Am Ende des Treffens verordnet der Kräuterarzt eine geeignete Medizin. Gewöhnlich werden Cremes oder Salben für Hauterkrankungen und Tinkturen zum Einnehmen eingesetzt. Der Therapeut kann die Arznei auch aus verschiedenen Tinkturen mischen und erklärt, wie und wann sie eingenommen werden.

Die Heilmittel werden für den Patienten und nicht für das Geschwür, den Heuschnupfen oder das Ekzem verordnet. Daher können frei verkäufliche Kräuterarzneien niemals so wirken wie die Verordnung eines Kräuterarztes. Wie bei vielen alternativen Behandlungsmethoden fühlt man sich auch bei Heilkräuterarzneien gelegentlich erst schlechter, bevor eine Besserung eintritt. Der Grund ist, daß die Heilmittel nicht zur Linderung der Symptome, sondern zur Beseitigung der Ursache verordnet worden sind.

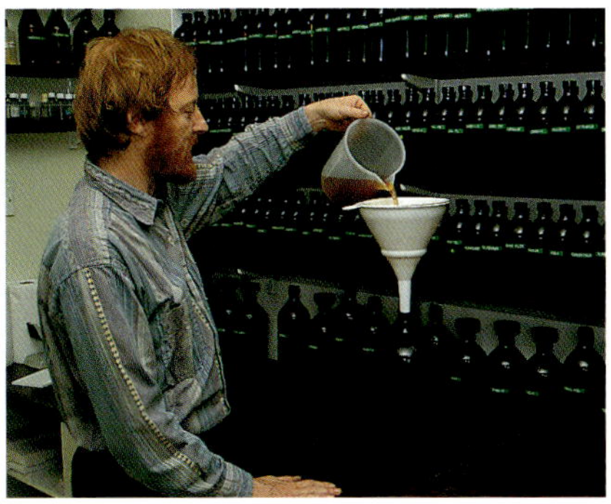

LINKS: *Hier füllt ein Kräuterarzt eine Tinktur in eine Flasche. Sie kann aus Blüten, Blättern oder Wurzeln einer Heilpflanze bestehen.*

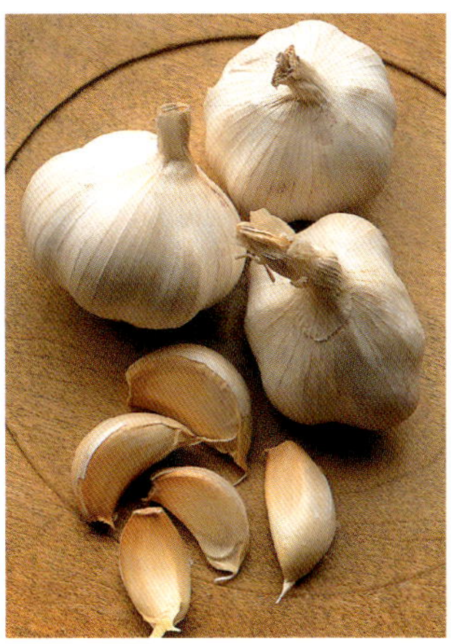

OBEN: *Bei Infektionen im Brustraum hilft der antiseptisch wirkende Knoblauch.*

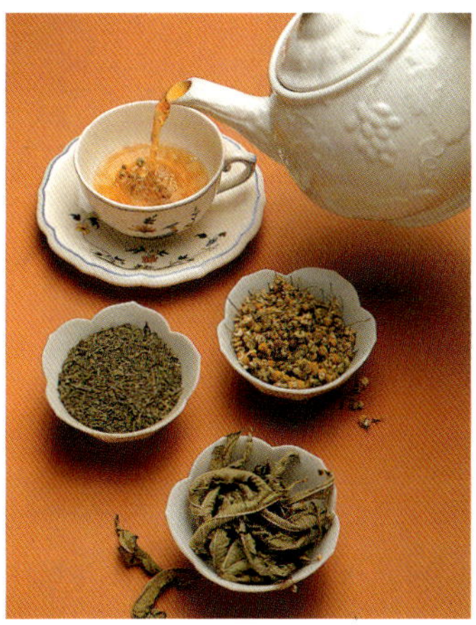

OBEN: *Kräuteraufgüsse oder »Tees« müssen meist gesüßt werden.*

Die Anzahl der Termine und deren Abstand zueinander hängt von der Art und dem Schweregrad des Problems ab.

Wie viele Behandlungen sind nötig?

Akute Erkrankungen können in wenigen Tagen beseitigt werden, daher sind nur ein oder zwei Treffen notwendig. Chronische Erkrankungen wie Arthritis oder Ekzeme erfordern dagegen mehrere Sitzungen, besonders, wenn sie schon lange andauern oder von Medikamenten unterdrückt wurden. Bei mehreren Terminen kann der Therapeut die Fortschritte beobachten und eventuell die Verordnung ändern.

Bei welchen Beschwerden hilft die Therapie?

Die Kräuterheilkunde kann bei fast allen Krankheiten und Störungen helfen, besonders effektiv scheint sie aber bei Problemen im Harntrakt wie Blasenentzündung, Hauterkrankungen wie Ekzemen und bei Verdauungsstörungen wie Reizkolon zu sein.

Allerdings weiß die Kräutermedizin nicht auf alles eine Antwort. Ist eine Operation nötig, überweist der Therapeut den Patienten zum Arzt, und bei Muskel-, Knochen- oder Gelenkbeschwerden wird er einen Osteopathen oder Chiropraktiker empfehlen. Ein Kräuterarzt kann keine Schäden beseitigen, die von ernsten oder lebensbedrohenden Krankheiten wie Diabetes, Aids oder Krebs verursacht wurden, aber er kann die Symptome mildern, das Immunsystem stärken und das Wohlbefinden steigern.

Ist sie sicher?

Heilkräuterarzneien haben ihre Wirksamkeit über Jahrhunderte hinweg unter Beweis gestellt und gelten als wesentlich sicherer für alle Patienten, von Babys bis hin zu Schwangeren und älteren Menschen, als pharmazeutische Medikamente. Allerdings bedeutet »natürlich« nicht »harmlos«. Alle Heilmittel sollten mit Vorsicht behandelt werden – auch Kräuterarzneien darf man nicht unnötig in größeren Dosen oder zu lange einnehmen.

Einige Heilkräuter sind in größeren Mengen toxisch. Ein Kräuterarzt verordnet diese Kräuter gewöhnlich nicht einmal in kleinen Dosen, und die Anwendung bestimmter Heilmittel wird vom Gesetz kontrolliert. Sichere Heilkräuterpräparate für akute oder kleinere Beschwerden sind auch frei verkäuflich erhältlich, aber wer unsicher ist, sollte einen Kräuterarzt befragen, besonders, wenn die Mittel während der Schwangerschaft angewandt oder Babys oder Kindern verabreicht werden. Wer Kräuterarzneien gleichzeitig mit konventionellen Medikamenten einsetzen will, muß den Arzt und den Kräutertherapeuten konsultieren.

Klinische Studien

Zahlreiche Studien ergaben, daß westliche Kräuterarzneien bei der Behandlung verschiedener Erkrankungen helfen können.

1994 wurde eine deutsche Pilotstudie an 14 älteren Patienten mit Schlaflosigkeit durchgeführt. Acht erhielten täglich Baldrianextrakt, die sechs Kontrollpatienten bekamen ein Placebo. Die Wirkung wurde mit Hilfe eines Schlaf-Polygraphen gemessen. Durch die Aufzeichnung der Hirnaktivität ließ sich zeigen, daß Baldrian Schlaflosigkeit bessern kann. (**33**)

In einer anderen Studie wurde 1993 bei Patienten mit hohem Cholesterinspiegel die Wirkung von Knoblauchpulvertabletten auf Serumlipide und Lipoproteine, Glukose und Blutdruck untersucht. 42 Probanden wurden während des zwölfwöchigen Versuchs dreimal am Tag mit 300-mg-Tabletten oder einem Placebo behandelt. Die Autoren stellten fest, daß die Knoblauchbehandlung den Gesamtcholesterinspiegel im Serum im Vergleich zur Placebogruppe deutlich reduzierte. (**34**)

(Klinische Referenzen s. Anleitung zum Gebrauch des Buches)

INFORMATIONEN ZUR WAHL EINES KRÄUTERARZTES BEFINDEN SICH IM ADRESSENVERZEICHNIS.

NUR DIE NATUR HEILT, lautet die Philosophie der Naturheilkunde, einem System der ganzheitlichen Medizin, das schon seit dem Altertum existiert. Hippokrates, der griechische Vater der Medizin, könnte im engeren Sinne als Vater der naturheilkundlichen Medizin bezeichnet werden, da er wie die modernen Naturheilkundler Diät, Fasten, Hydrotherapie, Bewegung und manipulative Techniken in sein System der Gesundheitsfürsorge aufnahm. Die Naturheilkunde bezieht sich nicht auf eine einzige Behandlung, ihr multidisziplinärer Charakter umfaßt zahlreiche natürliche Methoden. Gesundes Essen, sauberes Wasser, Bewegung und Entspannung – was jeder Arzt oder aufgeklärte Mensch als wesentliche Bestandteile einer gesunden Lebensweise erachtet – bilden das Fundament der Naturheilkunde.

NATURHEILKUNDE

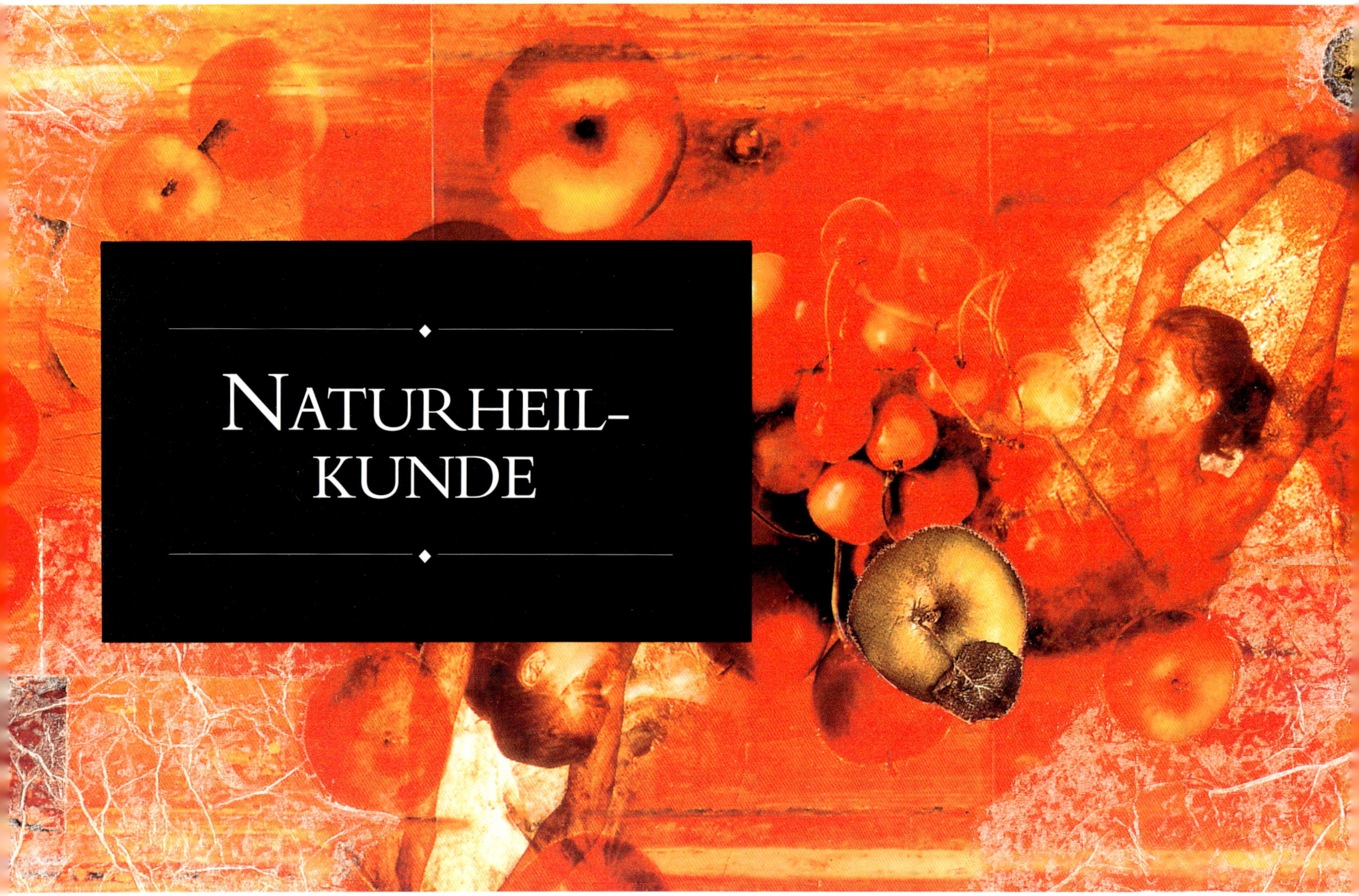

DIE NATURHEILKUNDE ist ein medizinisches System, das zur Behandlung nur natürliche Bestandteile und Methoden verwendet. Die Behandlung schließt eine gesunde Ernährung, Fasten, Hydrotherapie, Bewegung und Entspannungstechniken ein.

Die Naturheilkunde als wissenschaftliche Disziplin war bis zum 19. Jahrhundert, als Medikamente und Operationen zu anerkannten Werkzeugen für die Gesundheit wurden, bedeutungslos. Während sich die herkömmliche Medizin bemühte, die Komplexität von Krankheiten zu beweisen, traten Naturheilkundler auf, um deren Einfachheit nachzuweisen. Das Geheimnis einer guten Gesundheit, behaupteten sie, läge darin, der Heilkraft der Natur und nicht den Medikamenten zu vertrauen.

Die Naturheilkunde blieb jedoch bis vor kurzem eine Randerscheinung und wurde in Amerika sogar einige Zeit lang geächtet. Die 70er und 80er Jahre erlebten eine Veränderung des Gesundheitsbewußtseins: weg vom Pharmazeutischen hin zum Natürlichen und Ganzheitlichen. Daher wurden Naturheilkundler aus dem frühen 20. Jahrhundert wie Dr. Henry Lindlahr, Stanley Lief und Alfred Vogel wieder mehr beachtet. Sie waren der Ansicht, ein Leben im Einklang mit der Natur sei der einzige Weg zu einer dauerhaften, guten Gesundheit.

Untersuchungen zeigen, daß sich die Naturheilkunde heute wachsender Beliebtheit erfreut.

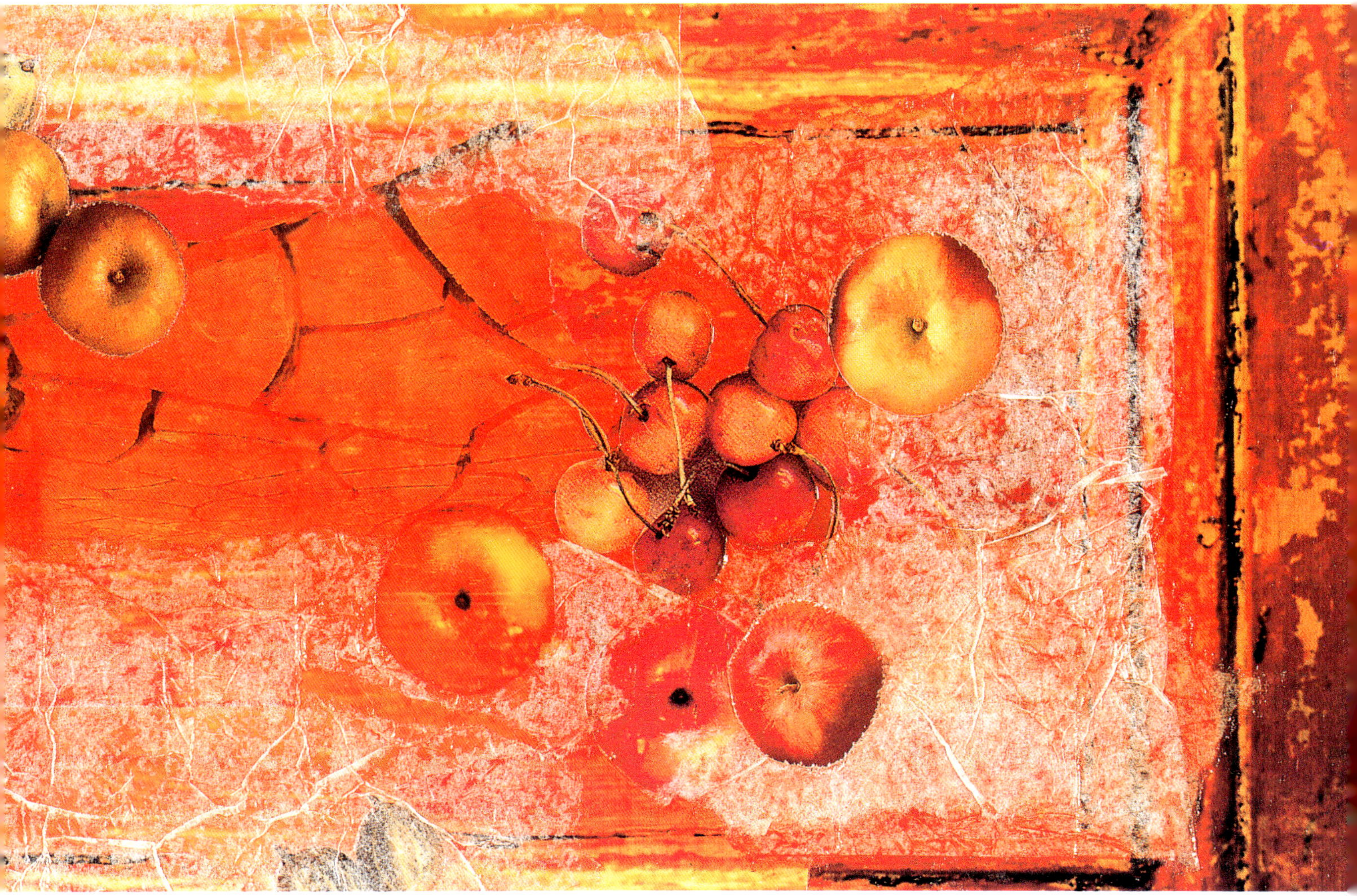

Was ist Naturheilkunde?

Die Naturheilkunde ist eine Behandlungsmethode, die die Selbstheilung des Körpers mit natürlichen Mitteln unterstützt. Sie basiert auf folgenden Prinzipien:

Die Lebenskraft: Der Körper kann Krankheiten bekämpfen und sich davon erholen, da er eine »heilende Lebenskraft« besitzt, die den Körpersystemen die Rückkehr in den Zustand der Harmonie, der sogenannten Homöostase, erlaubt. Dieser Zustand, den der Naturheilkundler wiederherstellen und erhalten will, entspricht der vollkommenen Gesundheit. In der Naturheilkunde ist sie nicht nur Abwesenheit von Krankheit, sondern ein Zustand physischen, mentalen und emotionalen Wohlbefindens.

Naturheilkundler betrachten Krankheiten als natürliches Phänomen: Krankheiten treten bei Pflanzen, Tieren und Menschen auf, wenn ein Teil des ganzen Organismus nicht richtig arbeitet. Falsche Ernährung, schlechte Entschlackung, Verletzungen, Erbfaktoren, destruktive Gefühle, unterdrückende Medikamente, Bewegungsmangel oder Umweltverschmutzung können die Zellfunktion so beeinflussen, daß der Körper aus dem Gleichgewicht gerät. Naturheilkundler versuchen, die Krankheitsursache herauszufinden und der Lebenskraft zu helfen, das Gleichgewicht des Körpers wiederherzustellen.

Die Symptome einer Krankheit: Sie sind häufig ein Zeichen dafür, daß der Heilungsprozeß im Gang ist und die Lebenskraft versucht, den Körper wieder ins Gleichgewicht zu bringen. Beim gesunden Menschen sollten sie nicht unterdrückt werden. Bei akuten Erkrankungen wie Masern oder Grippe gelten sie im gesunden Körper als normal.

Ebenso sehen Naturheilkundler Kinderkrankheiten wie Mumps oder Windpocken für die Entwicklung eines kräftigen Immunsystems beim Erwachsenen als notwendig an. Sie lehnen daher Impfungen dagegen ab, es muß aber sichergestellt sein, daß die Ernährung des Kindes sein Immunsystem stärkt, und wenn es krank wird, behandelt man es mit natürlichen Methoden. Naturheilkundler betrachten auch gelegentliche Erkältungen oder Durchfälle als Mittel des Körpers, Gifte auszuscheiden. Naturheilkundler wissen aus Erfahrung, daß Erkältungen und Grippe, die sich »ausleben« dürfen, das Risiko von Bronchitis und degenerativen Erkrankungen wie Arthritis senken.

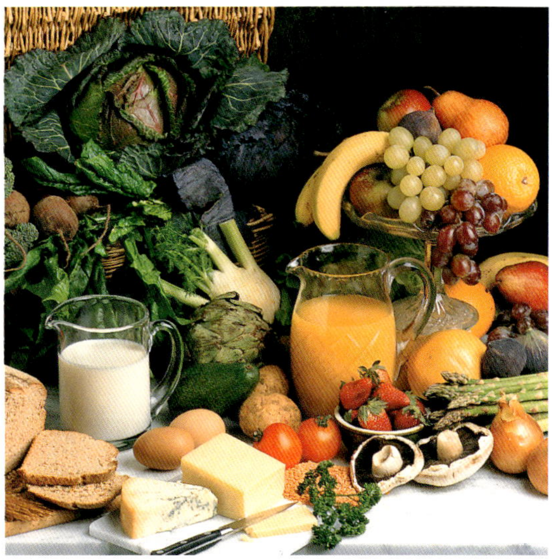

OBEN: Die naturheilkundliche Kost sollte hauptsächlich vegetarisch sein und so viel Rohkost wie möglich enthalten. Eine gewisse Menge tierischer Proteine ist aber ebenfalls notwendig.

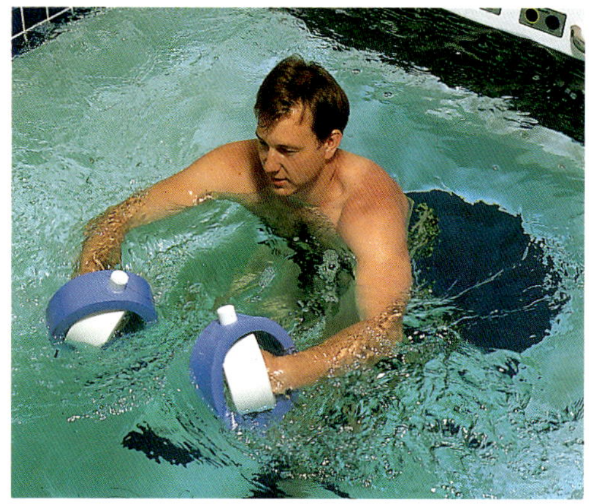

OBEN: Hydrotherapie wird regelmäßig als Teil der Naturheilkunde empfohlen. Sie stärkt den Kreislauf und die allgemeine Vitalität des Patienten.

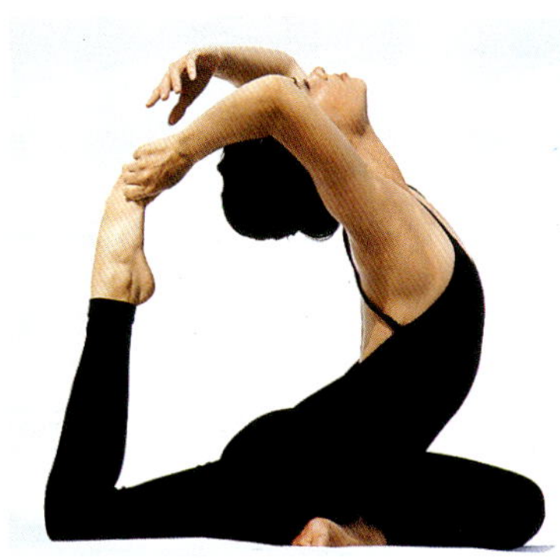

RECHTS: Yoga empfiehlt sich als Teil der Behandlung, da es zur Entspannung des Körpers beiträgt.

Die Behandlung sollte ganzheitlich und natürlich sein: Sie wird verordnet, um die angeborene Heilfähigkeit des Körpers zu aktivieren und zu stärken und um das erkrankte Organ oder den betroffenen Körperteil mit dem übrigen Körper wieder ins Gleichgewicht zu bringen. Die Behandlung basiert auf natürlichen Dingen wie Wasser, Vollwertkost, Sonnenlicht, frischer Luft, Entspannung und Bewegung.

Das Bemühen der Naturheilkunde um den Menschen als Ganzes bedeutet, daß sich die Praktiker weniger mit der Benennung von Krankheiten beschäftigen als damit, das Wesen von Gesundheit und Krankheit zu verstehen und einen gesunden Körper zu erreichen und zu erhalten.

Die Naturheilkundler glauben an die Triade der Gesundheit: Das bedeutet, eine gute Gesundheit hängt von dem Gleichgewicht zwischen drei Dingen ab: Struktur des Körpers, Biochemie und Gefühle. Die Gesundheit der Körperstruktur, eine gute Körperhaltung, Knochen, Muskeln, Sehnen und Bänder sind für den Körper als Ganzes wichtig, da alle strukturellen Probleme das Nervensystem und die inneren Organe schädigen können. Die biochemische Gesundheit bezieht sich auf die Wirkung von Nahrung, die für Wachstum, Erneuerung und die Abwehr von Krankheiten von Bedeutung ist. Eine falsche Ernährung enthält dem Heilsystem die notwendige Unterstützung vor und kann auch aufgrund ihres chemischen und toxischen Inhalts körperlichen Schaden anrichten. Emotionen haben einen starken Einfluß auf die geistige Stabilität und das psychische Wohlbefinden. Gefühle wie Angst, Haß oder Ärger können die Verdauung, das hormonelle Gleichgewicht, den Blutstrom und die Biochemie des Körpers durcheinanderbringen.

Wie viele andere natürliche Therapeuten, besonders die Homöopathen, glauben auch die Naturheilkundler an das Gesetz der Heilung. Danach bewegen sich Krankheiten während des Heilprozesses von innen nach außen und von oben nach unten, und Symptome verschwinden in der umgekehrten Reihenfolge ihres Erscheinens. Vereinfacht bedeutet das, chronische Krankheiten können schlimmer werden, ehe sie sich bessern, da die Symptome an die Oberfläche kommen.

Wie wirkt die Therapie?

Die Naturheilkunde ist eher eine lebendige Philosophie als eine Reihe starrer Prinzipien. Die Therapeuten wollen durch genaue

Diagnose und zahlreiche Behandlungsmöglichkeiten, die für eine dauerhafte Gesundheit meist in die Lebensweise integriert werden müssen, Krankheiten verhindern oder kurieren.

Diagnose

Die Hauptaufgabe der Diagnose ist es, herauszufinden, wie gut die Lebenskraft arbeitet. Die Praktiker führen normale medizinische Untersuchungen wie Messen des Blutdrucks durch. Naturheilkundler sind zum Teil ausgebildete Osteopathen, daher liefert ihnen das Begutachten und Palpieren der Körperstruktur auch Informationen über die Vitalität und das Funktionieren von Körpersystemen und Organen. So kann ein nachgebender Bauch auf einen schlechten Lymph- oder Blutkreislauf hinweisen.

Die Praktiker nutzen auch die Biotypologie. Diese ist weniger ein Teil der Diagnose als ein Weg, den Gesundheitsverlauf eines Menschen festzustellen. Jeder wird gemäß seines Biotyps oder seiner Konstitution klassifiziert. Diese kann endomorph (weich und rund), mesomorph (ziemlich muskulär und stämmig) oder ektomorph (groß und hager) sein. Jeder Typ besitzt zahlreiche Charakteristika, die auf bestimmte, für diesen Typus übliche Krankheiten hinweisen können. Endomorphe Typen zum Beispiel neigen zu Problemen mit der Gallenblase, ektomorphe Menschen sind anfällig für rheumatoide Arthritis und mesomorphe Menschen für degenerative Arthritis. Jeder Typ braucht auch eine besondere Ernährung.

Irisdiagnose: Auch die Irisdiagnose (s. S. 153–154) gibt Aufschluß über den Allgemeinzustand und hat sich bei der Feststellung von geschwächten Bereichen als wirkungsvoll erwiesen.

Mineralstoffanalyse: Haare und Schweiß können auf den Gehalt von Mineralstoffen und Spurenelementen und auf Schwermetallvergiftungen untersucht werden. Ein Spektroskop mißt die Energiefrequenz der Mineralstoffe im Haarschaft.

Bioelektronische Diagnose: Auch mit dieser Methode kann man Informationen aus Haarproben, Zehennägeln, Blut oder Speichel erhalten. Körpermaterialien dienen dem Naturheilkundler als »Beweismittel«, aus denen er mit Hilfe spezieller Vorrichtungen die Energie des Patienten ablesen kann.

Behandlung

Die Behandlung ist abwechslungsreich und flexibel. Jeder Praktiker verwendet oder betont unterschiedliche Behandlungsrichtungen. Die am häufigsten eingesetzten Methoden sind:

Ernährung: Sie ist der wichtigste Faktor der Naturheilkunde. Man kann sie in vernünftige Ernährung und die speziellere Form der Ernährungsmedizin unterteilen. Vollwertkost bildet den Kern der naturheilkundlichen Ernährung. Die Nahrung sollte so natürlich wie möglich, eher vegetarisch und möglichst organisch sein. Außerdem sollte sie viel Rohkost enthalten, da die wertvollen Inhaltsstoffe beim Kochen weitgehend verlorengehen. Wichtig ist auch die Zufuhr einiger Proteine (vorzugsweise pflanzliche), unraffinierter Kohlenhydrate und Getreide.

Ernährungsmedizin bedeutet, zur Linderung bestimmter Beschwerden eine spezielle Diät zu verschreiben. Nahrungsmittelallergien oder -intoleranzen tragen zu Krankheiten bei. Eliminationsdiäten, bei denen verdächtige Nahrungsmittel – häufig Weizen und Milchprodukte – vermieden werden, können bei der naturheilkundlichen Behandlung von großer Bedeutung sein. Die Intoleranz kann das Symptom eines größeren Problems wie Erkrankungen des Verdauungsapparates oder Schleimhautreizungen sein, die durch eine falsche Ernährung hervorgerufen wurden. Je nach Krankheit reichen die Diäten von Vollwertkost über eine Natursaftdiät bis hin zum totalen Fasten.

Fasten: Das bedeutet, für eine bestimmte Zeit keine Nahrung aufzunehmen. Eine Kur von ein bis sieben Tagen ist vertretbar. Manchmal dauern Kuren auch länger, dürfen dann aber nur unter Aufsicht und in schweren Fällen durchgeführt werden. Das Fasten beruhigt den Verdauungsapparat, entgiftet das System und regt den Stoffwechsel an, damit Heilung und Erneuerung stattfinden können.

Zur Erhaltung der Gesundheit empfehlen Naturheilärzte einen Fasttag pro Monat. Es gibt gemäßigte und extreme Möglichkeiten des Fastens. Das Guelpa-Fasten zum Beispiel ist eine dreitägige Salzkur, die oft bei rheumatischen Beschwerden verordnet wird. Bei der Weintraubenkur werden die entgiftenden Eigenschaften der Weintrauben genutzt. Dabei ißt man täglich bis zu 2,5 kg Weintrauben und trinkt nur Wasser oder Traubensaft. Häufiger allerdings werden kurze Kuren mit Saft oder Wasser durchgeführt.

Mit der Natur in Harmonie zu leben ist der einzige Weg zu einer dauerhaften, guten Gesundheit.

Hydrotherapie: Sie kann Schmerzen lindern und wird zur Stärkung des Kreislaufs und der Vitalität eingesetzt, damit die Lebenskraft effektiver arbeiten kann. Bestimmte Wirkungen erzielt man mit heißem, kaltem oder abwechselnd heißem und kaltem Wasser. Heißes Wasser wirkt anfangs stimulierend, ist aber auch entspannend. Kaltes Wasser wirkt belebend und tonisierend. Wechselbäder oder -duschen regen Blut- und Lymphkreislauf an, helfen bei Verstopfung und beleben das Körpergewebe.

Die Naturheilärzte verwenden viele Arten der Wassertherapie. Dazu zählen kalte Umschläge, um die Ausscheidung von Giften zu steigern, kalte und heiße Bäder, Saunen und Sitzbäder. Sitzbäder wirken vorzugsweise auf die Durchblutung der Unterleibs- und Bauchorgane.

Osteopathie: Viele Naturheilärzte arbeiten an Körperhaltung, Gelenken und Muskeln. Sie tun dies nicht nur, um Haltungsschäden zu korrigieren, sondern auch, weil die strukturelle Unversehrtheit innere Organe und das Körpergewebe beeinflußt.

Saftfasten für Einsteiger

Warum fasten? *Naturheilärzte empfehlen das Fasten mit reinen Obst- und Gemüsesäften an einem Tag pro Woche oder zumindest alle 14 Tage. Frische Säfte stecken voller Vitamine und Mineralstoffe, die leicht absorbiert werden können. Das heißt, sie nähren und reinigen zugleich. Vielleicht glauben einige, es sei schwer, die Kur durchzuführen, doch wer sie durchhält, wird mit zunehmender Gesundheit und Vitalität belohnt. Außerdem wird Körperfett abgebaut.*

Vorbereitung: *Eintägiges Fasten bedeutet, 24 Stunden lang zu fasten. Es kann von der Abendessenszeit des vergangenen Abends bis zur Abendessenszeit des Fasttages reichen oder vom frühen Morgen bis zur gleichen Zeit am folgenden Tag, das spielt keine Rolle. Wählen Sie einen Tag, an dem Sie viel Zeit haben und wenig Energie verbrauchen.*

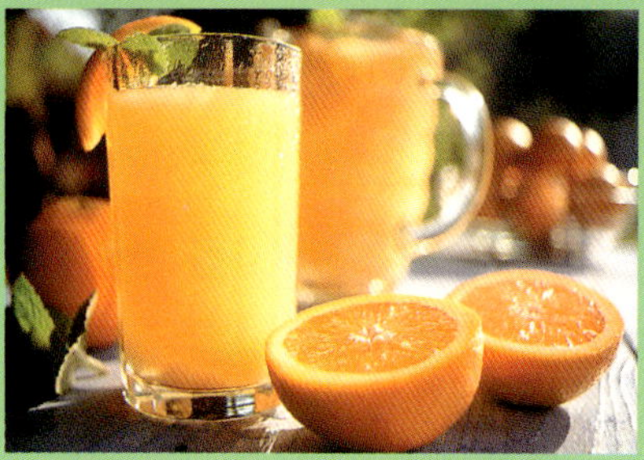

Bereits am Tag zuvor sollten Sie einfache Vollwertkost zu sich nehmen: Gekochtes und rohes Gemüse, Salat, Obst und ungeschälter Reis sind erlaubt. Tierische Produkte und gesüßte Nahrungsmittel sollten Sie meiden. Anstelle von Kaffee, Tee und Alkohol trinken Sie besser Obstsaft, Wasser und Kräutertees.

Was soll man trinken und wieviel? *Am Fasttag können Sie Obst- und Gemüsesäfte trinken. Mischen Sie sie aber nicht, da sie leicht Blähungen verursachen (Ausnahme: Apfel- und Karottensaft). Natürlich können Sie auch Quellwasser oder Mineralwasser ohne Kohlensäure trinken. Nehmen Sie nur frische Säfte, vorzugsweise selbst gepreßt aus ökologischen Produkten, zu sich. Hier ist ein Entsafter hilfreich, sonst könnte die Kur sehr teuer werden. Ein oder zwei Liter Flüssigkeit (Saft und Wasser) pro Tag sind eine akzeptable Menge für Fasteneinsteiger.*

Die Wahl der Säfte: *Die meisten Früchte und Gemüse können gepreßt werden. Aus Geschmacksgründen und wegen besonderer Nährstoffe und Eigenschaften bieten sich Mischungen verschiedener Sorten an. Wassermelone zum Beispiel wirkt harntreibend, während Äpfel viele Vitamine und Pektin enthalten, das bei der Entfernung von Giften hilft. Gemüsesäfte können Sie zu wohlschmeckenden Cocktails kombinieren und nach Belieben mit Kräutern würzen, aber nicht mit Salz, da dadurch Wasser im Körper zurückgehalten wird.*

Symptome während des Fastens: *Fasten kann zahlreiche symptomatische Reaktionen im Körper hervorrufen: Kopfschmerzen, Müdigkeit, zunehmenden Körpergeruch und schweren Atem. Das sind ermutigende Zeichen, da eine Ausscheidung stattfindet.*

Der Fastenabbruch: *Das richtige Fastenende ist genauso wichtig wie die Vorbereitung. Bei starkem Hunger können Sie in Versuchung geraten, Ihre Lieblingsnahrungsmittel hinunterzuschlingen. Dann wäre die Fastenkur Zeitverschwendung gewesen. Daher sollten Sie sich schrittweise wieder an feste Nahrung gewöhnen und mit kleinen Mengen Obst, Gemüse, Salat und Gemüsesuppen beginnen. Dann können Sie Vollkornprodukte und andere Nahrung in die Ernährung aufnehmen.*

Wann soll man nicht fasten? *Nur einigermaßen gesunde Menschen dürfen fasten. Nicht erlaubt ist es Patienten mit Diabetes, Epilepsie, Anämie oder auszehrenden Krankheiten wie Krebs, Leukämie oder Tbc. Menschen, die sich beim Auslassen einer Mahlzeit benommen fühlen oder Kopfschmerzen bekommen, könnten Probleme mit dem Blutzucker haben und dürfen ebensowenig fasten wie Personen, die leicht ermüden. Sie sollten einen Praktiker aufsuchen.*

Strukturelle Abweichungen können auch durch destruktive, emotionale Probleme bedingt sein, besonders, wenn sie immer wieder auftreten. Die Naturheilärzte bearbeiten die Weichteile mit Hilfe der neuromuskulären Technik (NMT). Sie ist besonders sanft und daher auch für Ältere geeignet, löst Adhäsionen, die nach Operationen auftreten, und lindert Bauchschmerzen.

Psychotherapie: Geist und Gefühle gelten als wesentlicher und lebenswichtiger Bestandteil der Gesundheit. Die Naturheilärzte erreichen die geistige Gesundheit durch eine Beseitigung destruktiver Gefühle. Sie können keine ernsten geistigen Erkrankungen wie Schizophrenie behandeln, aber die Ursachen psychosomatischer Krankheiten ausmachen und eliminieren.

Häufig sind die Naturheilkundler auch in anderen Disziplinen wie der Kräuterheilkunde oder der Homöopathie ausgebildet und können sie in ihre Behandlung aufnehmen. Diese können zusätzliche Bestandteile der Therapie sein.

Was geschieht bei einer Beratung?

Wie bei den meisten ganzheitlichen Therapien dauert die Beratung etwa eine Stunde. Der Therapeut stellt Fragen über den Patienten, seine Lebensweise, Beschwerden und die medizinische Vorgeschichte. Die Fragen können folgende Themen betreffen:

- *Erkundigungen, was und wie viel man ißt und trinkt.*
- *Fragen zum Stuhlgang.*
- *Wie man schläft.*
- *Einzelheiten über den Beruf.*
- *Die Beziehungen zur Familie, zu Freunden und zu Kollegen.*

Dann führt der Therapeut eine routinemäßige, medizinische Untersuchung durch, wobei er einige oder alle der beschriebenen Diagnosemethoden anwendet.

Entdeckt er ein Problem, das eine sofortige medizinische Behandlung oder Operation erfordert, wird er dem Patienten raten, einen Arzt aufzusuchen.

Die Behandlung basiert auf den erhaltenen Informationen, erfolgt schrittweise und kann gesundheitlichen Fortschritten angepaßt werden. Die ersten Empfehlungen schließen oft eine Umstellung der Ernährung, eventuell eine Entgiftungskur oder eine Diät, die stärkt und das Immunsystem aufbaut, und auch einige Entspannungsübungen ein.

Ein guter Praktiker wird die Vorgehensweise mit dem Patienten besprechen. Die Naturheilkunde verteilt keine Mittel gegen Krankheiten, sondern fordert Verpflichtungen und oft auch eine einschneidende Veränderung der Lebensweise.

Die Hydrotherapie kann entweder in der Klinik oder zu Hause ausgeführt werden. Auch alle Änderungen der Ernährung und Bewegung werden zu Hause durchgeführt. Beim ersten Treffen erhält man wahrscheinlich einen Diätplan sowie Informationen über das Fasten. Treten während der Behandlung zu Hause Probleme auf, sollte man den Therapeuten informieren.

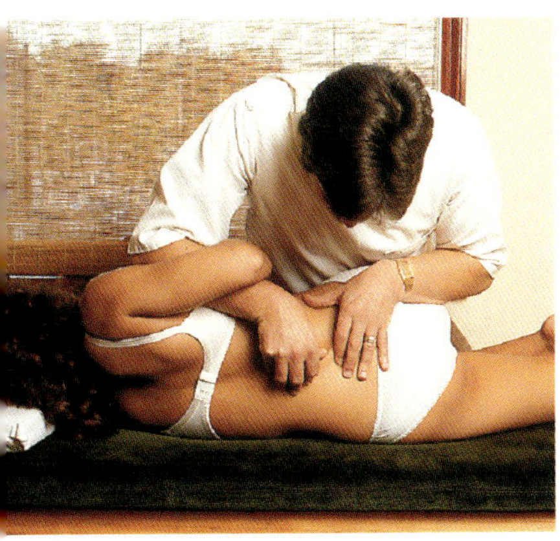

OBEN: *Viele Naturheilkundler sind Osteopathen und arbeiten oft an Gewebe und Körperstruktur, um den Körper im Gleichgewicht zu halten.*

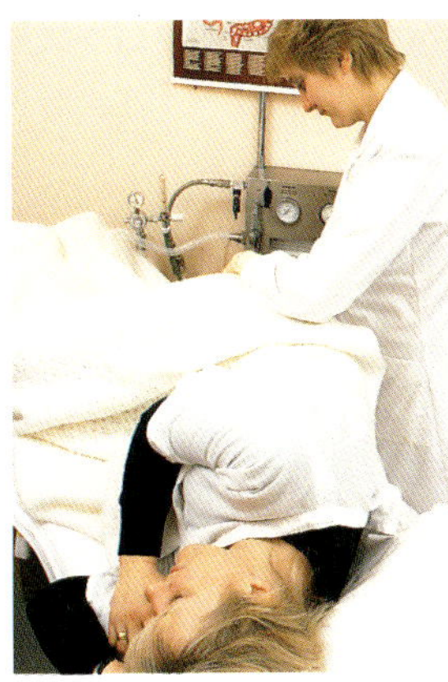

OBEN: *Manchmal empfiehlt der Praktiker eine Dickdarmspülung als Teil der naturheilkundlichen Behandlung.*

Wie viele Behandlungen sind nötig?

Die Dauer der Behandlung hängt von der Krankheit ab, wie lange sie bereits besteht, wie lange sie unterdrückt worden ist, wie alt und wie gesund der Patient ist. Im Falle eines Reizkolons zum Beispiel hilft bereits eine zwei- bis vierwöchige Umstellung der Ernährung. Dagegen dauert es länger, bis man lernt, Streß mit Hilfe von Entspannungstechniken auszugleichen.

Bis weitreichende Störungen verschwinden, können mehrere Monate mit Behandlungen und Ratschlägen vergehen. Kommen lange unterdrückte Symptome zum Vorschein oder wird die Gesundheit bei chronischen Erkrankungen wiederhergestellt, kann eine Heilkrise entstehen, in der die Symptome sich scheinbar verschlechtern statt bessern. Das ist ein gutes Zeichen, kann aber auch schwer zu ertragen sein. Daher wird die Behandlung oft in die Länge gezogen, damit der Fortschritt langsam und stetig voranschreiten kann.

Bei welchen Beschwerden hilft die Therapie?

Die Naturheilkunde kann bei vielen akuten und chronischen Beschwerden wie Anämie, Allergien, Arthritis, Bronchitis, Hefepilzinfektionen, Kreislaufstörungen, Verstopfung, Blasenentzündung, Ekzemen und anderen Hauterkrankungen, Reizkolon, Migräne, Prämenstruellem Syndrom, Sinusitis und Geschwüren helfen. Bei ernsthaften Erkrankungen kann sie häufig unterstützend eingesetzt werden, da sie die Widerstandsfähigkeit und die Abwehrkräfte des Körpers stärkt.

Ist sie sicher?

Wie alle Heilweisen ist auch die Naturheilkunde für jeden ungefährlich, wenn sie von einem qualifizierten Therapeuten ausgeübt wird. Ein fähiger Therapeut findet für jeden Patienten die passende Behandlungsmethode.

Verantwortungsbewußt ausgeübt, ist die Naturheilkunde besonders für kleine Kinder geeignet, da ihre Lebenskraft leichter ins Gleichgewicht gebracht werden kann. Ihr Einsatz ist aber auch an älteren Patienten möglich, die von der verbesserten Ernährung profitieren können.

Auch Schwangeren, die unter Morgenübelkeit leiden, kann die Naturheilkunde auf sichere Weise helfen.

Klinische Studien

In speziellen medizinischen Versuchen hat sich eine naturheilkundliche Ernährungstherapie bei der Behandlung von Gelenkerkrankungen als hilfreich erwiesen.

1991 wurde ein einjähriger Versuch mit Patienten durchgeführt, die an rheumatoider Arthritis litten. Während 26 Patienten normale Kost zu sich nahmen, mußten 27 Probanden eine Woche lang fasten. Für den Rest des Jahres erhielten die Patienten eine besondere Diät. Nach vier Wochen traten bei der speziell ernährten Gruppe Besserungen ein. So waren zum Beispiel die Gelenke weniger stark geschwollen. Nach einem Jahr verspürte auch die Kontrollgruppe weniger Schmerz, während die Patienten, die eine bestimmte Kost erhalten hatten, immer noch von den früheren Besserungen profitierten. **(35)**

Im gleichen Jahr wurde eine Befragung zur Ernährung von 742 rheumatischen Patienten durchgeführt. Über 42 Prozent derjenigen, die an juveniler rheumatoider Arthritis und primärer Fibromyalgie litten, berichteten von einer Verschlimmerung ihrer Krankheit nach dem Verzehr bestimmter Nahrungsmittel, aber nur ein Drittel der Patienten mit Morbus Bechterew, rheumatoider Arthritis und Psoriasisarthritis machte dieselben Angaben.

Nach kontrollierter Diät litten 46 Prozent der Patienten nicht mehr so stark unter Schmerzen und Steifheit, aber nur bei 36 Prozent waren die Gelenke weniger geschwollen. Alle diese Symptome besserten sich bei 20 Prozent der Patienten mit Morbus Bechterew und rheumatoider Arthritis durch zusätzliches Fasten. **(36)**

(Klinische Referenzen s. Anleitung zum Gebrauch des Buches)

INFORMATIONEN ZUR WAHL EINES NATURHEILARZTES BEFINDEN SICH IM ADRESSENVERZEICHNIS.

Es gibt nur wenige Heilweisen, die so einfach und sanft sind wie die Bachblütentherapie. Diese 38 kleinen Fläschchen mit Tinkturen sind in den meisten Apotheken und Reformhäusern erhältlich und werden vom Studenten bis hin zum Firmenchef angewandt. Besonders bekannt wurden die Notfalltropfen und etablierten sich als unerläßlicher Bestandteil des modernen Lebens.

Dr. Edward Bach (»bätsch« ausgesprochen) war ausgebildeter Arzt, Bakteriologe und schließlich Homöopath, war aber mit

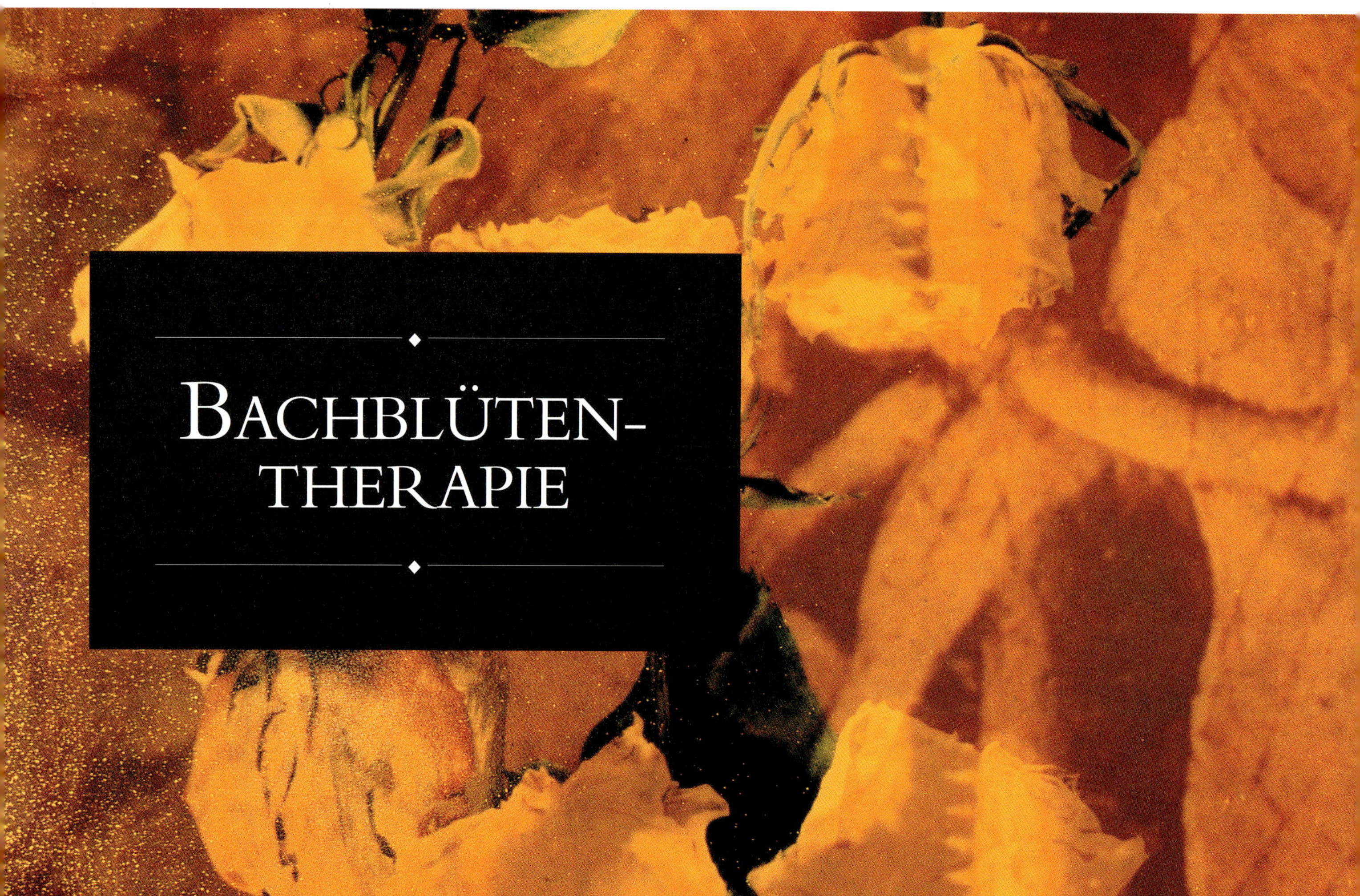

Bachblüten-therapie

Die Bachblütenarzneien wurden von Dr. Bach entwickelt, um die in jedem Menschen vorhandenen negativen Gedanken zu heilen und auszugleichen, da diese sonst zu körperlichen Krankheiten führen. Sie können allen Persönlichkeitstypen und bei verschiedenen emotionalen Traumata helfen.

dem wissenschaftlichen Vorgehen der Medizin unzufrieden und glaubte, Heilung käme nicht aus dem Labor, sondern aus der Natur. 1930 schockierte er im Alter von 43 Jahren seine medizinischen Kollegen, indem er seine florierende Praxis in der Harley Street aufgab, um mit Naturheilmitteln zu arbeiten. Er zog nach Mount Vernon in Oxfordshire um, sein Haus ist heute als Bachzentrum bekannt.

Zu seiner Zeit war Dr. Bach ein ungewöhnlicher Arzt, da er die Menschen behandeln wollte, nicht ihre Krankheiten. Er glaubte, die Natur eines Menschen habe direkten Einfluß auf sein körperliches Wohlbefinden. Durch Studien kam er zu dem

Schluß, eine Erkrankung sei eine Manifestation negativer Gedanken wie Furcht, Kummer, Frustration und Verzweiflung. Der Weg zur Heilung bestand seiner Ansicht nach darin, die negativen Gedanken, die die Krankheiten verursachen, zu vertreiben.

Bachs homöopathische Ausbildung machte ihn mit der Vorstellung der Schwingungsheilung bekannt. Er entdeckte, daß homöopathische Substanzen, die so weit verdünnt worden sind, daß sie nichts mehr von ihrem Ausgangsmaterial enthielten, im Körper durch Schwingungen heilen können.

Was sind Bachblütenheilmittel?

Es wurden 38 Bachblütenheilmittel entwickelt, um jeder erdenklichen Persönlichkeit, Einstellung und negativen Geisteshaltung helfen zu können. Sie entstanden als vollständiges System, und Bach gab vor seinem Tod Anweisungen, daß keine weiteren Arzneimittel hinzugefügt werden dürften. Er wollte das System möglichst einfach halten, einige Therapeuten empfinden dies allerdings als einschränkend, da die Heilmittel zur Selbsthilfe gedacht sind. Die meisten Anwender schätzen ihre Un-

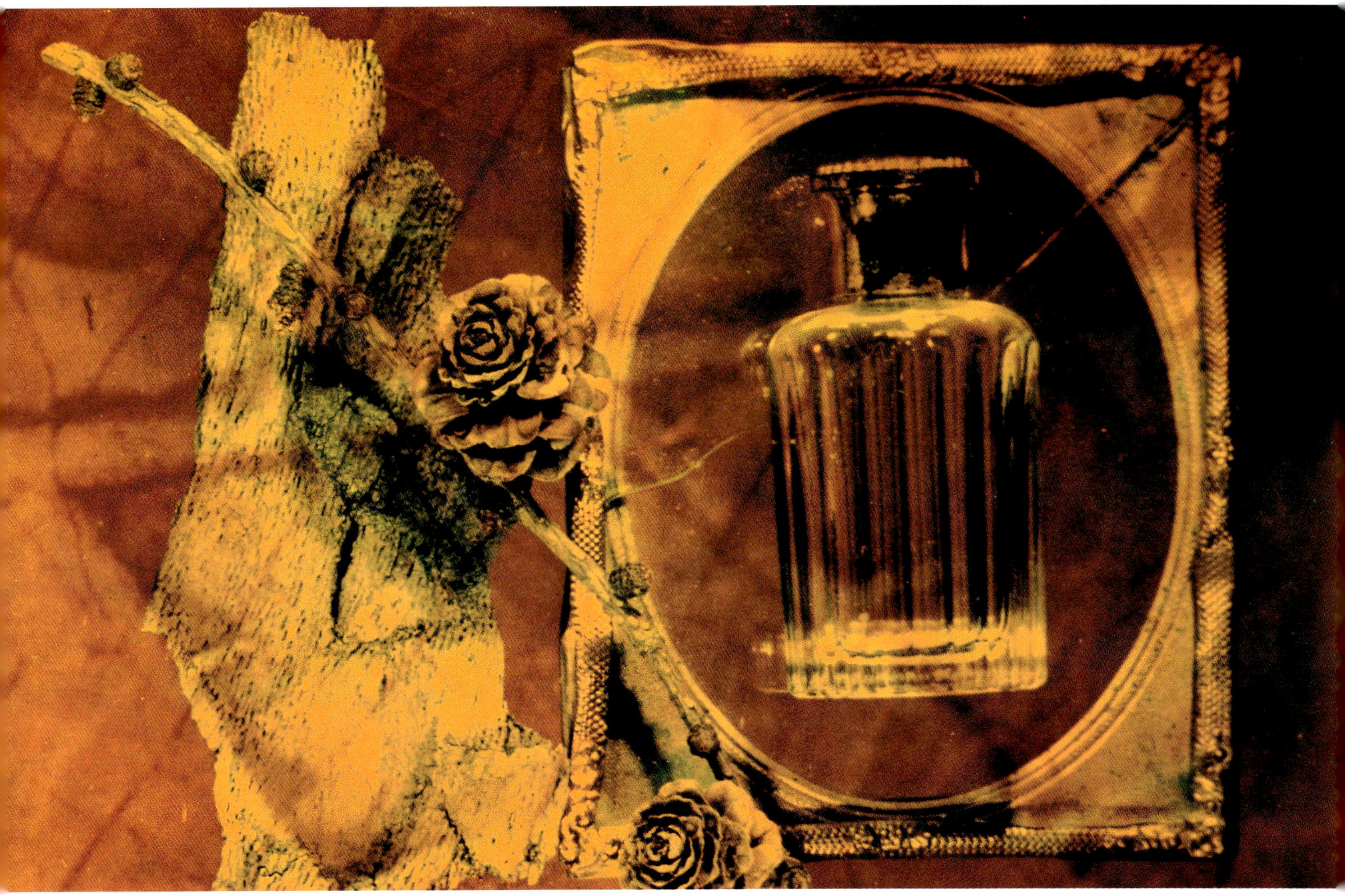

Dr. Bach entwickelte die sieben Bach-Nosoden, die auch heute noch verwendet werden. Nosoden sind homöopathische Zubereitungen aus den Ausscheidungen einer Krankheit, die in kleinen Mengen zur Behandlung von Nachwirkungen der betreffenden Erkrankung herangezogen werden können.

Er fand heraus, daß alle Patienten mit den gleichen emotionalen Problemen, unabhängig von ihren körperlichen Symptomen, mit den gleichen Nosoden geheilt werden können. Außerdem suchte er nach weiteren natürlichen Arzneien, die auf die emotionalen und geistigen Krankheitsursachen wirkten, ehe sich diese in körperliche Symptome verwandelten.

kompliziertheit. Bach teilte alle emotionalen Probleme in sieben Gruppen ein: Angst, Unsicherheit und Wankelmut, mangelndes Interesse am Zeitgeschehen, Einsamkeit, Überempfindlichkeit, Mutlosigkeit oder Verzweiflung und Überbesorgtheit um das Wohlergehen anderer. Mit Hilfe ihrer feinen Schwingungsenergie heilen die Arzneien alle negativen Aspekte der sieben emotionalen Krankheitstypen, stellen dabei die geistige Harmonie wieder her und hindern körperliche Krankheiten daran, vom Menschen Besitz zu ergreifen. Die Bachblütenarzneien können andere Therapien wie Kräuterheilkunde, Homöopathie oder Aromatherapie ergänzen oder alleine angewendet werden.

Die Heilmittel wurden von Bach hergestellt, als er nach reinen Naturarzneien suchte, die ähnlich wie seine homöopathischen Nosoden arbeiteten. Jeden Morgen ging er spazieren, betrachtete den Tau auf den Blüten und dachte darüber nach, ob der Tau eventuell Eigenschaften der Pflanze absorbieren könnte. Er sammelte und untersuchte den Tau bestimmter Blumen und bemerkte, daß er positiv auf den Geist wirken konnte. Er prüfte rein instinktiv zahlreiche Blumen und andere Pflanzen und erhielt 38 Heilmittel.

Bach testete die Arzneien an sich selbst. Einige Tage bevor er die Blüten fand, war sein Gemütszustand sehr negativ, und die daraus resultierenden körperlichen Symptome machten eine Arznei erforderlich. Er machte sich auf die Suche nach einer

Während der Einnahme der Arzneien treten emotionale oder physische Reaktionen ein. Das ist positiv, da destruktive Gefühle frei werden.

Blume, die Körper und Geist beruhigte. Er testete sie, indem er ein Blütenblatt auf die Zunge legte oder in die Hand nahm und sofort die wohltuende Wirkung derjenigen Blüte spürte, die wirkte. Zuerst bemerkte er die geistige Wirkung, dann verschwanden die körperlichen Symptome.

Er fand heraus, daß der Tau von Blumen, die dem Sonnenlicht ausgesetzt sind, wirkungsvoller und die Energie der Pflanzen konzentrierter war, wenn die Blume in voller Blüte stand. Nachdem er davon überzeugt war, daß Blüten ihre Energie an den sonnenwarmen Tau abgeben, beschloß er, sich eine praktischere Extraktionsmethode zu überlegen. Er entwickelte die Sonnenmethode und die Heißwassermethode. Beide werden heute noch ausgeführt.

Die Sonnenmethode: Die besten Blüten werden gepflückt und in eine Glasschale mit Quellwasser gegeben. Die Schale läßt man einige Stunden im starken Sonnenlicht stehen, damit die Pflanzen ihre Energie an das Wasser abgeben können. Die Blüten werden mit einem Zweig oder einem Teil der Mutterpflanze entfernt, um menschlichen Kontakt mit der Essenz zu vermeiden. Dann wird diese in zur Hälfte mit Alkohol (meist Brandy oder Cognac) gefüllte Flaschen gegossen. Der Alkohol konserviert die Essenz, die nun Muttertinktur heißt. Diese wird weiter mit Alkohol verdünnt, um die Stammarzneien herzustellen, die in kleinen, braunen Fläschchen verkauft werden.

Die Heißwassermethode: Sie ist Essenzen vorbehalten, die einen stärkeren Extraktionsprozeß benötigen. Dazu werden die Knospen, Zapfen oder Blüten der Pflanzen in einem Topf mit kochendem Wasser 30 Minuten gekocht. Die abgekühlte Flüssigkeit wird filtriert, mit Alkohol gemischt und in Flaschen gefüllt.

UNTEN: *Bei der Sonnenmethode liegen Blüten einige Stunden in einer Schale mit Quellwasser. Das energiereiche Wasser wird dann in zur Hälfte mit Alkohol gefüllte Flaschen gegeben. Das ist nun die Muttertinktur.*

UNTEN: *Die Heißwassermethode wirkt stärker. Blüten, Knospen oder Zapfen kochen etwa 30 Minuten in Wasser. Vor der Abfüllung in Flaschen wird der filtrierten Essenz Alkohol zugesetzt.*

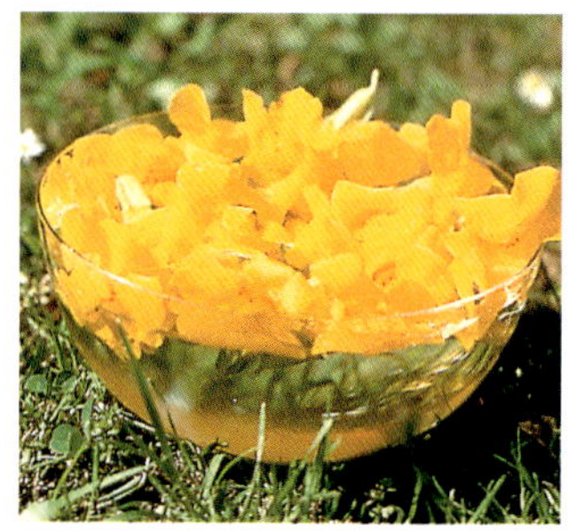

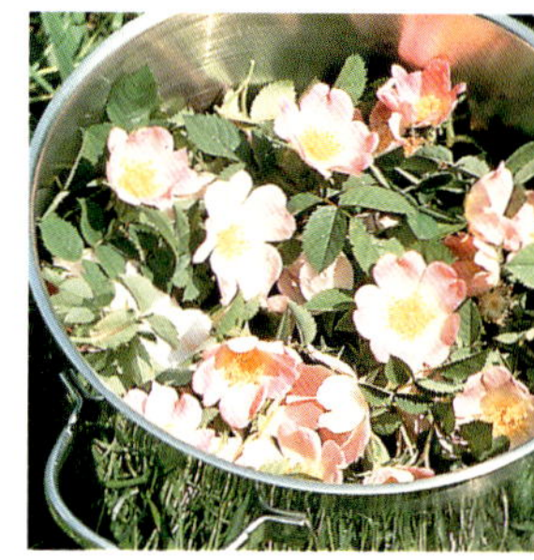

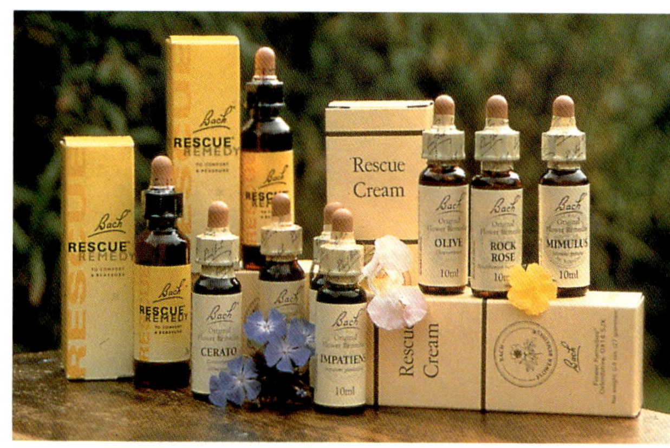

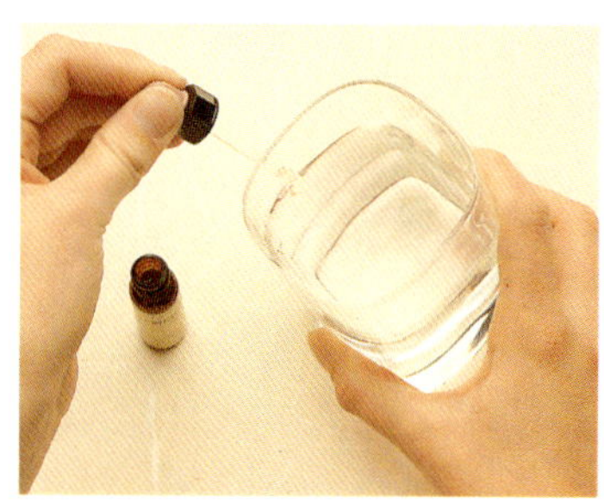

OBEN: *38 Bachblütenarzneien stehen je nach Stimmung und Gefühlslage zur Auswahl.*

LINKS: *Zur Einnahme kann man vier Tropfen der Arznei in Wasser oder auf die Zunge geben.*

Wie wirken die Heilmittel?

Arzneien aus Bachblüten sind so einfach, daß sie häufig als Placebos abgetan werden. Sie wirken nicht biochemisch, und da kein fester Bestandteil der Pflanze in der Arznei bleibt, können ihre Eigenschaften und Wirkungen nicht wie bei Medikamenten oder Kräuterzubereitungen entdeckt oder analysiert werden. Die Therapeuten glauben, daß die Heilmittel die Energie oder den Abdruck der Pflanze, aus der sie erzeugt worden sind, enthalten und ähnlich wie die homöopathischen Arzneien arbeiten: Sie liefern den Stimulus, der nötig ist, um den Heilungsmechanismus in Gang zu setzen. Einige Heilmittel werden als »Typarznei« bezeichnet. Darunter ist das Heilmittel zu verstehen, das am besten zur Persönlichkeit oder den Charakterzügen des Patienten paßt. Man nimmt sie ein, wenn die negative Seite des Charakters die positive bedroht.

Die Schwierigkeit bei der Auswahl der Typarznei liegt in der Analyse des Charakters und der Entscheidung, welches Mittel am besten geeignet ist. Gewöhnlich ergänzt nur ein Mittel wirklich das Wesen des Patienten, auch wenn einige Menschen eine Mischung aus zwei Typen zu sein scheinen. Um seinen Typ herauszufinden, muß man die Ereignisse seines Lebens rekapitulieren und feststellen, wie man darauf reagiert hat:

- *Wie war man in der Kindheit?*
- *Wie fühlte man sich bei Schulbeginn?*
- *Wie leicht oder schwer gewann man neue Freunde?*
- *Wie verhält man sich in gegenwärtigen Beziehungen?*
- *Wie reagiert man auf Kritik?*
- *Wie geht man mit Krisen, Krankheiten oder Schmerzen um?*

Das Graben in Erinnerungen kann mehrere ähnliche Arzneien geeignet erscheinen lassen. In einem Eliminationsprozeß muß man jedoch versuchen, sie auf die zu reduzieren, die am besten paßt.

Wer unter ernsten oder lang anhaltenden emotionalen Problemen leidet, sollte einen Therapeuten aufsuchen. Für das mentale und emotionale Gleichgewicht kann man beliebig viele Heilmittel verwenden, die meisten Menschen nehmen jedoch nur ein oder zwei gleichzeitig und heben sich die Notfalltropfen für wirkliche Notfälle auf.

Für die Einnahme der Arzneien gibt es keine Regeln, es wird aber empfohlen, mindestens viermal am Tag vier Tropfen einzunehmen. Man sollte sich hier von seinem Instinkt leiten lassen. Alle Heilmittel sind gebrauchsfertig erhältlich, man tropft sie auf die Zunge oder mischt sie mit Wasser.

Was geschieht bei einer Beratung?

Die Anwendung der Bachschen Heilmittel ist so einfach, daß man sich damit selbst behandeln kann. Viele Praktiker anderer Richtungen wie der Kräuterheilkunde, Homöopathie und Aromatherapie verwenden die Arzneien aber auch ergänzend zu ihren eigenen Mitteln. Nur wenige Bachblütentherapeuten benutzen ausschließlich diese Heilmittel.

Jede Beratung sollte mit einem Gespräch zwischen Patient und Therapeut beginnen, das bis zu einer Stunde dauern kann. Der Therapeut erklärt das Bach-System, fragt nach dem Grund des Kommens und betrachtet außerdem die Körperhaltung und das Erscheinungsbild des Patienten.

Der Therapeut stellt auch viele persönliche Fragen, um mit Hilfe der Eliminationsmethode herauszufinden, welche Heilmittel am besten geeignet sind. Das Wissen allein, daß der Patient ein Problem hat, reicht ihm nicht. Er muß wissen, wie dieser sich dabei fühlt und wie er darauf reagiert.

Würdigt der Vorgesetzte zum Beispiel nicht, wie schwer man arbeitet, kann man ihn hassen, oder man bemüht sich verzweifelt, ihn zufriedenzustellen, oder man tut so, als wäre es ohne Bedeutung. Jede Reaktion entspricht einer anderen Arznei. Am Ende der Beratung verschreibt der Therapeut die Heilmittel. Die Anzahl der verordneten Arzneien hängt vom einzelnen ab, aber es sind nur selten mehr als sechs, gewöhnlich sogar weniger.

Wie viele Behandlungen sind nötig?

Die Anzahl und Dauer der benötigten Behandlungen hängt von der einzelnen Person und ihrem Problem ab. Wer sich selbst behandelt, kann die Arzneien nach Bedarf einnehmen. Viele Menschen spüren einen sofortigen Erfolg, doch es kann auch einige Zeit dauern, das Gleichgewicht wiederzuerlangen. Emotionale oder körperliche Reaktionen während der Einnahme kommen vor. Die Therapeuten würden sagen: »Man kann nicht in einem schmutzigen Teich stochern, ohne Schlamm aufzuwühlen.«

Bei welchen Beschwerden hilft die Therapie?

Die Bachblütenarzneien helfen eher bei mentalen und emotionalen als bei körperlichen Beschwerden. Probleme wie Furcht, Angstzustände, Einsamkeit und Depressionen können mit der richtigen Arznei gelindert werden.

Ist sie sicher?

Die Arzneien machen nicht süchtig, sind ungefährlich und stören keine andere Behandlung. Sie sind in jedem Alter geeignet und auch für Schwangere, Babys und Kinder sicher. Man kann sie auch Tieren und Pflanzen geben.

DIE ANWENDUNG DER HEILMITTEL

Die erfolgreiche Behandlung mit Bachblüten hängt von einer genauen Diagnose ab. Eignen Sie sich das Bach-System an und wählen Sie die passende Medizin für sich, die Familie und die Tiere. Am einfachsten ist es, Sie beginnen mit den Notfalltropfen. Davon ausgehend lernen Sie, die Heilmittel anzuwenden.

Für sich selbst: *Fällt Ihnen die Entscheidung für eine Arznei schwer, sollten Sie sich dieselben Fragen stellen, die Sie einem anderen stellen würden, wenn Sie für ihn eine Arznei verordnen möchten: Wie fühlen Sie sich? Warum fühlen Sie sich so? Wie werden Sie davon beeinflußt? Was könnte die Ursache sein?*

Für Kinder: *Beobachten Sie das Verhalten und Spielen des Kindes. Verhalten und Arznei sollen zusammenpassen: Spielt es immer aktiv wie Eisenkraut? Ist es ängstlich und schüchtern wie die Gauklerblume? Ist es sanft und folgsam wie Tausendgüldenkraut? Ist es herrschsüchtig wie die Weinrebe? Oder schlecht gelaunt wie die Weide?*

Für Tiere: *Sie müssen das Wesen des Tieres kennen und beobachten, wie es sich bei Krankheit verändert. Ein aggressiver Hund zum Beispiel braucht Stechpalme oder Weinrebe. Am besten beginnen Sie mit den Notfalltropfen, da viele Probleme bei Tieren durch Schock oder Angst verursacht werden. Einem kleinen Tier gibt man mindestens viermal am Tag vier Tropfen ins Trinkwasser, einem größeren wie Pferden oder Kühen zehn.*

Die Bachblütenarzneien

Agrimony/Odermennig ⋆
Für Menschen, die ihre negativen Gefühle ständig hinter einem fröhlichen Gesicht verbergen. ***Die Arznei*** *hilft ihnen, über die Probleme zu sprechen und sie mit Abstand zu betrachten.*

Aspen/Espe
Dieses »Zitterbaum«-Heilmittel wirkt gegen Furcht vor Unbekanntem. ***Die Arznei*** *stärkt, um sich sicher und entspannt zu fühlen.*

Beech/Rotbuche ⋆
Für den Perfektionisten, der nur schwer die Schwächen derjenigen, die sich für dumm oder unwissend halten, tolerieren und verstehen kann. ***Die Arznei*** *hilft ihm, verständnisvoller zu werden.*

Centaury/Tausendgüldenkraut ⋆
Für Menschen, die sanft und hilfsbereit sind, ungern jemanden im Stich lassen und nicht nein sagen können. ***Die Arznei*** *hilft ihnen, freundlich, aber fest zu bleiben und so von anderen respektiert und anerkannt zu werden.*

Cerato/Bleiwurz ⋆
Für diejenigen, die nach der Zustimmung anderer suchen, da sie ihrem eigenen Urteil oder ihrer Intuition nicht trauen. Durch ihr Schwanken verpassen sie oft Gelegenheiten. ***Die Arznei*** *gibt ihnen die Fähigkeit, ihrem eigenen Urteil zu trauen.*

Cerry Plum/Kirschpflaume
Für irrationale Gedanken und Menschen, die um ihren Verstand fürchten. Sie fühlen sich oft ängstlich. ***Die Arznei*** *hilft ihnen, mit ihrem inneren Aufruhr fertig zu werden.*

Chestnut Bud/Kastanienknospe ⋆
Für diejenigen, die immer dieselben Fehler machen und nicht aus Erfahrungen lernen. ***Die Arznei*** *hilft ihnen, sich auf die Gegenwart zu konzentrieren und aus jeder Erfahrung zu lernen.*

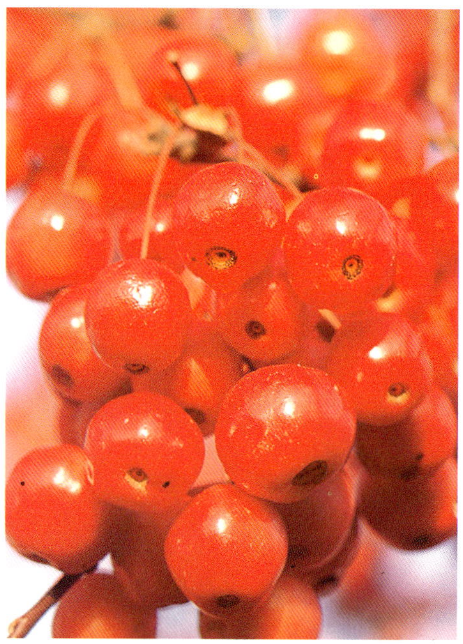

Chicory/Wegwarte ⋆
Für den mütterlichen Typ, der liebevoll, aber überbesorgt und besitzergreifend ist und immer Liebe, Sympathie und Anerkennung von anderen fordert. ***Die Arznei*** *hilft loszulassen, ohne sich abgelehnt zu fühlen. Sie hilft auch »anhänglichen« Kindern.*

Clematis/Weiße Waldrebe ⋆
Für den künstlerischen Träumer, der abwesend und unaufmerksam ist und sich schnell langweilt. ***Die Arznei*** *holt ihn aus seiner Traumwelt und richtet seine Aufmerksamkeit auf den Alltag.*

Grab Apple/Holzapfel ⋆ *(abgebildet)*
Für die, die sich angesteckt oder unrein fühlen, sich vor Essen oder Sex ekeln oder einen Hygienewahn haben. ***Die Arznei*** *hilft ihnen, alles mit Distanz zu sehen. Sie kann auch in der Pubertät nützlich sein.*

Elm/Ulme ⋆
Für alle, die überlastet sind und sich dem Druck durch Arbeit, Familie und anderen Dingen nicht gewachsen fühlen. ***Die Arznei*** *beruhigt sie, läßt sie klarer denken und stellt das Selbstvertrauen wieder her.*

Gentian/Herbstenzian
Für den ewigen Pessimisten, der schnell entmutigt ist, sogar wenn alles gut läuft. ***Die Arznei*** *fördert die Ausdauer. Sie hilft auch bei einem Verlust des Selbstvertrauens nach einem Mißerfolg.*

Gorse/Stechginster
Für diejenigen, die glauben, sie seien zum Leiden geboren, und alles schwarz sehen. ***Die Arznei*** *hilft ihnen bei der Erkenntnis, daß nicht alles verloren ist.*

Heather/Schottisches Heidekraut ⋆
Für Menschen, die nur über sich sprechen und niemand anderen zu Wort kommen lassen. Sie sind nicht gern allein, strengen andere aber so an, daß sie gern gemieden werden. ***Die Arznei*** *läßt sie mehr Sicherheit verspüren, so daß sie entspannter und weniger ichbezogen werden.*

Holly/Stechpalme
Für diejenigen, die eine Opferhaltung entwickeln, beladen mit Haß, Eifersucht, Neid oder Mißtrauen. Sie können ihre Gefühle zurückhalten, begegnen aber anderen mit Verstimmung. ***Die Arznei*** *hilft ihnen, sich für andere freuen zu können, auch wenn sie selbst Probleme haben.*

Honeysuckle/Geißblatt
Für alle, die in der Vergangenheit leben und an der Gegenwart kein Interesse mehr haben. ***Die Arznei*** *schafft Abstand zu Vergangenem, holt sie in die Gegenwart zurück und hilft auch bei schmerzlichen Verlusten.*

Hornbeam/Hainbuche
Für alle, die beim Gedanken an die Arbeit geistig erschöpft sind, so daß sogar ein Vergnügen zur Qual wird. Der Gedanke an das, was bevorsteht, macht sie müde. ***Die Arznei*** *gibt ihnen die emotionale Stärke, dem Tag entgegenzusehen.*

Impatiens/Drüsiges Springkraut ⋆
Für diejenigen, die alles in Eile erledigen. Sie sind barsch, beenden Sätze für andere, sind unruhig und gehen schon zur Tür, während andere noch reden. ***Die Arznei*** *fördert eine ruhigere Einstellung, mehr Toleranz und Geduld.*

Larch/Lärche ⋆
Für alle mit Begabung, aber ohne Selbstvertrauen. Sie müssen an sich glauben und dürfen nicht aufgrund von Selbstzweifeln und Minderwertigkeitsgefühlen Gelegenheiten vorübergehen lassen. ***Die Arznei*** *macht sie selbstbewußt genug, sich auf Abenteuer einzulassen. Sie fördert selbst bei Rückschlägen die Entschlossenheit.*

Mimulus/Gefleckte Gauklerblume ⋆
Für alle, die schüchtern und nervös sind und leicht erröten. Sie fühlen sich unter Fremden unwohl, mögen keine Partys und fühlen sich immer befangen. Diese Pflanze ist auch das Heilmittel gegen die Furcht vor Bekanntem. ***Die Arznei*** *verleiht ihnen mehr Mut.*

Mustard/Gelber Ackersenf
Für alle, die ohne Grund zum Teil monatelang schwermütig sind. ***Die Arznei*** *hilft ihnen, einen Weg aus ihrer Verzweiflung zu finden.*

Oak/Eiche ⋆
Für den Kämpfer, der niemals aufgibt. Er ist stark wie der Baum selbst, und andere wollen von ihm geführt werden. Aber manchmal übernimmt er sich und meint plötzlich, er hätte keine Kraft mehr. ***Die Arznei*** *erneuert die Kraft und gibt ihm Geduld.*

Olive/Olive
Für alle, die durch Überarbeitung oder Überanstrengung erschöpft sind. Wenn sie keine Energie mehr haben und das Leben keinen Spaß mehr macht. ***Die Arznei*** *ersetzt verlorene Energie und ist auch nützlich nach Krankheiten oder wenn Menschen geistig angespannt sind.*

Pine/Schottische Kiefer ⋆
Für alle, die sich schuldig fühlen, auch wenn es nicht ihr Fehler war. Sie machen sich für Fehler anderer verantwortlich und entschuldigen sich ständig. ***Die Arznei*** *erleichtert ihr Gewissen und unterbindet Selbstvorwürfe.*

Red Chestnut/Rote Kastanie ⋆
Für alle, die in bezug auf Familie und Freunde überängstlich sind und drohendes Unheil fürchten. Sie machen sich keine Sorgen um sich selbst, werden aber von Berichten über ein Unglück niedergedrückt. ***Die Arznei*** *rückt ihre Ängste ins rechte Licht.*

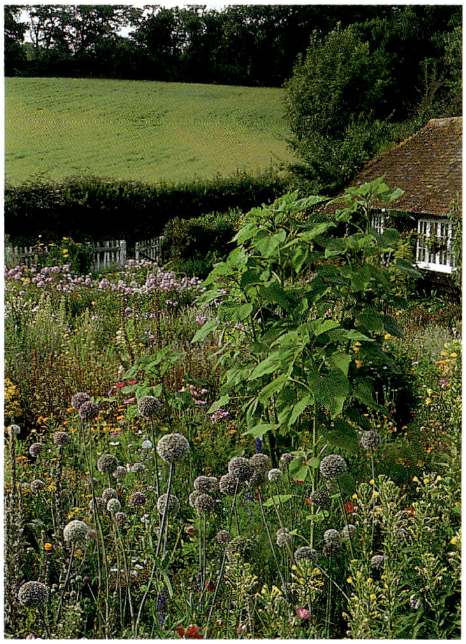

Rock Rose/Sonnenröschen
Für Angst, die nicht rational, aber dennoch real ist. Hilft auch bei Unfällen oder plötzlichen Erkrankungen oder wenn nur wenig Hoffnung zu bestehen scheint. ***Die Arznei*** *verleiht Mut und Stärke.*

Rock Water/Rosenwasser ⋆
Für alle, die streng mit sich, unflexibel und selbstgerecht sind und Perfektion verlangen. Sie kritisieren andere nicht, sondern spielen das Opfer. ***Die Arznei*** *hilft ihnen, nachsichtiger mit sich zu sein.*

Scleranthus/Einjähriger Knäuel ⋆
Für emotionale Belastung durch Unentschlossenheit. Schon die kleinste Entscheidung stürzt sie in ein Dilemma. ***Die Arznei*** *lenkt ihren Blick mehr auf sich, so daß sie klarere Vorstellungen haben und sich selbst besser kennenlernen.*

Star of Bethlehem/Doldiger Milchstern
Für die Untröstlichen nach Schock, Traumata oder schmerzlichen Verlusten. ***Die Arznei*** *lindert emotionalen Schmerz und Trauergefühle.*

Sweet Chestnut/Eßkastanie
Für diejenigen in tiefster Verzweiflung. Wenn sie keinen Weg aus der Dunkelheit sehen und am liebsten sterben möchten, aber nicht glauben können, daß der Tod sie von ihren Schmerzen erlöst. ***Die Arznei*** *gibt ihnen Hoffnung und stellt ihr Vertrauen in das Leben wieder her.*

Vervain/Eisenkraut ⋆
Für den enthusiastischen, redefreudigen Perfektionisten, der über Ungerechtigkeit wütend ist und für die Unterdrückten kämpft. ***Die Arznei*** *läßt ihn mehr Zeit für Ruhe und Entspannung aufwenden.*

Vine/Weinrebe ⋆
Für den Führertypen – stark, dominant, ehrgeizig und entschlossen, aber manchmal tyrannisch. ***Die Arznei*** *fördert das Verständnis, ohne Führungsqualitäten zu nehmen.*

Walnut/Walnuß
Sie beruhigt Menschen in neuer Umgebung und hilft ihnen, mit Veränderungen wie Heirat, Scheidung, Geburt, Pubertät und Menopause fertig zu werden. ***Die Arznei*** *unterstützt den neuen Anfang und hilft ihnen, auf ihrem gewählten Weg zu bleiben.*

Water Violet/Sumpfwasserfeder ⋆
Für zurückhaltende, selbstbeherrschte und würdige Menschen. Sie wollen Frieden und Ruhe, wirken aber manchmal uninteressiert und geraten so in Isolation. ***Die Arznei*** *läßt sie freundlicher erscheinen, hilft ihnen aber auch, Ruhe und Heiterkeit zu bewahren.*

White Chestnut/Weiße Kastanie
Für alle, die von ständigen Sorgen und unerwünschten Gedanken gequält werden. Ihr Kopf ist voller Argumente, so daß ihnen die Konzentration schwerfällt. ***Die Arznei*** *stellt die Gemütsruhe wieder her.*

Wild Oat/Waldtrespe ⋆
Für alle, die an einem Scheidepunkt in ihrem Leben zittern. Sie sind mit ihrer Karriere oder Lebensweise unzufrieden und wünschen sich Erfüllung, wissen aber nicht, wo und wie. ***Die Arznei*** *klärt die Verwirrung, macht sie entschlußfreudig und läßt sie wieder klar denken.*

Wild Rose/Heckenrose
Für alle, die sich treiben lassen und weder Schwung noch Ehrgeiz haben, ihr Leben zu ändern. Sie lassen Krankheit und Unglück über sich ergehen und sind bereit, alles zu akzeptieren, was das Schicksal bereitstellt. ***Die Arznei*** *belebt ihre Lust am Leben.*

Willow/Gelbe Weide ⋆
Für den reizbaren, introvertierten Pessimisten, der sich mit Unglück abfindet und gern in Selbstmitleid schwelgt. ***Die Arznei*** *nimmt Schwermut und Selbstmitleid von seinen Schultern und hilft, positives Denken für die Zukunft zu entwickeln.*

Notfalltropfen
Diese Arznei wird am häufigsten verwendet. Sie ist eine zusammengesetzte Arznei und besteht aus Doldigem Milchstern, Sonnenröschen, Drüsigem Springkraut, Kirschpflaume und Waldrebe. Wie der Name sagt, hilft sie in Notfällen – bei Panik, Schock, Verlust der Kontrolle und geistiger Erstarrung. Es ist häufig die Arznei, die im Verlauf einer Krankheit die Heilreaktion des Körpers auslöst. Notfalltropfen können die Nerven vor Prüfungen beruhigen und die Angst vor dem Fliegen nehmen. Man kann sie auch auf Stiche und Quetschungen tupfen. Man sollte immer eine Flasche zur Hand haben.

⋆ *bedeutet Typarznei*

INFORMATIONEN ZUR WAHL EINES BACHBLÜTENTHERAPEUTEN BEFINDEN SICH IM ADRESSENVERZEICHNIS.

Die Wissenschaft hat erst vor kurzem entdeckt, daß Geist und Körper als perfekte Arbeitseinheit funktionieren. Unter östlichen Philosophen und Praktikern der ganzheitlichen Medizin existierte diese Überzeugung schon lange, aber erst die neue Wissenschaft der Psychoneuroimmunologie konnte die Mediziner davon überzeugen, daß die geistige Aktivität einen direkten Einfluß auf den Körper hat und umgekehrt. Dies ist besonders im Hinblick auf Streß und Entspannung wichtig.

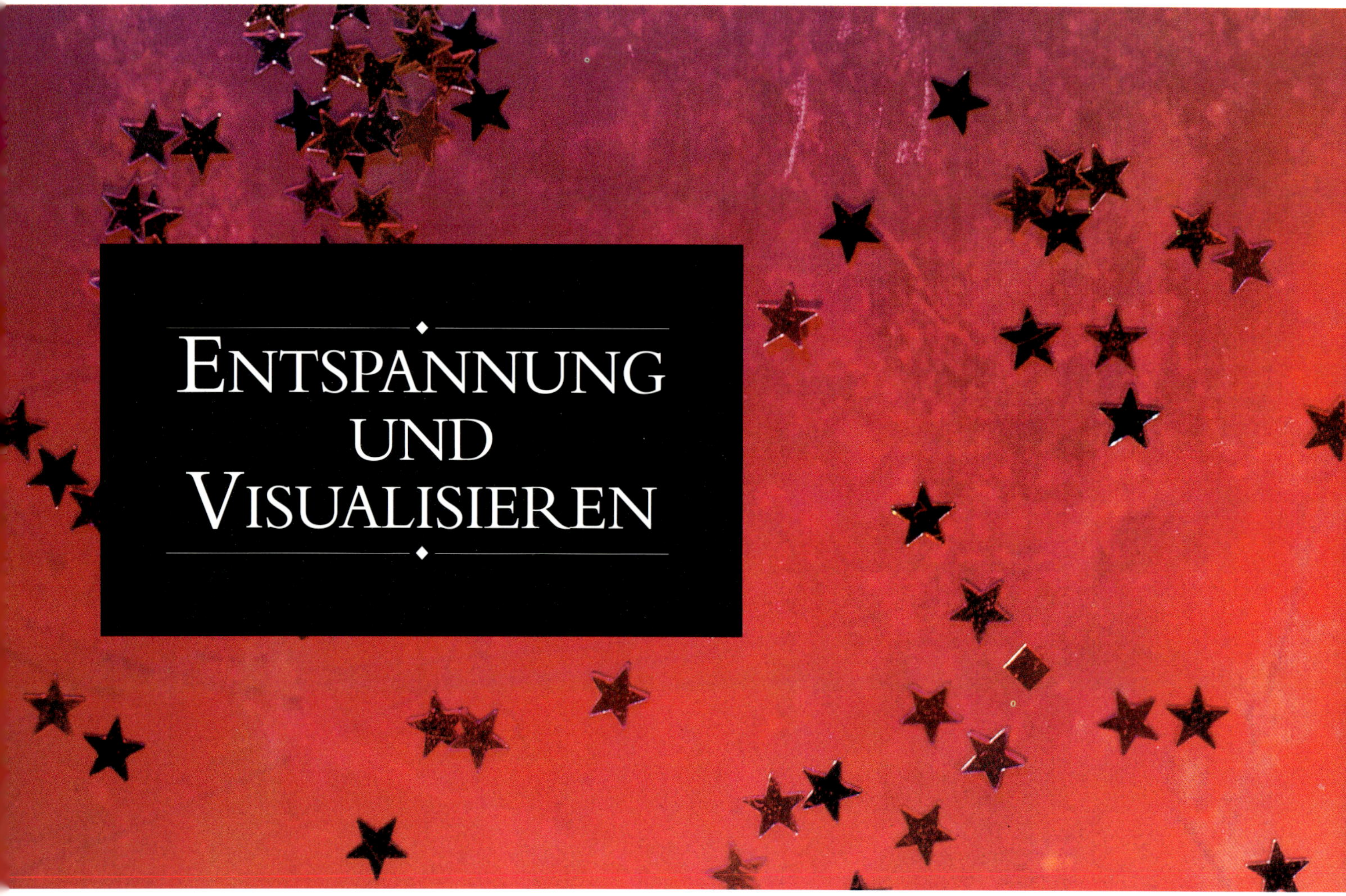

Entspannung und Visualisieren

Entspannung und Visualisieren sind zwei separate, streßmindernde Techniken, die oft zusammen ausgeübt werden. Durch Entspannungsmethoden werden verspannte Muskeln gelockert, die Techniken des Visualisierens verwenden positive und ansprechende Bilder, um mentale und emotionale Probleme zu bewältigen.

Ist der Körper entspannt, reagiert der Geist entsprechend, umgekehrt äußert sich ein entspannter Geist in positiven Körperreaktionen. Entspannung senkt zum Beispiel den Blutdruck, verlangsamt den Herzschlag und reguliert Atmung und Stoffwechsel. Außerdem senkt sie den Adrenalinspiegel und sorgt für ein effizienteres Arbeiten des Immunsystems. Da die zwei Abwehrsysteme des Körpers – das Alarm- und das Immunsystem – unser Überleben sichern, ist eine gute Zusammenarbeit zwischen ihnen wichtig.

Das Alarmsystem ist das Kampf- oder Fluchtsystem des Körpers, das bei Streß mobilisiert wird. Es reagiert schnell auf

Streßfaktoren, indem es den Adrenalinspiegel erhöht und uns vor einer Bedrohung weglaufen oder stehenbleiben und kämpfen läßt. Ist die Gefahr vorüber, sollte der Adrenalinspiegel wieder auf den normalen Wert sinken, bei permanentem Streß jedoch bekommt er dazu kaum eine Chance. Daher fühlt sich der Körper so, als würde er ständig angegriffen. Dieses Gefühl der Dauerbelastung schädigt das Immunsystem, das uns vor Krankheiten schützen soll und dessen Stärke von vernünftiger Ernährung und positiver Einstellung abhängt. Ein Alarmsystem in

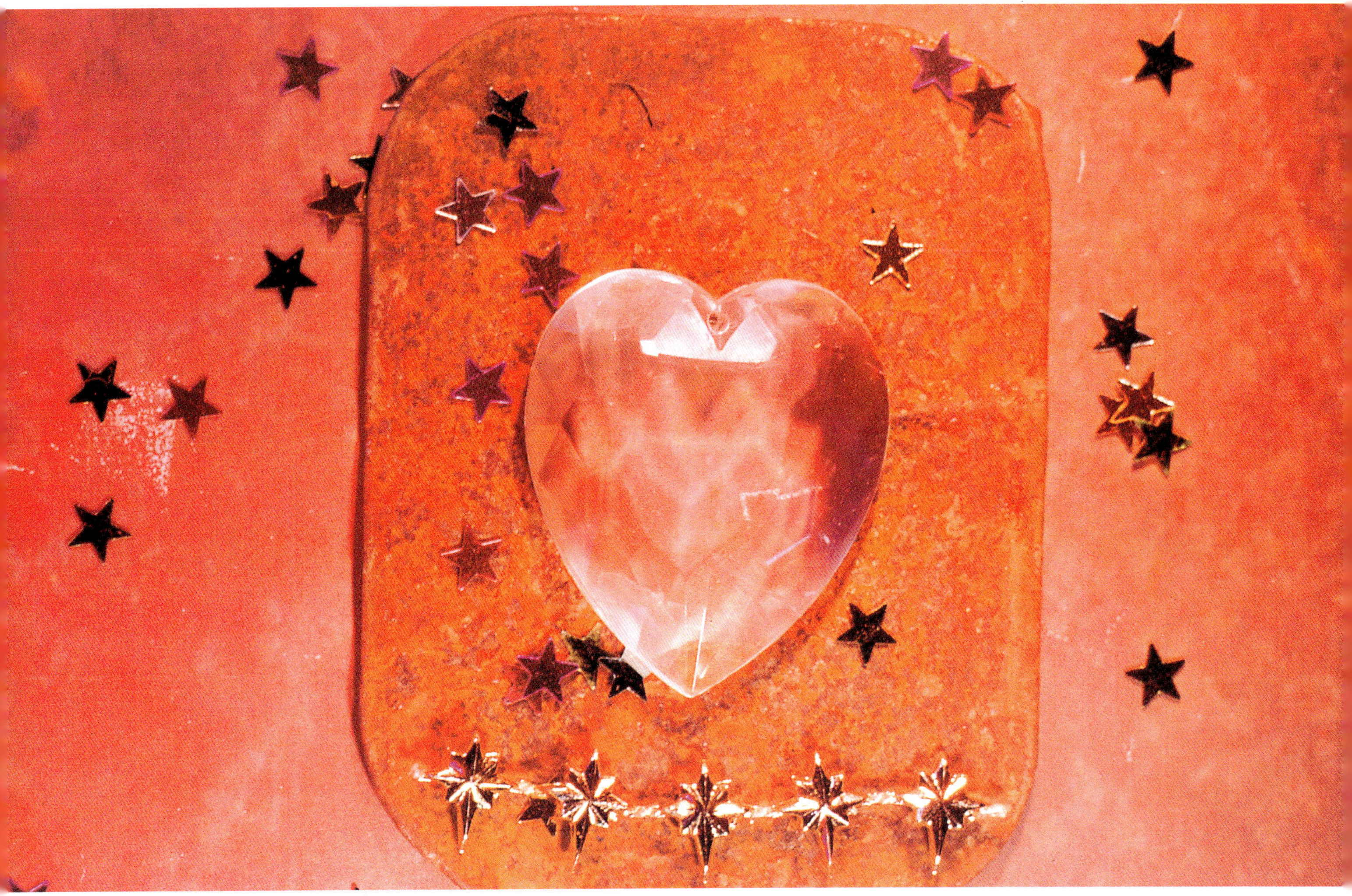

ständiger Bereitschaft führt zur Übererregung des Immunsystems, das nicht mehr zwischen wirklichen und angeblichen Bedrohungen unterscheiden kann. So können Krankheiten auftreten. Es besteht die Vermutung, einer der stärksten Einflüsse auf das Immunsystem sei die Fähigkeit, wie gut man mit Streß fertig wird. Streß ist ein normaler und notwendiger Lebensbestandteil, muß aber kontrolliert werden. Der Schlüssel dazu ist die Entspannung. Für viele von uns bedeutet das, nach einem langen Tag auf dem Sofa zu liegen und fernzusehen. Diese passive Art der Entspannung hat keinen wirklichen therapeutischen Effekt auf den Körper. Die Anspannungen des Tages, Enttäuschungen und Ärger bleiben und verursachen Angstzustände, Frustration, Depression und Muskelverspannung.

Unter wahrer Entspannung versteht man einen Heilprozeß, der Geist und Körper beruhigt. Dabei wird die Aufmerksamkeit nach innen gerichtet, um Streßwirkungen zu kontrollieren und zu beseitigen, und nicht, um sie mit kurzzeitigen Maßnahmen wie Medikamenten, Zigaretten oder Alkohol zu unterdrücken. Entspannung ist eine erworbene Fähigkeit. Richtig ausgeübt, steigert sie das Wohlbefinden und hilft, Krankheiten zu verhindern.

Was ist Entspannung und Visualisieren?

Entspannung und Visualisieren sind verschiedene Disziplinen, die oft zu einer einzigen Therapie kombiniert werden. Am einfachsten kann man sich Entspannung als Technik zur Streßbekämpfung vorstellen. Als therapeutische Übung jedoch läßt sie sich genauer als Zustand körperlicher und geistiger Erleichterung beschreiben, wobei Spannungen, Furcht und Angstzustände bewältigt und durch ruhige, positive Gefühle ersetzt werden.

Weiß man, wie es geht, kann man sich entspannen, egal, wo man gerade ist oder was man gerade macht. Es kann anstrengend sein, die Techniken zu erlernen, besonders, wenn man von Natur aus angespannt oder ängstlich ist oder voller Energie steckt. Zu den nützlichsten Methoden zur Steigerung der wohltuenden Entspannung zählt die Anwendung der Imagination.

Visualisieren ist der bewußte Einsatz der Vorstellungskraft, um angenehme Bilder zu erzeugen, die heilen oder Aspekte des Lebens verändern können. Dazu muß man entspannt sein. Diese Methode hilft, den Entspannungsprozeß zu vertiefen und viele geistige und emotionale Probleme, die krank machen können, zu überwinden. Sie ist oft zielgerichtet, das heißt, man setzt sich

RECHTS, UNTEN UND GANZ UNTEN: Die Erinnerung an einen schönen Strand, einen prächtigen Sonnenuntergang oder einen ruhigen See kann während des Visualisierens Ruhe und Entspannung erzeugen.

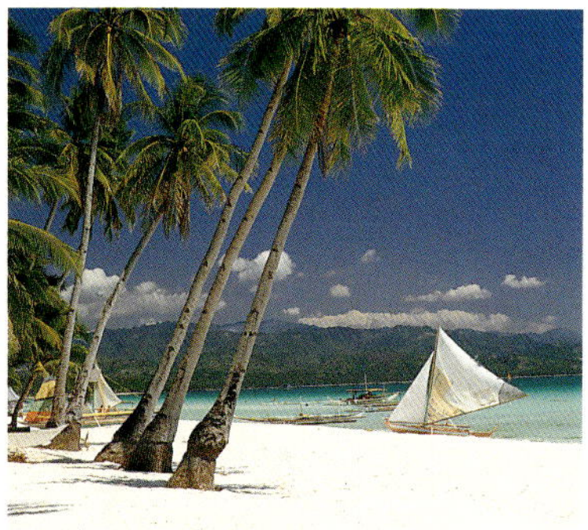

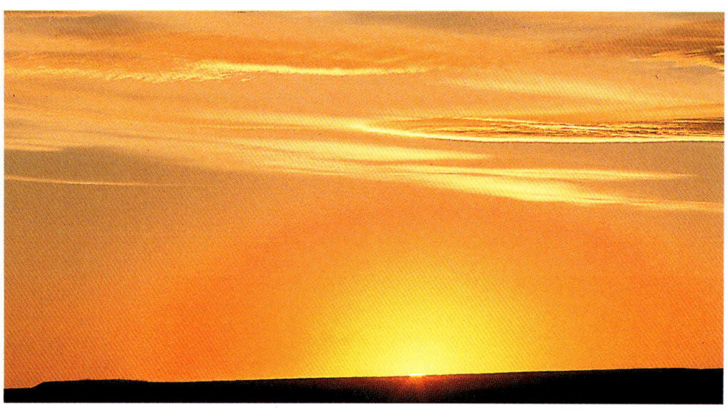

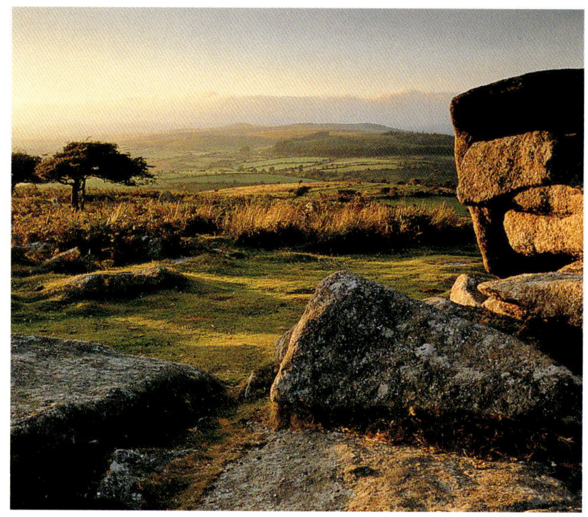

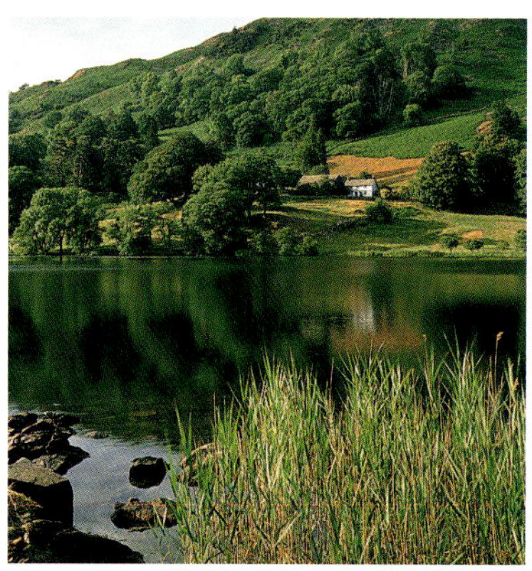

OBEN: Das Lieblingsbild aus einem schönen Urlaub kann Teil der Visualisierungstherapie werden, um negativem Denken entgegenzuwirken.

selbst ein geistiges Ziel wie »Ich fühle mich ruhig und unter Kontrolle«, und der Geist lernt, das zu akzeptieren. Diese Technik kann von Menschen in allen Lebenslagen eingesetzt werden: Ein Athlet zum Beispiel kann sich zum Gewinn eines Rennens motivieren, indem er sich vorstellt, weit vor seinen Konkurrenten zu liegen. Entspannungstherapeuten bestärken den Patienten, seine Vorstellungskraft einzusetzen, um mit Problemen oder Krankheiten fertig zu werden und negative Gefühle durch positive Alternativen zu ersetzen.

Einige Entspannungstherapeuten, besonders die Amerikaner Dr. Carl und Stephanie Simonton, ermutigen Patienten, Krebs zu zerstören oder andere ernste Erkrankungen zu bewältigen, indem die Patienten sich vorstellen, wie ihre medikamentöse Behandlung die Krankheit besiegt. Sie visualisieren, wie der Körper seine Heilkräfte einsetzt, um wieder gesund zu werden.

Wie wirkt die Therapie?

Entspannungstechniken bringen die sympathischen und parasympathischen Teile des autonomen Nervensystems ins Gleichgewicht. Das sympathische System steuert unwillkürliche Reaktionen wie Herzschlag, Kreislauf, Atmung und Hormonsekretion

Grundlegende Techniken

Die folgenden fünf Kategorien führen in die grundlegenden Techniken und ihre Arbeitsweise ein. Die Kategorien sind übergreifend, sie schließen sich nicht gegenseitig aus. Das Visualisieren zum Beispiel spielt bei den meisten Methoden eine Rolle.

Spannungslösen: *Das Anspannen und Lockern der Muskeln bildet die Basis vieler Entspannungsübungen. Es wird schon seit Jahren in der Allgemeinen Medizin, Geburtshilfe und Yogaschule eingesetzt und bleibt eine der häufigsten, von Therapeuten ausgeübten und gelehrten Methoden. Die Aufgabe besteht darin, die Muskeln anzuspannen und dann zu lockern, um die körperliche und geistige Erleichterung zu spüren, die jede Bewegung begleitet. Der Praktiker lenkt dann die Aufmerksamkeit des Patienten auf Arme, Beine, Bauch, Brust, Schultern und Kopf. Auf ein einzelnes Wort hin wie »Spannen« oder »Jetzt« muß der Patient jede Muskelgruppe anspannen, etwa zehn Sekunden halten und lockern, wenn der Therapeut es sagt. Nach 20 bis 30 Minuten muß der Patient wieder die Augen öffnen, sich strecken und sehen, wie entspannt er sich fühlt.*

Passive Muskelentspannung: *Sie hat Vorteile gegenüber spannungslösenden Techniken, erfordert aber Kenntnisse dieses Mechanismus, man muß also seine Muskeln »kennen«. Vorteilhaft ist, daß sie schneller geht und überall ausgeübt werden kann. Sie ist auch für Menschen mit körperlichen Behinderungen wie multipler Sklerose oder rheumatoider Arthritis, die nicht in der Lage sind, ihre Muskeln anzuspannen, gut geeignet. Die grundlegende Technik ist der spannungslösenden ähnlich, aber statt eine Muskelgruppe anzuspannen, richtet man seine Aufmerksamkeit darauf, erkennt die herrschende Spannung und lockert sie. Dabei sollte man sich eine langsame, warme Welle der Entspannung vorstellen, die über die Muskeln gleitet, sie in die Länge zieht und die durch Spannung verursachten Druckgefühle löst.*

Visualisieren: *Dazu wird oft ein bestimmter, imaginärer Ort eingesetzt. Wenn man entspannt und mit geschlossenen Augen liegt, soll man sich in Gedanken an einen bestimmten Ort wie eine tropische Insel zurückziehen und alle Sinne einsetzen, um den Ort zu erforschen: die Temperatur fühlen, die Blumen riechen, die Vögel hören und so weiter. Der Therapeut liefert Ideen, aber der Patient kann aus seinem Ort machen, was er will, denn es ist seine Vorstellung. Ist der spezielle Ort im Gedächtnis etabliert, kann man sich selbst in das Bild einbringen, um seine Ziele zu erreichen. Ein entspannter Geist ist empfänglich für alles, was man ihm geben will. Zum Beispiel kann man seinen bestimmten Ort aufsuchen, um einen Konflikt zu lösen, und der Verstand ist geneigt, die Entscheidung zu akzeptieren. Man kann die Technik auch anwenden, um positive Aussagen wie »Ich fühle mich gesund und stark« über sich selbst zu treffen.*

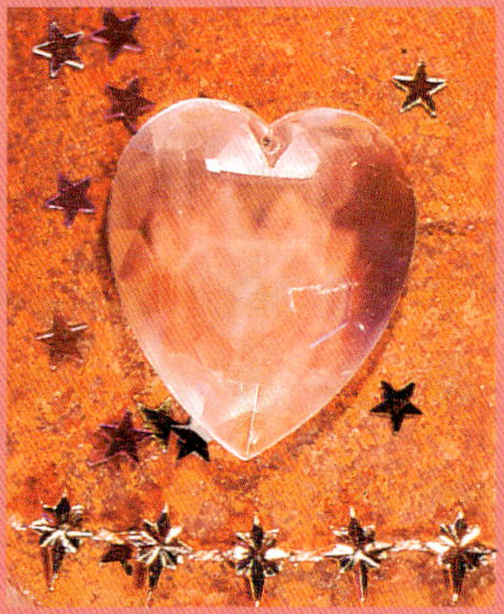

Tiefenentspannung: *Diese Methode benötigt viel Zeit, ist kompliziert und sollte nur unter der Aufsicht eines Praktikers durchgeführt werden, da sie den Blutdruck beträchtlich senken kann. Zu den Techniken zählen Hypnotherapie (s. S. 122–127), Autogenes Training (s. S. 132–133), Biofeedback und Meditation. Bei Biofeedback messen Elektroden die Reaktionen von Körper und Gehirn auf Streß. Ziel ist die Erkenntnis, wie Gehirn, Temperatur, Puls, Atmung und Blutdruck von Streß beeinflußt werden sowie zu lernen, sie zu kontrollieren. Wenn man sich entspannt, werden die physiologischen Änderungen registriert. Mit der Zeit erkennt man die Wirkung der Entspannungsübung auch ohne Geräte. Meditation benötigt keine Apparate. Sie ist ein Zustand tiefer Entspannung, in dem der Geist frei von Gedanken ist. Sie unterscheidet sich von anderen Formen der Entspannung, da man sich keine Ziele setzt und eher ein erweitertes Bewußtsein als Müdigkeit verspürt. Ziel ist, innere Harmonie und einen ruhigen Geist zu erreichen. Transzendentale Meditation (TM) kann den Blutdruck reduzieren und Streßwirkungen entgegenwirken. Alle Formen der Meditation funktionieren gut, solange der Praktiker vier Hauptregeln befolgt: Man soll eine ruhige Umgebung ohne Ablenkungen wählen, eine bequeme Position einnehmen, ein Wort oder Objekt absprechen, auf das man seine Aufmerksamkeit richtet, und eine Haltung passiver Akzeptanz entwickeln. Passive Akzeptanz beruht auf der Tatsache, daß es sehr schwierig ist, Gedanken daran zu hindern, in den Kopf zu gelangen. Daher sollte man jeden Gedanken anerkennen und schweifen lassen, statt ihn zu bekämpfen. Jede Tiefenentspannung muß vom Patienten oder Therapeuten schrittweise zu Ende geführt werden. Der Praktiker kann dem Patienten mitteilen, daß die Sitzung zu Ende geht und er sich entspannt und erfrischt fühlen wird, wenn er die Augen öffnet. Man soll nicht sofort aufstehen, da durch Abfall des Blutdrucks Schwindelgefühle auftreten können.*

Schnellentspannung: *Dieser Ausdruck wird für verkürzte Versionen der Entspannungstechniken verwendet, die der sofortigen Streßminderung dienen. Diese Methoden werden meist in Einzelstunden gelehrt. Ziel ist, sich in Sekunden zu entspannen. Diese Technik kann nur nach Beherrschung der längeren Methoden angewandt werden. Dazu erlernt man eine spannungslösende Technik, für die man Minuten braucht, dann eine rein lockernde Technik, die etwa die Hälfte Zeit erfordert, und arbeitet sich schrittweise durch einige kürzere Versionen, bis man sich in Sekunden entspannen kann. Diese schnelle Entspannungstechnik ist nützlich für Menschen, die für Angstzustände oder Panikattacken anfällig sind. Allerdings kann es einige Wochen dauern, sie zu erlernen, da man zuerst die längeren Methoden beherrschen muß.*

in Belastungs- und Streßsituationen. Dazu gehört auch das oben beschriebene »Kampf- oder Fluchtsyndrom«.

Indem man die Aufmerksamkeit auf das Innere von Körper und Geist lenkt, befreit die Therapie den Geist von Streß, sorgt für Entspannung der Muskeln und schaltet vom sympathischen Nervensystem um zum parasympathischen, das für Ruhe und Erholung verantwortlich ist. Dadurch wird die Adrenalinproduktion reduziert, der Herzschlag verlangsamt, die Atmung entspannt, und man ist allgemein ruhiger. Um die Gesundheit zu erhalten, müssen das sympathische und parasympathische System ausgewogen sein.

Therapeuten lehren verschiedene Methoden zur körperlichen und geistigen Entspannung. Den Ausdruck »körperliche Entspannung« gebraucht man für Techniken, die die Muskulatur lockern und Geist und Körper Ruhe verschaffen. Dazu gehören die Alexandertechnik (s. S. 116–121) und die Grundübung zur Muskelrelaxation, die auf der nächsten Seite beschrieben ist.

Geistige Entspannungstechniken wie das Visualisieren nutzen die Macht des Geistes zur Förderung der körperlichen Entspannung. Das Gehirn ist in zwei Hälften geteilt: Die linke ist für

Therapeuten verwenden beruhigende Techniken, um die passende körperliche und geistige Entspannung für den einzelnen zu erreichen.

Logik und Vernunft zuständig, die rechte für Kreativität, Vorstellungskraft und Gefühle. Meist benutzen wir die linke Seite: zum Arbeiten, Lernen und zur Erledigung täglicher Aufgaben. Die rechte Seite kommt seltener zum Einsatz, aber alle Bilder, die wir damit erzeugen, scheinen direkt mit Körperreaktionen verbunden zu sein. So kann die Erinnerung an eine Verfolgung durch einen tollwütigen Hund die körperlichen Streßsymptome hervorrufen, die das ursprüngliche Ereignis verursacht hat. Auf ähnliche Weise können beruhigende oder positive Bilder ein Gefühl von Ruhe oder Wohlbefinden erzeugen.

Visualisieren fördert die Aktivität der rechten Gehirnhälfte und hebt mit Hilfe der von ihr erzeugten Bilder destruktive Effekte, die die linke Seite hervorbringt, wieder auf. Liefert man seinem Geist ein starkes, positives Bild, wird er es akzeptieren, vorausgesetzt, man ist selbst daran beteiligt. Das Ziel ist ein Bild, das erreichbar und glaubhaft ist.

Tiefe Entspannung ermöglichen Techniken wie Hypnose, Meditation, Autogenes Training und Biofeedback, die den Menschen in einen tranceähnlichen Zustand versetzen. Eine tiefe Entspannung hält länger an als die Wirkung kurzzeitiger Entspannungsmethoden, die zur Bewältigung von Alltagsstreß eingesetzt werden.

Was geschieht bei einer Beratung?

Entspannungssitzungen können einzeln oder in Gruppen stattfinden. Eine Sitzung einschließlich Beratung dauert im Durchschnitt 45 bis 90 Minuten. Sie beginnt mit einem Gespräch zwischen Patient und Therapeut. Gewöhnlich erfragt der Therapeut die medizinische Vorgeschichte sowie Einzelheiten über das Leben des Patienten und Faktoren, die seine Beklemmung verursachen könnten:

- *Er stellt Fragen über die medizinische Behandlung und will wissen, ob der Patient andere Therapien anwendet oder früher angewendet hat (man kann diese Techniken zusammen mit anderen Therapien einsetzen, aber bei einer Behandlung wie der Hypnotherapie zum Beispiel kann Verwirrung entstehen).*
- *Der Therapeut mißt auch den Blutdruck, wenn er dazu ausgebildet ist.*

Je nach körperlicher Kondition und Art der Entspannung, die der Patient erlernen soll, muß dieser sich hinlegen oder hinsetzen. Der Raum sollte ruhig, warm und sauber sein. Der Therapeut erklärt, wie die Therapie wirkt und abläuft und was der Patient von der Sitzung erwarten kann.

Gewöhnlich beginnt der Patient mit einer grundlegenden, spannungslösenden Übung, die 20 bis 30 Minuten dauern sollte. Bei allen Entspannungsmethoden gerät er nicht unter Kontrolle des Therapeuten. Tiefe und Qualität der erreichten Entspannung hängen von der Bereitschaft des Patienten ab.

Bei der Entspannung ist der Klang der Stimme wichtig. Der Praktiker eröffnet die Sitzung in einem freundlichen Ton, der ruhiger und monotoner wird, wenn sich der Patient entspannt. Möglicherweise wird die Sitzung für die Anwendung zu Hause aufgezeichnet, oder der Therapeut gibt dem Patienten einige Aufnahmen mit. Manche Therapeuten lehnen jede Anleitung ab, damit der Patient die Technik unabhängig erlernt. So kann er sich entspannen, wie und wann es nötig ist, und nicht nur, wenn er sich neben den Kassettenrecorder legt.

Entspannungssitzungen bieten oft Gelegenheit, sich abzureagieren, da sie Gefühle wie Trauer, Ärger, Freude oder Verwirrung hervorrufen. Die Kenntnis der medizinischen Vorgeschichte ermöglicht es dem Praktiker eventuell, das Aufbrechen unangenehmer Emotionen zu umgehen, indem er die Visualisierungsübungen an allen mit Angst verbundenen Bildern vorbeilenkt. Am Ende der Sitzung sollten noch etwa 20 Minuten Zeit übrigbleiben, in denen der Körper wieder in seinen normalen Zustand zurückkehren kann. Eventuell empfiehlt der Therapeut eine Übung, die man zweimal am Tag zehn bis 20 Minuten lang ausführen soll.

Wie viele Behandlungen sind nötig?

Vorausgesetzt, man macht seine »Hausaufgaben«, kann man gewöhnlich alle Techniken, auch die zur tiefen Entspannung, in fünf bis zehn Sitzungen lernen.

Bei welchen Beschwerden hilft die Therapie?

Bei zahlreichen geistigen und körperlichen, mit Streß verbundenen Beschwerden. Am häufigsten wird sie zur Schmerz-

UNTEN: Bei dieser Grundübung zur Muskelrelaxation liegt man auf einer Matte auf dem Boden. Die Knie sind angezogen, der Kopf ist abgestützt. Die Bauchmuskeln werden angespannt, wenn man den Kopf vom Boden hebt.

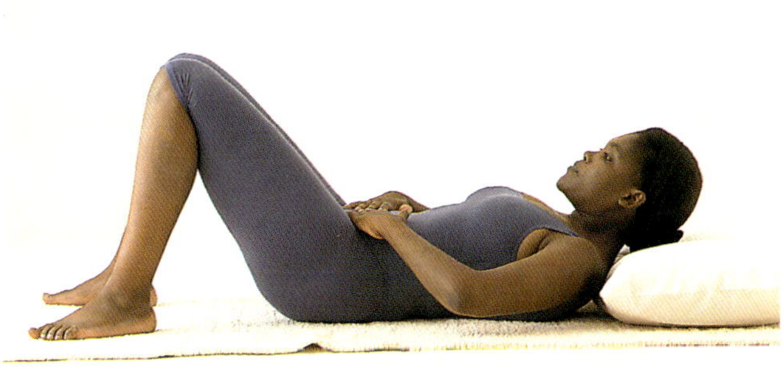

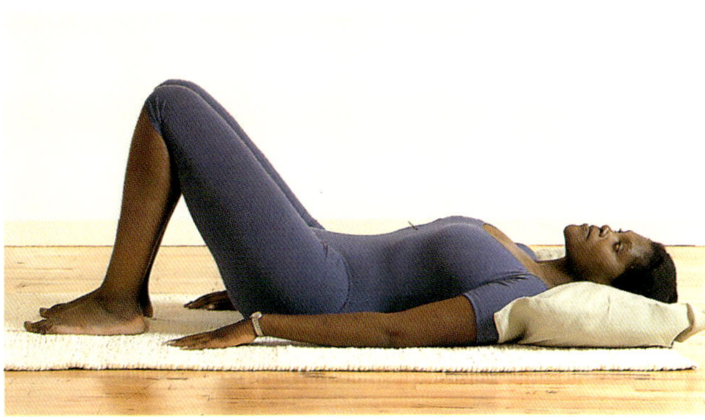

OBEN: Die Spannung hält man einige Sekunden, dann entspannt man sich wieder. Die Übung wird einige Male ausgeführt, bis man sich wirklich ruhig und entspannt fühlt.

kontrolle, bei Angstzuständen und Schlaflosigkeit eingesetzt. Sie kann auch bei Übelkeit und Erbrechen (auch durch Chemotherapie induziert), Appetitlosigkeit, Asthma, Bluthochdruck, Herzerkrankungen, Arthritis und Streßbewältigung helfen.

Ist sie sicher?

Entspannung und Visualisieren sind sichere Techniken, sogar für kleine Kinder, vorausgesetzt, die Sitzung ist den Fähigkeiten angepaßt und bestimmte medizinische und geistige Randbedingungen werden berücksichtigt. So brauchen Menschen mit niedrigem Blutdruck, Problemen mit Gelenken und Gliedmaßen einschließlich Arthritis, oder mit Muskelschäden, die durch Schlaganfall, Unfall oder Krankheiten wie multiple Sklerose verursacht wurden, einen erfahrenen Therapeuten. Nicht immer nämlich sind die Standardtechniken, die oft das Liegen auf dem Boden oder langes Stillsitzen erfordern, geeignet.

Geistig kranke Patienten, die an Halluzinationen (Schizophrenie) leiden, brauchen einen Therapeuten, der sich mit Geisteskrankheiten auskennt.

Das Visualisieren von Gras und Blumen kann bei allergischen Patienten einen Anfall auslösen. Patienten mit Atembeschwerden können zu Beginn Probleme haben, wenn sie sich auf ihre Atmung konzentrieren sollen. Einige Techniken können Patienten, die unter chronischer Müdigkeit leiden, eine Chemo- oder Strahlentherapie durchmachen oder im Endstadium einer bösartigen Erkrankung sind, zusätzlich ermüden. Herzkranken Patienten wird zunächst ihr Herzschlag und dessen zunehmende Regelmäßigkeit stärker bewußt. Wenn die Wirbelsäule ausreichend unterstützt wird, sind Entspannungstechniken auch für Schwangere sicher und wohltuend.

Klinische Studien

Entspannungstechniken haben sich in vielen Studien bei der Behandlung verschiedener Beschwerden als hilfreich erwiesen.

1986 wurden 80 Patienten mit einer entzündlichen Darmerkrankung einer Kontrollgruppe mit medikamentöser Behandlung oder einer Interventionsgruppe zugeteilt, die sechs Streßbewältigungskursen unterzogen wurde. In allen Bewertungspunkten wurden bei den Patienten, die ein Streßbewältigungstraining durchliefen, körperliche und geistige Besserungen festgestellt. Die Kontrollgruppe zeigte keine deutliche Veränderung. (**37**)

1991 wurden 55 Patienten, die an Spannungskopfschmerzen litten, mit Autogenem Training und Hypnose unter Zuhilfenahme des Visualisierens behandelt. Die Studie bewertete auch die Fähigkeit, auf Vorstellungen und Entspannungstechniken zu reagieren. Die Patienten wurden in zwei Gruppen eingeteilt, jede erhielt vier Behandlungen und zwei Beurteilungssitzungen. Signifikante Unterschiede zwischen den Gruppen wurden nicht sichtbar, allerdings ließen die Kopfschmerzen nach. (**38**)

1980 wurde eine Studie an 23 Patienten durchgeführt, die an der Raynaudschen Krankheit, einer Durchblutungsstörung der Finger, litten. Die Patienten erhielten eine Anleitung zu progressiver Muskelentspannung, Autogenem Training sowie einer Kombination aus Autogenem Training und Biofeedback (einer Methode, mit der man autonome Körperreaktionen kontrollieren kann), damit sie lernten, ihre Hauttemperatur zu erhöhen.

Während des Trainings und der Beurteilung über einen Zeitraum von neun Wochen wurde zwischen den drei Methoden kein signifikanter Unterschied festgestellt. Positiv verändert hatte sich jedoch, wie die Patienten ihre Hauttemperatur aufrechterhalten konnten und wie sich ihre Symptome besserten. (**39**)
(Klinische Referenzen s. Anleitung zum Gebrauch des Buches)

INFORMATIONEN ZUR WAHL EINES THERAPEUTEN FÜR ENTSPANNUNG UND VISUALISIEREN S. ADRESSENVERZEICHNIS.

DIE ALEXANDERTECHNIK wurde von Frederick Mathias Alexander entwickelt, der glaubte: »Jeder Mann, jede Frau und jedes Kind besitzt die Möglichkeit zur körperlichen Perfektion; es hängt von uns ab, sie durch persönliches Verstehen und durch Anstrengung zu erreichen.«

Alexander, ein australischer Schauspieler, wurde 1869 geboren und war in seiner Kindheit ziemlich kränklich. Dadurch hatte er eine schmächtige Statur, aber einen starken Charakter.

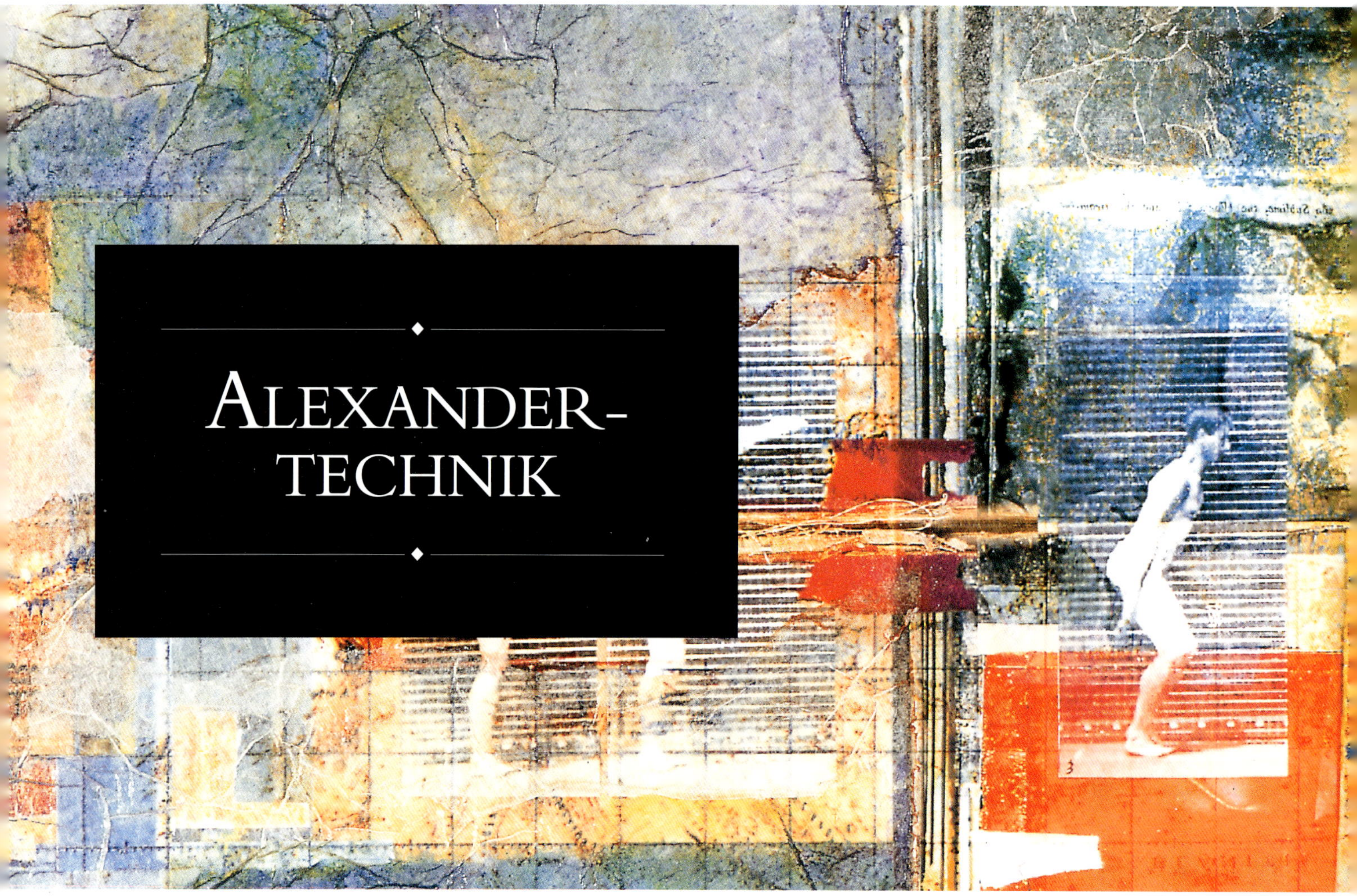

ALEXANDER-TECHNIK

DIE ALEXANDERTECHNIK ist eine spezielle Methode, um eine natürliche Haltung zurückzugewinnen und den Körper effizienter einzusetzen. Sie kann streßbedingte Zustände, Atemstörungen und Nacken- oder Gelenkschmerzen lindern.

Am Anfang seiner Karriere rezitierte Alexander »dramatische und humorvolle Stücke«, bis er allmählich seine Stimme verlor. Sein Arzt diagnostizierte entzündete Stimmbänder und verschrieb verschiedene Behandlungen, aber sein Zustand verschlimmerte sich. Als er vor der Entscheidung stand, sich operieren zu lassen oder die Karriere aufzugeben, beschloß Alexander, selbst die Ursache der Beschwerden herauszufinden.

Er stellte fest, daß seine Stimme in Ordnung war, wenn er nicht arbeitete, und begann zu analysieren, was er auf der Bühne anders machte. Er stellte Spiegel auf, um sich selbst zu beobachten, und bemerkte, daß er beim Rezitieren die Luft einzog, den

Kopf senkte und dabei auf den Kehlkopf drückte. Diese Haltung krümmte seine Wirbelsäule, wodurch der Brustkorb eingeengt und die Atmung behindert wurde. Beim normalen Sprechen nahm er zwar eine ähnliche, aber weniger übertriebene Haltung ein. Diese Körperhaltung war seiner Meinung nach ein Zeichen falscher Angewohnheiten, die seine Stimme beeinflußten und mit der Spannung in seinem Körper in Zusammenhang standen.

Nach vielen Tests zur Bewegung des Körpers entdeckte er, daß der Zusammenhang zwischen Kopf und Nacken sowie deren

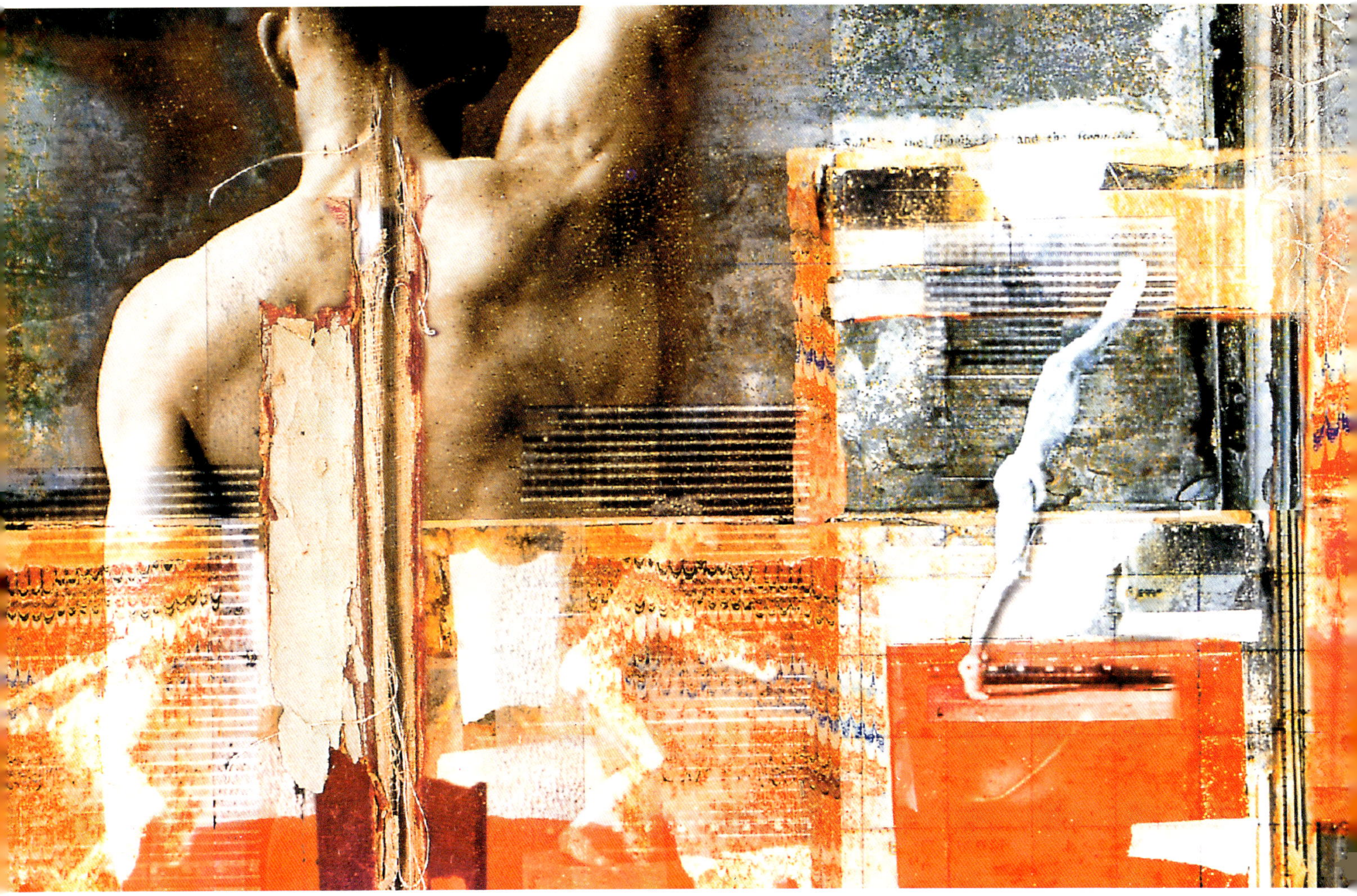

Verbindung zum restlichen Körper zur Korrektur der Körperbewegung entscheidend waren. Er bezeichnete dies als »Die Primäre Kontrolle«, da diese Beziehung das Gleichgewicht und die Beschaffenheit des ganzen Körpers bestimmt. Er glaubte, wenn Kopf, Nacken und Rücken in Harmonie arbeiteten, trügen sie zur Ausgewogenheit im ganzen Menschen bei. Mit Hilfe der Primären Kontrolle verhinderte Alexander weitere Probleme mit seiner Stimme, und sein Gesundheitszustand sowie sein Wohlbefinden besserten sich drastisch. Er bemerkte, daß Kollegen und Freunde ähnliche Fehlhaltungen aufwiesen und kam zu dem Schluß, daß solche falschen Gewohnheiten bei den meisten Menschen vorkommen. Er lehrte seine Technik Kollegen und anderen Ratsuchenden und entwickelte und verbesserte sie dabei zu einer Kombination aus verbalen Instruktionen und manueller Anleitung. Daraus entstand die Alexandertechnik.

Was versteht man unter Alexandertechnik?

Die Alexandertechnik ist keine Therapie im eigentlichen Sinn, sie ist vielmehr ein Prozeß der Umerziehung, damit wir lernen, unsere natürliche Haltung, Anmut und Bewegungsfreiheit wiederzuentdecken und unseren Körper effektiver einzusetzen. Die Technik wird oft als Haltungstraining bezeichnet, was nicht ganz richtig ist, auch wenn häufig ein verbessertes Körpergleichgewicht erreicht wird. Sie wird in Stunden unterrichtet, wobei der Praktiker Lehrer ist, nicht Therapeut, und wer Stunden nimmt, wird Schüler genannt, nicht Patient oder Kunde.

Die Alexandertechnik arbeitet nach dem Prinzip, daß Geist und Körper ein komplexes und integriertes Ganzes bilden. In Anbetracht der heutigen Fortschritte der psychosomatischen Medizin und der Entwicklung der körperorientierten Therapien erscheint dieser Grundsatz nicht besonders radikal. Die meisten

UNTEN: Das moderne Büroleben ist eine sitzende Tätigkeit. Viele Menschen verbringen fast den ganzen Tag über einen Computer gebeugt, dadurch gerät die Haltung aus dem Gleichgewicht.

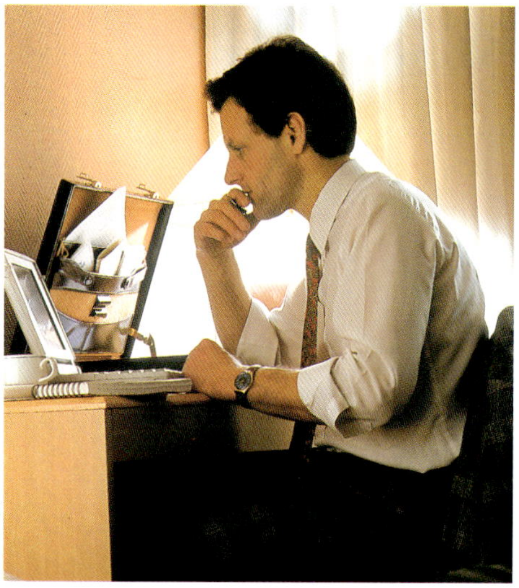

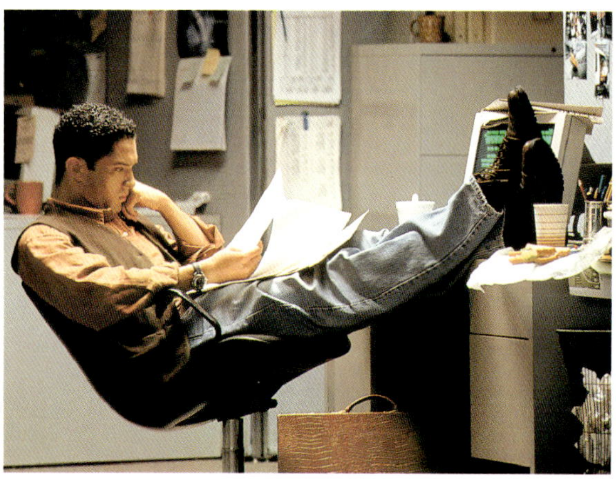

OBEN: Wer in einem Sessel liegt, kann sich zwar entspannt und bequem fühlen, unterstützt aber nicht den Rücken. Man sollte aufrecht mit gerader Wirbelsäule sitzen.

unter uns akzeptieren die Verbindung zwischen mentalem, emotionalem und physischem Wohlbefinden. Aber als Alexander dies um die Jahrhundertwende schrieb, galten seine ganzheitlichen Theorien als revolutionär. Da sie ein ganzheitliches System darstellt, wird die Technik nicht gelehrt, um bestimmte Beschwerden zu lindern, sondern um an die Ursache solcher Probleme heranzukommen. Man hat jedoch herausgefunden, daß während der Wiederherstellung der Harmonie im ganzen Menschen bestimmte Beschwerden häufig verschwinden.

Bei den meisten Menschen gerät der Körper durch falsche Haltung aus dem Gleichgewicht. Wir sinken zusammen, statt

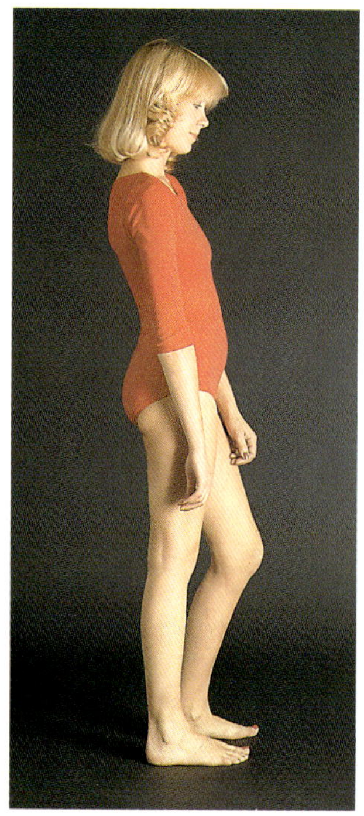

OBEN: Mit hängenden Schultern zu stehen schadet der Wirbelsäule, da Spannungen entstehen.

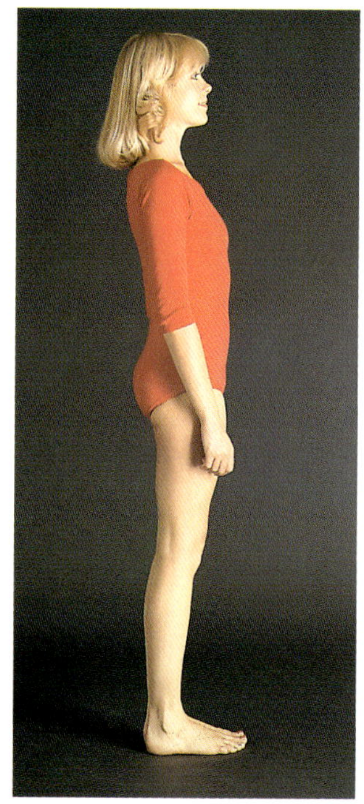

OBEN: Das korrekte Stehen: Rücken gerade, Schultern hinten und der Magen eingezogen.

aufrecht zu stehen, wir »flegeln« uns hin, statt gerade zu sitzen und bewegen uns so, daß die Gelenke unnötig belastet werden.

Die Alexandertechnik betont nicht die Korrektur einer schlechten Körperhaltung, sie will die Menschen vielmehr dahin bringen, sich mit der Leichtigkeit und Grazie eines Kindes zu bewegen und mit mehr Harmonie und in aufrechter Haltung zu gehen. Alexander glaubte, durch die Kombination aus Evolution und Umwelt sei unsere instinktive Fähigkeit zur richtigen Körperbewegung verlorengegangen. Er behauptete, wir begannen uns selbst zu mißbrauchen, als wir immer mehr Beschäftigungen nachgingen, die unsere natürlichen Bewegungen einschränkten. Zuerst die Landwirtschaft, dann die Industrie und zuletzt die Technologie ließen unsere Bewegungen weniger spontan und dafür monotoner werden.

Wir wandten uns mehr der geistigen Beschäftigung zu und benutzen öfter unser Gehirn als unseren Körper. Folglich hat sich unser Leben laut Alexander im Laufe einiger tausend Jahre bis zur Unkenntlichkeit verändert, während die Evolution, die über Millionen von Jahren stattfindet, uns nicht damit ausgestattet hat, mit diesem raschen Wechsel fertig zu werden. Dieser Veränderung fiel unter anderem unser Sinnesapparat zum Opfer, der mit der Zeit unzuverlässig wurde.

Alexander war auch der Ansicht, unsere streßreiche, moderne Lebensweise fordere Tribut von unserer mentalen, physischen und emotionalen Gesundheit, und wir entwickelten schlechte Haltungsgewohnheiten. In der Kindheit leiden wir oft unter Erschöpfung, Traumata sowie physischem und emotionalem Mißbrauch. Dies hinterläßt Narben an Geist und Körper und baut Spannungsmuster auf, die Muskeln, Mobilität und Koordinationsfähigkeit beeinflussen.

Die Technik arbeitet nach dem Prinzip, daß Geist und Körper ein komplexes und integriertes Ganzes bilden.

Auch heute verbringen wir viel Zeit im Sitzen, zuerst als Kinder an der Schulbank, dann an Bürotischen, Computern, Schaltern und Fließbändern. Wir zwingen unseren Körper zu Haltungen, für die er nicht für lange Zeit geschaffen ist, und es ist nicht überraschend, daß er sich mit Schmerzen rächt. Auch unser Leben ist voller Streß. Am Ende eines Tages sinken wir vor dem Fernseher zusammen und behalten alle Spannungen in uns. Alexander glaubte, seine Technik könne helfen, dies zu beenden und schlechte Gewohnheiten zu verhindern, die oft zu Schmerzen und mangelnder Funktionsfähigkeit führen. Heute stimmen die Lehrer damit überein, daß wir mit Hilfe der Alexandertechnik unsere gute Haltung zurückgewinnen und Bewegungsfreiheit und Gesundheit wiedererlangen können.

Wie wirkt die Therapie?

Die Alexandertechnik muß man erfahren, um sie richtig begreifen zu können. Die meisten Menschen, die über diese Technik lesen, haben daher nur vage Vorstellungen über ihre Wirkungsweise, während Personen, die Unterricht genommen haben, erstaunt waren, wie einfach alles in der Praxis ist.

Am besten kann man sie unter der Bezeichnung »Die Primäre Kontrolle« verstehen. Diese bezieht sich auf die dynamische Beziehung Kopf, Nacken und Rücken. Ziel ist, den Kopf von der Wirbelsäule ohne Anspannung und Einengung des Brustkorbes wegzubewegen. Wenn Kopf, Nacken und Rücken einwandfrei arbeiten, fühlen wir uns meist gut, ist aber der Nacken unnötig angespannt, wird der Kopf nach hinten und unten Richtung Wirbelsäule gezogen. Dies veranlaßt eine Verkürzung der Wirbelsäule und eine Einengung des Brustkorbes. Das entspricht der »Haltung des Erschreckens«, die wir instinktiv einnehmen, wenn wir einen Schock erleiden. Dieses Verhalten war ursprünglich nur Vorbereitung einer Handlung, aber bei den meisten von uns wird es durch zahlreiche Streßsituationen bereits bei täglichen Handlungen aktiviert und verstärkt. Durch die Alexandertechnik soll diese »Haltung des Erschreckens« so geändert werden, daß sie nur in passenden Situationen eintritt.

Eine solche Änderung kann durch die Alexandermethode der Unterdrückung erreicht werden. Mit Unterdrückung ist die Fähigkeit gemeint, nicht sofort auf einen Reiz zu reagieren. Alexander behauptete, die Technik könne nur Erfolg haben, wenn wir nicht mehr von unbewußten Impulsen beherrscht werden, sondern eine überlegte Entscheidung über jede Bewegung treffen. Seiner Meinung nach besteht der Weg zu einer dauerhaften Gesundheit darin, sich bei täglichen Aktivitäten bewußt zu bewegen. Durch Unterdrückung erhalten wir allmählich eine gute Primäre Kontrolle über Kopf, Nacken und Rücken und erreichen eine Homöostase (Gleichgewicht) in unserer Körperhaltung, die der geistigen Ausgeglichenheit entspricht.

Es ist schwierig, zu erklären, wie das erreicht wird, aber die Technik ist eng verwandt mit dem osteopathischen Konzept der spinalen Gesundheit und Körperhaltung, mit dem emotionalen Wohlbefinden bei der Psychotherapie, mit der Förderung der Fähigkeiten eines bildenden Künstlers und einem verbesserten Umgang mit sich selbst.

In vielen Schauspiel- und Musikschulen ist die Alexandertechnik heute Unterrichtsbestandteil.

Was geschieht in einer Unterrichtsstunde?

Unterrichtsstunden finden nur für jeweils einen Schüler statt. Die Stunde beginnt mit einem Gespräch über den Grund des Kommens und darüber, was sich der Schüler vom Unterricht erhofft. Außerdem erläutert der Lehrer die Prinzipien der Technik. Im Unterricht sollte man bequeme Kleidung tragen. Einige Therapeuten schlagen außerdem vor, die Schuhe auszuziehen, um sich durch den Bodenkontakt »zentrierter« zu fühlen.

Der Schüler erhält in jeder Stunde praktische Anleitungen und verbale Instruktionen, damit er falsche Bewegungsmuster erkennen und ablegen sowie Reflexe wiederherstellen kann.

Manchmal muß der Schüler Bewegungen wie Gehen und Bücken ausführen oder soll etwas zum Unterricht mitbringen, das er gewöhnlich benutzt, zum Beispiel ein Musikinstrument, um vorzuführen, wie er sich bei normalen Tätigkeiten bewegt. Ist er Sänger, soll er zeigen, wie er den Körper beim Singen einsetzt. Der Lehrer führt den Schüler bei den Tätigkeiten, damit dieser spürt, wie mühelos die Bewegungen im Vergleich zu seinem üblichen, falschen Bewegungsablauf sein können.

Die Prinzipien der Alexandertechnik

Schlechtes Lage- und Bewegungsempfinden: *Alexander glaubte, wir müßten unsere schlechte Wahrnehmungsfähigkeit für Bewegungen und Körperstellungen neu ausbilden, um mit der Technik Erfolg zu haben. Er entdeckte, daß das, was er zu tun glaubte, nicht dem entsprach, was er wirklich tat. Zum Beispiel fühlte er beim Rezitieren, daß sein Kopf von seiner Wirbelsäule entfernt war, aber im Spiegel sah er, daß er seinen Kopf auf die Wirbelsäule drückte. So erkannte er, daß man sich nicht auf seine Sinne verlassen darf, um wahrzunehmen, was richtig oder falsch ist, wenn man den Körper bereits lange falsch eingesetzt hat. Alexander verzichtete auf Versuche, seine Körperbewegung durch sensorisches Bewußtsein zu ändern, und verließ sich auf die Wiedergabe echter Bilder durch Spiegel. Heute üben die Schüler die Bewegungen lange genug, um ihr sensorisches Bewußtsein neu aufzubauen, damit es wieder ein verläßliches Barometer wird.*

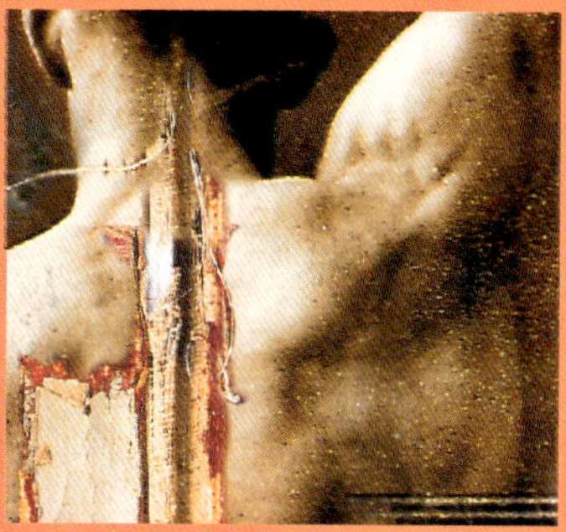

Integration von Geist und Körper: *Viele Menschen betrachten die Alexandertechnik als rein körperliche Aktivität, sie beruht aber darauf, daß Körper und Geist eine Arbeitseinheit bilden. Einige Lehrer interpretieren das als gesteigerte geistige Gesundheit, die das Ergebnis eines besseren Körpergleichgewichts ist, andere vertreten den radikaleren Standpunkt, der Körper offenbare den Geist. So kann die Alexandertechnik als Prozeß des Bewußtwerdens angesehen werden, wie wir unser ganzes Selbst, nicht nur unseren Körper, behandeln oder mißhandeln.*

Die Macht der Gewohnheit: *Jeder hat falsche Angewohnheiten, die sich bei wiederholter Tätigkeit zeigen. Ein Student kommt beispielsweise zum Lehrer und klagt über Rückenschmerzen, einen steifen Nacken oder die Unfähigkeit, bei der Arbeit selbstsicher aufzutreten. Daraufhin beobachtet der Lehrer, wie sich der Schüler in bestimmten Situationen bewegt: wenn er am Schreibtisch sitzt, tippt oder telefoniert. Bald wird offensichtlich, daß bestimmte Bewegungsmuster das Leben des Schülers beherrschen. Die zusammengesunkene Haltung läßt ihn kleiner aussehen, wenn Schwierigkeiten auftreten, und der »Kriecher« krümmt und windet sich bei Schwierigkeiten. Diese Haltungsmuster hängen stark mit der Persönlichkeit und geistigen Einstellung zusammen. Änderungen dieser Angewohnheiten müssen schrittweise mit Rücksicht auf den einzelnen erfolgen.*

Inhibition und Anweisungen: *Um die für eine gute Körperbewegung nötigen Änderungen herbeizuführen, bedient sich die Alexandertechnik der Inhibition und der Anweisungen. Inhibition bedeutet in der Terminologie Alexanders, eine Reaktion autonomer Nerven auf Reize zu verhindern, da eine Änderung nur möglich ist, wenn man nicht mehr impulsiv reagiert, sondern bewußt handelt. Zum Beispiel kann man lernen, nicht mehr den Nacken zu versteifen und den Körper anzuspannen, auch wenn das die instinktive Reaktion auf Druck sein kann. Inhibition ist eine sehr unterentwickelte Fähigkeit, und es erfordert viel Übung, sie zu erwerben. Wenn wir in der Lage sind, unsere instinktiven Reaktionen zu unterdrücken, können wir sie durch passende Reaktionen von Geist und Körper ersetzen. Der Schüler verwendet »Anweisungen«, um Geist und Körper zu der gewünschten Reaktion zu veranlassen. Um zum Beispiel den Kopf nach vorne und weg von der Wirbelsäule zu strecken, die Wirbelsäule zu dehnen und den Brustkorb zu erweitern, ermuntert er sich selbst: »Laß den Nacken frei sein« oder »Bewege den Kopf nach vorne und oben«.*

Ziel mit neuen Methoden erreichen: *Die Inhibition gibt uns Zeit, die Methoden zu reflektieren, durch die sich ein Ziel erreichen läßt. Alexander glaubte, die Eile, Ergebnisse sehen zu wollen, ohne darauf zu achten, wie wir sie erreicht haben, sei das größte Hindernis zum Erfolg der Alexandertechnik. Der Anspruch, das Ziel zu erreichen, kann eine schädliche Wirkung auf das Körpergleichgewicht und die psychische Harmonie haben, da er Spannungen verursacht. Indem wir unserem Umgang mit uns selbst Aufmerksamkeit schenken, während wir ein Ziel erreichen, und nicht direkt auf das Ziel zulaufen, fördert sie die optimale Gesundheit von Geist und Körper.*

Während der Stunde zeigt der Lehrer die schlechten Angewohnheiten auf und lehrt den Schüler, sie durch gute zu ersetzen. Hier kommen die unterdrückenden Fähigkeiten ins Spiel. Der Schüler muß bewußt dagegen angehen, sich bei jeder Bewegung zusammenzuziehen und über neue Wege nachdenken, den Körper so einzusetzen, daß auf die Wirbelsäule keine Spannung wirkt. Der Lehrer bittet den Schüler, sich auf den Rücken zu legen, die Knie anzuziehen und einen kleinen Stapel Bücher unter den Kopf zu legen, so daß der Nacken fast parallel zur Tischoberfläche ruht. Man nennt dies die halbpassive Position, die für die Wirbelsäule als die entspannendste Lage angesehen wird. Der Lehrer redet dem Schüler zu, die Muskelspannung zu lösen, die Gelenke zu lockern und die Wirbelsäule zu strecken.

Am Ende einer Stunde fühlen sich die meisten Menschen größer und leichter, einige auch verjüngt, energiegeladen, entspannt und »zentriert«. Nach einigen Stunden beginnt man, spannungsfrei zu reagieren und sich zu bewegen.

Am Ende jeder Stunde gibt der Lehrer »Hausaufgaben« auf, die man regelmäßig üben soll. Er fordert den Schüler etwa auf, jeden Tag zehn bis 15 Minuten lang die halbpassive Position einzunehmen, um die im Unterricht erlernten Techniken zu festigen, und die Wirbelsäule zu entspannen und zu strecken.

UNTEN: Wer mit dem Alexanderunterricht beginnt, wird oft gebeten, sich auf den Boden zu legen und die Knie anzuziehen. Der Kopf wird in einer halbpassiven Position unterstützt. Dann soll man die Spannungen lösen, die Gelenke entspannen und die Wirbelsäule strecken.

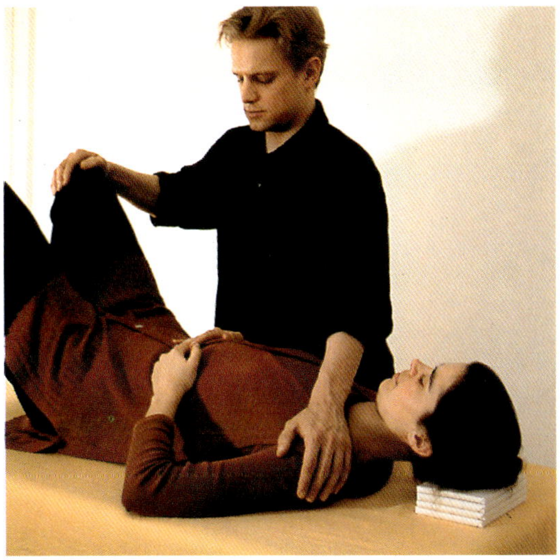

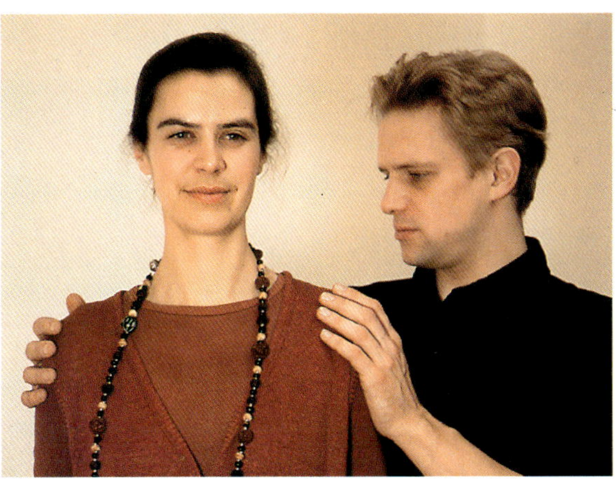

OBEN: Die Haltung, die man zu Hause oder bei der Arbeit normalerweise einnimmt, wird vom Alexanderlehrer begutachtet, damit er sieht, welches falsche Bewegungsmuster man im Körper aufgebaut hat.

Wie viele Sitzungen sind nötig?

Alexander empfahl mindestens 30 Stunden, die meisten Lehrer glauben jedoch, die Zahl der benötigten Stunden hänge vom einzelnen ab. Das Minimum ist ein Unterricht von etwa 25 bis 40 Stunden. Die Stunden selbst dauern meist 30 bis 45 Minuten, und man beginnt am besten mit zwei oder drei pro Woche.

Bei welchen Beschwerden hilft die Therapie?

Mit der Alexandertechnik können nicht alle Beschwerden oder Krankheiten geheilt werden, und derzeit gibt es noch kaum einen wissenschaftlichen Beweis für die positive Wirkung dieser Technik, aber Schüler und Lehrer berichten von der Besserung vieler Beschwerden. Angeblich können streßbedingte Leiden, allgemeine Müdigkeit und Lethargie, Angstzustände, Atemstörungen, Rücken-, Nacken- und Gelenkschmerzen mit Hilfe dieser Methode beseitigt werden. Sie hilft bei der Erholung von Krankheiten oder Verletzungen und stärkt das Selbstbewußtsein.

Schauspieler, Sänger und Tänzer behaupten, sie fördere ihre Vorstellung, und Sportler glauben, sie verbessere die Koordination und verhelfe zu einem effizienteren Energieeinsatz.

Ist sie sicher?

Wird sie von einem qualifizierten Lehrer unterrichtet, ist die Alexandertechnik für jeden sicher. Kleine Kinder brauchen diese Technik gewöhnlich nicht, da sie eine natürliche Haltung haben. Kinder mit physischen Behinderungen wie Kinderlähmung oder Wirbelsäulenverkrümmung können jedoch davon profitieren. Schwangere stellen möglicherweise fest, daß ihnen die Technik hilft, mit ihrer sich verändernden Figur und dem Druck auf die Wirbelsäule fertig zu werden, und viele Schwangere, die die Methode während der Schwangerschaft erlernten, führten die leichtere Geburt darauf zurück.

Klinische Studien

Die Alexandertechnik hat sich in klinischen Studien bei der Atemkontrolle, Streßlinderung und Verbesserung der Körperhaltung als hilfreich erwiesen.

Dr. Wilfred Barlow untersuchte die Körperhaltung und Aufführung von 40 Studenten des Royal College of Music und fand Haltungsfehler, die deutlich reduziert werden konnten, nachdem die Gruppe Alexanderunterricht erhalten hatte. Eine Kontrollgruppe mit 44 Studenten führte nur haltungsverbessernde Übungen aus. Bei diesen Probanden verschlimmerten sich die Fehler sogar leicht. Die Tutoren berichteten auch von einer überraschenden Steigerung der musikalischen und schauspielerischen Fähigkeiten bei den Alexanderschülern und von anderen positiven, psychologischen Veränderungen.

Dr. Barlow beobachtete außerdem 112 Studentinnen, die später Körpererziehung unterrichten wollen, und entdeckte sogar bei diesen trainierten, jungen Menschen durchschnittlich 8,5 Haltungsschäden. (**40**)

Eine objektivere Studie über die Streßreduktion bei Aufführungen wurde von Dr. Elizabeth Valentine, Seniordozentin im Fach Psychologie an der Universität von London, durchgeführt. 27 Musikstudenten erhielten entweder Unterricht in der Alexandertechnik oder wurden einer Kontrollgruppe zugeteilt. Bei den Alexanderschülern veränderte sich im Vergleich zur Kontrollgruppe der Herzschlag in starken Streßsituationen weniger, außerdem war die Aufführung besser. Die Schüler berichteten auch von erhöhtem Haltungsbewußtsein und der Fähigkeit, besser mit Streßsituationen umgehen zu können. (**41**)

(Klinische Referenzen s. Anleitung zum Gebrauch des Buches)

INFORMATIONEN ZUR WAHL EINES ALEXANDERTECHNIK-LEHRERS BEFINDEN SICH IM ADRESSENVERZEICHNIS.

Nur wenige Therapien werden so mißverstanden oder falsch interpretiert wie die Hypnotherapie. Sowohl in Großbritannien als auch in den USA wird sie seit vielen Jahren zur Verbesserung des körperlichen und geistigen Wohlbefindens in allen Stufen eingesetzt. Patienten im Endstadium unheilbarer Erkrankungen finden Linderung von Schmerzen und Angst. Bei Krebspatienten wird sie außerdem angewendet, um die von der Chemotherapie verursachte Übelkeit zu reduzieren. In der Zahnheilkunde eignet

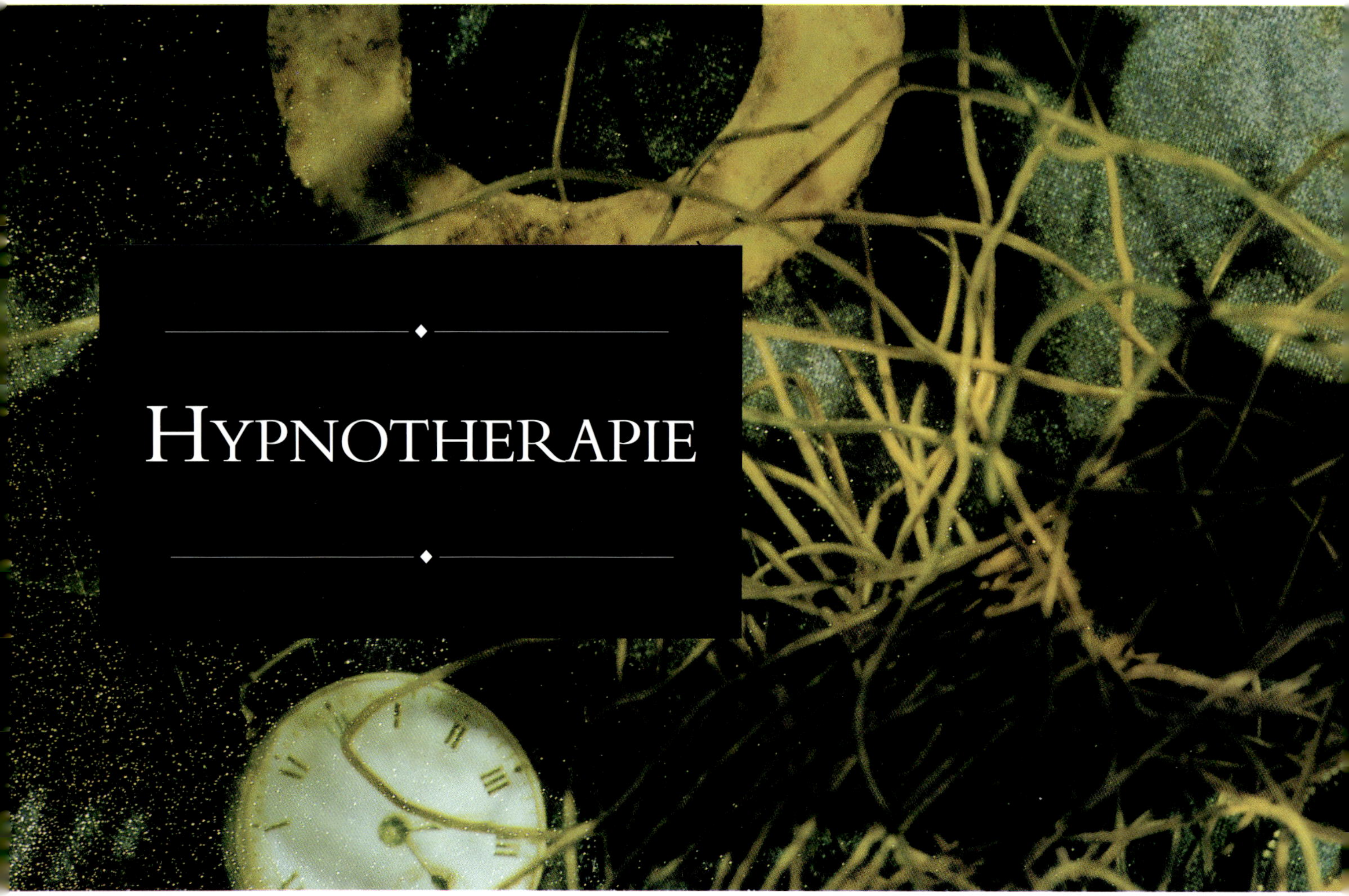

Hypnotherapie

Die Hypnotherapie ist eine Art Psychotherapie, die den Patienten in einen tranceähnlichen Zustand versetzt, um eine Heilung oder Verbesserung zu unterstützen. Bei der Behandlung von Suchtleiden, Phobien, Traumata und streßbedingten Beschwerden kann sie sehr wirksam sein.

sich die Therapie, um die Schmerzempfindung während der Behandlung auszuschalten. Auch bei Reizdarm oder Migräne kann sie wirksam sein. Im Alltag verwenden viele Menschen Selbsthypnosetechniken zur Streßbewältigung oder Schmerzlinderung.

Die therapeutische Anwendung der Hypnose war in den frühen Hochkulturen und bei Naturvölkern schon vor Jahrtausenden bekannt. Heiler nutzten den Trancezustand, um etwas zu suggerieren, das im Geist der Kranken die Selbstheilung anregen konnte. Im 18. Jahrhundert wurde Hypnose vom Wiener Arzt Anton Mesmer wiederentdeckt. Trotz seiner eigenwilligen Methoden behandelte er viele Menschen erfolgreich, bevor er bei der französischen Regierung in Ungnade fiel, die seine Heilerfolge auf die Einbildung der Patienten zurückführte. Die medizinische Anwendung entdeckte 1841 der schottische Augenarzt James Braid. Er führte auch den Namen »Hypnose« ein, der sich vom griechischen Wort für Schlaf ableitet.

Was ist Hypnotherapie?

Es gibt keine allgemein anerkannte Definition der Hypnotherapie, man kann sie aber als eine Art Psychotherapie beschreiben, die auf das Unterbewußtsein wirkt, um Gedanken und Verhaltensmuster zu ändern. Das Wort »Hypnose« bezieht sich auf den tranceähnlichen Zustand zwischen Wachsein und Schlafen, in dem man sich während der Hypnose befindet. »Hypnotherapie« dagegen ist die praktische Ausübung, die während der Hypnose eine Heilung herbeiführt oder eine Veränderung fördert. Ursprünglich hielten Hypnotiseure die Hypnose für eine Form von Schlaf und versetzten ihre Patienten mit autoritären Methoden in tiefe Trance. Dabei »befahl« der Therapeut eine Veränderung.

Moderne Therapeuten bauen ein enges Verhältnis zu ihren Patienten auf, um Änderungen zu »suggerieren«. Sie sind außerdem der Ansicht, die Tiefe der Trance habe keine Auswirkung auf die Behandlung. Die modernen Hypnotherapeuten verwenden einfache Methoden, um einen leichten Trancezustand herbeizuführen, der erstaunliche Ergebnisse liefern kann. In Trance ist man beeinflußbarer als gewöhnlich, und der Geist akzeptiert eher neue Informationen, allerdings nur solche, die er hören will.

Folglich kann der Therapeut Vorschläge machen, die im Gedächtnis haftenbleiben und wirksam abgerufen werden können, um bestimmte Denkweisen oder Verhaltensmuster anzunehmen oder abzulehnen. Hat jemand Angst vor Spinnen, kann man ihm suggerieren, er hätte keine mehr. Ist er dazu bereit, seine Phobie zu überwinden, wird der Geist die Suggestion aufnehmen und die alte Angst durch den neuen Mangel an Furcht ersetzen. Dasselbe kann mit Schmerz geschehen, der eine körperliche Empfindung sein kann, aber im Gehirn registriert wird. Akzeptiert der Geist unter Hypnose, daß man keine Schmerzen verspürt, dann wird man sie auch nicht spüren.

Der Geist ist sehr mächtig und unlösbar mit dem Körper verbunden. Das zeigt sich während einer hypnotischen Trance, in der Atmung, Herzschlag und Stoffwechsel verlangsamt, aller-

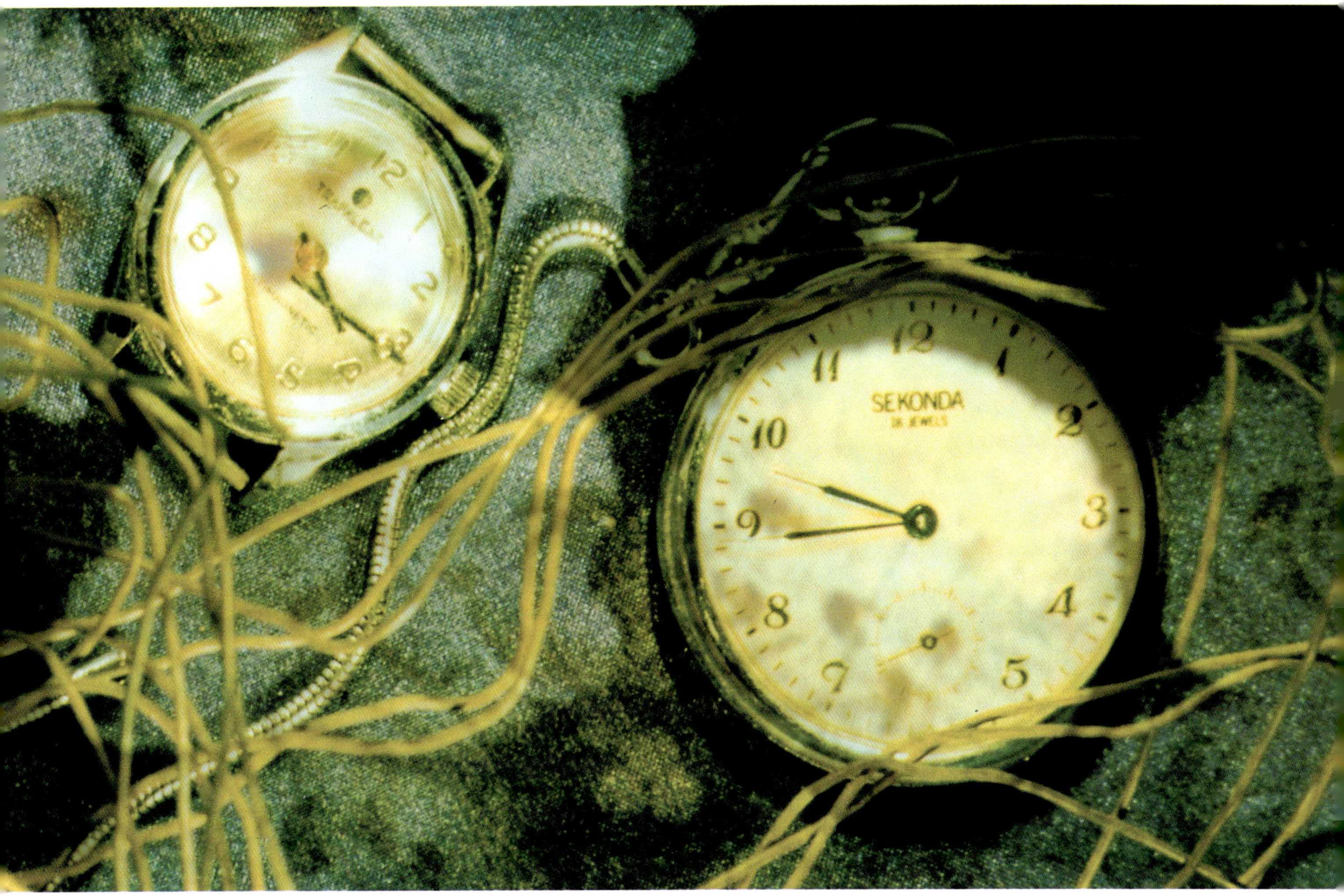

gische Reaktionen gestoppt und Schmerzen reduziert werden können. Gedanken oder Empfindungen, die dem Geist widerfahren, äußern sich als körperliche Veränderung, und jede körperliche Veränderung steht mit Geist und Emotionen in Verbindung. Daher kann ein emotionales Problem eine körperliche Krankheit verursachen, und verletzte Gliedmaßen können geistige Narben hinterlassen. Hypnotherapeuten glauben, der Geist könne Krankheiten erzeugen, aber auch heilen, indem er den vom Unterbewußtsein kontrollierten Heilmechanismus aktiviert.

UNTEN: *Ein Hypnotherapeut versetzt den Patienten oft in Trance, indem er mit entspannender, beruhigender Stimme spricht und ihn veranlaßt, ein Objekt zu fixieren, während er tief atmet.*

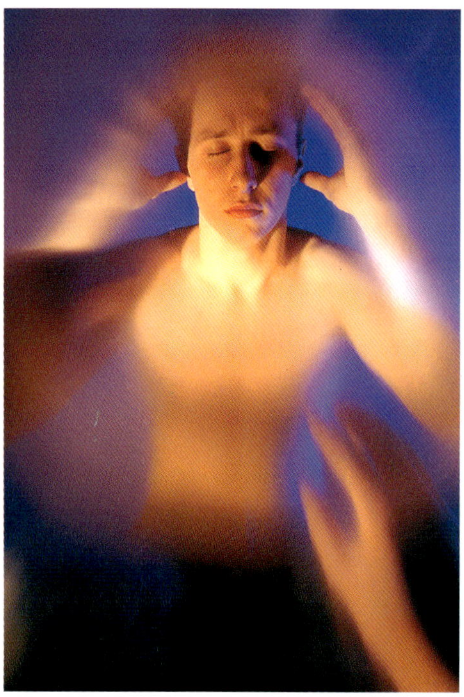

UNTEN: *Unter Hypnose gleichen die Gehirnströme denen eines schlafenden Menschen.*

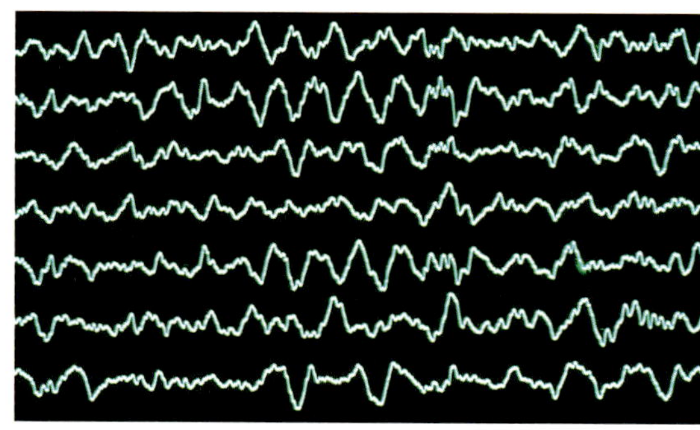

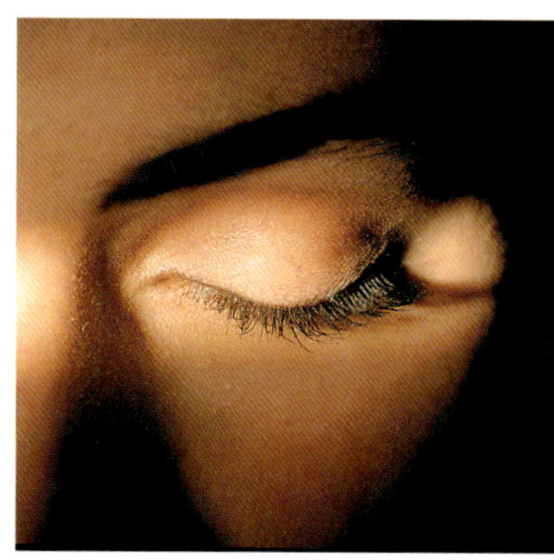

OBEN: *Fällt man in Trance, sind die Augen geschlossen, und man scheint zu schlafen.*

Die Hypnotherapie kann zusätzlich zu anderen Methoden wie Osteopathie oder Akupunktur eingesetzt werden, um deren Nutzen zu verstärken. Ihr Erfolg hängt von der Zusammenarbeit zwischen Patient und Therapeut ab.

Wie wirkt die Therapie?

Die in der Regel anerkannte Theorie besagt, daß der Geist aus zwei Teilen besteht, nämlich dem Bewußtsein und dem Unterbewußtsein. Wir kennen den bewußten Teil, da wir ihn für tägliche Entscheidungen benutzen. Er wird aber von den Forderungen des umfangreicheren Unterbewußtseins beherrscht, zu denen alle geistigen und körperlichen Funktionen, wie die Regulation des Blutdrucks oder die Speicherung von Erinnerungen, zählen. Ein unbewußtes Verlangen ist so stark, daß es immer über ein bewußtes Verlangen siegen wird. Trifft man die bewußte Entscheidung, mit dem Rauchen aufzuhören, wird man es doch nicht tun, wenn das Unterbewußtsein es nicht will.

Hypnotherapeuten halten das Unterbewußtsein für die Quelle der menschlichen Energie und Kraft und den Sitz des eigentlichen Selbst. Wer nicht lernt, sein Unterbewußtsein zu verstehen, wird niemals sich selbst verstehen, und wer nicht lernt, sein Unterbewußtsein einzusetzen, wird niemals sein wirkliches Potential erkennen. Ein weiterer wichtiger Punkt hinsichtlich des Unterbewußtseins ist, daß es alles annimmt, was man ihm erzählt. Die Hypnose macht sich diese geistige Nachgiebigkeit zunutze, indem sie das Bewußtsein vorübergehend in Schlaf versetzt, um das Unterbewußtsein zu erreichen. Dort kann man negative Gedanken durch positive ersetzen und konstruktive Gefühle anstelle der destruktiven einbringen. Diese Neuprogrammierung wird durch Suggestion erreicht, das heißt, der Therapeut suggeriert Ziele oder Denkweisen, die auf die

Beseitigung des Problems ausgerichtet sind. Möchte man mit dem Rauchen aufhören, sagt er, daß man nie wieder rauchen will. Bei regelmäßiger Bestärkung wird dies vom Unterbewußtsein akzeptiert. Hypnotherapeuten erreichen das Unterbewußtsein, indem sie den Patienten in leichte, mittlere oder tiefe Trance versetzen, je nachdem, welche für ihn geeignet ist. Tiefe Trance wird selten herbeigeführt, da vermutlich nur zehn Prozent aller Menschen dafür empfänglich sind und weil sie oft unnötig ist.

Die Therapeuten beginnen mit der Hypnose, indem sie den Patienten auffordern, sich zu entspannen. Dazu gibt es verschiedene Wege. Im allgemeinen geschieht dies durch Konzentration auf einen Gegenstand oder durch verbale Suggestion.

Fixationsmethode: Der Therapeut spricht auf entspannende, kontrollierte Weise zum Patienten, damit dieser sich besser auf seine Stimme konzentrieren kann. Er fordert ihn auf, einen Punkt wie einen realen oder imaginären Fleck an der Decke oder ein Objekt vor sich zu fixieren. Das dient der Erhaltung der visuellen Konzentration. Er bittet den Patienten, ein paarmal tief Atem zu holen und sich vorzustellen, sich bei jedem Ausatmen entspannter und schläfriger zu fühlen. Beim letzten tiefen Atemzug muß der Patient die Augen schließen. Dann bittet ihn der Therapeut, sich eine besondere Szene wie einen schönen Garten vorzustellen, erzählt ihm, was er dort sehen wird, und ermuntert den Patienten, alle Sinne einzusetzen, damit er Vögel hört, Blumen riecht und prächtige Farben sieht.

Hypnotherapeuten glauben, der Geist könne Krankheiten auslösen, aber auch beseitigen, indem er die Heilkraft aktiviert.

Er läßt ihn imaginäre Stufen hinabgehen und zählt sie rückwärts von zehn bis eins. Dann prüft er die Tiefe der Trance, indem er den Patienten anweist, eine einfache Handlung auszuführen. Bei Menschen, die nicht daran gewöhnt sind, kann es bis zu 20 Minuten oder länger dauern, um für Suggestionen offen zu sein. Später kann die Trance in Sekunden herbeigeführt werden, oft genügt schon eine Handbewegung des Therapeuten.

Suggestionsmethode: Man sitzt zum Beispiel auf einem Stuhl und soll die Arme locker hängen lassen. Dann muß man sich auf seine Hände konzentrieren und spüren, wie sie schwerer werden, bis der Therapeut suggeriert, sie seien so schwer, daß man sie nicht heben kann. Dies ist dann ein Zeichen dafür, daß das Unterbewußtsein für Suggestionen offen ist. Der Therapeut bittet den Patienten, die Arme zu heben und zu entspannen, bevor er mit einer vertiefenden Technik fortfährt.

Oder der Therapeut bittet den Patienten, die Augen zu schließen und sich vorzustellen, ein Ballon sei an seinem rechten Handgelenk befestigt, der es nach oben zieht, während der linke Arm von einem Gewicht nach unten gezogen wird. Der Therapeut führt den Patienten zwischen beiden Armen hin und her, wobei der eine nach oben schwebt und der andere nach unten gezogen wird, ehe er ihn auffordert, die Augen zu öffnen und sich zu entspannen. Hebt man den rechten Arm höher als den linken, befindet man sich in einem empfänglichen Stadium.

Ist man entspannt, kann der Therapeut durch weitere Suggestionen die Trance vertiefen und anschließend durch gezielte Suggestionen einen therapeutischen Effekt erreichen. Suggestionen können einen Befehlscharakter haben (**Direkte Suggestion**) oder dem Patienten in gewissem Rahmen eigene Entscheidungsfreiheit lassen (**Indirekte Suggestion**). Der Geist akzeptiert diese Suggestionen, da der Trancezustand den kritischen Faktor des Geistes ausschaltet. Diese Methode ist ausgezeichnet geeignet, die Nerven vor Prüfungen zu beruhigen und nervöses Verhalten wie das Kauen an den Nägeln zu beenden. Sie kann auch helfen, mit dem Rauchen aufzuhören.

Die erste Sitzung ist meist die schwierigste. Einige Therapeuten zeichnen sie auf und geben dem Patienten das Band mit, damit er zu Hause durch Wiederholung der Hypnose den Erfolg der Behandlung verstärken kann. Treten erste Veränderungen auf, kann der Therapeut andere Suggestionen verwenden.

Rückführung in die Vergangenheit (Regression): Der Patient soll entdecken, wie gegenwärtige Probleme von vergangenen Erlebnissen verursacht wurden. Der Therapeut ermöglicht ihm, Ereignisse der Kindheit aus der Sicht des Erwachsenen zu betrachten. In den meisten Fällen war das Ereignis selbst bedeutungslos, aber als Kind hat man ihm Bedeutung beigemessen. Es ist die Interpretation von Ereignissen, die großen Einfluß auf den Geist behält und Kontrolle über unser Verhalten ausübt. Die Rückkehr zur Betrachtung einer schmerzlichen Situation bedeutet jedoch nicht, sie noch einmal zu erleiden.

Viele unserer Probleme werden von Faktoren verursacht, die nicht offensichtlich sind. Übergewicht, Aggressivität und Unfreundlichkeit zum Beispiel können von dem Bedürfnis herrühren, sich selbst gegen Verletzungen zu schützen. Durch Regression will der Therapeut Verbindungen zwischen den betroffenen Bereichen aufdecken und versuchen, sie zu einem Bild zusammenzubringen und die Wurzel des Übels behandeln.

Hypnotisches Heilen: Es dient dazu, Krankheiten zu heilen. Der Therapeut hilft, die Ursache der Erkrankung aufzuspüren, und ermuntert den Patienten, sie mit Hilfe des Visualisierens zu beseitigen. Die Therapie beruht auf dem Glauben, daß jeder Gedanke eine körperliche Reaktion hervorruft und nichts positiver sein kann als Gedanken. Der Therapeut zeigt dem Patienten, wie er glauben, sich vorstellen und fühlen soll, Krankheiten wie Asthma, Angina pectoris, Krebs und Nierensteine würden aus dem Körper entfernt. Er fordert ihn auf, die gesunden Zellen als die mächtigste Kraft im Körper anzusehen, die sich regenerieren und stark werden, um die erkrankten Zellen zu besiegen und den Weg für neue, gesunde Zellen zu bereiten. Diese Methode ist so erfolgreich, daß einige der führenden Hospitäler in Großbritannien ihre Patienten ermuntern, sie anzuwenden.

Sieben Schritte zur Selbsthypnose

Folgende Übung soll man mit langsamer, entspannter Stimme auf Band sprechen und es abspielen, wenn man sich in Hypnose versetzen will.

1 *Man soll Zeit und Ort so wählen, daß man nicht gestört wird und jede Ablenkung beseitigen. Wenn man mehr Übung hat, kann man sich überall in Hypnose versetzen, sogar in Menschenmengen, ohne daß jemand etwas bemerkt. Zu Beginn muß aber ein Ort gewählt werden, an dem man sich konzentrieren kann. Man setzt oder legt sich nieder, die Füße und Hände sollten sich jeweils nicht berühren.*

2 *Man rollt die Augen nach oben, als ob man auf die Augenbrauen sehen möchte, und fühlt, wie sie sich strecken. Das setzt alpha-Gehirnströme frei, die ein entspannteres Bewußtsein herbeiführen. Dann richtet man seinen Blick auf einen realen oder imaginären Punkt an der Decke.*

3 *Man macht drei tiefe, übertriebene Atemzüge:*
(a) Einatmen und zehn Sekunden halten, langsam ausatmen und sich in Gedanken vorsagen »schlafe jetzt«.
(b) Einatmen und länger anhalten, langsam ausatmen und sich in Gedanken vorsagen »schlafe jetzt«.
(c) Einatmen und so lange wie möglich anhalten, langsam ausatmen und sich in Gedanken vorsagen »schlafe jetzt«.

4 *Man hält die Augen auf einen Punkt an der Decke gerichtet, atmet noch einmal ein und schließt beim Ausatmen die Augen.*

5 *Ein treibendes, schwebendes Gefühl im Körper soll man zulassen, es aber nicht erzwingen, sondern sich nur vorstellen. Eine Welle der Entspannung ergießt sich über den Körper. Nun stellt man sich vor, daß zehn Stufen vor einem liegen. Man fängt an, die Stufen hinunterzugehen und zählt jede Stufe rückwärts von zehn bis eins. Dabei setzt man alle seine Sinne ein, um sich selbst oder nur die Füße, die die Treppe hinuntergehen, zu sehen. Man fühlt die Stufen, hört das Geräusch, das die Füße machen und riecht das Material, aus dem die Stufen gefertigt sind. Es hilft, sich vorzustellen, wie man über das Treppengeländer oder die Krümmung des Treppenaufgangs hinuntersieht.*

6 *Ist man die Stufen hinabgestiegen, gibt man sich selbst mit positiven Worten, Redewendungen oder Bildern angemessene Suggestionen. Man soll sich nur auf das positiv veränderte Ich konzentrieren. Die Suggestionen sollen in der Gegenwartsform gehalten sein, da das Unterbewußtsein nur auf die Gegenwart reagiert. Man soll kraftvolle Wörter wie dynamisch, magnetisch, ekstatisch und mächtig verwenden.*

7 *Nachdem man fünf bis fünfzehn Minuten die Suggestionen wiederholt und sich mit positiven Bildern beschäftigt hat, zählt man von eins bis drei und sagt sich, daß man bei drei die Augen öffnet und sich entspannt und erfrischt fühlt.*

Was geschieht bei einer Beratung?

Die erste Beratung kann 60 bis 90 Minuten in Anspruch nehmen, die folgenden Sitzungen dauern aber selten länger als eine Stunde. Die erste Sitzung dient grundsätzlich der Beurteilung. Die meiste Zeit entfällt auf das Gespräch mit dem Therapeuten:

- *Er wird nach dem Grund des Kommens fragen, erklären, wie die Hypnose funktioniert, und dem Patienten mitteilen, was er sich von der Behandlung erhoffen kann.*
- *Er wird den Patienten über die Sicherheit der Therapie aufklären, ihn ermuntern, alle Ängste, die er vielleicht hat, auszusprechen, und versuchen, sein Vertrauen zu gewinnen.*

Vertrauen ist bei jeder Therapie von Bedeutung, besonders aber bei der Hypnose, da diese nur bei einer guten Zusammenarbeit funktioniert. Therapeuten können unterschiedliche Methoden anwenden, daher ist es gut, von Anfang an zu wissen, was geschieht. Meist beginnt der Therapeut erst beim zweiten Treffen mit der Hypnose.

Die Behandlung selbst ist oft viel weniger dramatisch, als viele Menschen erwarten. Man liegt auf einer Couch oder sitzt in einem bequemen Stuhl, während der Therapeut einen tranceähnlichen Zustand herbeiführt. Das kann auf viele Arten geschehen, je nachdem, welche der Therapeut bevorzugt und für den Patienten am besten hält. Dann vertieft er die Entspannung mit Hilfe von Suggestionen zur Trance. In Trance sieht man aus, als ob man schlafen würde, aber man fühlt sich nicht so. Die meisten Menschen fühlen sich entspannt, andere sagen, sie haben das Gefühl, sie würden träumen, schweben oder sich selbst beim Schlafen beobachten. Man ist sich jedoch dessen, was geschieht, durchaus bewußt.

Auch im Trancezustand behält man die völlige Kontrolle und der Therapeut kann niemanden veranlassen, etwas zu tun oder zu sagen, das man nicht will oder das gegen die eigenen Prinzipien verstößt. Befindet man sich in Trance, spricht der Therapeut das Problem an, weswegen man ihn aufgesucht hat.

Am Ende der Sitzung ermuntert er den Patienten, zum Bewußtsein zurückzukehren. Während dieses Vorgangs wird er auf sanfte Weise sprechen und erzählen, was er beabsichtigt und wie der Patient sich nachher fühlen wird. Beispielsweise kann er sagen: »Ich zähle bis drei, dann wirst du aufwachen und dich entspannt und erfrischt fühlen.«

Im Lauf der Behandlung wird der Therapeut wahrscheinlich den Patienten ermuntern, die Selbsthypnose zu erlernen, um sie zu Hause zur Unterstützung der gemeinsamen Arbeit anzuwenden und um für künftige Probleme gerüstet zu sein.

Wie viele Behandlungen sind nötig?

Das hängt vom Menschen, dem Problem und der Behandlungsmethode ab. Für ein einfaches Problem, wie mit dem Rauchen aufzuhören oder abzunehmen, sind etwa vier oder fünf wöchentliche Sitzungen erforderlich, manchmal auch weniger. Bei chronischen Beschwerden oder starken, geistigen oder emotionalen Schwierigkeiten sind wahrscheinlich zwölf bis 15 wöchentliche Treffen nötig. Einige Menschen können Selbsthypnose in ein oder zwei Sitzungen erlernen.

UNTEN: *Will man mit dem Rauchen aufhören, kann man durch die Hypnotherapie die Willenskraft dazu erlangen.*

UNTEN: *Wer glaubt, er arbeite unter sehr viel Streß, dem kann eine Hypnotherapie helfen.*

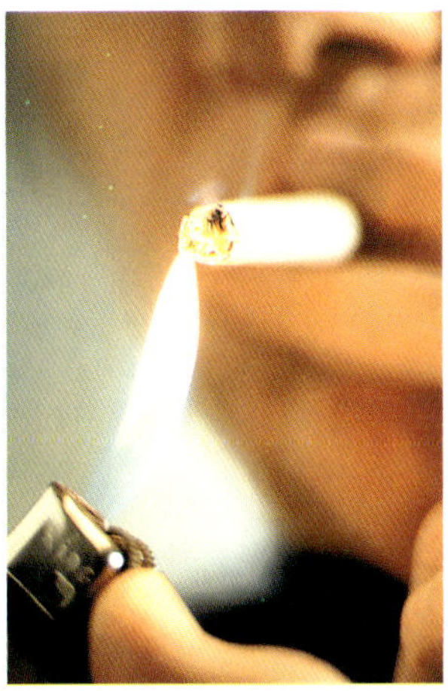

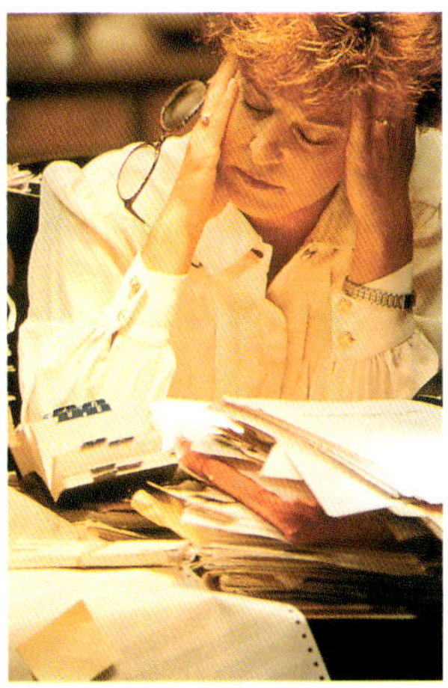

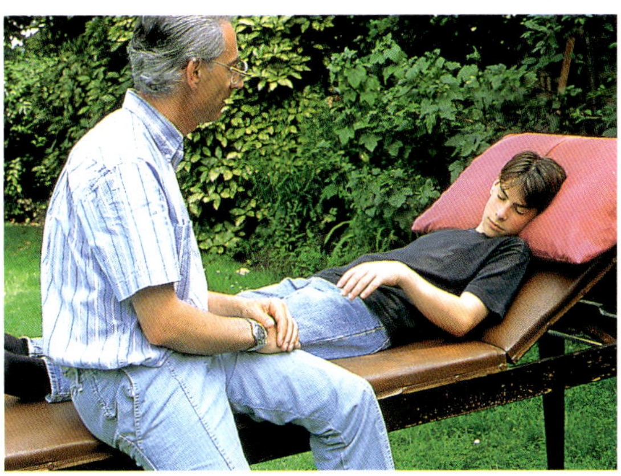

OBEN: *Während einer Sitzung sorgt der Therapeut für Entspannung, bevor er den Patienten in einen tranceähnlichen Zustand versetzt.*

Bei welchen Beschwerden hilft die Therapie?

Die Hypnose kann bei vielen physischen, psychosomatischen und mentalen Beschwerden helfen. Sie wird erfolgreich bei Verhaltensstörungen, Suchtleiden wie Rauchen und übermäßigem Essen und bei Problemen, die sich von vergangenen Traumata ableiten, Phobien und streßbedingten Beschwerden wie Reizkolon, Ekzeme, Angstzustände und Schlaflosigkeit angewendet.

Ist sie sicher?

Verständlicherweise bestehen bezüglich der Sicherheit der Hypnotherapie Bedenken. Über Personen, die an den Folgen einer schlechten Behandlung leiden, oder Frauen, die mißbraucht wurden, kursieren zahlreiche Horrorgeschichten. In den Händen eines qualifizierten Praktikers ist man sicher, daher sollte man seine Qualifikation nachprüfen. Es lohnt sich auch, jemanden auszusuchen, den man mag. Hypnotherapeuten behaupten, es gebe nichts Schlimmeres, als nicht richtig aus sich herauszukommen – entweder man ist unter Hypnose oder nicht. Kinder unter vier Jahren können nicht hypnotisiert werden, da sie zu jung sind, um mit dem Therapeuten zusammenzuarbeiten.

Klinische Studien

In zahlreichen Studien hat sich die Hypnotherapie bei der Behandlung verschiedenartiger Beschwerden und Suchtleiden als hilfreich erwiesen.

1978 untersuchten zwei Amerikaner die Wirkung der Hypnotherapie bei Verbrennungen. 42 Patienten mit Verbrennungen von bis zu 60% der Körperoberfläche wurden entweder einer Hypnotherapie unterzogen oder einer Kontrollgruppe zugeordnet, die nur beobachtet wurde. Die mit Hypnotherapie behandelten Patienten benötigten signifikant weniger Schmerzmittel. (**42**)

Im Rahmen einer Forschung in der ENT-Abteilung am Royal Berkshire Hospital, Reading, wurde 1985 die Wirkung von Hypnose auf Tinnitus-Patienten untersucht. Alle 14 Patienten hatten auf andere Therapieformen nicht angesprochen. Sie wurden in zufälliger Reihenfolge hypnotisiert und erhielten im Trancezustand entweder Tinnitus-unterdrückende oder Ich-stärkende Suggestionen. Fünf Patienten berichteten, daß durch diese Technik ihre Ohrgeräusche erträglicher geworden sind, aber nur bei einem der Patienten gingen Lautstärke und Beschaffenheit der Beschwerden deutlich zurück. (**43**)

In Australien wurde 1978 an der Universität von Tasmanien eine Studie zur Hypnotherapie von Rauchern durchgeführt. 75 Patienten wurden mit günstigen, hypnotischen Suggestionen wie der Stärkung des Ich, dem Beenden des Rauchens und anderen positiven Bildern behandelt. Die Ergebnisse zeigten, daß 45 Patienten direkt nach der Hypnose mit dem Rauchen aufgehört hatten und sechs Monate später 34 von ihnen immer noch Nichtraucher waren. (**44**)

1985 wurde die Wirkung auf therapieresistente Kopfschmerzen beobachtet, die von Nackenverspannungen herrührten. Von den 23 Patienten berichteten zwölf von einem vollständigen Rückgang und zehn von leichter Besserung. Nur ein Patient hatte überhaupt keine Linderung erfahren. Diese Wirkungen hielten in den folgenden drei und zehn Monaten an. (**45**)

1992 zeigte ein Versuch in den Vereinigten Staaten gute Erfolge bei der Behandlung von Warzen mit der Hypnotherapie. Alle präpubertären Kinder sprachen gut auf die Hypnosebehandlung an. Von 41 Patienten wurden 33 vollständig geheilt, sechs sprachen nicht auf die Behandlung an und zwei Patienten nahmen nicht an der Auswertung teil. (**46**)

(Klinische Referenzen s. Anleitung zum Gebrauch des Buches)

INFORMATIONEN ZUR WAHL EINES HYPNOTHERAPEUTEN BEFINDEN SICH IM ADRESSENVERZEICHNIS.

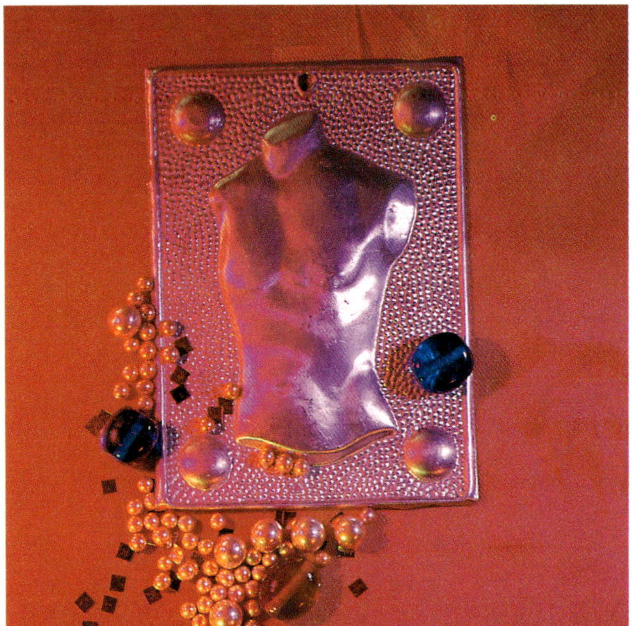

YOGA

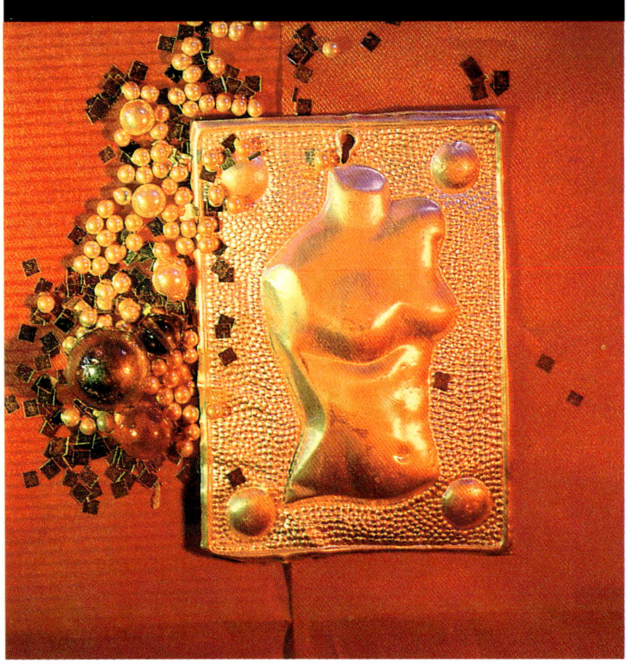

HÄUFIG WIRD YOGA als geheimnisvolle, östliche Entspannungstechnik beschrieben, die aus komplizierten Stellungen besteht, an die sich nur die gelenkigsten Menschen herantrauen können. Die Bewegungen können aber so einfach sein, daß sogar steife, ältere, kranke oder körperbehinderte Menschen von Yoga profitieren können. Die Disziplin scheint östlichen Ursprungs zu sein. Statuen aus dem alten Indien zeigen, daß sie im nördlichen Indien bereits vor mindestens 4000 Jahren ausgeübt worden ist, aber die Einzelheiten ihrer Herkunft sind unklar. Ursprünglich wurde sie jedoch von indischen Philosophen oder Yogis, die ein Leben in Abgeschiedenheit und Meditation führten, angewendet. Heute ist Yoga international verbreitet und wird auch in nicht religiös orientierten Bevölkerungsgruppen der ganzen westlichen Welt ausgeübt.

Was ist Yoga?

Yoga ist eine sanfte Bewegungstechnik, von der Körper und Geist profitieren. Das Wort »Yoga« leitet sich von dem Sanskrit-Wort für »Einheit« ab. Die Ausübung dieser Disziplin soll die Einheit von Geist, Körper und Seele fördern und das Gleichgewicht im Menschen wiederherstellen. Yoga entspannt Körper und Geist, steigert die Beweglichkeit, Gesundheit und Funktionsfähigkeit des Körpers und lehrt uns, Streß, destruktive Gefühle und schlechte Angewohnheiten zu beherrschen. Ein entspannter Geist fördert die Konzentration und Gelassenheit, die für eine spirituelle Entwicklung nötig ist.

Es gibt viele verschiedene Arten von Yoga, die meisten westlichen Formen beruhen jedoch auf *hatha*-Yoga. Die Grundsätze des Hatha Yoga wurden im 8. Jahrhundert von dem indischen Weisen Patanjali festgelegt. Sein Yogakodex tritt für Werte wie Ehre, Großzügigkeit und Mäßigung bei der Vorbereitung der spirituellen Erleuchtung ein. Die drei Aspekte des Kodex, auf die sich Yoga hauptsächlich konzentriert, sind: *pranayama* (Atmen), *asana* (Stellungen) und *dhyana* (Meditation). Durch strenge Anwendung dieser Prinzipien versuchen die Praktiker, das höchste Ziel, die Selbsterleuchtung, zu erreichen.

Wie wirkt die Therapie?

Harmonie zwischen Körper, Geist und Seele wird durch korrektes Atmen, Haltungsübungen und Meditation erreicht. Für Yogapraktiker ist das richtige Atmen ein Weg zur Kontrolle aller geistigen und körperlichen Funktionen und wesentlich für die Entspannung und Meditation. Die meisten Menschen neigen dazu, falsch zu atmen: Ängstlichkeit und Spannung führen zur Brustatmung mit kurzen, schnellen Atemzügen, mangelnde Energie zu schwacher Bauchatmung. Das Yogaatmen dagegen unterstützt uns dabei, unsere Lungen voll und ganz auszunutzen.

YOGA ist eine alte Bewegungstechnik, die durch Dehnungen und Meditation Körper, Geist und Seele Entspannung verschafft. Es kann zur Linderung von Beschwerden wie Angstzuständen, Rückenschmerzen, Arthritis und Depressionen beitragen.

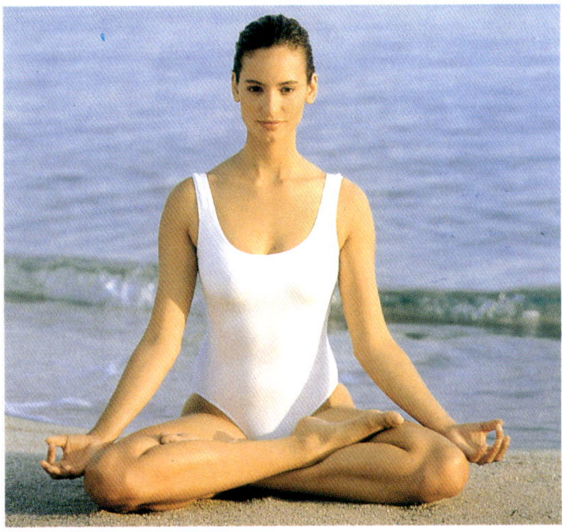

OBEN: *Die Meditation bei Yoga wird normalerweise in der berühmten Lotusstellung ausgeübt.*

Dadurch stärken wir sie, steigern unsere Energie und Vitalität und regen den Kreislauf an. Die Yogastellungen trainieren die Körpermuskulatur und fördern Entspannung und Meditation. Die berühmte Lotusstellung repräsentiert Selbstbewußtsein und ist die Pose, die von in Meditation erfahrenen Menschen am häufigsten eingenommen wird. Andere Stellungen mit Namen

Durch Yogaatmen können wir unsere Lungen vollständig ausnutzen. Es steigert die Energie und Vitalität und stärkt den Kreislauf.

wie Gepard, Kobra, Strauß, Schmetterling und Gottesanbeterin beruhen auf den von Natur aus entspannten und anmutigen Bewegungen der Tiere. Diese Bewegungen dehnen die Muskeln, um aufgestaute Spannungen freizusetzen sowie Stärke und Beweglichkeit der Gliedmaßen und Wirbelsäule zu erhöhen. *asanas* werden in einer bestimmten Sequenz ausgeführt und dienen dazu, Muskelgruppen in der richtigen Reihenfolge zu trainieren, um den Kreislauf zu stärken und Toxine aus dem Körper zu entfernen. Meditation ist eine Form der tiefen Entspannung und wird eingesetzt, um den Geist zu beruhigen oder zu sammeln. Sie ist insbesondere bei Anfängern ein wesentlicher Teil von Yoga. Yogapraktiker betrachten sie häufig als natürliche Entwicklung, wenn man die Fähigkeit erlangt hat, die Stellungen und Atemübungen auszuführen.

Was geschieht im Unterricht?

Yoga wird in Klassen von etwa 15 bis 20 Personen gelehrt. Der Unterricht dauert ein bis zwei Stunden. Leidet man an einer körperlichen Behinderung oder Krankheit, kennt der Lehrer geeignete Bewegungen. Einige Praktiker geben Einzelunterricht oder unterrichten kleine Gruppen, deren Teilnehmer bestimmte medizinische Beschwerden haben. Die Stellungen werden barfuß und in bequemer Kleidung auf einer Gummimatte ausgeführt. Ein 90minütiger Unterricht fängt gewöhnlich damit an, sich etwa zehn Minuten auf die Atemkontrolle zu konzentrieren. Dann folgen 15 bis 20 Minuten mit Aufwärmübungen. Es dauert lange, bis man die Stellungen beherrscht. Sie werden langsam und sanft ausgeführt und nur so lange gehalten, wie sie bequem sind. Währenddessen konzentriert man sich auf das Atmen. Die Stellungen werden in der Regel etwa 25 Minuten lang ausgeübt, dann folgen 20 Minuten mit Entspannungsübungen. Der Unterricht endet meist mit einer fünf- bis zehnminütigen Reflexion und dem Rat, zu Hause zu üben. Sitzungen am Morgen sind empfehlenswert, aber man kann Yoga zu jeder Tageszeit ausüben, vorausgesetzt, seit dem Essen sind mindestens zwei Stunden vergangen.

Wie viele Behandlungen sind nötig?

Für einen dauerhaften Erfolg muß man Yoga regelmäßig ausüben, doch bereits nach einer Sitzung fühlen sich die meisten Menschen entspannter, und viele schlafen sofort besser. Es sollte in den Alltag aufgenommen werden.

Bei welchen Beschwerden hilft die Therapie?

Bei allen streßbedingten Beschwerden wie Angstzuständen, Bluthochdruck, Herz-Kreislauf-Beschwerden, Rückenschmerzen, Asthma, Verdauungsstörungen wie Reizkolon, Müdigkeit, Arthritis, Rheuma und Depressionen.

Ist sie sicher?

Yoga ist für Menschen jeden Alters und aller Gesundheitsstufen geeignet. Kinder, Schwangere, Ältere und Menschen mit chronischen Beschwerden können es unter Anleitung eines qualifizierten Lehrers ausüben. Man sollte seine Absichten auch mit dem Arzt besprechen. Bei einer Erkrankung ist Yoga eher eine Ergänzung als eine Alternative zur herkömmlichen Behandlung.

Klinische Studien

In medizinischen Studien haben Yogatechniken Menschen mit verschiedenen Beschwerden Erleichterung verschafft.

1994 wurde die Wirkung bei Osteoarthritis der Hände getestet. Ein achtwöchiges Yogatraining wurde einer herkömmlichen Bewegungstherapie gegenübergestellt. Bei denjenigen, die Yoga praktizierten, besserte sich die Beweglichkeit der Finger deutlich, und auch die Schmerzen waren geringer. (**47**)

1985 wurde die Wirkung von Yoga bei Bronchialasthma an 53 Personen getestet. Während die Kontrollgruppe nur herkömmliche Medikamente einnahm, erhielt die Testgruppe zusätzlich ein zweiwöchiges Bewegungs- und Meditationstraining von täglich 65 Minuten Dauer. Die Yogagruppe bekam seltener Asthmaanfälle und brauchte weniger Medikamente als die Kontrollgruppe. (**48**)

(Klinische Referenzen s. Anleitung zum Gebrauch des Buches)

INFORMATIONEN ZUR WAHL EINER YOGA-SCHULE BEFINDEN SICH IM ADRESSENVERZEICHNIS.

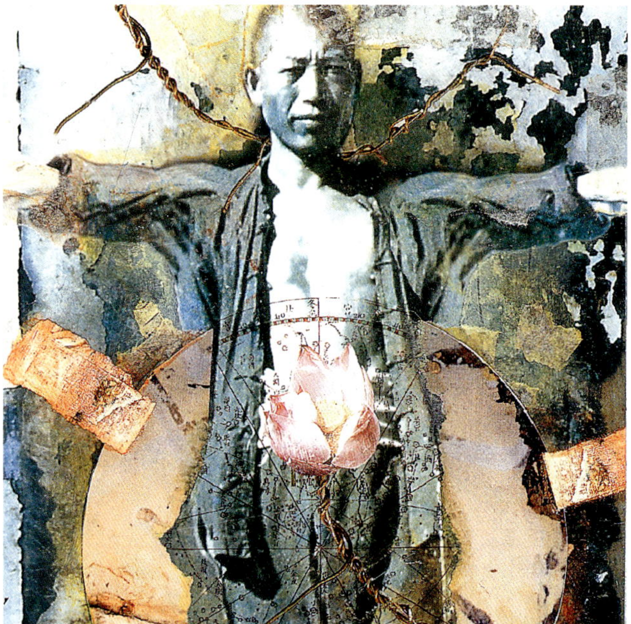

TAI CHI

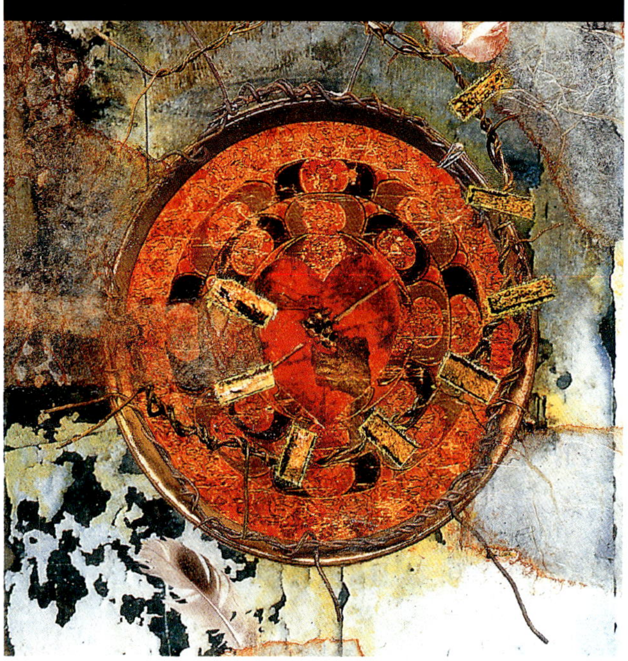

Wie bei vielen alten Lehren gibt es auch über den Ursprung von Tai Chi zahlreiche Theorien. Eine der bekanntesten ist, daß es im 13. Jahrhundert in der Sung-Dynastie von dem taoistischen Mönch und Kampfsportexperten Chang San Feng ins Leben gerufen wurde. Der Legende nach beobachtete er, wie eine Schlange einen größeren und stärkeren Vogel überlistete, indem sie ihm durch Schlängeln und Schnelligkeit auswich. Der Mönch war angeblich so beeindruckt von der Flexibilität und der natürlichen Anmut der Schlangenbewegungen, daß er beschloß, sie in sein eigenes, spezielles Kampfsportsystem einzubauen.

Die neuen Stellungen wurden mit den alten taoistischen Atemübungen kombiniert, die man zur Stimulation von Chi einsetzte. Dies bildete die Grundlage für Tai Chi. Von da an haben sich die heutigen Übungen vermutlich weiterentwickelt.

Untersuchungen haben ergeben, daß eine regelmäßige Anwendung von Tai Chi die Muskeln und das Nervensystem entspannt. Vom Nervensystem geht die positive Wirkung auf das Drüsensystem über, verbessert den Stoffwechsel und stärkt das Immunsystem. Auch die Körperhaltung und die Beweglichkeit der Gelenke werden verbessert und Atmung und Kreislauf in Schwung gebracht.

Was ist Tai Chi?

Tai Chi, genauer »Tai Chi Chuan«, heißt übersetzt »Der beste Weg der Faust«. Es ist ein System der sogenannten Inneren Schule der Kampfkünste, das Meditation und Übungen zur Stärkung der Gesundheit enthält. Tai Chi ist Teil eines komplexen Systems der asiatischen Medizin, zu dem auch Akupunktur, Akupressur, Kräuterheilkunde und Massage zählen. Zusammen mit diesen Bereichen dient Tai Chi dazu, ein langes Leben zu fördern und das spirituelle Bewußtsein zu unterstützen.

Mittlerweile haben sich viele verschiedene Richtungen wie der Yang-, Chen-, Lee- und der Wu-Stil entwickelt. Der Yang-Stil zum Beispiel ist langsam, stark, rhythmisch und fließend, während der Chen-Stil abwechslungsreicher ist und sein Tempo wechselt. Auch wenn ein Lehrer einen Stil und die verschiedenen Bewegungen vorführen kann, liegt es grundsätzlich an jedem einzelnen, wie er Tai Chi ausübt.

Wie wirkt die Therapie?

Die Grundlage jedes Tai-Chi-Stils ist die Ausübung der »Form«. Eine Form ist eine Folge langsamer, anmutiger Übungen, die nach einem bestimmten Muster ausgeführt werden. Es gibt kurze und lange Formen, die von einem Stil zum anderen variieren. Der Überlieferung nach beinhaltet eine lange Form 108 Bewegungen und ihre Ausführung kann von 20 Minuten bis zu

Tai Chi ist eine Innere Kampfkunst, die aus Meditation und fließenden Bewegungen besteht, um das Wohlbefinden von Körper und Geist zu steigern. Es kann Streß reduzieren sowie den Stoffwechsel anregen und das Immunsystem stärken.

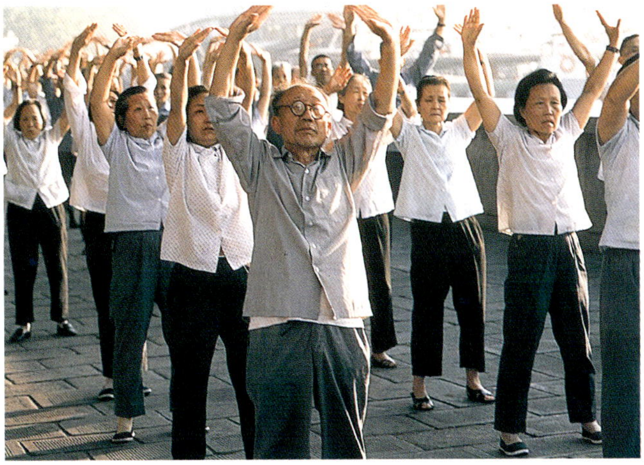

OBEN: In China werden die sanften und entspannenden Bewegungen des Tai Chi von allen Altersgruppen regelmäßig im Freien ausgeführt.

einer Stunde dauern. Eine kurze Form schließt 48 oder manchmal auch nur 37 Bewegungen ein, die selten mehr als fünf bis zehn Minuten in Anspruch nehmen.

Die Übungen einer Form sind wichtige Selbstverteidigungsbewegungen, sie haben Namen wie »Stoße mit der rechten Ferse« und »Schlage mit der verborgenen Faust«. Sie werden in einer langsam fließenden Sequenz ausgeführt, um die allgemeine Entspannung und Harmonie zwischen Geist, Körper und Seele zu fördern. Die Bewegungen führen zu dieser Harmonie, da sie dazu bestimmt sind, den Fluß von Chi oder der Energie, die durch die Körperkanäle, die sogenannten Meridiane (s. Akupunktur, S. 10–19) fließt, wieder ins Gleichgewicht zu bringen. Außerdem regulieren sie die Zirkulation der Körperflüssigkeiten wie Blut und Lymphe.

Die Bewegungen werden in einer langsamen, fließenden Folge ausgeführt, um die Harmonie zwischen Geist, Körper und Seele zu fördern.

Idealerweise sollte Tai Chi im Freien ausgeführt werden. In China ist es üblich, die Form in der Nähe von Bäumen zu bilden, damit man die von ihnen abgegebene Energie aufnehmen kann.

Wo immer man Tai Chi ausübt, ist es wichtig, den Geist zu entspannen und zu sammeln und sich so auf die Atmung zu konzentrieren, daß man sie mit allen Bewegungen des Körpers koordinieren kann. Diese besondere Beachtung der Atmung hat Tai Chi die Bezeichnung »Meditation in Bewegung« eingebracht.

Was geschieht im Unterricht?

Tai Chi kann im Einzelunterricht von einem Tai-Chi-Meister gelehrt werden, normalerweise wird es jedoch in einer Klasse mit 15 bis 30 Schülern unterrichtet. Der Unterricht dauert gewöhnlich etwa 90 Minuten, und es ist üblich, lockere, bequeme Kleidung und Socken oder weiche Schuhe mit flachen Absätzen zu tragen. Tai-Chi-Unterricht findet im Westen in der Regel in einem gut belüfteten, ruhigen Raum statt. Es erfolgt keine Beratung und der Lehrer stellt keine Fragen zur medizinischen Vorgeschichte. Hat man jedoch Beschwerden, die die Bewegungsfähigkeit einschränken, sollte man dies angeben. Der Lehrer wird den Sinn von Tai Chi erklären und den Schülern nahelegen, die Übungen in ihrem eigenen Tempo auszuführen.

Der Unterricht beginnt gewöhnlich mit Aufwärmübungen, die zehn bis 30 Minuten dauern, dann lernt man die Komponenten einer Form. Es kann ein Jahr dauern, eine kurze Form zu erlernen, eine lange erfordert möglicherweise zwei Jahre. Um die Bewegungen zu perfektionieren, ist ständiges Üben nötig.

Die Tai-Chi-Übungen dienen dazu, sich ausgeglichener und entspannter zu fühlen. Die ersten Stunden konzentrieren sich daher darauf, daß man sich verwurzelter oder »zentrierter« fühlt. Man lernt, so zu stehen und sich so zu bewegen, daß das »Bewußtsein« hinunter zum Bauch und den Beinen gelangen kann und dort für Stärke, Ausgeglichenheit und Spannungsabbau sorgt. Nach einem Tai-Chi-Unterricht sollte man keine Schmerzen haben oder müde sein, da man von Anfang an angewiesen wird, sich nicht zu überdehnen. Am Ende des Unterrichts wird empfohlen, die erlernten Übungen zu Hause auszuüben.

Wie viele Sitzungen sind nötig?

Um spürbare Erfolge zu erzielen, muß man Tai Chi regelmäßig ausüben. Ein Unterricht pro Woche gilt, besonders bei Anfängern, als Minimum.

Bei welchen Beschwerden hilft die Therapie?

Tai Chi hilft bei streßbedingten Zuständen. Angstzustände, Spannungen und Herz-Kreislauf-Störungen werden durch die Übungen gebessert. Tai Chi hat eine erwiesenermaßen positive Wirkung auf Menschen, die an Arthritis leiden, es hilft bei der Rekonvaleszenz nach Verletzungen und unterstützt sogar die Rehabilitation von Herzinfarktpatienten. Menschen, die diese Kunst schon lange ausüben, sind beweglicher und weniger anfällig für Wirbelsäulenbeschwerden und Knochenerkrankungen wie Osteoporose. Von Chinesen wird sie auch zur Behandlung chronischer Krankheiten herangezogen.

Ist sie sicher?

Wie jede Therapie muß Tai Chi von einem erfahrenen Lehrer unterrichtet und korrekt ausgeführt werden. Dann jedoch ist Tai Chi eine sanfte Kunst und ein vollkommen sicheres Bewegungssystem für Menschen jeden Alters und aller Gesundheitsstufen.

INFORMATIONEN ZUR WAHL EINES TAI-CHI-UNTERRICHTS BEFINDEN SICH IM ADRESSENVERZEICHNIS.

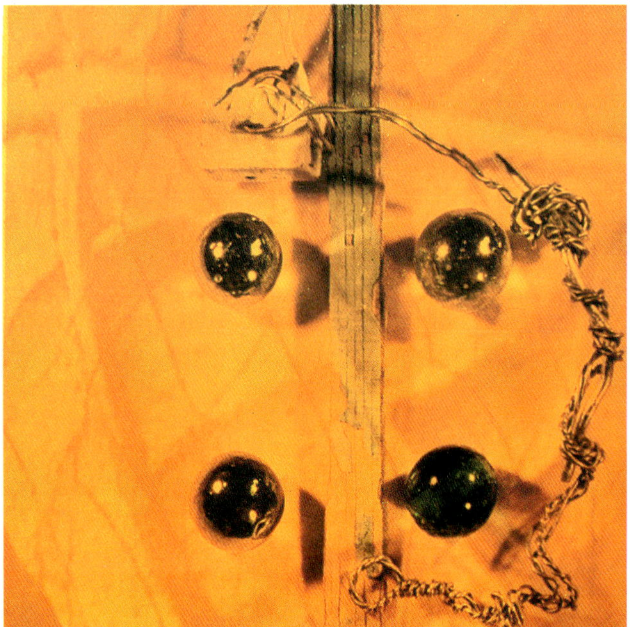

AUTOGENES TRAINING

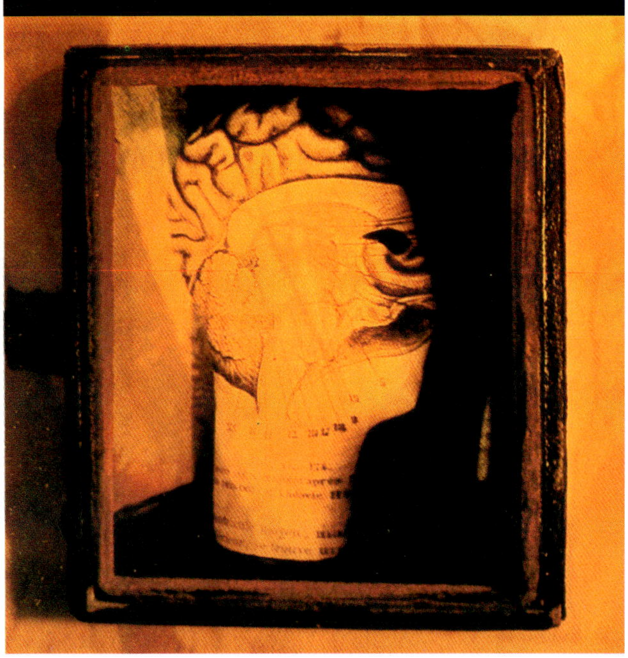

SEIT TAUSENDEN VON JAHREN wissen die indischen Yogis, daß man den Geist trainieren kann, Körpersysteme wie Atmung, Blutkreislauf und das autonome (vegetative) Nervensystem, das die Muskel- und Drüsenreaktionen auf Streß kontrolliert, zu regulieren. Das geistige Training wurde in der westlichen Medizin jedoch vernachlässigt, bis das Autogene Training die Prinzipien der östlichen Meditation übernahm und sie für den Westen akzeptabler machte.

Das Autogene Training wurde in den 20er Jahren in Berlin von dem deutschen Psychiater und Neurologen Dr. Johannes H. Schultz geschaffen. Er war Schüler des Neuropathologen Oskar Vogt, der sich mit Studien über Schlaf und Hypnose beschäftigte. Von Vogt erfuhr er, daß Menschen, die hypnotisiert worden sind, schnell lernten, sich selbst in Hypnose zu versetzen und während dieses Zustandes tief entspannt und frei von psychosomatischen Beschwerden waren. Schultz konzentrierte sich auf zwei Wirkungen der Selbsthypnose: ein Schweregefühl, das von den tief entspannten Muskeln herrührt, und ein Wärmegefühl, das mit der verstärkten Erweiterung der Blutgefäße zusammenhängt. Er glaubte, daß wir alle lernen könnten, diese Empfindungen durch Suggestion zu verspüren. Dadurch könnten wir den Zustand der »passiven Konzentration« erreichen und das Alarmsystem des Körpers lange genug ausschalten, um Körper und Geist nach einem anstrengenden Tag Ruhe zu verschaffen.

Im Laufe der Jahre wurde das Autogene Training zu einer der am konsequentesten erforschten, streßlindernden Methoden.

Was ist Autogenes Training?

Autogenes Training (AT) ist eine Form der tiefen Entspannung, bei der mit Hilfe mentaler Übungen die Auswirkungen von Streß und Krankheiten auf Geist und Körper gelindert werden. AT wurde mit Selbsthypnose verglichen, steht aber der Meditation näher. Der Ausdruck »autogen« bedeutet »selbst hervorgerufen« oder »erzeugt von innen«. Darin unterscheidet sich Hypnose von AT: Bei der Hypnose wird dem Unterbewußtsein etwas suggeriert, beim AT lenkt man die Aufmerksamkeit auf bestimmte Wörter oder Sätze, die die Entspannungsreaktion auslösen.

Will man die Technik beherrschen, muß man einfache, mentale Übungen erlernen, die die Streßreaktionen des Körpers ausschalten. Während einer einzigen autogenen Übung können über achtzig körperliche Veränderungen auftreten.

Wie wirkt die Therapie?

Das Autogene Training wirkt, indem es eine Veränderung im Bewußtsein herbeiführt, die dem Menschen die Kontrolle über sein Autonomes Nervensystem ermöglicht, so daß er vom sympathischen (das auf Streß reagiert) zum parasympathischen Nervensystem (das Ruhe und Entspannung erweckt) umschalten kann.

AUTOGENES TRAINING bedeutet, Menschen bestimmte mentale Techniken beizubringen, mit deren Hilfe sie sich geistig und körperlich vom täglichen Streß erholen können. Der beruhigende Vorgang kann auch Beschwerden wie Asthma und Bluthochdruck lindern.

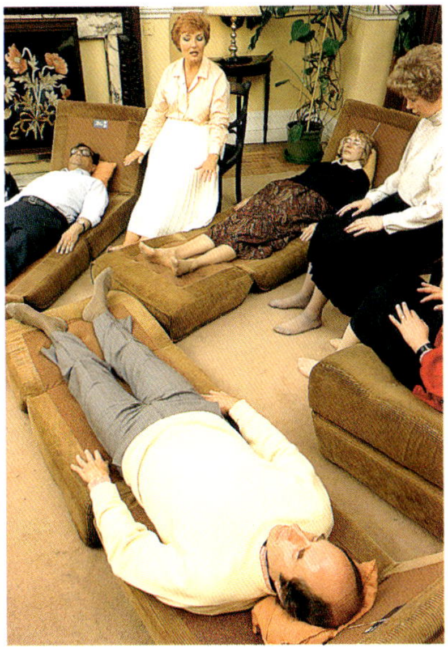

LINKS: *Bei einer autogenen Sitzung sollte man bequem sitzen oder liegen, während langsam die entspannenden mentalen Übungen vorgesprochen werden.*

Es hilft auch, beide Gehirnhälften wieder ins Gleichgewicht zu bringen. So kann man einen ausgeglichenen Zustand erreichen, in dem Bedingungen zur Selbstheilung gegeben sind.

Beim Erlernen der Techniken sind zwei Gruppen von Übungen zu bewältigen, die nach und nach eingeführt werden. Die erste Gruppe besteht aus sechs autogenen Standardübungen, die Schlüsselsätze wie »Meine Arme sind warm und schwer« verwenden, um die Aufmerksamkeit auf die physiologischen Veränderungen zu richten, die eintreten, wenn die Entspannung einsetzt. Diese Veränderungen sind Schwere und Wärme in den Gliedmaßen, ein ruhiger, regelmäßiger Herzschlag, regelmäßige Atmung, Wärme im Bauchraum und ein Kältegefühl an der Stirn. Die zweite Gruppe beinhaltet Übungen zur Befreiung der Emotionen. Sie konzentrieren sich darauf, emotionale und physische Spannungen direkt, zum Beispiel durch Schreien, zu lösen.

◆

Beim AT wird die Aufmerksamkeit auf bestimmte Wörter oder Sätze gelenkt, um eine Entspannungsreaktion auszulösen.

◆

Was geschieht bei einer Beratung?

Das Training findet individuell oder in kleinen Gruppen statt. In etwa acht wöchentlichen Sitzungen erlernt man einfache, mentale Übungen. Alle Sitzungen dauern eine Stunde. Die Übungen dürfen nur 15 Minuten ausgeführt werden, dafür täglich dreimal. Dazu sollte man nur bequem und entspannt sitzen oder liegen, besondere Kleidung ist nicht erforderlich. Zu Beginn des Trainings ist es nicht ungewöhnlich, »autogene Entladungen« zu erfahren. Das sind vorübergehende Symptome, die vergangene Krankheiten oder emotionale Probleme nachahmen; ihr Auftreten ist Teil des Heilprozesses.

Wie viele Sitzungen sind nötig?

Ein Kurs dauert acht bis zehn Wochen, außer, es liegen besondere Umstände wie chronische Depressionen vor. Die Techniken müssen regelmäßig ausgeübt werden, um Nutzen aus ihnen ziehen zu können.

Bei welchen Beschwerden hilft die Therapie?

Als ganzheitliche Therapie konzentriert sich das Autogene Training auf das physische, mentale und emotionale Wohlbefinden des ganzen Menschen und weniger auf einzelne Beschwerden. Dennoch scheinen zahlreiche Zustände gut darauf anzusprechen. Dazu zählen: Reizkolon, Asthma, Spannungskopfschmerzen, Bluthochdruck, Angstzustände, Schlaflosigkeit, Prämenstruelles Syndrom, Blasenbeschwerden, Epilepsie, Arthritis, entzündliche Darmerkrankungen und Unfruchtbarkeit.

Ist sie sicher?

Menschen jeden Alters können das Autogene Training gefahrlos ausüben, vorausgesetzt, sie werden von einem qualifizierten Lehrer unterrichtet. Schwangere profitieren besonders von der durch die Übungen erzeugten Ruhe. Manchmal, besonders bei Diabetes, sollte man seinen Arzt informieren, da die Übungen den Blutzuckerspiegel beeinflussen können. Auch wenn man während des Kurses ständig »autogene Reaktionen« erfährt, muß man den Arzt aufsuchen.

Manche Personen, zum Beispiel Menschen mit Persönlichkeitsstörungen oder akuten Psychosen, sind für Autogenes Training nicht geeignet.

Klinische Studien

Autogenes Training wurde in zahlreichen klinischen Experimenten eingesetzt und hat bei der Heilung vieler streßbedingter Beschwerden geholfen.

1988 wurde eine fünfjährige Studie an 90 Patienten mit Hypertonie (Bluthochdruck) durchgeführt. 44 Patienten erhielten Autogenes Training, die 46 Kontrollpatienten nicht. Bei der Gruppe mit Autogenem Training sank der Blutdruck, außerdem wurde hier auch ein psychologischer Nutzen beobachtet. Die Ergebnisse waren mit Patienten vergleichbar, die regelmäßig Medikamente bekamen, und die leicht hypertensiven Patienten schienen besser auf das Autogene Training zu reagieren als diejenigen mit mäßigem Bluthochdruck. (**49**)

1994 unterzogen deutsche Forscher 27 Patienten mit Angst- und Panikanfällen einer kurzzeitigen ambulanten Behandlung mit Autogenem Training oder Hypnose. Die Patienten wurden vor und nach allen Gruppensitzungen sowie nach drei Monaten psychologisch untersucht. Beide Gruppen wiesen einen deutlichen Rückgang ihrer psychosomatischen Beschwerden und Angstgefühle auf, und diese Wirkung war auch nach drei Monaten noch vorhanden. (**50**)

(Klinische Referenzen s. Anleitung zum Gebrauch des Buches)

INFORMATIONEN ZUR WAHL EINES AUTOGENEN TRAINERS BEFINDEN SICH IM ADRESSENVERZEICHNIS.

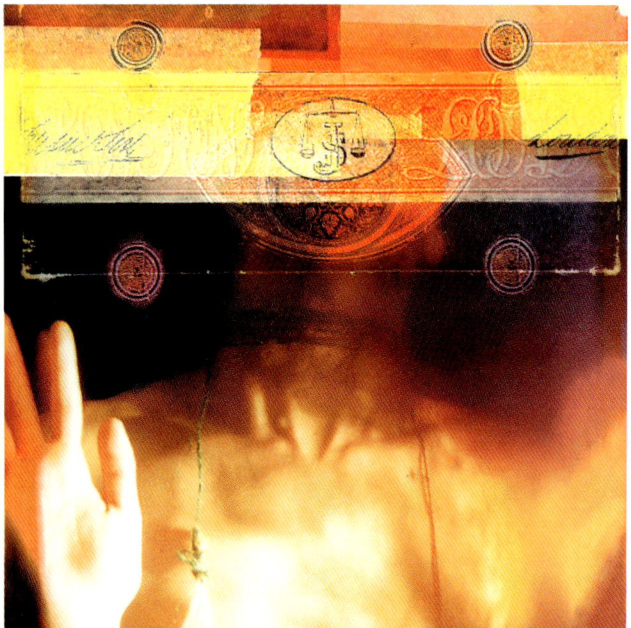

GEIST-HEILEN

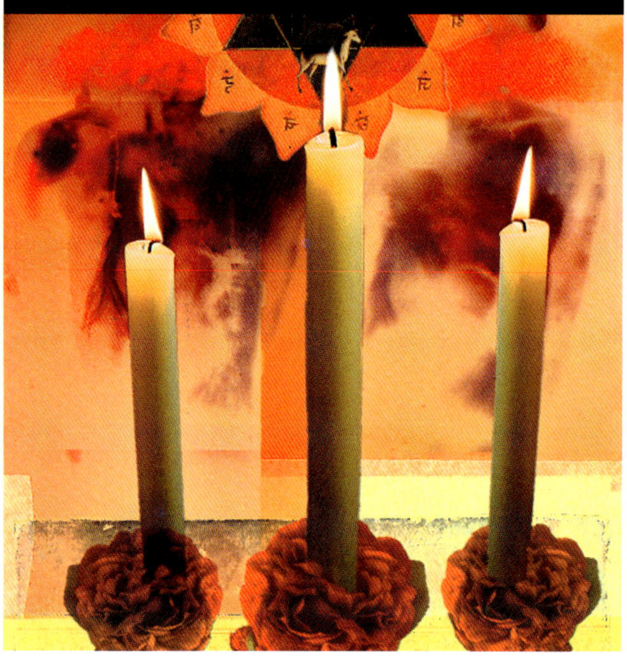

VIELE MENSCHEN profitieren heute vom Geistheilen, einer unabhängigen, etablierten Therapie, die in den letzten Jahren in der medizinischen Welt an Ansehen gewonnen hat. Ärzte können ihre Patienten zum Geistheilen überweisen, wenn sie es für sinnvoll erachten. Inzwischen trainieren viele Ärzte auch ihre eigenen Heilkräfte.

Was ist Geistheilen?

Die Kanalisierung der Heilenergie nennt man Geistheilen. Der Kanal ist eine Person, der Heiler. Die Heilenergie wird in der Regel durch die Hände des Heilers auf den Patienten übertragen. Die Heilung kommt nicht vom Heiler, sondern durch ihn. Das Wort »spirituell« bezieht sich auf die göttliche Natur der Energie, die – darin sind sich die Heiler einig – von einer externen, unsichtbaren und intelligenten Quelle stammt. Diese Heilenergie steht allen zur Verfügung.

Heiler betrachten Körper, Geist und Seele als Einheit, die zur Erhaltung der Gesundheit harmonisch zusammenarbeiten muß. Jedes Problem – sei es ein gebrochenes Bein oder eine Depression – benötigt Heilkraft, um das Gleichgewicht im ganzen Menschen wiederherzustellen. Man weiß, daß eine Krankheit oft im Geist oder in der Seele beginnt, und häufig setzt hier die Heilung an.

Wie wirkt die Therapie?

Der Theorie nach besitzt jeder Mensch einen Heilmechanismus, der als Energie in Körper, Geist und Seele fließt, um sie in Ordnung zu halten. Streß, falsche Ernährung, eine negative Lebenseinstellung und anderes können den Heilmechanismus blockieren, so daß wir krank werden. Geistheilen liefert die nötige Energie, um den Heilmechanismus wieder anzukurbeln. Wenn ein Heiler seine Hand auflegt, fungiert er als Leiter oder Kanal der Heilenergie, die seiner Überzeugung nach die »Intelligenz« besitzt, dorthin zu fließen, wo sie gebraucht wird. Heiler meinen, jeder Mensch hat die Macht zu heilen, wenn er sie entwickelt. Einige scheinen aber besondere Begabung zum Heilen zu besitzen. Die Heilung ist nicht immer körperlich sichtbar; die Krankheit kann bleiben, aber die Fähigkeit, damit fertigzuwerden, verbessert sich. Manchmal hilft die Therapie aber auch nicht. Das kann daran liegen, daß der Kranke die Heilkräfte »blockiert« – manche Menschen wollen unbewußt krank sein.

Das Geistheilen hilft auch Sterbenden. Menschen, die im Sterben liegen und behandelt werden, sterben oft friedlicher.

Was geschieht bei einer Beratung?

Heilsitzungen können in Gruppen oder individuell stattfinden. Sie werden meist in warmen und gemütlichen Räumen abgehalten. Oft spielt sanfte Musik im Hintergrund, um eine entspannte Atmosphäre zu schaffen. Man muß nur Schuhe und Mantel

GEISTHEILEN bedeutet, die Energie durch die Hände des Heilers auf den Menschen zu übertragen, der sie benötigt. Die Behandlung wirkt auf Körper, Geist und Seele, die als Einheit gelten und zur Erhaltung der Gesundheit harmonieren müssen. Das Geistheilen hilft bei mentalen und emotionalen Problemen sowie physischen Beschwerden.

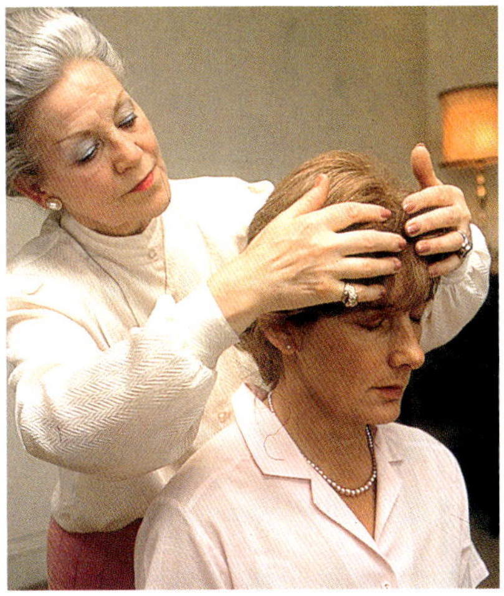

RECHTS: Bei der Behandlung sollte man sich setzen. Dann legt der Geistheiler einige Minuten seine Hände auf den Bereich, der behandelt werden muß.

ausziehen. Dann wird man gebeten, sich auf einen Stuhl zu setzen. Der Heiler setzt sich gegenüber und will folgendes wissen:

- *Die Beschwerden, die man hat, sowie frühere Behandlungen.*
- *Emotionale oder spirituelle Probleme.*
- *Auskünfte über physische Beschwerden.*

Das Gespräch dauert in der Regel etwa 20 Minuten, wobei sich der Heiler Notizen macht. Dann beginnt er mit der Heilung. Eventuell fragt er, ob man sitzen bleiben oder sich auf die Behandlungscouch legen möchte. Er legt seine Hände auf oder über den Körperteil, der Heilung benötigt, und läßt sie einige Minuten dort. Soll sich die Heilung auf Brust oder Genitalien konzentrieren, berühren seine Hände den Patienten nicht.

Um mit der Heilung zu beginnen, muß der Heiler sich mit der Heilenergie in Einklang bringen. Dann tastet er den Körper ab, wobei seine Hände ein wenig darüber schweben. Durch Abtasten mißt er den Energiezustand des Körpers und lokalisiert Bereiche geringer oder blockierter Energie, in denen eine Heilung erforderlich ist. Wieviel Zeit der Heiler auf jeden Bereich verwendet, hängt von den Bedürfnissen des Körpers ab. Im allgemeinen dauert die Sitzung etwa eine Stunde. Alle Heiler arbeiten so, aber einige setzen zusätzliche Heilwerkzeuge ein wie das Visualisieren, die Post-life-Therapie oder das Aura-Heilen, oder sie konzentrieren sich auf den Einsatz der »Chakren«, der sieben Hauptenergiezentren des Körpers.

Entscheidet sich der Heiler für diese Methoden, bespricht er sie mit dem Patienten. Während der Behandlung fühlt man Hitze aus den Händen des Heilers strömen, manche verspüren auch einen Luftzug oder ein Prickeln, oder sie entwickeln ein Gefühl der Benommenheit. Manche fühlen sich anschließend entspannt und friedlich, andere sind durstig oder schläfrig. Der Heiler wird raten, einige Tage oder eine Woche zwischen den Sitzungen verstreichen zu lassen, um dem Heilprozeß Zeit zu geben.

Wie viele Behandlungen sind nötig?

Nach Ansicht der meisten Geistheiler sollte man nach sechs Heilsitzungen eine Besserung der Beschwerden bemerken.

Bei welchen Beschwerden hilft die Therapie?

Das Geistheilen kann bei jedem Problem helfen, sei es mental oder physisch. Besonders wirksam scheint es bei Beschwerden im Bewegungsapparat zu sein, an Schultern, Nacken oder Knie.

Ist sie sicher?

Das Geistheilen kann niemanden verletzen. Ein seriöser Heiler wird keine Heilung versprechen oder verlangen, eine konventionelle Behandlung, die man gerade erhält, abzubrechen. Heiler dürfen keine Frauen bei der Entbindung oder bis zu zehn Tagen danach behandeln und auch keine Kinder, die jünger als 18 Jahre sind, es sei denn, die Eltern des Kindes oder ein Erziehungsberechtigter haben ihre Erlaubnis zum Geistheilen gegeben.

Klinische Studien

Zahlreiche medizinische Studien zeigen, wie das Geistheilen bei kleineren Beschwerden und Krankheiten hilft.

1990 nahmen 46 gesunde Freiwillige an einer Studie teil. Sie erhielten Schnitte an den Armen. 23 von ihnen erhielten ohne ihr Wissen spirituelle und therapeutische Behandlung ohne Körperkontakt und bekamen einen normalen Wundverband. Die anderen bekamen keine Heilbehandlung. Sowohl der Arzt, der die Schnitte anbrachte, als auch derjenige, der die Wunden beurteilte, wußten nichts vom wahren Anlaß der Studie. Am achten Tag war die Wundgröße bei der behandelten Gruppe zehnmal kleiner als bei der Kontrollgruppe. Am sechzehnten Tag waren die Wunden bei 13 der Patienten verheilt, die Geistheilung erhalten hatten, aber bei keinem aus der Kontrollgruppe. (**51**)

Wenn ein Heiler seine Hand auflegt, wird er zum Kanal für die Heilenergie. Er leitet sie an den Ort des Schmerzes.

Eine weitere Studie wurde 1986 an 60 Patienten durchgeführt, die unter Spannungskopfschmerzen litten. 30 erhielten eine spirituelle, die anderen eine Placebobehandlung. Im Vergleich zur Kontrollgruppe ließen die Kopfschmerzen der therapeutisch behandelten Patienten stärker und für längere Zeit nach. (**52**)

1988 wurde eine Studie zum Geistheilen bei Herzkrankheiten unternommen. 192 Herzvorsorgepatienten wurden ohne ihr Wissen mit Geistheilen behandelt, die Kontrollgruppe mit 201 Patienten erhielt keine Behandlung. Zwischen den Gruppen wurden keine signifikanten Unterschiede im Hinblick auf Erkrankungen wie Herzvergrößerung, Lungenödem, Hypertonie, Herzinsuffizienz oder die medikamentöse Behandlung festgestellt. Verglichen mit der Kontrollgruppe hatten die heilbehandelten Patienten aber weniger schwerwiegende Komplikationen wie Herzstillstände. (**53**)

(Klinische Referenzen s. Anleitung zum Gebrauch des Buches)

INFORMATIONEN ZUR WAHL EINES GEISTHEILERS BEFINDEN SICH IM ADRESSENVERZEICHNIS.

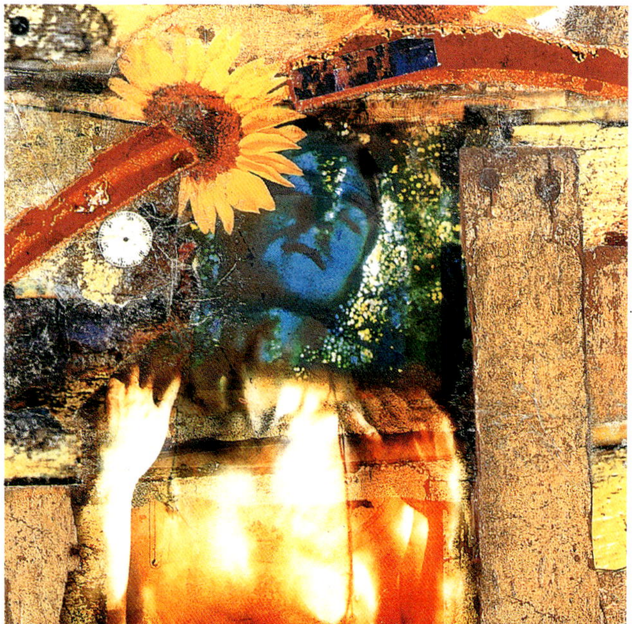

FARB-THERAPIE

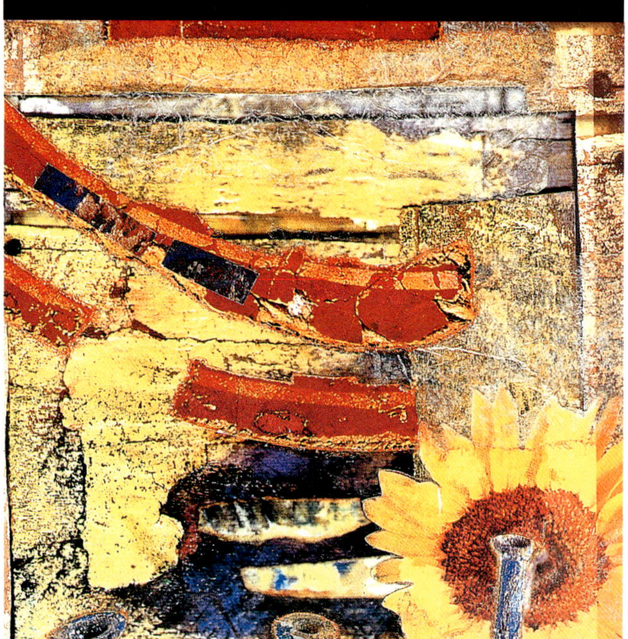

FARBEN BEEINFLUSSEN unser Leben, ohne daß wir es bewußt wahrnehmen. Daher überrascht oft die Feststellung, daß Farben heilen können. Farben stammen vom Tageslicht, das die acht Farben des Spektrums enthält: Rot, Orange, Gelb, Grün, Türkis, Blau, Violett und Magenta. Licht ist eine Art Strahlung. Obwohl wir wissen, daß andere Strahlen wie Röntgenstrahlen oder UV-Licht bei der Gesundheitsvorsorge eine Rolle spielen, weigern wir uns oft zu akzeptieren, daß auch Farben für die Gesundheit wichtig sein können.

Untersuchungen bestätigen die Bedeutung der Farben bei der Behandlung von Krankheiten. So hat sich gezeigt, daß der Blick in blaues Licht den Blutdruck senkt, indem das vegetative Nervensystem beruhigt wird; rotes Licht dagegen läßt ihn steigen.

Was ist Farbtherapie?

Farben werden eingesetzt, um mentale und physische Beschwerden zu behandeln und die Gesundheit wiederherzustellen. Einige Therapeuten kombinieren die Farbtherapie mit Reflexzonentherapie, Aromatherapie und Akupunktur.

Wie wirkt die Therapie?

Jede Farbe schwingt mit der ihr eigenen Frequenz, so wie alles auf der Welt, auch die Zellen des menschlichen Körpers. Sind wir gesund und ausgeglichen, bleibt die Frequenz unserer Zellen konstant, Krankheit stört sie und verursacht eine Disharmonie. Bei der Farbtherapie wählt man eine Farbe, die mit der Frequenz schwingt, die für das Gleichgewicht der Zellen nötig ist.

Die Therapeuten müssen nicht nur die richtige Farbe wählen, sondern sie auch in der entsprechenden Menge einsetzen. Jede Farbe hat nämlich positive und negative Eigenschaften. Magenta zum Beispiel ist die Farbe des »Gehenlassens«. Sie kann von destruktiven Gefühlen befreien, zu viel davon kann jedoch mentale Störungen verursachen. Jede Farbe hat eine Komplementärfarbe. Viele Therapeuten setzen gern beide zusammen ein, um das richtige Gleichgewicht zu finden.

Häufig zeigt der Therapeut dem Patienten acht Farbkarten und bittet ihn, die drei zu wählen, die er am attraktivsten findet. Diese Methode beruht auf dem Lüscher-Farbtest. Die drei gewählten Farben können den emotionalen und physischen Zustand enthüllen und Schwachstellen aufzeigen, die durch die Komplementärfarbe ausgeglichen werden müssen. Viele Therapeuten arbeiten auch mit der »Aura« und den »Chakren«.

Unter Aura versteht man das Energiefeld, das einige Menschen angeblich als Dunst aus farbigem Licht sehen, das den Körper umgibt. Die Farben der Aura haben ihre eigene Bedeutung und werden von der Gesundheit sowie der Beschaffenheit der Energie beeinflußt. Die Chakren sind die sieben Hauptenergiezentren des Körpers. Sie befinden sich im Sakralbereich,

BEI DER FARBTHERAPIE werden Farben eingesetzt, um Gesundheit und Harmonie des Körpers wiederherzustellen. Manchmal wird sie zusammen mit anderen Therapien angewendet und hilft Schlaflosigkeit, Depressionen und streßbedingte Probleme zu lindern.

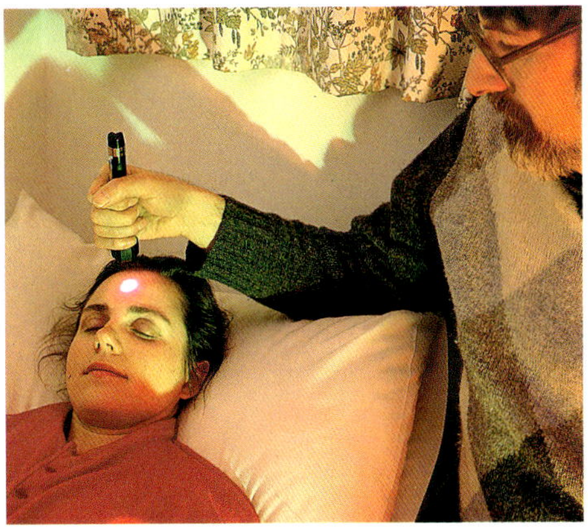

RECHTS: *Farbtherapeuten verwenden manchmal eine Farbkristallampe, um die gewählte Farbe auf den Körper des Patienten zu übertragen.*

Bauch, Solarplexus, Herz, Hals, Stirn und Schädel und entsprechen ungefähr den Plexus des vegetativen Nervensystems. Jedes hat seine eigene Farbe und seinen eigenen physischen, mentalen und spirituellen Grundton.

Was geschieht bei einer Beratung?

Die erste Sitzung dauert gewöhnlich bis zu zwei Stunden, die folgenden eine Stunde. Man muß einen Fragebogen ausfüllen:

- *Die medizinische Vorgeschichte und aktuelle Beschwerden.*
- *Details über das Gefühls- und Persönlichkeitsprofil.*
- *Angaben über die besten Zeiten des Tages und Lieblingsfarben.*

Der Therapeut wird eine Farbdiagnosekarte erstellen, die auf den Wirbeln der Wirbelsäule beruht. Diese werden in vier Abschnitte unterteilt, wobei sich jeder auf die acht Farben des Spektrums bezieht. Der erste Abschnitt hängt mit dem mentalen Wohlbefinden zusammen, der zweite mit dem emotionalen, der dritte mit dem Stoffwechsel und der vierte mit der Physis.

Therapeuten, die mit diesem System arbeiten, bitten den Patienten, auf der Rückseite der Karte entlang der Wirbelsäule zu unterschreiben. Die Unterschrift zeigt die Schwingung des Patienten und dient als Urkunde (die Energie wiedergebend), die der Therapeut »auspendelt«, um den Wirbel herauszufinden, der Behandlung braucht. Dabei hält der Praktiker ein Pendel über die Urkunde, um Schwingungen in den Wirbeln festzustellen. Therapeuten, die mit Aura und Chakren arbeiten, sehen oder fühlen, welche Farben fehlen. Der Praktiker kann auch den Körper berühren, um zu sehen, welche Farben die Bereiche brauchen.

Farbtherapeuten gehen davon aus, daß Farben, die in der von den gestörten Zellen benötigten Frequenz schwingen, die Heilung bewirken.

Viele Therapeuten behandeln ihre Patienten mit Farblicht. Dazu zieht man ein weißes Gewand über und legt oder setzt sich unter eine Lichtmaschine. Licht scheint durch bunte Glasfilter und wird auf die Körperteile konzentriert, die die Behandlung benötigen. Der Therapeut richtet die Maschine so ein, daß sie Farben und Komplementärfarben in richtiger Menge freisetzt. Diese strahlen exakt 19 ¾ Minuten auf den Körper. Einige Therapeuten arbeiten mit einer Farbkristallampe, einer Art Taschenlampe, die buntes Licht durch eine Quarzkristallspitze überträgt. Praktiker können auch den Körper in bunte Seidenstoffe hüllen oder diese vor eine Lampe hängen, die so den Raum 20 Minuten mit der benötigten Farbe beleuchtet. Anschließend wird man einige Minuten mit der Komplementärfarbe bestrahlt.

Zum Schluß bekommt man die Hausaufgabe, Kleidung bestimmter Farben zu tragen, Nahrungsmittel dieser Farben zu essen und die Farbe zwei- bis dreimal täglich zu visualisieren.

Wie viele Behandlungen sind nötig?

Wer seine Hausaufgaben macht, kann nach drei Sitzungen eine beachtliche Verbesserung spüren. Bei schwerwiegenden Erkrankungen kann man eine zweijährige Behandlung brauchen.

Bei welchen Beschwerden hilft die Therapie?

Praktiker meinen, die Farbtherapie könne bei mentalen, emotionalen und physischen Beschwerden wie Schlaflosigkeit, Asthma, Depressionen, Schmerz, Angst, streßbedingten Störungen und Verhaltensstörungen helfen. Sie kann auch die Rekonvaleszenz nach einer Krankheit oder Operation beschleunigen. Einige Therapeuten behandeln auch Aids- und Krebspatienten, aber nur ergänzend zur konventionellen medizinischen Behandlung.

Ist sie sicher?

Die Farbtherapie ist für jeden sicher, wenn sie vom qualifizierten Praktiker ausgeführt wird. Zuviel von einer Farbe kann schädlich sein. Besonders Rot sollte mit Vorsicht eingesetzt werden. Es kann die Schmerzempfindlichkeit steigern und den Blutdruck erhöhen, indem es Herz- und Gehirnfunktion verändert. Vorsicht ist auch während der Schwangerschaft geboten, da Farben die Zellstruktur des Embryos beeinflussen können. Die meisten Therapeuten verwenden in dieser Zeit eher Seide als Licht.

Klinische Studien

Viele medizinische Versuche haben gezeigt, daß die Farbtherapie bei der Behandlung verschiedener Beschwerden helfen kann.

1982 wurde an der San Diego State University School of Nursing eine Studie an 60 Frauen durchgeführt, die an rheumatoider Arthritis litten. Die Frauen setzten ihre Hände 15 Minuten blauem Licht aus. Die Schmerzen wurden deutlich gelindert. (**54**)

1990 wurde in einer Studie an Migränepatienten zu Beginn eines Anfalls rotes Blitzlicht auf deren Augen gerichtet, die durch spezielle Brillen geschützt waren. 93 Prozent der Patienten konnte die Behandlung Linderung verschaffen; bei 72 Prozent davon konnten schwere Migräneanfälle innerhalb einer Stunde unterbrochen werden. Licht mit hoher Intensität und großer Blitzfrequenz war am wirksamsten. (**55**)

(Klinische Referenzen s. Anleitung zum Gebrauch des Buches)

INFORMATIONEN FÜR DIE WAHL EINES FARBTHERAPEUTEN BEFINDEN SICH IM ADRESSENVERZEICHNIS.

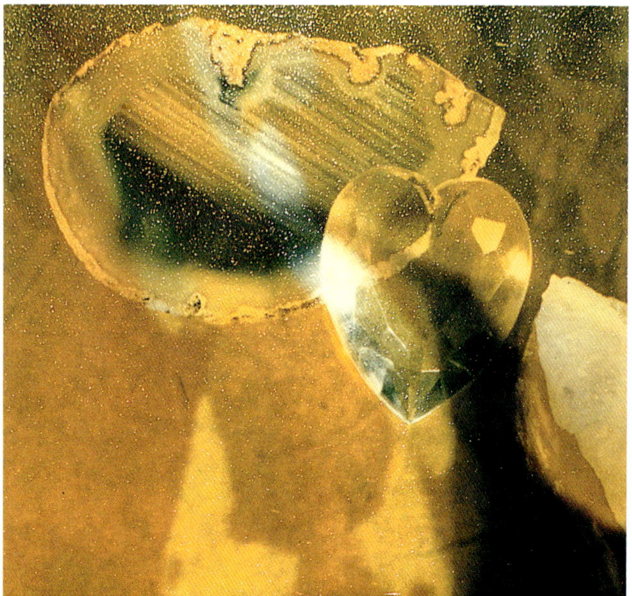

EDELSTEIN-THERAPIE

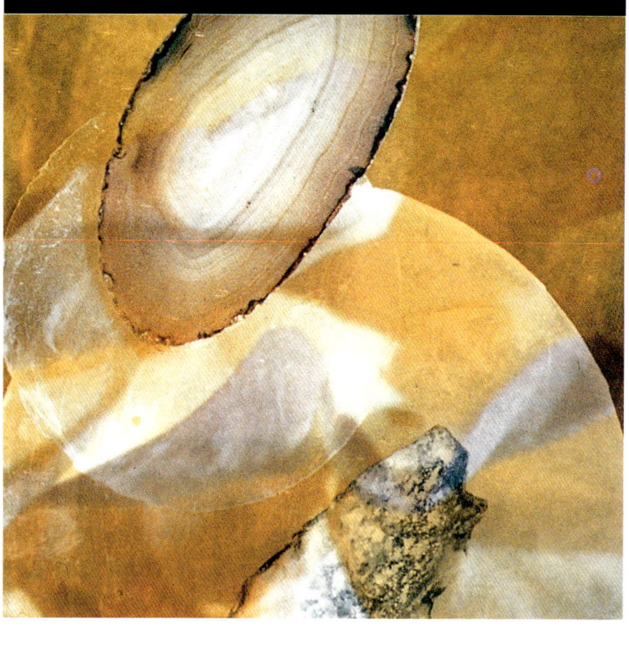

Als »gefrorenes Wasser vom Himmel« oder »erstarrtes Licht« haben unsere Vorfahren die Kristalle beschrieben. »Kristall« leitet sich vom griechischen Wort für Eis ab. Seit Jahrhunderten werden Kristallen mystische und heilende Kräfte zugesprochen. Frühe Astrologen, Propheten und Priester haben sie angewendet, lange wurden sie wegen ihrer Schönheit und Macht geschätzt. Buddhistische Mönche meißelten Kristallkugeln aus Quarz, die, so behaupteten sie, »Steine der Erleuchtung« seien.

Für die modernen Anhänger der Kristalle und Edelsteine liegt die Betonung auf ihrer Heilkraft. Viele Menschen, die an Kristalle glauben, schätzen es, den Kristall zu tragen oder zu halten, um von seiner heilenden Energie zu profitieren. Sie legen ihn neben ihren Fernseher oder Computerbildschirm, um negative Schwingungen abzufangen, oder legen sie nachts unter das Kopfkissen, um sich vor Alpdrücken zu schützen.

Was ist die Edelsteintherapie?

Halbedelsteine und reine Edelsteine werden in der Edelsteintherapie zur mentalen, spirituellen und physischen Heilung eingesetzt. Ein Kristall ist ein Mineral mit bestimmter Atomstruktur und glatten Flächen, die geometrisch angeordnet sind. Das kann ein Würfel, Prisma oder eine vielflächige Gestalt sein. Sich auf die Perfektion der Kristalle einzustimmen heißt, sich der Perfektion zu nähern. Kristalle werden zur Heilung von Menschen, Tieren, Gebäuden und des Planeten herangezogen.

Speziell ausgebildete Kristalltherapeuten und andere alternative Praktiker wie Geistheiler, Aromatherapeuten, Reflexzonentherapeuten und Kinesiologen setzen sie zur Heilung ein. Zur Zeit gibt es etwa 3000 Mineralien, die das Potential haben, Kristalle zu werden.

Wie wirkt die Therapie?

Wie bei vielen anderen Heilmethoden spielt auch bei der Edelsteintherapie die Energie eine Rolle. Energie ist der Funke, der alles zum Leben erweckt, und die Kraft, die jede Zelle von Lebewesen verändert und erneuert. Therapeuten meinen, in unserem Körper befänden sich Energiekanäle, die Meridiane, und jeder sei von einem Energiefeld, der Aura, umgeben. Diese Energie kann erschöpft sein oder durch äußere oder innere Einflüsse aus dem Gleichgewicht geraten: Dazu zählen negative Gedanken, falsche Ernährung und Strahlen von Computerbildschirmen.

Kristalle und Edelsteine besitzen angeblich positive Heilenergien, die unseren Körper wieder ausbalancieren, indem sie die Energie auf die menschliche Aura abstimmen. Die Kristalltherapeuten gehen davon aus, daß alle Dinge ein Bewußtsein haben, sogar Steine, und das ihnen innewohnende Bewußtsein uns hilft, mit unserer Seele oder unserem Geist in Einklang zu kommen.

Die Edelsteintherapie setzt die Heilkräfte von Halbedelsteinen und reinen Edelsteinen ein, um Imbalancen unserer Energiefelder zu korrigieren. Man geht davon aus, daß sie beim Abbau von Streß und bei Beschwerden wie Rückenschmerzen und Arthritis helfen kann.

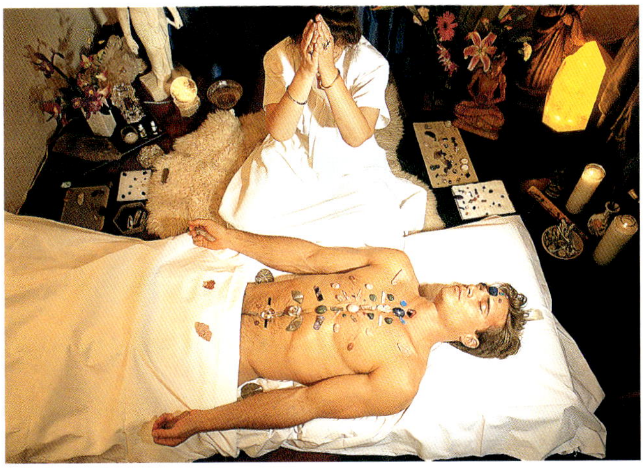

OBEN: *Je nachdem, welche Behandlung nötig ist, legen die Edelsteintherapeuten einen oder mehrere Steine auf den Körper des Patienten.*

Kristalle können elektromagnetische Energie erzeugen, speichern und abgeben. Jeder Kristall hat seine eigene Energie, deren Schwingung Heilwirkung auf Geist, Körper und Seele ausüben kann. So erzeugt Quarz kleine Mengen an Elektrizität, die sogenannte Piezoelektrizität, die auch in der Computerindustrie eingesetzt wird. Therapeuten verwenden Kristalle zur Stimulation der Heilung, nicht zur Behandlung bestimmter Krankheiten. Einzelnen Steinen werden aber auch spezielle Eigenschaften zugeschrieben. Die elektrischen Eigenschaften von Quarz helfen, klarer zu denken, und beschleunigen die Heilung, die beruhigende Energie des Bernstein kann Depressionen abwehren und Mondstein erhält das emotionale und hormonelle Gleichgewicht.

Man soll sich seinem Kristall widmen, indem man sich vorstellt oder laut sagt, er sei da, um zu helfen und zu heilen.

Edelsteine wie Smaragd, Granat oder Jade besitzen ebenfalls eine schwingende Energie. Sie werden wie andere Kristalle verwendet und auch zur Herstellung von Edelsteinessenzen benutzt. Sie wirken ähnlich wie Blütenessenzen (s. Bachblütenarzneien, S. 104–109). Die Steine werden in reinem Wasser versenkt und der Sonne ausgesetzt, damit die Sonnenstrahlen die Energie des Edelsteins ins Wasser wandern lassen. Ähnliches ist mit einer Pyramide, einem Pendel oder der Energie eines Heilers möglich. Das Wasser wird in Flaschen gefüllt, die man kurz in der Hand hält, oder man gibt einige Tropfen unter die Zunge. Nicht alle Edelsteine eignen sich für Essenzen; Türkis und Malachit enthalten giftiges Kupfer und dürfen daher nicht getrunken werden.

Was geschieht bei einer Beratung?

Wie alle alternativen Therapeuten beginnt ein qualifizierter Kristallheiler die Beratung gewöhnlich mit einem Gespräch über den Patienten und seine Beschwerden. Manche Praktiker kombinieren die Edelsteintherapie mit anderen Heilweisen, daher gibt es keine festen Regeln für die Beratung, und die Behandlung mit den Kristallen ist auf unterschiedliche Weise möglich:

- *Der Therapeut legt Kristalle um den Stuhl oder die Couch, falls der Patient liegt, um ihn mit der heilenden Energie zu umgeben.*
- *Er gibt ihm einen Kristall in die Hand.*
- *Manche Therapeuten legen Kristalle auf die sieben Energiezentren des Körpers, die sogenannten Chakren.*

Bei körperlichen Beschwerden legt der Praktiker einen Kristall auf die schmerzende Stelle. Dann fließt die Energie vom Kristall durch den Körper an den Ort des Schmerzes oder des Ungleichgewichts. Die Kristalle bleiben ein paar Sekunden oder einige Minuten liegen. Die Praktiker gehen davon aus, daß die Kristalle eher den Menschen wählen als umgekehrt. Eventuell wird der Patient gefragt, ob es Kristalle gibt, zu denen er sich hingezogen fühlt. Der Therapeut kann einen Kristall verwenden oder Kombinationen, die in bestimmten Mustern angeordnet werden.

Die Sitzung wirkt individuell verschieden auf den Patienten, die meisten fühlen sich entspannter und haben ein erhöhtes Bewußtseinsgefühl. Am Ende der Sitzung kann der Patient einen oder mehrere Kristalle für die Anwendung zu Hause kaufen und bekommt einige Ratschläge vom Praktiker:

- *Man soll den Kristall in kaltem Wasser waschen oder zur Reinigung dem Sonnen- oder Mondlicht aussetzen. Ist es ein salzhaltiger Kristall, der sich in Wasser auflösen würde, soll man sich vorstellen, ihn zu waschen, oder ihn durch den Rauch einer Heilpflanze ziehen.*
- *Man soll sich dem Kristall widmen, indem man visualisiert oder sagt, daß er dazu da ist, zu helfen und zu heilen.*
- *Man soll auf seinen Kristall achtgeben und ihn an einem besonderen Platz aufbewahren, am besten in Seide oder Samt gewickelt. Man sollte ihn nicht in der Handtasche lassen.*

Wie viele Behandlungen sind nötig?

Man sollte nach drei Sitzungen die Lage mit dem Therapeuten besprechen, wann man einen Nutzen spürt.

Bei welchen Beschwerden hilft die Therapie?

Kristalle können bei allem helfen, von der Stärkung des Geistes bis hin zur Streßlinderung und Wundheilung. Bei Rückenschmerzen und Arthritis sind beachtliche Erfolge erzielt worden.

Ist sie sicher?

Energie in Kristallen und Edelsteinen kann heilen oder schaden, daher empfehlen Kristalltherapeuten, den Kristall nur für gute Zwecke anzuwenden. Kristalle können von jedem benutzt werden, unabhängig vom Alter oder der Gesundheit. Die Heiler sollten jedoch von Beschwerden wie Bluthochdruck oder Epilepsie erfahren. Es ist wichtig, dem Therapeuten alle Probleme zu schildern. Qualifizierte Praktiker geben bei Babys und Schwangeren besonders acht.

INFORMATIONEN ÜBER DIE WAHL EINES EDELSTEINTHERAPEUTEN BEFINDEN SICH IM ADRESSENVERZEICHNIS.

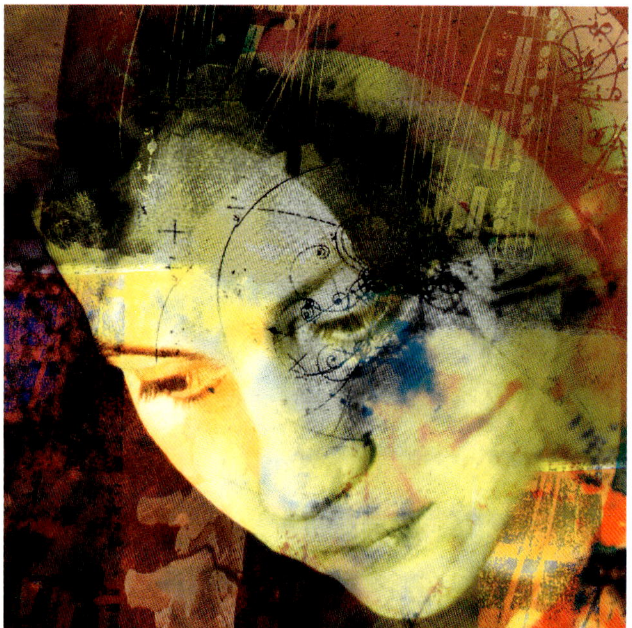

BIORESONANZ-THERAPIE

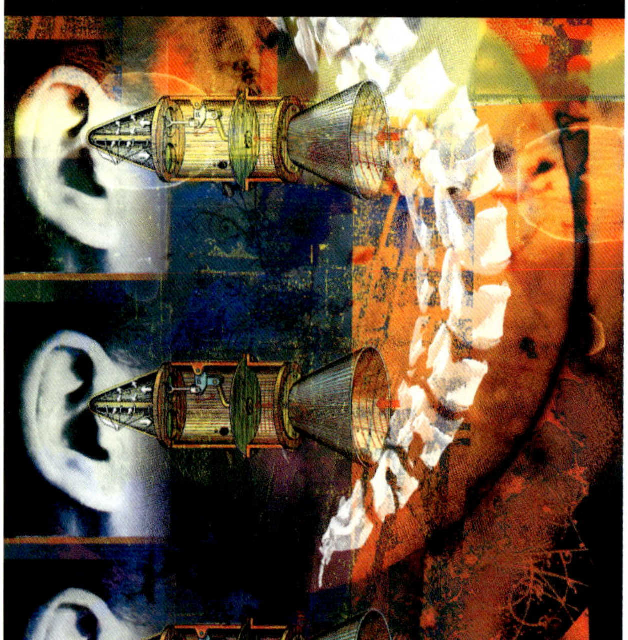

Die Bioresonanztherapie arbeitet mit patienteneigenen Schwingungen im ultrafeinen Bioenergiebereich. Sie basiert auf der Vorstellung, daß jedes Lebewesen – Menschen, Tiere, Pflanzen und einzellige Organismen – elektromagnetische Energie enthält, die mit seiner eigenen, besonderen Frequenz schwingt. In den 50er Jahren stellten Professor Gauvou von der Sorbonne in Paris, Dr. Brauna aus Deutschland, Dr. Harold S. Burr von der Yale Universität und der Schweizer Wissenschaftler Dr. Hans Jenny unabhängig voneinander Untersuchungen zu dem Phänomen an.

In England entwickelte Dr. Manners in den 60er Jahren die Ergebnisse ihrer Arbeit zu einer Therapieform weiter, die Cymatics genannt wurde und im angelsächsischen Raum rasch an Popularität gewann. Im deutschsprachigen Raum entwickelten der Arzt Franz Morell und der Elektronikingenieur Erich Rasche 1977, aufbauend auf der gleichen Vorstellung, die Grundlagen der Bioresonanztherapie. Diese Therapie wird inzwischen von vielen Ärzten und Heilpraktikern angewendet. Neben der klassischen Form entwickelte sich eine Variante der Therapie, die Multiresonanztherapie, die zusätzlich mit Fremdschwingungen arbeitet.

Was ist Bioresonanztherapie?

Sie ist eine Art Schalltherapie und beruht auf dem Prinzip, daß jede Zelle im Körper (es gibt vermutlich viele Milliarden) von einem elektromagnetischen Feld kontrolliert wird, das mit einer bestimmten Schallfrequenz schwingt. Sind wir gesund, ist diese Frequenz gleichmäßig und konstant, jede Funktionsstörung oder Krankheit bringt die Harmonie des Körpers durcheinander, und der betroffene Bereich erzeugt dann eine veränderte Resonanz.

Mit dem vom Therapeuten verwendeten Bioresonanzgerät sollen die veränderten Frequenzen aus dem Körper abgesaugt, modifiziert und mit einem den Bedürfnissen angepaßten Frequenzmuster zurückgestrahlt werden. Auf diese Weise wird der Selbstheilungsprozeß unterstützt und die Gesundheit und Harmonie des Körpers wiederhergestellt.

Wie wirkt die Therapie?

Bioresonanztherapeuten setzen verschiedene Geräte ein, um die körpereigenen Schwingungen des Patienten aufzunehmen und verändert zurückzusenden, so daß der Körper wieder zu einem harmonischen Schwingungsverhalten zurückfindet. Ursprünglich war die technische Ausstattung sehr groß, sperrig und teuer, heute hat sie etwa die Größe einer kleinen Aktenmappe. Die Behandlung erfolgt entweder mit Hilfe zweier großer Applikatoren, die in der Hand gehalten und unter die Füße gelegt werden, oder mittels Bioresonanzsonden, die wie kleine, bleistiftförmige

Bei der Bioresonanztherapie werden elektromagnetische Wellen eingesetzt, die denen gesunder Zellen entsprechen, um einen aus dem Gleichgewicht geratenen oder erkrankten Körper zu heilen. Die Behandlung kann Rheuma, Arthritis und Rückenschmerzen lindern.

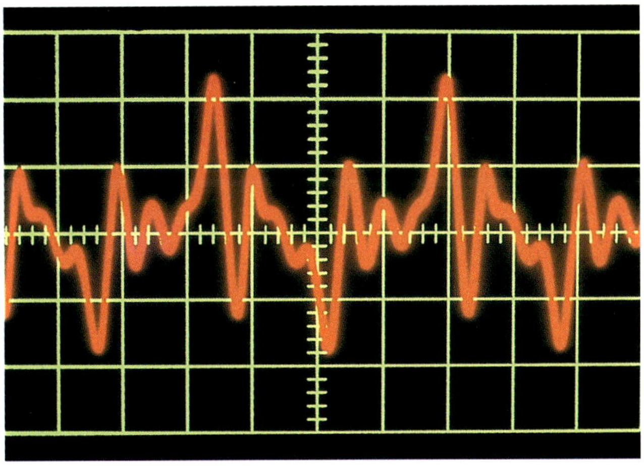

OBEN: *Bei der Therapie werden korrigierende Schallwellen erzeugt, um die Energie verletzter Körperteile wieder ins Gleichgewicht zu bringen.*

Applikatoren aussehen und zur Behandlung kleiner Bereiche eingesetzt werden. Dem Praktiker stehen zur Behandlung rund 850 Frequenzen zur Verfügung, die alle über Jahre hinweg berechnet worden sind. Dann wird die Behandlung auf den Bereich des Körpers gelenkt, der die Beschwerden verursacht. Das kann der Ort des Schmerzes sein, ist es aber oft nicht.

Die Behandlung funktioniert immer gleich. Leidet man etwa unter Muskelschmerzen, hat sich die Energie dieses Muskels und die Frequenz seines Feldes durch die Verletzung oder den auslösenden Faktor geändert. Die Übertragung eines korrigierenden Frequenzmusters auf den Muskel kann seine Energie wieder ausbalancieren und beinahe sofort den Schmerz lindern.

Bei Asthma wird so die asthmatische Spannung gelöst, so daß der Patient leichter atmen kann. Virale Erkrankungen können geheilt werden, weil die Schallwellen einen Zustand im Körper hervorrufen, der den Viren den Aufenthalt unerträglich macht.

Was geschieht bei einer Beratung?

Die erste Behandlung dauert eine Stunde oder länger und beginnt mit einer Untersuchung. Vielleicht mißt der Praktiker Puls und Blutdruck, hört den Brustraum ab und führt einige andere konventionelle, medizinische Diagnosetests durch. Bei einer Verletzung, die offensichtlich ist, sind diese Untersuchungen meist nicht erforderlich. Der Praktiker wird auch einige Fragen stellen:

- *Über den Gesundheitszustand und Beschwerden.*
- *Was man normalerweise ißt.*
- *Details über Beruf und Lebensweise.*

Therapeuten, die auch in anderen alternativen Heilmethoden wie Akupunktur oder Osteopathie ausgebildet sind, können Elemente dieser Systeme in die Diagnose einbauen. Ist die Diagnose abgeschlossen, führt der Praktiker den Patienten in den Behandlungsraum. Je nach benötigter Behandlung muß man sich auf eine Couch legen oder sich in einer bestimmten Haltung setzen, in der Kopf, Nacken und Schultern ruhen können, so daß man entspannt und für die Behandlung bereit ist.

Art und Dauer der Behandlung hängen vom Zustand des Patienten ab. Eine schwierige Viruserkrankung zum Beispiel muß 45–60 Minuten lang mit einigen verschiedenen Frequenzen behandelt werden, bei direkten Erkrankungen wie Arthritis dagegen kann man schon nach 30 Minuten eine positive Wirkung spüren. In den meisten Fällen ist die Empfindung angenehm, entspannend und leicht stimulierend, wenn die Schallfrequenzen durch den Körper übertragen werden. Es kann aber auch zu Schmerzen und unangenehmen Sensibilisierungen kommen, besonders bei der Behandlung älterer Narben. Das sollte jedoch kein Grund zum Abbruch der Therapie sein. Wenn irgend möglich, sollte man versuchen, die Behandlung fortzusetzen, bis eine Besserung erreicht ist.

Wie viele Behandlungen sind nötig?

Das hängt von der Art der Beschwerden ab, wie lange sie bereits bestehen und welche individuelle Selbstheilungskräfte der Körper hat. Die Behandlung beschleunigt angeblich die Heilrate um 50 Prozent. Zu Beginn wird eine Behandlung zweimal wöchentlich empfohlen, dann einmal pro Woche, bis das Problem gelöst ist. Die ersten positiven Zeichen sollten etwa bei der dritten Behandlung sichtbar werden.

Bei welchen Beschwerden hilft die Therapie?

Die Bioresonanztherapie reduziert Schmerzen und Entzündungen und verbessert die Beweglichkeit. Bei folgenden Beschwerden hat sich die Behandlung bereits als erfolgreich erwiesen: Arthritis, Rheumatismus, Rückenschmerzen, Heilung nach Operationen, Sportverletzungen, Knochenfrakturen und Muskelverletzungen. Grundsätzlich können jedoch alle Beschwerden und Krankheiten sowie jeder psychologische Zustand mit dieser Technik behandelt oder gebessert werden, da sie die Spannungen im System löst und Geist und Körper ermöglicht, zu einem normalen Zustand zurückzukehren.

Durch die Übertragung einer korrigierenden Frequenz kommt die Energie wieder ins Gleichgewicht und Schmerzen werden gelindert.

Ist sie sicher?

Von einem qualifizierten Therapeuten ausgeübt, ist die Bioresonanztherapie für jeden, unabhängig vom Alter oder Gesundheitszustand, vollkommen sicher. Auch Schwangere, sehr kleine Babys und sehr gebrechliche, alte Menschen können mit der Bioresonanztherapie behandelt werden.

In der mehr als 30jährigen Praxis sind keinerlei Nebenwirkungen oder Nachteile, die sich aus der Behandlung ergeben haben, beobachtet worden.

INFORMATIONEN FÜR DIE WAHL EINES BIORESONANZTHERAPEUTEN BEFINDEN SICH IM ADRESSENVERZEICHNIS.

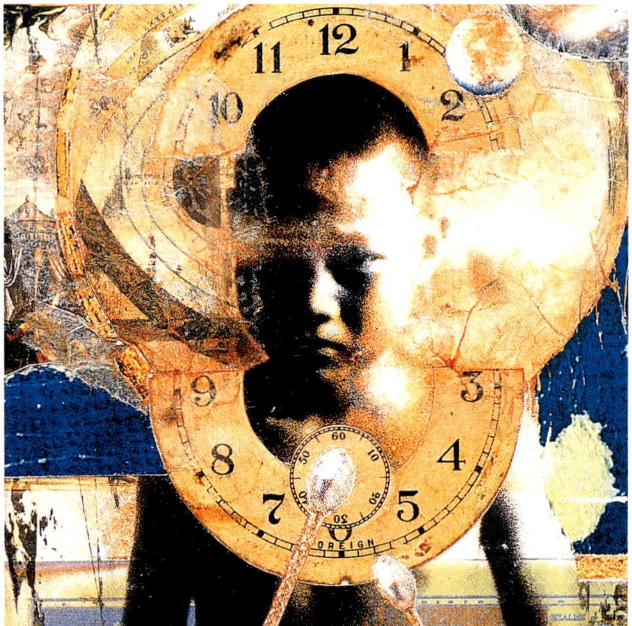

Radionik

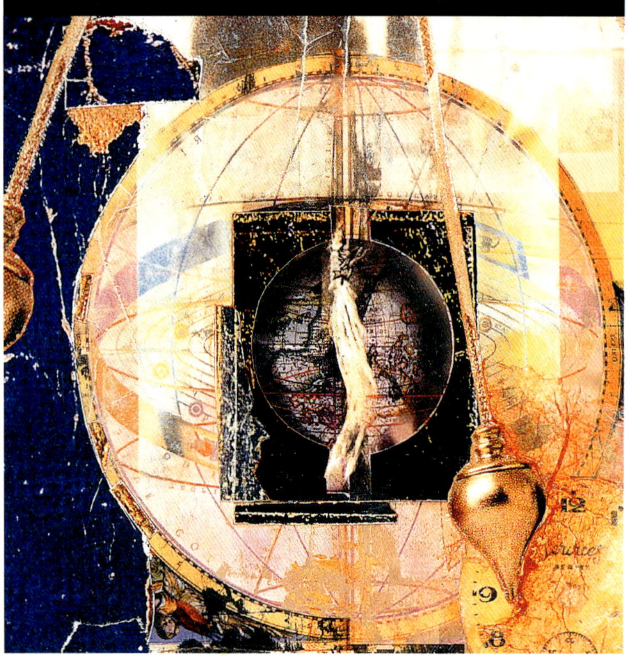

In den 20er Jahren erfand der amerikanische Neurologe Albert Abrams die als Radionik bekannt gewordene alternative Heilmethode. Als er den Bauch eines Krebspatienten abklopfte, vernahm Abrams einen dumpfen Ton anstelle des üblichen hohlen Geräusches über dem Nabel. Er konnte weder einen Tumor noch eine Abnormität finden, die dafür verantwortlich waren. Als er weitere Krebspatienten untersuchte, fand Abrams überall dasselbe Phänomen. Er versuchte es auch bei Patienten mit anderen Krankheiten und fand heraus, daß verschiedene Krankheiten ein dumpfes Geräusch in unterschiedlichen Bereichen des Bauchraumes bewirkten. Er stellte auch fest, daß man denselben dumpfen Ton hören kann, wenn ein gesunder Mensch ein Stück eines erkrankten Gewebes hält.

Er folgerte daraus, daß Krankheit kein Problem der Zelldegeneration ist, sondern eine Form von Strahlungsenergie, die durch ein Ungleichgewicht der Elektronen im Körper erzeugt wird. Probleme ergaben sich bei dem einfachen Diagnosesystem, wenn sich mit einer Krankheit verbundene Bereiche überdeckten.

Syphilis-Patienten zum Beispiel wiesen das dumpfe Geräusch im selben Bereich auf wie Krebspatienten. Um Krankheiten, die am gleichen Ort auftreten, unterscheiden zu können, entwickelte er einen variablen Widerstandsmesser, den sogenannten Biodynamometer, der die Energie jedes Patienten messen sollte. Dieses Meßinstrument wurde als Abrams' »Black Box« bekannt.

Abrams entdeckte, daß die Anwesenheit des Patienten nicht erforderlich war, um dessen Gesundheitszustand zu analysieren. Es genügte, eine Blutprobe in einen Behälter zu geben, ihn am Biodynamometer zu befestigen und den Bauch eines gesunden »Probanden« zu palpieren. Abrams brachte das System interessierten Kollegen bei, aber die meisten Mediziner waren von seinen Aktivitäten entsetzt.

Nach seinem Tod wurde seine Arbeit von der amerikanischen Chiropraktikerin Ruth Drown fortgeführt. Sie entdeckte, daß sowohl die Heilung als auch die Analyse aus der Entfernung durchgeführt werden konnte. Leider kam Drown wegen Betrugs und medizinischer Quacksalberei ins Gefängnis. In Großbritannien wurde die Sache von dem Ingenieur George De La Warr weiterverfolgt, der zu diesem Thema ausgedehnte Untersuchungen anstellte. 1924 gab die Royal Society of Medicine eine einjährige Studie über die Wirksamkeit von Radionik in Auftrag. Sie ergab, daß Abrams' Theorie zu stimmen schien. Trotzdem blieben viele Menschen einem Analyse- und Behandlungssystem gegenüber skeptisch, das auch heute noch so schwer zu verstehen ist.

Was ist Radionik?

Radionik ist eine Form der Gesundheitsanalyse und Behandlung, die spezielle Geräte verwendet, um eine Krankheit oder Imbalancen, die eine Krankheit verursachen können, festzustellen und

RADIONIK ist eine Heilmethode, die spezielle Analysegeräte einsetzt, um ein Programm zur Behandlung einer Krankheit oder Energieimbalance zu erarbeiten. Oft werden andere ergänzende Heilweisen verordnet. Die Behandlung hilft u. a. bei Heuschnupfen und Asthma.

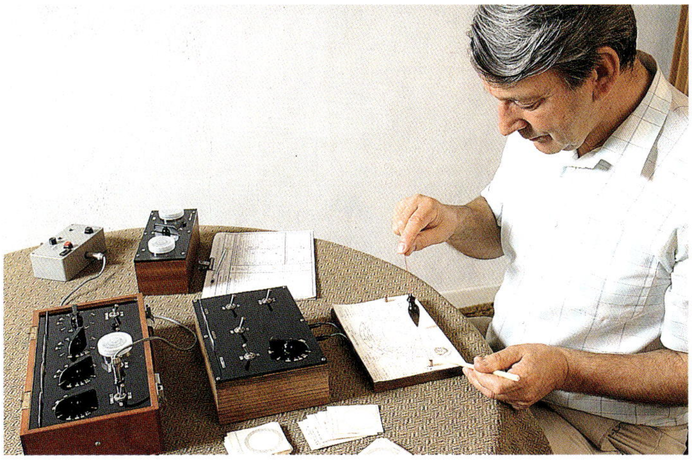

OBEN: Der Radioniker verwendet einen Träger, oft eine Haarlocke, um die Energie zu messen und eine Behandlung vorzuschlagen.

zu behandeln. Analyse und Behandlung werden auf Distanz mit Hilfe einer Maschine oder eines Computers und eines »Trägers« ausgeführt. Der Träger ist ein Tropfen Blut, ein Stück Nagel oder, häufiger, eine Haarlocke zur Analyse und Behandlung. Das Haar selbst wird nicht untersucht, es dient als energetisches Verbindungsglied, das dem Praktiker die Einstellung auf das Energiefeld des Patienten ermöglicht. Bei der Analyse soll das geistige, physische und mentale Wohlbefinden festgestellt werden.

Wie wirkt die Therapie?

Radioniker glauben, jeder Mensch sei von einem Energiefeld umgeben. Sie wollen seine eigene Heilfähigkeit fördern, indem sie auf das Energiefeld einwirken, um den Menschen physisch, emotional und mental wieder ins Gleichgewicht zu bringen. Wie das gemacht wird, ist später beschrieben. Wie die Therapie funktioniert, ist schwerer zu verstehen. Sie hat mit der Quantenphysik zu tun, die davon ausgeht, daß alles im Universum, einschließlich uns selbst, aus Atomen besteht, die sich ständig bewegen und durch Energie verbunden sind. Radioniker meinen, daß sie auch dann, wenn der Patient und sein Haar Meilen voneinander entfernt sind oder das Haar schon vor einiger Zeit abgeschnitten wurde, den Energiegrad feststellen können, da das Haar die Verbindung zur Energiequelle aufrechterhält und sich verändert, wenn sich die Quelle verändert.

Der Therapeut stellt sich bei der Behandlung durch den Träger auf den Patienten ein. Energie fließt von ihm zum Patienten und verändert den Gesundheitszustand, indem es die Atome, aus denen man besteht, zum Vibrieren bringt.

Ziel der Radionik-Behandlung ist die Verbesserung des allgemeinen Gesundheitszustandes und des Wohlbefindens.

Was geschieht bei einer Beratung?

Der Therapeut schickt dem Patienten einen Fragebogen zum Ausfüllen und die Information über die Kosten der Behandlung. Die Fragen richten sich auf die medizinische Geschichte des Patienten, seiner Eltern und Großeltern. Er sollte alle Medikamente aufzählen, die er eingenommen hat oder zur Zeit einnimmt, alle Beschwerden und Symptome nennen, die er derzeit hat. Auch einige Fragen über Lebensweise, Interessen, Gefühle und Persönlichkeit werden dabei sein. Der Patient wird gebeten, das ausgefüllte Formular zusammen mit einem Träger zurückzuschicken. Höchstwahrscheinlich soll es eine Haarlocke sein.

Mit den Angaben und dem Träger versucht sich der Therapeut auf die Vibration des Patienten einzustellen. Indem er den Träger benutzt, um das Gerät mit dem Patienten zu verbinden, erhält der Praktiker Messungen über Körperstruktur und Systeme des Patienten, seinen emotionalen und geistigen Zustand, seinen Energiefluß und die Neigungen zu schlimmen Erkrankungen oder deren Fortschreiten sowie die Ursache aller Beschwerden. Er schreibt dem Patienten, was er herausgefunden hat, welche Behandlung er vorschlägt, wann dieser ihm sagen soll, wie er sich fühlt und mit der Heilung vorankommt.

Der Praktiker setzt viele Behandlungsinstrumente ein, auch ein neues, computergestütztes Behandlungssystem (ACTS), das 260.000 Behandlungsweisen enthält wie Homöopathie, Akupunktur, Kräuterheilkunde, Blüten- und Edelsteinarzneien, Farben-, Schall- und Lichttherapie. Das ACTS ist über den Träger mit dem Patienten verbunden und liefert die Informationen zur entsprechenden Behandlung. Der Therapeut schlägt dann dem Patienten vor, den Arzt oder einen anderen Experten wie einen Kräuterheilkundigen, Homöopathen, Chiropraktiker oder Osteopathen aufzusuchen, wenn er es für angemessen hält.

Wie viele Behandlungen sind nötig?

Das ist unterschiedlich. Akute Beschwerden bessern sich meist schnell, bei chronischen Erkrankungen kann es länger dauern.

Bei welchen Beschwerden hilft die Therapie?

Ziel der Radionik-Behandlung ist die Verbesserung des Allgemeinzustandes. Behandelbar sind viele Beschwerden einschließlich allergischer Zustände wie Heuschnupfen und Asthma. Die Therapie kann zum Beispiel Schmerzen bei Arthritis lindern und hilft, wenn man unter postoperativen Beschwerden leidet.

Ist sie sicher?

Auch Ärzte, die nicht an Radionik glauben, geben zu, daß die Therapie für Menschen jeden Alters vollkommen sicher ist. Sie verträgt sich auch mit anderen alternativen Heilweisen und hat keine Nebenwirkungen. Man kann sie sogar an Tieren und Pflanzen anwenden. Bei Kleinkindern oder sehr kranken Menschen ist es vernünftig, die Diagnose oder Behandlung durch einen Besuch beim Arzt abzusichern.

INFORMATIONEN FÜR DIE WAHL EINES RADIONIKERS BEFINDEN SICH IM ADRESSENVERZEICHNIS.

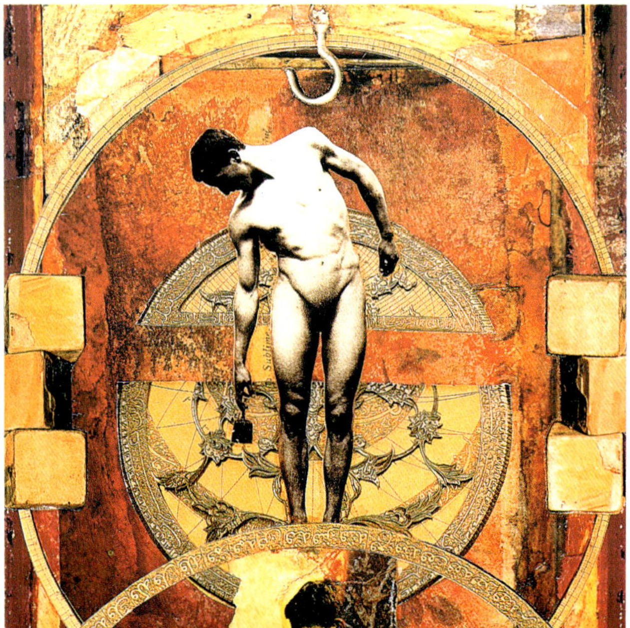

KÖRPER-THERAPIEN

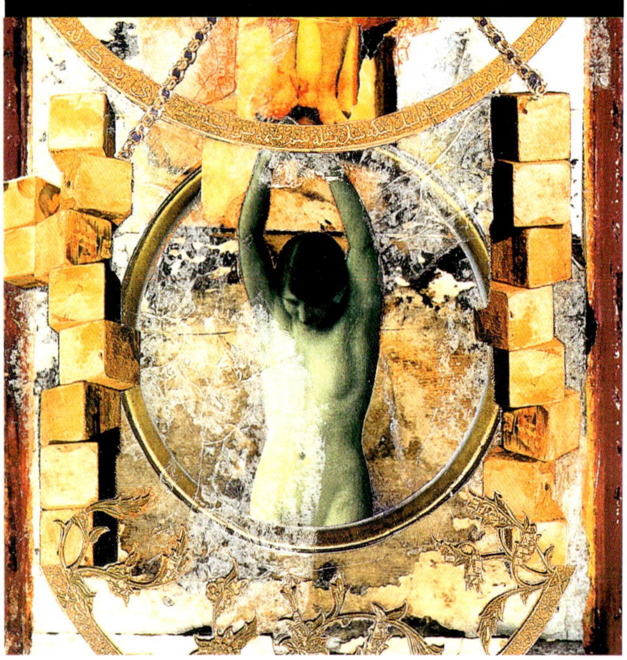

KÖRPERTHERAPIEN BEINHALTEN in der Regel manipulative Techniken und psycho-emotionale Betreuung. Man bearbeitet Muskeln oder dringt tief ins Bindegewebe vor, um Geist, Körper und Gefühle wieder ins Gleichgewicht zu bringen. Folgende Techniken werden vorgestellt: Rolfing, Hellerwork und die biodynamische Therapie.

ROLFING

Was ist Rolfing?

Rolfing entstand in den 30er Jahren in den USA, als die Biochemikerin Dr. Ida Rolf entdeckte, daß das Netzwerk des Bindegewebes, das jeden Muskel umhüllt, manipuliert werden kann, um einem Körper, dessen Ausrichtung nicht mehr stimmt, eine neue Gestalt zu geben. Sie erkannte auch die Verbindung zur Schwerkraft. Sind wir gut ausgerichtet und bewegen uns in Harmonie mit der Schwerkraft, kann sie auf natürliche Weise durch uns hindurchfließen, und wir können uns mühelos bewegen. Ein schlecht ausgerichteter Körper aber wird von der Schwerkraft niedergezogen und muß kämpfen, um die Balance zu halten. Er kompensiert die falsche Ausrichtung in einem Bereich, indem er einen anderen verändert, bis die ganze Struktur geschwächt ist.

Ziel der Rolfer ist die Wiederherstellung der idealen Körperhaltung, die Rückkehr zum Gleichgewicht und folglich das gesamte physische und emotionale Wohlbefinden des Menschen. Nach Ida Rolfs »Gospel of Rolfing« ist ein Körper, der gut funktioniert, indem die Schwerkraft gleichmäßig durch ihn hindurch fließt, zugleich ein Körper, der sich selbst spontan heilen kann.

Wie wirkt die Therapie?

Ida Rolf verglich einen falsch ausgerichteten Körper mit einem Spielzeugturm aus Bauklötzen, die unsicher aufeinander gestapelt sind. Schon die leichteste Bewegung eines Klötzchens kann die ganze Struktur schwächen und ihren Einsturz herbeiführen. Eine ähnliche Anordnung im Körper setzt die Muskeln unnötigen Belastungen aus, so daß sie ihre Elastizität verlieren und das Bindegewebe geschädigt wird. Der Körper braucht enorme Energie bei dem Versuch, den Zustand der Imbalance zu kompensieren. Die Schwerkraft verstärkt die schlechte Haltung.

Rolfer wollen diesen ungesunden Zustand beseitigen, indem sie das Bindegewebe manipulieren, daß sich der Körper wieder angemessen bewegen kann und der Gleichgewichtszustand wieder eintritt. Ist die Körperhaltung ausgewogen, funktionieren Geist, Nervensystem, alle Organe und Gewebe wirkungsvoller, und unser angeborenes Heilsystem kann so am besten arbeiten.

KÖRPERTHERAPIE ist ein Ausdruck, der für Massage und andere manuelle Therapien wie Chiropraktik und Osteopathie verwendet werden kann. Er ist aber in der Regel den Heilmethoden wie Rolfing, Hellerwork oder der biodynamischen Therapie vorbehalten, die manuelle Techniken mit beratender Tätigkeit verbinden.

Was geschieht bei einer Beratung?

Wer sich auf einen Kurs einläßt, sollte auf einige Sitzungen vorbereitet sein. Oft muß man sich für die Behandlung bis auf die Unterwäsche ausziehen. Eventuell wird zu Beginn, während und am Ende des Kurses ein Foto gemacht. Die erste Sitzung beginnt mit Fragen des Rolfers. Folgendes will er wissen:

- *Ob man Verletzungen oder Schwächen im Bewegungsapparat hatte.*
- *Er kann nach den Zielen des Patienten fragen, da das Rolfing auch zur Unterstützung der persönlichen Entwicklung eingesetzt werden kann. Zur Behandlung legt man sich auf eine Massagecouch, dann bearbeitet der Rolfer das Bindegewebe mit Fingerspitzen, Händen, Knöcheln, manchmal auch mit den Ellbogen. In der ersten Sitzung befaßt sich der Praktiker meist damit, Verspannungen im Brustkorb und der oberen Körperhälfte zu lösen. Bei den folgenden Behandlungen arbeitet er sich schrittweise über den ganzen Körper vor.*

Einige Körperbereiche können besonders empfindlich auf die Behandlung reagieren. Aber das System hat sich seit seinen Anfängen weiterentwickelt, und Umfang und Tiefe der Berührung variieren bei jedem Praktiker. Es wird nicht mehr als schmerzhafte Therapie angesehen, und jedes leichte Unbehagen leitet normalerweise ein Gefühl der Linderung ein.

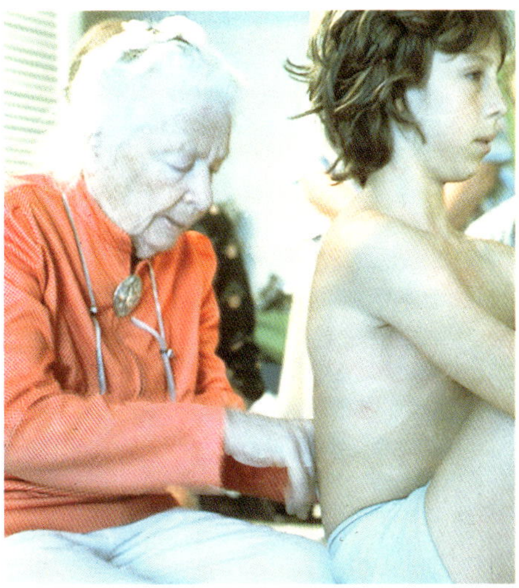

RECHTS: Mit Hilfe des Rolfings bringt der Praktiker eine schlechte Körperhaltung wieder ins Gleichgewicht, indem er vorsichtig das Körpergewebe mit Fingerspitzen, Händen und Knöcheln bearbeitet, um Knoten oder vorhandene Läsionen zu lösen.

Bewegung und Psychologie wurden stärker in die Ausbildung integriert. Die Praktiker arbeiten nicht einfach mit einem kräftigen, manuellen Druck zur Stimulation von Änderungen. Emotionale und physische Probleme können bei der Behandlung an die Oberfläche kommen und leichtes Unbehagen verursachen, ehe man sich besser fühlt. Hat man früher Verletzungen erlitten, kann man auch Rückblenden erleben. Gute Praktiker können einfühlsam mit solchen Erscheinungen umgehen.

Wie viele Behandlungen sind nötig?

Ein vollständiger Kurs umfaßt zehn Behandlungen im Abstand von einer Woche oder mehr, die jeweils 60 und 90 Minuten dauern. Die Sitzungen sind so angelegt, daß sich die Behandlung nach und nach von den äußeren Oberflächenstrukturen (Sitzungen eins bis drei) zu den tieferen (vier bis sieben) vorarbeitet und mit einem Zusammenschluß der beiden (acht bis zehn) endet. Nach ein oder zwei Behandlungen kann man eine Besserung spüren, man sollte aber die Serie beenden, um eine Langzeitwirkung zu erreichen. Man kann sich stärker und geschmeidiger fühlen, auch zuversichtlicher, positiver und voller Energie. Wenn man möchte, kann man die Behandlungen auch fortsetzen.

Bei welchen Beschwerden hilft die Therapie?

Es ist nicht das Ziel des Rolfing, bestimmte Krankheiten zu lindern; aber viele Menschen meinen, das Rolfing könne Erleichterung verschaffen, wenn sich Rückenschmerzen oder Schmerzen an Gelenken, Schultern und Nacken verschlimmern, und es könne auch bei Asthma und Verdauungsbeschwerden helfen. Alle Beschwerden, die von schlechter Haltung herrühren sowie emotionale Probleme können davon profitieren. Rolfing ist mehr als die Beseitigung von Beschwerden. Es wurde in den 60er Jahren als Teil der Selbstverwirklichung angesehen und hat Einfluß auf geistige Haltung und Persönlichkeitsentwicklung.

Ist es sicher?

Rolfing ist sicher für Erwachsene und Kinder, die nicht an organischen oder entzündlichen Erkrankungen wie Krebs oder rheumatoider Arthritis leiden. Eine abgewandelte Form des Rolfings ist auch für Frauen sicher, die schon über den dritten Monat hinaus schwanger sind, sowie für Babys und Kinder, die unter Haltungsschäden oder Skoliose leiden.

HELLERWORK

Was ist Hellerwork?

Hellerwork leitet sich vom Rolfing ab und will ebenfalls den Körper neu ausrichten und die Verbindung zwischen Geist und Körper wieder ins Gleichgewicht bringen. Sie wurde 1978 in den USA von Joseph Heller, einem ehemaligen US-Raumfahrtingenieur und Schüler Ida Rolfs, entwickelt. Er wendete Prinzipien, die er vom Ingenieurwesen kannte, auf den menschlichen Körper an, um Krankheiten zu vermeiden und die Vitalität zu steigern.

Wie wirkt die Therapie?

Hellertherapeuten meinen, jede Bewegung sei für einen strukturell geschädigten Körper anstrengend. Falsche Ausrichtung kann an schlechten Haltungsgewohnheiten oder emotionalem Streß liegen. Physischer und emotionaler Druck beeinflussen das Bindegewebe, das die Muskeln zusammenhält, Bänder und Sehnen bildet. Im harmonischen Körper soll es locker und zart sein; unter Streß wird es fest und »knotig«. Schon ein einziger Gewebebereich, der unter Druck steht, kann im ganzen Körper Spannungen verursachen und zu einer allgemeinen Imbalance führen. Durch Hellerwork soll der Körper wieder ausgerichtet und physische, mentale und emotionale Muster, die die Schädigung verursachen, sollen gelöst werden. Die Therapeuten setzen dazu Bindegewebsmassage, Bewegungserziehung und Diskussion ein.

Die Massage soll vor allem verhärtete und verkürzte Faszien wieder in die normale Form bringen. Bei der Bewegungserziehung lernt der Patient, sich müheloser zu bewegen und dabei die perfekte Ausrichtung des Körpers beizubehalten. Durch Diskussion will der Praktiker dem Patienten bewußtmachen, wie Gefühle strukturelle Spannungen verursachen können.

Ziel der körperbearbeitenden Techniken ist die Ausgeglichenheit von Körper und Geist.

Was geschieht bei einer Beratung?

Das vollständige Programm besteht aus einigen Sitzungen. Man darf ein paar Stunden vor der Beratung nichts essen und sollte sich zur Behandlung bis auf die Unterwäsche ausziehen. Zu Beginn der ersten Sitzung wird der Therapeut einiges besprechen:

- *Die medizinische Vorgeschichte und vergangene Krankheiten.*
- *Die speziellen Bedürfnisse und wie Hellerwork hilft.*

Der Therapeut macht zu Beginn und am Ende des elfwöchigen Kurses ein Foto, damit man sieht, wie sich Haltung und Erscheinung verändern. Die Therapie hat drei Stufen: die äußere, die innere und die integrative. Die tiefergehende Massage kann etwas schmerzen, aber nie unerträglich. Die meisten fühlen sich am Ende jeder Sitzung entspannt und voller Energie.

Die Therapie beginnt an den äußeren Schichten des Bindegewebes, wobei sich die ersten drei Behandlungen auf richtige Ausrichtung und Lösung der Spannung in Brust, Füßen und Armen konzentrieren. Der Patient soll sich bei der Behandlung dieser Bereiche mit grundlegenden Dingen wie Atmung, Aufstehen und Ausstrecken, die wir seit der Kindheit verrichten, befassen. Die Sitzungen vier bis sieben werden die inneren Sitzungen genannt, da sie sich tief ins Innerste des Körpers vorarbeiten. Wir neigen dazu, unsere inneren Muskeln nicht genug einzusetzen. Daher sind sie gewöhnlich steif, unbeweglich und anfällig für Beschwerden. Der Praktiker manipuliert diese Muskeln, damit sich der Körper freier und harmonischer bewegen kann.

Die vierte Sitzung zum Beispiel erstreckt sich auf die Muskeln an der Innenseite der Beine und des Beckenbodens, die fünfte und sechste Sitzung auf Becken und Wirbelsäule, während die siebte Sitzung alle Spannungen, die in den Muskeln von Kopf und Nackenbereich auftreten, lösen soll. Durch die Arbeit im innersten Bereich sollen auch zentrale emotionale Probleme gelöst werden, die eventuell erst im Erwachsenenalter entstanden sind. Die integrativen Sitzungen bilden die dritte Gruppe. Ziel dieses Teils der Behandlung ist es, die Ergebnisse der äußeren und inneren Sitzungen zu kombinieren, um die Bewegung und Balance des Körpers insgesamt zu verbessern.

Die letzte Sitzung ist eine Art Rückblick. Am Ende des gesamten Programms wird der Praktiker dem Patienten empfehlen, sich in den nächsten Monaten keinen weiteren Sitzungen zu unterziehen, damit man genug Zeit hat, das, was man gelernt hat, anzuwenden, indem man es in seine normale, tägliche Lebensweise aufnimmt.

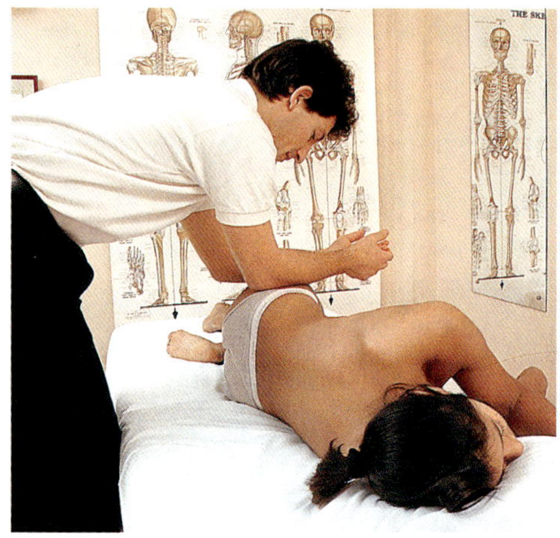

OBEN: *Hellerwork besteht aus einer Folge von Sitzungen über einen Zeitraum von elf Wochen. Dabei versucht der Praktiker, den Körper des Patienten wieder richtig auszurichten, um körperliche Beschwerden zu beseitigen.*

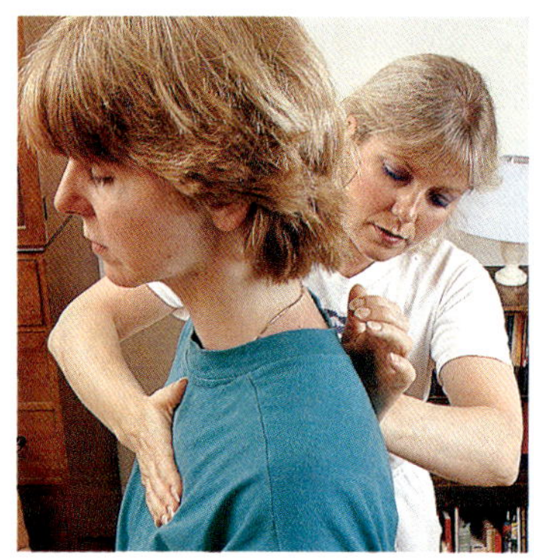

OBEN: *Bei der biodynamischen Therapie sollen physische und emotionale Spannungen gelöst werden.*

Wie viele Behandlungen sind nötig?

Ein vollständiges Programm besteht aus elf 90minütigen Sitzungen. Manche Menschen wollen weitere Sitzungen haben. Sie haben meist chronische Beschwerden wie Skoliose, eine Krümmung der Wirbelsäule. Einige Patienten spüren bereits nach einer Behandlung eine positive Wirkung und nutzen die folgenden Sitzungen, damit sich die Besserung festigt.

Bei welchen Beschwerden hilft die Therapie?

Hellerwork dient vor allem der Vorbeugung von Krankheiten. Der Praktiker versucht, Geist und Körper im vollkommenen Gleichgewicht zu halten, um gesundheitliche Beschwerden fernzuhalten. Die Therapie kann aber bei jeder Art von Schmerz helfen, zum Beispiel bei Nacken-, Kopf- oder Rückenschmerzen.

Ist sie sicher?

Hellerwork kann so verändert werden, daß es auch für Schwangere und Kinder sicher ist. Letztere benötigen diese Art der Therapie aber nur selten. Hellerwork dient nicht der Heilung von Krankheiten, auch wenn sie manchmal zur Ergänzung der medizinischen Behandlung herangezogen wird. Bei einigen Krebsarten ist sie nicht geeignet, da die Manipulation dieses Gewebes die Ausbreitung der Krankheit beschleunigen könnte.

Biodynamische Therapie

Was ist die biodynamische Therapie?

Die biodynamische Therapie verbindet spezielle Massagetechniken mit moderner Psychotherapie, um die emotionale und physische Heilung zu bewirken. Sie wurde von der norwegischen Psychologin und Physiotherapeutin Gerda Boyesen entwickelt, die entdeckte, daß emotionale und psychologische Probleme in Muskeln und Organen des Körpers festgehalten werden, insbesondere im Darm, der ihrer Meinung nach zwei Aufgaben hat: die Verdauung der Nahrung und die Verarbeitung von Streß.

Bei Behandlungen merkte sie, daß viele Patienten laute Darmgeräusche produzierten, wenn Emotionen frei wurden. Sie bemerkte auch, daß Massage eine Erkrankung oder Durchfall verursachen konnte und daß sich der Zustand so schneller besserte, als wenn Patienten keine körperliche Entladung hatten.

Boyesen wollte mit dem Wort »biodynamisch« sagen, wie unsere Lebenskraft Körper, Geist und Gefühle zur organischen Einheit verbindet. Sie glaubt, die Energie im Körper sei eine fließende Kraft, die durch emotionale oder physische Störungen wie Verletzungen, Schock oder Trauma unterbrochen werden kann.

Wie wirkt die Therapie?

Durch Massage und Beratung versucht die biodynamische Therapie physische und emotionale Spannungen zu lösen. Hält man zum Beispiel Kummer über einen schmerzlichen Verlust in sich zurück, bis er Teil der Körperstruktur wird und man die Gefühle nicht mehr verspürt, dann würde der biodynamische Therapeut den Körper bearbeiten, um den unausgesprochenen Kummer zu befreien, so daß man wieder einen gesunden, emotionalen Kreislauf erleben kann. Der emotionale Kreislauf ist bei der biodynamischen Therapie von zentraler Bedeutung.

Die Therapeuten glauben, immer wenn ein Gefühl entsteht, veranlasse es eine physische Reaktion in jeder Körperzelle. Wenn es sich setzt, wird der emotionale Rückstand über den Darm ausgeschieden, und der Atemrhythmus, der den Körper des Menschen funktionieren läßt, wird dann wieder normal.

Beherrschen Streß oder Spannungen das Leben, verschlechtert sich der Reinigungsprozeß. Der Energiefluß wird schwach oder unterbrochen, die Darmmuskulatur arbeitet nicht mehr korrekt. Folglich bleiben Rückstände im System und lösen physische und geistige Zerstörung aus. Die Therapeuten wollen mittels Massage den Rückstand aus dem Gewebe herausdrücken und den Fluß der heilenden Energie stimulieren.

Was geschieht bei einer Beratung?

Die Behandlung hängt vom Patienten, dem Therapeuten und dem Verhältnis der beiden ab. Eine Sitzung dauert meist eine Stunde; die erste beginnt mit einer Befragung durch den Berater:

- *Alle Details über die medizinische Geschichte, alle Beschwerden, die den Patienten quälen.*
- *Der Berater wird über verwundbare Bereiche sprechen, die der Patient hat, und wissen wollen, ob bereits Therapien versucht worden sind.*

Der Berater entscheidet dann, welche Vorgehensweise dem Patienten am meisten helfen würde, und wählt einen geeigneten Therapeuten. Die Sitzung kann nur aus Massage, nur aus Gesprächen oder aus einer Kombination von beidem bestehen.

Da die Darmgesundheit so wichtig ist, hören die Therapeuten oft den Darm mit einem Stethoskop ab und richten ihre Behandlung danach. Ein gesunder, entspannter Bauch klingt wie ein glucksender Bach, bei einer Blockade ist eventuell gar nichts zu hören. Setzt dagegen nach einer langen Unterbrechung eine Entspannung ein, kann es sich wie eine quietschende Tür anhören.

Die Therapeuten arbeiten mit einer Reihe von Massagetechniken, um Emotionen aus verspannten Muskeln zu befreien und den Energiefluß zu unterstützen. Die Behandlung kann alte Erinnerungen wachrufen oder Gefühlsausbrüche provozieren. Dabei wird der Patient ermuntert, diese auszudrücken. Erste Resultate der Behandlung sind für den Therapeuten oft schnell sichtbar, manchmal sogar schon nach der ersten Sitzung.

Wie viele Behandlungen sind nötig?

Meist braucht man ein Jahr lang wöchentliche Sitzungen, aber das kann je nach der Art des Problems variieren. Aktuelle Probleme können in kürzerer Zeit gelöst werden; reichen sie bis in die Kindheit zurück, kann die Aufarbeitung länger dauern.

Bei welchen Beschwerden hilft die Therapie?

Die Therapie hilft bei streßbedingten Krankheiten wie Schmerzen im Lendenbereich, Migräne, Angina pectoris, multiple Sklerose, Parkinsonsche Krankheit und rheumatoide Arthritis. Sie kann auch Patienten mit tiefsitzenden negativen Gefühlen wie Hoffnungslosigkeit, Angst und Verzweiflung helfen.

Ist sie sicher?

Die biodynamische Therapie ist sicher, außer im fortgeschrittenen Krankheitsstadium. Die meisten Patienten sind Erwachsene mit Problemen, die aufzuarbeiten sind. Kindern mit psychologischen Schwierigkeiten können angepaßte Techniken nützen. Sanftere Formen der Therapie sind für Schwangere geeignet.

Informationen für die Wahl eines Körpertherapeuten befinden sich im Adressenverzeichnis.

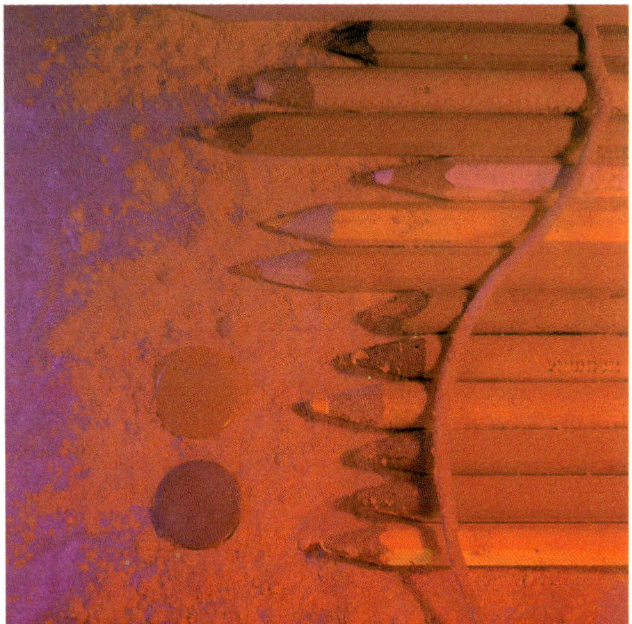

KUNST-THERAPIEN

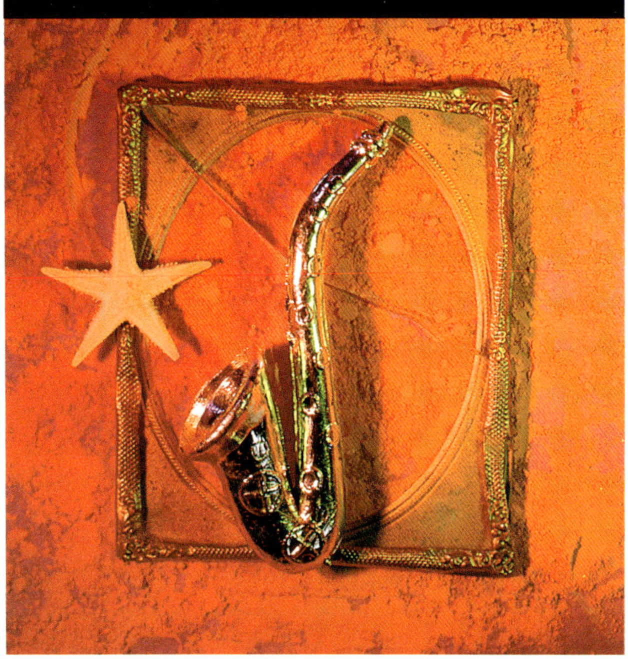

KUNSTTHERAPIEN beinhalten vier verschiedene Methoden – Maltherapie, Musiktherapie, Gestalttherapie und Tanztherapie. Alle vier können Menschen mit psychischen Problemen helfen, ihre eigenen Gefühle zu erkunden und ihre Beziehungen zu anderen positiv zu entwickeln.

MALEN, SINGEN, TANZEN und Schauspielen sind kraftvolle und erregende Formen der Selbstdarstellung. Es ist naheliegend, daß die Kunst ein therapeutisches Werkzeug wurde, besonders bei der Rehabilitation geistig und emotional gestörter Menschen. In den 40er Jahren erkannten einige Künstler, die in psychiatrischen Kliniken arbeiteten, daß es Basis einer therapeutischen Beziehung sein kann, die Erschaffung eines Kunstwerks zu erklären, zu diskutieren und zu teilen. So entwickelte sich Kunst als Therapie zur Kunsttherapie oder Kunstpsychotherapie.

Kunsttherapien wurden allmählich im Gesundheitsfürsorgesystem akzeptiert und integriert. Kunsttherapeuten sind heute respektierte Gesundheitsexperten. Doch auch wenn die Therapien sich in der konventionellen Medizin etabliert haben, arbeitet die Kunsttherapie nach einer ganzheitlichen Philosophie, die im Einklang mit alternativen Heilweisen steht.

Was sind Kunsttherapien?

Der Ausdruck »Kunsttherapien« umfaßt vier verschiedene und fest umrissene Therapien: Maltherapie, Musiktherapie, Gestalttherapie und Tanztherapie. Sie können Menschen mit psychologischen Problemen dabei helfen, auszudrücken, wie sie über sich selbst und ihre Beziehungen zu anderen denken. Durch die Therapien entwickelt man ein stärkeres Selbstbewußtsein und kann bestimmte Aspekte an sich ändern oder akzeptieren, die einem erfüllten, selbständigen Leben im Wege stehen.

Die Therapie wird gewöhnlich nach persönlichen Vorlieben gewählt, aber eine professionelle Beurteilung kann ergeben, daß eine besonders geeignet ist. Talent ist unwichtig und kann sogar kontraproduktiv sein, wenn sich ein Musiker mehr darauf konzentriert, ein ästhetisches und angenehmes Musikstück zu produzieren als eines, mit dem er sich emotional abreagieren kann. Begabte Schauspieler, Musiker oder Tänzer können ihre Fähigkeiten einsetzen, gerade das zu verheimlichen, was sie ausdrükken sollten. Eine Kunsttherapie kann eine ungewohnte und beängstigende Erfahrung sein.

Wie wirken die Therapien?

Kunsttherapien wollen eine Sprache für das finden, was verbal nicht ausgedrückt werden kann. Alle vier Therapien gehen davon aus, daß man sich mit Kunst abreagieren kann. Sie können, ähnlich wie die Psychoanalyse, Zugang zum Unterbewußtsein finden.

Emotionale Probleme können aus schmerzhaften Erfahrungen entstehen, die unterdrückt worden sind, aber als unbewußte Erinnerungen überleben, die unser Leben beeinflussen. Da die Kunsttherapien zu einem großen Teil aus nonverbaler Arbeit bestehen, können dadurch auch schmerzhafte Erfahrungen ausgedrückt werden, die wir durchgemacht haben, bevor wir das Sprechen lernten. Mit Hilfe des gewählten Mediums und der Diskussion zwischen Patient und Therapeut können diese Probleme ins Bewußtsein vordringen und gelöst werden.

Die Gefühle, die man beim Malen, beim Improvisieren von Musik, beim Bewegen oder beim Spielen einer Rolle empfindet, zeigen, was im Unterbewußtsein geschieht. Bei jeder Sitzung versucht der Therapeut eine Umgebung zu schaffen, in der man sich

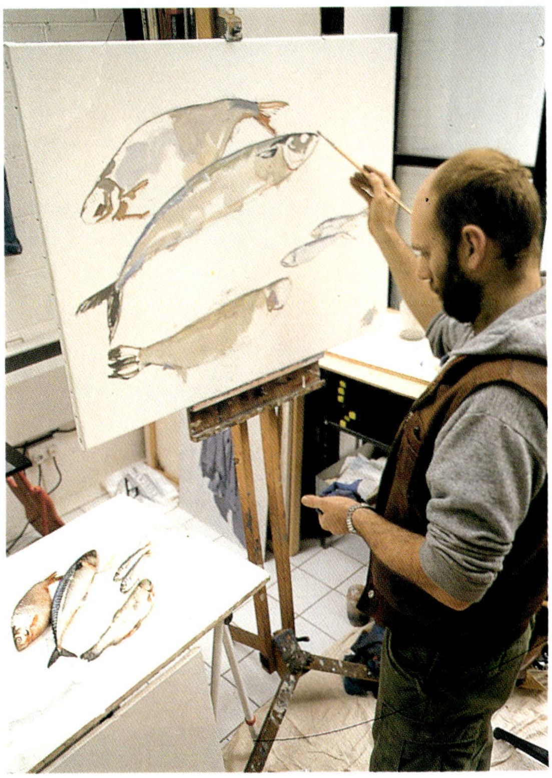

OBEN: *Malen kann eine sehr therapeutische Erfahrung sein und versteckte Emotionen zum Vorschein bringen, die im Unterbewußtsein vergraben sind.*

ausdrücken, experimentieren und seinen Gedanken freien Lauf lassen kann. Die Therapie kann jedoch auch Gespräche beinhalten, in denen man Gedanken und Gefühle ausdrücken kann, die im Verlauf der Therapie hochkommen. Der Patient hat bei dieser Therapie einen Ansprechpartner, der die Arbeit begutachtet und ohne Kritik akzeptiert.

Was geschieht bei einer Beratung?

Die therapeutischen Sitzungen können einzeln oder in einer Gruppe von maximal acht Personen stattfinden. Sitzungen für Erwachsene dauern 60–90 Minuten, für Kinder etwa 30 Minuten, die Zeiten können aber je nach Struktur jedes Treffens variieren. Vor Beginn trifft der Therapeut den Patienten zur individuellen Beurteilung. Bei dieser Gelegenheit können beide entscheiden, ob sie zusammenarbeiten können.

- *Der Therapeut bittet den Patienten, seine emotionalen Probleme zu schildern, und will wissen, was sich der Patient erhofft.*
- *Wahrscheinlich fragt er nach Details über das Leben des Patienten und über seine vergangenen und gegenwärtigen Beziehungen.*

Das ist auch ein guter Zeitpunkt für den Patienten, wichtige Fragen zu stellen. Manchmal werden bereits bei der Beurteilung die jeweiligen Kunstmedien eingesetzt, damit man über die Gefühle, die man dabei hat, sprechen kann. Manche brauchen ein zweites Treffen, ehe sie sich entscheiden, ob ihnen diese Therapieform liegt oder nicht und welche Therapie sie wählen sollen.

Haben sich beide entschieden weiterzumachen, wird vereinbart, wann die Therapie beginnt, zu welchen Zeiten und, wenn man den Therapeuten privat aufsucht, wieviel sie kostet. Man muß verstehen, daß man mit dem Therapeuten einen Vertrag abschließt. Vom Patienten wird auch erwartet, sich innerhalb der vom Therapeuten gesetzten Grenzen zu bewegen. Die Sitzung

Die Therapie wird in der Regel nach persönlichen Vorlieben ausgewählt. Eine der vier Therapieformen ist meist besonders gut geeignet.

findet immer am selben Ort und zur selben Zeit statt. Während der therapeutischen Sitzung darf niemand, der nicht zur Gruppe gehört, den Raum betreten, und alles, was innerhalb der Gruppe gesagt oder getan wird, wird vollkommen vertraulich behandelt.

Manchmal dauert es etwas länger, bis die Therapie beginnt, da ein wenig Zeit nötig ist, um eine Gruppe zueinander passender Leute zu finden. Das ist keine angenehme Situation, daher bieten manche Therapeuten dem Patienten an, sich ein- oder zweimal zu treffen, wenn diese Verzögerung zu lange dauert.

Es gibt keine festgelegte kunsttherapeutische Sitzung, die verschiedenen Therapeuten machen ihre Arbeit auf unterschiedliche Weise, und der Ablauf der Therapie wird von den Bedürfnissen des einzelnen oder der Gruppe bestimmt. Zu den Treffen gehören gewöhnlich neben der kreativen Aktivität auch regelmäßige kritische Betrachtungen und Diskussionen. Die Zeit, die jedem zugeteilt wird, kann sich im Laufe der Therapie ändern. Oft ist es Teil des therapeutischen Prozesses, daß die Gruppe beschließt, was in jeder Sitzung getan wird.

Maltherapie: Diese Therapie hilft den Patienten, durch den kreativen Einsatz von Farbe, Ton oder anderen Materialien zu kommunizieren. Die Wahl des Mediums kann genauso wichtig sein wie die geschaffene Arbeit. Buntstifte zum Beispiel hinterlassen nur feine Linien auf dem Papier, und wer sie wählt, teilt etwas anderes mit als jemand, der überall Farbe verspritzt. Der erste kann Angst haben, sich bemerkbar zu machen, letzterer dagegen kann sich vielleicht einfach nicht besser beherrschen.

Patient und Therapeut werden alle Probleme untersuchen, die bei der Arbeit auftreten und sich durch den Inhalt des geschaffenen Werkes offenbaren. Der Therapeut bietet an, die Gefühle über das Gemälde mit ihm zu teilen, aber er wird nicht versuchen, es für den Patienten zu interpretieren oder zu drücken. Die Therapie hilft bei der Entwicklung oft verkümmerter Eigenschaften wie Spielfreude und Kreativität.

Bei der Gruppenarbeit beobachtet der Therapeut, wie die Mitglieder den emotionalen Ausdruck teilen, wie die Gruppe zusammenarbeitet und wann er eingreifen muß. Zum Beispiel kann es helfen, den Begriff des Führens und Folgens einzuführen, um jemanden aus der selbstgewählten Isolation zu holen.

Im Verlauf der Sitzung kann der Therapeut feststellen, daß ein besonderes Thema wiederholt auftritt. Dann wird er die

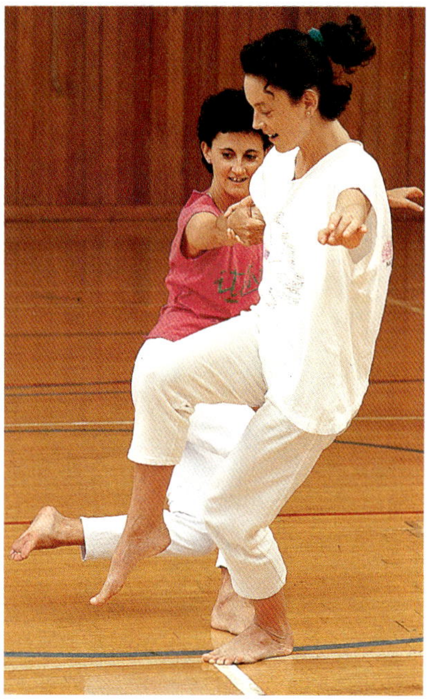

OBEN: Bei der Tanztherapie ist die Bewegung der Schlüssel zur Beseitigung der individuellen, emotionalen Störung. Der Therapeut arbeitet an der Lösung mit.

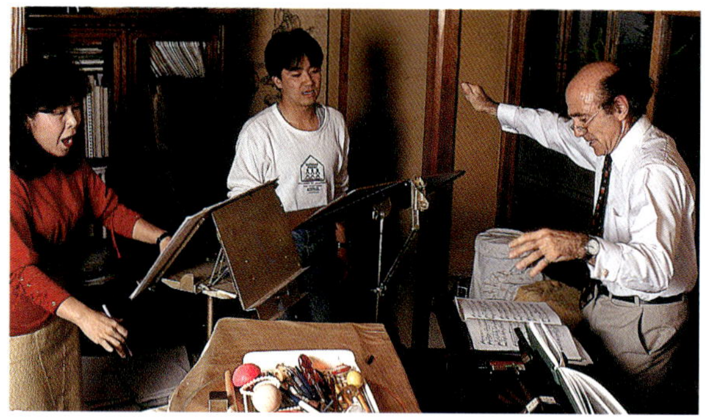

OBEN: Bei der Musiktherapie können Menschen durch Singen oder ihre Spielweise mit anderen kommunizieren und so Gefühle oder Probleme ausdrücken.

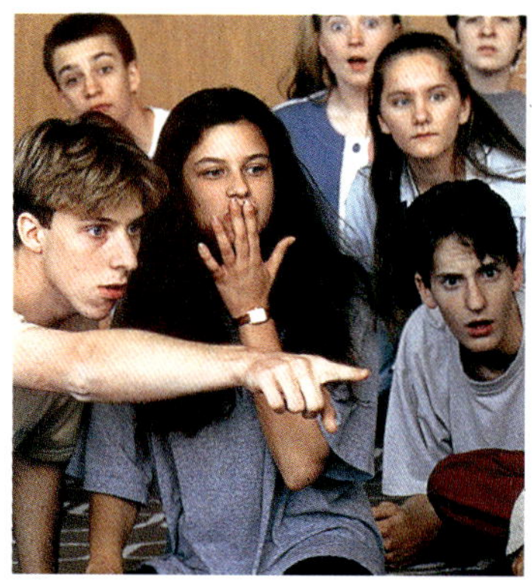

LINKS: Die Gestalttherapie-Gruppen arbeiten verschiedene Wege aus, sich selbst auszudrücken. Diese Methode kann die Kommunikation in Beziehungen fördern.

analysieren. Die Arbeit des Patienten wird nicht außerhalb der Gruppe aus-gestellt oder gezeigt. Die Gruppenmitglieder können an einem einzigen Projekt arbeiten oder an einem Thema. Manche arbeiten auch individuell und kommen kurz vor Ende der Sitzung zusammen, um über ihre Erfahrungen zu sprechen.

Tanztherapie: Mit Hilfe von Bewegungstechniken und Tanz wird untersucht, wie die emotionale Störung eines Patienten mit seinen körperlichen Erfahrungen in Verbindung steht. Jeder bewegt sich auf seine Weise. Der Therapeut beobachtet und analysiert, wie man sich durch den Einsatz des Körpers ausdrückt, er beurteilt die Stärken und entdeckt Gebiete, auf denen der Patient von der Therapie profitieren könnte. Der Therapeut arbeitet auch individuell mit dem Patienten, er zeigt ihm Bewegungen, die helfen, ein stärkeres Bewußtsein der eigenen Identität aufzubauen. Durch Bewegung können auch Probleme gelöst werden, die schon aufgetreten sind, bevor man das Sprechen gelernt hat, als Bewegung noch der natürliche Weg war, sich auszudrücken. Die Gruppe ermuntern, es weiterzuentwickeln. Das können Gefühle sein, die bei der Gruppendiskussion entstanden sind, oder Erfahrungen der Gruppe. Der Therapeut kann auch verschiedene Gegenstände wie Bälle und dehnbare Bänder bereithalten, die zur Erforschung bestimmter Themen von der Gruppe benutzt werden können. Zum Beispiel können die Gruppenmitglieder an den Bändern ziehen und sie wieder loslassen, während sie das Thema »Vertrauen« behandeln.

Musiktherapie: Die Gruppenmitglieder setzen ihre Stimmen oder die Geräusche, die sie mit Musikinstrumenten erzeugen, als Ausdrucksmittel ein. Die Art, wie Menschen singen, spielen und mit anderen kommunizieren, kann emotionale oder soziale Probleme reflektieren. Musik kann Menschen verbinden. Sie kann auch Gefühle symbolisieren, und man kann lernen, Gefühle auf akzeptable Weise zu kontrollieren, mit denen man sonst nicht fertig werden würde – vielleicht, indem man jemanden musikalisch herausfordert oder seinem Musikstil widerspricht.

Die Aufgabe des Therapeuten besteht darin, durch Musik oder Diskussion zu unterstützen. Er kann dem Patienten auf verschiedenen Wegen antworten, vielleicht mit einem spielerischen, musikalischen »Kampf« oder indem er mit ihm zusammen spielt. Begegnen sich Patient und Therapeut auf einer Stufe, auf der der Patient sich sicher fühlt zu kommunizieren, kann ihn der Therapeut unterstützen, die Gefühle mit der Musik abzuarbeiten, so daß er ruhiger, sicherer und selbstbewußter wird.

Treten in der Gruppe Spannungen auf, leitet der Therapeut sie an, den Grund dafür zu verstehen und zu versuchen, sie durch die Musik zu überwinden. Meist wird die Musik von der Gruppe improvisiert, manchmal werden auch bekannte Stücke verwendet. Die Gruppenmitglieder können unter einfachen Instrumenten, meist Schlaginstrumenten, wählen.

Gestalttherapie: Bei dieser Therapie werden verschiedene Formen des Schauspiels eingesetzt, um Kreativität, Imagination, Lernen und Einsicht zu entwickeln. Gefühle und Beziehungen werden bewußt wahrgenommen, erforscht und reflektiert. Die Gruppe kann verschiedene Wege des Denkens, Fühlens und Verhaltens herausarbeiten. Mit Rollenspielen können Situationen untersucht werden, denen sich die Gruppenmitglieder nicht gewachsen fühlen. Die Sitzungen dienen auch dazu, mit Hilfe von Mythen oder Metaphern Gruppengefühle und persönliches Wachstum zu erkunden.

Indem man seine Geschichte in Bildern und nicht autobiographisch darstellt, kann man darin enthaltene Probleme mit Abstand und aus einer anderen Sicht erleben. Die Sitzungen können sich auch einfach darauf konzentrieren, Theater zu spielen, indem man Teil einer Gruppe ist, Selbstvertrauen aufbaut, Spaß hat und die Gesellschaft der anderen genießt. Der Therapeut kann eine oder alle diese Methoden in die Sitzung einbauen, je nachdem, was der einzelne oder die Gruppe braucht. Die Gestalttherapie soll dem Patienten einen sicheren Rahmen geben, seine Gedanken, Gefühle und Einstellungen zu überprüfen und mit neuen Wegen des Handelns und Lebens zu experimentieren.

Während der Sitzung ermuntert der Therapeut den Patienten, Erinnerungen und Ängste zuzulassen, Gefühle auszudrücken und ein besseres Verständnis von sich selbst und anderen zu entwickeln. Der Therapeut kann in Aktivitäten wie ein Rollenspiel mit einbezogen werden, meist folgt darauf eine Gruppendiskussion. In anderen Sitzungen besteht der ganze Vorgang aus Metaphern oder Symbolismus.

Wie viele Behandlungen sind nötig?

Man sollte sich auf eine mindestens sechsmonatige Behandlung einstellen, möglicherweise dauert sie auch viel länger. Die Sitzungen finden in der Regel wöchentlich statt, für manche Menschen sind häufigere Besuche jedoch besser geeignet.

Bei welchen Beschwerden helfen die Therapien?

Die Kunsttherapien unterstützen Menschen mit psychologischen und emotionalen Problemen. Therapeuten geben Patienten auch Privatstunden, wenn diese Angst oder zu geringe Selbstachtung haben, um in der Gruppe zu arbeiten. Die Therapien helfen auch Menschen, die an physischen oder streßbedingten Krankheiten leiden. Patienten mit Sprachstörungen oder Hörschäden können auch ohne Worte kommunizieren. Alle Therapien sind bei Kindern wirksam. Durch bestimmte individuelle Aspekte der Therapien ist jede in bestimmten Fällen besonders geeignet:

Maltherapie: Sie ist besonders wertvoll für Menschen, die sich von zu engen Beziehungen bedroht fühlen, da sie ihnen den Raum gibt, Gefühle auszudrücken.

Musiktherapie: Sie ist eine traditionelle Ausdrucksform für Erwachsene. Sie kann auch bei hyperaktiven Kindern oder an der Alzheimerkrankheit leidenden Menschen angebracht sein.

Gestalttherapie: Mit ihr können Beziehungen zwischen Partnern oder innerhalb einer Gruppe verbessert werden. Rollenspiele können soziale Fähigkeiten wie Zustimmung vermitteln.

Tanztherapie: Sie ist bei kleinen Kindern effektiv und kann die Mutter-Kind-Bindung fördern, wenn beide sie zusammen machen. Ältere Patienten im fortgeschrittenen Stadium der Demenz können durch die Bewegungstherapie noch erreicht werden.

Sind sie sicher?

Es ist richtiger, von der Eignung der Therapien als von ihrer Sicherheit zu sprechen. Man sollte einen qualifizierten Therapeuten wählen, der mit psychologischen Störungen umgehen kann.

Klinische Studien – Musiktherapie

Zahlreiche Studien haben die positive Wirkung der Musiktherapie bei verschiedenen Problemen bewiesen.

1995 wurden in einer Studie am Bryan Memorial Hospital, Lincoln, 96 Herz-Bypass-Patienten in drei Gruppen aufgeteilt. Die Kontrollgruppe erholte sich nur, die beiden anderen Gruppen erhielten eine Musiktherapie oder eine Musik-Video-Therapie am zweiten und dritten Tag nach der Operation. Alle Gruppen zeigten verminderte Ängstlichkeit und bessere Stimmung, aber nur bei den Therapiegruppen war eine physiologische Entspannung sichtbar, die sich in Änderungen des Blutdrucks und Herzschlags kurz vor und während der Therapie zeigte. (**56**)

1975 wurde an 108 ängstlichen Studentinnen eine Studie durchgeführt, um zu sehen, wie sie auf drei Sitzungen Musiktherapie oder Muskelentspannung reagierten. Beide Behandlungsmethoden reduzierten die Angst deutlich, ohne jedoch auf ihr ängstliches Wesen Einfluß genommen zu haben. (**57**)

An der Stanford University School of Medicine wurden 1994 30 alte Menschen über 80 beobachtet, die an depressiven Stimmungen litten. Sie wurden auf drei Gruppen verteilt, zwei davon bekamen streßmindernde Techniken mit Musik beigebracht. Sie wurden wöchentlich von einem Musiktherapeuten besucht, oder sie lernten sie selbst mit Hilfe eines Therapeuten, der jede Woche anrief. Beide Gruppen hatten eine deutliche Besserung im Hinblick auf Kummer, Stimmung und Selbstachtung im Vergleich zur nicht behandelten Kontrollgruppe. (**58**)

(Klinische Referenzen s. Anleitung zum Gebrauch des Buches)

INFORMATIONEN ÜBER DIE WAHL EINES KUNSTTHERAPEUTEN BEFINDEN SICH IM ADRESSENVERZEICHNIS.

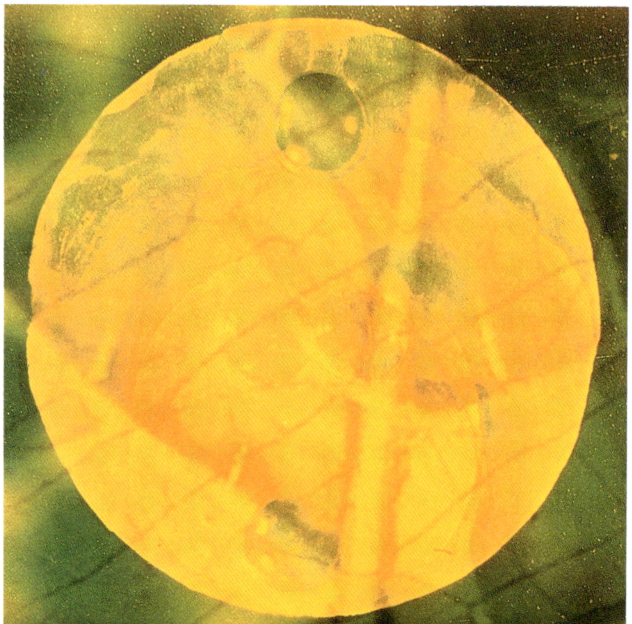

DIAGNOSE-VERFAHREN

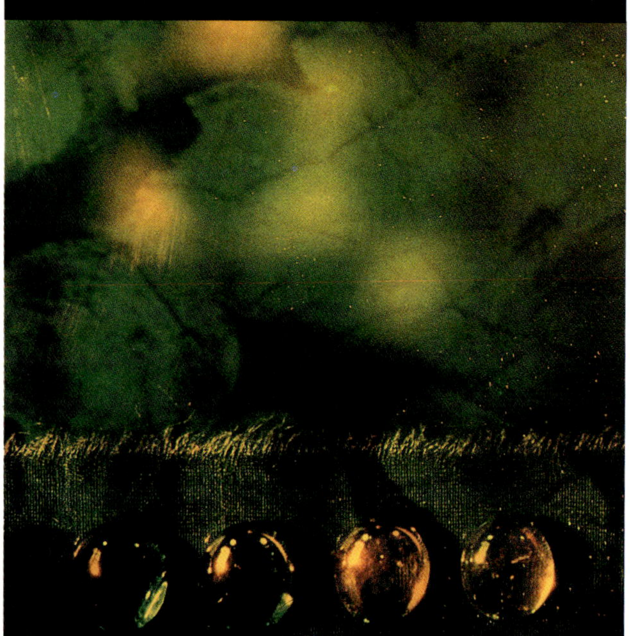

DIAGNOSEVERFAHREN werden vor allem zur Analyse von Krankheitsursachen verwendet und weniger zur Diagnose von Erkrankungen. Jede Therapie enthält Elemente der Diagnose oder Analyse, aber manche dienen in erster Linie dazu, den allgemeinen Gesundheitszustand von bestimmten Körperteilen wie Augen und Muskeln oder sogar von der Beschaffenheit der Energie abzulesen. Kinesiologie, Irisdiagnose und Kirlian-Fotografie sind drei derartige Therapien, die nun im einzelnen aufgeführt werden.

KINESIOLOGIE

Was ist Kinesiologie?

Der Ausdruck »Kinesiologie« leitet sich vom griechischen Wort »kinesis« ab, das »Bewegung« bedeutet. Die Therapie ist eine Bewegungsstudie. Bestimmte Bereiche dieses Systems werden schon seit Jahren von konventionellen Ärzten und Physiotherapeuten eingesetzt, um bei Patienten mit Verletzungen oder Erkrankungen der Muskeln das Ausmaß der Schädigung bzw. den Erfolg einer rehabilitativen Maßnahme zu beurteilen. Als rein diagnostisches Instrument wird sie erst seit 1964 verwendet, als der amerikanische Chiropraktiker Dr. George J. Goodheart entdeckte, daß er sehr viel über den Gesundheitszustand eines Patienten sagen konnte, wenn er dessen Muskeln untersuchte.

Er entwickelte einige Muskeltests, durch die er mehr über die Gesundheit des ganzen Körpers erfuhr. Dieses System, bekannt als angewandte Kinesiologie, hilft funktionelle Imbalancen zu entdecken und zu berichtigen, ehe sie in Krankheiten übergehen. Dieses System wird von Kinesiologen und auch Therapeuten anderer Heilmethoden wie der Chiropraktik (s. S. 48–53) benutzt.

Wie funktioniert die Diagnostik?

Kinesiologie ist eine Kombination aus westlicher Technologie und östlichen Prinzipien des Energieflusses. Organe und Körpersysteme werden über unsichtbare Energiekanäle, die Meridiane (s. Akupunktur, S. 10–19), versorgt. Diese Kanäle bilden ein Energienetzwerk, das Geist, Organe und Muskeln antreibt.

Sind wir gesund, fließt die Energie frei durch die Kanäle, ein unterbrochener Energiefluß dagegen führt zu Schwäche im zugehörigen Organ und macht sich im damit verbundenen Muskel bemerkbar. Der Quadrizeps vorne am Oberschenkel ist zum Beispiel über den Energiefluß mit dem Dünndarm verbunden, die Sehnenplatte am Kniegelenk mit dem Dickdarm. Reagiert jemand empfindlich auf Weizen und ißt ein Stück Brot, würde

DIE DIAGNOSEVERFAHREN, zu denen Kinesiologie, Irisdiagnose und Kirlian-Fotografie zählen, werden vor allem eingesetzt, um energetische Imbalancen zu finden, weniger, um Krankheiten zu benennen. Sie können bei Verdauungsstörungen, Prädispositionen für Krankheiten und Identitätsproblemen helfen.

man das Problem zuerst in den Därmen spüren und dann an den zugehörigen Muskeln in den Beinen. Ein Kinesiologe testet die Stärke des relevanten Muskels und arbeitet sich dann zurück, um die Ursache der Beschwerden herauszufinden.

Was geschieht bei einer Beratung?

Das erste Treffen dauert etwa eine Stunde, die folgenden sind kürzer. Die Sitzung beginnt mit einer detaillierten Beratung. Der Kinesiologe fragt nach Gesundheit und Lebensweise. Diese Hintergrundinformationen ermöglichen es ihm, sich ein Bild vom Patienten und den möglichen Ursachen seiner Beschwerden zu machen. Dann fragt er, ob man die Behandlung fortsetzen will, denn Kinesiologen gehen davon aus, daß der Wille zur Beteiligung vorhanden sein muß, wenn die Behandlung wirken soll.

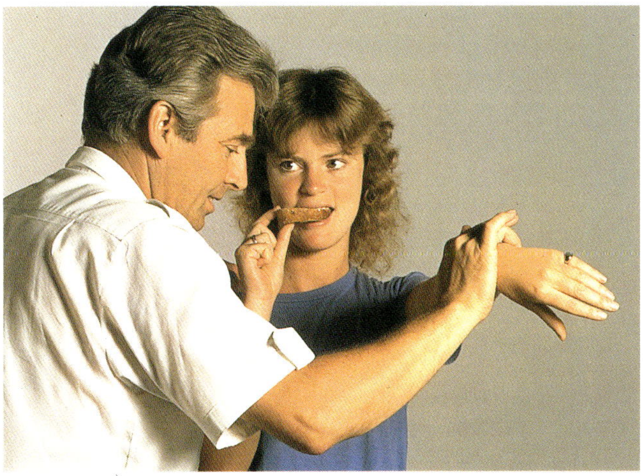

OBEN: *Ein Kinesiologe verwendet verschiedene Techniken, um die Muskelstärke zu testen. Das Stück Toast im Bild dient dazu, eine Weizenunverträglichkeit zu ermitteln.*

Diagnose und Behandlung hängen vom Praktiker ab und können variieren. Normalerweise wird man gebeten, sich bekleidet oder bis auf die Unterwäsche ausgezogen auf die Behandlungscouch zu setzen oder zu legen. Die Tests sind schmerzlos, häufig hält der Praktiker den Arm oder das Bein, um den Muskel, den er untersuchen will, zu isolieren. Dann berührt er eine Stelle am Körper, die durch einen Meridian mit dem betreffenden Muskel verbunden ist, während er Arm oder Bein niederdrückt. Der Patient soll dem Druck Widerstand leisten. Schafft er es, heißt das, daß der entsprechende Körperteil gesund ist, wenn nicht, besteht ein Energie-Ungleichgewicht im damit verbundenen Körperteil.

Ein anderer Test wird vor allem bei Nahrungsmittelunverträglichkeit angewendet. Man legt etwas vom verdächtigen Nahrungsmittel unter die Zunge, während der Praktiker den korrespondierenden Muskel auf die gleiche Weise untersucht.

Der Kinesiologe bildet für alle Schwächen und Imbalancen, die die Tests gezeigt haben, eine Rangordnung. Um eine bleibende Besserung zu erzielen, muß er das wichtigste Problem zuerst in Ordnung bringen und dann die anderen.

Sind die Beschwerden diagnostiziert, sollte der Kinesiologe auf Imbalancen im Immunsystem, im endokrinen System, im Harntrakt und im Verdauungsapparat achten und den Ernährungszustand beurteilen. Ist die Diagnose vollständig, wird er eine Behandlung ausführen oder empfehlen. Die Praktiker sind in der Regel auch in anderen Heilmethoden wie Massage, Osteopathie, Chiropraktik, Ernährungstherapie, Kolonhydrotherapie, Akupunktur und Bachblütenmedizin ausgebildet.

Wie viele Behandlungen sind nötig?

Viele fühlen sich nach der ersten Sitzung besser, aber die meisten brauchen mehrere Behandlungen. Spürt man nach drei bis sechs Besuchen keine Fortschritte, ist es unwahrscheinlich, daß die ausgewählte Therapie noch anspricht.

Bei welchen Beschwerden hilft die Therapie?

Die Kinesiologie ist kein »Heilmittel« für jede Krankheit. Sie befaßt sich damit, kleinere Beschwerden, von Ärzten »subklinische« Probleme genannt, aufzuspüren und zu korrigieren, bevor sie in ernstere Krankheiten übergehen. Sie richtet sich gegen viele unbedeutende, kleine Beschwerden, die nicht diagnostiziert oder benannt werden können, da sie nur Vorläufer von Krankheiten sind. Nahrungsmittelunverträglichkeiten, Verdauungsstörungen, Gelenksteife, Kopfschmerzen, Rückenschmerzen und Phobien können durch Kinesiologie diagnostiziert werden.

Ist sie sicher?

Die Kinesiologie ist sicher für Menschen in jedem Alter und Gesundheitszustand, auch für Babys und Schwangere.

IRISDIAGNOSE

Was ist Irisdiagnose?

Unter Irisdiagnose versteht man die Untersuchung der Iris, um den Gesundheitszustand eines Menschen und dessen Disposition für bestimmte Krankheiten festzustellen. Im vorigen Jahrhundert entdeckte der ungarische Arzt Ignatz von Peczeley, wie genau diese Informationen sein können. Als Kind spielte von Peczeley mit einer Eule, wobei er versehentlich dem Vogel das Bein brach. Er bemerkte, daß im Auge der Eule ein schwarzes Zeichen erschien. Jahre später, als er als Homöopath arbeitete, entdeckte von Peczeley ein ähnliches Zeichen im Auge eines Patienten, der ein gebrochenes Bein hatte. Nachforschungen zeigten, daß viele Zeichen von Krankheiten in der Iris des Auges erscheinen.

Die Irisdiagnose dient nicht dazu, Krankheiten zu diagnostizieren. Sie erkennt Neigungen zu Krankheiten und ergreift Maßnahmen, damit diese nicht in Krankheiten übergehen.

Wie funktioniert die Irisdiagnose?

Farbe, Textur und Zeichnungen der Augen werden untersucht. Die linke Iris bezieht sich auf die linke Körperhälfte, die rechte Iris auf die rechte. Die Farbe kann einen allgemeinen Hinweis über die Verfassung geben. So neigen blauäugige Menschen dazu, säureabhängige Krankheiten wie Arthritis und Geschwüre zu entwickeln, Menschen mit braunen Augen haben Probleme mit dem Fettstoffwechsel, die zu Arteriosklerose oder Beschwerden mit der Gallenblase führen können. Eine gemischte, grüne oder graue Iris ist als »biliär« bekannt und weist auf eine Neigung zu Verdauungsstörungen hin. Farbpunkte, Fasern der Iris und die Position von Flecken sind von Bedeutung.

Irisdiagnostiker verwenden eine Augenkarte, die zeigt, wie die Teile des Auges mit Körperteilen in Verbindung stehen. Der Magen zum Beispiel ist direkt um die Pupille bei beiden Augen eingezeichnet, die Haut am äußeren Rand. So kann der Praktiker mögliche physische und psychologische Probleme entdecken.

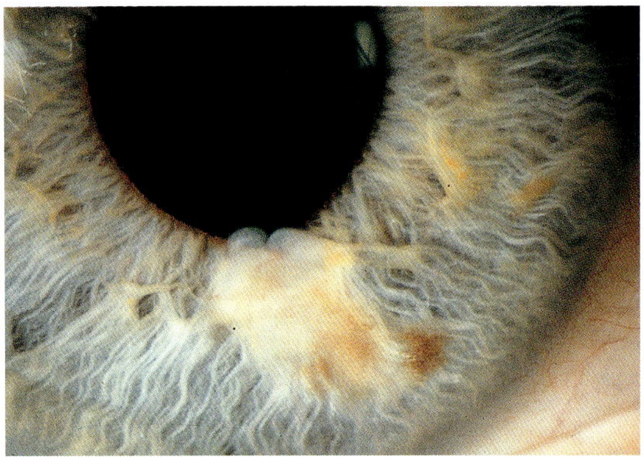

LINKS: Bei der Irisdiagnose werden Farbe und Zeichnung der Augen genau betrachtet, da sie Probleme irgendwo im Körper anzeigen können.

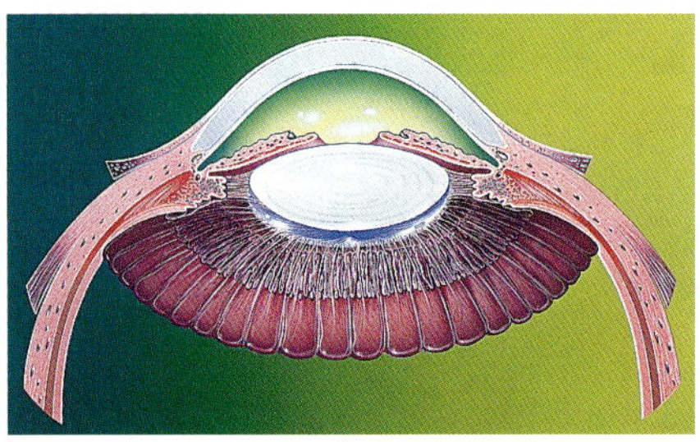

RECHTS: Irisdiagnostiker arbeiten mit einer detaillierten Augenkarte, auf der jeder Teil des Auges mit anderen Körperbereichen korrespondiert.

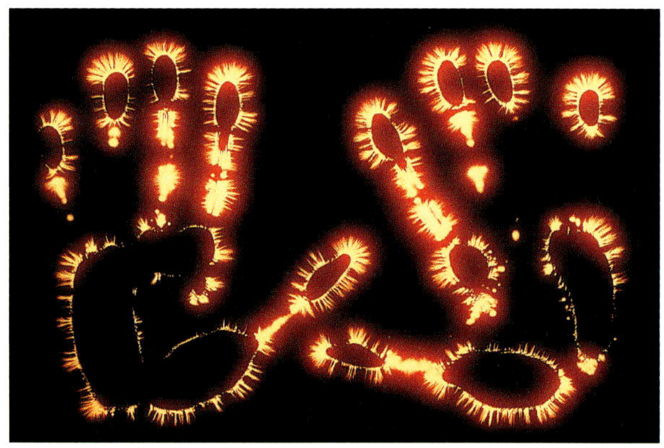

UNTEN: Die Kirlian-Fotografie zeigt unausgewogene Energiezonen. Der Therapeut will gestörte Bereiche wieder ausgleichen.

Was geschieht bei einer Beratung?

Manche Praktiker wie Homöopathen und Naturheilkundige verwenden ebenfalls die Irisdiagnose, aber nicht so genau wie ein Irisdiagnostiker. Der erste Besuch beim Irisdiagnostiker dauert etwa eine Stunde. So liest er von den Augen ab:

- *Er betrachtet die Augen mit einer kleinen Lampe und einem Vergrößerungsglas.*
- *Er filmt das Auge oder macht mit einer speziellen Kamera eine Fotografie und überträgt dann das Bild auf einen großen Bildschirm, damit er die Iris genau betrachten kann.*

Keine dieser Methoden verletzt oder schädigt die Augen. Der Praktiker bespricht mit dem Patienten alle offensichtlichen Zeichen sofort und stellt später eine detaillierte Analyse zusammen, die der Patient behalten kann. Zum Schluß wird der Patient gebeten, einen Fragebogen zu seiner Gesundheit, medizinischen Vorgeschichte, Lebensweise und Ernährung auszufüllen. Die Informationen unterstützen den Praktiker bei der Verordnung der Behandlung. Die Sitzung endet mit Empfehlungen zur Änderung der Lebensweise. Ist er entsprechend ausgebildet, kann er auch eine Behandlung verordnen. Sonst wird er empfehlen, einen geeigneten Therapeuten oder Arzt aufzusuchen.

Wie viele Behandlungen sind nötig?

Es ist nur ein Treffen nötig, obwohl sich manche Menschen gern alle paar Monate oder einmal im Jahr untersuchen lassen.

Bei welchen Beschwerden hilft die Therapie?

Die Irisdiagnose stellt keine Krankheiten fest, sondern spürt Probleme auf, die zu Erkrankungen führen können. So kann ein Irisdiagnostiker sagen, ob die Nieren zu stark belastet sind oder ob die Verdauung träge ist. Er kann auch angeborene Neigungen wie Herz-Kreislauf-Erkrankungen oder Arthritis erkennen.

Ist sie sicher?

Die Irisdiagnose ist völlig sicher. Sie kann konventionelle diagnostische Untersuchungen nicht ersetzen. Irisdiagnostiker probieren oft weitere Heilmethoden aus. Achten Sie darauf, daß Ihr Diagnostiker für die Therapie qualifiziert ist, die er anwenden will.

KIRLIAN-FOTOGRAFIE

Was ist Kirlian-Fotografie?

Die Kirlian-Fotografie wurde 1939 von dem russischen Elektriker Semyon Kirlian und seiner Frau Valentina entwickelt. Die Technik bietet einen Weg, die Energiequalität eines Menschen oder Objektes zu fotografieren. Sie beruht auf der Annahme, die menschliche, elektrische Energie könne fotografiert und analysiert werden. Wird die Kirlian-Fotografie am Menschen angewendet, werden Füße und Hände am häufigsten fotografiert.

Wie wirkt die Therapie?

Man legt Fingerspitzen, Zehen oder Hände auf fotografische Platten einer Maschine, die während der Aufnahme hochfrequente Signale aussendet. Dadurch wird die Luft zwischen Aufnahmeplatte und aufzunehmendem Objekt ionisiert. Die so entstehenden Hochspannungsüberschläge und Photonenemissionen geben Rückschlüsse auf die Beschaffenheit der Energie. Manchmal wird nichts aufgezeichnet, etwa wenn man unter Schock steht oder erschöpft ist. Dagegen kann man, wenn man sehr abgearbeitet ist, ein Bild mit sehr kräftiger unregelmäßiger »Corona«, so nennt man die Außenlinie des Bildes, erzeugen.

Mit der Kirlian-Fotografie können also bioenergetische Veränderungen des Zellpotentials sichtbar gemacht werden. Die Ursachen kann man aber nur differential-diagnostisch finden.

Was geschieht bei einer Beratung?

Die Kirlian-Fotografie wird unterschiedlich verwendet. Üblich ist die Zweiplattentechnik, die zwei Aufnahmen macht, je eine von Fingerspitzen und Zehen. Manche Akupunkteure arbeiten auch mit dieser Technik, um ihre Diagnose zu untermauern. Die Bilder zeigen Imbalancen von Yin und Yang zwischen linker und rechter Körperseite. Jeder Finger und jede Zehe bezieht sich auf einen Akupunktur-Meridian (s. Akupunktur, S. 10–19).

Die Technik mit einer einzigen Platte wird eher eingesetzt, um Objekte zu fotografieren oder zur Beobachtung eines Therapieerfolges. Der Therapeut macht eine Aufnahme von beiden Händen oder Füßen. Das Bild zeigt den aktuellen Energiezustand. Einzelne Therapeuten arbeiten mit dieser Technik, um dem Patienten zu zeigen, wo eine Verspannung ist und wo sie physische Beschwerden verursacht. Mit dieser Technik kann man zum Beispiel keine Magenprobleme aufspüren, aber bei einem Patienten mit Magenproblemen erkennen, in welcher Verfassung er ist, und daraufhin entscheiden, mit welchen therapeutischen Maßnahmen man ihn zu einem ausgeglichenen Energieniveau zurückführen kann. Die Sitzung dauert in der Regel eine Stunde.

Der Patient wird gebeten, einen Fragebogen auszufüllen, aber der Therapeut schaut nicht darauf, bis er das Bild erklärt hat. Für die Aufnahme legt der Patient seine Hände möglichst flach auf die Fotoplatte. Das Fotografieren dauert etwa sieben Sekunden, dabei ist ein leichtes »Kribbeln« in den Händen möglich. Dann bespricht man das Bild. Der Therapeut wendet dann eine ausgleichende Technik an, durch die sich der Patient »zentrierter« fühlt.

Der Therapeut will, daß der Patient versteht, was seinen Körper aus dem Gleichgewicht bringt. Mit Hilfe der ausgleichenden Technik veranschaulicht er, wie man mittels seines Bewußtseins die Reaktionen auf Streß kontrollieren und beginnen kann, einige der dadurch ausgelösten Probleme zu beseitigen. Zum Vergleich macht er eventuell eine zweite Aufnahme, damit der Patient die Veränderungen sehen kann.

Wie viele Behandlungen sind nötig?

Gewöhnlich nur eine, es kann aber eine Sitzung sechs Monate oder ein Jahr später folgen.

Bei welchen Beschwerden hilft die Therapie?

Sie kann Menschen helfen, die nach einer Trennung ihre Identität verloren haben. Sie wird bei Untersuchungen eingesetzt, um die Wirkung einer medikamentösen Behandlung bei chronischen Krankheiten zu beobachten und zu kontrollieren, um die fruchtbaren Tage im Menstruationszyklus von Frauen mit Empfängnisproblemen festzustellen und um das Entwicklungsstadium von Krebs anzuzeigen, um die geeignetste Behandlung zu finden.

Ist sie sicher?

Die Kirlian-Fotografie ist sicher. Bei Personen mit Herzschrittmachern, Metallprothesen, Herzinfarkt, Herz- und Kreislaufschwäche und ähnlichen Erkrankungen sollte jedoch besser auf eine Aufnahme verzichtet werden.

Für Babys ist die Therapie nicht geeignet, aber Kindern kann sie helfen. Bei der Anwendung bei Schwangeren sind keine Nebenwirkungen bekannt geworden.

Klinische Studien – Irisdiagnose

In den vergangenen Jahren fanden zwei interessante Studien zum Arcus senilis (eine Cholesterin-Ablagerung im Auge) statt. Beide Studien bekräftigten die Beziehung zwischen dieser Erscheinung und dem Auftreten kardiovaskulärer Erkrankungen.

1987 veröffentlichte der Los Angeles Herald Examiner die Ergebnisse einer achtjährigen Studie des Nationalen Herz-, Blut- und Lungeninstitutes. Die Studie ergab, daß Männer unter 50 Jahren mit Arcus senilis mehr als das doppelte Risiko eines Herzinfarktes hatten. Das Risiko stieg nochmals um das Vierfache bei einem übermäßig hohen Blutcholesterinspiegel. (**59**)

Im Januar 1990 berichtete das Journal of the American Optometric Association über eine andere Studie. Die Forscher fanden heraus, daß es eine direkte Beziehung – unabhängig vom Alter – zwischen dem Erscheinen des Arcus senilis und hohen Serumcholesterinspiegeln bei den Patienten gab. Sie entdeckten auch, daß Menschen mit Arcus senilis einen signifikant höheren Serumcholesterinspiegel im Blut hatten als Menschen ohne diese Augenerscheinung. (Dieser Zusammenhang wird seit längerem auch in der Schulmedizin zu Diagnosen herangezogen.)(**60**)

(Klinische Referenzen s. Anleitung zum Gebrauch des Buches)

INFORMATIONEN FÜR DIE WAHL EINES DIAGNOSTISCHEN THERAPEUTEN BEFINDEN SICH IM ADRESSENVERZEICHNIS.

VERZEICHNIS DER SYMPTOME

DAS KREISLAUF-SYSTEM

Was versteht man darunter?

Es besteht aus Herz, Blutgefäßen und Blut. Das Herz ist eine kleine, faustförmige, muskuläre Pumpe im Brustkorb. Es besteht aus vier Kammern: die Vorhöfe (Atrien) und Herzkammern (Ventrikel). Die rechte Herzhälfte ist von der linken durch eine Wand in der Mitte, das Septum, getrennt. Das Herz arbeitet als »Doppelpumpe«. Blut wird vom rechten Ventrikel zu den Lungen gepumpt. Hier nimmt es eingeatmeten Sauerstoff auf und gibt Kohlendioxid ab, das es aus dem peripheren Gewebe mitgebracht hat. Das sauerstoffreiche Blut fließt zur linken Herzhälfte zurück, von wo es durch den Körper gepumpt wird.

Arterien und ihre Verzweigungen, die Arteriolen, transportieren das Blut vom Herzen weg. Ihre Wände sind stark, da das Blut hier mit großem Druck gepumpt wird. Die Arteriolen teilen sich in feine Kapillaren, durch deren Wände das Blut Sauerstoff, Nährstoffe und Hormone abgibt, aber auch Abfallprodukte und Kohlendioxid sammelt. An ihrem Ende gehen die Kapillaren in Venolen über, die sich zu Venen sammeln. Sie haben dünne Wände mit Klappen, da hier der Druck relativ niedrig ist. Die Venen transportieren das Blut zurück zum rechten Vorhof.

Beim Erwachsenen zirkulieren fünf bis sechs Liter Blut im Körper. Der Kubikmillimeter Blut enthält etwa fünf Millionen rote und 8000 weiße Blutkörperchen; sie kämpfen gegen Krankheiten und sind die Immunabwehr. Die Blutplättchen sind für die Blutgerinnung verantwortlich.

Was kann geschehen?

Am schwerwiegendsten ist das Kreislaufsystem betroffen, wenn ein Herzinfarkt eintritt, die häufigste Todesursache in den westlichen Ländern. Er wird gewöhnlich von verengten Arterien *(Arteriosklerose)* hervorgerufen. Der Patient kann heftige, krampfartige Schmerzen im Brustraum spüren, kollabieren und plötzlich sterben. Eine leichte Arteriosklerose, bei der nicht genug Blut zum Herzmuskel gelangt, verursacht *Angina pectoris.* Fett- und cholesterinarme Ernährung beugt einer Herzerkrankung vor. *Bluthochdruck* ist wahrscheinlich die häufigste Kreislauferkrankung und kann zu Organschäden, Schlaganfall oder Herzinfarkt führen. Blutstörungen sind auch *Anämie* (zu wenig rote Blutkörperchen) und *Leukämie,* Knochenmarkkrebs.

Das Herz pumpt Blut, um Sauerstoff über die Arterien und Kapillaren (rot) zu transportieren. Das Blut kehrt mit Kohlendioxid beladen über die Venen zum Herz zurück.

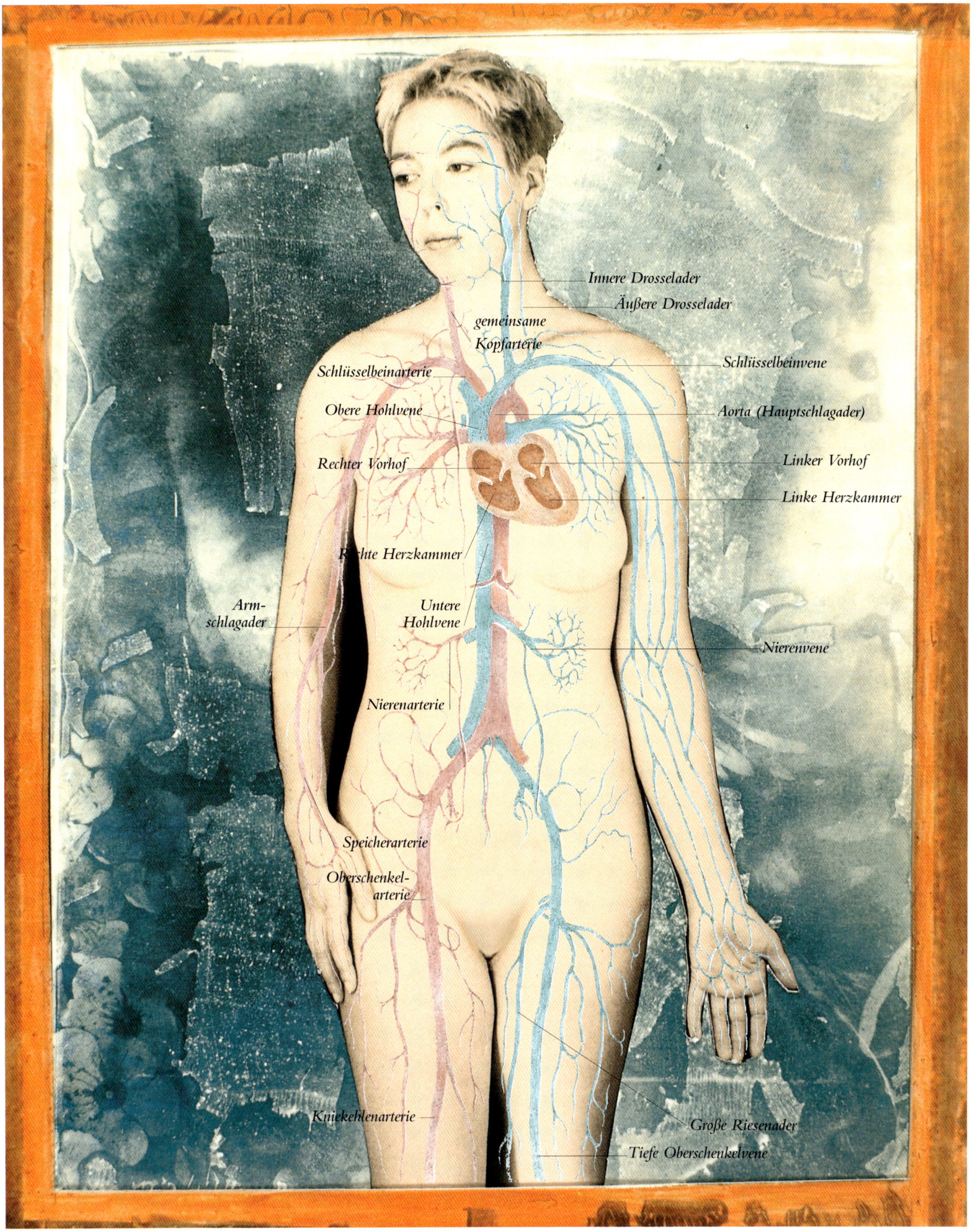
Innere Drosselader
Äußere Drosselader
gemeinsame Kopfarterie
Schlüsselbeinarterie
Schlüsselbeinvene
Obere Hohlvene
Aorta (Hauptschlagader)
Rechter Vorhof
Linker Vorhof
Linke Herzkammer
Rechte Herzkammer
Arm-schlagader
Untere Hohlvene
Nierenvene
Nierenarterie
Speicherarterie
Oberschenkel-arterie
Kniekehlenarterie
Große Riesenader
Tiefe Oberschenkelvene

Anämie

Was versteht man darunter?

Anämie ist ein Mangel an Hämoglobin (das sauerstofftransportierende Element der roten Blutkörperchen) im Blut. Normalerweise ist Hämoglobin in richtiger Konzentration vorhanden, da ein exaktes Gleichgewicht zwischen Produktion der roten Blutkörperchen im Knochenmark und deren Abbau in der Milz besteht. Es gibt verschiedene Arten von Anämie.

Anämie kann Schwäche, Kopfschmerzen, Schwindel, Müdigkeit und Atemlosigkeit hervorrufen. Ältere Menschen oder Patienten mit niedrigem Hämoglobingehalt entwickeln eine Herzinsuffizienz mit Kurzatmigkeit, die Beine schwellen an (Ödeme) oder Angina pectoris verschlimmert sich. Haut, Lippen und Augenbindehaut erscheinen blaß. Es können auch andere Symptome wie eine rauhe Zunge bei Eisen- oder Vitamin-B_{12}-Mangel auftreten. Gelbsucht kann aus hämolytischen Anämien entstehen, wenn rote Blutkörperchen vorzeitig im Körper abgebaut werden.

Ursachen

Eisen ist wesentlicher Bestandteil des Hämoglobins, und Eisenmangel die häufigste Ursache einer Anämie. Er entsteht durch:

- *Falsche Ernährung.*
- *Schlechte Eisenaufnahme aus der Nahrung (Malabsorption).*
- *Übermäßigen Blutverlust durch starke Menstruation, peptische Geschwüre, Hämorrhoiden oder Darmkrebs.*

Weitere Ursachen einer Anämie:

- *Vitamin-B_{12}-Mangel (perniziöse Anämie).*
- *Bei angeborenen Anämien (wie Sichelzellenanämie und Thalassämie) ist die Struktur des Hämoglobins unnormal oder es wird nicht ausreichend produziert und die roten Zellen werden rasch abgebaut.*
- *Chronische Erkrankungen wie Tuberkulose, rheumatoide Arthritis, chronische Nierenerkrankungen und Krebs.*
- *Schwangerschaft, da jetzt der Hämoglobinspiegel sinkt, damit das Blut leichter durch Uterus und Plazenta fließen kann; in der Schwangerschaft geht eine kleine Menge Eisen verloren.*
- *Knochenmarkerkrankungen wie Leukämie (s. S. 171).*

Da Eisenmangel die häufigste Ursache für eine Anämie ist, wird er oft zuerst in Betracht gezogen. Es ist aber wichtig, die Diagnose zu bestätigen und Ursachen des Eisenmangels zu finden, indem man Ernährungsgewohnheiten durchleuchtet und nach Blutungen fragt. Eisenmangel bei Männern und bei Frauen nach der Menopause sollte immer nachgeprüft werden.

Vegetarier und Veganer neigen eher zu einer Eisenmangelanämie, da ballaststoffreiche Nahrungsmittel wie Hülsenfrüchte und Vollkornprodukte das Eisen binden und so die Absorption erschweren. Die Eisenzufuhr bei Vegetariern und Veganern ist oft geringer als bei anderen Menschen.

Konventionelle Behandlung

Je nach der Art der Anämie beinhaltet die Behandlung eine oder mehrere der folgenden Maßnahmen:

- *Eisenpräparate, in der Regel als Tabletten, ab und an als Injektion.*
- *Injektionen von Vitamin B_{12} (gewöhnlich lebenslang) bei der perniziösen Anämie.*
- *Bei schweren Anämien erfolgt eine Bluttransfusion.*

Ergänzende Behandlung

Homöopathie

Arzneien werden entsprechend des gesamten Gesundheitszustandes verordnet, es wird abwechslungsreiche Ernährung mit viel Eisen und Vitamin B_{12} empfohlen.

Chinesische Kräuterheilkunde

Ein chinesischer Kräuterarzt diagnostiziert die Ursache der Anämie, indem er den gesamten Zustand betrachtet, Puls- und Zungendiagnose anwendet. Er wird einen entsprechenden Absud verordnen. Chinesische Kräuterheilkunde ist besonders wirkungsvoll bei Eisenmangelanämie, da viele Kräuter wie ein Bluttonikum wirken. Nur sehr gute Praktiker können eine perniziöse Anämie diagnostizieren und erfolgreich behandeln.

Westliche Kräuterheilkunde

Die Behandlung entspricht der individuellen Diagnose. Eisenreiche Kräuter werden oft verordnet (zum Beispiel Nesseln). Auch Kräuter, die die Eisenaufnahme und die Funktion des Verdauungssystems verbessern, können nützlich sein.

Ernährungstherapie

Eine Anämie wird in der Regel von Nährstoffmängeln verursacht, meist Eisen, aber auch Vitamin B_6, B_{12}, Folsäure oder Zink. Jeder dieser Mängel kann gemäß der individuellen Diagnose behandelt werden. Bei Frauen können starke Monatsblutungen zu exzessivem Eisenverlust führen. Auch die zugrundeliegende Ursache wird vom Therapeuten untersucht.

Weitere Therapien

Das **Geistheilen** kann unter Umständen die Fähigkeit des Körpers zur Selbstheilung steigern. Ein **Akupunkteur** schlägt Moxibustion vor, die sich an zugrundeliegende Schwächen oder Energieblockaden richtet. Mit Hilfe von **Kinesiologie** kann man den Eisenmangel bestimmen und verschiedene Präparate prüfen, um das passendste herauszufinden. Roher Spinat, Pfefferkörner, Vitamin A und ausgleichende Bewegungen werden vorgeschlagen. Beruht Anämie auf einem Nährstoffmangel, kann **Standard-Makrobiotik** helfen. **Tai Chi** und **Shiatsu** sind häufig ebenfalls zu empfehlen.

Bluthochdruck

Was versteht man darunter?

Der Blutdruck ändert sich innerhalb des Zyklus von Kontraktion und Entspannung des Herzens ständig. Er wird auch von körperlicher Anstrengung, Angst, Streß, Emotionen und anderem beeinflußt und von der Kraft und dem Schlagvolumen des Herzens sowie vom Widerstand größerer Blutgefäße bestimmt. Unter hohem Blutdruck (Hypertonie) versteht man einen ständig erhöhten Blutdruck, der ein größeres Risiko für Schlaganfall darstellt.

Entgegen allgemeiner Annahmen verursacht ein erhöhter Blutdruck selten Symptome und wird oft erst bei Routineuntersuchungen entdeckt.

Ein ständig erhöhter Blutdruck wirkt sehr schädlich auf die Arterien und verursacht eine vorzeitige Arteriosklerose. Er führt außerdem zu Herzerkrankungen und Schlaganfällen und verschlimmert Nierenerkrankungen.

Ursachen

90 Prozent lassen sich auf eine essentielle Hypertonie zurückführen, das heißt, es gibt offensichtlich keine Ursache, auch wenn Faktoren wie Übergewicht, Alkohol und Zuckeraufnahme eine Rolle spielen. Auch genetische und ethnische Faktoren (bei Menschen afrikanischer Herkunft tritt Hypertonie häufiger auf) können dazu führen. In Gesellschaften mit einer westlichen Ernährung und Lebensweise steigt der Blutdruck mit dem Alter.
Die übrigen zehn Prozent haben andere Ursachen, zum Beispiel:

- *Diabetes mellitus (s. S. 200) oder andere endokrine Störungen.*
- *Nierenerkrankung (s. S. 238).*
- *Schwangerschaft (s. S. 220-221).*
- *Medikamente wie Kontrazeptiva oder Steroide.*

Konventionelle Behandlung

Sie umfaßt eine Veränderung der Lebensweise und, wenn nötig, eine Verordnung von Medikamenten. Vier Hauptgruppen werden eingesetzt:

- *Diuretika wirken auf die Nieren, um Salz zu entfernen, und auch direkt auf die Blutgefäße, um ihren Widerstand zu reduzieren.*
- *Betablocker senken den Blutdruck; sie verlangsamen den Herzschlag und senken die Kontraktionskraft des Herzmuskels.*
- *Vasodilatatoren erweitern die Arterien.*
- *ACE-Inhibitoren wirken sowohl als Vasodilatatoren als auch als Diuretika, indem sie die Synthese von Angiotensin hemmen, einem starken Vasokonstriktor, der auch auf die Nebennieren einwirkt, um Natrium zurückzuhalten.*

Ergänzende Behandlung

Naturheilkunde

Ein Naturheilkundepraktiker schlägt oft eine an tierischen Fetten, Salz, Zucker und Stimulanzien wie Koffein und nikotinarme Ernährung vor. Ein Ernährungsprogramm wird auf die Bedürfnisse des Patienten zugeschnitten. Hydrotherapie – besonders das abwechselnde Baden der Füße – kann helfen. Zur angepaßten Ernährung zählt eine Mineralstofftherapie (zum Beispiel mit Magnesium und Kalium). Der Praktiker gibt auch Anweisungen zu Entspannung und Meditation.

Autogenes Training

Autogenes Training ist bei hohem Blutdruck wirksam, der an der oberen Grenze des Normalbereichs ist, wenn keine Medikamente eingesetzt worden sind. Ein sehr hoher, medikamentös behandelter Blutdruck braucht länger, bis sich eine Wirkung zeigt, aber das Ergebnis kann beeindruckend sein.

Alexandertechnik

Die Umerziehung bei der Alexandertechnik läßt den Blutdruck deutlich sinken. Da die meisten Blutgefäße durch Muskeln verlaufen, ist jede Überkontraktion der Muskeln zusätzlich belastend für das Herz, Blut durch die kontrahierten Gefäße zu pumpen. Die Minderung der Muskelspannung nimmt den Druck vom Herzen und führt auf diese Art zu einem niedrigeren Blutdruck.

Akupunktur

Akupunktur ist bei der Behandlung von Hypertonie oft sehr wirksam, weil sie zugrundeliegende Schwächen oder Blockaden im Energiesystem behandelt. Lebensweise, Eßgewohnheiten und erbliche Aspekte werden betrachtet. Auch ein Aurikulotherapeut kann Bluthochdruck erfolgreich behandeln.

Ernährungstherapie

Ein Ernährungstherapeut empfiehlt häufig vollwertige Ernährung: Viel Obst, Gemüse und Fisch sowie die Einschränkung des Fett- und Zuckerkonsums wird Patienten nahegelegt, bei denen die Gefahr des Bluthochdrucks besteht.

Weitere Therapien

Die Regulation des Blutdrucks wird von der **Osteopathie** unterstützt, da die Beziehung zwischen Gelenken, Muskeln, Zwerchfell und Nerven den Blutdruck kontrolliert. Ein **westlicher Kräuterpraktiker** schlägt Kräuter vor, die die Blutgefäße erweitern und den Blutdruck senken, auf den Herzmuskel einwirken und den Streß mindern. Auch **Entspannung und Visualisieren, Radionik** und **Reflexzonentherapie** sind nützlich. Eine **makrobiotische Ernährung** kann helfen, wenn Bluthochdruck auf starkem Übergewicht beruht. Ein **Ayurveda**-Praktiker empfiehlt Zubereitungen, die oral eingenommen werden, außerdem *panchakarma*, um die langfristige Erholung zu unterstützen.

Arteriosklerose

Was versteht man darunter?

Arteriosklerose ist eine degenerative Störung der großen und mittleren Arterien mit charakteristischen, atheromatösen Plaques an der Innenwand. Die Plaques sind örtlich begrenzt und enthalten einen Kern aus Fetten, vor allem Cholesterin, der von glatten Muskelzellen und fibrösem Gewebe umgeben ist. Sie beeinflussen den Blutstrom, indem sie die Gefäßwände verengen und schwächen. An engen Stellen können sich Blutpfröpfe (Thromben) anlagern und zu Verstopfungen führen. Plaqueteilchen können sich lösen und an anderen Stellen Embolien verursachen, die Arterienwände können sich aufblähen und abnorme Erweiterungen verursachen, die aufbrechen können.

Die Hälfte aller Todesfälle wird von Kreislauferkrankungen verursacht, 40 Prozent der Menschen mittleren Alters haben arteriosklerotische Plaque. Obwohl die Veränderungen im Gefäßsystem weit verbreitet sind, sind besonders die Arterien betroffen, die Herz (koronare Arterien), Gehirn (Arteria carotis) und Beine (femorale Arterien) versorgen. Herzinfarkte, Angina pectoris und Schlaganfälle beziehungsweise Schmerzen in den Beinen beim Gehen treten auf. Wenn der Patient Symptome verspürt, ist die Krankheit bereits weit fortgeschritten.

Ursachen

Risikofaktoren für das Entstehen der Arteriosklerose sind:

- *Zigarettenrauchen verdoppelt das Risiko für Herzerkrankungen und beschleunigt die arteriellen Schäden in den Beinen.*
- *Bluthochdruck (s. S. 163) fördert das Entstehen von Atheromen.*
- *Alter — Arteriosklerose ist in erster Linie eine Erkrankung ab der Lebensmitte.*
- *Hoher Blutcholesterinspiegel mit Lipoproteinen geringer Dichte (LDL).*
- *Geschlecht – Männer sind eher betroffen als Frauen; nach der Menopause jedoch ist die Rate bei beiden gleich.*
- *Nahe Verwandte, die noch vor dem 55. Lebensjahr eine Arterienerkrankung entwickelt haben.*
- *Diabetes (s. S. 200) – Diabetiker haben das doppelte Risiko für Schlaganfälle und das dreifache für Herzinfarkt. Die Wahrscheinlichkeit einer Fußamputation wegen Gangrän ist 50mal größer.*

Wichtig ist eine an Antioxidanzien (Vitamin A, C und E und der Mineralstoff Selen) reiche Ernährung. Sie kann, wie sich herausgestellt hat, den Aufbau von Cholesterindepots im Blutstrom verhindern.

Konventionelle Behandlung

Konventionelle Ärzte betrachten die Arteriosklerose weitgehend so wie die ergänzenden Therapeuten. Folgendes wird empfohlen:

- *Reduktion der Risikofaktoren durch eine Veränderung der Lebensweise; dazu zählt in erster Linie, das Rauchen aufzugeben, abzunehmen, Sport zu treiben, Alkohol höchstens in Maßen zu trinken, gesättigte Fettsäuren bei der Ernährung zu meiden und mehr frisches Obst und Gemüse sowie komplexe Kohlenhydrate zu essen.*
- *Eine medikamentöse Behandlung des Bluthochdrucks und des hohen Blutcholesterinspiegels, sofern die Umstellung der Ernährung allein nicht ausreicht.*
- *Geringe Gaben von Aspirin, um Blutpfröpfe zu verhindern und die Gefahr akuter Ereignisse wie Schlaganfall oder Herzinfarkt abzuschwächen.*
- *Genügen die Medikamente nicht, wird zu Eingriffen wie Ballondilatation (ein Tubus wird mit Hilfe von Röntgenbildern in die Arterie eingeführt, dann wird ein Ballon aufgeblasen, um den verengten Bereich zu erweitern) oder Bypass geraten.*

Ergänzende Behandlung

Westliche Kräuterheilkunde

Einige Kräuterarzneien wirken positiv auf die Arterien, sie reduzieren die Bildung von Plaques und entfernen möglicherweise bestehende Depots. Die Heilkräuter werden nach individueller Diagnose und Symptomen verordnet.

Naturheilkunde

Der Praktiker empfiehlt eine Kost, die arm an tierischen Fetten, Salz und Zucker ist. Die individuelle diätetische Behandlung wird den Blutfettwerten angepaßt, die im Labor bestimmt werden müssen. Der Patient erhält allgemeine Richtlinien zur Lebensweise.

Yoga

Bei Arteriosklerose empfiehlt der Therapeut sanfte *asanas, pranayama,* Entspannung, Meditation und *shat kriyas.* Er berät und gibt Ratschläge zur Ernährung.

Weitere Therapien

Die **Makrobiotik** ist zur Prävention der Arteriosklerose ausgezeichnet geeignet, besonders die normale makrobiotische Kost, die großen Wert auf Shiitake-Pilze in Suppen, Eintöpfen oder Tees dreimal am Tag legt. Ein **Ayurveda**-Praktiker verordnet Rezepte zur Reinigung des Kreislaufsystems und eine *pancha-karma*-Therapie zur Bewältigung der Störung. Ein **chinesischer Kräuterarzt** kann durch die Anwendung von Kräutern helfen, die Verstopfung zu reduzieren, ein übermäßiges Hitzegefühl herabzusetzen und den Blutkreislauf zu regulieren. **Reflexzonentherapeuten** arbeiten immer ganzheitlich, ehe sie einzelnen Problembereichen spezielle Aufmerksamkeit schenken. Der Praktiker führt daher eine vollständige Behandlung durch, wobei Entspannungstechniken ausgeführt werden und Leber, Kreislaufsystem und Lymphdrüsen besondere Beachtung finden. Auch **Tai Chi** und **Shiatsu** sind bei der Behandlung dieser Erkrankung hilfreich und werden oft empfohlen.

ANGINA PECTORIS

Was versteht man darunter?

Angina pectoris ist ein starker, einengender Schmerz in der Mitte des Brustraumes, der sich oft über Nacken, linke Kieferseite und hinunter in den linken Arm ausdehnt. Auch zwischen den Schulterblättern ist er spürbar. Ursache ist eine Verengung der Arterien und der dadurch entstehende Sauerstoffmangel im Herzmuskel. Da Angina pectoris auftritt, wenn das Herz stärker arbeiten muß, sind Sport, kaltes Wetter, große Mahlzeiten und starke Erregung häufige Auslöser. Charakteristisch für den Schmerz ist, daß er bei Anstrengung auftritt, bei Ruhe nachläßt und nur wenige Minuten dauert, allerdings kann er heftig und angsteinflößend sein.

ANGINA-PECTORIS-ANFÄLLE, DIE ÖFTER AUFTRETEN, LÄNGER DAUERN, BEI LEICHTER ANSTRENGUNG AUSGELÖST WERDEN ODER AUCH IN RUHE AUFTRETEN, KÖNNEN VORBOTEN EINES HERZINFARKTES SEIN UND SOLLTEN DEM ARZT BERICHTET WERDEN.

Ursachen

Angina pectoris tritt häufiger bei Männern als bei Frauen auf, nach der Menopause aber bei Frauen öfter. Ursachen sind:

- *Koronare Herzerkrankung (eine Verengung der Arterien, die den Herzmuskel versorgen, s. gegenüber).*
- *Zigarettenrauchen.*
- *Diabetes mellitus(s. S. 200); die Krankheit erhöht die Wahrscheinlichkeit, Angina pectoris zu entwickeln, um das Drei- bis Fünffache.*
- *Bluthochdruck (s. S. 163).*
- *Hoher Cholesterinspiegel.*
- *Starkes Übergewicht und Fettleibigkeit (s. S. 252).*
- *Anämie (s. S. 162).*
- *Aortenstenose (eine Verengung der Aortaklappe im Herz).*
- *Arrhythmien (abnormaler Herzrhythmus).*

PATIENTEN KÖNNEN MIT DIESEM ZUSTAND VIELE JAHRE ZIEMLICH SICHER LEBEN, WENN SIE ANSTRENGUNGEN BEGRENZEN, MIT DEM RAUCHEN AUFHÖREN UND SICH MEDIZINISCH BEHANDELN LASSEN.

Konventionelle Behandlung

Das Rauchen muß aufgegeben, der Blutdruck kontrolliert und die Ursachen behandelt werden. Geeignete Medikamente sind Nitrate und andere Vasodilatatoren, die das Herz entlasten, indem sie den Blutdruck senken. Auch Betablocker senken den Blutdruck, weil sie den Herzschlag reduzieren. Aspirin in niedrigen Dosen beugt Herzinfarkt vor. Sind die koronaren Arterien gefährlich verengt, können sie durch eine Ballondilatation erweitert werden (s.S. 164). Auch eine Bypass-Operation ist möglich.

ERGÄNZENDE BEHANDLUNG

Homöopathie

Die Behandlung ist unterschiedlich, eine wiederkehrende Angina pectoris wird anders behandelt als leichte oder seltene Anfälle, bei denen folgende Arzneien helfen:

• Cactus, wenn die Brust verengt ist und Atembeschwerden vorliegen, bei kaltem Schweiß, Schmerzen hinunter in den linken Arm und bei niedrigem Blutdruck.

• Spigelia bei Atembeschwerden, die verschwinden, wenn der Patient mit erhöhtem Kopf auf der rechten Seite liegt, bei Herzklopfen und starkem Durst auf Heißwassergetränke.

• Latrodectus bei heftigen Schmerzen im Brustraum und Taubheit in den Fingern.

• Naja bei unregelmäßigem Puls, wenn Stimulantien den Zustand verschlechtern und der Patient ein Gewicht auf dem Herzen spürt. Er kann Todesangst haben und ausgesprochen ängstlich sein.

• Glonoinum, wenn man das Gefühl hat, den Blutfluß im Herzen zu spüren, bei Atembeschwerden, Ohnmacht, Zittern am ganzen Körper und einer Verschlimmerung der Symptome bei Wärme.

Rolfing

In mehreren Sitzungen bearbeitet der Praktiker das Zwerchfell, die mittlere und obere Wirbelsäule und die Brustmuskeln. Insbesondere die Lockerung dieser Bereiche kann dem Herzen (das vom sogenannten Perikard gehalten wird) mehr Platz verschaffen, indem sie das Druckgefühl wegnimmt. Die Entspannung normalisiert den Kreislauf.

Reflexzonentherapie

Reflexzonentherapeuten arbeiten ganzheitlich, bevor sie Problembereichen besondere Aufmerksamkeit schenken. Daher wird eine vollständige Behandlung mit Entspannungstechniken durchgeführt, wobei Herz, Nebennierendrüsen, Lymphdrüsen und Solarplexus besonders berücksichtigt werden.

Farbtherapie

Der Einsatz von Farben durch einen Farbtherapeuten lindert spannungsbedingte, pectanginöse Schmerzen.

Weitere Therapien

Manchmal spricht Angina pectoris auf **Makrobiotik** an. Ein **Naturheilkundler** empfiehlt eine Ernährung, die z.B. viel Magnesium, Kalium, Vitamin E und C enthalten soll, Entspannungsübungen und angemessene Bewegung. Die Symptome lassen nach, wenn die Angst durch **Autogenes Training** reduziert wird. Ein **Yoga**-Therapeut empfiehlt sanfte *asanas, pranayama,* Entspannung, Meditation und *shat kriyas.* Er gibt auch Ratschläge zur Ernährung. **Tai Chi** und **Shiatsu** erscheinen oft zweckmäßig.

Herzklopfen

Was versteht man darunter?

Herzklopfen oder Palpitationen nennt man es, wenn man den Herzschlag als dumpfes Gefühl im Brustraum spürt, das Bewußtwerden eines fehlenden oder zusätzlichen Schlages oder Herzrasen. Man spürt das Pumpen des Herzens, wenn man auf der linken Seite liegt. Ängstliche Patienten werden davon stark beunruhigt. Herzklopfen ist wichtiges Symptom einer Herzerkrankung, vor allem, wenn es oft und über längere Zeit auftritt oder mit Brustschmerzen, Schwindelanfällen, Ohnmacht, Kurzatmigkeit oder sich verschlimmernder Herzinsuffizienz einhergeht.

Ursachen

Es gibt zahlreiche Gründe für diesen Zustand, einige davon sind ernst. Dazu zählen:

- *Tachykardie – wenn das Herz plötzlich sehr schnell schlägt.*
- *Extreme Furcht, Anstrengung, Fieber oder Hyperthyreose.*
- *Jede Art von Herzerkrankung, zum Beispiel Herzklappenfehler, Bluthochdruck oder koronare Herzkrankheit.*
- *Extrasystolen: vorzeitige Schläge, gefolgt von einer ausgedehnten Pause, die in der Regel von Alkohol, Koffein, Amphetaminen und Tabak verursacht werden: Sie treten häufig auf, können oft durch Sport beseitigt werden, erscheinen jedoch auch, wenn das Herz durch eine koronare Herzkrankheit geschädigt worden ist.*

Konventionelle Behandlung

Kurzes Herzklopfen erfordert keine spezielle Behandlung, kommt es jedoch häufig oder über längere Zeit vor oder wird es von Symptomen wie Schwindelanfällen oder Kurzatmigkeit begleitet, ist eine Behandlung nötig. Medikamente wie Betablocker werden verwendet, gelegentlich ist ein Schrittmacher ratsam.

Ergänzende Behandlung

Homöopathie

Im wesentlichen wird die Ursache behandelt, aber folgende spezifische Arzneien können hilfreich sein:

- Nux moschata, wenn Herzklopfen nach übermäßigem Essen, Alkoholgenuß oder nach einem Nervenzusammenbruch auftritt.
- Cactus bei heftigem Herzklopfen, das sich beim Liegen auf der linken Seite und vor Einsetzen der Menstruation verschlimmert. Es wird von Schwindel, Kurzatmigkeit und Flatulenz begleitet.
- Lachesis bei Ohnmacht, Engegefühl in der Brust, Angst und menopausalen Symptomen.
- Spigelia bei übelriechendem Atem und großem Durst auf heiße Getränke, die zu helfen scheinen.
- Moschus bei Herzklopfen nach Hysterie oder Aufenthalt in der Kälte, begleitet von Herzzittern, schwachem Puls und Ohnmacht.
- Pulsatilla, wenn das Herzklopfen nach reichhaltigen oder fetten Speisen oder bei Hitze auftritt.
- Digitalis, wenn das Herzklopfen mit dem Gefühl einsetzt, das Herz hätte aufgehört zu schlagen.
- Eisenhut, wenn die Symptome plötzlich auftreten, insbesondere nach einem Schock, begleitet von Todesangst.

Ayurveda

Ein Ayurveda-Praktiker führt eine *samana*-Behandlung mit bestimmten Kräutern durch, die den besonderen Eigenschaften des Patienten gemäß gewählt worden sind. Die *panchakarma*-Methode wird zur Entgiftung herangezogen.

Kinesiologie

Jeder Patient wird individuell behandelt, wahrscheinlich aber wird folgendes unternommen:

- Die Suche nach Imbalancen im endokrinen System, Immunsystem und Harntrakt.
- Eine Wirbelsäulenuntersuchung.
- Eine Ernährungsanalyse zur Ermittlung von Mängeln.
- Untersuchung des Verdauungssystems auf Unverträglichkeiten.
- Tips zu Ernährung und Lebensweise, einschließlich Ratschläge zum Konsum reinen Wassers, Stuhlgang und Reinigung, Streß, Nervosität, Furcht, Ruhe, Schlaf, Entspannung und Bewegung.
- Unterstützung der Nebennieren und Ernährung bei Streß.

Alexandertechnik

Ist das Herzklopfen streßbedingt, kann das Erlernen eines ausgewogenen mentalen und physischen Zustandes mit dieser Technik sehr hilfreich sein. Oft kommt es zu verbessertem Kreislauf und geringerem Druck auf das Herz.

Naturheilkunde

Eine Ernährung mit vielen komplexen Kohlenhydraten und pflanzlichen Proteinen dient zur Unterstützung. Eine kaliumreiche Kost ist empfehlenswert, Stimulanzien wie Koffein, Alkohol und Zigaretten sollte man meiden. Der Therapeut gibt auch Anleitungen zur Entspannung.

Weitere Therapien

Den jeweiligen Beschwerden angepaßt verabreicht ein **westlicher Kräuterarzt** Heilkräuter, die das System entspannen oder den Herzschlag direkt verlangsamen. Ein **Akupunkteur** betrachtet die zugrundeliegende Schwäche oder Blockade im Energiesystem sowie die Lebensweise und Ernährung. Ein **Ernährungstherapeut** empfiehlt, Stimulanzien wie Koffein zu meiden. Auch kann ein Magnesium- oder Vitamin-B-Mangel vorliegen. **Rolfing** kann helfen. Bei streßbedingtem Herzklopfen ist Massage hilfreich. Durch **Autogenes Training** verschwindet das Herzklopfen, da man lernt, den »Kampf und Flucht«-Impuls auszuschalten.

HERZINSUFFIZIENZ

Was versteht man darunter?

Trotz des Namens bedeutet Herzinsuffizienz nicht, daß das Herz völlig aufgehört hat zu schlagen; es kann lediglich das Blut nicht mehr durch den Körper pumpen und seine Aufgaben nicht mehr richtig erfüllen. Sie ist keine plötzliche, lebensbedrohende Erkrankung und wird den Ursachen entsprechend behandelt.

Eine Herzinsuffizienz betrifft manchmal nur eine Herzseite und wird dann Links- oder Rechtsherzinsuffizienz genannt; sind beide Seiten betroffen, nennt man sie globale Herzinsuffizienz. Bei Linksherzinsuffizienz staut sich das Blut in den Venen, die das Blut von den Lungen transportieren, und der Rückstau läßt die Lungen anschwellen und sich vollsaugen. Das Hauptsymptom ist daher Atemlosigkeit, zuerst nach einer Anstrengung, bei Fortschreiten der Krankheit, aber auch bei Ruhe. Bei der Rechtsherzinsuffizienz bewirkt der Druck des Blutes, das sich vor dem Herzen staut, Flüssigkeitsansammlungen (Ödeme), besonders in den Knöcheln und Beinen. Eine Lebervergrößerung und Überfüllung des Darms ist häufig und verursacht Verdauungsbeschwerden. Bei der globalen Herzinsuffizienz treten Symptome sowohl der Rechts- als auch der Linksherzinsuffizienz auf.

Ursachen

Die Linksherzinsuffizienz wird verursacht durch:

- *Koronare Herzkrankheit (s. S. 164).*
- *Bluthochdruck (s. S. 163).*
- *Klappendefekt oder angeborenen Herzfehler wie Aortastenose.*
- *Anämie, Hyperthyreose und Arrhythmien (irreguläre Herzschläge), die auch zu einer globalen Herzinsuffizienz führen.*

Die Rechtsherzinsuffizienz wird in der Regel verursacht von:

- *Linksseitiger Herzinsuffizienz (am häufigsten).*
- *Chronischen Erkrankungen im Brustraum wie Bronchitis oder Emphyseme (s. S. 177).*
- *Koronarer Herzkrankheit, Klappendefekten oder angeborenen Herzfehlern.*

DIE HÄUFIGSTE URSACHE EINER HERZINSUFFIZIENZ BEI ERWACHSENEN IN WESTLICHEN LÄNDERN IST DIE KORONARE HERZKRANKHEIT.

Konventionelle Behandlung

Man rät nicht unbedingt zur Bettruhe, aber die Patienten sollten sich nicht anstrengen. Diuretika lindern Symptome wie Atemlosigkeit und Ödeme, da sie überschüssige Flüssigkeit reduzieren. ACE-Inhibitoren unterstützen das Herz, indem sie den Blutdruck senken und als Diuretika wirken.

Zur Behandlung zählen auch Medikamente zur Kontrolle der Arrhythmien sowie Vasodilatatoren, die die Herzarbeit reduzieren. Eine Operation kann bei anatomischen Ursachen wie Klappendefekten oder angeborenen Herzfehlern lebensrettend sein. Die meisten Symptome können allein mit Hilfe von Medikamenten kontrolliert werden.

ERGÄNZENDE BEHANDLUNG

Was versteht man darunter?

Der Praktiker schlägt zur Unterstützung ein Diätprogramm vor, das die Regulation der Flüssigkeit und die Diurese fördert. Er rät eventuell, die Ernährung mit Vitamin E, Magnesium und Kalium zu ergänzen. Auch Heilkräuter und homöopathische Arzneien werden verordnet.

Homöopathie

Bei einer Herzinsuffizienz ist eine dem Zustand entsprechende Behandlung empfehlenswert, aber es ist wichtig, sich nur in die Obhut eines anerkannten Praktikers zu begeben. Folgende spezielle Arzneien werden empfohlen, ebenso eine individuelle Behandlung der Ödeme, Arteriosklerose und Hypertonie, wenn dies angemessen ist:

- Arsen bei fortgeschrittener Herzerkrankung und Flüssigkeit in den Lungen.
- Carbo vegetabilis, wenn die Symptome mit Frösteln und blauen Extremitäten einhergehen.
- Cactus, wenn die Symptome einer Angina pectoris mit Schmerzen im linken Arm begleitet werden.
- Digitalis, wenn bei leichter Anstrengung Herzklopfen eintritt; bei geschwollenen Knöcheln, blauen Lippen, dem Gefühl, das Herz würde nicht mehr schlagen, und unregelmäßigem Puls.
- Naja, wenn die Symptome mit Angina pectoris, einem unregelmäßigen Puls, Nervosität und Todesangst einhergehen.
- Spigelia, wenn das Anheben des Kopfes und das Liegen auf der linken Seite die Symptome lindert.

Yoga

Bei Herzinsuffizienz empfiehlt der Therapeut sanfte *asanas, pranayama,* Entspannung, Meditation und *shat kriyas.* Er berät und gibt Ratschläge zur Ernährung.

Weitere Therapien

Ein **Ayurveda**-Praktiker verordnet spezielle Herzstärkungsmittel und Stimulanzien. Neben der allgemeinen Behandlung verwendet ein **westlicher Kräuterheilkundiger** Kräuter mit herzaktiven Eigenschaften und Diuretika zur Entfernung überschüssiger Flüssigkeit aus dem Körper. **Chinesische Kräuterpraktiker** arbeiten mit aromatischen Stimulanzien, Kräutersedativa, reinigenden Heilpflanzen sowie tonischen Kräutern für das Blut und zur Stärkung der Yang-Energie von Herz und Nieren. **Akupunktur** kann helfen. **Autogenes Training** heilt zwar nicht, regelmäßige Ausübung kann aber Herzerkrankungen vorbeugen.

Frostbeulen

Was versteht man darunter?

Frostbeulen sind die Folge einer abnormalen Reaktion der Blutgefäße unter der Haut auf Kälte. Normalerweise ziehen sich die Gefäße zusammen, um die Wärme zu erhalten, und verursachen dadurch die Blässe der Haut. Bei Frostbeulen wird diese Zone extrem blaß und möglicherweise gefühllos, es kommt zu roten oder blauen, juckenden, geschwollenen Hautbereichen an Fingern und Zehen. Sie können sehr schmerzhaft sein, die Haut bricht eventuell auf. Das kann zu Infektionen führen.

Frostbeulen treten ziemlich häufig bei Menschen mit schlechter Zirkulation auf, besonders bei älteren Menschen, die sogar an der Rückseite der Beine Frostbeulen entwickeln. Im allgemeinen sind Frauen gefährdeter als Männer. Kinder bekommen häufig im Winter Frostbeulen an den Füßen.

Auch wenn Frostbeulen unangenehm sind, verursachen sie in der Regel keine anhaltenden Schäden.

Ursachen

Frostbeulen entstehen, wenn sich die Blutgefäße in der Haut bei Kälte stark zusammenziehen. Lokales Erwärmen der Haut durch Strahlungswärme führt zu Hautschäden, da sich der Gewebestoffwechsel beschleunigt, bevor die Blutmenge zunimmt.

Konventionelle Behandlung

Frostbeulen heilen meist ohne besondere Behandlung von selbst. Der Schutz vor Kälte ist sehr wichtig; hält man den Körperkern warm, bleiben die Blutgefäße in Händen und Füßen offen. Es hilft, wenn Hände und Füße bei kaltem Wetter immer warm gehalten werden. Feuchte Handschuhe, Socken und Schuhe sollte man so bald wie möglich wechseln. Bei Infektionen sollte man antibiotische Salben auftragen. Verursachen Frostbeulen sehr starkes Unbehagen, verordnet der Arzt ein gefäßerweiterndes Medikament.

Ergänzende Behandlung

Homöopathie

Nicht nur Arzneien auf konstitutioneller Basis helfen. Wirken die folgenden Heilmittel nicht innerhalb einiger Wochen, sollte der Homöopath aufgesucht werden:

- Agaricus, wenn die Frostbeulen brennen und jucken, die Haut rot und geschwollen ist und auch bei Behandlung mit kühlenden Umschlägen keine Besserung eintritt.
- Pulsatilla, wenn der Zustand schlechter wird, die Beine nicht hochgelegt werden können und die Venen geschwollen sind.
- Petroleum, wenn die Frostbeulen jucken und brennen, die Haut näßt und feuchtes Wetter den Zustand verschlimmert.
- Calcium carbonicum, wenn sich der Zustand bei kaltem Wetter verschlimmert, der Patient fröstelt, zu Stirnschweiß neigt und leicht an Gewicht zunimmt.

Westliche Kräuterheilkunde

Starke Kreislaufstimulanzien, die sowohl lokal als auch intern zur Verbesserung des peripheren Blutflusses eingesetzt werden können, finden häufig beim Vorliegen von Frostbeulen Anwendung.

Kinesiologie

Ein Kinesiologe behandelt seine Patienten je nach der individuellen Diagnose. Er führt Tests zur Feststellung von Nährstoffmängeln durch, untersucht die Wirbelsäule und auch das Verdauungssystem, um eventuell vorhandene Nahrungsmittelunverträglichkeiten festzustellen. Er gibt Ratschläge zur Umstellung der Ernährung, zum Konsum reinen Wassers, zu Stuhlgang und Reinigung, Streß, Ruhe, Schlaf, Entspannung und Bewegung. Zusätzlich zu diesen Maßnahmen empfiehlt er folgende Behandlung:

- Capsicum (Kräuterarznei).
- Vitamin E-Ergänzung.
- Besenginster.
- Kinesiologisches Ausgleichen.

Rolfing

Das Rolfing beschäftigt sich besonders in der zweiten Sitzung mit den Füßen und Beinen. Da sich dadurch die Muskeln leichter bewegen können, wird auch der Kreislauf verbessert.

Ernährungstherapie

Ein Ernährungstherapeut geht davon aus, daß man Frostbeulen bei falscher Ernährung eher bekommt als bei richtiger. Daher macht er Vorschläge, wie die Ernährung umgestellt werden sollte.

Aromatherapie

Die Behandlung besteht aus Fuß- und Handmassage mit einer Mischung aus wärmenden, zirkulationsfördernden Ölen wie Wacholder, Ingwer oder schwarzem Pfeffer.

Weitere Therapien

Eine **makrobiotische** Ernährung mit der Zugabe von Ingwer in Suppen kann helfen, ebenso eine **Shiatsu**-Massage und das Frottieren mit Handtüchern. Zur *tridosha*-Balance schlägt die **ayurvedische** Medizin die *samana*-Therapie vor. **Akupunktur** fördert den Kreislauf. Frostbeulen bessern sich oft durch **Autogenes Training** (Wärmeübungen). Ein **Reflexzonentherapeut** behandelt den gesamten Kreislauf bis hin zu den Händen und Füßen und berücksichtigt dabei besonders das Herz.

Krampfadern

Was versteht man darunter?

Krampfadern sind geschlängelte und in Durchmesser und Länge vergrößerte Venen. Sie treten häufig an den Beinen, aber auch in der Speiseröhre, am Hodensack, an den Schamlippen, an Rektum, Anus (s. Hämorrhoiden, S. 244) und an der Vulva auf. Sie können ein rein kosmetisches Problem sein, mit unansehnlichen traubenartigen oder trichterförmigen Venen. Sind aber die Klappen der tieferliegenden Venen oder die Klappen am Zugang zum inneren System geschwächt, setzt ein Rückfluß in das oberflächliche Venensystem ein. Dabei entstehen Symptome einer venösen Insuffizienz, wie ausgedehnte Venen, Schmerzen in den Waden, Schwellung der Beine, Pigmentierung, purpurne Verfärbung, trockene, schuppige, dünne und reizbare Haut (variköse Ekzeme) sowie eine Neigung zu hartnäckigen Geschwüren. Eine Krampfader kann auch platzen und stark bluten.

Ursachen

Krampfadern sind häufig und kommen oft in Familien mit angeborener Schwäche der Gefäßwände oder Venenklappen vor. Zu Veränderungen kommt es, wo das Blut aus den oberflächlichen Venen ins tiefergelegene System am Knie oder in der Leiste abläuft. Im Laufe der Zeit bilden sich auch Veränderungen am ganzen Bein. Der Zustand verschlimmert sich durch:

- *Fettleibigkeit (s. S. 252).*
- *Schwangerschaft (s. S. 220–221).*
- *Langes Stehen.*
- *Verstopfung(s. S. 243).*

Thrombosen in tieferliegenden Venen verursachen Krampfadern und venöse Insuffizienz, da sie die inneren Venen blockieren und Klappen beschädigen. Es erfolgt Blutrückfluß vom inneren zum äußeren System, Krampfadern und venöse Insuffizienz folgen.

Konventionelle Behandlung

Spezielle Strümpfe verhindern, daß sich das Blut in oberflächlichen Venen sammelt und stehenbleibt. Stützstrümpfe leiten auch den Blutfluß mehr zu tiefergelegenen Venen, wo die Pumpwirkung stärker ist. Elastische Bandagen erfüllen denselben Zweck, müssen aber korrekt angebracht werden. Operativ kann man Krampfadern entfernen (Venenstripping) oder die Venen da abklemmen, wo das äußere System sich in der Leistengegend mit dem inneren System verbindet oder undichte Venen sind. Die Methoden sind in der Regel recht erfolgreich. Man kann auch Injektionen setzen, wodurch sich betroffene Venen zusammenziehen und verkleben. Diese Methode ist weniger zuverlässig und erfolgreich als das Stripping und daher nicht so bekannt.

Ergänzende Behandlung

Homöopathie

Die Behandlung erfolgt konstitutionell, aber der Homöopath empfiehlt folgende Arzneien. Tritt innerhalb von zwei bis drei Wochen keine Besserung ein oder verschlimmert sich der Zustand, muß der Arzt aufgesucht werden.

- Hamamelis, wenn die Venen schmerzen und sich gequetscht anfühlen; es können auch Hämorrhoiden vorliegen.
- Carbo vegetabilis, wenn die Haut gesprenkelt oder verfärbt ist
- Ferrum phosphoricum, wenn die Beine blaß aussehen, sich aber leicht röten; Gehen hilft gegen die Symptome.
- Pulsatilla, wenn Wärme und Bewegung der Beine den Zustand verschlechtern und der Patient friert.

Westliche Kräuterheilkunde

Der Praktiker empfiehlt Heilmittel, die den venösen Blutfluß fördern, unterstützt von Bewegungsübungen, lokalen Applikationen und Ratschlägen zur Ernährung. Mit Mühe und Geduld ist eine deutliche Besserung möglich.

Rolfing

Das Rolfing konzentriert sich besonders in der zweiten Sitzung, aber auch bei den folgenden Treffen auf Füße und Beine. Da dadurch die Muskeln gleiten und sich besser bewegen können, wird auch der Blutfluß in den Venen verbessert.

Alexandertechnik

Das Auftreten von Krampfadern kann auch haltungsbedingt sein. Ein besserer Umgang mit dem Körper und eine harmonischere Bewegungsweise lindert solche Symptome einer falschen Anwendung.

Weitere Therapien

Ein **makrobiotischer** Praktiker kann beschädigte Venen nicht reparieren, aber die Standardmakrobiotik kann vor weiterer Verschlechterung schützen und Symptome lindern. Auch die Raucherentwöhnung und Kreislaufübungen tragen mit dazu bei. **Ayurveda**-Praktiker schlagen Kräuterarzneien zur oralen Einnahme sowie *panchakarma*-Therapie für eine anhaltende Bewältigung der Beschwerden vor. **Akupunktur** verbessert die Zirkulation. Hängt die Ursache mit Verstopfung zusammen, rät der **Ernährungstherapeut** zu einer ausgewogenen Kost mit reichlich Ballaststoffen. Ein **Naturheilkundepraktiker** empfiehlt eine angereicherte Ernährung (zum Beispiel eine Vitamin-E- und Mineralstofftherapie), Beobachtung der trägen abdominalen Funktion und Verstopfung, Hydrotherapie und Kräutertonika sowie adstringierende Mittel. **Reflexzonentherapeuten** behandeln individuell, beachten aber besonders die endokrinen Drüsen und das Kreislaufsystem. Sie vermeiden den direkten Kontakt mit den Varizen. **Tai Chi** und **Shiatsu** werden oft empfohlen.

Raynaudsches Phänomen

Was versteht man darunter?

Das Raynaudsche Phänomen betrifft die kleinen Arterien in den Fingern und Zehen. Bei Kälte verkrampfen sich die Arterien, Finger und Zehen werden blaß, kalt und gefühllos. Wegen der schlechten Zirkulation werden sie schließlich blau, beim Aufwärmen rot, und der Patient verspürt einen brennenden Schmerz. Der Zustand kann schnell vorübergehen und den Patienten nur sporadisch früh am Tag belästigen. In schweren Fällen dauern die Anfälle länger, treten häufiger auf und schädigen die Gefäßwand. Dadurch sinkt der Blutfluß, und es entstehen Gewebeschäden mit schmerzhaften Geschwüren an den Fingern oder – in weniger als einem Prozent aller Fälle – kleinen gangränösen Bereichen. Treten die Symptome aus unbekannter Ursache auf, nennt man den Zustand Raynaudsche Krankheit.

Ursachen

Fünf Prozent der Bevölkerung leiden an dieser Krankheit, meist Frauen (90 Prozent aller Fälle). In der Regel sind eher die Finger betroffen als die Zehen. Oft gibt es beim Raynaudschen Phänomen eine familiäre Häufung. Weitere Faktoren sind:

- *Empfindlichkeit gegen bestimmte Medikamente wie Betablocker.*
- *Endangiitis obliterans (Entzündung der Arterien, Nerven und Venen, vor allem bei Männern unter 45 Jahren, die stark rauchen).*
- *Arteriosklerose (s. S. 164).*
- *Druck auf die Hauptarterie im Arm.*
- *Berufliche Ursachen, besonders der Einsatz von Preßluftbohrern.*
- *Sklerodermie, eine Krankheit unbekannter Ursache, bei der die Haut mit dem darunterliegenden Gewebe verwächst, die Gelenkbewegung eingeschränkt ist und die inneren Organe mit betroffen sind.*

> WENN MAN AM RAYNAUDSCHEN PHÄNOMEN LEIDET, SOLLTE MAN KÄLTE MEIDEN UND MIT DEM RAUCHEN AUFHÖREN, DA NIKOTIN EINE KONTRAKTION DER BLUTGEFÄSSE BEWIRKT.

Konventionelle Behandlung

Die Behandlung ist für das Raynaudsche Syndrom und die Raynaudsche Krankheit gleich, außer daß bei ersterem auch die Ursache behandelt wird. Das Warmhalten mit Hilfe geeigneter Heizung und Kleidung (Mütze, Handschuhe, dicke Socken und Stiefel) reduziert die arteriellen Spasmen. Es gibt auch elektrisch beheizbare Handschuhe, um die Hände warm zu halten. Verschiedene Medikamente entspannen die Muskeln in den Arterienwänden, zum Beispiel Kalziumantagonisten wie Nifedipin. Diese Medikamente sind Vasodilatatoren und verhindern effektiv die Verengung der Arterien. Gelegentlich trennt man auch operativ die Nerven vom betroffenen Bereich.

Ergänzende Behandlung

Homöopathie

Die Behandlung erfolgt konstitutionell, aber folgende spezielle Arzneien können helfen:

- Secale cornutum, wenn man ein Brennen in Fingern und Zehen verspürt, das sich bei Wärme verschlimmert, während sich der übrige Körper kalt anfühlt.
- Carbo vegetabilis bei kalter und gesprenkelter Haut, wenn die natürliche Farbe zurückkehrt und sich fächerförmig ausbreitet.
- Cactus bei kalten und geschwollenen Händen und Füßen sowie ruhelosen Beinen.
- Arsenicum album bei Jucken, Brennen und Schwellungen, die sich bei Kälte verschlimmern.
- Pulsatilla, wenn die Symptome bei Wärme schlimmer werden.
- Lachesis, wenn die Haut blau oder purpurn ist, besonders nach dem Schlafen.

Autogenes Training

Die Wärmeübungen dieser Therapie fördern eine erhöhte Durchblutung der vom Raynaudschen Phänomen betroffenen Extremitäten.

Reflexzonentherapie

Reflexzonentherapeuten arbeiten ganzheitlich, bevor sie Problembereichen Aufmerksamkeit schenken. Zu einer vollständigen Behandlung zählen Entspannungstechniken zur Verbesserung der Zirkulation in Händen und Füßen. Auch Rachenmandeln und Milz werden beachtet.

Yoga

Ein Yoga-Therapeut empfiehlt wahrscheinlich sanfte *asanas, pranayama,* Entspannung und Meditation. Er berät und gibt Hinweise zur Ernährung.

Weitere Therapien

Makrobiotische Standardernährung sowie Ingwerkompressen zweimal pro Woche am unteren Rücken und das morgendliche Abreiben der Hände und Füße mit einem Tuch mit Ingwer hilft. Ein **Ayurveda**-Praktiker gleicht die *tridoshas* mit ayurvedischen Zubereitungen und *panchakarma*-Therapie aus. Die **westliche Kräuterheilkunde** arbeitet mit Kräutern zum Einnehmen, die den peripheren Blutfluß fördern, sowie mit Kräuterbädern für Hände und Füße. In der **chinesischen Kräuterheilkunde** werden Bluttonika und aromatische Kräuter verwendet. **Akupunktur** korrigiert Imbalancen oder Blockaden im Energiesystem, die die Krankheit verursachen. Ein **Ernährungstherapeut** empfiehlt die Zufuhr essentieller Fettsäuren. Ein **Naturheilkundler** rät neben der Kräutermedizin zu angereicherter Ernährung und Wechselbädern. **Polarity** und **Radionik** sind oft erfolgreich.

LEUKÄMIE

Was versteht man darunter?

Leukämie ist ein Oberbegriff für Krebs der weißen Blutzellen, die den Körper vor Infektionen schützen. Bei Leukämie reproduziert sich eine krebsartige weiße Blutzelle auf unkontrollierte Weise, so daß zahlreiche funktionsuntüchtige Zellen die normalen Blutzellen in Leber, Milz, Lymphknoten, Nieren, Eierstöcken und Zentralnervensystem ersetzen. Ohne Behandlung führt die Leukämie in der Regel zu einem fatalen Mangel an roten Blutzellen (schwere Anämie) oder Blutungen und Infektionen.

Es gibt zwei Hauptarten der Leukämie: die akute und die chronische. Sie werden weiter in zwei Haupttypen unterteilt, je nachdem, von welchen weißen Blutkörperchen die Krebszellen abstammen: lymphatisch (Lymphoblasten- oder Lymphozytenleukämie; akut oder chronisch) oder myeloische (myeloblastische oder promyelozytische Leukämie; akut oder chronisch).

Die akute lymphoblastische Leukämie kommt vor allem bei Kindern vor (s. S. 334), Symptome wie Müdigkeit und Blässe treten oft innerhalb weniger Wochen nach Beginn der Krankheit auf. Weitere Symptome sind Mundgeschwüre, niedrigere Widerstandskraft gegen Infektionen, Glieder- und Kopfschmerzen. Bei chronischer lymphozytischer Leukämie kann es fünf Jahre dauern, bis sich Symptome wie Anämie, wiederholte Infektionen, ständig erhöhte Temperatur und vergrößerte Lymphdrüsen zeigen. Diese Art der Krankheit verläuft sehr langsam, und Patienten können nach der Diagnose noch fünf bis zehn Jahre leben.

Die Symptome der akuten myeloblastischen Leukämie sind ähnlich: Müdigkeit, Anämie, Kurzatmigkeit, Neigung zu Blutungen oder blauen Flecken und Herzklopfen. Bei der chronischen myeloischen Leukämie (die vor allem bei Menschen ab mittlerem Alter auftritt) sind die Hauptsymptome Müdigkeit, Anämie, Fieber, nächtliches Schwitzen, Gewichtsverlust sowie ein lähmendes Gefühl oder Schmerzen der geschädigten Milz im linken oberen Bauch. Auch visuelle Störungen und bei Männern eine anhaltende, schmerzhafte Erektion des Penis sind möglich.

Ursachen

Die Ursachen der meist individuellen Fälle einer chronischen lymphozytischen und myeloischen Leukämie sind bisher noch unbekannt. Es gibt jedoch einige bekannte Risikofaktoren für eine akute Leukämie. Dazu zählen:

- *Medikamente zur Behandlung anderer Krebserkrankungen.*
- *Bei einer akuten lymphoblastischen Leukämie möglicherweise eine Verzögerung in der Entwicklung des Immunsystems.*
- *Der Umgang mit industriellen Chemikalien.*
- *Der Kontakt mit Strahlung.*
- *Genetische Abweichungen.*
- *Chromosomenstörungen.*
- *Weitere Bluterkrankungen wie die chronische myeloische Leukämie.*

Konventionelle Behandlung

Die üblichste Behandlungsmethode bei einer akuten Leukämie ist die Gabe von Antikrebs-Medikamenten (Chemotherapie) und Steroiden sowie eine Bestrahlung. Letztere wird vor allem bei der akuten lymphoblastischen Leukämie angewendet. Die Medikamente, die die Krebszellen abtöten sollen, senken auch die Widerstandskraft gegen Infektionen, daher müssen starke Antibiotika verabreicht werden. Die Medikamente werden in der Regel mittels eines Katheters in eine Vene eingeführt. Bluttransfusionen und die Übertragung weißer Zellen können notwendig sein. Knochenmarktransplantationen, die gewöhnlich bei einem Rückfall nach vorübergehender Besserung durchgeführt werden, werden zunehmend als Präventivmaßnahme eingesetzt, bevor ein Rückfall eintritt. Das Knochenmark des Patienten wird mit starken Medikamenten behandelt oder entfernt, um die malignen Zellen zu zerstören, dann wird Spendermark injiziert.

Leichte Fälle chronischer lymphozytischer Leukämie müssen nicht behandelt werden. In schweren Fällen beider chronischer Leukämietypen ähnelt die Behandlung der der akuten Leukämie mit Medikamenten, Bluttransfusionen und Bestrahlung.

ERGÄNZENDE BEHANDLUNG

Akupunktur

Praktiker konzentrieren sich auf zugrundeliegende Schwächen oder Blockaden im Energiesystem und betrachten Lebensweise, Eßgewohnheiten sowie erbliche Aspekte genau, um eine ganzheitliche Behandlung zu gewährleisten.

Ernährungstherapie

Die Therapeuten arbeiten mit individuellen Ernährungsprogrammen, um die Effizienz des Körpers bei der Bekämpfung von Krankheiten insgesamt zu steigern. Viele Erkrankungen können davon profitieren, aber die Wirkung hängt neben der Verfassung des Patienten, Streß und anderen Faktoren sehr davon ab, wie fortgeschritten die Krankheit ist.

Reflexzonentherapie

Reflexzonentherapeuten arbeiten stets ganzheitlich, bevor sie Problembereichen mehr Aufmerksamkeit schenken. Mit einer vollständigen Behandlung sollen die Selbstheilungskräfte unterstützt werden.

Weitere Therapien

In der **chinesischen Kräuterheilkunde** können Kräuter, die als Bluttonika wirken, positiv sein, je nach Schwere der Krankheit. Ein **Yoga**-Therapeut empfiehlt sanfte *asanas, pranayama,* Entspannung, Meditation und *shat kriyas.* Er berät und gibt Hinweise zur Ernährung. **Tai Chi** und **Shiatsu** werden oft empfohlen, um den Leukämiepatienten zu helfen.

DER ATMUNGS-APPARAT

Was versteht man darunter?

Über die Atmungsorgane nehmen wir Sauerstoff auf, außerdem wird Kohlendioxid, ein Stoffwechselendprodukt, entfernt. Die in drei Lagen angeordneten Interkostalmuskeln im Brustkorb halten die Rippen zusammen. Ziehen sie sich zusammen, drücken sie die Rippen nach oben und außen. Ebenfalls wichtig für die Atmung ist das Zwerchfell, das den Brustraum nach unten vergrößert, wenn es sich zusammenzieht. Beide Vorgänge dehnen die Lungen, wenn Luft eingeatmet worden ist. Am Ende des Prozesses (Inspiration) entspannen sich die Muskeln, die Lungen werden komprimiert, die Luft herausgepreßt (Exspiration).

Die unteren Luftwege bestehen aus der Trachea (Luftröhre) und den Bronchien. Diese dringen in jeden Lungenflügel und teilen sich in kleinere Atemwege (Bronchiolen) auf, die schließlich in winzigen Luftsäckchen, den Alveolen, enden. Die Blutkapillaren überziehen die Alveolen wie ein feines Netzwerk, so daß es zu einem raschen Austausch von Sauerstoff und Kohlendioxid kommt. Die durchschnittliche Frequenz beträgt 16 Atemzüge pro Minute. Der Atemrhythmus wird vom Körper kontrolliert; ist infolge starker Anstrengung oder bei einem Asthmatiker zuviel Kohlendioxid und zuwenig Sauerstoff vorhanden, steigt die Respirationsrate, der Betroffene atmet tief ein. Ist das Bedürfnis nach Luft gestillt, normalisiert sich die Atmung wieder.

Was kann geschehen?

Die häufigsten Beschwerden im Atmungstrakt wie *grippale Infekte* oder *Grippe* werden durch Viren verursacht. Der Patient bekommt – meist nur für kurze Zeit – Schnupfen, Temperatur, einen rauhen Hals und Husten. Manchmal kann sich jedoch der Virus verbreiten und eine Sekundärinfektion hervorrufen, die sich zu einer *Tonsillitis* oder sogar *Pneumonie* entwickelt. Rauchen zerstört die »Zilien«, die feinen Härchen im Atmungstrakt, die Fremdkörper fangen und entfernen. Daher sind Raucher besonders anfällig für Lungenschäden, die zu *Katarrh, chronischer Bronchitis* und einem *Emphysem* führen. Rauchen ist auch eine häufige Ursache für *Lungenkrebs. Asthma* kann eine allergische Reaktion sein oder durch Umweltgifte ausgelöst werden. Es kann, besonders bei Kindern, mit Ekzemen einhergehen.

Über die Atmungsorgane nehmen wir Sauerstoff auf, der für die normale Körperfunktion lebenswichtig ist. Luft wird inhaliert, die Lungen weiten sich. Beim Ausatmen ziehen sie sich zusammen, das Abfallprodukt Kohlendioxid wird herausgepreßt.

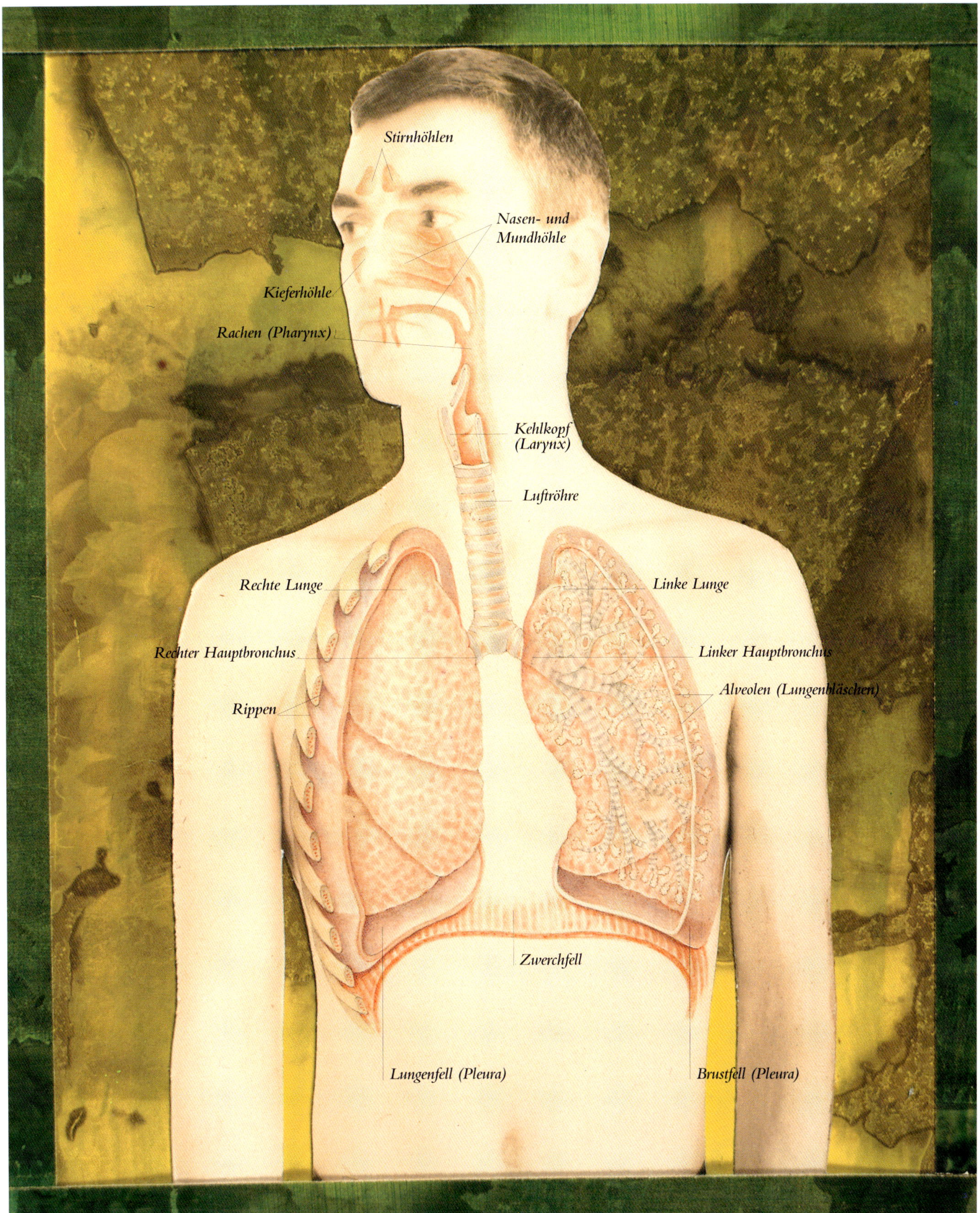
Stirnhöhlen
Nasen- und Mundhöhle
Kieferhöhle
Rachen (Pharynx)
Kehlkopf (Larynx)
Luftröhre
Rechte Lunge
Linke Lunge
Rechter Hauptbronchus
Linker Hauptbronchus
Alveolen (Lungenbläschen)
Rippen
Zwerchfell
Lungenfell (Pleura)
Brustfell (Pleura)

GRIPPALER INFEKT

Was versteht man darunter?

Ein grippaler Infekt ist eine Infektion der oberen Atemwege. Immer, wenn man sich erkältet, wird man gegen den derzeitigen Virustyp immun, jede neue Variante erfordert jedoch eine weitere Immunität. Zu den Symptomen einer Erkältung zählen leichtes Fieber, Schnupfen, Kopfschmerzen, Niesen, Katarrh und manchmal ein rauher Hals oder Laryngitis. Erkältungen dauern in der Regel mit oder ohne Behandlung etwa fünf bis zehn Tage, nach den ersten Tagen lassen die Symptome allmählich nach.

Erkältungen sind nicht gefährlich, obwohl manchmal Komplikationen entstehen, die zu Nebenhöhlenproblemen (s. S. 285), Pneumonie (s. S. 180) und Bronchitis (s. S. 177) führen können. Erkranken Babys, Kleinkinder, alte Menschen und chronisch Kranke wie Diabetiker, Herz- und Lungenkranke oder Patienten, deren Immunsystem durch eine medikamentöse Behandlung wie die Chemotherapie geschwächt ist, sollte man jedoch besonders vorsichtig sein und bei Komplikationen einen Arzt aufsuchen.

Ursachen

Erkältungen werden von einer Reihe äußerst ansteckender Viren, von denen es über 100 verschiedene Arten gibt, ausgelöst. Der Virus wird über infizierte Tröpfchen aus der Luft eingeatmet, zum Beispiel nachdem jemand geniest oder gehustet hat. Der Virus heftet sich an die Zellen, die Nase und Nebenhöhlen auskleiden, und ruft den charakteristischen Schnupfen mit Schleimproduktion hervor. Erkältete sind in den ersten Tagen ausgesprochen infektiös, man sollte daher zu Beginn der Erkältung den Kontakt meiden, um sich nicht anzustecken. Übermüdung und Streß können das Immunsystem schwächen und so den Menschen für Viren und Erkältung anfälliger machen.

Konventionelle Behandlung

Ärzte empfehlen Ruhe, viel Flüssigkeit und Wärme. Paracetamol wirkt fiebersenkend und kann das Unwohlsein lindern. Nasentropfen oder Nasensprays werden zwar verordnet, sind aber für eine längere Anwendung nicht zu empfehlen.

Es gibt zahlreiche freiverkäufliche Mittel, die die Erkältungssymptome bessern, aber keines kann wirklich heilen. Die meisten Ärzte bezweifeln ihren Nutzen und glauben, sie böten kaum weitere Vorteile als Aspirin, Paracetamol oder Koffein.

Da Erkältungen viral sind, können sie auch nicht mit Antibiotika behandelt werden, aber bei Sekundärinfektionen wie Nebenhöhlenproblemen oder Bronchitis sind Antibiotika notwendig.

ERGÄNZENDE BEHANDLUNG

Akupunktur

Bei täglicher Behandlung kann der Körper Erkältungen bekämpfen. Regelmäßige Akupunktur stärkt das Immunsystem zur Abwehr von Infektionen.

Naturheilkunde

Eine Diät mit Fasten und Rohkost fördert die Entgiftung und reduziert die Schleimbildung. Eine an schleimbildenden Nahrungsmitteln (wie Milchprodukten) arme Kost ist zu empfehlen, ebenso eine Ernährung zur Unterstützung des Immunsystems sowie Kräuter und homöopathische Arzneien.

Ernährungstherapie

Bei ersten Anzeichen einer Erkältung hilft ein gestrichener Teelöffel reines Vitamin-C-Pulver, das in kaltem oder warmem Wasser oder Saft gelöst und alle zwei Stunden getrunken wird, bis die Symptome nachlassen. Dann reduziert man die Dosis und nimmt sie nur noch alle zwei Tage. Bei Darmproblemen nimmt man weniger. Zur Prävention nimmt man weiterhin ein Gramm Vitamin C und eine Lebertrankapsel täglich.

Westliche Kräuterheilkunde

Heiße Getränke und Schwitzen sollen gegen Erkältungen helfen. Auch Kräutertees und Inhalationen wie Arnika bei Fieber und Huflattich bei Husten sind zu empfehlen.

Homöopathie

Je nach Art der Erkältung und ihrer speziellen Symptome verabreichen Homöopathen folgende Mittel:

- Ferrum phos. bei einer langsam entstehenden Erkältung, mit rotem, geschwollenem Hals, leichtem Fieber und Nasenbluten.
- Nux vomica bei Erkältungen mit Erregbarkeit, Frösteln, wäßrigen Augen, Kopfschmerzen und einem rauhen Hals.
- Natrium chloratum bei beginnenden Erkältungen mit leichtem katarrhalem Ausfluß, Niesen und dem Wunsch, allein zu sein.
- Pulsatilla bei Erkältungen mit gelbem Schleim, mangelndem Durst und Geruchsverlust.

Weitere Therapien

Shiatsu am Handgelenk stärkt die Abwehrkraft und lindert die Symptome. Die **ayurvedische** *samana*-Therapie hilft dem unausgewogenen *kapha, panchakarma* unterstützt die Reinigung der Nebenhöhlen. Eine **Aromatherapie** lindert Erkältungssymptome; Teebaum, Eukalyptus oder Thymian helfen, wenn sie inhaliert, einmassiert oder auf Wickel gegeben werden. **Chinesische Kräuterpraktiker** empfehlen schweißtreibende Kräuter bei normalen Fällen. Bei Komplikationen verwenden sie Antitussiva, Expektoranzien, Antipyretika oder Fiebermittel aus Kräutern. **Farbtherapeuten** arbeiten mit Blau oder Grün für Herz und Rachen. Durch **Autogenes Training** wird man weniger anfällig für Erkältungen, da das Immunsystem sie besser abwehren kann.

GRIPPE

Was versteht man darunter?

Grippe ist eine schwere, äußerst ansteckende Virusinfektion. Ihre Haupteigenschaften sind hohes Fieber, Muskelschmerzen, allgemeine Schwäche, Steifheit und manchmal Depressionen. Auch die Symptome einer sehr schweren Erkältung können unter Umständen auftreten. Eine echte Grippe bleibt oft unerkannt, wenn die Symptome einer Erkältung fehlen.

Ursachen

Es gibt drei Hauptviren, die eine Grippe verursachen – A, B und C. Gegen den C-Virus wird man immun und kann nicht noch einmal daran erkranken. A und B jedoch mutieren ständig, daher kann der Körper gegen sie keine Immunität aufbauen. Der Typ A-Virus ist sehr instabil, und es entstehen überall auf der Welt immer wieder neue Varianten.

Man bekommt das Virus, indem man die aktiven Viren von jemandem einatmet, der sie in sich trägt und gerade gehustet, geniest oder ausgeatmet hat. Die Inkubationszeit liegt zwischen 18 Stunden und drei Tagen, und das Virus ist ein oder zwei Tage vor Ausbildung der Symptome ansteckend. Daher ist es unmöglich, seine Verbreitung aufzuhalten.

Konventionelle Behandlung

In der Regel werden Bettruhe, Flüssigkeit und Paracetamol zur Fiebersenkung verordnet. Bei Grippe ist es wichtig, zu Hause zu bleiben, um andere nicht anzustecken.

Antibiotika helfen bei Virusinfektionen nicht, aber sie können zum Schutz vor einer Sekundärinfektion verabreicht werden, die sonst wahrscheinlich Komplikationen verursacht. Eine schwere Grippe muß im Krankenhaus behandelt werden.

Jedes Jahr wird ein Impfstoff zur Bekämpfung desjenigen Virus entwickelt, den man im Winter erwartet (man erkrankt fast immer bei kaltem Wetter an Grippe). Wird im September oder Oktober geimpft, besteht ein etwa 70prozentiger Schutz. Risikogruppen, deren Gesundheit ernstlich gefährdet ist, sollten sich jedes Jahr impfen lassen. Dazu gehören:

- *Menschen, die älter als 65 Jahre sind.*
- *Raucher.*
- *Patienten mit einer chronischen Erkrankung im Brustraum wie Bronchitis, Asthma oder Herzbeschwerden.*
- *Diabetiker.*
- *Menschen mit einem angeschlagenen Immunsystem, wie zum Beispiel Aids-Patienten.*

ERGÄNZENDE BEHANDLUNG

Homöopathie

Homöopathen raten zu Ruhe, Flüssigkeit, frischem Obst und Gemüse, Vitamin A, C, Zink und den als Kombination Q erhältlichen Schüsslerschen Gewebesalzen. Zusätzlich geben sie je nach Art der Grippe und individuellen Symptomen:

- Belladonna bei einer schnell entstehenden Grippe mit pochenden Schmerzen und roter, trockener, heißer Haut.
- Arsenicum album bei Grippe, die mit Erschöpfung und Angstgefühlen einhergeht.
- Gelsemium bei normalen Grippesymptomen wie Zittern, Schmerzen und allgemeiner Müdigkeit.
- Pulsatilla bei Grippe mit hartnäckigen katarrhalischen Symptomen, gelbem Schleim, mangelndem Durst und Geruchsverlust.

Naturheilkunde

Eine Diät mit Fasten und Rohkost fördert die Entgiftung und reduziert die Schleimbildung. Im fiebrigen Stadium helfen Holunderblütentee und Fruchtsäfte. Heilkräuter und homöopathische Mittel wie Knoblauchtabletten, die von Natur aus antiseptisch und antikatarrhalisch wirken, werden empfohlen.

Ernährungstherapie

Bei den ersten Anzeichen einer Grippe hilft ein gestrichener Teelöffel mit reinem Vitamin-C-Pulver, das in kaltem oder lauwarmem Wasser oder Saft gelöst und alle zwei Stunden getrunken wird, bis die Symptome nachlassen. Dann reduziert man die Dosis und nimmt sie alle zwei Tage. Bei Darmproblemen senkt man die Menge. Zur Prävention weiter ein Gramm Vitamin C und eine Lebertrankapsel täglich nehmen.

Westliche Kräuterheilkunde

Kräuterarzneien reduzieren die Dauer und Schwere der Infektion und sind zur Nachsorge ausgezeichnet geeignet. Tonika stärken das gesamte System. Heiße Tees aus Ingwer und Zimt wärmen und fördern den Kreislauf. Aufgüsse aus Holunderblüten, Schafgarbe und Pfefferminze regulieren die Temperatur. Tee aus Schafgarbe oder Zitronenmelisse regt den Appetit an.

Weitere Therapien

Die **Aromatherapie** lindert Erkältungssymptome; Teebaum, Eukalyptus oder Thymian helfen, wenn sie inhaliert, einmassiert oder auf Wickel gegeben werden. Ein **Ayurveda**-Praktiker empfiehlt orale Zubereitungen sowie Mittel, die die Immunabwehr stärken. Eine **Hydrotherapie** mit feuchten Packungen oder Umschlägen, die die Ausscheidung fördern, ist ebenfalls geeignet. **Chinesische Kräuterpraktiker** empfehlen in der Regel schweißtreibende Kräuter. Bei Komplikationen verwenden sie Antitussiva, Expektoranzien, Antipyretika oder Fiebermittel aus Kräutern. Eine **makrobiotische** Standarddiät ohne Früchte und Fruchtsäfte kann helfen. Der Praktiker verordnet Bettruhe und heiße Getränke. Die **Alexandertechnik** ist hilfreich.

KATARRH

Was versteht man darunter?

Katarrh ist eine Schleimüberproduktion in Atmungstrakt und Nase, ausgelöst von einer Entzündung der Schleimhäute. Folgen sind eine verstopfte Nase, Husten und Ohrenschmerzen.

Ursachen

Katarrh folgt gewöhnlich auf eine Entzündung, Erkältung oder Grippe. Zu weiteren Ursachen zählen:

- *Das Einatmen von Reizstoffen wie Staub oder Rauch.*
- *Chronische Nebenhöhlenentzündungen.*
- *Allergien wie Heuschnupfen.*
- *Nasenpolypen.*
- *Vasomotorische Rhinitis durch Hormonänderung oder Medikamente.*

Konventionelle Behandlung

Ein Katarrh erfordert in der Regel keine medizinische Behandlung. Ist er jedoch durch Allergien oder Infektionen verursacht worden, müssen diese untersucht werden. Gewöhnlich werden dann Antihistaminika oder Antibiotika verordnet. Nasenpolypen sind operativ zu entfernen.

ERGÄNZENDE BEHANDLUNG

Ernährungstherapie

Der Therapeut forscht nach Allergien und rät von schleimproduzierenden Nahrungsmitteln ab. Makrobiotische Praktiker empfehlen, 30 Tage kein Obst zu essen.

Homöopathie

Eisen, Vitamin C, Vitamine der B-Gruppe, Zink und die Kombination Q der Schüsslerschen Gewebesalze helfen.

Weitere Therapien

Westliche Kräuterpraktiker verwenden reinigende Kräuter und stimulieren das Immunsystem, **chinesische Kräuterärzte** verordnen herbale Antitussiva und Expektoranzien. **Autogenes Training** hilft bei Katarrh mit emotionaler Erregung. **Osteopathen** fördern den Sekretabfluß aus den Nebenhöhlen. **Ayurveda** ist durch Zubereitungen erfolgreich, die die *tridoshas* ausbalancieren. Eine *nasya* (Inhalation) von Kräuterpräparaten ist günstig.

BRUSTFELLENTZÜNDUNG

Was versteht man darunter?

Brustfellentzündung ist eine Entzündung der die Lungen umgebenden Häute. Dank dieser gleitfähigen Häute können sich die Lungen beim Atmen bewegen. Entwickelt sich eine Brustfellentzündung (Pleuritis), entzündet sich die Oberfläche und wird rauh. Beim Atmen ist ein charakteristisches Krachen zu hören.

Ursachen

Brustfellentzündung ist eine virale, selten auch bakterielle Infektion. Sie verursacht einen stechenden Schmerz beim Einatmen oder Husten. Meist ist sie eine Komplikation anderer Erkrankungen wie Tuberkulose, Pneumonie (s. S. 180), Bronchitis (s. S. 177), manchmal auch Lungenkrebs (s. S. 181) oder fortgeschrittener rheumatoider Arthritis (s. S. 304–305).

Konventionelle Behandlung

Die Entzündung ohne Komplikation ist leicht zu behandeln, aber die Ursache muß untersucht werden. Inzwischen verordnet man Schmerzmittel zur Linderung der Brustschmerzen sowie Antibiotika zur Bekämpfung einer bakteriellen Infektion. Röntgenaufnahmen sind Bestandteil der Untersuchung; wird ein auslösender Faktor entdeckt, wird er entsprechend behandelt.

ERGÄNZENDE BEHANDLUNG

Homöopathie

Nur ein geprüfter Homöopath kann individuelle Symptome angemessen behandeln. Bryonia wird bei starken, stechenden Schmerzen in der Nähe des Brustkorbs verordnet.

Chinesische Kräuterheilkunde

Ein erfahrener Praktiker verordnet wahrscheinlich eine Behandlung aus Kräuterkarminativa, aromatischen Stimulanzien oder schmerzstillenden Heilkräutern.

Weitere Therapien

Westliche Kräuterpraktiker behandeln intern, unterstützt von heißen Kompressen und Packungen aus Kräutern, damit die Entzündung abklingt. **Ayurveda**-Praktiker gleichen die *tridoshas* aus. **Naturheilkundler** ergänzen die konventionelle Methode mit Hydrotherapie und Kompressen auf Rücken und Brust, um die innerliche Entzündung zu reduzieren. Hohe Vitamin-C-Gaben stärken das Immunsystem. Auch **Edelsteintherapie, Geistheilen, Hypnotherapie** und **Shiatsu** sind hilfreich.

Emphysem

Was versteht man darunter?

Ein Emphysem ist eine progressive Atemwegserkrankung, die die Luftsäckchen der Lungen schädigt und so Sauerstoffzufuhr und Lungendurchblutung einschränkt. Soll Blut zu den Lungen gepumpt werden, wird das Herz zunehmend mehr belastet. Keuchen, Atemnot, Husten, geschwollene Beine und eine bläuliche Zunge sind häufig.

Ursachen

Meist werden Emphyseme durch Rauchen, Luftverschmutzung oder erbliche Faktoren verursacht. Tabak schädigt die Lungenbläschen, indem er Enzyme freisetzt, die das Lungengewebe zerstören. Die Luftbläschen schwellen und platzen. Es kommt zu ernstem Sauerstoffmangel, das Atmen fällt schwer. Einmal geschädigt, kann das Lungengewebe nicht wieder repariert werden. Ein Emphysem ist potentiell tödlich.

Konventionelle Behandlung

Der Patient muß unbedingt das Rauchen aufgeben. Röntgenaufnahmen offenbaren das Ausmaß des Schadens. Medikamente werden verordnet, bei schwerer Atemnot wird auch Sauerstoff zugeführt. Manchmal können Lungentransplantationen helfen.

Ergänzende Behandlung

Westliche Kräuterheilkunde

Bei den ersten Symptomen rät man zu leichten Bewegungen wie Gehen, um die Lungenaktivität zu fördern. Süßholzwurzel und Beinwell lösen den Schleim.

Naturheilkunde

Vitamin A stärkt das Lungengewebe, Vitamin E hilft bei Atembeschwerden. Milchprodukte sollte man meiden, da sie die Schleimbildung fördern.

Weitere Therapien

Akupunktur hilft im Anfangsstadium. **Aromatherapeuten** empfehlen das Inhalieren von Eukalyptus, Ysop oder Thymian, um das Atmen zu erleichtern. **Chinesische Kräuterpraktiker** geben reinigende Kräuter und Heilpflanzen, um die Körperflüssigkeit zu regulieren, und eine Mischung aus Antitussiva und Expektoranzien. **Homöopathen** empfehlen die Kombination Q der Schüsslerschen Salze. **Chiropraktiker** gehen davon aus, daß bestimmte Atembeschwerden mit der Wirbelsäule zusammenhängen.

Chronische Bronchitis

Was versteht man darunter?

Eine chronische Bronchitis ist eine über Jahre bestehende Entzündung der großen Atemwege (Bronchien) zu den Lungen. Ein ständiger Husten mit zähem Schleim, Keuchen, Brustschmerzen und Atembeschwerden sind symptomatisch.

Ursachen

Rauchen ist die Hauptursache der chronischen Bronchitis. Weitere Auslöser sind Luftverschmutzung, das Einatmen von Reizstoffen wie Kohle- oder Ziegelstaub sowie Viren oder Bakterien.

Konventionelle Behandlung

Der Patient muß mit dem Rauchen aufhören. Röntgenbilder der Brust, Lungenfunktionstests sowie Analysen von Blut und Sputum sind notwendig, um das Ausmaß des durch die chronische Bronchitis verursachten Schadens festzustellen. Man verabreicht Medikamente, die die Luftwege in den Lungen erweitern, sowie Antibiotika, wenn eine Infektion vorliegt. Bei stark beeinträchtigter Atmung ist Sauerstoff nötig. Grippeimpfungen werden empfohlen, um Komplikationen in den Lungen zu vermeiden. Wird Blut abgehustet, wird nach Lungenkrebs geforscht.

Ergänzende Behandlung

Aromatherapie

Das Inhalieren von Zypressen-, Eukalyptus- und Teebaumölen löst den Schleim und reinigt die Atemwege. Auch das Einreiben der Brust mit diesen Ölen ist zu empfehlen.

Westliche Kräuterheilkunde

Arzneien gegen Infektionen werden neben Expektoranzien und entzündungshemmenden Mitteln eingesetzt.

Weitere Therapien

Es gibt mehrere **ayurvedische,** abschwellende Zubereitungen zum Einnehmen. Eine *panchakarma*-Therapie ist geeignet. **Chinesische Kräuterärzte** geben reinigende Kräuter und Pflanzen, die die Retention der Körperflüssigkeit regulieren, sowie eine Mischung aus Antitussiva, Expektoranzien und Antiasthmatika. **Naturheilkundler** empfehlen, Milchprodukte zu meiden. **Osteopathie** bessert den Atmungsablauf und den Schleimabfluß.

ASTHMA

Was versteht man darunter?

Asthma ist eine chronische Erkrankung des Atmungstraktes, die das Atmen sehr erschwert. Charakteristisch sind die Spasmen in den größeren und kleineren Bronchien, ausgelöst durch Entzündung der Schleimhaut und Kontraktion der Bronchialmuskulatur. Die Symptome sind: Atembeschwerden, Keuchen, beständiger Husten und ein Engegefühl im Brustraum. Während der Anfälle ringt der Patient nach Luft.

Ursachen

Asthma ist sehr häufig geworden. Man vermutet Verschmutzung, Allergien und Abgase als Ursache. Asthma ist in zwei Kategorien unterteilt: die intrinsische (kein erkennbarer Grund für den Anfall) und die extrinsische (etwas, in der Regel eine inhalierte Substanz, löst den Anfall aus). Zu den Faktoren, die beim Entstehen oder Auftreten eines Anfalls eine Rolle spielen, zählen:

- *Vererbung.*
- *Medikamente wie nichtsteroidale Antirheumatika NASK, die gegen andere Erkrankungen eingenommen werden.*
- *Allergien einschließlich Stauballergien.*
- *Bewegung. Eine intensive Aktivität kann Anfälle auslösen.*
- *Starker Pollenflug.*
- *Wetteränderungen.*
- *Nahrungsmittelallergien.*
- *Rauchen.*

Während eines Asthmaanfalls verkrampfen sich die Muskeln der Bronchiolen in der Lunge. Dadurch sammelt sich Schleim an, der die Verengung noch verstärkt. Trockener Husten zeigt die Versuche des Körpers, die Atemwege frei zu machen.

EIN ASTHMAANFALL, DER TROTZ EINSATZ EINES INHALATORS NICHT NACHLÄSST, IST EIN MEDIZINISCHER NOTFALL!

Konventionelle Behandlung

Salbutamol oder Terbutalin wird über einen Inhalator eingeatmet, um die Muskeln um die Atemwege zu lockern. Für Kinder gibt es das auch als Sirup. Steroide werden zur Prävention eingesetzt und ebenfalls mit einem Inhalator aufgenommen. Auch Cromoglycinsäure verhindert Anfälle, oder es werden starke Dosen an Steroiden oral verabreicht oder injiziert. Die Behandlung im Krankenhaus mit Vernebler und intravenösen Medikamenten kann erforderlich sein. Bei schweren Anfällen ist eine medizinische Versorgung lebenswichtig, da Asthma tödlich sein kann.

ERGÄNZENDE BEHANDLUNG

Westliche Kräuterheilkunde

Kräuterarzneien reduzieren die Empfindlichkeit und Erregbarkeit der Atemwege, weiten die Bronchien und entfernen überschüssigen Schleim. Die Kräutermedizin bemüht sich auch bei Asthma um umfassende, individuelle Behandlung. Bei einigen Menschen ist die vollständige Heilung möglich.

Ayurveda

Dem Zustand des einzelnen entsprechend werden bei der Behandlung die *tridoshas* ausgeglichen. Auch die *panchakarma*-Therapie kann helfen.

Autogenes Training

Viele Patienten brauchen bereits nach kurzer Ausübung von Autogenem Training deutlich seltener einen Inhalator und weniger Medikamente. Studien bewiesen den Nutzen des Trainings bei der psychologischen Kontrolle des Asthmas, vor allem fühlten sich die Patienten besser betreut.

Alexandertechnik

Patienten mit Asthma und anderen Atembeschwerden profitieren von Umstellung der Atmung und Entspannung durch die Alexandertechnik. Es kommt zur Lockerung übermäßiger Spannung in der Brust und allmählichem Zuwachs der Thoraxkapazität. Sie fördert auch die Streßbewältigung.

Naturheilkunde

Sie bietet dem chronisch kranken Erwachsenen eine unterstützende und Kindern eine therapeutische Behandlung. Diät und Bewegung sind geeignet, eine angewandte Ernährung unterstützt das Immunsystem.

Weitere Therapien

Yoga hilft, insbesondere sanfte *asanas,* Entspannung, *pranayama,* Meditation und *shat kriyas.* Die **chinesische Kräuterheilkunde** arbeitet mit karminativen Kräutern, Heilpflanzen, die die Retention der Körperflüssigkeit regulieren, Kräutertonika sowie einer Mischung aus Antitussiva, Expektoranzien und Antiasthmatika. Mangelernährung, Nahrungsallergien, Inhalationsallergene und Gifte sind wichtige Faktoren beim Entstehen von Asthma, und die **Ernährungstherapie** konzentriert sich darauf. Bei einem Anfall empfiehlt ein **makrobiotischer** Praktiker einen Teelöffel Gomasio in einer Tasse Bancha-Tee oder heißen, frischen Apfelsaft. **Homöopathen** behandeln chronisches Asthma konstitutionell. Ihre Verordnungen und Tips sind individuell, vertragen sich aber mit der konventionellen Methode. Die **Aromatherapie** beruhigt Spasmen mit Römischer Kamille. **Bachblütenarzneien** helfen bei streß- oder angstbedingten Anfällen. Weiterhin können helfen: **Akupunktur, Aurikulotherapie, Bioresonanztherapie, Hypnotherapie, Osteopathie, Schädelosteopathie, Entspannung und Visualisieren, Shiatsu** und **Rolfing.**

Heuschnupfen

Was versteht man darunter?

Heuschnupfen oder allergische Rhinitis ist eine allergische Reaktion auf Substanzen in der Luft wie Pollen, die in der Nasenschleimhaut Entzündungen hervorrufen. Symptome sind: laufende Nase, geschwollene Schleimhäute, Niesen, gerötete, juckende Augen, Bindehautentzündung und rauher Hals. Die Reizung der Bronchien in der Lunge verursacht Keuchen und gelegentlich Asthma (s. Asthma S. 178).

Asthmapatienten sollten sich der Gefahr eines Anfalls während der Pollensaison bewusst sein und immer ihren Inhalator dabeihaben.

Ursachen

Patienten sind meist gegen eine oder zwei Pollenarten allergisch, die sich innen an der Nasenwand absetzen und eine Schwellung der Nasenschleimhaut sowie eine übermäßige Schleimproduktion auslösen. Das bewirken auch Allergien auf:

- *Staub oder Staubmilben.*
- *Tierhaare oder tierische Schuppen.*
- *Federn.*
- *Sporen.*
- *Schimmelpilze.*
- *Zimmerpflanzen.*
- *Chemikalien.*

All diese Substanzen können bei Heuschnupfen-Patienten allergen wirken und die Antikörperproduktion veranlassen, wodurch die chemische Substanz Histamin freigesetzt wird, die wiederum die allergische Reaktion auslöst. Man vermutet, Heuschnupfen sei eine Autoimmun-Reaktion. Er kann zusammen mit Ekzemen (s. S. 288–289) auftreten und ist vererbbar. Häufig leiden auch andere Familienmitglieder unter Allergien.

Konventionelle Behandlung

Die Symptome werden durch Meidung bekannter Allergene in Schach gehalten. Antihistaminika erleichtern sie. Cromoglycinsäure und lokal applizierte Glucocorticoide lindern ebenfalls die Symptome. Vielleicht rät der Arzt, Teppiche, die Staubmilben (ein häufiges Allergen) enthalten können, zu entfernen und Haustiere zu meiden. Patienten mit kräftezehrendem Keuchen oder Asthma wird ein Inhalator zur Erweiterung der Luftwege verordnet. In einigen Fällen kann eine Desensibilisierungstherapie erfolgreich sein.

Ergänzende Behandlung

Akupunktur

Ein Akupunkteur betrachtet Lebensweise und Eßgewohnheiten des Patienten, die bei einer Umstellung die Gesundheit stark beeinflussen können. Er berücksichtigt erbliche Aspekte und konzentriert sich auf Schwächen oder Blockaden im Energiesystem. Bei Heuschnupfen ist gewöhnlich das Chi der Lunge und Niere geschwächt, die entstehende Disharmonie wird durch Stimulation von Punkten auf dem Nieren- und Harnblasenmeridian beseitigt. Punkte auf dem Harnblasen- und Dickdarmmeridian können zusammen mit Punkten auf dem Lungen- und Dickdarmmeridian stimuliert werden, um das Niesen zu reduzieren und das Chi der Lunge zu stärken.

Homöopathie

Heuschnupfen ist ein fest verankerter Zustand, der eine konstitutionelle Behandlung erfordert. Zwei oder drei Saisons sind zur Heilung nötig, aber sie ist möglich. Es gibt auch Arzneien zur Prävention, folgende sind empfehlenswert:

- Allium bei Heuschnupfen mit brennendem Ausfluß aus der Nase aufgrund einer Allergie.
- Arsenum jodatum bei ständigem Drang zum Niesen aufgrund einer Allergie.
- Euphrasia bei Heuschnupfen, bei dem aufgrund einer Allergie vor allem die Augen betroffen sind.
- Sabadilla bei Heuschnupfen mit rauhem Hals wegen Allergie.

Shiatsu

Ein Praktiker empfiehlt diverse Bewegungen zur Verbesserung des Flusses von *ki*, außerdem Übungen zur Förderung der Vitalität, Öffnung der Nase und Regulation der Atmung. Druckpunkte entlang des Dickdarmmeridians setzen *ki* frei und helfen bei Blähungen, Niesen und Augenentzündung.

Westliche Kräuterheilkunde

Mit der Behandlung der individuellen Schwäche, die zur Überempfindlichkeit beiträgt, können auch Symptome gelindert werden. Eine vollständige Heilung ist möglich.

Weitere Therapien

Die **Alexandertechnik** stärkt das Immunsystem und lockert die Atembewegungen. Ein **Ayurveda**-Praktiker fördert mit ayurvedischen Zubereitungen die Widerstandskraft der Atemwegsschleimhäute und der allgemeinen Abwehrkräfte. Bei schlimmem Heuschnupfen macht der **Hypnotherapeut** Vorschläge zur Atemtechnik und zur Verhütung von Anfällen. Die **Osteopathie,** besonders die **Schädelosteopathie,** hilft dabei, die Imbalancen zu berichtigen, die den Zustand verschlechtern. Weichteilmanipulationen stimulieren den Fluß von Blut und Lymphe und machen die Nervenbahnen frei. **Aromatherapeuten** schwächen und beruhigen die allergische Reaktion mit Melisse. **Farbtherapeuten** verwenden Orange, da es den Schleim löst.

Pneumonie

Was versteht man darunter?

Pneumonie ist ein Sammelbegriff für eine Reihe verschiedener Arten von Lungeninfektion. Die Pneumonie teilt sich in zwei Haupttypen: die Bronchopneumonie, die in der Regel eine Komplikation anderer Erkrankungen wie Bronchitis oder Grippe darstellt, und die Lobärpneumonie, die abrupt und in einem oder mehreren Lungenlappen auftreten kann. Sind beide Lungenflügel infiziert, spricht man von beidseitiger Pneumonie. Symptome sind hohes Fieber, Frösteln, rauher Hals und Kopfschmerzen sowie Husten mit zähem Schleimauswurf. Manchmal ist auch Blut im Auswurf. Brustschmerzen sind ebenfalls häufig.

PNEUMONIE IST EINE ERNSTE ERKRANKUNG UND KANN ZUM TOD FÜHREN, BESONDERS BEI KLEINKINDERN, ÄLTEREN MENSCHEN UND PATIENTEN MIT GESCHWÄCHTEM IMMUNSYSTEM. BEI VERDACHT AUF PNEUMONIE MUSS SOFORT EINE BEHANDLUNG EINGELEITET WERDEN.

Ursachen

Pneumonien werden immer durch Infektionen ausgelöst, können aber auch sekundär auf andere Krankheiten folgen. Die Infektion ist gewöhnlich viral oder bakteriell, die häufigste bakterielle Infektion ist die Pneumokokken-Pneumonie. Die Legionärskrankheit, eine seltene Form, bekommt man durch Inhalation kontaminierter Wassertröpfchen. Es gibt zahlreiche virale Pneumonien, einige entstehen durch bestimmte Grippeerreger. Manchmal führt auch eine Pilz- oder Hefepilzinfektion zur Pneumonie. Bei einer geschwächten Immunabwehr und bei Rauchern ist das Risiko erhöht. Auch Tuberkulosekranke sind für Pneumonien anfälliger.

Konventionelle Behandlung

Bei bakteriellen Pneumonien helfen Antibiotika, die auf den Organismus abgestimmt sind, der die Infektion auslöst. Pneumonien durch Viren und Pilze sprechen nicht auf Antibiotika an. Paracetamol hilft bei Fieber und lindert Unwohlsein.

Im Krankenhaus wird die Brust geröntgt, um die Pneumonie zu erkennen. Kinder und ältere Menschen bekommen in der Klinik Antibiotika intravenös verabreicht. Sauerstoff kann zur Unterstützung der Atmung nötig sein. Eine Physiotherapie lockert den Schleim. Impfungen gegen Pneumokokken und Grippe sind zur Prävention zu empfehlen.

Eine Pneumonie ist oft die Komplikation anderer Erkrankungen, daher untersucht man die Patienten, um die Ursache herauszufinden und zu behandeln.

Ergänzende Behandlung

Chinesische Kräuterheilkunde

Schwitzt der Patient nicht, gibt man schweißtreibende Medikamente sowie adstringierende Mittel, danach Antipyretika oder Fiebermittel und Kräuter für externe Erreger.

Westliche Kräuterheilkunde

Zusammen mit der konventionellen Behandlung versuchen Praktiker, den Schleim mit Lobelia oder Thymian zu lösen. Zusätzlich verwenden sie infektionshemmende Kräuter wie Knoblauch und Echinacea.

Naturheilkunde

In Zusammenarbeit mit der konventionellen Medizin wird eine Diät mit frischen Obst- und Gemüsesäften empfohlen, später auch Früchte, Gemüse, Getreide und Proteine. Milchprodukte und Süßigkeiten sollte man einschränken oder meiden, da sie die Schleimproduktion fördern. Zusätzliche Gaben von Vitamin A und C stärken das Immunsystem.

Homöopathie

Die Behandlung sollte nur in leichten Fällen einer viralen Pneumonie und nur nach einer konventionellen Behandlung durchgeführt werden. Die konstitutionelle Homöopathie ist während und nach der Genesung zur Steigerung der Abwehrkraft gegen Infektionen zu empfehlen. Spezielle Arzneien sind:

- Acorutum bei Husten und rauhem Hals.
- Phosphorus bei Beschwerden im Atmungstrakt mit Engegefühl in der Brust.
- Bryonia bei starken Brustschmerzen nahe des Brustkorbs.

Akupunktur

Ein Akupunkteur betrachtet Lebensweise und Eßgewohnheiten des Patienten genau, die bei einer Umstellung die Gesundheit stark beeinflussen können. Er berücksichtigt erbliche Aspekte und konzentriert sich auf die Schwäche oder Blockade im Energiesystem.

Bachblütentherapie

Bachblütenarzneien bessern die negative, emotionale Verfassung, in der sich Patienten manchmal befinden, besonders Enzian bei Mutlosigkeit, Weide bei Selbstmitleid, Olive oder Hainbuche bei Müdigkeit etc.

Weitere Therapien

Ein **Ayurveda**-Praktiker gleicht die *tridoshas* aus und führt eine *panchakarma*-Therapie durch. **Aromatherapeuten** empfehlen die Inhalation von Kampfer, Thymian und Teebaum oder Linaloe und Myrte zur Linderung der Symptome. Damit kann man auch die Brust einreiben. **Osteopathie** verbessert die Atemmechanismen und unterstützt den Sekretabfluß.

Lungenkrebs

Was versteht man darunter?

Lungenkrebs verursacht die meisten Krebstodesfälle in der westlichen Welt. Er ist ein langsam wachsender Tumor, der in vier verschiedene Typen unterteilt wird:

- *Adenokarzinom.*
- *Großzelliges Karzinom.*
- *Kleinzelliges Karzinom (Haferzellkarzinom).*
- *Plattenepithelkarzinom.*

Warnzeichen sind beständiger Husten, Keuchen, Brustschmerzen und Atemnot. Auch geschwollene Lymphknoten und ein allgemeines Unwohlsein zählen dazu, ebenso unerklärlicher Gewichtsverlust und das Aufhusten von Blut. Wiederkehrende Infektionen im Brustraum sowie Schwellungen an Nacken und Gesicht können ebenfalls Anzeichen von Lungenkrebs sein.

DAS AUFHUSTEN VON BLUT IST IMMER EIN ERNSTES SYMPTOM UND ERFORDERT EINEN SOFORTIGEN ARZTBESUCH.

Ursachen

Lungenkrebs wird vor allem durch Zigarettenrauchen (auch passives Rauchen) ausgelöst. Auch das Einatmen von Reizstoffen wie Asbeststaub oder Luftverschmutzung kann den Krebs verursachen. Die inhalierten Stoffe schädigen die Zellen, die die Bronchien auskleiden. Die Zellen bilden einen Tumor, der wächst und sich ausbreitet. Die Krebszellen werden über das Blut in andere Körperteile transportiert, wo Tochtergeschwulste (Metastasen) entstehen, z. B. in Leber, Gehirn oder Knochen. So können auch Kopfschmerzen, Demenz, Knochenschmerzen, Epilepsie und Gelbsucht Lungenkrebssymptome sein.

GIBT MAN DAS RAUCHEN AUF, KANN MAN DADURCH DAS RISIKO, LUNGENKREBS ZU BEKOMMEN, BEACHTLICH REDUZIEREN.

Konventionelle Behandlung

Lungenkrebs ist eine sehr ernste Erkrankung und oft tödlich, da der Zustand bereits weit fortgeschritten ist, ehe Symptome auftreten. Eine frühe Diagnose bietet aber die größte Chance, da der Tumor dann noch klein genug ist, um entfernt zu werden, und der Krebs eventuell noch keine Metastasen in anderen Körperbereichen gebildet hat. Abnorme Atemgeräusche machen Röntgenbilder notwendig, so kann Lungenkrebs entdeckt werden. Eine Biopsie bestätigt, ob es tatsächlich Krebs ist. Bestrahlung und Chemotherapie erhöhen die Überlebenschancen. Auch Schmerzmittel werden verabreicht.

Ergänzende Behandlung

Autogenes Training

Diese Therapie heilt nicht, lindert aber die schmerzhaften Symptome der Krankheit. Das Immunsystem wird stärker, kann die Ausbreitung verhindern und die Gefahr der Metastasenbildung herabsetzen. Im Endstadium vermittelt das Training dem Patienten das Gefühl einer besseren Kontrolle und gibt ihm mehr Frieden.

Ernährungstherapie

Die Therapeuten arbeiten mit individuellen Diätprogrammen, damit der Körper Krankheiten allgemein wirkungsvoller bekämpfen kann. Auch Krebskranke profitieren davon, aber es spielt eine große Rolle, wie fortgeschritten die Krankheit ist, in welcher Verfassung sich der Patient befindet und ob er unter Streß und Angst leidet.

Homöopathie

Homöopathen wollen das körpereigene Abwehrsystem und die Fähigkeit zur Selbstheilung unterstützen.

Naturheilkunde

Die Praktiker glauben, eine Umstellung der Lebensweise und Ernährung könne das Befinden der Krebspatienten beträchtlich verbessern. Je nach Patient wird ein persönlicher Diätplan empfohlen. Dieser kann Schwerpunkte setzen auf antioxidative Nahrungsmittel wie rohes Obst und Gemüse und eine hohe Zufuhr an Betakarotin, das unter anderem in Karotten, Orangen und Brokkoli vorkommt. Der Praktiker rät auch zum Zusatz verschiedener Vitamine und Mineralstoffe.

Bachblütentherapie

Diese Arzneien verhelfen dem Patienten zu einer positiveren geistigen Verfassung, wenn er Angst hat, deprimiert ist oder von negativen Einstellungen beeinflußt wird. Die Heilmittel sollten immer individuell, das heißt der Persönlichkeit und Stimmung des Patienten entsprechend, gewählt werden.

Weitere Therapien

Wie bei allen Krebsarten neigt die konventionelle Medizin dazu, sich nur auf den Tumor zu beziehen. Die **westliche Kräuterheilkunde** konzentriert sich mehr auf den ganzen Menschen, denn ein kombiniertes Vorgehen verspricht die beste Wirkung. Patienten sprechen auf sanfte *asanas*, Entspannung, Meditation, *pranayama* und *shat kriyas* beim **Yoga** an. **Geistheiler** behandelten Krebspatienten sehr erfolgreich. **Bioresonanztherapie, Edelsteintherapie, Hypnotherapie, Yoga, Entspannung und Visualisieren, Kirlian-Fotografie** und **Shiatsu** können helfen. Massage fördert das Wohlbefinden und stärkt das Immunsystem. Siehe auch Allergien (Immunsystem, s. S. 260–261).

PSYCHE UND NERVENSYSTEM

Was versteht man darunter?

Das Nervensystem ist Kontroll- und Kommunikationszentrum des Körpers. Das Zentralnervensystem (ZNS) besteht aus Gehirn und Rückenmark, das periphere Nervensystem hat Nerven, die Nachrichten vom und zum ZNS übermitteln. Das Gehirn besteht aus Großhirn, Kleinhirn und Hirnstamm. Es besitzt über zehn Millionen Nervenzellen und wiegt etwa 1,5 kg. Die Hirnhäute sind eine dreilagige Membran, die Gehirn und Rückenmark umschließt. Das Gehirn ist vom Schädel eingeschlossen und von einer zerebrospinalen Flüssigkeit umgeben, die als Puffer wirkt und sich auch entlang des Rückenmarks ausbreitet.

Das ZNS kontrolliert die bewußten und unbewußten Körperfunktionen. Jede Hirnhälfte ist für die motorische Funktion der gegenüberliegenden Körperhälfte zuständig. Zusätzlich ist die linke Seite auf Sprache, Logik und analytische Fähigkeiten, die rechte auf Gedanken, Gefühle und Vorstellungen bezogen. Das Kleinhirn kontrolliert die Koordination, der Hirnstamm automatische Funktionen (z.B. Atmung). Die peripheren Nerven sind entweder sensorisch oder motorisch. Die sensorischen reagieren auf Berührung, Schmerz oder Temperatur.

Was kann geschehen?

Verschiedene Störungen sind möglich. In einer zum Großhirn führenden Arterie kann Arteriosklerose zur Verengung und einem *Schlaganfall* führen, der die gegenüberliegende Körperseite lähmt. Ein schwerer Schlaganfall kann tödlich sein. Schlaganfälle sind bei Patienten mit Bluthochdruck häufig.

Migräne und schwere Kopfschmerzen werden von Konstriktion und Dilatation der Hirnarterien ausgelöst. Eine Infektion der Hirnhäute, die das Gehirn und Rückenmark umgeben, heißt *Meningitis*. Diese ernste, oft tödliche Erkrankung betrifft besonders Kinder. Die Symptome sind grippeähnlich, außerdem Nackensteife und Hautausschlag. Bei Verdacht ist eine klinische Behandlung nötig. *Gürtelrose* ist eine schmerzhafte, vom Windpockenvirus ausgelöste Infektion, die die peripheren Nerven betrifft. Psychologische Störungen wie *Depression* und *Angst* können mit *Schlaflosigkeit* einhergehen und werden oft von einer chemischen Imbalance im Gehirn hervorgerufen. Antidepressiva stellen dieses Gleichgewicht wieder her.

Das Zentralnervensystem kontrolliert willkürliche und unwillkürliche Bewegungen des Körpers. Das periphere Nervensystem überträgt zum Beispiel das Empfinden von Berührung oder Schmerz.

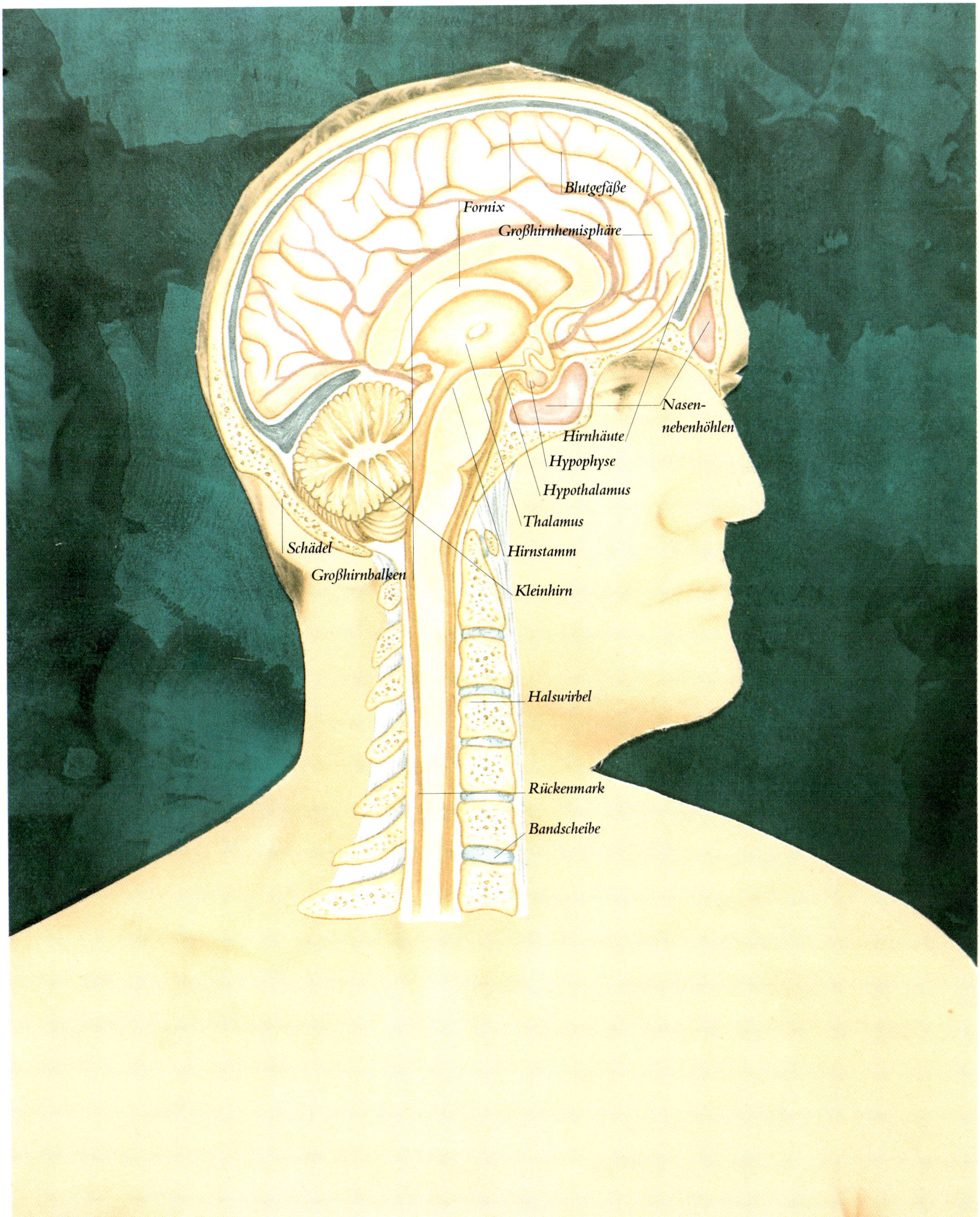
Blutgefäße
Fornix
Großhirnhemisphäre
Nasen-
nebenhöhlen
Hirnhäute
Hypophyse
Hypothalamus
Thalamus
Hirnstamm
Schädel
Großhirnbalken
Kleinhirn
Halswirbel
Rückenmark
Bandscheibe

DEPRESSION

Was versteht man darunter?

Eine Depression ist eine echte Erkrankung, nicht zu verwechseln mit Niedergeschlagenheit, einer normalen Reaktion auf Ereignisse im Alltag. Diese verschwinden in der Regel in wenigen Wochen wieder und sind kein Grund zur Aufregung. Die Depression jedoch hat den Patienten so fest im Griff, daß er sich nicht ohne Hilfe daraus befreien kann und eine Behandlung nötig wird. Zu den Symptomen zählen ein Gefühl der Leere, Antriebslosigkeit, geringes Selbstbewußtsein, Schlaflosigkeit, Stimmungsschwankungen, Müdigkeit, Verzweiflung, Reizbarkeit, zwanghaftes Verhalten, Fixierung auf Tod und Selbstmord sowie physische Symptome wie Rückenschmerzen, Kopfschmerzen und Herzklopfen. Auch Verdauungsstörungen, Angstanfälle, Appetit- und Libidoverlust kommen vor, in schweren Fällen leidet der Patient unter Halluzinationen oder Wahnvorstellungen.

Ursachen

Eine Depression kann von einem schweren emotionalen Trauma wie einem Trauerfall, einer großen Anstrengung oder einem Unfall ausgelöst werden. Fast ein Viertel aller Frauen ist nach der Entbindung depressiv (s. S. 222–223). Oft ist die Ursache schwer festzustellen.

Konventionelle Behandlung

Leichte Depressionen werden in einer Gesprächstherapie mit einem Arzt oder Berater behandelt. Eine depressive Erkrankung erfordert ein medikamentöses Vorgehen, eine Psychotherapie oder beides. Die älteren Antidepressiva, hauptsächlich die trizyklischen wie Amitriptylin, gelten als sicher und wirkungsvoll, verursachen aber Nebenwirkungen wie Tremor, Mundtrockenheit und reduzierte Reaktionsfähigkeit zu Beginn der Behandlung. Die neueren Antidepressiva wie SRIs (Serotonin-Aufnahme-Inhibitoren) zusammen mit Fluoxetin (Prozac) setzen sich mehr und mehr durch, da sie weniger Nebenwirkungen haben; doch daß sie so mühelos eingenommen werden können, hat auch Nachteile. Die ECT (Elektro-Krampf-Therapie) ist eine umstrittene Methode, die eventuell bei einer schweren Depression, besonders in Verbindung mit Suizidgefahr, angebracht ist.

ERGÄNZENDE BEHANDLUNG

Homöopathie

Die Behandlung erfolgt konstitutionell, eine Umstellung der Ernährung und der Lebensweise wird empfohlen. Arzneien, die helfen können, sind:

- Arsenicum bei Unruhe, Frösteln, Erschöpfung sowie Sauberkeits- und Ordnungswahn.
- Aurum, wenn sich der Patient wertlos fühlt, an Selbstmord denkt und sich vor sich selbst ekelt.
- Ignatia bei Depression nach tiefer Trauer oder Liebeskummer.
- Pulsatilla, wenn der Patient beim geringsten Anlaß in Tränen ausbricht und viel Bestätigung und Zuwendung braucht.

Alexandertechnik

Dystonische Bewegungsmuster sollen abgebaut werden. Die Verbindung zwischen Angst und Muskelverspannung ist heute allgemein anerkannt. Vor allem chronisch kontrahierte Muskeln haben mit geistiger und emotionaler Unausgeglichenheit zu tun. Die Alexandertechnik verteilt die Muskelspannung im Körper neu, dadurch wird auch der geistige Zustand verbessert. Sie zeigt dem Patienten außerdem, wie man auf Anforderungen und Druck im Leben reagieren kann, Überreaktionen und negativen Streß meidet.

Bachblütentherapie

Je nach Ursache und Art der Depression werden individuelle Heilmittel verordnet: unter anderem hilft Ginster bei Hoffnungslosigkeit, Eßkastanie bei völliger Verzweiflung, Senf bei Depressionen ohne erkennbarem Grund, Weide bei Depressionen nach Ärger und Geißblatt bei Patienten, deren Gedanken ständig in der glücklicheren Vergangenheit weilen.

Kunsttherapien

Mal-, Tanz-, Gestalt- oder Musiktherapie hilft und bietet Patienten auch eine Chance, Bereiche an sich zu entdecken, die sie bisher nicht kannten.

Weitere Therapien

Die **Naturheilkunde** hilft, wenn die Depression auf Stoffwechselstörungen oder Nahrungsmittelintoleranzen beruht. Mit **Hellerwork** und **Rolfing** kann man den Kreislauf der Depression durchbrechen. **Akupunktur** und **Shiatsu** sind sehr hilfreich; die **Aurikulotherapie** beruhigt den Geist wirkungsvoll, **Massage** verbessert ein schlechtes Selbstwertgefühl. **Yoga** arbeitet mit sanften *asanas,* Entspannung, *pranayama,* Meditation, *shat kriyas* und Hand-*mudras.* Ein **Aromatherapeut** verwendet antidepressive ätherische Öle. **Kinesiologen** achten auf ausreichend Vitamin B, Phenylalanin, Vitamin C sowie Niacin und unterstützen alle Systeme, wenn es nötig ist. Ein **Reflexzonentherapeut** konzentriert sich auf endokrine Drüsen, Solarplexus und Kopf. **Geistheilen** gleicht die Beziehung Geist/Körper/Seele aus. **Hypnose** ändert Physiologie, Sprache und Gedankenmuster. **Autogenes Training** hilft gut bei kurzzeitigen Depressionen nach bestimmten Ereignissen. Die **chinesische Kräuterheilkunde** nimmt emotionale Störungen sehr ernst, da jedes Organ mit einem Gefühl verbunden ist. Ein **westlicher Kräuterarzt** verordnet Arzneien zur Stärkung des Nervensystems.

Angst

Was versteht man darunter?

Angst und Depression hängen oft zusammen, gewöhnlich treten die Symptome beider Zustände gemeinsam auf. Ein wenig Angst ist im täglichen Leben normal, aber ständige Furcht oder Angst vor drohendem Unheil muß behandelt werden, da sonst ernste physische oder psychische Störungen entstehen.

Körperliche Angstsymptome sind Verdauungsstörungen, Kopfschmerzen, Bluthochdruck, Schlaflosigkeit, schneller Puls, Muskelverspannung, Panikattacken, Hautprobleme, Herzklopfen, Atemnot oder Hyperventilation, Enge in der Brust, Schwitzen, Ohnmachtsgefühle, Müdigkeit, Benommenheit, Schwäche, Übelkeit, Diarrhöe, Bauchschmerzen und Appetitlosigkeit.

Ursachen

Es gibt drei Haupttheorien zum Entstehen von Angst:

- *Eine physiologische Theorie, die besagt, daß das Zentralnervensystem des Betroffenen eine niedrige Erregungsschwelle hat, was zu häufigen und stärkeren Alarmreaktionen führt, die sich als Angstgefühle äußern.*
- *Eine psychoanalytische Theorie, die annimmt, daß Angst auf verdrängten und ungelösten Kindheitserfahrungen oder unbewußten Konflikten beruht.*
- *Eine behavioristische Theorie, die besagt, daß die Angst eine erlernte Reaktion auf Schmerz oder Streß sei und außer Kontrolle geraten ist.*

Konventionelle Behandlung

Eine Gesprächstherapie hilft, die Ursache der Angst herauszufinden und zu lernen, mit den täglichen Streßsituationen fertig zu werden. Der Arzt zeigt, wie man bei einem Panikanfall atmen soll, um noch angsteinflößendere Symptome zu verhindern. Tranquilizer wie Diazepam werden bei akuten Anfällen verordnet, obwohl sie bei längerer Einnahme süchtig machen. Antidepressiva und leichte Sedativa helfen. Manchmal werden Betablocker zur Reduktion des Herzschlags verabreicht.

Ergänzende Behandlung

Homöopathie

Eine konstitutionelle Behandlung ist bei chronischen Zuständen angebracht, und es gibt viele Arzneien, die bei akuten Anfällen helfen. Dazu zählen:

- Arsenicum bei Unruhe, Unsicherheit, Frösteln und Müdigkeit und wenn man Angst durch peinliche Ordnung abwehrt.
- Calciumcarbonicum, wenn jemand um seinen Verstand fürchtet, Dinge vergißt, leicht an Gewicht zunimmt oder friert.
- Natrium mur., wenn sich jemand morbiden Themen zuwendet und Aufregung oder Mitleid haßt.
- Tarantula, wenn das Nervensystem durch Streß außer Kontrolle gerät oder man sich nicht einmal im Bett entspannen kann.

Alexandertechnik

Die Verbindung zwischen Angst und verspannten, harten Muskeln ist heute gut bekannt. Sind die Muskeln stark verspannt, erzeugen sie mentale und emotionale Imbalancen. Die Alexandertechnik löst all diese Spannungen und ermöglicht damit eine Besserung des allgemeinen mentalen Zustandes und des Wohlbefindens.

Bachblütentherapie

Die Arzneien werden individuell und je nach Ursache und Art der Angst verordnet. Angst ohne ersichtlichen Grund wird mit Espe behandelt, Angst um das Wohlergehen geliebter Menschen mit Roßkastanie, Versagensängste mit Ulme oder Lärche. Es gibt noch weitere gute Heilmittel.

Kunsttherapien

Einige Kunsttherapeuten versuchen die Wurzel der Angst zu entdecken. Ziel ist, eine therapeutische Beziehung zum Patienten herzustellen. Allgemeine Ängste nehmen ab, wenn man Gefühle mit Musik ausdrückt. Eine Tanz-Bewegungstherapie wirft neues Licht auf Probleme und Gefühle.

Aromatherapie

Bei großem Streß und Angst hilft der entspannende Duft von Lavendel, Geranie und Bergamotte als Badezusatz, gemischt mit Süßmandelöl oder Pfirsichkernöl.

Weitere Therapien

Die **Naturheilkunde** empfiehlt Entspannung, angepaßte Ernährung, Heilkräuter und homöopathische Mittel. **Hellerwork** stabilisiert die Beziehung Geist/Körper. **Yoga** bietet sanfte *asanas,* Entspannung, *pranayama,* Meditation, *shat kriyas* und Hand-*mudras.* **Rolfing** wechselt mit Berührung und Bewegung ab. Die **Aurikulotherapie** beruhigt effektiv den Geist. Spezielle **kinesiologische Techniken** lindern Streß und reduzieren Angst, Furcht und Phobien. Ein **Reflexzonentherapeut** konzentriert sich auf das Zentralnervensystem, auf Gehirn, Solarplexus, Nacken- und Schulterreflexe. **Geistheiler** gleichen die Beziehung von Geist, Körper und Seele aus. Die **Hypnotherapie** umfaßt: Blick in die Vergangenheit, Suggestionstherapie, NLP, Hypnoheilen und Selbsthypnose. **Autogenes Training** ersetzt die Streßreaktion »Kampf und Flucht« durch eine erholsame Ruhe für Geist und Körper. Die **chinesische Kräuterheilkunde** hilft bei emotionalen Störungen, weil alle Organe mit einem Gefühl verbunden sind. **Westliche Kräuterheilmittel** sind entspannend und stärken die Nerven. Ein **Ayurveda**-Praktiker gleicht die *tridoshas* aus und korrigiert *vátha* mit *panchakarma.* **Massage** entspannt Geist, Körper und Seele. **Makrobiotiker** empfehlen eine Standarddiät mit warmen, süßen Speisen.

STRESS

Was versteht man darunter?

Streß ist an sich kein gefährlicher Zustand; bis zu einem gewissen Grad ist ein wenig Druck in unserem Leben sogar gesund, da er uns herausfordert und stimuliert. Wird jedoch die Anspannung so stark, daß wir nicht mehr damit fertig werden können, oder übersteigt sie gesundheitliche Grenzen, wird sie zu einem Problem. Unglücklicherweise ist die Feststellung, wann zu viel Streß vorliegt, nicht immer leicht, da der Körper mit immer mehr Anstrengung reagiert und es den Anschein hat, als ob Leistungsfähigkeit und Effizienz gesteigert seien, bis der Mensch schließlich, vielleicht sogar abrupt, zusammenbricht. Ist man dem Streß lange Zeit ausgesetzt, schwächt er physisch und mental. Unter Streß produziert der Körper vermehrt die Hormone Adrenalin, Noradrenalin und Kortikosteroide, die kurzzeitig Muskelspannung, Übelkeit und erhöhte Atem- und Herzfrequenz bewirken. Zu den langfristigen, streßbedingten Beschwerden zählen:

- *Allergien (s. S. 260–261).*
- *Angst (s. S. 185) und Depression (s. S. 184).*
- *Verdauungsstörungen.*
- *Müdigkeit.*
- *Kopfschmerzen und Migräne (s. S. 192).*
- *Herzerkrankungen.*
- *Bluthochdruck (s. S. 163).*
- *Impotenz und vorzeitige Ejakulation beim Mann.*
- *Schlaflosigkeit (s. S. 189).*
- *Reizblase.*
- *Reizkolon (s. S. 249).*
- *Menstruationsbeschwerden.*
- *Mundgeschwüre und peptische Geschwüre (s. S. 253).*
- *Muskelschmerzen.*
- *Herzklopfen (s. S. 166).*
- *Panikattacken.*
- *Hautbeschwerden einschließlich Ekzeme (s. S. 288–289).*
- *Colitis ulcerosa.*

Andere Krankheiten wie beispielsweise multiple Sklerose, Diabetes und Genitalherpes verschlimmern sich bei Streß.

WIE GUT MAN STRESS ERTRÄGT, IST VON MENSCH ZU MENSCH VERSCHIEDEN. VIELE MENSCHEN KÖNNEN EINE SEHR ANSTRENGENDE LEBENSWEISE AUSHALTEN ODER PASSEN SICH LEICHT AN STRESSREICHE EREIGNISSE AN, ANDERE DAGEGEN BEKOMMEN ZIEMLICH SCHNELL STRESSBEDINGTE KRANKHEITEN ODER ZIEHEN SICH AUS VERSEHEN VERLETZUNGEN ZU.

Ursachen

Streß wird von vielen Faktoren ausgelöst, einige sind intern (Probleme in Verbindung mit Arbeit, Geld oder Beziehungen), einige extern (ständiger Lärm, Pendeln im Berufsverkehr). Eine spürbare Änderung des Lebensweise (Scheidung, Berufswechsel, Umzug) kann ausgesprochen anstrengend sein. Der Tod eines Ehepartners ist erwiesenermaßen das streßreichste Ereignis, das die meisten Menschen jemals erleben.

Konventionelle Behandlung

Die meisten Ärzte empfehlen leichte Bewegung und vielleicht etwas weniger Arbeit. Ist die Ursache eines lang anhaltenden Streßzustandes nicht erkennbar, wird man an einen Psychologen überwiesen, um das Problem genauer zu durchleuchten. Entspannungstechniken und/oder eine Umstellung der Lebensweise sind nötig, um das Problem zu beseitigen.

ERGÄNZENDE BEHANDLUNG

Homöopathie

In der Homöopathie werden Beschwerden wie Nahrungsmittelallergien, Hypoglykämie, Bluthochdruck, Asthma und Verdauungsstörungen als Manifestationen von Streß betrachtet, die Behandlung ist daher häufig langfristig und konstitutionell. Bei akuten Zuständen kann eines der folgenden Heilmittel, den persönlichen Umständen entsprechend, helfen:

- Phosphorna bei Streß durch Kummer oder schlechte Nachrichten.
- Ferrum picrinicum bei Streß durch Überarbeitung.
- Ignatia bei Streß nach emotionaler Erregung, zum Beispiel wegen einer gescheiterten Beziehung.
- Nux vomica bei Streß, wenn man sich keine Ruhe gönnt, raucht, zuviel ißt oder trinkt und dadurch gereizt wird.

Der Homöopath empfiehlt, einige Entspannungs- oder Meditationsübungen zu erlernen und vielleicht vermehrt B-Vitamine aufzunehmen. Auch Bewegung (aber nicht bis zur Erschöpfung) ist von Vorteil.

Farbtherapie

Die Farbtherapie lindert Streß, indem sie Farben mit Hilfe von farbigen Ölen, buntem Glas oder gefärbter Seide in einer therapeutischen Umgebung einsetzt.

Aromatherapie

Bei großem Streß und Angst hilft der entspannende Duft von Lavendel, Geranie und Bergamotte als Badezusatz, gemischt mit Süßmandelöl oder Pfirsichkernöl.

Osteopathie

Die Osteopathie ist eine Berührungstherapie; wie die Massage oder Aromatherapie arbeitet sie mit dem

Gefühl der Berührung und Entspannung, um die gewünschten Ergebnisse bei Patienten mit Schmerzen oder Überanstrengung zu erreichen. Die Muskeln hinten am Schädel, die Wirbelsäule und Kopf verbinden, werden unter Streß verspannt und fest. Das führt oft zu Kopf- oder Nackenschmerzen.

Naturheilkunde

Die Naturheilkunde hilft ausgezeichnet gegen Streß; zu ihr zählen Psychotherapie, Entspannungstechniken, Heilkräuter und homöopathische Mittel und, falls sie angebracht sind, auch die osteopathischen Weichteilmanipulationen. Zusätze von Vitaminen und Mineralstoffen sind ratsam, da diese unter Streß schnell aufgebraucht werden.

Massage

Eine Massage entspannt Geist, Körper und Seele, läßt Zeit und Raum für sich selbst und vermittelt ein Gefühl von Frieden, Ruhe und Wohlbefinden. Das Nervensystem kann sich wieder normalisieren, viele streßbedingte Zustände wie Herzklopfen, negative Empfindungen und erhöhter Blutdruck bessern sich.

Kunsttherapien

Mit Hilfe einer Tanz-Bewegungstherapie können Patienten angestaute Gefühle auf überschaubare Weise freilassen und zusammen mit dem Therapeuten Auswege finden. Maltherapeuten geben den Betroffenen Gelegenheit, ihre Ängste in Bildern auszudrücken. Auch durch musikalische Wechselspiele will der Therapeut den Patienten in unterstützende und verstehende Beziehungen einbinden, damit er sich seiner angespannten Situation besser bewußt wird.

Edelsteintherapie

Unter der Anleitung eines qualifizierten Praktikers fördert die Therapie ein Gefühl der Entspannung und reduziert den Streß. Kristalle werden während der Sitzung auf oder um den Körper gelegt oder in der Hand gehalten.

Bachblütentherapie

Die Wahl der Heilmittel hängt von Ursache und Art des Stresses ab. Streß wegen Frustration und dem Gefühl der Ungerechtigkeit spricht auf Eisenkraut an, Streß durch Ungeduld auf Springkraut, Streß wegen der zu tragenden Verantwortung auf Ulme. Noch viele andere Mittel sind geeignet, je nach Persönlichkeit und Stimmung des Patienten.

Kinesiologie

Es gibt verschiedene Techniken zur Streßminderung, Lösung von emotionaler Anspannung und Befreiung von Ängsten, Furcht und Phobien. Zur Behandlung zählen:

- Zusätze von B-Vitaminen.
- Untersuchung des endokrinen Systems und Immunsystems auf Nährstoffmängel.
- Unterstützung der Nebennieren und Ernährung bei Streß.
- Untersuchung der Duraspannung und der Ileozökalklappe.
- Untersuchung des Atlas und des Sakrum nach Läsionen.
- Tests auf Nahrungsmittelunverträglichkeiten und Überwachung des Getreideverzehrs.
- Regelmäßiges kinesiologisches Ausgleichen.

Chiropraktik

Angst und Streß greifen oft Schwachpunkte der Wirbelsäule an; diese kann eine allgemeine Muskelverspannung, Migräne, Kopf-, Nacken- und Rückenschmerzen auslösen. Dieser Schmerz verstärkt dann den Streß und die Angst, daher will die Chiropraktik alle physischen Beschwerden lindern. Dadurch wird wiederum die mentale Verfassung verbessert.

Yoga

Sanfte *asanas*, Entspannung, *pranayama* und Meditation halten den Streß weitgehend fern, bewahren die Flexibilität und lindern Rückenschmerzen.

Alexandertechnik

Damit sollen dystonische Bewegungsmuster abgebaut werden. Die Verbindung zwischen Angst und Muskelverspannung ist heute allgemein anerkannt. Insbesondere chronisch kontrahierte Muskeln hängen mit geistiger und emotionaler Unausgeglichenheit zusammen. Die Alexandertechnik ermöglicht eine Neuverteilung der Muskelspannung im Körper, die mit der Besserung des mentalen Zustandes Hand in Hand geht. Sie hilft, den Anforderungen und dem Druck im Leben positiv zu begegnen.

Westliche Kräuterheilkunde

Inhalationen mit Tees aus Zitronenblüten, Katzenminze, Zitronenmelisse oder Kamille wirken beruhigend. Auch stärkere Entspannungsmittel wie Muskatellersalbei, Baldrian oder Schlüsselblume oder aufbauende Kräuter wie Eisenkraut und Johanniskraut sind möglich. Hafer sollte unbedingt zur Ernährung gehören.

Weitere Therapien

Die **Hellerwork** lindert Symptome und harmonisiert die Beziehung zur Schwerkraft. **Rolfing** ist sehr nützlich, denn wenn man die Muskeln besser einsetzt, steht die Energie, die bisher für die unnötige Kontraktion aufgewendet worden ist, anderweitig zur Verfügung. Durch die **Aurikulotherapie** wird der Geist ruhiger, und man fühlt sich entspannt. **Reflexzonentherapie** ist sehr hilfreich. **Geistheilen** fördert den Ausgleich der Beziehung Geist/Körper/Seele und bringt dem ganzen Menschen Harmonie. **Autogenes Training** zeigt, wie man mit dem alltäglichen Streß und dessen negativen Auswirkungen besser umgehen kann. **Chinesische Kräuterpraktiker** nehmen emotionale Störungen ernst, da Organe und Gefühle für sie in enger Verbindung stehen. Ein **makrobiotischer** Praktiker empfiehlt eine Standarddiät ohne Kaffee oder Gewürze und mit wenig Salz, um die Energie der Nieren zu unterstützen.

TRAUER

Was versteht man darunter?

Die Intensität und Art der Gefühle, die man nach dem Tod eines geliebten Freundes oder Verwandten empfindet, hängt von der Persönlichkeit des Trauernden und seiner Beziehung zum Verstorbenen ab. Die Reaktion auf den Verlust ist zwar individuell, aber es gibt anerkannte Stufen der Trauer. Die erste reicht von drei Tagen bis zu drei Monaten; man empfindet nichts in dieser Zeit und kann den Tod nicht akzeptieren; manchmal treten Halluzinationen auf, man glaubt, den Verstorbenen zu sehen. An diese Phase schließen sich Depressionen an, oft begleitet von Angst, Wut und Verzweiflung. Im allgemeinen dauert es etwa zwei Jahre, bis der Trauernde sein emotionales Gleichgewicht wiederfindet. Jedes Stadium kann von physischen Symptomen wie Verdauungsstörungen, Übelkeit, Erbrechen, Schlaflosigkeit, großer Müdigkeit und Apathie, Muskel- und Kopfschmerzen begleitet sein.

Ursachen

Trauer wird meist durch einen Todesfall ausgelöst, aber auch der Verlust von Wohnung, Beruf und Ansehen sowie das Scheitern einer Ehe oder langjährigen Beziehung kann Symptome der Trauer hervorrufen, wenn auch in anderer Stärke.

Konventionelle Behandlung

Sie hängt von Art und Ernst des Zustandes ab. Bei Kummer, Depression, Wut und Schock in extremer Form kann medizinisches Eingreifen mit Sedativa und Antidepressiva nötig sein. Manche körperlichen Symptome werden gesondert behandelt.

ERGÄNZENDE BEHANDLUNG

Homöopathie

Die Behandlung wird den verschiedenen Stadien des Kummers angepaßt, die Hilfe erfolgt konstitutionell, wenn von einem Symptom zum anderen keine Fortschritte zu beobachten sind. In der ersten Zeit wird folgendes empfohlen:

- Arnika, wenn der Betroffene allein sein, nicht berührt werden will, betont, daß er in Ordnung sei, wie unter Schock reagiert.
- Aconitum bei Angst und am Rande eines Zusammenbruchs.
- Opium, wenn jemand beim Tod eines geliebten Menschen vor Kummer wie betäubt ist.

Arzneien für spätere Stadien sind:

- Nux vomica bei starker Wut und Kritik gegenüber anderen.
- Phosphorus bei starker Depression und Apathie.
- Pulsatilla bei Schlaflosigkeit, hilflosem Weinen, Katarrh.
- Natrium mur., wenn jemand Trost und Mitleid ablehnt, da ihn das zum Weinen bringt, und lieber seine Gefühle versteckt.
- Ignatia, wenn der Trauernde seine Gefühle nur schwer kontrollieren kann und in unpassenden Augenblicken lacht, jammert oder weint.

Die letzte Phase wird wie eine Depression behandelt (s. S. 184).

Alexandertechnik

Trauer kann oft sehr somatisch wirken. Der empfundene Kummer wird im Körper festgehalten. Die Alexandertechnik löst solche gebundenen Emotionen in einem sanften, selbstkorrigierenden Verfahren. Sie erreicht damit eine tiefere emotionale und körperliche Harmonie und nimmt den Druck.

Kunsttherapien

Menschen, denen es schwerfällt, ihre Trauer zu überwinden, können von einer der Kunsttherapien profitieren, da sie mit dieser Therapie darin unterstützt werden, ihre Trauer zu verarbeiten.

Naturheilkunde

Zur Behandlung zählen unterstützende Ernährung, Entspannung, angewandte Ernährung und Heilkräuter für die Spannkraft des Nervensystems.

Aromatherapie

Stimmungsaufhellende Öle der Rose, Geranie und Bergamotte helfen bei Traurigkeit und Depression. Rosenöl ist ein sehr vielseitiges Öl, das aus Kostengründen zu gleichen Teilen mit Rosengeranie und Rosenholz gemischt werden kann.

Bachblütentherapie

Jeder Mensch reagiert auf Kummer anders, die individuellen Gefühle beeinflussen daher die Wahl des Heilmittels. Zu den Arzneien zählen: Stern von Bethlehem bei Schock durch Trauerfall und Kummer, Nadelbaum bei Schuldgefühlen, Weide bei Ärger, Eßkastanie bei Verzweiflung und blassem Aussehen, Geißblatt bei Verlust des Interesses für die Gegenwart.

Weitere Therapien

Hellerwork hilft dabei, Gefühle auszudrücken, die im Menschen eingeschlossen sind. **Akupressur** und **Shiatsu** sind hilfreich. **Yoga** bietet sanfte *asanas,* Entspannung, *pranayama,* Meditation, *shat kriyas* und Hand-*mudras.* Die **Aurikulotherapie** beruhigt besonders wirkungsvoll den Geist und entspannt. Der **westliche Kräuterpraktiker** verordnet wohltuende Kräuter. Die therapeutische Anwendung von **Farbe** und Licht lindert den Kummer. **Chinesische Kräuterpraktiker** nehmen emotionale Störungen sehr ernst, da Organe und Gefühle in Verbindung stehen. Auch **Autogenes Training** lindert den Kummer. **Massage** hilft, die Trauer zu verarbeiten, indem sie Trost und Anteilnahme vermittelt und engen Körperkontakt zum Patienten herstellt, den dieser vielleicht aufgrund seines Kummers entbehren mußte.

Schlaflosigkeit

Was versteht man darunter?

Schlaflosigkeit bedeutet, nicht einschlafen oder nicht durchschlafen zu können. Sie ist ein häufiges Problem; ein Drittel der Erwachsenen leidet irgendwann einmal daran. Symptome sind Müdigkeit am Tag, Reizbarkeit, Traurigkeit und Kopfschmerzen. Wieviel Schlaf man braucht, ist individuell verschieden, es können drei oder zehn Stunden pro Nacht sein; die meisten Erwachsenen brauchen sieben bis acht. Manche glauben, sie brauchen mehr Schlaf, als tatsächlich notwendig ist, und machen sich unnötig Sorgen. Manche Menschen schlafen mehr, als sie bemerken, aber da sie oft aufwachen, ist die Schlafqualität gering.

Ursachen

Streß oder Sorgen sind die üblichen Ursachen von Schlaflosigkeit. Nachts oder sehr früh am Morgen aufzuwachen und nicht mehr einschlafen zu können ist typisch bei Depression oder hohem Alter. Weitere Ursachen sind:

- *Koffein und Alkohol.*
- *Umweltfaktoren wie Lärm.*
- *Physische Störungen wie Schmerzen, Schlaf-Apnoe (vorübergehender Atemstillstand), unruhige Beine (brennendes oder stechendes Gefühl) oder Prostatabeschwerden.*
- *Psychiatrische Erkrankungen wie Depression, Manie oder Schizophrenie.*
- *Die Einnahme von Medikamenten, verordnet oder unerlaubt.*

Konventionelle Behandlung

Die Behandlung richtet sich nach der Ursache. Es werden zwar auch Schlafmittel verordnet, aber die Ärzte sind damit vorsichtig, da diese Medikamente süchtig machen können und nicht die Ursache der Schlaflosigkeit beseitigen. Ein regelmäßiger Tagesablauf und damit feste Zeiten, um schlafen zu gehen oder aufzustehen, beheben häufig das Problem.

Ergänzende Behandlung

Homöopathie

Chronische Schlafstörungen erfordern eine konstitutionelle Behandlung, kurzzeitig helfen folgende Arzneien:
• Coffea, wenn der Geist nach guten oder schlechten Nachrichten übererregt ist oder man nicht abschalten kann.
• Nux vomica bei Schlaflosigkeit wegen starker geistiger Anspannung, übermäßigem Essen oder Alkoholgenuß, Entzug von Alkohol oder Schlaftabletten; wenn man gegen drei oder vier Uhr früh aufwacht und erst kurz vor dem Aufstehen wieder einschläft, oder bei Reizbarkeit am Tag.
• Pulsatilla, wenn man unruhig schläft, sich überhitzt fühlt, dann friert, mit den Armen über dem Kopf liegt, keinen Durst hat und die Schlaflosigkeit nach reichlichem Essen schlimmer wird.
• Opium, wenn man trotz Müdigkeit nicht schlafen kann, die Sinne so geschärft sind, daß man eine Fliege hört, das Bett zu warm ist oder man schnarcht und dadurch wieder munter wird.

Chiropraktik

Patienten mit Nacken- oder Schulterbeschwerden oder chronischen Schmerzen leiden oft unter Schlaflosigkeit. Linderung der physischen Beschwerden reduziert die Spannung.

Aromatherapie

Ein entspannendes Bad mit den ätherischen Ölen der Römischen Kamille und Geranie beruhigt vorm Schlafen. Eine Tasse Kamillentee vervollständigt die Behandlung.

Hypnotherapie

Der Therapeut sucht die Ursachen, befaßt sich mit unbewußten Ängsten und suggeriert während der Hypnose normalen Schlaf. Die Suggestionen können aufgezeichnet und im Bett abgespielt werden. Nach mehrwöchigen Wiederholungen werden die Änderungen vom Nervensystem übernommen.

Bachblütentherapie

Die Arzneien richten sich nach der Ursache der Schlaflosigkeit. Sorgen und geistige Debatten sprechen auf weiße Roßkastanie an, Unentschlossenheit auf den einjährigen Knäuel, Streß, Druck und Frustration auf Eisenkraut, Rosenwasser, Wein, Ulme, Buche und Springkraut.

Weitere Therapien

Die **Naturheilkunde** mit Entspannungsübungen, passender Ernährung und Hydrotherapie vor dem Schlafengehen kann helfen. **Yoga** bietet sanfte *asanas*, Entspannung, *pranayama*, Meditation, *shat kriyas* und Hand-*mudras*. Die **Aurikulotherapie** beruhigt besonders wirkungsvoll den Geist und entspannt. Ein **Kinesiologe** sucht nach Läsionen und auch nach einem Mangel an Magnesium, Kalzium und Vitamin B. Der **Reflexzonentherapeut** bearbeitet zur Beruhigung alle Reflexe, am besten kurz vor dem Schlafengehen. **Autogenes Training** bietet Kurz- und Langzeitlösungen. **Kunsttherapien** helfen bei streßbezogenen Beschwerden. Die **westliche Kräuterheilkunde** arbeitet mit Kräuterrelaxativa. Die **chinesische Kräuterheilkunde** ist zusammen mit **Akupunktur** am effektivsten. Ein **Ayurveda**-Praktiker gleicht die *tridoshas* aus. **Massage** kurz vorm Zubettgehen hilft ausgezeichnet. Ein **Ernährungstherapeut** prüft biologische Ursachen wie Kaffeetrinken, Magnesium- und Vitamin-B-Mangel. Ein **makrobiotischer** Praktiker empfiehlt eine Behandlung zur Entspannung der Nieren, eine Standarddiät, heiße Getränke vor dem Schlafengehen und rät, auf dem Rücken zu liegen und die Füße 30 Minuten in ein Gefäß mit heißem Salzwasser zu stecken.

NEURALGIE

Was versteht man darunter?

Neuralgie ist ein Schmerz, der durch Beschädigung oder Reizung eines peripheren, also außerhalb des Gehirns oder Rückenmarks befindlichen Nervs ausgelöst wird. Der Schmerz kann leicht und vorübergehend sein, wird aber oft als sehr stark empfunden, manchmal attackiert er den Nerv auch in kurzen Abständen.

Eine unspezifische Neuralgie kann von einem Schaden an einem Punkt entlang der Nervenbahn herrühren. Den Schmerz spürt man in dem Bereich, für den der Nerv zuständig ist. Es gibt auch spezifische Arten von Neuralgie wie die postherpetische Neuralgie (ein brennender Schmerz, der am Ort einer Gürtelrose auftritt), die glossopharyngeale Neuralgie (ein intensiver Schmerz am Zungengrund, im Hals und am Ohr) sowie die Trigeminusneuralgie (ein krampfartiger Schmerz in einer Gesichtshälfte). Auch die Ischialgie (s. S. 314) zählt zur Neuralgie.

Ursachen

Zu den Ursachen einer Neuralgie zählen eine Verletzung oder Abnormität der Nerven, oder eine Infektion, die eine Entzündung auslöst. Weitere Faktoren sind:

- *Streß und emotionale Probleme.*
- *Migräne, die eine Art von Neuralgie verursacht, bei der die Anfälle mit heftigem Schmerz um die Augen herum auftreten.*
- *Gürtelrose (s. S. 191), die nach ihrem Auftreten monate- oder jahrelang eine Neuralgie auslösen kann.*
- *Bei der Trigeminusneuralgie, von der hauptsächlich ältere Menschen betroffen sind, entzündet sich der Trigeminusnerv im Gesicht.*
- *Alkohol, Medikamente, ein extremer Glukosespiegel im Blut, Vitaminmangel, Blei, Quecksilber, Organophosphate (zum Beispiel in Pestiziden verwendet) schädigen die Nerven.*

Die Ursachen der glossopharyngealen Neuralgie sind unbekannt, sie kann aber auf Essen, Schlucken oder Sprechen folgen. Auch spontanes Auftreten ist möglich.

Konventionelle Behandlung

Die Behandlung hängt vom Ort des geschädigten oder entzündeten Nervs und der Ursache des Schadens ab. Gelegentliche, leichte Neuralgieanfälle können mit Analgetika wie Aspirin oder Paracetamol recht zufriedenstellend behandelt werden. Es gibt Medikamente wie Carbamazepin, die das Weiterleiten von Nervenimpulsen unterbinden und dadurch die Symptome einer postherpetischen, glossopharyngealen oder Trigeminusneuralgie lindern. Eventuell wird eine Physiotherapie empfohlen. Ist der Schmerz stark und anhaltend, greift man unter Umständen zu einer Nervenblockade.

ERGÄNZENDE BEHANDLUNG

Homöopathie

Eine Neuralgie sollte von einem erfahrenen Praktiker behandelt werden. Während der Suche nach einer geeigneten Methode kann eine der folgenden Arzneien helfen:

- Aconitum, wenn sich die Nerven bei Kälte bemerkbar machen oder sich der betroffene Körperteil überfüllt oder taub anfühlt.
- Arsenium bei Anfällen nach trockener Kälte, bei Frösteln, Erschöpfung oder Unruhe mit brennenden Schmerzen.
- Colocynthis, wenn der Anfall durch Kälte oder Nässe ausgelöst wird, bei heftigem, quälendem Schmerz, bei Besserung durch Wärme, besonders bei einer Gesichtsneuralgie.
- Lachesis, wenn der Schmerz nach dem Schlaf schlimmer ist.
- Magnesium phospharium, wenn der Schmerz bei Wärme und Druck nachläßt.
- Ranunculus bulbosus, wenn die Neuralgie den Brustkorb betrifft oder über dem rechten Auge auftritt.
- Spigelia bei Schmerzen über dem linken Auge, die sich bei Bewegung verstärken.

Vitamin E hilft, wenn die Neuralgie auf eine Gürtelrose folgt. Die Vitamine B_1, B_2 und Biotin sind allgemein gut für die Nerven.

Akupunktur

Aurikulotherapie lindert die Symptome vorübergehend, eine Körperakupunktur ist sogar noch wirkungsvoller.

Reflexzonentherapie

Die Behandlung richtet sich auf den gesamten Organismus, spezielle Beachtung wird den Reflexen zuteil, die sich auf Halswirbelsäule, Nebennieren, Solarplexus und Gesicht beziehen.

Chiropraktik

Eine Gesichtsneuralgie kann mit Nackenbeschwerden oder Problemen an ein bis zwei Kiefergelenken verbunden sein, die mit chiropraktischer Manipulation behandelt werden können. Auch andere Neuralgien sprechen gut darauf an.

Naturheilkunde

Der Praktiker rät zu Hydrotherapie und Wechselbädern, um den Schmerz und die Entzündung in den Nerven zu lindern. Eine angewandte Ernährung beinhaltet Vitamine der B-Gruppe, Kalzium, Magnesium und Kalium.

Weitere Therapien

Yoga bietet sanfte *asanas,* Entspannung, *pranayama,* Meditation, *shat kriyas* und Hand-*mudras.* **Aromatherapie** und **Kinesiologie** helfen sehr. Der **Farbtherapeut** arbeitet mit Ölen oder Licht, besonders in der Farbe Gelb. Durch **Hypnotherapie** kann der Schmerz kontrolliert werden, auch **Hypnoheilen** ist hilfreich.

Gürtelrose

Was versteht man darunter?

Eine Gürtelrose ist sehr schmerzhaft; sie schwächt und wird vom Herpeszoster-Virus ausgelöst, das auch Windpocken verursacht. Nach einer Windpockenerkrankung bleibt der Virus manchmal Jahre ruhig in der Wurzel eines Nervs und reaktiviert sich dann selbst. Zuerst ist der von diesem Nerv versorgte Bereich empfindlich, dann schmerzt er. Meist ist es der Brustkorb, aber auch andere Körperteile, Arme, Nacken oder Gesicht können betroffen sein. Ein Ausschlag erscheint innerhalb von fünf Tagen in Form kleiner roter Punkte, dann als Bläschen, die den Virus enthalten. Nach zwei Tagen werden sie gelb, verkrusten und gehen im Lauf von zwei Wochen zurück, wobei sie gelegentlich Narben hinterlassen. Der Schmerz kann Monate oder Jahre bleiben.

Eine Gürtelrose im Gesicht betrifft nur Stirn und Augenlider. Eine Herpesinfektion am Auge kann dieses irreparabel schädigen und muß im Krankenhaus behandelt werden.

Ursachen

Herpeszoster tritt häufig bei geschwächtem Immunsystem auf, so bei Aids-Patienten oder Personen, die Zytostatika oder Immunsuppressiva einnehmen. Die Reaktivierung des Virus wird davon ebenfalls gefördert, auch Streß oder Kontakt mit Windpocken kann einen Ausbruch herbeiführen. Die Gürtelrose ist im Alter häufiger, da das Immunsystem schwächer wird.

Konventionelle Behandlung

Der ständige Schmerz ist das kräftezehrendste an der Gürtelrose; er kann mit entzündungs- und schmerzhemmenden Medikamenten behandelt werden. Bei Gürtelrose werden virostatische Mittel wie Acyclovir verordnet, um die Genesung zu beschleunigen; heilen können sie nicht. Je rascher die Behandlung erfolgt, um so besser sind die Aussichten, aber sie kann auch unangenehme Nebenwirkungen haben, ohne viel zu nützen.

Ergänzende Behandlung

Homöopathie

Bis die konventionelle Behandlung beginnt, können folgende Arzneien helfen:

- Rhus toxicodendron bei geröteter Haut mit Bläschen und Juckreiz, wenn die Kopfhaut betroffen oder der Patient jung ist; wenn Wärme und Berührung die Symptome erträglicher machen.
- Arsenicum, wenn die brennenden Schmerzen zwischen Mitternacht und zwei Uhr früh stärker sind, isolierte Hautausschläge zunehmen und verschmelzen; bei Unruhe, Angst, Frösteln oder Erschöpfung, bei Linderung durch Wärme.
- Mezereum bei starken Schmerzen, wenn die Haut brennt, juckt und braunen Schorf bildet, bei Patienten ab mittlerem Alter.
- Ranunculus bei Nervenschmerz und Juckreiz, wenn leichteste Berührung, Bewegung oder Essen die Symptome verschlimmert.
- Lachesis, wenn die linke Körperhälfte betroffen ist sowie bei durch Wärme verstärkte und Kälte verringerte Schwellungen.
- Variolinum kann jeder zur Prävention nehmen, der mit Windpocken und Gürtelrose Kontakt hatte; besonders für ältere oder schwache Menschen ist es ratsam. Die Bläschen können mit der Lösung aus Hypericum und Calendula (je fünf Tropfen auf 300 ml kochendes Wasser) behandelt werden. Heiße und kalte Umschläge lindern Nervenschmerzen.

Aromatherapie

Der Therapeut empfiehlt die Applikation von Teebaumöl mit einem Baumwolltuch. Das kann weh tun, beseitigt aber Schmerz und Juckreiz und bekämpft erfolgreich die Viren.

Kinesiologie

Endokrines System und Immunsystem werden auf Nährstoffmängel untersucht; Nebennieren und endokrines System erhalten Unterstützung; eine Diät bei Streß wird empfohlen; man wird auf Vitamin-A-Mangel geprüft, bekommt Tips zur Streßreduktion, die Ileozäkalklappe und die Duraspannung werden untersucht, ebenso Atlas und Sakrum nach Läsionen und Nahrungsmittelunverträglichkeiten; Darmreinigung und kinesiologisches Ausgleichen werden nahegelegt.

Chinesische Kräuterheilkunde

Entgiftende Heilkräuter für die äußerliche sowie entgiftende Kräutertees für die innere Anwendung werden empfohlen. Schmerzstillende Kräutermischungen werden eingesetzt, um die Leberaktivität zu stimulieren oder zu unterdrücken.

Westliche Kräuterheilkunde

Die Behandlung erfolgt in erster Linie innerlich, um das Immunsystem zu stärken und Schäden zu beseitigen. Schmerz- und entzündungshemmende Kräuter und Öle werden auf den erkrankten Bereich aufgetragen.

Weitere Therapien

Die **Naturheilkunde** rät zu angepaßter Ernährung mit reichlich Vitamin B und C, um die Heilung zu fördern und die Empfindlichkeit der Nerven herabzusetzen; **Kräuter** und **homöopathische** Arzneien schwächen die Symptome ab. **Akupunktur, Akupressur** und **Shiatsu** sind sehr hilfreich. **Yoga** bietet sanfte *asanas,* Entspannung, *pranayama,* Meditation, *shat kriyas* und Hand-*mudras.* Ein **Farbtherapeut** arbeitet mit farbigen Ölen oder Licht, insbesondere mit gelbem. Ein **Ayurveda**-Praktiker steigert die allgemeine Abwehrkraft mit ayurvedischen Zubereitungen und *panchakarma.* Ein Ernährungstherapeut empfiehlt Zusätze von Vitamin C, B_{12} und E zur Behandlung der Gürtelrose.

KOPFSCHMERZEN UND MIGRÄNE

Was versteht man darunter?

Kopfschmerzen sind unterschiedlich stark; sie können nur lästig, aber auch sehr heftig sein. Wie bei Migräne sind Übelkeit, Erbrechen, sensorische oder visuelle Störungen möglich. Verantwortlich sind Spannung oder Dehnung der Hirnhäute oder der Blutgefäße und Muskeln der Kopfhaut. Kopfschmerzen sind in der Regel kein Anzeichen einer ernsten Erkrankung.

KOPFSCHMERZEN, DIE BEIM AUFWACHEN STÄRKER SIND, DAS AUFWACHEN MITTEN IN DER NACHT VERURSACHEN ODER PLÖTZLICH UND HEFTIG EINSETZEN, SOLLTEN VON EINEM ARZT UNTERSUCHT WERDEN.

Ursachen

Die häufigsten Auslöser sind Alkohol (Kater) und Medikamente, Allergien, Zahnerkrankungen, Augenermüdung, Fieber, Kopfverletzungen, Nacken- und Wirbelsäulenbeschwerden einschließlich schlechter Körperhaltung, Depression, Angst, Streß, Sinusitis, Wetterumsturz sowie schlechtes Arbeitsklima. Einige Frauen bekommen durch die »Pille« oder eine Hormonsubstitutionstherapie Kopfschmerzen. In seltenen Fällen haben sie auch ernstere Ursachen wie Hypertonie (s. S. 163), Gehirntumor, Arteriitis temporalis (eine Entzündung der Arterien in Nacken, Gesicht und Kopfhaut) oder Aneurysmen (krankhafte Erweiterung eines Blutgefäßes) im Gehirn. Chronische Kopfschmerzen sollten vom Arzt behandelt werden.

Konventionelle Behandlung

Zuerst wird die Ursache der Kopfschmerzen behandelt, vor allem, um wiederholte Anfälle zu vermeiden. Helfen Entspannungsübungen oder leichte Schmerzmittel nicht, wird der Arzt den Patienten gründlich untersuchen und für weitere Tests den Besuch eines Neurologen empfehlen.

ERGÄNZENDE BEHANDLUNG

Homöopathie

Bei wiederkehrenden Kopfschmerzen durch Streß, Angst oder Anspannung ist eine konstitutionelle Behandlung zu empfehlen. Kopfschmerzen, die von anderen Erkrankungen herrühren, können so behandelt werden:

- Aconitum bei plötzlichen Kopfschmerzen, die bei Kälte stärker werden, wenn der Patient unruhig ist und den Schmerz als festes Band um den Kopf oder Druck auf das Gehirn verspürt.
- Arnica, wenn sich der Kopf gepreßt anfühlt und schmerzt, der Schmerz ab und zu sticht oder sich beim Bücken verstärkt.
- Bryonia, wenn sich der Kopf gepreßt anfühlt und der scharfe Schmerz sich bei der geringsten Augenbewegung verstärkt.
- Ruta bei drückenden, pressenden Schmerzen zusammen mit Müdigkeit, die beim Lesen stärker, bei Ruhe leichter werden.

Chiropraktik

Die Chiropraktik behandelt Kopfschmerzen und Migräne zervikalen Ursprungs (vom Nacken) sehr erfolgreich. Eine Manipulation des Nackens muß, wenn es angebracht ist, im betroffenen Bereich ausgeführt werden.

Farbtherapie

Kopfschmerzen werden in einer Behandlung oft durch ein beruhigendes Grün in der Umgebung oder durch Visualisieren gelindert.

Makrobiotik

Frontale Kopfschmerzen haben eine Yin-Ursache und werden mit heißem Bancha-Tee mit etwas *shoyu* beseitigt, Schmerzen am Hinterkopf haben eine Yang-Ursache – sie werden mit heißem Apfelsaft behandelt.

Hypnotherapie

Kopfschmerzen können durch unterdrückte Wut und Verstimmung ausgelöst werden. Ein Hypnotherapeut führt zurück in die Vergangenheit, um Ursachen zu entdecken, und zeigt schmerzlindernde Übungen. Suggestion ist möglich.

Alexandertechnik

Kopfschmerzen werden oft durch Überkontraktion der Muskeln am Nacken verursacht. Die Technik lehrt, wie man die Muskeln lockert und auf Streß nicht überreagiert.

Weitere Therapien

Massage löst die Muskelspannung in Schultern, Nacken und Kopfhaut, die mögliche Ursache von Spannungskopfschmerzen. Die **Naturheilkunde** hilft ausgezeichnet, da Kopfschmerzen oft viele Ursachen haben; Ernährung, Haltung und psychologische Faktoren werden korrigiert. **Hellertherapeuten** bearbeiten die Spannung von Nacken, Schultern, Kopfhaut und Kiefer. **Akupressur** und **Shiatsu** sind hilfreich. **Yoga** bietet sanfte *asanas*, Entspannung, *pranayama*, Meditation, *shat kriyas* und Hand-*mudras*. **Rolfing** verbessert den Kreislauf und fördert die Entspannung. Je nach Ursache empfiehlt ein **westlicher Kräuterarzt** verschiedene Methoden zur Entspannung oder Reduktion von Streß und Entzündung. Ein **Reflexologe** bearbeitet die mit Kopf, Nacken, Solarplexus, Wirbelsäule, Hypophyse und Verdauungssystem verbundenen Reflexe. **Bachblütenarzneien** helfen. **Chinesische Kräuterärzte** haben viele Möglichkeiten. Kopfschmerzen hängen oft mit schlechter Leberfunktion und Nahrungsmittelallergien zusammen; ein **Ernährungstherapeut** empfiehlt daher eine spezielle Diät und Kräuter, um die Leberfunktion zu fördern und problematische Nahrungsmittel zu ermitteln.

EPILEPSIE

Was versteht man darunter?

Es gibt verschiedene Arten von Epilepsie; alle werden durch abnorme elektrische Aktivität des Gehirns ausgelöst. Die elektrischen Impulse, die intellektuelle und physische Aktivität regulieren, sind nicht mehr regelmäßig und systematisch. So löst eine plötzliche Überaktivität einen Anfall oder Krämpfe aus. Das kann auf einen Teil des Gehirns begrenzt sein (partieller Anfall), sich weit ausbreiten oder das ganze Gehirn betreffen (generalisierter Anfall). Partielle Anfälle sind einfach oder komplex, generalisierte Anfälle werden als Grand-mal oder Petit-mal bezeichnet. Bei Grand-mal-Anfällen verliert der Patient das Bewußtsein, der Körper wird steif, beginnt zu zucken und sich zu verkrampfen; die Atmung ist unregelmäßig oder fällt aus. Dann entspannen die Muskeln, Blasen- und Darmkontrolle gehen verloren. Innerhalb von fünf bis 30 Minuten ist der Patient wieder bei Bewußtsein, kann aber zunächst verwirrt oder orientierungslos sein und keine Erinnerung an den Anfall haben. Kopfschmerzen und Schlafbedürfnis sind üblich. Bei einem Petit-mal-Anfall verliert der Patient ebenfalls das Bewußtsein, ist aber nur für einige Sekunden bis zu einer halben Minute weggetreten. Auf einen Beobachter wirkt das wie ein kurzer Mangel an Aufmerksamkeit. Petit-mal-Anfälle kommen bei Kindern am häufigsten vor.

Partielle Anfälle beginnen meist mit Halluzinationen bei Geruch, Sehen oder Tasten sowie abnorm zuckenden Bewegungen. Bei einem einfachen partiellen Anfall bleibt das Bewußtsein erhalten, beim komplexen Anfall geht es so weit verloren, daß der Patient wenig oder keine Erinnerung daran hat. Auf den Beobachter wirkt der Patient nur benommen, obwohl unwillkürliche Handlungen wie Schmatzen auftreten. Viele Menschen haben nur einen einzigen Anfall. Bei Kindern tritt er in der Regel bei hohem Fieber auf. Bei Erwachsenen sollte auch ein einziger Anfall untersucht werden.

Ursachen

Die Ursache der Epilepsie ist unbekannt; ein Hirnschaden durch Kopfverletzung, Schlaganfall oder Geburtsschwierigkeiten erhöht das Risiko. Gehirntumore, Gehirninfektionen wie Meningitis oder Enzephalitis, und auch Diabetes, Arzneimittelvergiftung, Drogen- und Alkoholmißbrauch können Anfälle auslösen.

Konventionelle Behandlung

Wer wiederholt Anfälle hat, erhält krampflösende Medikamente; diese reduzieren gewöhnlich die Häufigkeit der Anfälle mit Erfolg. Sie haben jedoch Nebenwirkungen wie Apathie und beeinträchtigte Konzentrationsfähigkeit. Die Behandlung kann reduziert oder ganz eingestellt werden, wenn zwei oder drei Jahre lang kein Anfall eingetreten ist. In seltenen Fällen wird ein Hirnschaden operiert, wenn die Medikamente nicht wirken.

ERGÄNZENDE BEHANDLUNG

Homöopathie

Homöopathen akzeptieren, daß eine konventionelle Kontrolle notwendig ist, doch eine konstitutionelle Behandlung kann helfen, auch wenn einige konventionelle Medikamente gegen die Heilmittel arbeiten können. Bei Krämpfen werden diese Arzneien verabreicht, sobald der Krampf nachläßt:

- Aconitum bei Anfällen durch Angst oder Fieber.
- Belladonna bei rotem Gesicht, Fieber, weiten, starren Augen und Symptomen, die durch Stoß schlimmer werden.
- Chamomilla bei Anfällen durch Zahnen oder Wut, besonders wenn eine Wange rot, die andere weiß ist; bei grünem, wäßrigem Stuhl und bei in die Handfläche gepreßten Daumen.
- Cuprum, wenn der Krampf sehr heftig ist, Gesicht und Lippen blau werden und die Daumen in den Fäusten stecken.
- Glonoinum bei Anfällen durch Hitze, wenn der Kopf heiß ist, sich Blut anstaut und Finger und Zehen weit abstehen.
- Ignatia, wenn der Anfall durch emotionale Erregung ausgelöst wird, das Gesicht blaß ist und zu zucken beginnt.

Alexandertechnik

Die Alexandertechnik verschafft dem Nervensystem Ruhe und Ausgeglichenheit und reduziert auf diese Art die Anfälle.

Westliche Kräuterheilkunde

Die Behandlung kann helfen, Stärke und Häufigkeit der Anfälle zu reduzieren, besonders durch Entspannung des Zentralnervensystems.

Ernährungstherapie

Vergiftung durch Pestizide und Chemikalien, Nahrungsmittelallergien und Nährstoffmangel (Magnesium, Zink, Selen und Vitamin B_6) können Epilepsie auslösen.

Geistheilen

Geistheilen reduziert Häufigkeit und Dauer der Anfälle und beruhigt den ganzen Körper.

Weitere Therapien

Akupressur und **Shiatsu** helfen sehr. **Yoga** bietet sanfte *asanas,* Entspannung, *pranayama,* Meditation, *shat kriyas* und Hand-*mudras.* Je nach Art der Anfälle kann **Autogenes Training** den Zustand bessern. **Akupunktur** ist wirkungsvoll. Zu **chinesischen Kräutern** zählen aromatische Stimulanzien und Sedativa, die Behandlung kann mit **Akupunktur** kombiniert werden. **Ayurveda** beinhaltet eine *panchakarma*-Therapie zum Ausgleich von *vátha* sowie Medikation.

PARKINSON-KRANKHEIT

Was versteht man darunter?

Die Parkinson-Krankheit ist eine durch Muskeltremor, Steifheit und Schwäche gekennzeichnete, neurologische Störung. Sie betrifft etwa einen von 200 (überwiegend älteren) Menschen. Männer erkranken häufiger daran als Frauen. Erstes Anzeichen ist oft leichtes Zittern einer Hand, eines Armes oder Beines, das verschwindet, wenn die Hand oder die Gliedmaße bewegt werden. Im Verlauf der Krankheit werden beide Körperhälften betroffen. Gehen ist schwierig, der Patient schlurft und neigt dazu, in winzige, schnelle Schrittchen überzugehen; Hände und Kopf bewegen sich unwillkürlich. Der Patient entwickelt eine steife Haltung und einen unbewegten, starren Ausdruck. Das Verrichten täglicher Handlungen wird sehr schwierig, Depressionen und Halluzinationen sind möglich. Die Sprache wird langsamer und beschwerlicher, wenn die Muskeln, die sie kontrollieren, betroffen sind. Im Lauf der Krankheit können viele weitere Symptome entstehen, zum Beispiel Schluckbeschwerden, Verstopfung, Schwitzen und Sabbern. Der Geist funktioniert zunächst noch normal, erst in späteren Stadien kann Demenz eintreten.

Ursachen

Die Parkinson-Krankheit beruht auf Schaden oder Degeneration der Nervenzellen im Gehirn und ist nicht reversibel. Es gibt auch eine Störung, Parkinsonismus genannt, die der Parkinson-Krankheit ähnelt, aber andere Ursachen hat wie eine Kohlenmonoxidvergiftung, antipsychotische Mittel oder Designerdrogen.

Konventionelle Behandlung

Zu Beginn beschränkt sich die Behandlung auf die Empfehlung von Übungen und bestimmte Hilfen für zu Hause. Später verbessern moderne Medikamente die Lebensqualität deutlich. Das Medikament Levodopa, das vom Gehirn in Dopamin umgewandelt wird, wird in der Regel zuerst verordnet und in Verbindung mit anderen Medikamenten wie Anticholinergika eingesetzt, die bestimmte Symptome reduzieren sollen. Experimentelle Transplantationen von dopaminproduzierendem Gewebe, das entweder den Nebennierendrüsen des Patienten oder dem Gehirn von totgeborenen Embryos entnommen wird, werden mit unterschiedlichen Ergebnissen durchgeführt.

ERGÄNZENDE BEHANDLUNG

Homöopathie

Obwohl die Homöopathie viele spezielle Arzneien zur gelegentlichen Anwendung anbieten kann, erfordert die Krankheit die ständige Betreuung durch einen erfahrenen Praktiker. Neuroleptika, die Symptome des Parkinsonismus erzeugen können, helfen in homöopathischer Potenz ernsthaft erkrankten Menschen. Zu den speziellen Arzneien zählen:

- Mercurius bei Speichelüberproduktion, süß-metallischem Geschmack im Mund, zitternden Händen, Tremor, von Schwitzen begleitet, gestörtem Warm-Kalt-Empfinden, Gedächtnis- und Konzentrationsschwäche, Verlust der Willenskraft.
- Agaricus muscarius, wenn die Glieder zittern, zucken, sich verkrampfen, bei Starre, Juckreiz und empfindlicher Wirbelsäule.
- Rhus tox. bei Starre oder Krämpfen als Hauptbeschwerden, die bei Nässe oder Reglosigkeit schlimmer, bei Bewegung leichter werden; bei ziemlich unauffälligem Tremor.

Kunsttherapien

Zu Beginn der Krankheit helfen Mal-, Tanz- und Musiktherapie den Patienten, mit der Diagnose fertig zu werden. Die Musiktherapie wird oft zur Verbesserung der Motorik eingesetzt. Der Rhythmus hilft, die Bewegung zu koordinieren. Kunsttherapien bieten auch eine Alternative zur Kommunikation für diejenigen, die mit dem Sprechen Probleme haben.

Ernährungstherapie

Eine Behandlung durch Ernährung hat sich als nützlich erwiesen. Proteinarme Nahrung, Zusätze von Vitamin B_1, B_6 (darf nur vom Arzt an Parkinson-Patienten verordnet werden), C, E und essentielle Fettsäuren helfen. Ernährungstherapeuten versuchen auch, die toxische Belastung zu reduzieren.

Reflexzonentherapie

Reflexe, die mit Zentralnervensystem, Gehirn und Nebennierendrüsen verbunden sind, werden behandelt.

Autogenes Training

Eine Gruppe von 28 Patienten berichtete, daß bei regelmäßiger Ausübung emotionale Erregung und Müdigkeit nachließen und dadurch Tremor und Starre zurückgingen.

Aromatherapie

Öle aus Ingwer oder Wacholder, die den Muskeln guttun, verbessern den Kreislauf und fördern die Muskelentspannung. Dadurch läßt im späteren Stadium der Krankheit die Muskelstarre nach.

Weitere Therapien

Akupressur und **Shiatsu** helfen gut. **Yoga** bietet sanfte *asanas,* Entspannung, *pranayama,* Meditation, *shat kriyas* und Hand-*mudras.* **Bachblütenarzneien** fördern eine positivere Einstellung bei Patienten, die Angst haben, deprimiert oder von negativen Gedanken beeinflußt sind. Ein **Ayurveda**-Praktiker gleicht die *tridoshas* aus und sorgt mit *panchakarma* für *vátha*-Harmonie. Massage fördert das Selbstwertgefühl. Ein **makrobiotischer** Praktiker empfiehlt eine abwechslungsreiche Standarddiät.

Schlaganfall

Was versteht man darunter?

Ein Schlaganfall tritt ein, wenn die Blutzufuhr zu einem Teil des Gehirns unterbrochen ist oder wenn Blut durch die Gefäßwände sickert. Alle Körperfunktionen, die von diesem Teil des Gehirns kontrolliert werden, sind dann beeinträchtigt. Auch ein kleiner Schlaganfall ist ein Warnsignal, daß die Blutversorgung im Gehirn unzureichend ist. Spricht jemand plötzlich undeutlich oder verliert das Bewußtsein, muß sofort der Arzt gerufen werden.

Schlaganfälle zählen zu den häufigsten Todesursachen in der entwickelten Welt. Etwa ein Drittel ist tödlich, ein weiteres Drittel endet mit verschieden starken Lähmungen, nur bei einem Drittel kommt es zur völligen Genesung. Lungenentzündung und Thrombosen (Blutpfropfen in den Venen) in den Beinen, die in den Lungen eine möglicherweise tödliche Embolie auslösen können, zählen zu den Komplikationen des Schlaganfalls.

Ursachen

Zu den Risikofaktoren für einen Gefäßverschluß oder das Zerreißen eines Blutgefäßes im Gehirn gehören:

- ◆ *Kammerflimmern (unregelmäßiger Herzschlag), Schäden der Herzklappen oder ein vor kurzem erlittener Myokardinfarkt (Herzinfarkt).*
- ◆ *Arteriosklerose (s. S. 164).*
- ◆ *Diabetes (s. S. 200).*
- ◆ *Zigarettenrauchen.*
- ◆ *Bluthochdruck (s. S. 163).*
- ◆ *Hyperlipidämie (hohe Blutfettwerte).*
- ◆ *Die »Pille« führt vermehrt zu Schlaganfällen bei Frauen unter 50 Jahren.*

Konventionelle Behandlung

Wenn nötig, werden Wiederbelebungsmaßnahmen ergriffen, gefolgt von einer langfristigen rehabilitativen Therapie. Wurde der Schlaganfall von einem Blutpfropfen ausgelöst, werden antikoagulierende Medikamente verordnet, seltener thrombolytische Arzneien. Die Langzeitgabe von niedrig dosiertem Aspirin wird oft empfohlen. Bewegungsunfähigkeit wird mit Physiotherapie behandelt, der Verlust des Sprechvermögens mit einer Sprachtherapie. Manche Patienten brauchen auch eine Beschäftigungstherapie und Hilfe zu Hause.

Ergänzende Behandlung

Homöopathie

Konstitutionelle Behandlung durch einen erfahrenen Praktiker unterstützt die Genesung, ebenso eine Änderung von Ernährung, Sport und Lebensweise. Spezielle Arzneien helfen bei einem Schlaganfall, während man auf den Arzt wartet:

- Belladonna bei heißem, gerötetem Gesicht, Kopfschmerzen und starren Augen.
- Aconitum bei Panik und Todesangst.
- Arnika in den zwei auf den Schlaganfall folgenden Wochen.

Arzneien in der Genesungsphase:

- Barium carbonicum für Ältere, körperlich oder geistig Schwache.
- Gelsemium bei Gefühllosigkeit und Zittern, Unfähigkeit zu sprechen und Schmerzen am Hinterkopf als Nachwirkung.

Alexandertechnik

Die motorische Koordination wird effizienter und verhindert so schlechte Bewegungsmuster. Die Rehabilitation wird durch abgeschwächte Reaktionen auf Streß, ausgewogene Körperhaltung und Gefühlswelt gefördert.

Osteopathie

Osteopathen lockern kontrahierte Muskeln des Patienten und unterstützen so die allgemeine Rehabilitation.

Kunsttherapien

Kunsttherapien bieten eine Alternative zur Kommunikation für Patienten, deren Sprachvermögen beeinträchtigt ist, und helfen, mit dem Verlust von Fertigkeiten zurechtzukommen. Musiktherapie ist besonders geeignet, da die Fähigkeit zum Singen unbetroffen sein kann; sie fördert auch die Motorik.

Ernährungstherapie

Vorbeugen ist leichter als Heilen; eine reichliche Zufuhr an Fisch und Vitamin E sowie eine vollwertige Ernährung ist die beste Prävention gegen Thrombosen im Gehirn. Die Heilpflanze Ginkgo biloba fördert nach einem Schlaganfall die Gehirndurchblutung und beugt weiteren Schlaganfällen vor.

Weitere Therapien

Bachblütenarzneien fördern eine positivere Einstellung bei Patienten, die Angst haben, deprimiert oder von negativen Gedanken beeinflußt sind. **Akupressur** und **Shiatsu** helfen sehr. **Yoga** bietet sanfte *asanas*, Entspannung, *pranayama*, Meditation, *shat kriyas* und Hand-*mudras*. Ein **westlicher Kräuterpraktiker** wird die Durchblutung verbessern, um die Genesung zu fördern. Ein **Farbtherapeut** empfiehlt Visualisieren und körperliche Anwendung von farbigem Licht, Seide oder Ölen. Ein **Reflexzonentherapeut** bearbeitet die mit Kopf, Wirbelsäule, Nacken, Auge, Ohr, Solarplexus und Kreislaufsystem verbundenen Reflexe. Ein **chinesischer Kräuterpraktiker** reguliert den Zustand des Blutes mit Kräutern. Ein **Ayurveda**-Praktiker arbeitet bei Lähmung mit *panchakarma*-Therapie. Durch **Chiropraktik** werden während der Genesung Schmerzen an Nacken, Schultern und Armen gelindert. **Massage** entspannt und stärkt die Muskeln, aber zuvor sollte ein **Physiotherapeut** aufgesucht werden.

MENINGITIS

Was versteht man darunter?

Meningitis ist eine Entzündung der Hirnhäute. Sie wird gewöhnlich durch eine Infektion mit einem Mikroorganismus ausgelöst, meist ein Virus oder Bakterium. Die virale Meningitis verläuft mild, verglichen mit einer bakteriellen Hirnhautentzündung, die oft tödlich endet und dringend behandelt werden muß.

Die virale Meningitis tritt am häufigsten als Epidemie im Winter auf. Die Symptome wie starke Kopfschmerzen (die beim Bücken schlimmer werden), Fieber, Übelkeit und Erbrechen, Abneigung gegen Licht und Nackenstarre sind nur schwach und gleichen denen der Grippe (s. S. 322). Bei einer Meningitis durch Meningokokken (bakteriell) bilden sich die Symptome rasch aus und sind beträchtlich stärker. Der Patient wird zunehmend benommener und fällt innerhalb von Stunden ins Koma. In etwa der Hälfte der Fälle erscheint ein roter, fleckiger Hautausschlag. Es kann Muskelschwäche eintreten, manchmal auch Sprach- und Sehstörungen. In wenigen Fällen können sogar Gehörverlust, Hirnabszeß und Hirnschaden entstehen. Eine Hirnhautentzündung durch Meningokokken tritt manchmal in kleinen Epidemien auf, aber Einzelfälle sind wahrscheinlicher, besonders bei Kleinkindern.

Eine tuberkulöse Meningitis, eine weitere Form der bakteriellen Meningitis, ist in den entwickelten Ländern weniger häufig und befällt meist Kleinkinder in Gebieten, in denen Tuberkulose weit verbreitet ist. Die typischen Symptome einer Meningitis können in diesen Fällen erst einige Wochen, nachdem sich der Patient zum ersten Mal krank fühlte, auftreten.

SÄUGLINGE MIT MENINGITIS LEIDEN UNTER HOHEM FIEBER, ERBRECHEN, EVENTUELL KRÄMPFEN UND UNGEWÖHNLICHEM WEINEN. DIE FONTANELLE OBEN AM KOPF WÖLBT SICH NACH AUSSEN. ZEIGT EIN BABY EINES DIESER SYMPTOME ODER BEKOMMT PLÖTZLICH EINEN UNERKLÄRLICHEN, DUNKELROTEN ODER PURPURNEN AUSSCHLAG, MUSS SOFORT DER ARZT AUFGESUCHT WERDEN.

Ursachen

Die Mikroorganismen, die die Meningitis verursachen, erreichen in der Regel die Hirnhäute über den Blutstrom aus anderen Körperteilen. Ursachen einer viralen Meningitis sind:

- *Das für Windpocken und Gürtelrose verantwortliche Herpeszoster-Virus.*
- *Das Virus, das Kinderlähmung verursacht.*
- *Das Mumps-Virus.*

In diesen Fällen liegt beim Patienten eventuell eine Immunschwäche vor. Bakterielle Meningitis kann durch verschiedene Erreger verursacht werden, die zum Teil zur normalen Flora des Nasen-Rachen-Raumes gehören. In selteneren Fällen bricht die Infektion nach einer Mittelohr- oder Nebenhöhleninfektion über die Knochen in den Schädel ein, oder die Erreger dringen im Zuge einer Schädelverletzung (Schädelbruch) in die Hirnhäute vor.

Konventionelle Behandlung

Meningitis wird durch eine Lumbalpunktion diagnostiziert, wobei eine Probe der Gehirn-Rückenmark-Flüssigkeit untersucht wird. Eine durch Herpes ausgelöste virale Meningitis wird mit Acyclovir behandelt. Weitere Formen der viralen Meningitis bleiben unbehandelt; die Genesung tritt innerhalb von zwei bis drei Wochen ohne Nachwirkungen ein.

Eine bakterielle Meningitis wird mit hochdosierten Antibiotika therapiert, die eventuell ein bis zwei Wochen lang intravenös verabreicht werden. Die tuberkulöse Meningitis behandelt man mit einer Langzeitgabe von Antibiotika. Hatte man mit einem Patienten Kontakt, der an bakterieller Meningitis erkrankt ist, bekommt man ebenfalls Antibiotika.

ERGÄNZENDE BEHANDLUNG

Homöopathie

Bis die medizinische Versorgung erfolgt, kann eine der folgenden Arzneien als Notfallbehandlung bei Verdacht auf Hirnhautentzündung eingesetzt werden:

- Arnika, bei Meningitissymptomen nach einer Kopfverletzung.
- Aconitum, wenn die Symptome von Unruhe, Angst, trockener Haut und großem Durst begleitet sind.
- Belladonna bei erhöhter Temperatur, Delirium, starren Augen.
- Bryonia, wenn sich die starken Kopfschmerzen bei der leichtesten Augenbewegung verschlimmern und der Betreffende stetig schwächer und komatöser wird.

Reflexzonentherapie

Der Reflexologe führt eine vollständige Behandlung durch; die Genesung wird durch spezielle Beachtung der Bereiche unterstützt, die den speziellen Eigenschaften des Patienten und der Symptome entsprechen.

Kunsttherapien

Ergeben sich Lernschwierigkeiten oder körperliche Störungen, kann eine der Kunsttherapien helfen, da sie eine Alternative zur Kommunikation sind und Gelegenheit bieten, Gefühle auszudrücken.

Weitere Therapien

Akupressur und **Shiatsu** helfen sehr. **Yoga** bietet sanfte *asanas,* Entspannung, *pranayama,* Meditation, *shat kriyas* und Hand-*mudras.* **Chinesische Kräuterpraktiker** behandeln die Krankheit mit schweißtreibenden Mitteln, pflanzlichen Abführmitteln und entzündungshemmenden Wirkstoffen.

FIBROSITIS

Was versteht man darunter?

Fibrositis ist ein Oberbegriff für eine Reihe physischer Erkrankungen, die durch Schäden an Muskeln, Sehnen, Gelenken und Bändern entstanden sind. Sie betrifft Hände, Arme, Nacken und Schultern, die Symptome umfassen Schmerz, Starre, Stechen, Schwellungen, Gefühllosigkeit und Verlust der Handfertigkeit. Einige fibrositische Erkrankungen sind: Sehnenscheidenentzündung, Tendinitis (Entzündung und Verdickung der Sehnen), Epikondylitis (Tennisarm) und Karpaltunnelsyndrom.

Ursachen

Für die Fibrositis gibt es drei Hauptursachen: statische Körperhaltung, monotone Bewegungen und Streß. Eine statische Haltung hat man gewöhnlich bei langem Sitzen an Computerarbeitsplätzen, Supermarktkassen und Fließbändern. Dabei verhärten und verspannen sich die Muskeln, die Durchblutung sinkt, Muskelermüdung folgt. Zusammengezogene Blutgefäße, Gelenke, die immer in der gleichen Position gehalten werden, und gedrückte Nerven können zu Verspannungen in Nacken und Schultern sowie zu Entzündungen und Nervenschmerzen führen. Schnelle monotone Bewegungen, zum Beispiel am Computer, verursachen lokale Beschwerden. Rasches Tastendrücken und Handbewegungen setzen Arme und Hände einer enormen Anspannung aus und führen zusammen mit einem schlecht angepaßten Arbeitsplatz und zu wenigen Pausen zu einer Fibrositis. Streß verstärkt die Symptome, da der Körper chemische Signale vom Gehirn aussendet, die Muskelspannung, Rücken- und Kopfschmerzen erhöhen und den Körper schwächen.

Konventionelle Behandlung

Experten sind sich einig, daß Prävention die beste Behandlungsmethode sei. Treten Symptome auf, sollten sie nicht ignoriert werden, da eine einmal etablierte Fibrositis eine offenkundig schwer zu behandelnde Erkrankung ist und Jahre anhalten kann. Das erste, was man machen sollte, ist die Aufgabe der Beschäftigung, die sie ausgelöst hat. Manche Ärzte befürworten in diesem Stadium Schienen oder Bandagen. Weitere Methoden sind:

- *Schmerz- und entzündungshemmende Medikamente werden zur Schmerzlinderung verordnet, manchmal auch Antidepressiva zur Muskelentspannung. Injektionen mit Steroiden und Lokalanästhetika werden ebenfalls eingesetzt.*
- *Eine Physiotherapie ist wahrscheinlich die wirkungsvollste Methode, um eine Fibrositis erfolgreich zu behandeln; sanftes Strecken, die Behandlung mit Ultraschall, Eis, Wärme und Hydrotherapie sind dabei besonders hilfreich; Manipulation, Zug und das Tragen von Lasten sollte der Patient auf jeden Fall vermeiden.*
- *In extremen Fällen ist bei Patienten mit Karpaltunnelsyndrom eine Operation angebracht.*

ERGÄNZENDE BEHANDLUNG

Osteopathie

Der Osteopath zieht Faktoren am Arbeitsplatz in Betracht, die mit der Erkrankung in Verbindung stehen könnten. Er behandelt die Auswirkungen manuell und verhindert das Wiederauftreten der Beschwerden.

Alexandertechnik

Fibrositis-Beschwerden sprechen oft sehr gut auf diese Technik an, da sie übermäßige Spannungen in der Halswirbelsäule sowie in Nacken und Schultern lockert. Der Schüler lernt, Bewegungsfreiheit und Ruhe zu erlangen und zu bewahren, während er sich zum Beispiel mit Computertastaturen oder einem Musikinstrument beschäftigt.

Rolfing

Rolfing lindert die Beschwerden. So können sich die Muskeln besser bewegen und gelockert werden, die durch Druck auf die Nerven Schmerzen auslösen.

Autogenes Training

Die Beschwerden bessern sich, da das Autogene Training entspannt und die Auswirkungen alter Verletzungen und Spannungen beseitigt.

Chiropraktik

Zur Behandlung zählen Manipulation und Mobilisierung, Weichteiltechniken. Gelegentlich wird auch Ultraschall eingesetzt. Der Patient erhält Ratschläge zur Ergonomie.

Weitere Therapien

Naturheilpraktiker empfehlen neuromuskuläre und osteopathische Methoden, Hydrotherapie, Wechselbäder und angepaßte Ernährung. **Hellerwork** soll sehr erfolgreich sein. **Akupunktur, Akupressur** und **Shiatsu** helfen. **Yoga** bietet sanfte *asanas,* Entspannung, *pranayama,* Meditation, *shat kriyas* und Hand-*mudras.* Ein westlicher **Kräuterpraktiker** versucht, die Entzündung zu reduzieren und die Gewebeheilung zu beschleunigen. Eine **aromatherapeutische Massage** mit ätherischen Ölen wie Rosmarin, Wacholder und Lavendel in einem Trägeröl aus Haselnuß lindert die Symptome. **Kinesiologen** testen die Muskeln und gleichen die Energie aus. Ein **Reflexzonentherapeut** bearbeitet die Reflexzonen, die sich auf die Halswirbelsäule und Ellbogen beziehen. **Ayurveda**-Praktiker arbeiten mit oralen Zubereitungen und *panchakarma shirovirechana.* Eine **Massage** löst Muskelspannungen und sorgt für gute Durchblutung. Mangel an B_6 und dessen Cofaktoren hängen mit Fibrositis zusammen; ein **Ernährungstherapeut** untersucht diesen Aspekt.

DAS ENDOKRINE SYSTEM

Was versteht man darunter?

Die endokrinen Drüsen sondern chemische Botenstoffe, die »Hormone«, ins Blut ab. Diese »chemische Kommunikation« reguliert die Aktivität entfernter Organe oder Gewebe. Die Hormone helfen dem Organismus, auf Hunger, Infektionen und Krankheiten zu reagieren, und bereiten ihn auch auf Streß oder körperliche Anstrengung vor.

Zu den endokrinen Drüsen zählen: Hirnanhangdrüse, Zirbeldrüse, Schilddrüse, vier Nebenschilddrüsen, Thymus, die Langerhans-Inseln der Bauchspeicheldrüse, zwei Nebennieren und je zwei Keimdrüsen (Hoden oder Eierstöcke). Auch die Plazenta in der Gebärmutter wirkt als endokrine Drüse zur Aufrechterhaltung der Schwangerschaft. Hirnanhang- und Zirbeldrüse befinden sich im Gehirn. Die Hirnanhangdrüse stimuliert und koordiniert die anderen endokrinen Drüsen und wird als »Dirigent des endokrinen Orchesters« bezeichnet. Von ihr stammen außerdem Hormone für Wachstum, Urinproduktion und Uteruskontraktion. Die Schilddrüse liegt etwas unterhalb des Kehlkopfes im vorderen Hals und kontrolliert den Stoffwechsel. Die an ihren Außenseiten liegenden Nebenschilddrüsen regulieren den Kalzium- und Phosphorspiegel. Der Thymus liegt im Brustkorb und unterstützt das Immunsystem. Die Langerhans-Inseln befinden sich in der Bauchspeicheldrüse und sondern Insulin und Glukagon ab, die den Blutzuckerspiegel steuern. Die Nebennieren liegen über den Nieren, und ihre äußere Schicht produziert Hormone zur Regulation des Salz-, Zucker- und Wasserhaushaltes sowie zur Ausprägung der sekundären Geschlechtsmerkmale. Aus der inneren Schicht stammen Hormone, die auf Reaktionen wie Kampf, Furcht oder Flucht vorbereiten.

Welche Störungen gibt es?

Probleme entstehen sowohl bei zu niedrigem als auch zu hohem Hormonspiegel. Eine *Unterfunktion der Schilddrüse* (Hypothyreose oder Myxödem) verlangsamt den Stoffwechsel. Eine *Überproduktion* (Hyperthyreose oder Thyreotoxikose) beschleunigt ihn.

Durch einen Mangel an Insulin entsteht *Diabetes.* Die Krankheit kann angeboren sein, aber auch durch das eigene Immunsystem oder Übergewicht verursacht werden. Symptome sind Gewichtsverlust, Durst und häufiges Wasserlassen.

Die Drüsen des endokrinen Systems geben Hormone in das Blut ab. Diese bereiten den Körper auf Streß vor. Sie helfen ihm auch, auf Hunger, Infektionen und Krankheiten zu reagieren.

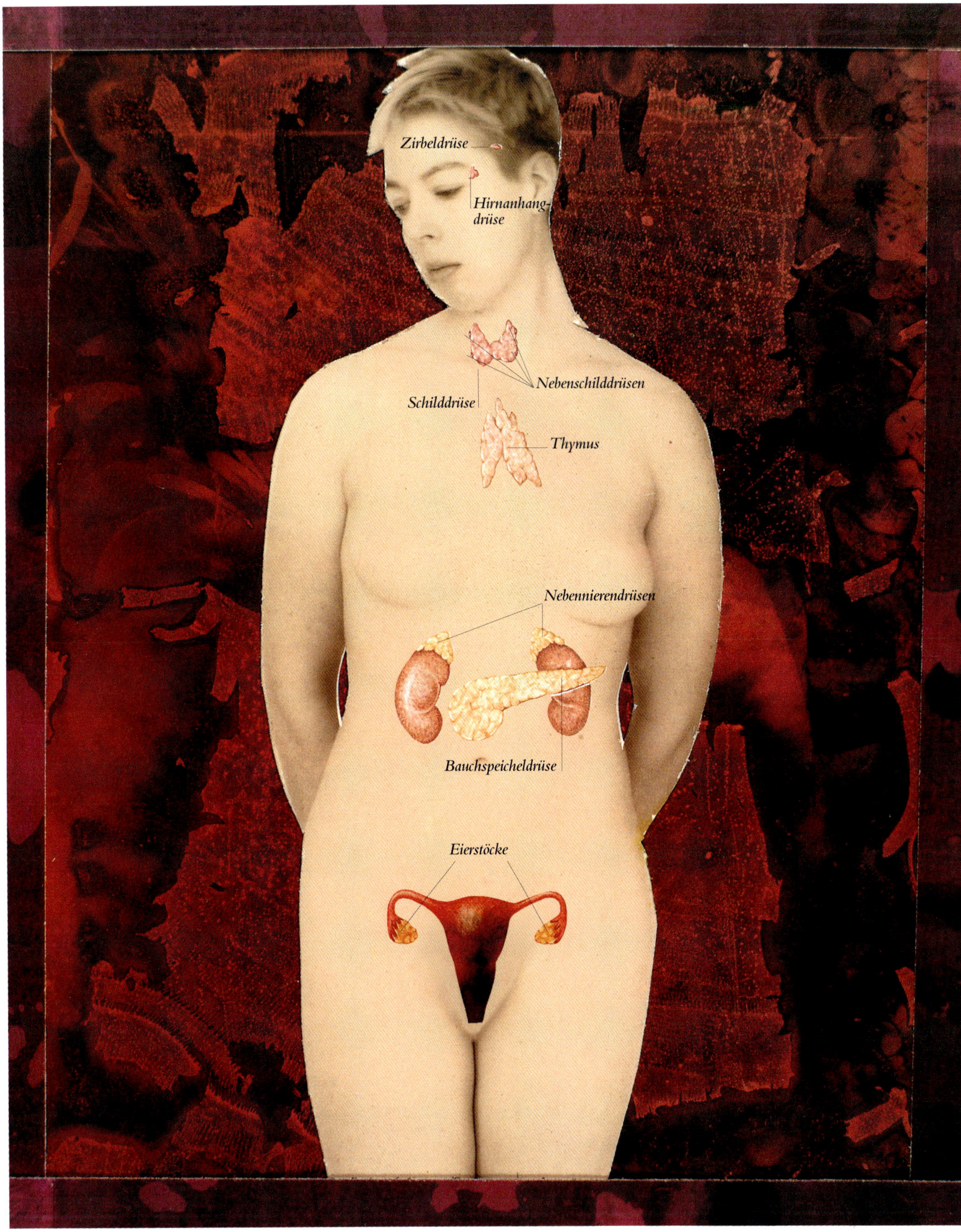
Zirbeldrüse
Hirnanhang-drüse
Nebenschilddrüsen
Schilddrüse
Thymus
Nebennierendrüsen
Bauchspeicheldrüse
Eierstöcke

DIABETES

Was versteht man darunter?

Diabetes mellitus, die übliche Form, wird durch fehlendes Insulin ausgelöst – einem Hormon aus der Bauchspeicheldrüse. Insulin ist notwendig, damit der Energielieferant Zucker aus dem Blut in Leber, Fettzellen und Muskeln aufgenommen werden kann. Ist zu wenig Insulin vorhanden, steigt der Zuckerspiegel im Blut. Beim Typ-I-Diabetes (insulinabhängiger oder Jugenddiabetes) wird sehr wenig oder gar kein Insulin produziert. Von der sich schnell entwickelnden Krankheit sind meist Menschen unter 35 Jahren betroffen. Der Typ-II-Diabetes (nicht insulinabhängiger oder Altersdiabetes) tritt in der Regel bei über 40jährigen auf, besonders in Verbindung mit Übergewicht. Es liegt kein Insulinmangel wie beim Typ I vor, sondern die Körperzellen sprechen auf das Hormon nicht mehr an. Symptome sind extremer Durst und starkes Wasserlassen, Gewichtsverlust, Müdigkeit, Hunger, Schwäche und Teilnahmslosigkeit. Diabetes mellitus ist eine chronische Erkrankung, die neben Nervenschäden auch vorzeitige Arteriosklerose (s. S. 164) verursacht. Dadurch können Angina pectoris, Durchblutungsstörungen, Bluthochdruck, Erblinden und Nierenversagen herbeigeführt werden.

Ursachen

Zwar tritt Diabetes mellitus familiär gehäuft auf, aber nicht jeder, der die Gene trägt, wird auch erkranken. Es gibt Vermutungen, daß beim Typ I eine Virusinfektion die Schädigung der Bauchspeicheldrüse beschleunigt. Verschlimmert wird der Diabetes mellitus weiterhin durch:

- *Schwangerschaft (s. S. 220–221).*
- *Bestimmte andere Erkrankungen wie Hyperthyreose und Pankreasstörungen.*
- *Behandlung mit Corticosteroiden, die einen Diabetes aufdecken können.*

Konventionelle Behandlung

Ein Typ-II-Diabetes kann oft allein durch Gewichtsabnahme, Diät und Tabletten ausgeglichen werden – in schweren Fällen durch Insulininjektionen. Der Typ I erfordert regelmäßige, selbstgesetzte Insulinspritzen sowie eine berechnete Diät, um Schwankungen des Zuckerspiegels zu vermeiden. Die Patienten müssen sich regelmäßig untersuchen lassen, um Gewicht, Blutzucker und Blutdruck zu beobachten; auch ein jährlicher Augentest ist hierfür wichtig.

ERGÄNZENDE BEHANDLUNG

Homöopathie

Die Behandlung sollte konstitutionell sein und nur zusätzlich zur konventionellen Medizin erfolgen. Neben Empfehlungen zu Diät und Lebensweise besteht die Behandlung aus folgenden speziellen Arzneien, die zwei Wochen lang viermal am Tag genommen werden müssen:

- Phosphorus, wenn die Symptome mit nervlicher Erschöpfung einhergehen, die beispielsweise durch Kummer oder zu schwere Arbeit ausgelöst wurde.
- Silicea bei kalten, schwitzenden und riechenden Füßen; es zeigt auch eine gute Wirkung gegen verminderte Widerstandskraft.
- Argentum nit. bei geschwollenen Knöcheln.
- Codein, wenn die Symptome Unruhe, Hautreizung und Depression auftreten.
- Natrium sulf., wenn neben anderen auch Gicht zu den Symptomen zählt.

Autogenes Training

Solange die Bauchspeicheldrüse noch etwas funktioniert (die Krankheit also mit Tabletten zu kontrollieren ist), kann der Blutzuckerspiegel gesenkt und stabilisiert werden. Die Insulinkontrolle ist leicht verbessert.

Naturheilkunde

Diät und eine angepaßte Ernährung helfen; besonders bestimmte Nährstoffe wie Magnesium und Chrom sind wichtig für die Toleranz des Blutzuckers. Diese sollten zusätzlich zur normalen Nahrung eingenommen werden. Auch Kräuter werden verordnet. Die Behandlung ist jedoch nur eine Ergänzung zur konventionellen Medizin.

Ernährungstherapie

Kürzliche Untersuchungen ergaben, daß durch die Umstellung auf eine vollwertige vegane Ernährung einige Diabetiker auf die Gabe von Insulin und zuckersenkenden Medikamenten verzichten konnten. Beim Altersdiabetes spielt auch ein Mangel an Nährstoffen eine Rolle – insbesondere an Zink, Chrom, Magnesium und B-Vitaminen. Diabetiker scheinen einen deutlich erhöhten Bedarf an Vitamin E zu haben; wird es zugeführt, kann die benötigte Insulinmenge zurückgehen.

Weitere Therapien

Akupunktur kann die benötigte Insulinmenge drastisch reduzieren. Ein **chinesischer Kräuterpraktiker** verordnet pflanzliche Hormontonika und adstringierende Mittel. Auch harntreibende Kräuter und Heilpflanzen verbessern die Blutwerte. Ein **Ayurveda**-Praktiker verordnet orale Zubereitungen zur Kontrolle des Blutzuckerspiegels. **Makrobiotische** Therapeuten empfehlen eine Standarddiät mit Süßstoffen wie Gerstenmalz und Samen bei reduzierter Flüssigkeitsaufnahme. Die **Metamorphische Methode** konzentriert sich auf einen Bereich des Fußes. **Yoga** bietet sanfte *asanas*, Entspannung, *pranayama* und Meditation. Die **Bioresonanztherapie** hilft ebenfalls. **Tai Chi** und die **Polaritätstherapie** begegnen den Imbalancen.

SCHILDDRÜSENPROBLEME

Was versteht man darunter?

Die Schilddrüse liegt unterhalb des Kehlkopfes im vorderen Hals und produziert Thyroxin, das den Energiehaushalt des Körpers kontrolliert. Die Folgen einer Überfunktion (Hyperthyreose) der Schilddrüse sind: Gewichtsabnahme, erhöhter Appetit, Herzklopfen, Nervosität, Zittern, Reizbarkeit, Hitzeempfindlichkeit, Schwitzen und unregelmäßige Menstruation. Ohne Behandlung kann die Krankheit zur Herzmuskelschwäche führen. Eine Unterfunktion (Hypothyreose) bewirkt: Kälteempfindlichkeit, Haarausfall, Müdigkeit, Verstopfung, Muskelschmerzen, starke Monatsblutungen, Gewichtszunahme, Depressionen und Heiserkeit. Unbehandelt verzögert eine Hypothyreose bei Kindern das Wachstum und die geistige Entwicklung.

Ursachen

Die häufigste Ursache sowohl der Über- als auch der Unterproduktion von Thyroxin sind Antikörper, die das Immunsystem gegen die Schilddrüse entwickelt. Gelegentlich wird eine Hyperthyreose auch von wucherndem Gewebe der Schilddrüse ausgelöst, während Ursachen der Hypothyreose auch Jodmangel oder ein angeborener Defekt der Schilddrüse – beziehungsweise ihr vollständiges Fehlen – sein können.

Konventionelle Behandlung

Eine Unterproduktion der Schilddrüse behandelt man mit täglichen Thyroxintabletten. Die Behandlung bleibt aber lebenslang notwendig. Jodmangel ist in den Gebirgsregionen Mitteleuropas immer noch eine latente Gefahr. Daher hat hier eine konsequente Verwendung von jodiertem Speisesalz große Bedeutung. Bei einer Überfunktion der Schilddrüse können Medikamente die Thyroxinausschüttung reduzieren. Helfen die Medikamente nicht, wird ein Teil der Schilddrüse operativ entfernt. Ältere Patienten bekommen zur Bestrahlung auch radioaktives Jod verabreicht.

ERGÄNZENDE BEHANDLUNG

Homöopathie

Die Behandlung erfolgt ergänzend und soll akute Beschwerden lindern. Die Langzeittherapie der Krankheit sollte ein konventioneller Arzt übernehmen. Spezielle Arzneien helfen jedoch bei Hyperthyreose:

- Jod, wenn sich der Patient erhitzt fühlt, rastlos in Bewegung ist, an Zwangsvorstellungen leidet – und besonders wenn er dunkle Haare und Augen hat.
- Natrium mur., wenn die Symptome von Verstopfung, Herzklopfen und einer erdigen Gesichtsfarbe begleitet sind.
- Belladonna bei einem glühenden Gesicht mit starren Augen.
- Lycopus, wenn das Herz pocht und rast.

Bei Hypothyreose hilft:

- Arsenicum; es kann fünf Tage lang zweimal täglich genommen werden, bis die konstitutionelle Behandlung beginnt.

Ernährungstherapie

Nährstoffmangel (zum Beispiel Zink, Vitamin A, Selen und Eisen) und eine Belastung mit Schadstoffen werden als Hauptfaktoren für die Entstehung einer Hypothyreose betrachtet. Forscher fanden heraus, daß Umweltgifte den Körper zur Produktion von Antikörpern veranlassen können, die die eigene Schilddrüse angreifen. Bei der Behandlung solcher Patienten wollen die Therapeuten die Entgiftung des Körpers fördern.

Geistheilen

Geistheilen bringt das gesamte endokrine System ins Gleichgewicht und stellt die Harmonie der Körperfunktionen wieder her. Die ganzheitliche Betrachtung des Patienten ist wichtig. Hormonelle Probleme können gefühlsbedingt auftreten – so kann die Unfähigkeit, Wut zu zeigen, die Schilddrüse beeinflussen. Geistheilen fördert unterdrückte Emotionen zutage. Auch eine richtige Diät ist bei endokrinen Imbalancen von Bedeutung. Geistheilen kann auch Streß aufheben, einen weiteren häufigen Auslösefaktor.

Autogenes Training

Studien ergaben, daß autogenes Training ausgleichend wirkt: Eine schwache Hormonproduktion wird verstärkt, eine hohe gesenkt. Es kann in leichten Fällen von Hypo- und Hyperthyreose sogar die lang andauernde konventionelle Behandlung überflüssig machen.

Weitere Therapien

Ein **chinesischer Kräuterpraktiker** empfiehlt wahrscheinlich pflanzliche Meeresprodukte sowie hitzesenkende Kräuter bei Hyperthyreose. Ein **westlicher Kräuterpraktiker** rät zu besonders jodhaltigen Pflanzen, die stärkend auf die Schilddrüse wirken. Bei einer leichten Überproduktion an Thyroxin kann auch ein Antagonist des Hormons eingesetzt werden. Ein **Ayurveda**-Praktiker empfiehlt *panchakarma* zur Entgiftung. Die **Metamorphische Methode** konzentriert sich auf den Empfängnisbereich. Die **Kirlian-Fotografie** ermöglichte es einigen Patienten, die Energieblockaden im Rachenbereich zu lösen, und linderte dadurch die Symptome. Ein **Reflexologe** schenkt den Reflexen der Hirnanhang- und Schilddrüse sowie den Nebennierendrüsen besondere Beachtung. **Yoga** bietet sanfte *asanas,* Entspannung, *pranayama,* Meditation und Klänge. Die **Bioresonanztherapie** ist ebenso hilfreich. **Tai Chi** und die **Polaritätstherapie** begegnen den Imbalancen, die die Erkrankung auslösen.

FORTPFLANZUNGSORGANE DES MANNES

Was versteht man darunter?

Die männlichen Fortpflanzungsorgane bestehen aus Penis, zwei Hoden und verschiedenen Drüsen, die alle über den Samenleiter miteinander verbunden sind. Der Penis ist unterteilt in Kopf (Eichel), Schaft und Schwellkörper. Bei sexueller Erregung füllt sich der Schwellkörper mit Blut, und der Penis erigiert.

Die männlichen Samenzellen oder Spermien werden in den Hoden produziert. Die ideale Temperatur dafür ist niedriger als die Körpertemperatur, daher befinden sich die Hoden außerhalb des Körpers im Hodensack. Ein Mann produziert etwa 20 Milliarden Spermien pro Monat bis ins Alter von 60 oder 70 Jahren. Bei Frauen dagegen kommt während der Menopause im Alter von etwa 50 Jahren die Reifung der Eizellen zum Erliegen. Von den Hoden stammt auch das männliche Sexualhormon Testosteron, das die Pubertät (zwischen zwölf und 15 Jahren) auslöst und die Ausbildung sekundärer Geschlechtsmerkmale wie männlichen Haarwuchs und Genitalien steuert. Von den Hoden wandern die Spermien durch den Samenleiter zum Penis und sammeln auf dem Weg Sekrete aus den Samenbläschen und der Prostatadrüse. Während des Geschlechtsverkehrs ergießt sich das Sperma in das weibliche Fortpflanzungssystem. Unter guten Bedingungen befruchtet ein Spermium eine weibliche Eizelle (Ovum) – eine »Zygote« entsteht. Aus dieser entwickelt sich durch Teilung der Embryo.

Welche Störungen gibt es?

Eine Befruchtung kann nicht erfolgen, wenn zu wenig Samenflüssigkeit, nicht genügend Spermien oder zu viele abnorme Spermien vorhanden sind. Etwa jeder vierte Mann hat Erektionsstörungen. Das kann körperliche oder seelische Ursachen haben. Aber auch exzessiver Alkoholgenuß oder Medikamente wie Beta-Blocker oder Diuretika können beteiligt sein. Infektionen des Harntrakts sind eher selten, es treten aber immer häufiger Geschlechtskrankheiten auf. Die Infizierten leiden unter Penisausfluß, schmerzhaftem Wasserlassen oder Warzen. Viele Männer über 60 haben eine vergrößerte Prostata. Symptome sind häufiges und verzögertes Wasserlassen. Krebs an der Prostata ist möglich, an Penis und Hoden eher selten, dennoch sollten die Hoden regelmäßig auf Knötchen untersucht werden.

Die Spermien werden in den Hoden hergestellt, die zusammen mit dem Penis, einigen Drüsen und den verbindenden Samenleitern das männliche Fortpflanzungssystem bilden. Männer können bis ins hohe Alter Spermien produzieren.

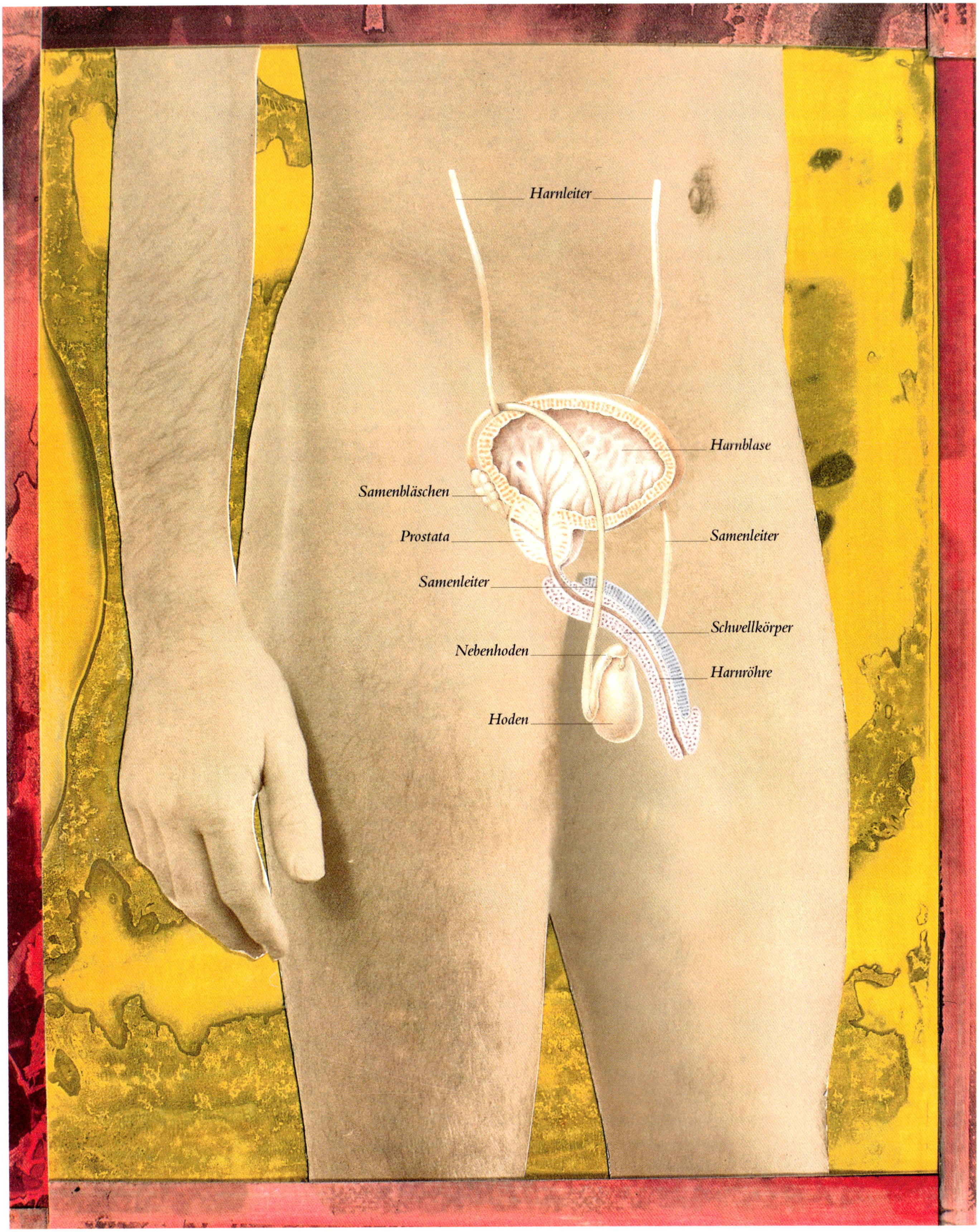
Harnleiter
Harnblase
Samenbläschen
Prostata
Samenleiter
Samenleiter
Schwellkörper
Nebenhoden
Harnröhre
Hoden

Prostataerkrankungen

Was versteht man darunter?

Die Prostata ist eine kastaniengroße Geschlechtsdrüse, die unter der männlichen Blase liegt. Sie umgibt die Harnröhre, die den Urin von der Blase durch den Penis leitet. Die Prostata produziert eine Transportflüssigkeit, aus der sich die Spermien bis zur Ejakulation ernähren.

Das häufigste Prostataproblem ist die gutartige (benigne) Prostatahyperplasie (BPH). Das ist eine langsame, nicht krebsartige Vergrößerung, die die Harnröhre zunehmend einengt und zu Problemen beim Wasserlassen führt. Die Entzündung der Drüse, eine Prostatitis, ist bei jungen Männern verbreiteter. Die Symptome sind häufiger Harndrang, verbunden mit einem brennenden Schmerz, sowie Schwierigkeiten beim Wasserlassen, Schmerzen in der Lende, schmerzhafte Ejakulationen und entzündete Hoden. Eine weitere Störung ist der Prostatakrebs (s. S. 208–209).

Ursachen

Eine Vergrößerung der Prostata tritt natürlicherweise bei allen Männern ab einem mittleren Alter ein, da dann eine zunehmende Menge des Hormons Testosteron in die wirksamere Form DHT (Dihydrotestosteron) umgewandelt wird. Eine Prostatitis folgt gewöhnlich auf eine sexuell übertragene Infektion, insbesondere durch Chlamydien – eine Bakterienart. Streß und nur seltene Ejakulationen fördern die Krankheit.

Konventionelle Behandlung

Bei der gutartigen Prostatahyperplasie führt der Arzt eine rektale Untersuchung durch. Zu den klinischen Verfahren zählen der urodynamische Test, der die durchlaufende Urinmenge ermittelt, und eine Ultraschalluntersuchung der Prostata. Die medikamentöse Behandlung umfaßt Alpha-Blocker, Hormone (die die Libido und Potenz beeinflussen können) oder die modernen Alpha-Reduktase-Inhibitoren, die die DHT-Produktion unterbinden.

Eventuell wird ein Teil oder die ganze Prostata operativ entfernt, damit der Urin leichter passieren kann. Dadurch entstehen aber gelegentlich Ejakulationsstörungen. Bei Prostatitis helfen Antibiotika, Alpha-Blocker oder möglicherweise eine sanfte Wärmetherapie. Der Patient sollte Koffein, gewürzte Nahrung und Zigaretten meiden sowie Streß nach Möglichkeit reduzieren.

Ergänzende Behandlung

Akupunktur

Ein Praktiker konzentriert sich auf die Schwäche oder Blockade im Energiesystem des Patienten.

- Auch Lebensweise und Eßgewohnheiten werden untersucht, ebenso erbliche Aspekte in Betracht gezogen.
- Druckpunkte an Blasen-, Konzeptions- und Lenker-Meridianen werden verwendet, auch Moxibustion ist geeignet.

Naturheilkunde

Eine Prostatamassage, von einem qualifizierten Praktiker ausgeführt, lindert gutartige Prostatahyperplasie.

- Die Ernährungsweise wird geändert, und Kräuterheilmittel werden verabreicht.
- Heiße und kalte Umschläge sowie Sitzbäder helfen; Zinkzusätze reduzieren die Prostatavergrößerung; viel Trinken ist wichtig (jedoch keine harntreibenden Getränke).

Homöopathie

Die Behandlung richtet sich nach den Ursachen der Beschwerden. Folgende Arzneien sind sehr hilfreich:

- Sabal bei schwierigem, schmerzhaftem Wasserlassen.
- Barium bei häufigem Harndrang und schwachem Strahl, bei schlanken und eventuell frühzeitig impotenten Menschen.

Bei Prostatitis erfolgt die Behandlung konstitutionell, aber bei akuten Anfällen können folgende Arzneien helfen:

- Sabal bei vergrößerter Prostata, wenn sich die Umgebung kühl anfühlt und wenn Geschlechtsverkehr Schmerzen verursacht.
- Thuja bei einem Brennen am Blasenhals und häufigem Harndrang.

Westliche Kräuterheilkunde

Die Behandlung drängt erfolgreich die gutartige Prostatahyperplasie zurück sowie alle Entzündungen oder Infektionen, die die Prostatadrüse betreffen. Kräuter mit harntreibenden Eigenschaften wie Besenginster, Brennessel, Goldrute oder Schachtelhalm fördern das Wasserlassen.

Weitere Therapien

Die **Bioresonanztherapie** ist zur Behandlung von Prostataproblemen sowie von Funktionsstörungen im endokrinen System ausgesprochen gut geeignet. **Kinesiologie** und **Shiatsu** helfen bei der gutartigen Prostatahyperplasie. Die **Edelsteintherapie** stärkt das Immunsystem und aktiviert die natürlichen Heilkräfte des Körpers. Die **Makrobiotik** empfiehlt eine Standarddiät ohne Huhn, Ei, Fleisch, Lachs oder Gebackenem sowie die sparsame Verwendung von Salz. Ein **chinesischer Kräuterpraktiker** rät zu hormonell wirkenden Kräutern und Nierentonika. Ein **Yoga**-Praktiker bietet sanfte *asanas,* Entspannung, *pranayama,* Meditation und *shat kriyas.* **Ayurveda**-Praktiker empfehlen orale Zubereitungen sowie eine *panchakarma*-Therapie. Reflexologen behandeln die für die endokrinen Drüsen und die Blase zuständigen Punkte. Ein **Aromatherapeut** verwendet zur Ganzkörpermassage Öle mit östrogenähnlichen Inhaltsstoffen aus Muskateller-Salbei und Geranie.

STERILITÄT

Was versteht man darunter?

Sterilität ist ein Symptom dafür, daß etwas mit dem Körper nicht in Ordnung ist. Man sagt, Paare hätten ein Fruchtbarkeitsproblem, wenn »nach einem Jahr mit regelmäßigem, ungeschütztem Geschlechtsverkehr keine Schwangerschaft zustande kommt«. Jeweils ein Drittel der Fruchtbarkeitsstörungen betrifft nur die Frau oder nur den Mann, beim restlichen Drittel sind beide betroffen. Etwa einer von zwölf Männern leidet daran.

Ursachen

Die häufigste Ursache ist eine zu geringe Spermienzahl. Studien ergaben, daß sich die von einem Mann produzierte Spermienmenge seit den 40er Jahren weltweit halbiert hat. Gründe sind wahrscheinlich Umweltbelastungen (Nahrung, Wasser, Luft) mit biologisch nicht abbaubaren Chemikalien, zum Beispiel den polychlorierten Biphenylen.

Ein weiteres häufiges Problem ist die schlechte Spermienqualität. Das Ejakulat einiger Männer enthält Antikörper, die die eigenen Samenzellen angreifen. Spermien können aber auch ganz fehlen, entweder, weil die Hoden nicht funktionieren oder die feinen Samenleiter verstopft sind. Manchmal sind Spermien nicht in der Lage, in das Ei einzudringen. In sehr seltenen Fällen sind auch Hormonstörungen die Ursache der Sterilität. Zu den Risikofaktoren zählen:

- *Rauchen und Alkoholgenuß.*
- *Erhöhte Temperatur in Hodennähe (enge Hosen und Slips, ständig zentralbeheizte Umgebung, Krampfadern am Hodensack oder »Überhang« durch Fettleibigkeit); um befruchtungsfähige Spermien zu produzieren, müssen die Hoden kühler als der Körper sein.*
- *Überstandene Gonorrhöen (Tripper) oder Mumps.*
- *Streß.*
- *Bestimmte Medikamente wie Cotrimoxazol und Testosteron.*

Konventionelle Behandlung

- *Mikrooperation zur Befreiung der Samenleiter und Entfernung von Krampfadern.*
- *Antibiotika auch bei symptomlosen Infektionen.*
- *Cortison.*
- *Vitaminpräparate (in der Regel Vitamin E).*
- *Hormone.*
- *Künstliche Empfängnismethoden; künstliche Insemination: Das Sperma wird künstlich in die Vagina oder Gebärmutter der Frau eingeführt. In-vitro-Fertilisation: Spermien und Eizellen werden im Labor zusammengebracht und die sich entwickelnden frühen Embryos in die Gebärmutter eingepflanzt. Subzonale Befruchtung: Die Spermien werden direkt in die Eizelle injiziert.*

ERGÄNZENDE BEHANDLUNG

Naturheilkunde

Praktiker empfehlen zur Behandlung der Sterilität: eine Verbesserung der Ernährung beider Partner; heiße und kalte Wasserspritzer auf die Genitalien, um die lokale Durchblutung zu fördern; zeitweiliges Meiden von Alkohol und Rauchen; genügend Ruhe.

Bachblütentherapie

Wenn seelische Probleme mit im Spiel sind, helfen folgende Arzneien, die gemäß der individuellen Persönlichkeit und dem emotionalen Befinden gewählt werden: Weide bei Ärger oder Verbitterung über die Fruchtbarkeitsstörung, weiße Roßkastanie bei dauernden quälenden Gedanken und Kiefer bei Schuldgefühlen.

Akupunktur

Akupunktur und Moxibustion sind wirkungsvoll, besonders wenn sie am Empfängnismeridian ansetzen. Sie können Menge und Qualität des Spermas verbessern, hormonelle Probleme korrigieren sowie Streß- oder Angstfaktoren bewältigen.

Homöopathie

Sepia hilft, wenn der Mann ein Ziehen in den Genitalien verspürt und kein Verlangen nach Sex hat.

Chinesische Kräuterheilkunde

Bei einer erworbenen, also nicht ererbten Störung, werden Hormone und Bluttonika verordnet.

Westliche Kräuterheilkunde

Kräuterarzneien beseitigen Hormonstörungen und verstärken dadurch Wohlbefinden und Vitalität.

Hypnotherapie

Ein Therapeut arbeitet mit symbolischen Wörtern und Bildern für eine Fülle an gesundem Sperma. Streßlindernde Techniken und Hypnoheilen werden ebenfalls ausgeübt.

Farbtherapie

Bei mangelnder Energie soll man rote Wäsche tragen, bei starker Hitze im Genitalbereich blaue Unterwäsche.

Weitere Therapien

Ein **Aromatherapeut** massiert mit Rose und Jasmin. Bei **Yoga** helfen *asanas*, Entspannung, *pranayama*, Meditation und *shat kriyas*. **Ayurveda**-Praktiker erreichen eine Revitalisierung mit *panchakarma*. Die **Reflexologie** konzentriert sich auf Hoden, Prostata und Lymphdrüsen; die **Metamorphische Methode** auf die Reflexzonen für das embryonale Leben.

ERFKTIONSSTÖRUNGEN

Was versteht man darunter?

Dieser Begriff beschreibt verschiedene Probleme; zum Beispiel Erektionen, die für den Geschlechtsverkehr zu schwach sind, oder sehr starke Erektionen, die aber nur kurz anhalten. Echte Impotenz bedeutet, daß eine Erektion absolut unmöglich ist.

Ursachen

Etwa 40 Prozent aller Erektionsstörungen haben eine rein körperliche Ursache, weiteren 30 Prozent liegen organische und seelische Faktoren zugrunde. Der Rest ist nur seelisch bedingt. Meistens ist eine Erektionsstörung mit einer mangelhaften Blutversorgung des Penis verbunden. Für eine dauerhafte Erektion muß dieser möglichst lange mit Blut gefüllt bleiben. Folgende Faktoren beeinflussen diesen Mechanismus:

- *Bluthochdruck.*
- *Arteriosklerose.*
- *Teilweise oder völlige Blockade der Gefäße durch Vernarbung.*
- *Poröse Blutgefäße, die das Blut langsam aussickern lassen.*
- *Multiple Sklerose, Wirbelsäulenverletzung oder Diabetes.*
- *Alterungsprozesse.*
- *Depressionen.*
- *Hormonstörungen (meist verursacht von der Hirnanhangdrüse).*

Konventionelle Behandlung

Ärzte empfehlen, Zigaretten, Alkohol und Drogen zu meiden, ebenso bestimmte Medikamente wie Antidepressiva und Beruhigungsmittel. Eventuelle körperliche Schäden müssen abgeklärt werden. Zusätzlich zeigen Schlaftests, ob nächtliche Erektionen eintreten. Behandlungsmöglichkeiten sind:

- *Operativer Verschluß poröser Gefäße.*
- *Vakuumsysteme überstülpen, bei denen sich der Penis infolge des Unterdrucks durch Abpumpen von Luft mit Blut füllt.*
- *Erektionsringe an der Peniswurzel, um das Blut zu stauen.*
- *Sexualpsychologische Beratung bei seelischen Ursachen.*
- *Injektion gefäßerweiternder Medikamente wie Papaverin in die Penisbasis für eine ein- bis vierstündige Erektion.*
- *Penisimplantate (semirigide oder hydraulisch).*
- *Medikamentöse Therapie mit Testosteron oder lokal verabreichtem Nitroglycerin zur Erweiterung der Blutgefäße.*

AUCH DIE VORZEITIGE EJAKULATION IST EIN HÄUFIGES PROBLEM. 60 PROZENT DER MÄNNER ERREICHEN INNERHALB VON NUR ZWEI MINUTEN DEN HÖHEPUNKT. SPEZIELLE KONDOME, EMPFINDUNGSHEMMENDE SPRAYS ODER EINE VERHALTENSTHERAPIE KÖNNEN HIER HELFEN.

ERGÄNZENDE BEHANDLUNG

Homöopathie

Speziell bei Erektionsstörungen helfen:

• Lycopodium, wenn ein Mann heftiges Verlangen hat, aber ein Mißlingen fürchtet; bei kleinem und kaltem Penis.
• Agnus, wenn eine Erektion zum Eindringen zu schwach ist.
• Conium bei einer Erektion, die nicht dauerhaft ist, obwohl nach langer Abstinenz ein großes Verlangen besteht.
• Caladium bei Erektionen im Halbschlaf, die beim Erwachen verschwinden, und sexuell erregtem, aber kraftlosen Penis.

Chinesische Kräuterheilkunde

Wenn nötig, werden östrogenhaltige Kräuter sowie Nieren- und Hormontonika verordnet. Die ganzheitliche Behandlung befaßt sich mit allen psychischen Ursachen.

Westliche Kräuterheilkunde

Verminderte Vitalität und Angst werden behandelt durch spezielle Heilkräuter für die Geschlechtsorgane.

Bachblütentherapie

Die Arzneien wirken den emotionalen Belastungen entgegen, die mit der Diagnose und Prognose verknüpft sind. Sie werden gemäß der Persönlichkeit und dem seelischen Zustand gewählt, zum Beispiel Lärche bei mangelndem Selbstvertrauen, Enzian bei Mutlosigkeit und dem Gefühl des Versagens.

Hypnotherapie

Bei der Hypnose kann die Ursache der Erektionsstörung eventuell unentdeckt bleiben. Suggestionen mit symbolischen Wörtern und Bildern dienen dazu, die normale Penisfunktion wiederherzustellen. Die Hypnose stärkt auch Selbstvertrauen und Selbstachtung. Hypnotherapeuten können zur entspannenden Selbsthypnose anleiten.

Weitere Therapien

Makrobiotiker empfehlen eine Standarddiät ohne Zucker, Alkohol, Kaffee und Gewürze. Lachs und Sojabohneneintopf sollten zweimal pro Woche gegessen werden. Bei streß- oder angstbedingter Ursache ist die **Alexandertechnik** geeignet. Ein **Yoga**-Praktiker rät zu sanften *asanas*, Entspannung, *pranayama*, Meditation und *shat kriyas*. **Autogenes Training** trägt zur allgemeinen Minderung der Angst bei, die die Probleme verursacht. **Ayurveda** bietet Rezepturen für Impotenz sowie eine *panchakarma*-Therapie. Die **Metamorphische Methode** konzentriert sich auf den Geburtsbereich, **Reflexologie** auf die Fortpflanzungsorgane. **Geistheilen** und **Polarity** helfen, ebenso **Shiatsu**. **Aromatherapeuten** massieren den unteren Rückenbereich (wegen der stimulierenden Wirkung nicht vorne oder in der Nähe der Genitalien) mit ätherischen Ölen aus schwarzem Pfeffer und Ingwer. Farbtherapeuten empfehlen, im unteren Teil des Körpers Rot auf der Haut zu tragen.

GESCHLECHTSKRANKHEITEN

Was versteht man darunter?

Geschlechtskrankheiten werden normalerweise durch sexuellen Kontakt übertragen. Bei Männern zählen hierzu Krankheiten wie Syphilis und Gonorrhöe (Tripper), ebenso Genitalherpes, Genitalwarzen, Schamläuse, Hepatitis B, Harnröhrenentzündungen und eine Infektion mit Chlamydien. Auch Aids gehört in diese Kategorie. Obwohl es viele weitere Wege gibt (s. S. 258–259), wird das HIV-Virus am häufigsten auf sexuellem Weg übertragen.

Geschlechtskrankheiten können symptomlos verlaufen. Zum Beispiel verursachen Chlamydien bei Männern so lange keine Beschwerden, bis sich eine Prostatitis entwickelt – eine schmerzhafte Infektion der Prostata, die dann oft schwer zu therapieren ist. Das symptomlose Latenzstadium der Syphilis, das lebenslang bestehen kann, bleibt ohne Test ebenfalls unentdeckt. Die Symptome der einzelnen Krankheiten unterscheiden sich stark, und nicht immer sind beide Partner davon betroffen. Eine Geschlechtskrankheit kann über Jahre hinweg ruhen und plötzlich unerwartet aufflammen. Es gibt jedoch Warnsignale:

- *Brennen beim Wasserlassen.*
- *Ausfluß aus dem Penis.*
- *Warzen, wunde Stellen und Geschwüre am oder in der Nähe des Penis*
- *Reizungen an der Penisspitze während des Geschlechtsverkehrs oder sofort danach.*
- *Juckender Schambereich.*
- *Schmerz oder Juckreiz um den Anus.*
- *Unerwünschte Kinderlosigkeit.*
- *Unerklärliche Hautausschläge.*
- *Allgemeiner Rückgang des Wohlbefindens.*
- *Geschwollene Lymphknoten in der Leiste.*

Ursachen

Geschlechtskrankheiten zieht man sich in der Regel durch sexuellen Kontakt mit infizierten Menschen zu. Der beste Schutz dagegen ist ein Kondom. Auch sollte man sich erotisches Spielzeug nicht teilen. Nicht verbreitet werden die Krankheiten dagegen beispielsweise über Badewannen und Whirlpools, Toilettensitze, Handtücher oder Kaffeetassen. Eine Ausnahme sind Schamläuse, die gelegentlich in Betten oder Handtüchern zu finden sind.

Konventionelle Behandlung

Früh erkannt, können fast alle Geschlechtskrankheiten effektiv behandelt werden oder, im Fall von Herpes, zumindest in Schach gehalten werden. Bei der Hälfte aller behandelten Herpespatienten tritt die Krankheit nicht mehr zutage, obwohl das Virus im Körper verbleibt. Je nach zugrundeliegenden Ursachen werden bei Geschlechtskrankheiten hauptsächlich verordnet:

- *Antibiotika in Kombinationen oder einzeln.*
- *Medikamente gegen Viren.*
- *Medikamente zur Stärkung des Immunsystems.*
- *Ätzbehandlung zur Beseitigung von Warzen.*

Bei den genannten Symptomen sucht man am besten einen Urologen auf. Die dortige Behandlung bleibt vollkommen vertraulich und wird auf Wunsch nicht einmal dem Hausarzt des Patienten mitgeteilt. Genitale oder anale Abstriche sowie Bluttests helfen, den Erreger zu identifizieren, und ermöglichen eine effektive Bekämpfung. Unbehandelt können Geschlechtskrankheiten zu Sterilität und lebenslangen Beschwerden führen.

ERGÄNZENDE BEHANDLUNG

Wegen der Gefahr durch unbehandelte Infektionen müssen Geschlechtskrankheiten zuerst von einem konventionellen Arzt untersucht und therapiert werden.

Westliche Kräuterheilkunde

Gegen juckende Ausschläge bei Schamläusen helfen Thuja, wilder Indigo und andere parasitentötende Kräuter. Herpes spricht gut auf Echinacea an sowie auf lokal verabreichte Aufgüsse aus Ringelblumentee.

Homöopathie

Die Behandlung darf nur von einem erfahrenen Homöopathen durchgeführt werden und ergänzt in der Regel die konventionelle Medizin. Sie unterstützt beispielsweise die Heilung nach der Gabe von Antibiotika. Die konstitutionelle Behandlung stärkt die Abwehrkraft gegen weitere Infektionen. Für jede Krankheit gibt es spezielle Arzneien – zum Beispiel:

- Herpes wird mit Natrium mur. behandelt (bei trockener Haut und aufgedunsenen Bläschen im Genitalbereich) sowie mit Capsicum (wenn die Genitalien brennen und stechen, die Haut rissig ist und sich ein roter, juckender Hautausschlag zeigt).
- Peniswarzen werden mit Thuja behandelt; führt dies nicht zur Besserung oder ist die Vorhaut aufgesprungen, wird Cinnabaris empfohlen, das auch bei blutenden Warzen hilft.

Weitere Therapien

Da die **Alexandertechnik** eine Methode zur Streßbewältigung ist, kann sie die Ausbildung von Herpes verhindern, die normalerweise durch Sorgen und Streß gefördert wird. **Ayurveda**-Praktiker empfehlen allgemein immunstärkende Zubereitungen. **Naturheilkundige** Ärzte raten zu angepaßter Ernährung und einer entgiftenden Diät. Die **Metamorphische Methode** bezieht sich auf den Geburtsbereich. Die **Edelsteintherapie** kann ebenso helfen wie **Geistheilen** und **Shiatsu**. Die **Bioresonanztherapie** war bei einigen Geschlechtskrankheiten erfolgreich und stärkt das Immunsystem.

KREBS

Was versteht man darunter?

Die Bezeichnung »Krebs« steht nicht für eine einzelne Krankheit, sondern faßt über 200 verschiedene Leiden mit unterschiedlichen Ursachen und Behandlungsmöglichkeiten zusammen. Aufgrund der Besonderheiten im Körperbau gibt es Krebsarten, die sich nur bei Männern entwickeln. Dies betrifft die Prostata, die Hoden und den Penis. Der häufigste Krebs bei Männern ist der Lungenkrebs, mehr als 30.000 Männer erkranken in Deutschland jährlich daran – dagegen nur etwa 8000 Frauen. Im folgenden wird nur auf die spezifisch männlichen (andrologischen) Krebsarten eingegangen (Andrologie ist das männliche Pendant zur Gynäkologie).

Prostatakrebs ist die zweithäufigste Krebserkrankung bei Männern, mit 22.000 Fällen in Deutschland. Tod durch Prostatakrebs ist nach Lungenkrebs die zweithäufigste krebsbedingte Todesursache in der westlichen Welt. Die Prostatadrüse liegt zwischen der Penisbasis und dem Anus; sie umschließt die Harnröhre, die den Urin von der Blase durch den Penis leitet. Die Symptome der Krankheit ähneln denen von gutartigen Prostataproblemen (s. S. 204). Es ist schwierig, sie richtig zu deuten.

Zu Beginn zeigt Prostatakrebs wenig Symptome. Ein weiterentwickelter Tumor ruft dieselben Harntraktbeschwerden hervor wie die gutartige Prostatahyperplasie (BPH), bei der die Drüse sich langsam vergrößert und teilweise den Urinaustritt aus der Blase blockiert. Symptome sind ein schwacher Urinstrahl und ein geringes Rückhaltevermögen, wobei aber nur geringe Mengen ausgeschieden werden. Außerdem ein häufiger Harndrang in der Nacht sowie Tröpfeln am Ende des Wasserlassens. Zusätzliche Kennzeichen des Prostatakrebses (nicht der gutartigen Hyperplasie) sind:

- *Blut im Urin (das sollte sofort dem Arzt berichtet werden).*
- *Schmerz beim Wasserlassen.*
- *Bei fortgeschrittenem Prostatakrebs: Knochenschmerzen und Gewichtsverlust.*

Hodenkrebs ist – wenn er frühzeitig entdeckt wird – mit einer hohen Überlebensrate von 99,5 Prozent verbunden. In Deutschland treten etwa 2000 Fälle pro Jahr auf. Bei Männern unter 49 Jahren ist er die häufigste Krebserkrankung. Die Hoden kann man leicht selber auf Knoten abtasten. Dazu eignet sich ein warmes Bad, da die Haut des Hodensacks entspannt ist.

Es gibt zwei Arten von Hodenkrebs, das Seminom und das Teratom. Die Symptome sind:

- *Schwellung in einem der Hoden.*
- *Ein Knoten im Hoden, den man sieht oder fühlt.*
- *Gewichtsveränderung eines Hodens oder Schweregefühl.*

Peniskrebs ist extrem selten und tritt gewöhnlich nur bei unbeschnittenen Männern um die 60 oder 70 Jahre auf. Meist beginnt er mit einer wunden Stelle oder einem Geschwür am Penis. Ohne Behandlung entwickelt er sich zu einer aggressiven Krebsform, die sich erst auf Prostata und Harnröhre ausweitet, dann auch auf andere Körperteile. Weitere Anzeichen sind Warzen, die sich an der Eichel oder der Corona (der Wulst um die Eichel) bilden. Wenn sich die Krankheit ausgebreitet hat, sind die Lymphknoten in der Leiste angeschwollen.

Ursachen

Der eigentliche Auslöser des **Prostatakrebses** ist unbekannt; seine Häufigkeit scheint jedoch zuzunehmen. Risikofaktoren sind:

- *Prostatakrebs in der Familie.*
- *Fettreiche Ernährung.*
- *Lebensalter – ab 50 tritt Prostatakrebs zunehmend häufiger auf; am häufigsten zwischen 60 und 80 Jahren.*
- *Erhöhter Testosteronspiegel (Das Prostatawachstum wird durch Dihydrotestosteron – DHT – gefördert, das bei erwachsenen Männern aus Testosteron gebildet wird. Mit steigendem Lebensalter erhöht sich die DHT-Produktion).*
- *Ethnische Zugehörigkeit – afrokaribische Männer sind anfälliger.*

Hodenkrebs ist im Alter von etwa 30 Jahren am häufigsten. Eher betroffen sind Männer aus höheren sozialen Schichten. Weitere Risikofaktoren sind:

- *Hodenhochstand (Bauch- und Leistenhoden).*
- *Frühe Pubertät.*
- *Familiäre Häufung der Erkrankung.*
- *Ethnische Zugehörigkeit – weiße Männer sind sechsmal gefährdeter.*

Eigene Vorsorge ist möglich; beispielsweise scheint Sport schützend gegen Hodenkrebs zu wirken.

Zu den Risikofaktoren für **Peniskrebs** zählen:

- *Alter: das übliche Alter liegt zwischen 60 und 80 Jahren.*
- *Mangelnde Penishygiene (etwa Talgansammlungen unter der Vorhaut).*
- *Peniswarzen.*
- *Bowen-Dermatose (eine Art von Hautkrebs).*

Konventionelle Behandlung

Prostatakrebs kann sehr langsam wachsen, daher empfiehlt der Arzt oft nur, zu beobachten, abzuwarten und sich regelmäßig untersuchen zu lassen. Zu den Tests zählen:

- *Die rektale Fingeruntersuchung, wobei der Arzt durch die Darmwand nach Knoten oder Verhärtungen tastet, die auf einen Prostatatumor hinweisen; leider ist diese Methode nicht sehr genau, da man nur die Unterseite der Drüse fühlen kann.*
- *Bluttests bestimmen die Konzentration eines Proteins, des Prostataspezifischen Antigens (PSA), das bei Prostatakrebs gewöhnlich in hohem Maße produziert wird.*
- *Klinische Tests sind die Nadelbiopsie, um eine Prostata-Gewebeprobe zur Krebsanalyse zu erhalten, und Ultraschall.*

Es gibt bei Prostatakrebs zahlreiche verschiedene Hormonbehandlungen – von einer Östrogentherapie bis hin zu einem Medikament, das den krebsfördernden Effekt der männlichen

Hormone auf die Prostata blockiert. Bei allen treten Nebenwirkungen in verschieden starker Ausprägung auf, zum Beispiel die Entwicklung einer weiblichen Brust oder mögliche Impotenz. Werden solche Medikamente zur Krebstherapie eingesetzt, muß sie der Patient ständig nehmen, anderenfalls nimmt der Tumor sein Wachstum wieder auf.

Bei frühem oder inoperablem Prostatakrebs geht man mit Bestrahlung vor, selten mit Chemotherapie. Es gibt eine Operation namens TUR (Trans-Urethrale Resektion), bei der krebsbefallenes Prostatagewebe durch die Harnröhre entfernt wird, die restliche Drüse aber intakt bleibt. Die Entnahme der ganzen Drüse ist eine weitere Möglichkeit. Als Nebenwirkungen treten hier hauptsächlich Erektions- und Ejakulationsstörungen auf, aber dank der modernen Operationstechniken sind heute solche Probleme selten.

Tests zur Diagnose eines Hodenkrebses sind:

- *Körperliche Untersuchung.*
- *Bluttests.*
- *Ultraschalluntersuchung.*
- *Computertomographische Aufnahmen oder eine Gewebsentnahme.*

Die meisten Knoten in den Hoden stellen sich als eher harmlos heraus, häufig handelt es sich um eine gewöhnliche Zyste. Erweisen sich die Knoten jedoch als krebsartig, werden in der Regel die Seminome zuerst operativ entfernt und dann bestrahlt. Teratome werden operiert und anschließend mit Chemotherapie oder Bestrahlung, aber auch mit einer Kombination aus beiden behandelt. Muß ein Hoden vollständig entfernt werden, kann man den leeren Hodensack mit einer an Gewicht und Form angeglichenen Imitation füllen.

Die Behandlung des Peniskrebses hängt vom Stadium der Erkrankung ab. Bei einigen früh erkannten Fällen reicht eine Laserbehandlung aus, ist der Krebs aber bereits weit nach innen vorgedrungen, müssen Teile des Penis sowie einige Lymphknoten entfernt werden. Es ist möglich, diesen Teil später zu rekonstruieren oder ein Penisimplantat einzusetzen. Wegen des hohen Alters der betroffenen Männer sieht man davon jedoch meistens ab.

Ist der Krebs für eine Bestrahlung geeignet, kann auf eine Operation manchmal verzichtet werden. Weiter fortgeschrittenen Krebs bekämpft man eher mit der Chemotherapie.

Ergänzende Behandlung

Ergänzende Therapien dürfen bei Krebs nur zur Stützung des Körpers und der Psyche angewendet werden. Sie ersetzen nicht eine konventionelle Behandlung.

Hypnotherapie

Um den Therapieerfolg zu steigern, setzt die Hypnotherapie ambulant oder in der Klinik auf folgende Behandlungsmethoden:

- Rückführung in die Vergangenheit.
- Hypno-Heilen.
- Selbsthypnose.

Homöopathie

Krebs sollte nur von einem erfahrenen Homöopathen behandelt werden. Meist ergänzt die Therapie konventionelle Methoden und unterstützt den Körper, der von Chemotherapie und Bestrahlung stark mitgenommen ist. Homöopathen fassen Krebs als den vollständigen Zusammenbruch der körperlichen Gesundheit auf. Daher erfolgt die Behandlung immer konstitutionell. Spezielle Arzneien werden den individuellen Symptomen gemäß verordnet.

Aromatherapie

Sie kann für Krebspatienten eine große Hilfe sein, aber im Anfangsstadium ist Einmassieren nicht geeignet, da dadurch die Verbreitung von Tochtergeschwüren (Metastasen) über das Blut- und Lymphsystem gefördert wird. Ätherische Öle setzt man hier besser über Zerstäuber ein. Ebenso darf man Öle direkt nach einer Chemotherapie oder Bestrahlung nicht auf die Haut auftragen. Anregende Öle wie Bergamotte, Rose, Neroli und Lavendel wirken gegen negative Empfindungen, Teebaumöl stärkt das Immunsystem.

Massage

Massage vermittelt Fürsorge und hebt Isolationsgefühle auf. Der Kontakt mit einem anderen Menschen ist wohltuend. Sie kann der Hoffnungslosigkeit und der Verzweiflung mancher Patienten begegnen und hilft ihnen, mit ihrem Leben positiv umzugehen. In körperlicher Hinsicht entspannt Massage die Muskeln und lindert Schmerz, Unbehagen und Spannungen.

Bachblütentherapie

Sie können eine positivere Einstellung bei Patienten fördern, die ängstlich, deprimiert oder von negativen Haltungen bestimmt sind. Die Heilmittel sollten individuell je nach Stimmung und Persönlichkeit des Betroffenen gewählt werden. Folgende Arzneien sind möglich: Olive bei Erschöpfung, Gauklerblume bei Angst, Ginster bei Hoffnungslosigkeit und Enttäuschung, Notfalltropfen, wenn die Diagnose »Krebs« einen Schock ausgelöst hat.

Weitere Therapien

Eine großzügig ausgelegte **makrobiotische** Standarddiät sowie die Yin-Version ist zu empfehlen. Es gibt ausgesprochen positive Berichte über die makrobiotische Krebsbehandlung. Ein **Yoga**-Praktiker rät zu sanften *asanas*, Entspannung, *pranayama*, Meditation und *shat kriyas*. Ein **Reflexologe** unterstützt den individuellen Heilprozeß. Auch **Bioresonanztherapie, Shiatsu, Geistheilen** und **Edelsteintherapie** nehmen für sich in Anspruch, diese Erkrankung erfolgreich behandeln zu können.

FORTPFLANZUNGSORGANE DER FRAU

Die inneren weiblichen Geschlechtsorgane setzen sich zusammen aus Eierstöcken (Ovarien), Eileitern, Gebärmutter (Uterus) und Scheide (Vagina). Die Scheide verbindet die Gebärmutter mit den äußeren Geschlechtsorganen, zu denen Klitoris, große und kleine Schamlippen sowie Schamhaare gehören.

Eierstöcke enthalten bereits bei der Geburt eines weiblichen Babys den lebenslangen Vorrat an Eizellen (fast 1 Million). Sie sondern auch die Hormone Progesteron und Östrogen ab, die die Gebärmutterschleimhaut für ein befruchtetes Ei vorbereiten. Wird eine Eizelle befruchtet, beginnt sie sich zu teilen; die entstehende Zellkugel entwickelt sich im Uterus zu einem Embryo.

Erfolgt keine Befruchtung, werden Ei und Gebärmutterschleimhaut während der Menstruation abgestoßen. Das Geschehen wiederholt sich etwa alle 28 Tage, bis die Menopause zwischen 45 und 55 Jahren einsetzt.

Die Eileiter sind etwa 10 cm lang und transportieren die Eizellen zur Gebärmutter. Sie kann sich durch Dehnung dem Fötus anpassen. Die Kontraktion ihrer muskulösen Wand leitet die Geburt ein. Ihr unterer Teil ist der Gebärmutterhals, der in die 10 cm lange Scheide einmündet. Während der Wehen können sich beide vorübergehend enorm ausdehnen.

Welche Störungen gibt es?

Menstruationsbeschwerden und damit verbundene Erkrankungen sind häufig. Im allgemeinen sind Störungen im komplizierten Hormonzyklus die Ursache. Patientinnen mit prämenstruellem Syndrom (PMS), das durch schwankende Hormonspiegel ausgelöst wird, klagen über Stimmungswechsel, gespannte Brüste und Blähungen. Hormonmangel ist auch schuld an Wechseljahrbeschwerden. Manche Frauen leiden während dieser Phase nur unter unregelmäßigen Perioden, andere unter Hitzewallungen, nächtlichem Schwitzen oder trockener Vagina.

Unterleibsschmerzen entstehen durch Entzündungen oder gutartige Gewebewucherungen wie Myome oder Endometriose. *Krankheiten* wie Herpes und Warzen können durch ungeschützten sexuellen Kontakt übertragen werden. *Soor* ist eine häufige Pilzinfektion, die bei einem gestörten Säuregleichgewicht der Vagina auftritt. *Fruchtbarkeitsprobleme* beruhen oft auf verschlossenen Eileitern.

Eierstöcke, Eileiter, Gebärmutter und Scheide bilden das weibliche Fortpflanzungssystem. Die Eizellen werden von den Eierstöcken freigesetzt; eine Schwangerschaft entsteht, wenn eine Eizelle von einem Spermium befruchtet wird.

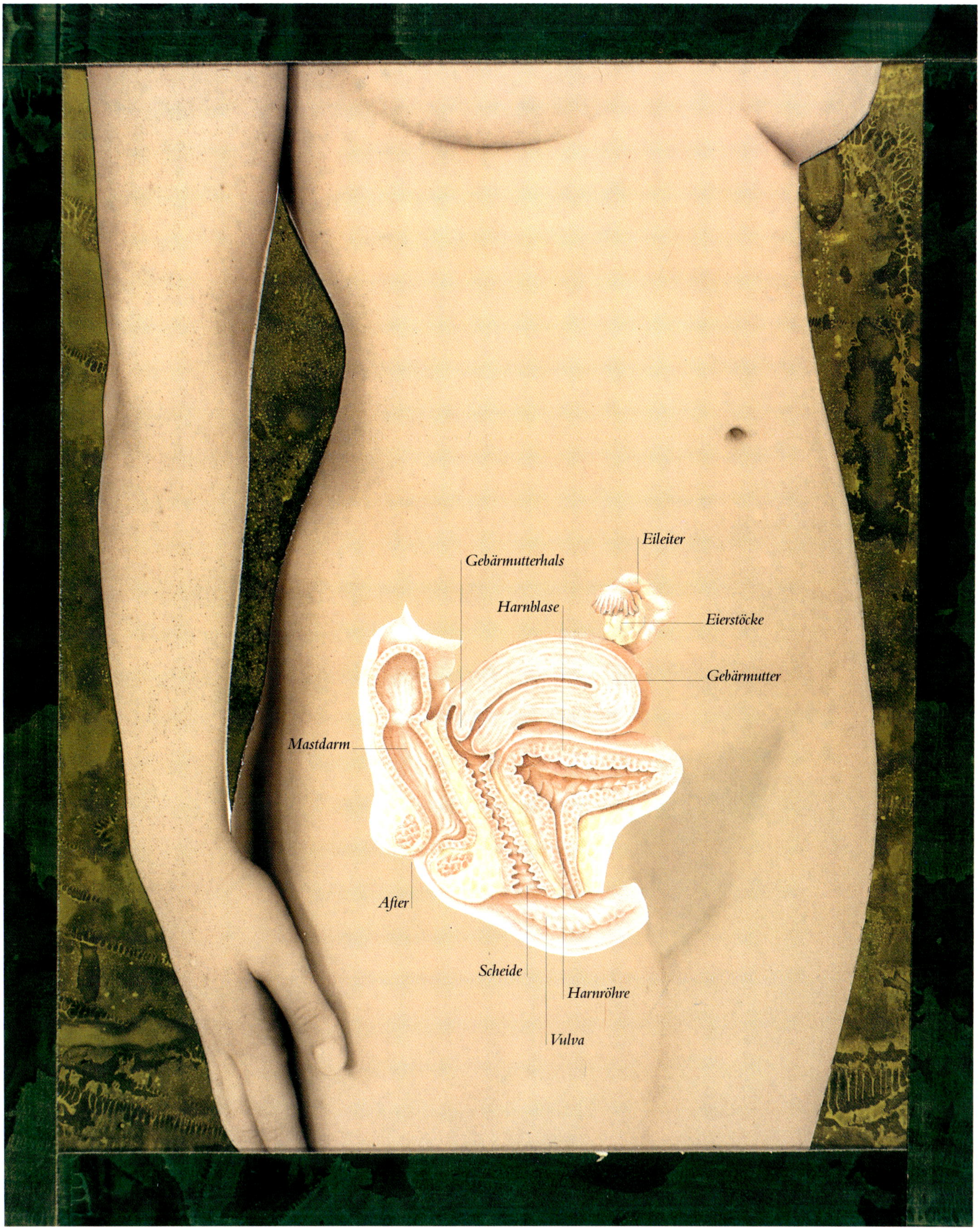
Eileiter
Gebärmutterhals
Harnblase
Eierstöcke
Gebärmutter
Mastdarm
After
Scheide
Harnröhre
Vulva

Prämenstruelles Syndrom

Was versteht man darunter?

»Prämenstruelles Syndrom« (PMS) ist ein Oberbegriff für über 150 verschiedene Beschwerden, an denen Frauen jeden Monat zwischen Eisprung und Beginn der Periode leiden können. Einige äußern sich körperlich, andere psychisch oder durch Verhaltensänderungen.

Bei etwa 80 Prozent der Frauen zwischen Pubertät und Menopause erscheint mindestens ein Symptom des PMS regelmäßig jeden Monat etwa zur selben Zeit, nämlich zehn bis 14 Tage, bevor die Monatsblutung einsetzt. Jede Frau erfährt das PMS anders. Bei manchen treten nur für kurze Zeit unerhebliche Anzeichen wie ein leichtes Spannungsgefühl in der Brust einige Tage vor Beginn der Periode auf, andere leiden an zahlreichen starken Symptomen gleichzeitig.

Einige Frauen empfinden das PMS zumindest teilweise als positiv. In einer kanadischen Studie an PMS-Patientinnen gaben 1989 zwei Drittel an, daß sie beispielsweise zusätzliche Energie und Kreativität verspürten und mehr Freude am Sex haben. Auf der anderen Seite seien bei einem Zehntel der Frauen die Symptome so beschwerlich und beispielsweise Unterleibsschmerzen und Kopfweh so stark, daß sie in der prämenstruellen Phase kein normales Leben führen können.

In wenigen Fällen kann das PMS die Psyche so stark beeinflussen, daß die Frau während der prämenstruellen Phase unbewußt kriminelle Handlungen wie Ladendiebstähle oder Körperverletzungen begeht. Man spricht daher auch vom »Jekyll-und-Hyde-Syndrom«.

Die häufigsten Symptome des PMS werden je nachdem, ob körperliche Beschwerden, Änderungen des Verhaltens oder psychische Beeinträchtigungen vorliegen, in drei Hauptkategorien eingeteilt:

- *Körperliche Symptome wie Spannungsgefühl in der Brust, Blähungen, Flüssigkeitsstauungen im Gewebe (Gewichtszunahme), Kopfschmerzen, Unterleibsschmerzen, Verstopfung oder Durchfall, Akne, Heißhunger auf süße oder salzige Leckereien, Müdigkeit.*
- *Im Verhalten äußert sich PMS durch Schwerfälligkeit, Konzentrations- oder Schlafstörungen.*
- *Psychische Symptome sind Reizbarkeit, Nervosität, Depressionen, Schlafstörungen, verminderte Libido, Unbeherrschtheit.*

Die Auswirkungen bereits bestehender Erkrankungen wie Asthma, Epilepsie und Herpes verschlimmern sich in der prämenstruellen Phase.

Ursachen

Als Hauptursache dieser Beschwerden gelten die hormonellen Änderungen, die in der Zeit zwischen Eisprung und dem Abstoßen der Gebärmutterschleimhaut auftreten – der Östrogenspiegel geht allmählich zurück, der Progesteronspiegel steigt. Je empfindlicher eine Frau auf diesen Vorgang reagiert, um so ausgeprägter ist ihr prämenstruelles Syndrom. Es gibt eine Reihe verschiedener Faktoren, die die Entwicklung und Schwere des PMS beeinflussen. Generell können sie in zwei große Gruppen eingeteilt werden:

- *Einem PMS liegen oft Verschiebungen im Hormonhaushalt zugrunde. Ursache dafür kann eine Endometriose – eine Wucherung der Uterusschleimhaut – oder auch eine kurz zurückliegende Schwangerschaft sein. (Eine Umfrage 1985 im St.-Thomas-Hospital in London ergab in der Tat, daß sich bei vier von zehn PMS-Patientinnen das Problem erst nach der Geburt ihres ersten oder zweiten Kindes entwickelte.)*
- *Subklinische (geringe) Nährstoffmängel können auch zum PMS führen. Sie können die Produktion und das Gleichgewicht zwischen Östrogen und Progesteron stören, wodurch der Spiegel anderer wichtiger Hormone wie Insulin verändert wird. Folgende Nährstoffe spielen für das Hormongleichgewicht eine große Rolle: essentielle Fettsäuren, Zink, Magnesium und Vitamin B_6.*

Konventionelle Behandlung

Eine Möglichkeit ist die hormonelle Behandlung des PMS. Man kann dabei entweder die im Verlauf des monatlichen Zyklus stark schwankende Hormonproduktion in den Eierstöcken unterdrücken oder die Östrogen- und Progesteronspiegel während des menstruellen Zyklus so ausgleichen, daß sie konstant bleiben. Zu den für diese Behandlung eingesetzten Medikamenten zählen die niedrig dosierten Ovulationshemmer vom Kombinationstyp (»Kombi-Pille«) und Gestagen.

Auch ein Vorgehen gegen die einzelnen individuellen Beschwerden ist möglich. Das kann zwar zur sofortigen kurzzeitigen Linderung beitragen, packt das Problem aber nicht an der Wurzel. Zur symptomatischen Behandlung werden verwendet:

- *Harntreibende Mittel bei Flüssigkeitsstauungen und Blähungen.*
- *Leichte Beruhigungsmittel bei Nervosität.*
- *Bromocriptin bei geschwollenen, gespannten Brüsten.*
- *Nachtkerzenöl lindert Brustschmerzen und auch die meisten anderen PMS-Beschwerden (gegen Rezept erhältlich).*
- *Schmerzmittel bei prämenstruellen Kopfschmerzen.*

Gelegentlich helfen auch Antidepressiva, L-Tryptophan oder Vitamin B_6.

Gutinformierte Ärzte und Naturheilkundler raten auch, regelmäßig alle drei Stunden komplexe Kohlenhydrate zu sich zu nehmen, entweder als Mahlzeit oder als kleineren Imbiß. Geeignet sind zum Beispiel Vollkornbrot, Kartoffeln, Müsli, Haferbrei, Nudeln oder Bananen. Dies dient der Regulation des Blutzuckerspiegels: Die prämenstruellen Hormonschwankungen wirken sich nämlich auch auf den Blutzucker aus. Sinkt dessen Spiegel plötzlich, fühlen sich die Frauen zittrig, schwach und reizbar. Viele Frauen verspüren daher ein Verlangen nach süßen, zuckerhaltigen Speisen, um diesen Zustand zu verbessern. Eine regelmäßige Versorgung mit komplexen Kohlenhydraten, die im Körper langsam zu Zucker umgewandelt werden, sorgt dagegen für einen gleichmäßigeren Blutzuckerspiegel und stabilisiert die Stimmungslage.

ERGÄNZENDE BEHANDLUNG

Ernährungstherapie

Den meisten PMS-Patientinnen hilft eine Ernährungstherapie sehr. Oft besteht ein Mangel an Magnesium, Vitamin B_6 und essentiellen Fettsäuren. Besonders reich an essentiellen Fettsäuren ist Nachtkerzenöl, Öl aus schwarzen Johannisbeerkernen sowie Borretschöl. Diese Öle sind eine wertvolle Nahrungsergänzung.

Bachblütentherapie

Die Arzneien sollten den Symptomen entsprechend gewählt werden. Espe hilft bei Nervosität, Ginster bei plötzlichen depressiven Stimmungen und bei Mutlosigkeit; Holzapfel bei »Ich-bin-häßlich-Gefühlen« oder wenn die Menstruation Ekel hervorruft; Kirschpflaume »bei der verzweifelten Angst, den Verstand zu verlieren, bei Furcht vor Geisteskrankheit und Anwandlungen, andere zu verletzen«; Ackersenf bei Depressionen, die ohne ersichtlichen Grund erscheinen, Knäuelblume bei störenden Stimmungsschwankungen; Olive und Weißbuche bei überwältigender Müdigkeit und Langeweile.

Homöopathie

Die konstitutionelle Methode ist gewöhnlich die beste, aber zahlreiche Arzneien können ebenfalls helfen und lohnen einen Versuch:

- Sepia bei PMS in Verbindung mit Reizbarkeit, besonders bei Streß, dem Wunsch, allem davonzulaufen, Schreianfällen, möglicher Gewalttätigkeit oder Wehleidigkeit.
- Natrium mur. bei Gleichgültigkeit, Mangel an Selbstvertrauen, Depression, Angst und Kopfschmerzen vor der Periode.
- Kalium carb. bei Reizbarkeit, Panikanfällen, Ärger und Spannungen, auch bei Haarausfall sowie bei Verlangen nach Süßigkeiten und Zucker oder bei einem reduzierten Sexualtrieb.

Farbtherapie

Bei Stimmungsschwankungen, Nervosität und Depressionen hilft abwechselnd Kleidung in sanften Pastellfarben und hellem Blau oder auch ein Seidentuch auf der Haut.

Bei Müdigkeit und Lethargie steigert rote Kleidung am Oberkörper die Energie (jedoch nicht am Hals).

Korallenrot hebt sanft die Stimmung.

Hypnotherapie

Einige Frauen entwickeln PMS-Symptome aufgrund unbewußter Gegenreaktionen auf die Menstruation. Hier hilft die Hypnotherapie. Viele Frauen, in deren Familie PMS häufig ist, entwickeln dieselben Beschwerden, die sie von ihren weiblichen Verwandten kennen.

Manche Frauen leiden an lästigen Kopfschmerzen ab der ersten Periode, da diese für sie ein Zeichen der eintretenden weiblichen Reife ist, die sie unbewußt ablehnen. Die Hypnotherapie kann diese Vorgänge offenlegen und dadurch die PMS-Symptome beseitigen.

Naturheilkunde

Die Behandlung stellt die Ernährung zur Regulation des Stoffwechsels um. Sie begegnet der Unterzuckerung durch geeignete Nahrungsmittel, besonders Zink- und Magnesiumzusätze, und verwendet Kräuterarzneien gegen das hormonelle Ungleichgewicht.

Geistheilen

Geistheilen kann auf allen Ebenen die Gesundheit wiederherstellen. Es reguliert den Menstruationszyklus, bringt den Hormonhaushalt ins Gleichgewicht.

Westliche Kräuterheilkunde

Ein Praktiker rät: Schnürgras zur Entwässerung bei Schwellungen; Enzian zur Förderung der Verdauung und Kontrolle des Blutzuckers. Bei Stimmungsschwankungen Beruhigungsmittel wie Waldtrespe, Helmkraut oder Kamillentee. Labkraut wirkt harntreibend und auf das Lymphsystem, zusammen mit einer Kräuterarznei fördert es das hormonelle Gleichgewicht und reduziert die Reizung der schmerzenden Brüste. Bei fleckiger Haut oder dünnem, fettigem Haar verbessert Klette die Zellversorgung und reinigt von belastenden Stoffwechselschlacken.

Chinesische Kräuterheilkunde

Die Behandlung umfaßt entgiftende Kräuter, Blut- und Hormontonika sowie Heilpflanzen, die den Fluß der blockierten Energie fördern.

Aromatherapie

Die prämenstruellen Symptome werden gelindert durch: kalte Lavendel-Umschläge und entspannende Ölbäder bei schmerzenden Brüsten; eine Massage mit Geranien-, Bergamotte- und Rosmarinöl bei Müdigkeit und Lethargie. Lavendelöl wird in Kopfhaut, Nacken und Schultern massiert, um hormonelle Kopfschmerzen zu lindern; Öle aus Sandelholz und Kamille reduzieren Streß und Spannungen und lockern die Muskeln des Rückens und der Kopfhaut.

Akupunktur

Nach Dr. Mark Yu, einem Londoner Meister der Akupunktur, können Akupunktur und Akupressur das hormonelle System ausbalancieren.

Reflexzonentherapie

Die Behandlung konzentriert sich auf Hirnanhangdrüse, Schilddrüse, Nebennieren, Sonnengeflecht und Fortpflanzungsorgane. Eine Massage lindert die Symptome.

Weitere Therapien

Ein **Ayurveda-Praktiker** kann dazu beitragen, je nach den speziellen Bedürfnissen und den Problemen der Betroffenen die *tridoshas* auszugleichen.

Sterilität

Was versteht man darunter?

Nach medizinischer Definition ist man unfruchtbar, wenn nach einem Jahr mit regelmäßigem, ungeschütztem Geschlechtsverkehr keine Schwangerschaft eintritt. Fast jedes sechste Paar ist davon betroffen (Männer und Frauen gleichermaßen). Risikofaktoren für Frauen sind:

- *Polyzystische Ovarien.*
- *Alter – die weibliche Fruchtbarkeit fällt nach 35 Lebensjahren rasch ab.*
- *Fehlbildungen der Gebärmutter.*
- *Zurückliegende Unterleibsinfektionen oder Endometriose - eine Uteruswucherung.*
- *Untergewicht.*
- *Myome – eine gutartige Muskelgeschwulst.*

Ursachen

Häufige Gründe für Unfruchtbarkeit sind: fehlender Eisprung (zum Beispiel bei polyzystischen Ovarien), Eileiterverschluß (zum Beispiel durch Endometriose) und die Produktion von Antikörpern gegen das Sperma des Partners (s. Sterilität, S. 205).

Konventionelle Behandlung

Die einfachsten und wirkungsvollsten Methoden sind die Stimulation des Eisprungs und die künstliche Befruchtung. Eine Mikrooperation des verschlossenen Eileiters ist, je nach Art der Blockade, möglich. In-vitro-Befruchtungen (Retortenbabys) und ähnliche Behandlungen sind teuer und nicht immer erfolgreich. Die Erfolgsquoten der verschiedenen Kliniken steigen jedoch.

Ergänzende Behandlung

Homöopathie

Die konstitutionelle Behandlung beider Partner ist der beste Weg, aber in der Zwischenzeit können helfen:

- Sabina bei Frauen, die eine Fehlgeburt vor der zwölften Schwangerschaftswoche hatten.
- Sepia bei unregelmäßiger Periode, Frösteln, Reizbarkeit und Abneigung gegen Sex.

Aromatherapie

Um einen niedrigen Östrogenspiegel zu korrigieren, massieren Aromatherapeuten mit Vetiver- oder Muskatellersalbei-Öl, das direkt auf die Ovarienachse einwirkt. Öle gegen Infektionen wie Rosmarin, Teebaum oder Lavendel lindern Entzündungen, die die Eileiter blockieren können.

Hypnotherapie

Durch Rückführung in die Vergangenheit können die unbewußten Ängste vor einer Schwangerschaft aufgedeckt werden. Die Ängste können betreffen: Entbindung, Mutterschaft, Krankenhäuser und medizinische Behandlung. Die Frauen fürchten das Wiedererstehen ihrer eigenen Kindheit.

Westliche Kräuterheilkunde

Schlangenkraut wird zur Wiederherstellung des Hormongleichgewichts empfohlen. Hafer, Ginseng und Rosmarin helfen bei Streß.

Ernährungstherapie

Der Therapeut rät, die Ernährung umzustellen und auf Alkohol, Zigaretten oder andere Drogen zu verzichten. Die Kost sollte reich an Vitaminen, Mineralstoffen und möglichst vollwertig sein, um sicherzustellen, daß die Ovarien gesunde Eizellen produzieren. Die Zufuhr essentieller Fettsäuren aus Fisch, Fischleberölen, Samen, Nüssen, Hülsenfrüchten, Bohnen und nicht raffinierten Pflanzenölen sollte ebenfalls gesteigert werden, um die Bildung der Geschlechtshormone anzuregen.

Ergänzt werden sollten: Vitamin E zur Regulation der Uterusschleimhaut; Zink und Vitamin A zur Korrektur von Nährstoffmängeln, die sonst ein hormonelles Ungleichgewicht fördern; außerdem dienen Extrakte aus tierischen Nebennieren dem Ausgleich hormoneller Imbalancen sowie Pantothensäure der Linderung von Streß.

Akupunktur

Akupunktur hilft vielen Frauen, indem sie Punkte stimuliert, die für die Energie des Körpers wichtig sind und den Hormonhaushalt ausgleichen. Außerdem werden die biochemischen Abläufe im Körper normalisiert.

Farbtherapie

Bei Verdacht auf ein Hormonungleichgewicht durch die Nebennieren empfehlen die Therapeuten, Orange zu tragen; Rot verschafft Energie und Vitalität, wenn die Ursache bei den Ovarien zu suchen ist. Violett ist bei einer Beeinträchtigung der Hirnanhangdrüse geeignet. Die Farben trägt man als Seidentücher auf der Haut sowie als Unter- oder Oberbekleidung.

Weitere Therapien

Kunsttherapeuten, die in Frauenkliniken arbeiten, versuchen herauszufinden, ob der Unfruchtbarkeit emotionale Probleme zugrunde liegen. **Bachblütenarzneien** begegnen negativen Gefühlen bezüglich der Unfruchtbarkeit, ihrer Prognose und der Behandlung. Die weiße Roßkastanie wird zum Beispiel empfohlen, wenn eine Frau von andauernden, quälenden und bestürzenden Gedanken geplagt wird; Weide bei nach innen gerichteten Gedanken; Ginster bei Mutlosigkeit und Pessimismus. Ein **chinesischer Kräuterpraktiker** behandelt mit Blut- und Hormontonika.

UNTERLEIBSSCHMERZEN

Was versteht man darunter?

Schmerzen im Unterleib weisen auf eine Reihe verschiedener Störungen hin. Vorliegen können eine Endometriose, ein Gebärmuttervorfall, eine Unterleibsentzündung (Adnexitis), Ovarialabszesse oder Zysten, Geschlechtskrankheiten, Periodenprobleme, Darm- oder Blasenentzündungen sowie Blutstauungen oder Krämpfe. Auch »Spiralen« können Probleme verursachen.

Ursachen

Als die beiden häufigsten Ursachen gelten:

- **Endometriose:** *Zellen der Gebärmutterschleimhaut können an Stellen außerhalb der Gebärmutter wandern, meist in die Ovarien und Eileiter. Dort wachsen sie und nehmen unter dem Einfluß der Hormone an den monatlichen Menstruationsblutungen teil. Es bilden sich blutgefüllte Zysten, klebrige Verwachsungen und Narben, die die Eileiter blockieren. Schmerzen während der Periode und beim Geschlechtsverkehr sowie Unfruchtbarkeit sind die Folgen.*
- **Unterleibsentzündung (Adnexitis):** *eine Infektion der weiblichen Fortpflanzungsorgane. Mögliche Ursachen sind Geschlechtskrankheiten, vorangegangene Fehlgeburten oder Schwangerschaftsabbrüche sowie eine »Spirale«. Einige Frauen leiden unter wiederholten Beschwerden, der Zustand kann schließlich chronisch werden. Symptome sind Spannungsgefühl im Bauch, Fieber, vaginaler Ausfluß, Magen-, Rückenschmerzen und Müdigkeit. Der Sexualverkehr kann schmerzhaft und von Blutungen begleitet sein.*

Konventionelle Behandlung

Bei Endometriose sind verschiedene Therapien möglich:

- *Hormonbehandlungen, zum Beispiel mit der Kombi-Pille, Gestagenen und verschiedenen Hormonhemmern oder -analoga.*
- *Operationen, minimal-invasiv oder mit Lasern.*
- *Entfernung des Uterus (Hysterektomie) als letztes Mittel, wenn Schmerzen und Blutungen stark beeinträchtigen oder eine Frau keine weiteren Kinder mehr möchte.*

Bei Unterleibsentzündungen macht man einen Abstrich vom Gebärmutterhals (nicht der Vagina), um die Infektionsursache zu identifizieren. Die Behandlung verläuft dann folgendermaßen:

- *Breitbandantibiotika (auch beim Sexualpartner).*
- *Schmerzmittel.*
- *Bettruhe.*

ERGÄNZENDE BEHANDLUNG

Homöopathie

Am besten erfolgt die Behandlung konstitutionell. Bei Endometriose helfen zu Beginn folgende Arzneien:

- Lachesis bei Schmerz im linken Ovar, der vor der Periode schlimmer wird, oder bei prämenstruellen Bauchschmerzen.
- Kalzium bei dumpfen Schmerzen im Rücken, in der linken Leiste oder der Gebärmutter während der Periode.

Bei Unterleibsentzündung helfen zu Beginn:

- Aconitum bei plötzlichem Auftreten, leichtem Fieber oder Verschlimmerung der Beschwerden.
- Colocynthis bei krampfartigen Schmerzen, die nur beim Zusammenkrümmen nachlassen.
- Mercurius bei Frösteln und übelriechendem Schweiß.

Aromatherapie

Die Folgen der Endometriose werden durch die Öle von Rose, Kamille, Lavendel, Jasmin und Neroli zurückgedrängt, die heilend und krampflösend wirken.

Bei Unterleibsentzündung stärkt eine Massage mit Rosenholzöl, zweimal täglich angewendet, das Immunsystem.

Osteopathie

Manche Osteopathen können osteopathische Techniken an der Vagina durchführen, um Wucherungen bei Endometriose zu beseitigen. Mit Osteopathie kann außerdem der Abfluß des Blutes aus dem Becken gefördert werden. Der Blutstau im Uterus und Periodenschmerz gehen zurück.

Westliche Kräuterheilkunde

Bei Schmerzen während der Periode und beim Geschlechtsverkehr helfen Mönchspfeffer und Chinarinde.

Weitere Therapien

Bei **Endometriose** hilft eine **makrobiotische** Standardkost, ebenso eine **Shiatsu**-Massage über acht bis zwölf Monate. Ein **Reflexzonentherapeut** bemüht sich um die endokrinen Drüsen. **Rolfing** verbessert den Kreislauf, verschafft den Fortpflanzungsorganen mehr Raum und entspannt. Die **Naturheilkunde** unterstützt durch Ernährung sowie diätetische Entgiftungsprogramme. Durch **Selbsthypnose** kann man endometriale Schmerzen lindern und sich entspannen. Die **chinesische Kräuterheilkunde** in Verbindung mit Akupunktur löst den Blutstau, der gewöhnlich einer Endometriose zugrunde liegt.

Bei **Unterleibsentzündung** bekämpft der **westliche Kräuterarzt** die Infektion in der Regel mit Echinacea. Ein **Reflexzonentherapeut** stimuliert die endokrinen Drüsen. **Rolfing** und **Naturheilkunde** sind wie bei Endometriose erfolgreich. Angepaßte Ernährung, Kräuterarzneien und Hydrotherapie sind nützlich. **Akupunktur** stimuliert die körpereigenen Abwehrkräfte. Bei der **Farbtherapie** wird Indigo-Licht eingesetzt, oder man trägt diese Farbe. Die **chinesische Kräuterheilkunde** in Verbindung mit Akupunktur reguliert den Blutfluß oder entgiftet das System, je nach den zugrundeliegenden Ursachen. Eine regelmäßige **Edelsteintherapie** durch einen qualifizierten Praktiker stärkt das Immunsystem.

Menstruationsbeschwerden

Was versteht man darunter?

Die drei häufigsten Menstruationsbeschwerden sind:

- **Dysmenorrhö** *oder schmerzhafte Perioden. Findet man keine Ursache für die Schmerzen, nennt man den Zustand primäre Dysmenorrhö, bei bekannter Ursache sekundäre Dysmenorrhö. Zu den Symptomen zählen starke, krampfartige oder dumpfe, ziehende Schmerzen im Unterleib und Lendenbereich, die sich bis in die Oberschenkel ausbreiten, Kopfschmerzen oder Schwitzen, Übelkeit, Durchfall oder häufiger Harndrang.*
- **Menorraghie** *oder starke Perioden. Der normale Blutverlust während der Periode beträgt 30 ml, und Ärzte betrachten bis zu 80 ml noch als medizinisch unkritisch. Eine geeignetere Definition für eine starke Periode ist, daß sie das normale Leben beeinträchtigt und der Frau selbst als ungewöhnlich stark erscheint.*
- **Amenorrhö** *oder ausbleibende Perioden. Man unterscheidet zwei Arten: Bei der primären Amenorrhö ist die Periode bis zum 16. Lebensjahr noch nicht aufgetreten. Bei der sekundären Amenorrhö ist das Periodengeschehen für mindestens sechs Monate wieder zum Erliegen gekommen.*

Ursachen

Die **primäre Dysmenorrhö** kann auftreten, wenn der Körper zu viele Prostaglandine bildet oder besonders empfindlich auf sie reagiert. Prostaglandine sind hormonähnliche Substanzen, die beispielsweise die Kontraktion der Gebärmutter stimulieren. Mögliche Ursachen der **sekundären Dysmenorrhö** sind:

- *Endometriose.*
- *Myome.*
- *Unterleibsinfektion.*
- *Streß und psychosexuelle Schwierigkeiten.*
- *Eine frühere Unterleibsoperation.*
- *Eierstockkrebs (selten).*
- *Schilddrüsenstörungen.*
- *Tragen einer »Spirale«.*
- *Absetzen der »Pille«.*
- *Geburt des ersten oder zweiten Kindes.*
- *Fehlgeburt oder Schwangerschaftsabbruch.*
- *Erreichen des Klimakteriums, die Zeit vor der Menopause.*

Zu den Ursachen der **Menorraghie** zählen:

- *Myome.*
- *Chronische Unterleibsentzündung.*
- *Endometriose.*
- *Schilddrüsenstörungen.*
- *Tragen einer Spirale.*
- *Dreimonatsspritze zur Empfängnisverhütung.*
- *Blutgerinnungsstörungen.*
- *Einsetzendes Klimakterium.*

Zur **primären Amenorrhö** tragen bei:

- *Untergewicht.*
- *Veranlagung – auch die Mutter bekam erst spät die erste Periode; seltene, vererbte Störungen.*
- *Vollständiger Verschluß des Jungfernhäutchens.*

Die **sekundäre Amenorrhö** wird ausgelöst durch:

- *Schwangerschaft – eine offensichtliche Ursache, die aber manchmal übersehen wird.*
- *Untergewicht.*
- *Vitamin-A-Überschuß.*
- *Streß oder ein schwerer Schock können den Eisprung unterbinden.*
- *Blutarmut (Anämie).*
- *Schilddrüsenerkrankung.*
- *Empfängnisverhütende Hormontherapie; zum Beispiel »Pille«.*
- *Polyzystische Ovarien.*
- *Prolaktin-Überproduktion.*
- *Endometriose.*

Konventionelle Behandlung

Die **Behandlung der Dysmenorrhö** umfaßt:

- *Schmerzmittel.*
- *Einnahme einer »Kombi-Pille« oder von Gestagenen.*
- *Hemmer der Prostaglandinsynthese und Gerinnungsstoffe.*
- *Antibiotika, wenn Infektionen vorliegen.*
- *Laseroperationen zur Entfernung der endometrialen Wucherungen oder der Gebärmutterschleimhaut bei Frauen ohne weiteren Kinderwunsch.*
- *Entfernung eines Eierstocks bei Krebs.*
- *Entfernung der Gebärmutter (Hysterektomie; als letztes Mittel).*

Bei **Menorraghie** sollten Hämoglobingehalt des Blutes und die Schilddrüsenfunktion überprüft werden. Außerdem sollte eine komplette gynäkologische Untersuchung durchgeführt werden. Geeignete Behandlungsweisen sind:

- *Medikamente, die direkt auf die Blutung einwirken oder den Prostaglandinspiegel reduzieren (wie Mefenaminsäure).*
- *Die »Pille«, Danazol oder Gestagene.*
- *Eisen- und Vitamin-C-Zusätze, wenn die schwere Blutung eine Blutarmut ausgelöst hat.*
- *Antibiotika bei Unterleibsentzündung.*
- *Endometriale Ablation (Entfernung der Gebärmutterschleimhaut durch Laser).*
- *Entfernung der Gebärmutter (Hysterektomie; als letztes Mittel).*

Um die Ursache einer **Amenorrhö** herauszufinden, werden ein Schwangerschaftstest und eine umfassende körperliche Untersuchung durchgeführt, dann folgen Bluttests, die die verschiedenen Hormonspiegel untersuchen, sowie ein Gestagen-Test auf polyzystische Ovarien. Die Behandlung variiert je nach Ursache stark, meist aber zählen dazu:

- *Hormontherapie zur Förderung des Eisprungs oder Behandlung der polyzystischen Ovarien.*
- *Eisen-, Folsäure- und Vitamin-C-Zusätze bei Blutarmut.*
- *Psychische Beratung bei Streß.*

Ergänzende Behandlung

Ernährungstherapie

Schmerzhafte Perioden können durch Nährstoffmangel (zum Beispiel Magnesium, essentielle Fettsäuren, Kalzium und Vitamin B_6) ausgelöst werden.

Verursachen Myome die starke Periode, wird sie vom Therapeuten als leberbedingtes Problem behandelt.

Manchmal beruhen starke Blutungen auf schwachen Kapillarwänden. Stärkend wirken dann die sogenannten Flavonoide oder Bioflavonoide, die in der weißen Haut von Orangen, Zitronen und grünem Paprika enthalten sind.

Bei Mangel an Schilddrüsenhormonen hilft Seetang.

Ernährungstherapeuten nehmen an, ein längerer Ausfall der Periode stehe mit einem Hormonmangel in Verbindung, der wiederum auf eine Unterversorgung mit Protein, Zink und Vitamin A zurückgeht.

Akupunktur

Akupunktur und Akupressur fördern die hormonelle Ausgewogenheit und tragen dazu bei, den Prostaglandin-Spiegel zu senken, der zu einer Dysmenorrhö führt.

Akupunktur lindert Periodenschmerzen ausgesprochen gut, indem sie die Blockade im Fluß der Energie und des Blutes mitsamt der zugrundeliegenden Ursache beseitigt.

Bei Amenorrhö stimuliert ein fähiger Akupunkteur die entsprechenden Akupunkturpunkte, um das Hormongleichgewicht wiederherzustellen.

Aromatherapie

Ein Aromatherapeut lindert schmerzhafte Perioden durch eine sanfte Bauchmassage mit krampflösenden Ölen wie Muskatellersalbei, Zypresse und Lavendel.

Bei Menorragie empfiehlt er östrogenähnliche, ätherische Öle, die das hormonelle Wechselspiel der Frau ausgleichen, oder er massiert sanft den Bauch mit Geranie, Rose oder Zypresse, um die Blutung zu reduzieren.

Bei Amenorrhö hilft eine tägliche Rückenmassage mit einer Mixtur aus Muskatellersalbei und Fenchel bis zum Einsetzen der ersten Periode. Diese Öle regulieren das allgemeine Hormongleichgewicht der Ovarien.

Chinesische Kräuterheilkunde

Bei Periodenbeschwerden empfiehlt ein Praktiker Hormon- und Bluttonika aus Kräutern und Heilpflanzen, die den Energie- und Blutstau wieder lösen, daneben eventuell hitzesenkende Kräuter.

Westliche Kräuterheilkunde

Um eine Dysmenorrhö zu lindern, verwendet der Praktiker Chinarinde, die die Muskeln lockert.

Bei Menorragie hilft Frauenmantel, der adstringierend (verschließend) wirkt und die Blutung abschwächen kann. Schafgarbe fördert die Durchblutung und reguliert die Menstruation.

Viele Heilkräuter verändern den Hormonspiegel und beeinflussen den Zyklus. Bei Amenorrhö zum Beispiel wirkt Schlangenkraut als stärkendes Tonikum, das den Menstruationszyklus reguliert.

Homöopathie

Die Behandlung ist oft konstitutionell, aber bei **Dysmenorrhö** können folgende Arzneien helfen:

- Pulsatilla bei Schmerzen, die durch Wärme gelindert werden können und oft mit Übelkeit einhergehen.
- Sepia bei schmerzenden Krämpfen, die sich beim Zusammenkrümmen bessern.

Menorraghie wird konstitutionell behandelt, doch auch viele spezielle Arzneien können helfen:

- Pulsatilla bei starken Perioden mit Gerinnseln.
- Nux vomica bei starken, verlängerten Perioden.
- Belladonna bei starken Perioden mit Gerinnseln oder hellroten, »sprudelnden« Blutungen.

Bei Amenorrhö sind viele Arzneien geeignet, zum Beispiel Aconitum nach einem starken seelischen Schock.

Naturheilkunde

Bei schmerzhafter, starker oder ausbleibender Periode empfiehlt der Praktiker eine spezielle Diät, Hydrotherapie, Kräuterarzneien, kräftigende, krampflösende Mittel und eine Hormonregulation.

Weitere Therapien

Bei Dysmenorrhö untersucht die **Makrobiotik** den Yin-Yang-Zyklus und empfiehlt eine passende Diät. **Shiatsu** lindert schmerzende Perioden, indem es die Muskelaktivität und Durchblutung fördert. Die Therapeuten glauben, wenn man diesen Bereich nicht »bewegen« würde, setzten sich Stoffwechselschlacken, Gifte und Fette ab, ähnlich wie »schmutziges Wasser in einer Grube«. Wenn sie nicht ausgeschieden würden, entstünden daraus eventuell Myome, Zysten und Tumoren. Treten die Schmerzen im Rücken auf oder ziehen in die Beine hinunter, kann ein **Chiropraktiker** die Lende behandeln und so Schmerz und Unbehagen lindern. Die **Hypnotherapie** hilft durch Hypnoheilen bei schmerzender Periode. **Rolfing** stärkt den Kreislauf bei schmerzhafter, starker oder ausbleibender Periode, schafft Platz für die Fortpflanzungsorgane und entspannt. **Yoga** bietet bei schmerzhafter oder starker Periode sanfte *asanas,* Entspannung, *pranayama* und Meditation. Die **Farbtherapie** mildert Perioden mit warmen, orangefarbenen und mittelblauen Tönen in Form von Licht, gefärbter Kleidung, Unterwäsche oder Seidentüchern direkt auf der Haut. Bei starker oder ausbleibender Periode empfiehlt **Ayurveda** *panchakarma* und orale Zubereitungen. Zur Erleichterung starker Perioden behandelt die **Reflexzonentherapie** Schilddrüse, Nebennieren, Sonnengeflecht, Gebärmutter, Eierstöcke, Eileiter und die Reflexzonen der unteren Wirbelsäule. **Osteopathie** lindert Krämpfe der Gebärmutter.

Geschlechtskrankheiten

Was versteht man darunter?

Unter dem Ausdruck »Geschlechtskrankheiten« sind alle Erkrankungen zusammengefaßt, die gewöhnlich durch sexuellen Kontakt übertragen werden. Hierzu zählen Syphilis und Gonorrhö (Tripper), Genitalherpes, Genitalwarzen, Schamläuse, Hepatitis B, Harnröhrenentzündungen und Infektionen mit Trichomonias oder Chlamydien. Auch eine HIV-Infektion gehört dazu, weil das Virus immer noch am häufigsten durch sexuellen Kontakt übertragen wird. Da es aber auch noch weitere Ansteckungsmöglichkeiten gibt, wird das Thema gesondert behandelt (s. S. 258–259). Gegen die meisten Geschlechtskrankheiten bieten Kondome den besten Schutz.

Die Symptome variieren stark und einige können auch von nichtsexuell übertragenen Infektionen stammen. Die Behandlung von Geschlechtskrankheiten kann kompliziert sein, weil sie bei einem oder sogar beiden Partnern ohne Symptome verlaufen können. Oft klingt die Krankheit zwischendurch völlig ab, um dann plötzlich und unerwartet wieder aufzuflackern – auch wenn man glaubt, längst geheilt zu sein.

Ursachen

Geschlechtskrankheiten werden in der Regel durch sexuellen Kontakt mit einer infizierten Person übertragen. Allgemeine Alarmsignale, die eine urologische Behandlung erforderlich machen, sind:

- *Ungewöhnlicher Ausfluß oder Schmerzen beim Wasserlassen.*
- *Geschwüre und Warzen im Genital- oder Analbereich.*
- *Wunde Stellen oder Rötung im Genitalbereich.*
- *Ausschläge im Genitalbereich.*
- *Schmerzen beim Geschlechtsverkehr.*

Auch weitere Symptome wie Juckreiz im Schambereich, Bauchschmerzen und fehlende Fruchtbarkeit weisen auf Geschlechtskrankheiten hin (s. auch S. 207).

Konventionelle Behandlung

Im Zweifelsfall sollte immer ein Arzt aufgesucht werden. Früh entdeckt, sind fast alle erwähnten Erkrankungen gut heilbar oder, im Fall von Herpes, zumindest einzudämmen. Mit einem guten Therapieprogramm können HIV-Infizierte auch nach dem Ausbruch von Aids noch viele Jahre weiterleben. Unbehandelt wird jedoch jede Geschlechtskrankheit chronisch und zunehmend schwerer zu beseitigen: Die Folgen sind lang andauernde Fruchtbarkeitsstörungen und hartnäckige Dauererkrankungen. Das Aufspüren eines eventuellen Expartners kann für diesen lebenswichtig sein.

Die Behandlung richtet sich nach der jeweiligen Ursache. Hauptsächlich werden verordnet:

- *Antibiotika und antivirale Medikamente einzeln oder kombiniert.*
- *Medikamente zur Stärkung des Immunsystems.*
- *Ätzbehandlung bei Warzen.*

Ergänzende Behandlung

Geschlechtskrankheiten dürfen ausschließlich von einem Arzt behandelt werden. Neben der konventionellen Behandlung können jedoch ergänzende Heilmethoden das Immunsystem stärken, im Kampf gegen Infektionen helfen und die Symptome der Krankheit lindern.

Homöopathie

Bei Herpes verhindert eine konstitutionelle Behandlung das Wiederauftreten. Weitere Arzneimittel sind:

- Sempervivum bei schmerzenden, blutenden Geschwüren; wenn der gesamte Genitalbereich empfindlich ist und schmerzt.
- Natrium mur., wenn die Haut der Genitalien sehr trocken ist und die Ausschläge heiß und aufgedunsen sind.
- Capsicum, wenn die Genitalien brennen und stechen; bei gesprungener Haut und rotem, juckendem Ausschlag.
- Rhus tox. bei brennenden, juckenden Genitalien und bei Unwohlsein, das bei Kälte oder Nässe schlimmer wird.

Bei Scheidenwarzen hilft eine konstitutionelle Behandlung am besten, aber zuerst behandelt man die Frau und ihren Partner mit:

- Thuja bei fleischigen Warzen.
- Medorrhinum, wenn die Warzen jucken.
- Acidum nit., wenn sie entzündet sind.
- Sabina, wenn sie intensiv jucken und schmerzen.

Westliche Kräuterheilkunde

Schamläuse rufen einen juckenden Hautausschlag hervor. Die Reizung läßt sich durch Thuja, wilden Indigo und weitere parasitentötende Kräuter zurückdrängen. Bei Herpes ist Echinacea sehr nützlich, ebenso helfen oft lokal angewandte Laugen aus Ringelblume oder Teebaum.

Weitere Therapien

Ein **Ernährungstherapeut** bemüht sich um das Immunsystem, da dieses den besten Schutz gegen Ansteckungen bietet – abgesehen von Kondomen. Gegen virale Infektionen wie Herpes sind Vitamin C und Propolis zu empfehlen. **Ayurveda**-Praktiker wollen die allgemeine Abwehrkraft stärken. Die Praktiker der **Alexandertechnik** glauben, manche stets wiederkehrenden Infektionen wie Harnröhrenentzündungen und Herpes seien stark streßbedingt und ließen sich durch eine regelmäßige Anwendung der Technik unterdrücken.

Fehlgeburt und Schwangerschaftsabbruch

Was versteht man darunter?

Als Fehlgeburt bezeichnet man den Verlust eines heranwachsenden Embryos oder Föten vor der 28. Schwangerschaftswoche. Etwa jede sechste Schwangerschaft endet so. Nach der zwölften Woche ist eine Fehlgeburt eher unwahrscheinlich. Anzeichen einer drohenden Fehlgeburt, von denen man sofort Arzt oder Hebamme unterrichten sollte, sind:

- *Blutung, Gerinnsel oder ein dunkelbrauner vaginaler Ausfluß.*
- *Periodenähnliche, krampfartige Bauch- oder Rückenschmerzen.*

Plötzliche, starke Bauchschmerzen zwischen der fünften und zehnten Woche deuten auf eine Eileiterschwangerschaft hin. Da sie lebensbedrohend ist, muß sofort ein Arzt eingeschaltet werden.

Ist der Verlust des Embryos oder Föten beabsichtigt, bezeichnen ihn die Ärzte als Schwangerschaftsabbruch. Bis zur 14. Woche wird, in der Regel unter Vollnarkose, die Gebärmutterschleimhaut mit dem eingenisteten Embryo abgesaugt oder ausgeschabt. Nach der 14. Woche werden die Wehen in der Klinik künstlich herbeigeführt und die Schwangerschaft beendet.

Ursachen

Oft findet sich für eine Fehlgeburt keine Erklärung. Meist geht man davon aus, daß sich der Embryo oder Fötus nicht normal entwickelt hat und deshalb vom Mutterleib abgestoßen wurde.

Konventionelle Behandlung

Die Therapiemöglichkeiten bei einer drohenden Fehlgeburt sind begrenzt. Wichtig sind Bettruhe und allgemeine Beruhigung. Mit Ultraschall und Hormonbestimmungen kann man untersuchen, ob das Kind lebensfähig ist. Ab der 16. Woche werden wehenhemmende Medikamente gegeben.

Nach einer Fehlgeburt besteht die Behandlung aus:

- *Ausschabung der Gebärmutter.*
- *Antibiotika, um Infektionen zu vermeiden.*

Nach einer wiederholten Fehlgeburt (mindestens drei nacheinander) sieht die Behandlung folgendermaßen aus:

- *Eine vollständige körperliche Untersuchung der Frau und ihres Partners, wobei man besonders auf ruhende Infektionen in den weiblichen und männlichen Fortpflanzungsorganen achtet.*
- *Entgiftende Ernährung vor der Empfängnis.*
- *Beratung.*

Wenn eine unerwünschte Schwangerschaft abgebrochen wird, egal ob in einem früheren oder späteren Stadium, kann dieser Eingriff für viele Frauen traumatisch sein. Fürsorge, Beratung nach dem Abbruch, emotionale Unterstützung durch Partner und Familie sowie viel Ruhe können helfen.

Zur konventionellen medizinischen Betreuung zählen:

- *Schmerzmittel und Antibiotika, wenn eine Infektion folgt.*
- *Beratung.*
- *Eine körperliche Untersuchung nach sechs Wochen.*

Ergänzende Behandlung

Homöopathie

Bei drohender Fehlgeburt helfen bis zum Eintreffen des Arztes folgende Arzneien:

- Sabina bei dunklem, geronnenem Blut, das gegen Ende des dritten Monats erscheint.
- Ipecacuanha bei hellrotem Blut und Bauchkrämpfen.

Die Behandlung nach einem Schwangerschaftsabbruch umfaßt:

- Ignatia bei Verzweiflung.
- Staphisagria bei Schmerzen.

Westliche Kräuterheilkunde

Adstringierende (verschließende) Arzneien unterdrükken die Blutung, andere helfen, die emotionalen Probleme zu bewältigen und den Hormonspiegel zu normalisieren.

Chinesische Kräuterheilkunde

Mittel zur Beruhigung und gegen Blähungen sowie hitzeregulierende Kräuter sind geeignet.

Bachblütentherapie

Milchstern oder Notfalltropfen bei Schock; Enzian bei Verzweiflung; Kirschpflaume gegen Zusammenbruch.

Aromatherapie

Manche Öle helfen, eine Fehlgeburt zu verarbeiten: Lavendel entspannt, Bergamotte hebt oder verbessert die Stimmung, Muskatellersalbei normalisiert den Hormonspiegel der Frau.

Geistheilen

Diese Behandlung hilft zu jeder Zeit, das Wohlbefinden der Frau nach einer Fehlgeburt oder Abtreibung wiederherzustellen.

Weitere Therapien

Massage vermittelt Wohlbehagen und Fürsorge und lindert Krämpfe in Unterleib und Bauch sowie Schmerzen, die oft vorübergehend nach einer Unterleibsoperation oder starker Verzweiflung auftreten. Die **Kirlian-Fotografie** entspannt und setzt Emotionen frei. Ein **Naturheilkundler** hilft mit angepaßter Ernährung und Übungen, die die Unterleibsmuskeln stärken. Ein **Ayurveda**-Praktiker will den Uterus anregen und den Kreislauf fördern. Die **Farbtherapie** dient der Nachsorge: Heilende Grüntöne werden über der Herzgegend getragen; beruhigend und ausgleichend wirken orangefarbenes Licht oder Kleidung.

SCHWANGERSCHAFT

Was versteht man darunter?

Während einer Schwangerschaft trägt die Frau den Fötus 40 Wochen lang im Leib.

Manche Frauen haben sich in ihrem ganzen Leben nie besser gefühlt als in der Schwangerschaft. Andere leiden über den ganzen Zeitraum unter diversen Beschwerden. Glücklicherweise gibt es für alle lindernde Behandlungen – und sobald das Kind geboren ist, gehen die Beschwerden zurück.

Müdigkeit ist wahrscheinlich die häufigste Begleiterscheinung einer Schwangerschaft und kommt besonders im ersten und letzten Drittel vor. Während des vierten und siebten Monats berichten Frauen oft von großer Energie und Vitalität. Eine die ganze Schwangerschaft fortwährende, extreme Müdigkeit ist nicht normal und sollte dem Arzt berichtet werden.

Übelkeit und leichtes Erbrechen, obwohl allgemein als Morgenübelkeit bekannt, können zu jeder Tageszeit vorkommen, vor allem in den ersten 14 Wochen. Übermäßiges oder ständiges Erbrechen dagegen erfordert eine medizinische Behandlung.

Sodbrennen tritt oft nach fettreichem oder zu hastigem Essen auf – kann aber auch auf emotionaler Erregung basieren. Dabei fließt Magensäure in die Speiseröhre zurück und löst einen brennenden Schmerz in der Brust aus.

Normalerweise steigt der Blutdruck während der Schwangerschaft leicht an. Regelmäßige Blutdruckmessungen sind in dieser Zeit wichtig, um jede übermäßige Erhöhung zu registrieren. Für die Hebamme oder den Arzt ist das ein Zeichen für eine sogenannte Gestose. Sie ist gekennzeichnet durch erhöhten Blutdruck, Gewichtszunahme, Neigung zu Ödemen durch Flüssigkeitsretention sowie Proteine im Urin (im Schnelltest nachweisbar). Ein ernster Zustand der sich zu einer Eklampsie steigern kann. Das sind mit Krämpfen und Ohnmacht einhergehende Anfälle, die das Leben von Mutter und Kind schwer bedrohen. Bluthochdruck kann eine Wachstumsverzögerung beim Baby bewirken.

Ursachen

Dieselben Umstellungen, die einerseits dazu beitragen, eine Schwangerschaft erfolgreich auszutragen, verursachen andererseits die mit dieser Schwangerschaft verbundenen Unannehmlichkeiten:

- *Ein enormer Anstieg des Östrogen- und Progesteronspiegels; besonders letzterer bewirkt die Entspannung der Gewebe, Muskeln und Bänder, was als Nebeneffekt zu Krampfadern und Rückenschmerzen führen kann.*
- *Der Körper enthält jetzt fast doppelt soviel Blut und andere Flüssigkeiten, was Schwellungen begünstigt und den Harndrang steigert.*
- *Das Wachstum des Kindes engt Lunge und Blase ein. Das kann zu Atemnot und erhöhtem Harndrang führen.*

Mattigkeit, die die gesamte Schwangerschaft hindurch anhält, kann ausgelöst werden von Schmerzen (zum Beispiel im Rücken), Blutarmut (Anämie), Depressionen oder Schlaflosigkeit. Ursachen von Übelkeit und Erbrechen sind vermutlich niedriger Blutzucker und Blutdruck, Müdigkeit, Hormonänderungen und Nährstoffmangel. Sodbrennen entsteht durch die von den Schwangerschaftshormonen verursachte allgemeine Gewebeauflockerung sowie durch das Wachstum von Kind und Gebärmutter. Eine Gestose tritt in der Regel eher bei erstgebärenden Frauen auf, ebenso bei Frauen, die an Diabetes oder einer Nierenerkrankung leiden.

Konventionelle Behandlung

Der Arzt versucht, die Ursache der Müdigkeit herauszufinden und sie entsprechend zu behandeln. Liegt zum Beispiel eine Anämie vor, verordnet er Eisen, Folsäure und Vitamin-C-Präparate. Bei Übelkeit und Erbrechen rät er meist zu kleinen, aber dafür häufigeren Mahlzeiten und mehr Ruhe. In der Regel wollen die Ärzte keine Medikamente gegen die Übelkeit (Emetika) verschreiben, es sei denn, das Erbrechen ist sehr heftig. Auch leichte Bewegung ist zu empfehlen. Bei Sodbrennen helfen Mittel gegen die Säure und auch kleinere und häufigere, fettarme Mahlzeiten. Nach dem Essen sollte man sich bis zu zwei Stunden nicht niederlegen.

Bei leichtem Bluthochdruck ist Bettruhe, regelmäßige leichte Bewegung und eine gesunde Ernährung ratsam. Bei mäßig schweren Fällen helfen blutdrucksenkende Mittel. In sehr schweren Fällen muß manchmal vorzeitig entbunden werden.

ERGÄNZENDE BEHANDLUNG

Homöopathie

Ist eine Anämie die Ursache der Müdigkeit, empfiehlt ein Homöopath meist die Einnahme der Gewebesalze Eisen- und Kalziumphosphat, um die Aufnahme von Eisenpräparaten zu unterstützen. Bei Schmerzen im unteren Rückenbereich helfen folgende Arzneien (viermal täglich, sieben Tage lang):

- Kalium carb. bei einem schwachen und müden Rücken und bei ziehenden Schmerzen im mittleren und unteren Rücken.
- Belladonna bei einem Gefühl der Verhärtung und Anspannung im unteren Bauch; wenn sich der Kopf heiß anfühlt.
- Pulsatilla bei einem Gefühl der Verhärtung und Anspannung im unteren Bauch; wenn sich die Frau überall erhitzt fühlt.
- Nux vomica bei einem Gefühl der Verhärtung und Anspannung im unteren Bauch oder wenn die Frau fröstelt.

Stammen die Rückenschmerzen von einer Verletzung oder Überanstrengung, helfen bis zu zehn Arnika-Gaben im Abstand von zwei Stunden, gefolgt von Rhus tox.; wenn die Schmerzen noch anhalten, sieben Tage lang alle sechs bis acht Stunden.

Bei Übelkeit und Erbrechen empfiehlt ein Homöopath folgende Arzneien für drei Tage im Abstand von zwei Stunden:

• Nux vomica, wenn die Übelkeit am Morgen schlimmer ist und wenig Nahrung mit Schleim erbrochen wird.
• Ipecacuanha bei anhaltender Übelkeit und wenn Flüssigkeit und feste Bestandteile erbrochen werden.
• Pulsatilla, wenn die Übelkeit am Abend auftritt und in der Nacht vergeht.
• Ferrum, wenn die Übelkeit wenige Stunden nach dem Essen auftritt und alles plötzlich erbrochen wird.
• Sepia, wenn das Erbrochene milchigen Schleim enthält; bei melancholischer, weinerlicher, reizbarer Stimmung.
• Natrium mur. bei Abneigung gegen Brot, Fett und glitschig-weiche Nahrungsmittel, bei Verlangen nach Salz sowie bei Durst.

Bei Sodbrennen wird eine der folgenden Arzneien empfohlen, die viermal täglich sieben Tage lang genommen werden soll:
• Capsicum bei einem Brennen hinter dem Brustbein, starkem Durst, Blähungen und Ekelgefühl beim Trinken.
• Colchicum, wenn Nahrung Übelkeit, Kälte in der Magengrube und ein Verlangen nach sprudelnden Getränken hervorruft.
• Phosphorus bei dem Wunsch nach eiskalten Getränken, die jedoch erbrochen werden, sobald sie der Magen erwärmt; bei Verlangen nach Salz.
• Sulphur, wenn sich das Sodbrennen gegen elf Uhr oder bei Zufuhr von Milch verschlimmert; bei einem nagenden Gefühl im Magen; Verlangen nach Süßem; bei Durst und geringem Appetit.

Westliche Kräuterheilkunde

Ein Praktiker empfiehlt wahrscheinlich Waldtrespe, Rosmarin oder Eisenkraut bei Müdigkeit und gibt Ratschläge zu Ernährung sowie Bewegungs- und Ruhephasen. Bei Übelkeit und Erbrechen helfen Tees aus Fenchel, Ingwer, Pfefferminze oder Kamille. Mädesüß und Zitronenmelisse lindern Sodbrennen, Löwenzahn beseitigt Verstopfung. Ein Absud aus Chinarinde begegnet Schmerzen in Beinen und Füßen.

Chinesische Kräuterheilkunde

Ein erfahrener Praktiker kann mit Hilfe von Kräutern die Übelkeit in den Griff bekommen. Ingwer wird dazu in China schon seit vielen Jahrhunderten verwendet. Es gibt auch wirksame Energietonika zur Bekämpfung der Müdigkeit, ebenso Kräuter und Bluttonika zur allgemeinen Unterstützung.

Naturheilkunde

Bei Übelkeit und Erbrechen empfiehlt ein Praktiker die Einnahme mehrerer kleiner, fettarmer Mahlzeiten. Eine ausreichende Flüssigkeitszufuhr wirkt Flüssigkeitsverlusten durch Erbrechen entgegen. Vitamin-E-Präparate werden zur Vermeidung von Schwangerschaftsstreifen empfohlen. Braune Verfärbungen der Haut verringern sich durch PABA (para-Aminobenzoesäure), die in frischem Obst und Gemüse, Weizenkeimen, Vollkornprodukten, Leber und Pilzen enthalten ist. Sie kann auch als Ergänzungspräparat eingenommen werden. Die Müdigkeit kann die werdende Mutter durch eine verbesserte Ernährung und Zusätze von Zink, Vitamin B_{12}, B_6 und Folsäure vertreiben.

Akupunktur

Akupunktur reduziert Müdigkeit, Übelkeit, Sodbrennen und Ödeme. Sie stabilisiert außerdem den Blutdruck. Die Aurikulotherapie eignet sich für die Behandlung von Übelkeit und Erbrechen. Ebenso helfen in der Apotheke erhältliche Akupressurmanschetten.

Farbtherapie

Ein Farbtherapeut setzt grünes oder warmes korallenrotes Licht ein, da diese Farben Brust und Herzbereich beeinflussen, das Kreislaufsystem stärken und Gefühle wie Fürsorglichkeit und Liebe fördern.

Hypnotherapie

Die erlernten Techniken zur Schmerzkontrolle während der Wehen helfen auch, mit Übelkeit, Müdigkeit und Sodbrennen in der Schwangerschaft fertig zu werden.

Bachblütentherapie

Sie helfen bei seelischen Schwierigkeiten und Ängsten, die mit einer Schwangerschaft einhergehen. Holzapfel lindert Übelkeit und Erbrechen, Olive Erschöpfung.

Chiropraktik

Denkt ein Chiropraktiker, das Sodbrennen entstehe durch ein Problem an der Brustwirbelsäule, kann er mit Hilfe manipulativer Techniken die Magenreizung lindern. Chiropraktik hilft bei Schlaflosigkeit, die von Beschwerden an der oberen Wirbelsäule herrühren kann.

Kinesiologie

Ein Kinesiologe hat verschiedene Möglichkeiten, Schwangerschaftsbeschwerden zu behandeln. Bei Müdigkeit und Bluthochdruck empfiehlt er folgendes: Nährstoffe, die den Körperbau und das endokrine System stärken, beispielsweise Mineralstoffe, Vitamin B und E, Kräuter und Seetang. Er sucht nach Nahrungsmängeln und -unverträglichkeiten.

Bei Sodbrennen besteht die Behandlung aus schmerzlindernden Techniken, einer Untersuchung auf einen Zwerchfellbruch sowie einer Massage des oberen Brustraumes.

Yoga

Sanfte *asanas*, Entspannung, *pranayama* und Meditation halten Streß fern, bewahren die Beweglichkeit und lindern Rückenschmerzen.

Weitere Therapien

Entspannung und Visualisieren reduzieren Müdigkeit, Sodbrennen und Bluthochdruck. **Autogenes Training** hilft bei Sodbrennen, Müdigkeit und Angst. **Reflexzonentherapie** kann helfen, aber nicht während der ersten drei Schwangerschaftsmonate. Manipulative Therapien wie **Rolfing** oder **Hellerwork** halten den Körper geschmeidig. Die **Alexandertechnik** unterstützt das Wohlbefinden erheblich.

ENTBINDUNG

Ein Kind zur Welt zu bringen kann aufregend, spannend, herausfordernd und befriedigend sein – aber in der Regel ist es, zumindest teilweise, auch schmerzhaft. Jede Frau bewältigt die Geburt anders. Obwohl einige Mütter sich nur an »eine größere körperliche Anstrengung während der Entbindung« erinnern, berichtet die große Mehrheit von Empfindungen, die zwischen leichten Beschwerden und starken Schmerzen schwanken. Glücklicherweise können heute sowohl konventionelle als auch ergänzende Heilmethoden den schwierigeren Teil der Geburt erleichtern.

Die Wehen selbst dauern normalerweise einige Stunden, in denen die Gebärmutterkontraktion stark zunimmt. In manchen Fällen gelingt die Geburt aber auch schon nach nur einer Stunde. Die Wehen erfolgen in drei Stufen, wobei die erste im allgemeinen die längste ist (durchschnittlich sieben bis neun Stunden beim ersten Kind, vier bis sechs bei weiteren Geburten). Die zweite Phase, die eigentliche Geburt, kann einige Minuten bis zu zwei oder drei Stunden dauern. Das dritte Stadium, die Abstoßung der Plazenta, die jetzt nicht mehr benötigt wird, nimmt einige Minuten bis zu eineinhalb Stunden in Anspruch.

Die Kontraktionen während der Wehen dienen in erster Linie dazu, den Gebärmutterhals (Zervix) zu weiten und zu verkürzen. So entsteht der Geburtskanal, eine Passage aus Gebärmutter, dem nun offenen Gebärmutterhals und der Vagina (Eröffnungsphase der Geburt). Die Kontraktionen drücken das Kind über den Geburtskanal hinaus. Das ist die Austreibungsphase der Geburt, bei der die Frau durch starkes Pressen aktiv mithelfen muß. Die Wehen dauern bis in die Nachgeburtsphase an, um die Plazenta von der Gebärmutterwand abzulösen und sie über den immer noch offenen Geburtskanal auszustoßen. Dieser Teil der Geburt wird gewöhnlich durch die Gabe eines Wehenmittels beschleunigt.

Manchmal dauern die Wehen so lange, daß die Mutter schließlich erschöpft und entmutigt ist. Das ist besonders beim ersten Kind recht häufig. Die Ursache ist meist, daß sich der Gebärmutterhals trotz der Wehen nur unzureichend öffnet. Manchmal befindet sich aber auch das Baby in einer ungünstigen Geburtsposition, mit den Füßen anstatt mit dem Kopf nach unten.

Konventionelle Behandlung

Es gibt über 20 verschiedene Möglichkeiten, den Schmerz bei einer Entbindung zu lindern, auch wenn die Mehrzahl der Kliniken wahrscheinlich nur vier oder fünf davon anbietet. Die gebräuchlichsten Routinemethoden in Krankenhäusern sind:

- *Mittel zur Beseitigung von Angst- und Spannungszuständen (pflanzliche oder homöopathische Präparate oder Psychopharmaka).*
- *Krampf- und schmerzstillende Mittel, die in der Eröffnungsphase gespritzt werden können.*
- *Spezielle Atemtechniken.*
- *Die Inhalation eines betäubenden Gemisches aus Lachgas und Sauerstoff.*
- *Lokale Anästhesie.*
- *Ein Bad in einem Warmwasserbecken; das warme Wasser entspannt die Muskeln und reduziert die Schmerzen der gebärenden Frau auf ein erträgliches Maß.*

Erzielen die Wehen keine ausreichende Wirkung, appliziert man ein Prostaglandin-Gel auf den Muttermund am Ausgang des Gebärmutterhalses. Die Verstärkung der Kontraktionen kann auch durch einen Wehentropf erreicht werden, der ein starkes, wehenauslösendes Medikament (Oxytocin) abgibt. Ist die Fruchtblase noch intakt, kann sie zum Platzen gebracht werden, wodurch sich die Wehenwirkung verstärkt. Das sollte aber nur bei weitgehend geöffnetem Muttermund passieren.

Ist die Lage des Babys problematisch, gibt es drei Möglichkeiten der Geburtshilfe: eine Entbindung unter lokaler Anästhesie und Unterstützung durch spezielle Entbindungsgriffe, Zangen oder Saugglocken. Als zweites kommt eine ausgiebige Bewegung der Mutter mit häufigen Positionswechseln in Frage. Das fördert eine Lageänderung des Kindes. Als letzte Möglichkeit bleibt der Kaiserschnitt, wenn die Mutter ermüdet oder das Kind durch Sauerstoffmangel gefährdet ist. Bei etwa 10% der Geburten in Deutschland wird diese Technik eingesetzt.

Ein Kaiserschnitt, also die operative Entfernung durch die Bauchdecke, wird unter Vollnarkose oder starker örtlicher Betäubung ausgeführt. Letztere Methode ist sicherer als die Vollnarkose, und die Mutter kann im Wachzustand die Geburt ihres Kindes erleben. Ein Kaiserschnitt wird von vornherein geplant, wenn die Mutter unter Eklampsie (s. S. 220) leidet oder die Plazenta so tief in der Gebärmutter liegt, daß der Muttermund versperrt ist und dem Kind dadurch der Austritt aus der Gebärmutter unmöglich ist. Er ist außerdem unumgänglich, wenn das Becken der Mutter so schmal ist, daß der Kopf des Babys nicht hindurchpaßt.

Für eine vorzeitige Geburt können die Wehen künstlich eingeleitet werden. Das kann nötig sein, wenn die Mutter unter Diabetes oder Gestose (s. S. 220) leidet oder wenn in der späten Schwangerschaft Blutungen auftreten. Eine unzureichende Versorgung des Kindes, zum Beispiel bei extremem Bluthochdruck, kann ein weiterer Grund sein.

Folgende Methoden werden eingesetzt:

- *Dehnung des Gebärmutterhalses, wobei die Hebamme mit dem Finger den schmalen Gang des Gebärmutterhalses weitet.*
- *Ein Oxytocin-Tropf.*
- *Applikation eines Prostaglandin-Gels am Muttermund.*
- *Fruchtblasensprengung.*

Selbsthilfemaßnahmen zum Herbeiführen der Wehen sind: ein langer Spaziergang, Geschlechtsverkehr, inniges Küssen und Umarmen des Ehemannes oder Partners, Stimulieren der Brustwarzen für etwa 20 Minuten durch den Partner.

Ergänzende Behandlung

Akupunktur ist die einzige ergänzende Therapie, bei der die Anwesenheit des Therapeuten im Geburtsraum erforderlich ist. Andere Praktiker können vorbereitend helfen, indem sie mit der Frau bestimmte Techniken einüben oder ihr, dem Partner oder einer aufgeschlossenen Hebamme hilfreiche Öle, Arzneien oder Kräuter empfehlen (auch per Telefon). Bei der Geburt darf man sich auf keinen Fall selbst mit Medikamenten behandeln.

Homöopathie

Einige Arzneien lindern während der Geburt den Schmerz. Ihre Verwendung hängt vom emotionalen und seelischen Zustand der Mutter ab. Zu den Heilmitteln zählen:

- Coffea, wenn die Geburt normal verläuft, aber die Wehen beinahe unerträglich schmerzen; die Mutter vor Schmerz schreit und zwischen den Wehen nervös und unruhig ist.
- Belladonna bei sehr heftigen Wehen, wenn die Mutter große Qualen aussteht, unzusammenhängend spricht, mit den Gliedern zuckt und die Augen starr sind.
- Nux vomica bei Schmerzen mit häufigem Harn- oder Stuhldrang; wenn die Mutter sehr reizbar und ungeduldig ist.

Zur Beschleunigung einer langen Geburt empfiehlt ein Homöopath folgende Arzneien:

- Secale cornutum, wenn die Mutter erschöpft ist und der Tod des Kindes zu befürchten ist.
- Pulsatilla bei starken Rückenschmerzen, wenn die Uterusmuskeln erschöpft sind, die Mutter in schlechter Verfassung ist und der Tod des Kindes zu befürchten ist.
- Opium, wenn der Schmerz durch Erregung plötzlich aufhört und das Gesicht der Mutter rot, heiß und geschwollen ist.
- Hyoscyamus, wenn die Mutter zu phantasieren beginnt.
- Bei Rissen, Schnitten oder Stichen an der Vulva oder Vagina soll man den Bereich drei- oder viermal täglich mit einer Lösung aus zehn Tropfen Arnica-Muttertinktur und 300 ml warmem Wasser zur Unterstützung der Heilung baden.

Westliche Kräuterheilkunde

Bei starker Anspannung und Schmerzen in Form kurzer, heftiger Wehen oder einem unnachgiebigen Gebärmutterhals, helfen Schafgarbe und Chinarinde, Wilde Jamswurzel und Himbeerblätter. Zur Beschleunigung einer langsamen Geburt verordnet ein Praktiker Himbeerblättertee mit einer Mischung aus Schafgarbe, Taubnessel und Ingwer.

Massage

Massage ist zwischen den Wehen wirksam und lindert auch während der Kontraktionen den Schmerz. Etwa 90 Prozent der Frauen empfindet sie als hilfreich.

Autogenes Training

Autogenes Training muß in acht bis zehn Sitzungen vor der Entbindung erlernt werden. Studien ergaben, daß es das erste Stadium der Geburt um durchschnittlich drei Stunden verkürzt, und 70 Prozent der Frauen berichteten von einem deutlichen Schmerzrückgang. Es hilft auch bei postoperativen Schmerzen nach einem Kaiserschnitt.

Hypnotherapie

Selbsthypnose, in fünf bis zehn Gruppensitzungen vor der Entbindung erlernt, reduziert im allgemeinen den Schmerz um etwa ein Drittel. Manchmal kann die Hypnotherapie sogar eine vollständig schmerzfreie Geburt bewirken. Sie kann auch die Dauer der Entbindung um ein Drittel verkürzen.

Akupunktur

Die Behandlung findet während der Wehen und der Geburt zur Schmerzkontrolle statt. Manche Frauen berichten von einer fast vollständigen Linderung durch diese Methode. Akupunktur kann auch die Wehen beschleunigen und die Mutter beruhigen. Die Aurikulotherapie wird als ähnlich wohltuend empfunden.

Reflexzonentherapie

Die Reflexzonentherapie fördert Ruhe und Entspannung, mindert das Unbehagen und treibt die Geburt voran. Studien belegen kürzere Wehen und deutliche Schmerzlinderung.

Bachblütentherapie

Einige Mütter, die per Kaiserschnitt entbunden haben, empfinden die unnatürliche Geburt als einen Makel; Kiefer kann ihnen helfen. Die Notfalltropfen sind hilfreich bei Schock, Weide bei Ärger.

Aromatherapie

Die Aromatherapie lindert bei 60–70 Prozent aller Frauen erfolgreich die Schmerzen bei der Entbindung mit Hilfe von Ölen aus Lavendel, Muskatellersalbei und Melisse.

Farbtherapie

Rot (die Farbe der Energie) stärkt schwache Wehen und beschleunigt damit eine langsame Geburt. Die Mutter sollte rote Unterwäsche tragen, da der Stimulanzeffekt einer Rotlichtbestrahlung für das Ungeborene zu stark sein könnte. Das Geburtszimmer sollte in warmem Pink und blassem Blau gehalten sein, da diese Farben besänftigen.

Weitere Therapien

Shiatsu kann die Gabe schmerzstillender Medikamente während der Wehen unnötig machen und auch erfolgreich die Geburt einleiten. Eine **chiropraktische** Behandlung während der Schwangerschaft kann die Geburt wesentlich erleichtern. Ein **Kinesiologe** empfiehlt ausgleichende Übungen und andere Techniken zur Schmerzlinderung während der Wehen und der Geburt.

PROBLEME NACH DER ENTBINDUNG

Was versteht man darunter?

Einer umfangreichen, noch nicht abgeschlossenen Studie britischer Hebammen zufolge, der sogenannten »Avon Longitudinal Study«, sind die häufigsten körperlichen Beschwerden bei Frauen nach der Entbindung:

- *Rückenschmerzen (66 Prozent der befragten Frauen).*
- *Kopfschmerzen (58 Prozent).*
- *Nahtschmerzen (49 Prozent).*
- *Hämorrhoiden (39 Prozent).*

Ursachen

Rücken- und Kopfschmerzen nach der Entbindung sind häufig Nachwirkungen des anstrengenden Geburtsvorgangs. Nach einer lokalen Anästhesie treten manchmal heftige Kopfschmerzen auf. Sie sollten aber innerhalb von 24 bis 48 Stunden vorübergehen. Die nach einem Dammschnitt notwendigen Nähte verursachen Schmerzen im Genitalbereich. Hämorrhoiden sind durch die Schwangerschaft oder das Auspressen des Babys entstandene geschwollene Krampfadern um Mastdarm und After.

Konventionelle Behandlung

Bei Kopfschmerzen wird empfohlen, Schwarztee und Kaffee zu meiden, viel zu trinken, das Zimmer abzudunkeln und die Bewegung einzuschränken. Bei Rücken- und Kopfschmerzen helfen spezielle Empfehlungen:

- *Schmerzmittel; sie sollten bei stillenden Müttern aber nur vorsichtig eingesetzt werden.*
- *Ratschläge zur Haltung beim Sitzen und Stehen; um Sitzen möglichst zu vermeiden, sollte die Mutter ihr Kind im Liegen stillen oder dabei zumindest ein Kissen im Rücken haben und die Füße leicht anheben.*
- *Auch ein Kissen im Bett, das den Rücken beim Sitzen und Liegen unterstützt, leistet gute Dienste.*
- *Sanfte Dehnübungen (man sollte den Physiotherapeuten der Klinik zu Rate ziehen, der nach der Geburt die Station besucht).*
- *Warme, entspannende Bäder bei Muskelschmerzen.*

Bei Nahtschmerzen hilft folgendes:

- *Ein schmerzlinderndes Gel wie Lidocain.*
- *Ein aufblasbarer Kinderschwimmreif zum Sitzen, damit der Druck vom schmerzenden Bereich genommen wird.*
- *Warme Bäder mit viel Badesalz zur Förderung einer raschen Heilung.*
- *Sorgfalt bei der Hygiene; die Vagina muß zur Förderung des Heilungsprozesses sehr sauber und trocken sein.*

Gegen Hämorrhoiden werden vom Arzt Cremes mit adstringierenden (verschließenden) und beruhigenden Wirkstoffen verordnet. Hämorrhoiden können auch behandelt werden durch:

- *Milde Abführmittel wie Lactulose, um Verstopfung zu vermeiden, die die Hämorrhoiden verschlimmern können.*
- *Operatives Entfernen; vor allem auch, wenn sie sich hartnäckig halten.*

ERGÄNZENDE BEHANDLUNG

Ernährungstherapie

Zur Stabilisierung der Energie hilft die Einnahme von B-Vitaminen und Chrom; Vitamin E fördert die Heilung der Nähte; Ratschläge zur Ernährung helfen, eine Verstopfung zu verhindern, die die Hämorrhoiden verschlimmern kann.

Homöopathie

Folgende homöopathische Arzneien tragen zur Erleichterung des Zustandes bei:

- Ignatia bei Kopfschmerzen, die den Kopf zusammenschnüren.
- Ruta bei drückenden Kopfschmerzen und Müdigkeit.
- Pulsatilla bei Hämorrhoiden; drei Tage lang alle vier Stunden.
- Arnika-Körnchen bei postnatalen Blutergüssen.
- Ein weiches Tuch, getränkt mit einer Tinktur aus Hypericum, das zur Linderung über der schmerzhaften Naht getragen wird.

Westliche Kräuterheilkunde

Bei Nahtschmerzen hilft die äußerliche Anwendung von Heilpflanzen wie Beinwell und Ringelblume; das Auftragen adstringierender Arzneien wie Roßkastanie und Zaubernuß verschließt die Blutgefäße. Nach der Geburt hilft ein Kräuterbad aus etwas Beinwell, Bärentraute und Hirtentäschel gegen Infektionen und fördert die Heilung. Die Kräuter weicht man zehn Minuten ein und gießt sie dann in das Badewasser. Um die Wirkung gegen Infektionen zu verstärken, kocht man eine Knoblauchknolle zusammen mit den anderen Kräutern aus.

Aromatherapie

Bei Nahtschmerzen hilft das Auftragen von Lavendel, Kamille und Immortelle in Aprikosen- oder Pfirsichkernöl (wird vom Aromatherapeuten zubereitet).

Weitere Therapien

Bei Nahtschmerzen empfiehlt ein **chinesischer Kräuterpraktiker** Bluttonika und chinesische Heilpflanzen, um einen Blutstillstand zu verhindern. Sanfte Behandlungen durch einen **Osteopathen** oder **Chiropraktiker** lindern Rücken- und Kopfschmerzen; auch die **Alexandertechnik** ist heilsam. Leichte **Yoga**-Dehnungen wie die »Katze« reduzieren Rückenschmerzen. Die **Hypnotherapie** umfaßt Selbsthypnose und Hypnoheilen, **Akupunktur** fördert das Abheilen der schmerzenden Nähte und lindert den Schmerz. Ein **Farbtherapeut** rät, die heilende Farbe Grün als Slip oder Tuch zu tragen oder bei Wunden Orange, da es die Festigung und Heilung des Bindegewebes unterstützt.

WOCHENBETTDEPRESSION

Was versteht man darunter?

Einige Mütter fühlen sich von der Geburt ihres Babys an ruhig und glücklich, andere (zwischen 50 und 80 Prozent) jedoch sind die ersten Tage danach nervös, ängstlich, reizbar und leicht depressiv – sie haben die »Heultage«. Sie beginnen gewöhnlich am dritten oder vierten Tag nach der Geburt und sind in der Regel nach einer Woche wieder vorbei.

Halten die »Heultage« zwei Wochen an, sollte die Mutter einen Arzt aufsuchen, da eine Wochenbettdepression folgen kann. Etwa jede zehnte Frau bekommt in den ersten vier bis sechs Wochen nach der Entbindung eine Wochenbettdepression, andere entwickeln die Symptome erst sechs Monate später. Diese umfassen Schlafstörungen, zwanghafte Unruhe und Angst. Es handelt sich um eine ernsthafte psychische Erkrankung, die ärztlichen Rat erfordert.

Schließlich gibt es noch die seltene Wochenbettpsychose. Sie betrifft etwa eine von 1000 jungen Müttern und verläuft wesentlich schlimmer als die Wochenbettdepression, da die Frauen einen vollständigen Realitätsverlust erleiden können.

Ursachen

Man vermutet, daß die »Heultage« auf dem massiven Rückgang der Schwangerschaftshormone beruhen. Die Gemütslage verschlechtert sich zusätzlich durch Müdigkeit, körperliches Unwohlsein und die Sorge um den Umgang mit dem Neugeborenen. Wochenbettdepressionen haben wahrscheinlich dieselben Ursachen, die Patientinnen reagieren aber viel stärker auf die Hormonänderungen nach der Geburt.

Konventionelle Behandlung

Die »Heultage« erfordern keine medizinische Behandlung, sondern die liebevolle Fürsorge von Partner und Familie.

Auch die Wochenbettdepression kann mit angemessener emotionaler Unterstützung durch Partner und Familie sowie ergänzenden Behandlungen oft innerhalb von drei Monaten geheilt werden. Heilsam sind:

- *Besondere Hilfe und Unterstützung zu Hause.*
- *Genügend Schlaf.*
- *Beratungsgespräche.*
- *Antidepressiva und/oder eine Hormontherapie.*

Mütter mit einer Wochenbettpsychose erholen sich ebenso vollständig, benötigen aber eine stationäre Behandlung. Am besten geeignet ist eine Mutter-Kind-Station, damit das Baby die ganze Zeit bei der Mutter bleiben kann. Zur Behandlung zählen:

- *Beruhigungsmittel.*
- *Antidepressiva.*
- *Beratung und Unterstützung.*
- *Elektrokrampftherapie (in seltenen Fällen).*

ERGÄNZENDE BEHANDLUNG

Akupunktur

Akupunktur kann viel dazu beitragen, den Hormonspiegel einer Frau wieder zu normalisieren und auszugleichen. Laut Dr. Mark Yu, einem Londoner Meister-Akupunkteur und früheren chinesischen Gynäkologen, kann sie Depression verhindern, indem sie die Freisetzung antidepressiver Substanzen fördert, die natürlicherweise im Körper vorkommen.

Homöopathie

Ein Homöopath empfiehlt:
- Pulsatilla bei heftigem Weinen
- Natrium mur. bei Zurückgezogenheit, Schuldgefühlen oder Reizbarkeit.
- Sepia bei Antriebsschwäche, Müdigkeit und Reizbarkeit.

Westliche Kräuterheilkunde

Folgende Behandlungen können helfen: Mönchspfeffer zur Wiederherstellung des Hormongleichgewichts, Johanniskraut oder Waldtrespe zur Streßbewältigung.

Ernährungstherapie

Für einen klinischen Ernährungstherapeuten sind Mineralstoff- und Vitaminmängel bei der Mutter für die Beschwerden nach der Schwangerschaft mitverantwortlich. Er verordnet:
- Vitamin C und B, Kalzium, Eisen, Magnesium und Kalium.
- Aminosäure-Präparate wie Phenylalanin, Tryptophan und Tyrosin lindern die Depression.

Bachblütentherapie

Die Notfalltropfen werden zur Behandlung starker Gemütsregungen empfohlen; Ginster hilft bei Hoffnungslosigkeit und Walnuß glättet die Emotionen.

Aromatherapie

Öle aus Muskatellersalbei, Bergamotte und Jasmin reduzieren Streß und Müdigkeit.

Weitere Therapien

Massage vermittelt ein positives Körpergefühl. Ebenso begegnen **Autogenes Training** und **Reflexzonentherapie** der Wochenbettdepression. **Chinesische Heilkräuter** stärken den Geist und helfen bei der Erholung. Ein **Farbtherapeut** empfiehlt warme pink- und korallenfarbene Töne als Licht, Bettwäsche, Unterwäsche und Kleidung oder Seidentücher, die über dem Herz, dem Sitz der Gefühle, getragen werden.

Stillprobleme

Was versteht man darunter?

Der Weltgesundheitsorganisation zufolge wären 97 Prozent aller Frauen theoretisch in der Lage, ihr Kind zu stillen. Manchen Frauen ist jedoch einfach das Gefühl unangenehm, oder es ergeben sich Schwierigkeiten, weil das Stillen eine Kunst ist, die Mutter und Säugling erst zusammen erlernen müssen. Die beiden häufigsten körperlichen Beschwerden sind Schmerzen beim Stillen und wunde Brustwarzen. In selteneren Fällen werden die Brustwarzen rissig, oder die Frau bekommt Mastitis, eine Entzündung der Milchdrüsen. Manchmal klappt das Stillen nicht, weil der Stillreflex, der die Milch freigibt, verzögert ist. Die Milch steht daher nicht sofort zur Verfügung, wenn das Kind zu saugen beginnt. Das Ausschießen der Milch kann aber auch zu heftig sein.

Ursachen

Ist das Stillen schmerzhaft, liegt es häufig an einem falschen Halten des Kindes, das dadurch nicht richtig saugen kann. Die ungewohnte Belastung und die Feuchtigkeit lassen die Brustwarzen wund werden und können zu Infektionen führen.

Konventionelle Behandlung

Einige Brustbeschwerden müssen mit Cremes oder Medikamenten behandelt werden; in diesem Fall sollte die Frau mit ihrem Arzt oder Praktiker sprechen, auf welche Weise sie in dieser Zeit das Stillen fortsetzen kann. Stillprobleme können sowohl durch ärztliche Verordnungen als auch durch Selbsthilfe gemindert werden:

- *Bei schmerzenden Brustwarzen während des Stillens sollte man die Position des Babys ganz leicht verändern. Eine Hebamme oder eine Stillberatung kann helfen.*
- *Wunde und rauhe Brustwarzen können durch Ringelblumensalbe wieder weich werden. Ein saugfähiges Brustpolster, regelmäßiges sanftes Trocknen und, wenn möglich, Luftzufuhr wirken vorbeugend und heilend.*
- *Bei rissigen Brustwarzen verordnet der Arzt eine Creme mit schmerzlindernden und infektionshemmenden Wirkstoffen.*
- *Mastitis wird mit Antibiotika behandelt.*
- *Ein Milchstau (harte, übervolle Brüste) wird durch Salbeitee verhindert oder gelindert. Man sollte die Milch mit der Hand ausstreichen und warme, beruhigende Bäder nehmen.*
- *Soor (eine Pilzinfektion) an den Brustwarzen, durch den Mund des Babys übertragen, wird mit gewöhnlicher Anti-Pilz-Creme behandelt.*
- *Bei vaginaler Trockenheit während der Stillperiode hilft ein Gleitmittel aus der Apotheke.*
- *Bei verzögertem Stillreflex helfen Entspannung und ungestörte Ruhe beim Stillen. Ist der Reflex zu stark, drückt man zuvor ein wenig Milch aus und läßt die Milch aus der ungenutzten Brust während des Stillens abfließen.*

Ergänzende Behandlung

Homöopathie

Folgende Arzneien lindern die Beschwerden:

- Chamomilla, Ignatia, Pulsatilla, Aconitum, Sulfur, Graphites und Silicea bei festen oder rissigen Brustwarzen.
- Pulsatilla und Kalzium bei harten, überfüllten Brüsten.
- Pulsatilla, Chamomilla, Aconitum, Hyoscyamus, Coffea und Agnus castus bei Milchmangel.

Bachblütentherapie

Notfalltropfen oder -creme machen die Brustwarzen geschmeidig (vor dem Stillen abwaschen).

Aromatherapie

Lavendelöl fördert den Stillreflex und heilt rissige Brustwarzen. Eine Brustmassage mit Ölen aus Kümmel, Anissamen und Eisenkraut fördert die Milchbildung.

Akupunktur

Akupunktur steigert die Milchmenge und verhindert Überfüllung.

Weitere Therapien

Ein **Osteopath** stellt den Milchfluß her, indem er die Brustwirbelsäule behandelt, um den Stillreflex zu verbessern. Die Brustvergrößerung verursacht Schmerzen im Brustraum (zwischen den Schulterblättern); sie werden durch **Chiropraktik** gelindert. Die **Hypnotherapie** fördert oder reduziert die Milchmenge und mäßigt die Beschwerden bei Mastitis. Ein **westlicher Kräuterpraktiker** erhöht mit Geißraute das Milchvolumen. Ein **chinesischer Kräuterpraktiker** empfiehlt pflanzliche Hormontonika und Kräuterzusätze zum Essen. **Ayurveda** bietet spezielle Zubereitungen bei Milchmangel. **Reflexzonentherapeuten** bemühen sich um das endokrine System und die Brustreflexzonen. Ein **Makrobiotiker** verwendet Eichenmilch zur Steigerung der Milchmenge. Ein **Kinesiologe** rät zu Techniken, die die Überfüllung der Brust beseitigen, Vitamin E bei festen Brustwarzen und regelmäßigen Ausgleichsübungen. **Autogenes Training** unterstützt den Milchvorrat durch erhöhte Laktation nach regelmäßigen AT-Sitzungen. **Shiatsu** konzentriert sich auf den Magenmeridian. Eine **Selbstmassage** der Brüste verhindert Überfüllung und lindert Mastitis. Hier helfen auch heiße und feuchte Umschläge vor dem Stillen. **Farbtherapeuten** bestrahlen die Brüste mit gelbem Licht oder empfehlen gelbe Seidentücher unter dem BH, um die Milchmenge zu fördern (Verdauungssystem, Hormone und Nebennieren werden beeinflußt). Kaltes Blau als Licht, Kleidung oder Tücher vertreiben die Hitze aus festen, überfüllten Brüsten; auch eine abwechselnd warme und kalte Behandlung mit Blau oder Korallenrot hilft.

Brustbeschwerden

Was versteht man darunter?

Zu den häufigsten Brustbeschwerden zählen Schmerzen und Knoten, die von einer zyklischen Mastopathie ausgelöst werden. Das ist eine hormonell bedingte Gewebeverhärtung. Knoten können auch flüssigkeitsgefüllte Zysten sein. Sie erscheinen gruppenweise oder einzeln und treten am häufigsten bei Frauen im zweiten und dritten Lebensjahrzehnt auf. Fibroadenome, gutartige Knoten, sind ebenfalls recht häufig. Weitere, seltenere Formen von Brustknoten sind:

- **Duktus-Ektasie (Milchgangserweiterungen),** *verursacht durch eine Entzündung im Milchgang, löst sehr häufig Brustschmerzen bei Frauen um die 40 oder 50 Jahre aus. Sie ist verbunden mit kleinen Knoten sowie Ausfluß aus den Brustwarzen, die sich außerdem zurückziehen können.*
- **Fettnekrose** *Fettzellen platzen in der Brust (oft infolge eines Schlages); aus dem Narbengewebe um diese Fettzellen wird ein fester Knoten.*

Obwohl etwa 95 Prozent der Brustknoten gutartig sind, sollten sie immer sofort von einem Arzt untersucht werden. Wenn nötig, kann dieser eine Gewebsentnahme (Biopsie) anordnen. Sollte sich der Knoten als krebsartig erweisen, kann dann sofort mit einer effektiven Behandlung begonnen werden.

Ursachen

Die weitaus häufigsten Ursachen von Brustschmerzen und Knoten sind:

- *Hormonveränderungen, wenn der Schmerz mit dem Menstruationszyklus zusammenhängt.*
- *BHs, die nicht genügend unterstützen, zu eng oder mit Bügeln versehen sind.*
- *Stillprobleme wie Mastitis oder Milchstau.*

Konventionelle Behandlung

Konventionelle Arzneien bei Brustproblemen sind:

- *Hormonbehandlung mit Danazol, Bromocriptin und der »Pille« bei Knoten und Unwohlsein.*
- *Nachtkerzenöl bei gespannter Brust und Knoten.*
- *Antibiotika bei Infektion und Milchgangerweiterung (Duktus-Ektasie).*
- *Flüssigkeitsentnahme aus der Zyste mit einer Spritze (durch einen Arzt), wenn sich die Zyste nicht von selbst öffnet.*
- *Danazol bei wiederholter Zystenbildung.*
- *Eine kleinere Operation bei Fibroadenomen, Fettnekrose und Milchgangspapillomen.*

Ergänzende Behandlung

Homöopathie

Mögliche Arzneien bei Brustschmerzen, die mit einem prämenstruellen Syndrom zusammenhängen, sind:

- Natrium mur., wenn die Brüste voll und groß sind.
- Kalzium, wenn die Brüste schwer sind und herabhängen.
- Conium bei Brustvergrößerung, Schmerzen und Spannungsgefühl.
- Carbo animalis bei Brustvergrößerung, die von unangenehmen, stechenden Schmerzen begleitet wird.

Zur Überbrückung bis zur eigentlichen konstitutionellen Behandlung helfen bei Zysten folgende Arzneien:

- Pulsatilla bei plötzlichen, bösartigen Schmerzen, die kommen und gehen.
- Conium, wenn der Bereich verhärtet ist und schmerzt.
- Phytolacca bei Zysten, die sich vor der Periode und unter emotionaler Anspannung besonders gespannt anfühlen.

Ernährungstherapie

Bei Brustschmerzen empfehlen die Therapeuten, salzige Nahrung zu meiden, um den Flüssigkeitsstau im Fettgewebe der Brust zu reduzieren. Sie raten auch zu Zusätzen aus Nachtkerzenöl und Vitamin B_6, die das Problem erwiesenermaßen beseitigen können.

Bei Brustknoten sollte man Kaffee, Tee und Schokolade meiden, da sie viel Methylxanthin enthalten, eine Substanz, von der bekannt ist, daß sie die Bildung von Zysten und Knoten in den Brüsten fördert.

Naturheilkunde

Der Praktiker empfiehlt eine Umstellung der Ernährung; Hydrotherapie und Kräuterarzneien bei Brustschmerzen und Knoten. Auch tägliches Bespritzen mit kaltem Wasser ist heilsam für die schmerzenden Brüste.

Westliche Kräuterheilkunde

Bei Brustschmerzen empfiehlt der Praktiker Labkraut, das leicht abführend wirkt und das Lymphsystem anregt.

Weitere Therapien

Ein **Aromatherapeut** empfiehlt zur Schmerzlinderung kalte Kompressen aus Lavendelöl. Auch **Akupunktur** reduziert Brustschmerzen. Bei Brustknoten verordnet ein **chinesischer Kräuterpraktiker** entgiftende Kräuter und Bluttonika. Lehrer des **Autogenen Trainings** sagen, regelmäßiges AT verhindere Zysten und sogar Abszesse. Es ließe außerdem ruhende Zysten schneller hervortreten, so daß sie rascher und wirksamer behandelt werden könnten. **Ayurveda**-Praktiker verwenden Kräuterzubereitungen wie *panchakarma* zur Entgiftung und gleichen die *tridoshas* aus. **Reflexzonentherapeuten** lindern Brustschmerzen, indem sie sich um das endokrine System und die Brustreflexe kümmern. Um die Brüste zu beruhigen, zu kühlen und vom Schmerz zu befreien, empfiehlt ein **Farbtherapeut,** grüne oder türkisfarbene BHs zu tragen. Sie raten auch dazu, Seidentücher in den Büstenhalter zu stecken oder die nackte Haut mit diesen Farben zu bestrahlen.

Krebs

Krebs ist eine Zellerkrankung. Von den etwa 500 Milliarden neuen Zellen, die täglich im Körper produziert werden, sind manche fehlerhaft und werden vom Immunsystem beseitigt. Gelegentlich jedoch entgehen einige diesem Überwachungssystem und beginnen sich schnell zu vermehren; sie entwickeln sich zu einem Tumor oder Krebs, dringen in gesundes Gewebe ein und bilden Tochtergeschwülste (Metastasen). Die Hauptkrebsarten, die nur Frauen betreffen, sind Brustkrebs, Eierstockkrebs, Gebärmutter- und Gebärmutterhalskrebs.

Brustkrebs ist der häufigste Krebs bei Frauen. Nach Schätzungen des statistischen Bundesamtes gibt es jedes Jahr allein in Deutschland über 42.000 neue Erkrankungen. Nicht jedes Anzeichen weist unbedingt auf Krebs hin – neun von zehn Brustknoten sind gutartig, aber sie sollten immer sofort dem Arzt gezeigt werden. Zu den Symptomen zählen:

- *Knoten.*
- *Veränderungen der Form oder Ausrichtung der Brustwarzen.*
- *Blutung oder Ausfluß aus den Brustwarzen.*
- *»Orangenhaut«; Grübchen in der Brusthaut.*
- *Veränderung von Form, Größe oder Gewicht einer Brust.*
- *Kleine Knoten unter der Achselhöhle.*

Eierstockkrebs wird meist relativ spät entdeckt, da die Eierstöcke sehr klein – etwa in der Größe einer Olive – und tief im Körper gelegen sind. In Deutschland bekommen fast 8.000 Frauen pro Jahr Eierstockkrebs. Symptome sind:

- *Häufiges Wasserlassen.*
- *Gewichtsverlust.*
- *Ein Bauch, der sich ständig aufgebläht anfühlt oder geschwollen ist.*

Gebärmutterhalskrebs (Zervixkarzinom) wird in Deutschland bei über 13.000 Frauen pro Jahr entdeckt. Er ist bei Frauen um die 40 oder 50 Jahre häufiger, aber auch bei Frauen unter 35 Jahren treten immer öfter Zervixkarzinome auf.

In Deutschland kommt es jährlich etwa zu 11.000 neuen Fällen von **Gebärmutterkrebs**. Er wächst eher langsam und neigt weniger zu Metastasen, daher sind die Überlebensraten relativ hoch. Das Hauptsymptom ist:

- *Ungewöhnliche oder unerklärliche Blutung aus der Vagina.*

Ursachen

Schwangerschaft und Stillperioden mindern die Wahrscheinlichkeit für Brustkrebs. Risikofaktoren sind jedoch:

- *Häufung von Brustkrebs bei direkten weiblichen Verwandten.*
- *Frühes Einsetzen der Menstruation oder späte Menopause.*
- *Fettleibigkeit.*
- *Gutartige Brustknoten in der Vergangenheit.*
- *Kinderlosigkeit.*

Die Einnahme einer »Kombi-Pille« senkt die Gefahr eines Eierstockkrebses (um 80 Prozent, wenn sie zehn Jahre lang eingenommen wird). Ein Risikofaktor für diese Krebsart ist:

- *Auftreten der Krankheit bei direkten weiblichen Verwandten.*

Barrieremethoden zur Empfängnisverhütung (Kondome, Diaphragma) schützen vor Gebärmutterhalskrebs. Zu den Risikofaktoren für diese Krebsart zählen:

- *Geschlechtsverkehr bereits im Alter von unter 20 Jahren.*
- *Viele Sexualpartner – insbesondere, wenn auch diese viele Partner hatten.*
- *Rauchen.*

Risikofaktoren für Gebärmutterkrebs sind:

- *Alter (bei Frauen über 50 Jahre häufiger).*
- *Fettleibigkeit.*
- *Frühes Einsetzen der Periode oder späte Menopause.*

Konventionelle Behandlung

Eine frühzeitige Entdeckung von Brustkrebs erhöht die Heilungschancen, daher sollte man sich angewöhnen, die Brüste in monatlichem Abstand zu untersuchen, am besten zwei oder drei Tage nach Ende der Periode, sofern die Menopause noch nicht erreicht ist. Zu den medizinischen Tests zählen die Mammographie – eine spezielle Brustuntersuchung mit Röntgenstrahlen – oder auch eine Nadelbiopsie, um einige Zellen aus diesem Bereich zu prüfen.

Die Behandlung des Brustkrebses hängt stark davon ab, wie weit er fortgeschritten ist, und besteht aus:

- *Chemotherapie, damit der Tumor schrumpft.*
- *Operation, gewöhnlich so klein wie möglich (nach neuen weltweiten Studien ist bei kleinen Krebsgeschwüren die bloße Entfernung des Knotens, kombiniert mit einer Strahlentherapie, ebenso erfolgreich wie die Amputation der ganzen Brust – eine Mastektomie).*
- *In fortgeschritteneren Fällen Mastektomie, wobei zusätzlich zur Brust auch Lymphknoten unter der Achselhöhle entfernt werden.*
- *Strahlentherapie sowie Chemotherapie oder eine Hormonbehandlung, zum Beispiel Tamoxifen, nach einer Operation.*

Die Tests bei Verdacht auf Eierstockkrebs bestehen aus:

- *Ultraschalluntersuchung.*
- *Bluttest mit Antikörpern, die sich an die Krebszellen binden und sie dadurch nachweisbar machen.*

Verschiedene Operationsstufen werden bei der Behandlung von Eierstockkrebs eingesetzt, von der Wegnahme lediglich eines Eierstocks bis zur Entfernung der Gebärmutter und beider Ovarien, gefolgt von Chemotherapie und Strahlentherapie.

Ein Abstrich weist auf eventuell bösartige Veränderungen beim Gebärmutterhalskrebs hin. Zur Behandlung stehen zur Verfügung:

- *Laseroperation, um Krebszellen zu beseitigen, wenn die Krankheit noch nicht weit fortgeschritten ist, oder eine kleinere Operation (Konisation), bei der nur ein kleines Stück Gewebe entfernt wird.*
- *Entfernung des gesamten Gebärmutterhalses; in fortgeschritteneren Fällen auch eines Teils oder der kompletten Gebärmutter.*

- *Strahlentherapie und vielleicht auch Chemotherapie vor und nach der Operation.*

Zu den Untersuchungen auf Gebärmutterkrebs zählen:

- *Ausschabung zur Untersuchung der Gebärmutterwand.*
- *Hysteroskopie, bei der mit einem Endoskop in die Gebärmutterhöhle hineingesehen wird.*
- *Ultraschalluntersuchung.*

Die Behandlung bei **Gebärmutterkrebs** besteht zumindest aus der vollständigen Entfernung der Gebärmutter sowie der Eileiter. Ist die Krankheit fortgeschritten, ist eine radikalere Art der Hysterektomie nötig, die sogenannte Wertheim-Operation, bei der auch alle umgebenden Lymphknoten vollständig entfernt werden. Die Ovarien können eventuell belassen werden.

Einer Operation folgt immer eine Strahlentherapie.

Ergänzende Behandlung

Bei Krebs sollten die ergänzenden Therapien nur zusätzlich zur konventionellen Medizin angewendet werden und sie nicht ersetzen. Sie sollen den Patienten körperlich und seelisch unterstützen. Die aufgeführten Behandlungsweisen haben eher eine allgemeine Wirkung, als daß sie speziell den Krebs bekämpfen. Sie helfen dem Körper, sich gegen den Krebs zu wehren.

Ernährungstherapie

Eine gut durchdachte Diät kräftigt das Immunsystem und die Selbstheilungskräfte. Kräuter verbessern auch die Leberfunktion, zum Beispiel den Abbau von im Blutstrom zirkulierenden Östrogenen, die die Entwicklung und das Wachstum von gutartigen oder krebsartigen Tumoren bei Frauen fördern können.

Homöopathie

Für Homöopathen ist Krebs ein vollständiger Zusammenbruch der körperlichen Gesundheit; sie verordnen daher eine konstitutionelle Behandlung. Clematis oder Echinacea fördern den körpereigenen Abwehrmechanismus.

Akupunktur

Sie unterstützt die Genesung und hilft dem Körper, mit den toxischen Auswirkungen der Medikation fertig zu werden; sie steigert die Energie der Frau, lindert Schmerzen und begegnet Depressionen.

Westliche Kräuterheilkunde

Die Behandlung unterstützt die konventionelle Medizin gut, indem sie einige Krebssymptome lindert und den Körper antreibt, gegen die Krankheit zu kämpfen. Nützliche Arzneien, die ein westlicher Kräuterheilpraktiker zur Krebsbekämpfung und Stärkung der Abwehrkräfte verordnet, sind dabei: Echinacea zur Förderung der Heilung; Wohlriechendes Veilchen, Labkraut, Roter Klee und Große Klette zur Reinigung und Stärkung der Immunabwehr. Johanniskraut, ein mildes Antidepressivum, wirkt positiv auf die Nerven und beseitigt Ängste. Eisenkraut und Rosmarin stimulieren als sanfte Tonika die Leber.

Chinesische Kräuterheilkunde

Die Behandlung unterstützt das Immunsystem und reduziert die schädlichen Nebenwirkungen der Chemo- und Strahlentherapie.

Aromatherapie

Ätherische Öle dürfen nicht unmittelbar vor oder nach einer Chemotherapie angewendet werden, da eine Massage die Verbreitung von Krebszellen im Körper über das Lymph- und Kreislaufsystem beschleunigen kann. Im frühen Stadium einer Erkrankung werden daher die ätherischen Öle in warme Bäder gegeben oder im Raum zerstäubt. Im fortgeschrittenen Stadium vermittelt eine Massage Entspannung und Wohlbehagen, daher wird sie häufig in Kliniken eingesetzt. Öle mit besonderem Nutzen sind: Geranie, Bergamotte und Rose bei Depression; Rosmarin, Bergamotte, Sandelholz, Neroli oder Melisse bei Müdigkeit, Appetitmangel nach einer Chemotherapie oder Strahlentherapie; Kamille und Fenchel zur Bekämpfung von Übelkeit.

Bachblütentherapie

Sie können Krebspatienten, die unter Niedergeschlagenheit leiden, zu einer positiveren geistigen Einstellung verhelfen, zum Beispiel: Olive bei dem Gefühl, »durch die anhaltenden Probleme keine Energie mehr zu haben«; Ginster bei Mut- und Hoffnungslosigkeit; Gauklerblume bei Angst; Weide bei Ärger; Notfalltropfen, um mit dem Schock der Diagnose »Krebs« fertig zu werden.

Weitere Therapien

Die **Naturheilkunde** rät zu unterstützender und angepaßter Ernährung, um die Energie und Körperabwehr zu erhalten. **Autogenes Training** stärkt das Immunsystem. **Ayurveda** will Krebs durch Ausgleichen der *tridoshas* und der *panchakarma*-Methode fernhalten. Das **Hypnoheilen** liefert positive Bestätigungen für Wohlbefinden und Veränderung, während die **Selbsthypnose** den körpereigenen Heilungsprozeß aktiviert und unterstützt. Visualisierungstechniken (nach Simonton) aktivieren eine gesunde Zellregenerierung und -erneuerung. Bei bestimmten Krebsarten bearbeitet ein **Reflexzonentherapeut** jede Reflexzone zur Unterstützung der Patientin. Sanftes **Yoga,** wenn der Patient gesund genug ist, reduziert den Streß und fördert die Entspannung mit sanften *asanas,* Lockerung, *pranayama* und Meditation. Zum Aufbau und zur Stärkung des Immunsystems verwenden **Farbtherapeuten** Indigo und tiefblaue Farben, die über dem entsprechenden Bereich auf der Haut getragen werden. Bei Depressionen und zur Förderung der Selbstachtung helfen klare gelbe und frische grüne Farben.

Soor

Was versteht man darunter?

Soor ist keine echte Infektion, sondern ein Überhandnehmen eines winzigen Hefepilzes namens Candida albicans, der von Natur aus in jedem gesunden Körper vorkommt und in warmen, feuchten Körperhöhlen besonders gut gedeiht. Die Krankheit tritt häufig in der Vagina auf, aber auch im Mund, Darm und sogar in geringerem Ausmaß auf der Haut. Sieben von zehn Frauen machen mindestens einmal einen Candidabefall – oder Soor – durch. Auch Babys sind häufig im Windelbereich oder Mund davon betroffen. Männer leiden selten daran, und wenn, dann treten oft keine Symptome auf. Trotzdem können sie den Pilz auf ihre Partnerin übertragen.

Bei Frauen sind die Symptome eines vaginalen Soors:

- *Dicker, weißer Ausfluß, der wie Quark aussieht und gewöhnlich nicht stark riecht.*
- *Eine entzündete, trockene, rote, juckende Vulva.*
- *Brennen beim Wasserlassen.*
- *Schmerzen beim Geschlechtsverkehr.*
- *Gelegentlicher roter Ausschlag, der sich die Schenkel hinunterzieht oder um den After ausweitet.*

Ursachen

Soor kann durch alles ausgelöst werden, was das Candidawachstum fördert, einschließlich:

- *Antibiotika (sie töten die Bakterien in Darm und Vagina, die gewöhnlich Candida in Schach halten).*
- *Medikamente, die das Immunsystem unterdrücken.*
- *Ein durch Krankheit oder Streß geschwächtes Immunsystem.*
- *Hormonschwankungen, die den Säurehaushalt der Vagina verändern und Candida dadurch die Vermehrung erleichtern, zum Beispiel in der Schwangerschaft und in der letzten Woche des Menstruationszyklus.*

Durch zusätzliche Reizung der empfindlichen Gewebe kann sich vaginaler Soor verschlimmern. Schädlich sind: Geschlechtsverkehr, enge Kleidung, mangelnde Hygiene, Tampons, Schaum- oder Duftbäder. Zusätzlich kann ein hoher Konsum von Zucker und raffinierten Kohlenhydraten den Glukosespiegel in allen Körperzellen erhöhen. Das schafft in der Vagina günstige Wachstumsbedingungen für Soor. Manche Ernährungswissenschaftler geben auch einem Übermaß an Hefe in der Nahrung die Schuld.

Konventionelle Behandlung

Jede Art von Soor wird normalerweise mit pilztötenden Mitteln wie Clotrimazol (Canesten) in Form von Salben, Cremes oder Zäpfchen behandelt. Es gibt auch eine Einmalgabe zur oralen Behandlung, das sogenannte Fluconazol.

Ärzte empfehlen bei Soor, enge Kleidung zu meiden und Unterwäsche aus Baumwolle zu tragen, damit die Genitalien »atmen« können. Sie sollten auch keine Duftbäder, Seifen und Duschgels verwenden und ihre Unterwäsche mit einem milden Pulver waschen.

Ergänzende Behandlung

Ernährungstherapie

Tampons, in Naturjoghurt getränkt, lindern den Zustand. Zuckerkonsum fördert das Wachstum der Hefepilze, daher hilft der Praktiker, eine ausgewogene Anti-Candida-Diät zusammenzustellen, die arm an raffinierten Zuckern, fermentierten Nahrungsmitteln und Hefen ist.

Eine Bakterienkultur von Lactobacillus acidophilis, das normalerweise im Darm vorkommt und als Gegengewicht zu Candida wirkt, kann als getrocknetes Pulver oder Naturjoghurt helfen Das Allicin, ein Wirkstoff des Knoblauchs, ist ein nützliches Mittel gegen Infektionen und Pilze.

Homöopathie

Eine konstitutionelle Behandlung ist empfehlenswert; zu den speziellen Arzneien zählen:

- Kalzium bei heftigem Juckreiz in der Vagina, vor und nach der Periode, bei gelbem oder milchigem Ausfluß.
- Lachesis bei brennendem Ausfluß, Müdigkeit, aufgeblähtem Bauch und Verschlimmerung vor und nach der Periode .
- Graphites bei entzündeter Vagina mit kleinen Geschwüren an den Schamlippen.

Westliche Kräuterheilkunde

Auf den betroffenen Bereich wird Naturjoghurt aufgetragen oder ein verdünntes ätherisches Öl. Teebaum oder Knoblauch ist zur Infektionsbekämpfung geeignet, Ringelblume beruhigt.

Weitere Therapien

Ein **Aromatherapeut** empfiehlt Vaginalduschen mit Rosmarin und Teebaumöl, um die Reizung zu lindern. Eine **makrobiotische** Ernährung kann helfen. Ein **Naturheilkundler** schlägt eventuell eine Laboruntersuchung auf Candida vor und rät zu Ernährungsänderung und unterstützenden Heilkräutern (eventuell Zäpfchen aus Teebaumöl). **Akupunktur** stellt das Körpergleichgewicht wieder her und stimuliert das körpereigene Abwehrsystem. Ein **Ayurveda**-Praktiker verwendet orale Mittel und *panchakarma* zur Reinigung. Die **chinesische Kräuterheilkunde** arbeitet mit entgiftenden Kräutern und entzündungshemmenden Wirkstoffen. **Farbtherapeuten** empfehlen bequeme Baumwollslips in kalten grünen und mittelblauen Farben oder Licht auf der nackten Haut. Sie raten auch zum Farbvisualisieren, um die Reizung und den Juckreiz zu lindern.

Hysterektomie

Was versteht man darunter?

Hysterektomie ist die operative Entfernung der Gebärmutter und des Gebärmutterhalses, meist zusammen mit den Eileitern.

Ursachen

Eine Hysterektomie wird durchgeführt bei Menorraghie (verstärkte Regelblutung), Krebs, schwerer Endometriose, Myomen oder bei schweren Gebärmuttervorfällen, wenn eine operative Wiederherstellung fehlgeschlagen ist. Bei starker Periode gibt es als Alternative die sogenannte Endometriumsablation, bei der die Gebärmutter weitestgehend intakt bleibt und nur deren Innenwand entfernt wird. Die Operation kann man endoskopisch durch den Gebärmutterhals durchführen. Sie ist weniger einschneidend und radikal als eine Hysterektomie, hat aber auch eine niedrigere Erfolgsquote.

Konventionelle Behandlung

Eine vollständige Hysterektomie wird unter Vollnarkose ausgeführt. Sie kann über die üblichere Bauchroute (abdominale Hysterektomie) oder die technisch schwierigere vaginale Route (vaginale Hysterektomie) erfolgen, die keine sichtbaren Narben hinterläßt. Beiden Operationen schließt sich eine zwei- bis dreimonatige Erholungszeit an. Bei manchen Frauen (ohne Krebs oder vergrößerter Gebärmutter) ist es heute möglich, eine minimal-invasive (Schlüsselloch-)Operation durchzuführen, die weniger schmerzhaft ist und kürzere Erholungsphasen mit sich bringt. Wenn auch die Ovarien entfernt werden mußten, tritt die Menopause ein. Die Frau sollte dann mit ihrem Gynäkologen eine Hormonsubstitutionstherapie erörtern. Während einige Frauen die Befreiung von ihren Beschwerden durch die Hysterektomie als echte Erleichterung empfinden, reagieren andere mit heftigen Emotionen auf den Verlust. Ausführliche Gespräche darüber mit Partner und Freunden, in einer Selbsthilfegruppe oder mit einem Therapeuten sind dann sehr ratsam.

Schon kurz nach der Operation soll die Patientin vorsichtig erste Gehversuche unternehmen, damit die Wunde besser heilt. Zur Unterstützung des Heilungsprozesses empfehlen die Ärzte Schmerzmittel und Salzbäder sowie Bettruhe und Bewegungsübungen. Die Frauen brauchen auch milde Abführmittel bei Verstopfung und Antibiotika bei einer postoperativen Infektion.

Ergänzende Behandlung

Aromatherapie

Eine aromatherapeutische Behandlung nach der Operation durch einen Praktiker kann eine Sekundärinfektion verhindern, die Wiederherstellung des Gewebes fördern und die psychische und emotionale Verfassung der Patientin bessern. Sanfte Bauchmassagen nach der Operation mit Lavendel- und Geranienöl halten Infektionen fern und fördern die Genesung. Bergamotte- und Sandelholzöl vertreiben die Müdigkeit nach dem Eingriff.

Homöopathie

Spezielle Arzneien für die Zeit nach der Operation sind:

- Arnika, um Blutungen und Blutergüsse zu reduzieren; es wird gleich nach dem Erwachen aus der Narkose gegeben. Es sollte anfangs dreimal stündlich, dann bis zu fünf Tage lang alle zwölf Stunden genommen werden.
- Staphisagria bei Komplikationen oder sehr langsamer Heilung. (alle vier Stunden, insgesamt bis zu fünf Tage lang).

Westliche Kräuterheilkunde

Zu postoperativen Arzneien zählen: Kamille zur Linderung von Entzündungen und Unterleibskrämpfen; Löwenzahn zur Wiederherstellung der normalen Darmfunktion (sie ist bei einer Unterleibsoperation sehr oft gestört); Knoblauch zur Infektionsabwehr; Ginseng und Cola zur Verbesserung der allgemeinen Vitalität; Schlangenkraut und Mönchspfeffer zum Ausgleichen des Hormonspiegels.

Bachblütentherapie

Diese Arzneien eignen sich sehr gut zur emotionalen Nachbetreuung einer Frau, der gerade die Gebärmutter entfernt worden ist. Die Wahl des Heilmittels hängt vom Zustand der Betroffenen ab, zum Beispiel: Milchstern bei Schock und Kummer; Senf bei allgemeiner Melancholie und Weide, wenn sich die Patientin zurückzieht und sehr empfindsam ist.

Weitere Therapien

Eine **Massage** hebt die Stimmung, indem sie den Frauen ein Wohlgefühl vermittelt. Verschiedene **Kunsttherapien** helfen, wenn eine Frau nach einer Hysterektomie in seelische Schwierigkeiten geraten ist. **Yoga** bietet sanfte *asanas*, Entspannung, *pranayama* und Meditation. Ein **Osteopath** bearbeitet die Bauchmuskeln, um ihre Spannung wiederherzustellen und um Schmerzen und Beschwerden zu lindern. Die Haltung, in der die Patientin während der Operation liegt, kann die Lendenwirbelsäule und das Becken schädigen und zu Rückenschmerzen führen, die durch **chiropraktische Behandlung** abgeschwächt werden. Die **Hypnotherapie** mit Suggestionen und auch Hypnoheilen kann nützen. Ein **Farbtherapeut** rät zu einem tiefen Korallenrot, das am Oberkörper bei Traurigkeit nach der Operation getragen werden soll, und zu Gold, um das Gefühl zu fördern, etwas Besonderes zu sein und verwöhnt und betreut zu werden. Er empfiehlt auch violette Unterwäsche und violettes Licht um den Unterleib. Der Heilungsprozeß des Körpers wird dadurch gefördert.

MENOPAUSE

Was versteht man darunter?

Die Menopause ist keine Störung, sondern eine Phase normaler körperlicher Veränderungen, in der die Menstruationszyklen enden. Sich damit abzufinden, daß die gebärfähigen Jahre nun vorüber sind und ein neuer Lebensabschnitt beginnt, kann das Gefühlsleben stark beeinflussen. Manche Frauen sind froh, endlich befreit zu sein von der Menstruation, dem prämenstruellen Syndrom, Sorgen um die Verhütung, Schwangerschaften und von der harten körperlichen Arbeit, kleine Kinder aufzuziehen. Andere aber sind bedrückt, daß ihre Fruchtbarkeit und ein weiterer Lebensabschnitt nun zu Ende sind.

Die Liste der möglichen menopausalen Beschwerden ist lang, aber mehr als zwei treten selten gleichzeitig bei einer Frau auf. Die Beschwerden sind meist nur vorübergehend, und zwischen 25 und 50 Prozent aller Frauen bekommen sie gar nicht. Möglich sind:

- *Hitzewallungen.*
- *Trockene Vagina.*
- *Trockenere Gesichtshaut und Haare.*
- *Nächtliches Schwitzen.*
- *Schlaflosigkeit.*
- *Angst, Reizbarkeit, Müdigkeit und Depression.*
- *Schlechtes Gedächtnis, Konzentrationsschwäche.*
- *Verringerte Libido und schmerzender Geschlechtsverkehr.*
- *Verkleinerung der Brüste.*
- *Unerwünschtes Haarwachstum am Körper.*
- *Gelenkschmerzen.*
- *Probleme beim Wasserlassen.*
- *Gebärmuttervorfall.*
- *Beginn von Osteoporose: Knochen degenerieren und werden zerbrechlich.*

Ursachen

Das Durchschnittsalter, in dem Frauen in die Wechseljahre kommen, beträgt 51 Jahre. Die Phase, die die Menopause (Klimakterium) einleitet, dauert durchschnittlich zehn bis 15 Jahre. In dieser Zeit stellen die Ovarien allmählich die Östrogenproduktion ein. Der langsam sinkende Hormonspiegel ist für die meisten körperlichen und seelischen Symptome verantwortlich, die in dieser Phase bei der Frau auftreten.

Durch den Östrogenrückgang kann sich Osteoporose (s. S. 312–313) entwickeln, die jede dritte ältere Frau betrifft. Das Hormon schützt die Knochen; sinkt sein Spiegel, wird Kalzium aus den Knochen freigesetzt. Dieser Verlust ist in den ersten fünf Jahren nach der Menopause am größten. Östrogen schützt Frauen auch vor Herzerkrankungen.

Konventionelle Behandlung

Eine Hormonsubstitutionstherapie (HST) ist den Gynäkologen zufolge die effektivste Behandlung in der Menopause und besteht aus:

- *Einnahme kleiner Mengen Östrogen. Sie ist nur für Frauen geeignet, denen die Gebärmutter entfernt wurde, da ein weiteres regelmäßiges monatliches Wachstum der Gebärmutterschleimhaut ohne den schützenden Effekt zusätzlichen Progesterons die Entwicklung von Krebs fördern kann.*
- *Östrogen und Progesteron bei intakter Gebärmutter.*

Die Hormone werden verabreicht als Hautpflaster, Pillen, Gel, Implantate, Vaginalringe, Zäpfchen oder bei trockener Vagina als Creme. Bei einer HST sollte die Frau halbjährlich den Blutdruck und jährlich Brust und Unterleib untersuchen lassen. Sie sollte auch selbst jeden Monat die Brüste abtasten. Positive Wirkungen der HST sind:

- *Stillstand der meisten menopausalen Beschwerden.*
- *Schutz gegen Herzkrankheiten.*
- *Gesteigertes Wohlbefinden.*
- *Mehr Energie und erhöhte Libido.*

Nicht alle Frauen in den Wechseljahren wollen jedoch eine HST. Der Grund ist zum Teil die Angst, eine lang andauernde HST würde Brustkrebs fördern, zum Teil haben viele Frauen eine instinktive Abneigung gegen künstliche Hormone. Es wird auch diskutiert, wie lange eine HST für eine Frau sicher ist und ob die menopausalen Beschwerden zurückkehren, wenn die Frau die Einnahme beendet.

Obwohl es für eine HST etwa 40 verschiedene Möglichkeiten gibt, werden gewöhnlich nur die bekanntesten zwei oder drei verordnet. Diese sind – genau wie bei den gebräuchlichsten Antibabypillen – nicht immer für jede Frau geeignet. Am Anfang können einige Versuche notwendig sein, bis die HST mit den individuell wenigsten Nebenwirkungen gefunden ist. Darüber hinaus sind viele Ärzte nicht genügend vertraut mit den verschiedenen Möglichkeiten, die es gibt, den manchmal nur vorübergehenden Nebenwirkungen der HST entgegenzuwirken. Als Nebenwirkungen sind bekannt:

- *Übelkeit.*
- *Stimmungsschwankungen.*
- *Gewichtszunahme.*
- *Reizbarkeit.*
- *Gespannte, vergrößerte Brüste.*
- *Bauchkrämpfe.*
- *Rückkehr der Menstruation und des prämenstruellen Syndroms, wenn die Frau auch Progesteron einnimmt.*

Menopausale Beschwerden werden von konventionellen Medizinern auch rein symptomatisch behandelt. Zu diesen Methoden zählen:

- *Antidepressiva bei Depression.*
- *Leichte Beruhigungsmittel bei Angst.*
- *Östrogencremes bei trockener Vagina.*
- *Kalziumpräparate.*
- *Ernährungs- und Übungsvorschläge zur Prävention der Osteoporose.*
- *Schlaftabletten bei Schlaflosigkeit.*
- *Harntreibende Mittel und Ernährungstips bei Gewichtszunahme.*
- *Pessare sowie physiotherapeutische Unterleibsübungen, um Gebärmuttervorfälle zu behandeln.*

ERGÄNZENDE BEHANDLUNG

Homöopathie

Aus homöopathischer Sicht sind menopausale Beschwerden Imbalancen, die schon seit langer Zeit bestehen. Daher muß die Behandlung konstitutionell sein. Es gibt auch einige Arzneien, die sogar als homöopathische Form der HST verwendet werden können, aber nur unter Anleitung eines sehr erfahrenen Praktikers. Vor Beginn der konstitutionellen Behandlung sind einige der folgenden Mittel sehr hilfreich:

- Lachesis bei Gedächtnis- und Konzentrationsschwäche, Angst und Depression.
- Pulsatilla bei Depression, Wehmut, Stimmungsschwankungen und Kopfschmerzen.
- Aconitum bei plötzlich einsetzenden Hitzewallungen.
- Graphites bei Reizbarkeit, Konzentrationsschwäche, Depression, Wehmut und Übererregbarkeit.

Westliche Kräuterheilkunde

Die Sicherheit dieser Behandlungsweise macht sie zu einer vernünftigen Wahl bei menopausalen Beschwerden. Der Praktiker empfiehlt spezielle Kräuter, gibt aber auch Ratschläge zu Ernährung und Bewegung, um das allgemeine Wohlbefinden zu erhalten und gegen Osteoporose sowie mögliche Herzkrankheiten vorzubeugen. Zu den Arzneien zählen: Salbei, der den Östrogenspiegel beeinflußt, Johanniskraut und andere Nerventonika bei leichter Depression und Herzgespann bei Gefäßreizungen, die zu Hitzewallungen führen.

Aromatherapie

Eine sehr sanfte Selbstmassage der Brüste mit einer vom Aromatherapeuten zubereiteten Ölmischung hilft gegen das einsetzende Schrumpfen der Brust. Lavendel, Kamille oder andere schmerzstillende oder beruhigende Mischungen werden in Nacken, Schultern und Rücken massiert, um Spannungen zu lösen. Muskatellersalbei und Fenchel lindern die von einem Hormonungleichgewicht verursachten Symptome.

Akupunktur

Nach Dr. Mark Yu hilft die Akupunktur bei vielen menopausalen Beschwerden durch Ausgleichen des Hormonsystems, besonders bei Kopfschmerzen und Migräne, Hitzewallungen, starken Monatsblutungen, Rückenschmerzen und nachlassender Hautspannung. Die Behandlung verbessert auch den Chi-Fluß zum Nervensystem und hilft so bei Gedächtnis- und Konzentrationsschwäche.

Ernährungstherapie

Studien ergaben, daß Vitamin-E-Präparate oft menopausale Symptome lindern. Ein Ernährungstherapeut bemüht sich darum, die Wirksamkeit der Hirnanhangdrüse und der Nebennieren zu steigern, indem er eine angemessene Zufuhr der richtigen Nährstoffe sicherstellt und Nahrungsmittel wie Kaffee ablehnt, da sie die Nebennieren belasten. Die Nebennieren, die sich oberhalb der Nieren befinden, produzieren auch nach Beginn der Menopause noch ein wenig Östrogen, das oft ausreicht, um sich auch ohne HST gesund zu fühlen. Neben Ernährungsempfehlungen setzt der Praktiker auch Mönchspfeffer ein, da diese Heilpflanze eine direkte, positive Wirkung auf die Hirnanhangdrüse hat. Sie ist die Hauptdrüse, deren »Befehle« alle anderen Drüsen steuert.

Bachblütentherapie

Zu den Arzneien, die die Symptome der Wechseljahre lindern, zählen: Senf bei Depressionen, die ohne ersichtlichen Grund aufzutreten scheinen; Knäuelblume bei unerklärlichen Stimmungsschwankungen; Olive sowie Hainbuche bei Müdigkeit; Gauklerblume bei Angst vor dem Altern; Milchstern bei Kummer über den Verlust der Jugend.

Chiropraktik

Rückenschmerzen durch Östrogenmangel oder beginnende Osteoporose sprechen gut auf eine Behandlung der Wirbelsäule und Weichteile an. Die Chiropraktik lindert sehr effektiv Kopfschmerzen und Migräne, die durch Spannung und Streß ausgelöst wurden. Ebenso reduziert sie Nackenbeschwerden, indem sie die Flexibilität der Gelenke wiederherstellt.

Farbtherapie

Zu empfehlen ist Türkis und Magenta als Licht auf dem nackten Körper, farbige Seidentücher auf der Haut sowie farbige Kleidung und Unterwäsche, um das Gleichgewicht wiederherzustellen. Magenta ist die Verbindung aus Rot (Energie) und Violett (Heilung) und schwächt die Hitzewallungen ab. Mangelnde Konzentration wird von Gelb verbessert, da es das Nervensystem und die geistigen Prozesse stimuliert und ausgleicht.

Weitere Therapien

Yoga mit Übungen zur Entspannung, Meditation und Förderung der Muskelspannung und der Flexibilität hilft, Streß und Angst zu senken. Die **Naturheilkunde** arbeitet mit Ernährungsumstellung, östrogenreicher Nahrung, Regulation des Blutzuckers und angepaßter Ernährung. **Chinesische Kräuterpraktiker** empfehlen die Einnahme von Hormon-, Nieren- und Bluttonika und versuchen, das Yin des Körpers zu stärken, da es kühlt, beruhigt und Feuchtigkeit gibt. Verschiedene **Kunsttherapien** können ausgesprochen nützlich sein, wenn sich eine Frau emotional nicht mit der Menopause abfinden kann; sie helfen ihr, sich kreativ und aktiv mit ihrer neuen Lebensphase auseinanderzusetzen. Die **Hypnotherapie,** einschließlich Visualisieren, Hypnoheilen und Selbsthypnose, entspannt und reduziert den Streß und sorgt auch für positive Einflüsse auf die Gesundheit, Energie und das Wohlbefinden. **Reflexzonentherapeuten** bearbeiten die Reflexe der Hirnanhangdrüse, Schilddrüse und Nebennieren, des Sonnengeflechtes und der Fortpflanzungsorgane.

DER HARNTRAKT

Was versteht man darunter?

Der Harntrakt filtert das Blut und entfernt überschüssiges Wasser und Abfallprodukte aus dem Körper. Er umfaßt zwei Nieren, zwei Harnleiter, die Blase und die Harnröhre. Die Nieren sind etwa 11 cm lang, 6 cm breit und über dünne Röhren, die Harnleiter, mit der Blase verbunden.

Die Blase ist ein elastisches Hohlorgan, das sich dehnt, wenn es sich mit Urin füllt. Sind etwa 300 ml Urin in der Blase, senden die Nerven in ihren Wänden Signale zum Gehirn. Der Urin wird, nachdem man dazu einen geeigneten Ort aufgesucht hat, über die Harnröhre entleert. Diese ist bei Frauen nur 4 cm, bei Männern dagegen 25 cm lang. Jede Niere enthält über eine Million mikroskopisch kleiner Filtereinheiten, die Nephrone. Jedes Nephron erhält über die Nierenarterie Blut, aus dem es nur die kleineren Moleküle herausfiltert, zum Beispiel Wasser, Glukose oder Abfallprodukte wie Harnstoff. Die größeren Substanzen wie Bluteiweiß und Blutzellen bleiben zurück. Aus der gefilterten Flüssigkeit werden alle verwertbaren Bestandteile zurück in den Blutstrom aufgenommen. Die restliche Flüssigkeit wird zur Harnblase geleitet und von dort als Urin ausgeschieden.

Welche Störungen gibt es?

Der Harntrakt ist für Infektionen sehr anfällig. Frauen leiden besonders unter Blasenentzündung, da sich die Harnröhre nahe an der Vagina und am After befindet. Die Hauptsymptome sind Schmerzen beim Wasserlassen und häufiger Harndrang. Ohne Behandlung kann die Infektion auf Blase und Nieren übergreifen und zu Fieber sowie Schmerzen in der Leiste führen. Bei empfindlichen Menschen können sich auch *Nierensteine* bilden.

Eine *Harninkontinenz* ist häufig ein Problem älterer Frauen, kann aber auch bei Frauen mit mehreren Entbindungen auftreten. Die Beckenbodenmuskeln werden schwach und die Frau leidet an Streßinkontinenz; beim Lachen oder Niesen tritt Urin aus.

Das Hauptproblem bei Männern ist eine vergrößerte Prostatadrüse. Die Prostata umgibt die männliche Harnröhre, und sie engt diese ein, wenn sie sich im Alter vergrößert. Die Patienten klagen über einen dünnen Urinstrahl und häufigen Harndrang in der Nacht.

Der Harntrakt besteht aus zwei Nieren, zwei Harnleitern, der Harnblase und der Harnröhre. Die Harnblase füllt sich mit Urin und sendet dann Signale zum Gehirn, die den Betreffenden spüren lassen, daß er die Blase entleeren muß.

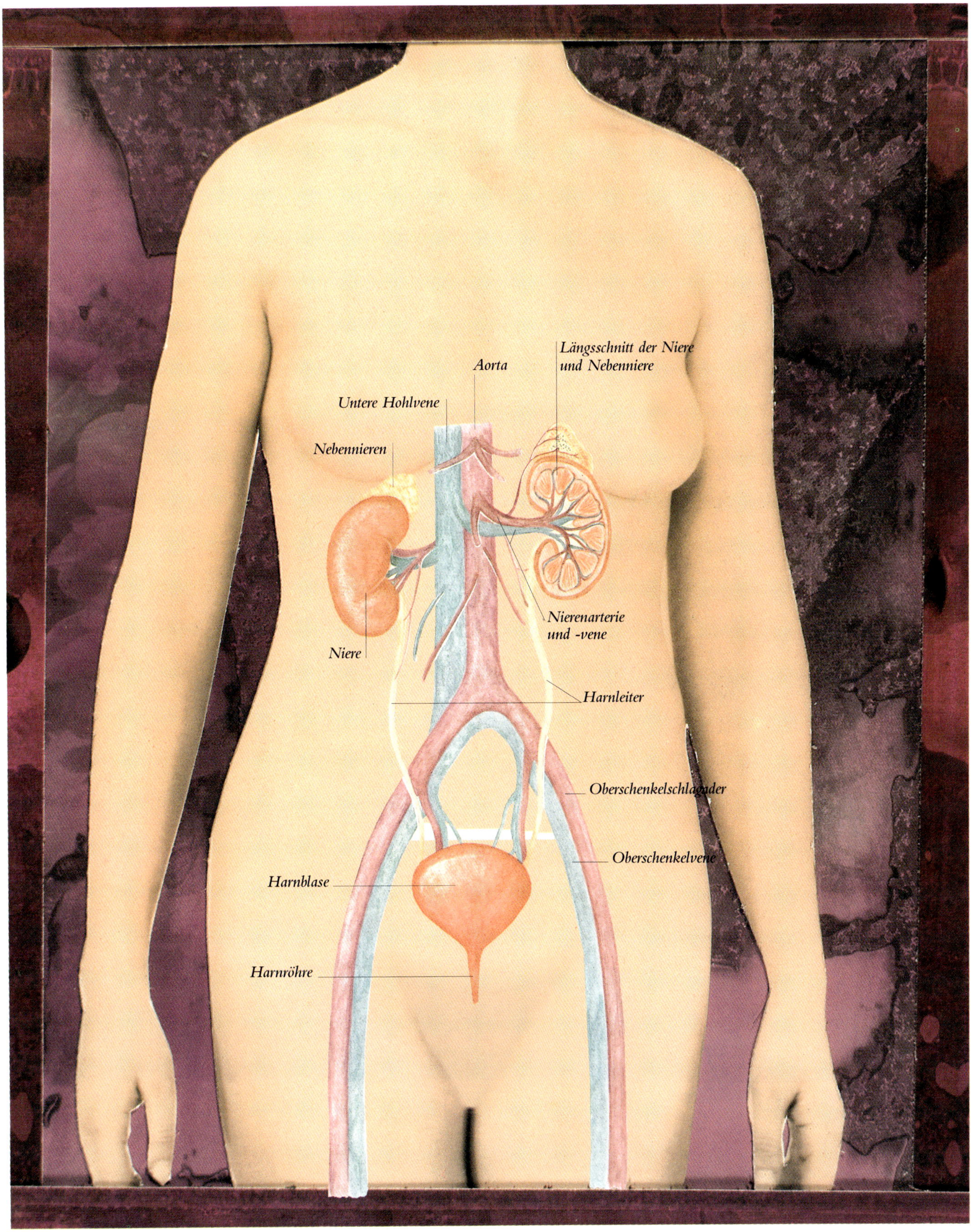
Längsschnitt der Niere und Nebenniere
Aorta
Untere Hohlvene
Nebennieren
Nierenarterie und -vene
Niere
Harnleiter
Oberschenkelschlagader
Oberschenkelvene
Harnblase
Harnröhre

INKONTINENZ

Was versteht man darunter?

Inkontinenz oder unwillkürliches Wasserlassen ist sehr häufig. Am häufigsten ist die Streßinkontinenz, wobei eine kleine Menge Urin austritt, wenn der Druck auf den Bauch steigt, zum Beispiel beim Husten, Lachen oder Niesen. Bei Dranginkontinenz oder Totalinkontinenz wird die Blase vollständig geleert.

Ursachen

Streßinkontinenz entsteht meist nach Verletzung oder Überanstrengung der Muskeln, die den Boden des Beckens bilden (»Beckenbodenmuskulatur«). Bei Frauen wird dieser Zustand vor allem durch Schwangerschaft und Entbindung ausgelöst. Weitere Ursachen sind Verletzung oder Erkrankung der Harnröhre, Blasensteine, geistige Beeinträchtigung, Gehirn- oder Rückenmarkschaden, Streß, Angst, Ärger und Reizblase.

Konventionelle Behandlung

Bei zu schwachen Beckenmuskeln behandelt man die Inkontinenz am besten mit Beckenbodenübungen, besonders in der Schwangerschaft und nach der Entbindung. Gelegentlich ist eine Operation nötig, um Hindernisse zu beseitigen oder die Harnröhre zu straffen und zu verlängern. Inkontinenz als Folge einer Infektion wird mit Antibiotika therapiert, eine Reizblase mit Anticholinergika.

ERGÄNZENDE BEHANDLUNG

Westliche Kräuterheilkunde

Die Behandlung verbessert die Spannung der Blasenmuskeln und fördert die Entleerung der Blase.

Chinesische Kräuterheilkunde

Die Behandlung mit adstringierenden Mitteln und Nierentonika wirkt in Verbindung mit Akupunktur am besten.

Weitere Therapien

Die **Naturheilkunde** empfiehlt Beckenbodenübungen, Sitzbäder, angepaßte Ernährung und Kräuterarzneien. **Reflexzonentherapeuten** konzentrieren sich auf den Harntrakt. Ein **Hypnotherapeut** behandelt Inkontinenz mit Rückführung in die Vergangenheit. **Entspannung und Visualisieren** führen manchmal zu einer vollständigen Heilung. Akupunktur hilft älteren Menschen.

HARNRÖHRENENTZÜNDUNG

Was versteht man darunter?

Eine Entzündung der Harnröhre (Urethritis) verursacht ein Brennen und manchmal starke Schmerzen beim Wasserlassen. Der Urin kann Blut enthalten; manchmal erscheint ein gelber, eitriger Ausfluß. Es können sich Narben bilden, die die Harnröhre verengen. Bei der nichtspezifischen Urethritis (NSU) sind die Symptome schwächer und der Ausfluß ist klar.

Ursachen

Eine Urethritis kann von dem Gonorrhöe-Bakterium (Tripper, spezifische Urethritis) oder anderen infektiösen Organismen (bei NSU) ausgelöst werden; ebenso durch Beschädigung der Harnröhre. Fast die Hälfte aller NSU-Fälle geht auf Chlamydien-Bakterien zurück; nur wenige entstehen durch andere sexuell übertragene Erreger.

Konventionelle Behandlung

Wenn eine Infektion vorliegt, wird die Urethritis in der Regel mit Antibiotika behandelt. Ebenso die NSU, da aber ihre Ursache unbekannt sein kann, liegt die Heilungsrate nur bei 85 Prozent. Die Therapie muß unter Mitbehandlung des Partners und ohne Geschlechtsverkehr strikt zu Ende geführt werden.

ERGÄNZENDE BEHANDLUNG

Homöopathie

Die Behandlung entspricht weitgehend der der Blasenentzündung (s. S. 239). Die Arzneien werden dem Zustand des Patienten entsprechend verordnet.

Chinesische Kräuterheilkunde

Die Behandlung schließt entgiftende Kräuter, fiebersenkende und entzündungshemmende Wirkstoffe ein.

Weitere Therapien

Ernährungstherapeuten empfehlen Extrakte aus Preiselbeersaft. Sie raten zu einer Umstellung der Ernährung, wenn Lebensmittelallergien den Zustand verschlimmern. **Reflexzonentherapeuten** bearbeiten die Reflexpunkte, die mit Harntrakt und Lymphknoten in Beziehung stehen. **Westliche Kräuterpraktiker** verhindern Rückfälle und heilen geschädigtes Gewebe. Ein **Hypnotherapeut** empfiehlt **Hypnoheilen** und **Visualisieren**.

NIERENSTEINE

Was versteht man darunter?

Nierensteine sind kleine, runde Kristalle, die in den Nieren und manchmal auch anderen Teilen des Harntraktes entstehen. Die Steine setzen sich zu etwa 70 Prozent aus Kalziumoxalat sowie -phosphat zusammen, und ein hoher Oxalatspiegel im Urin begünstigt sie. Etwa 20 Prozent der Steine bestehen aus einem Gemisch aus Kalzium-, Magnesium- und Ammoniumphosphat; man nennt diese Infektsteine. Weitere fünf Prozent bestehen hauptsächlich aus Harnsäure; andere Arten kommen selten vor.

Steine in den Nieren oder Harnleitern verursachen eine Nierenkolik (starke Lendenschmerzen). Blasensteine, die in Entwicklungsländern häufiger vorkommen, sind meist mit Schwierigkeiten beim Wasserlassen verbunden. Nieren mit Steinen sind anfällig für Infektionen, man muß die Steine daher unbedingt beachten.

Ursachen

Für die Mehrzahl der Nierensteine gibt es keine offensichtliche Ursache. Eine leichte, chronische Austrocknung (Dehydration) kann ein Faktor sein (im Sommer treten sie gehäuft auf), da dann der Urin stärker konzentriert ist. Weitere Ursachen von Nierensteinen sind:

- *Im Fall von Kalziumsteinen Hyperparathyreoidismus (Überaktivität der Nebenschilddrüsen).*
- *Harnsäuresteine kommen bei Gichtpatienten vor.*
- *In Entwicklungsländern entstehen Blasensteine meist durch eine phosphat- und eiweißarme Ernährung; in westlichen Ländern entwickeln sie sich in der Regel aufgrund einer Behinderung des Urinflusses sowie einer chronischen Harntraktinfektion.*

Konventionelle Behandlung

Bei kleinen Steinen sind Bettruhe, Schmerzmittel und viel Flüssigkeit, um die Steine auszuschwemmen, eine geeignete Methode. Bei großen Steinen wird in manchen Fällen noch eine operative Entfernung empfohlen. Wesentlich moderner und schonender ist der Einsatz eines Stoßwellen-Lithotripters. Durch das Aussenden von Stoßwellen werden alle Steine von außen zertrümmert.

ERGÄNZENDE BEHANDLUNG

Homöopathie

Wiederkehrende Nierensteine werden konstitutionell behandelt. Bei starkem Schmerz ist ein Arzt erforderlich. Folgende Arzneien helfen bis zu seinem Eintreffen:

- Berberis bei stechenden Schmerzen zwischen den unteren Rippen und der Hüfte beim Wasserlassen. Der Schmerz kommt von einem zentralen Punkt, wird durch Bewegung schlimmer und beim Liegen auf der schmerzenden Seite leichter.
- Nux vomica bei Schmerz auf der rechten Seite, der zu den Genitalien in das rechte Bein zieht, Übelkeit und Erbrechen verursacht oder der den Mastdarm betrifft und Stuhldrang auslöst. Auch bei schwachem Harnstrahl, der bei Anstrengung gänzlich aufhört; bei Frösteln und Reizbarkeit.
- Lycopodium, wenn der Schmerz rechts sitzt und nicht ins Bein reicht; bei Rückenschmerzen, die beim Wasserlassen leichter werden; auch bei Urin mit roten Sedimenten und wenn die Beschwerden zwischen 16 und acht Uhr schlimmer werden.
- Tabacum, wenn der Schmerz den Harnleiter befällt sowie Übelkeit und kalten Schweiß verursacht.
- Cantharis bei Schmerz, der wie Messer in alle Richtungen sticht; bei Brennen in der Blase und einem unerträglichen Harndrang. Bei Durst und Ekel vor Nahrung.

Chinesische Kräuterheilkunde

Bei Infektionen empfiehlt ein Praktiker entzündungshemmende und fiebersenkende Wirkstoffe. Harntreibende Kräutermittel helfen. Wenn die Steine nicht zu groß sind, helfen Abführmittel aus Kräutern.

Westliche Kräuterheilkunde

Kräuterheilmittel helfen oft sehr. Viele Arzneien haben einen guten Ruf als Steinauflöser. Sie glätten beschädigtes Gewebe und fördern die Beseitigung von Abfallprodukten. Auch wenn viele Arzneien gegen Entzündungen und Infektionen wirken, darf man bei schweren Fällen nie die Notwendigkeit einer Antibiotikatherapie übersehen.

Ernährungstherapie

Die Bildung von Nierensteinen hängt mit einem Mangel an Vitamin B_6 und Magnesium zusammen. Der beste Schutz gegen Infektionen ist ein stabiles allgemeines Wohlbefinden sowie ein intaktes Immunsystem (s. S. 265).

Weitere Therapien

Die **ayurvedische** Medizin verfügt über Heilpflanzen, die bei Nierensteinen und Infektionen helfen. **Yoga** unterstützt durch sanfte *asanas*, Entspannung, *pranayama* und Meditation. Die **Makrobiotik** wirkt vorbeugend. Bei Steinen werden reichlich heiße, süße Getränke empfohlen, daneben **Shiatsu** und **Akupressur.** Ein **Naturheilkunde**-Praktiker rät zu geeigneter Ernährung (kalziumreiche Nahrung meiden) sowie zu Kräuterarzneien. Ein **Hypnotherapeut** empfiehlt kreatives Visualisieren, um die Steine aufzulösen. **Reflexzonentherapeuten** bearbeiten Reflexpunkte, die mit Nieren, Harnleiter, Blase, Nebennierendrüsen, Hirnanhangdrüse und den Lymphknoten in Beziehung stehen. Die **Metamorphische Methode** konzentriert sich auf die fötalen Reflexzonen.

Nierenerkrankungen

Was versteht man darunter?

Es gibt viele Störungen, die den Nieren schaden können; die häufigsten sind:

- *Infektion (Nierenbeckenentzündung).*
- *Stoffwechselstörungen wie Gicht oder Nierensteine.*
- *Abflußstörungen wie die Verengung des Harnleiters.*
- *Eine Autoimmunerkrankung (Glomerulonephritis).*
- *Angeborene Fehler (zum Beispiel eine fehlende Niere oder zusammengewachsene Nieren).*
- *Beschädigung oder Verengung der Nierenarterien.*
- *Polyzystische Nieren (die Nieren bestehen nur noch aus großen Zysten).*

EINE PLÖTZLICHE TOTALE NIERENBLOCKADE KANN INNERHALB VON STUNDEN EIN NIERENVERSAGEN VERURSACHEN, DAS ZU KOMA UND TOD FÜHREN KANN.

Ursachen

Nierenerkrankungen können sehr unterschiedliche Ursachen haben. Eine Niereninfektion wird in der Regel von Bakterien ausgelöst, die meist aus der Vagina oder dem Verdauungstrakt stammen. Wiederkehrende Infektionen bei Kindern beruhen oft auf einer Schwäche des Verschlusses zwischen Harnleiter und Blase, so daß der Urin aus der Blase zurückfließen kann. Zysten sind häufig angeboren. Bei Diabetes können sich die Arterien verengen, die die Nieren versorgen. Allergische Reaktionen auf manche Medikamente können plötzliche Funktionsstörungen der Nieren hervorrufen. Auch Arzneien wie Schmerzmittel oder starke Antibiotika können die Nieren schädigen.

Konventionelle Behandlung

Eine Niereninfektion wird mit Antibiotika behandelt. Eine Operation kann nötig sein, um Verengungen in Nieren und Harnleitern zu weiten. Harntreibende Mittel verbessern den Urinfluß. Die Dialyse, bei der eine »künstliche Niere« die Blutreinigung übernimmt, kann bei akutem Nierenversagen vorübergehend eingesetzt werden. Bei Niereninsuffizienz kann der Patient durch die künstliche Niere am Leben gehalten werden – die beste Lösung ist aber eine Nierentransplantation.

Ergänzende Behandlung

Homöopathie

Bei einer Niereninfektion empfiehlt ein Homöopath dem Patienten eine der folgenden Arzneien vor dem Beginn einer konventionellen Therapie.

- Arsenicum album bei wenig Urin und einem Brennen beim Ausscheiden; wenn der Patient erschöpft und unruhig ist.
- Aconitum bei plötzlichem Auftreten der Krankheit, bei Angst, Fieber und Durst; bei schmerzhaftem und mit Angst verbundenem Wasserlassen; bei wenig, heißem und rotem Urin; bei Spannungen im Nierenbereich und Beschwerden, die bei kalter, trockener Luft auftreten.
- Uva ursi bei häufigem Harndrang, brennenden Schmerzen im Nierenbereich, Blut und Schleim im Urin und Erbrechen.
- Cantharis bei ständigem Harndrang oder schneidenden, brennenden Schmerzen im Nierenbereich.

Ernährungstherapie

Die Behandlung hängt vom Zustand der Nieren und von den individuellen Gegebenheiten des Patienten ab. Nährstoffmangel kann Ursache einer Nierenerkrankung sein, und auch eine lang anhaltende Überlastung mit Schadstoffen kann zu einem allmählichen Verlust der Funktionsfähigkeit der Nieren führen.

Naturheilkunde

Diät und Fasten werden vom Praktiker verordnet, wenn es ihm angebracht scheint. Die Ernährungsrichtlinien empfehlen, tierisches Eiweiß und Zitrusfrüchte zu meiden. Eine Hydrotherapie zusammen mit Heilkräutern und homöopathischen Arzneien ist hilfreich.

Makrobiotik

Viele makrobiotische Nahrungsmittel, besonders pflanzliche Meeresfrüchte, sind reich an Kalium und daher für Nierenkranke nicht geeignet. Wer sich einer Standarddiät unterziehen möchte, sollte sich daher vergewissern, von einem erfahrenen Praktiker betreut zu werden. Shiatsu, das in Kombination mit Makrobiotik zu empfehlen ist, hilft den Nieren ausgezeichnet, und der Praktiker rät auch, eher warme als kalte Speisen zu sich zu nehmen, tierische Fette zu meiden und den Salzkonsum einzuschränken.

Yoga

Ein Yoga-Therapeut empfiehlt sanfte *asanas,* Entspannung, *pranayama* und Meditation.

Weitere Therapien

Ein **Ayurveda**-Praktiker arbeitet mit Kräuterzubereitungen. Je nach Ursache der Erkrankung empfiehlt ein **chinesischer Kräuterpraktiker** Nieren- und Bluttonika begleitend zur **Akupunktur. Reflexzonentherapeuten** können einige Nierenerkrankungen behandeln. Sie bearbeiten besonders die Reflexzonen der Nieren, Harnleiter und Blase. **Tai Chi** und **Shiatsu** helfen. Ein **Hypnotherapeut** rät zu Regression, Suggestion, Hypnoheilen und Visualisieren. Die **Metamorphische Methode** konzentriert sich auf die fötalen Reflexzonen.

Blasenentzündung und Blaseninfektion

Was versteht man darunter?

Eine Blasenentzündung (Zystitis) wird gewöhnlich durch eine bakterielle Infektion verursacht. Sie kommt bei Frauen häufiger vor, da deren Harnröhre kürzer ist und die Bakterien, die oft aus der Vagina oder dem After stammen, leichter von der Harnröhrenöffnung in die Blase gelangen. Zu den Beschwerden zählen quälender und häufiger Harndrang, brennende Schmerzen beim Wasserlassen und gelegentlich Streßinkontinenz. Es wird jeweils nur wenig Urin ausgeschieden; er kann übel riechen, trüb sein oder Blut enthalten. Fieber und dumpfe Schmerzen im Unterleib sind möglich.

Ursachen

Bei Männern sind Infektionen und Blasenentzündungen seltener und beruhen meist auf einer Verengung, zum Beispiel durch eine vergrößerte Prostata (s. S. 207). Das Bakterium, das am häufigsten Blasenentzündungen verursacht, ist ein gewöhnliches Darmbakterium. Meist wird es durch Geschlechtsverkehr oder mangelnde Hygiene übertragen. Eine Blasenentzündung tritt auch in der Schwangerschaft häufig auf. Ebenso sind Diabetiker für Harnwegsinfektionen recht empfänglich. Eine Blasenentzündung bei Frauen, die beginnen, sexuell aktiv zu werden (»Flitterwochen-Zystitis«), sollte auch ohne Behandlung wieder abklingen. Es ist aber ratsam, nach jedem Geschlechtsverkehr die Blase zu entleeren. Andere mögliche Ursachen sind:

- *Das Einführen von Operationszubehör wie einem Zytoskop oder einem Katheter in die Harnröhre.*
- *Ein Stein oder Tumor in der Blase.*
- *Ein Diaphragma zur Empfängnisverhütung.*
- *Verengung der Harnröhre durch Narben von früheren Infektionen.*
- *Vaginale Infektionen (gelegentlich).*

BEI EINER BLASENENTZÜNDUNG, DIE LÄNGER ALS 48 STUNDEN ANHÄLT ODER MIT HOHEM FIEBER EINHERGEHT, IST EIN BESUCH BEIM ARZT UNERLÄSSLICH.

Konventionelle Behandlung

Wenn eine Infektion vorliegt, werden Antibiotika verordnet; es ist wichtig, viel zu trinken. Dadurch wird ein Übergreifen der Infektion auf die Nieren verhindert.

Ergänzende Behandlung

Homöopathie

Ein Homöopath behandelt wiederkehrende Entzündungen konstitutionell; er kann aber auch eine der folgenden Arzneien verordnen, um akute Beschwerden zu lindern:

- Antharis bei brennenden, schneidenden Schmerzen im Unterleib, ständigem Harndrang und Schmerzen im Rücken, die am Nachmittag schlimmer werden; bei tröpfelndem, blutigem Urin oder wenn sich die Blase nicht vollständig entleert.
- Apis bei scharfen, stechenden Schmerzen, häufigem Harndrang und wenig Urin, der heiß und blutig ist; bei Symptomen, die sich bei Wärme verschlimmern und bei Kälte verbessern.
- Nux vomica bei erfolglosem, schmerzhaftem Harndrang.
- Belladonna bei einem Brennen in der Harnröhre; einer Blase, die empfindlich auf Schreck reagiert; bei hellrotem Urin mit Blutgerinnseln oder einem Harndrang, der auch nach dem Wasserlassen bestehenbleibt.
- Tarentula bei hohem Fieber und Schmerzen; bei geschwollener und harter Blase; bei extremer Unruhe und Hektik.

Je nach den speziellen Beschwerden gibt es noch viele andere geeignete homöopathische Arzneien.

Naturheilkunde

Ein Naturheilpraktiker rät zu einer Ernährung ohne Reizstoffe. Eine entgiftende Diät zusammen mit reichlicher Flüssigkeitszufuhr ist empfehlenswert. Eine Hydrotherapie, besonders ein Sitzbad, ist angebracht. Ebenso helfen Heilkräuter und homöopathische Arzneien.

Ernährungstherapie

Die Therapeuten empfehlen Extrakte aus Preiselbeersaft, um die Anheftung der Bakterien an die Blasenwand zu verhindern. Sie raten zu einer Umstellung der Ernährung, wenn Nahrungsmittelallergien den Zustand verschlechtern.

Westliche Kräuterheilkunde

Zahlreiche Arzneien stehen zur Verfügung; ihre Verordnung erfolgt abgestimmt auf die individuelle Diagnose und die Symptome. Harntreibende und antiseptische Arzneien ergänzen sich gut, um das Gewebe im Harntrakt zu heilen.

Weitere Therapien

Ein **Ayurveda**-Praktiker empfiehlt *panchakarma*-Therapie, Kräuterarzneien und orale Medikation. **Autogenes Training** lindert die chronische Zystitis, indem es das Immunsystem anregt. **Yoga** hilft durch sanfte *asanas,* Entspannung, *pranayama* und Meditation. Ein **chinesischer Kräuterpraktiker** arbeitet mit entgiftenden und entzündungshemmenden Kräutern. Ein **Hypnotherapeut** rät zu Schmerzkontrolle und heilender Hypnose. **Geistheilen** beruhigt die Entzündung und gleicht die innere Ökologie des Körpers wieder aus. Ein **Aromatherapeut** empfiehlt Sitzbäder mit Sandelholz- und Wacholderölen. **Reflexzonentherapeuten** bearbeiten die Reflexpunkte von Harntrakt, Prostata und Lendenwirbelsäule. Die **Metamorphische Methode** konzentriert sich auf die fötalen Reflexzonen. **Entspannung und Visualisieren** helfen, weitere Entzündungsschübe fernzuhalten.

DAS VERDAUUNGS-SYSTEM

Was versteht man darunter?

Der Verdauungsvorgang startet bereits im Mund. Die Nahrung wird gekaut und mit Speichel gemischt. Enzyme beginnen, sie aufzuspalten. Ein Nahrungsbrocken wird geschluckt und gelangt über die Speiseröhre (Ösophagus) in den Magen.

Im Magen wird die Nahrung mit den sauren Magensäften vermischt und zu einem Brei namens »Chymus« angedaut. Im Darm kommen Galle aus der Gallenblase und Pankreassäfte hinzu. Die Eiweiße, Fette und Kohlenhydrate werden zerlegt, ins Blut aufgenommen und schließlich in die Leber transportiert. Dieses Organ spielt für den Stoffwechsel und die Energieversorgung eine entscheidende Rolle. Außerdem ist sie ein wichtiger Speicher für Nährstoffe und eine Abbaustation für Giftstoffe, Medikamente und körpereigene Abfallprodukte.

Der verbleibende flüssige Nahrungsbrei passiert den Dickdarm, wobei das meiste Wasser vom Körper wiedergewonnen wird. Der übrige, halbfeste Fäzes gelangt in den Mastdarm und bleibt dort, bis er ausgeschieden wird.

Welche Störungen gibt es?

Der Magensaft tötet die meisten Viren und Bakterien. Einige überleben jedoch und können eine *Gastroenteritis* mit *Durchfall,* Erbrechen und Bauchkrämpfen verursachen. *Reisedurchfälle* und Lebensmittelvergiftungen sind häufig.

Streß, zuviel Alkohol oder bestimmte Medikamente führen zu einer Überproduktion an Magensäure; diese verursacht Verdauungsstörungen und Sodbrennen. Bleiben die auslösenden Faktoren bestehen, bilden sich chronische Geschwüre.

Krebs in Magen und Speiseröhre ruft ähnliche Beschwerden hervor, nämlich Verdauungsstörungen oder Sodbrennen. Gewichts- und Appetitverlust sind weitere Zeichen. Wird er früh erkannt, ist eine erfolgreiche Behandlung möglich.

Verstopfung ist bei der wenig naturbelassenen, westlichen Ernährung häufig. Weitere Ursachen können Hypothyreose und Medikamente wie Kodein sein. Ständige Verstopfung und Überdehnung führen zu Hämorrhoiden, geschwollenen Venen im After. Blut im Stuhl kann auf *Mastdarmkrebs* hinweisen. Abwechselnde Anfälle von *Durchfall, Verstopfung* und krampfartigen Bauchschmerzen sind Anzeichen eines Reizkolons.

Nahrung wird dem Körper über den Mund zugeführt und dort vom Speichel aufgespalten. Über die Speiseröhre gelangt sie in den Magen. Dort wird sie von den kräftigen Magensäften weiterverdaut.

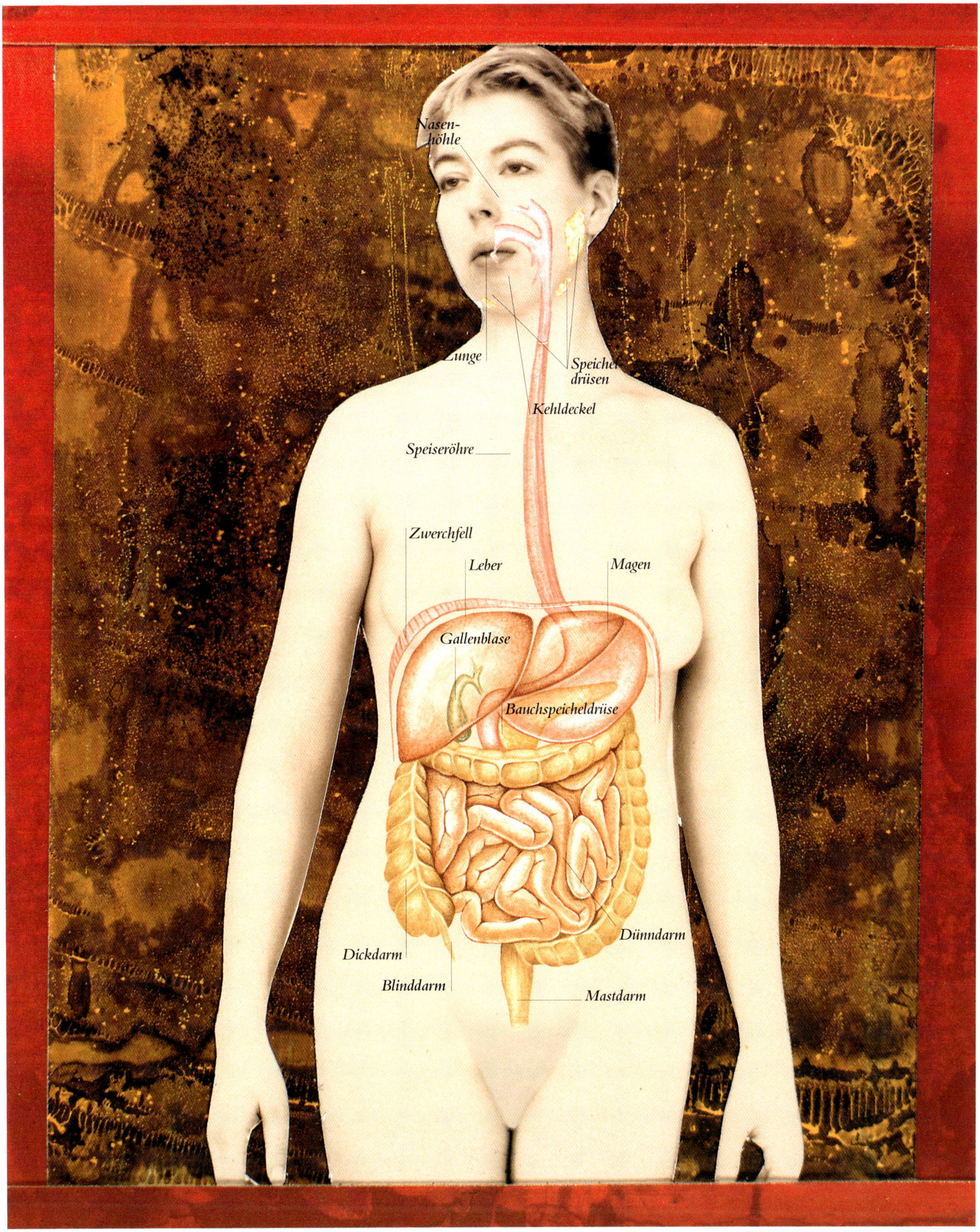
Nasen-
höhle
Lunge
Speichel-
drüsen
Kehldeckel
Speiseröhre
Zwerchfell
Leber
Magen
Gallenblase
Bauchspeicheldrüse
Dünndarm
Dickdarm
Blinddarm
Mastdarm

DURCHFALL

Was versteht man darunter?

Durchfall ist für sich keine Krankheit, sondern ein Symptom, das ganz verschiedene Ursachen haben kann. Er ist gekennzeichnet durch einen häufigen und dünnen Stuhl. Blähungen, Krämpfe oder Erbrechen können begleitend auftreten. Während Durchfall, der im Dünndarm entsteht, zu großen Mengen wäßrigen Ausflusses führt, verursachen Störungen im Dickdarm oft blutige Stühle. Normalerweise hält Durchfall ein bis zwei Tage an. Meist sind verunreinigte Nahrung oder verkeimtes Wasser daran schuld. Lang anhaltende, chronische oder häufig wiederkehrende Durchfälle können mit ernsten Störungen wie Morbus Crohn (s. S. 255) zusammenhängen.

Ursachen

Die Hauptursachen des Durchfalls sind:

- *Kurzzeitiger, akuter Durchfall wird in der Regel von einer Bakterien- oder Virusinfektion über Nahrung oder Wasser ausgelöst.*
- *Akuter Durchfall kann auch andere Gründe haben – Angst, Nahrungsmittelallergien oder -unverträglichkeiten und Nebenwirkungen bei Medikamenten.*
- *Chronische, anhaltende Durchfälle (oft in Form wiederholter, kurzer Anfälle) werden von Störungen wie Morbus Crohn, Colitis ulcerosa, Divertikulitis, Dickdarmkrebs oder Reizkolon verursacht.*
- *Bei Tropenreisen kann Amöbenruhr auftreten.*

HÄLT EIN DURCHFALL LÄNGER ALS 48 STUNDEN AN, MUSS EIN ARZT AUFGESUCHT WERDEN. BEI STARKEM DURCHFALL, FIEBER UND ERBRECHEN IST EIN MÖGLICHST FRÜHZEITIGER ARZTBESUCH RATSAM. BLUTIGER STUHL IST IMMER EIN KRANKHEITSZEICHEN. EBENSO EIN ANHALTENDER DURCHFALL, DER SICH IM AUSLAND ENTWICKELT HAT, ODER AUFFÄLLIGE VERÄNDERUNGEN DES STUHLS.

Konventionelle Behandlung

Die meisten akuten Durchfälle gehen von selbst wieder zurück. Bei schwerem Durchfall müssen die Wasser- und Elektrolytverluste ausgeglichen werden, um eine innere Austrocknung zu verhindern. (Das ist besonders bei Kindern und älteren Menschen wichtig – s. S. 326.) Es gibt dazu Mineralpräparate, die als Getränk zubereitet werden. Mittel gegen Durchfall wie Kodein und Loperamid sollte man bei einer Infektion nicht nehmen. Sie können aber nach 48 Stunden ratsam sein, falls Bauchschmerzen auftreten. Wenn Durchfälle ständig wiederkehren, länger als eine Woche anhalten oder Blut mit sich führen, muß eine Stuhlprobe ärztlich auf Infektionen untersucht werden.

ERGÄNZENDE BEHANDLUNG

Homöopathie

Ein chronischer Durchfall wird konstitutionell behandelt. Spezielle Arzneien für akute Anfälle sind:

• Colocynthis bei Durchfall mit krampfartigen, packenden Schmerzen und reichlichem, gelbem Stuhl.

• Aloe hilft, wenn der Durchfall nach dem Essen auftritt und der Stuhl gelbgrün ist.

Weitere hilfreiche Arzneien sind Aconitum, Argentum nit., Arsenicum, Podophyllum, Sulfur, Veratrum, Pulsatilla und China. Sind Antibiotika im Spiel, helfen Acidophilus-Kapseln, da sie die Mikroorganismen enthalten, die in einem gesunden Darm vorkommen und die von den Antibiotika abgetötet wurden. Auch Naturjoghurt enthält diese Mikroorganismen.

Hypnotherapie

Die Standardtherapie besteht aus aufdeckenden Suggestionstechniken. Auch Fertigkeiten zur Entspannung werden gelehrt. Hypnoheilen stärkt und heilt das Magen-Darm-System. Wer Selbsthypnose erlernt, kann sich beim Essen mehr entspannen, die Nahrung richtig verdauen und geistige und körperliche Fähigkeiten der Assimilation und der Elimination entwickeln. Die Hypnotherapie wurde 1993 am Wythington Hospital in Manchester zur Behandlung von Patienten mit Reizkolon eingesetzt. Diese hatten auf andere Methoden nicht angesprochen, dagegen betrug die Erfolgsrate der Hypnotherapie 80 Prozent.

Westliche Kräuterheilkunde

Die Behandlung hängt von der jeweiligen Ursache ab. Bei akuten Fällen kann es notwendig sein, abführende Kräuter einzusetzen, um die Entgiftung des Blutes zu fördern. Häufiger jedoch werden stark adstringierende und entzündungshemmende Kräuter verabreicht. Knoblauchkapseln helfen bei leichten Infektionen. Ebenso hilft eine Infusion aus Wegerich, Geranie sowie Odermennig mit einer Prise Ingwer, gemahlenem Kümmel und Zimt.

Weitere Therapien

Ein **Ernährungstherapeut** untersucht auf Nahrungsunverträglichkeiten und Allergien. Durch die **Kirlian-Fotografie** lernt der Patient, die Reaktionen des Körpers auf Lebensweise und Streßfaktoren, die zu Durchfall führen, zu verstehen. **Shiatsu, Osteopathie, Edelsteintherapie, Bioresonanztherapie** und **Kinesiologie** helfen. **Akupunktur** und **chinesische Kräuterheilkunde** gelten zusammen als wirksame Behandlungsmethode der meisten Verdauungsstörungen. Adstringierende, entzündungshemmende Wirkstoffe und entgiftende Kräuter sind zu empfehlen. Eine regelmäßige **Aurikulotherapie** wirkt regulierend auf die Verdauung, besonders wenn die Beschwerden streßbedingt sind. **Makrobiotik** ist hilfreich. Die Therapeuten raten, Früchte zu meiden. **Aromatherapeuten** reiben Thymianöl in den Lendenbereich und Bauch.

VERSTOPFUNG

Was versteht man darunter?

Die Stuhlgewohnheiten variieren stark; beschwerliches und seltenes Ausscheiden von trockenem, hartem Stuhl wird als Verstopfung bezeichnet. Sie ist gewöhnlich harmlos, kann aber auch ein Anzeichen einer ernsteren Störung sein, besonders wenn sie bei Erwachsenen über 40 Jahren eintritt. Alle auffälligen Veränderungen sollten von einem Arzt untersucht werden. Im allgemeinen sind regelmäßiger und müheloser Stuhlgang wichtiger als seine Häufigkeit.

Ursachen

Verstopfung kann viele Ursachen haben:

- *Die ballaststoffarme Ernährung in den westlichen Ländern. Ballaststoffe, die vor allem in frischem Obst, Gemüse und Vollkornbrot vorkommen, vergrößern das Volumen; dadurch können die Dickdarmmuskeln den Stuhl besser weitertransportieren.*
- *Bei älteren Menschen können zuwenig körperliche Bewegung und Schwäche der Bauchmuskulatur die Ursache sein.*
- *Hämorrhoiden und Analfissur (s. S. 244) behindern den Stuhlgang. Ein Reizkolon kann Verstopfung mit sich bringen, die möglicherweise mit Durchfall abwechselt.*
- *Divertikulitis oder Krebs (s. S. 251) können einen Teil des Dickdarms verengen und zu Verstopfung führen.*
- *Einige Medikamente wie zentral wirksame Schmerzmittel und Eisentabletten lösen Verstopfung aus.*
- *Hypothyreose (unteraktive Schilddrüse), da sie die Dickdarmkontraktionen verlangsamt.*
- *Hormonelle Veränderungen wie in der Schwangerschaft oder der zweiten Phase des Menstruationszyklus.*

MAN MUSS EINEN ARZT AUFSUCHEN, WENN DIE VERSTOPFUNG MIT BLUTIGEM STUHL, SCHMERZEN BEIM STUHLGANG ODER GEWICHTSVERLUST EINHERGEHT.

Konventionelle Behandlung

Die Verstopfung läßt gewöhnlich nach, wenn man mehr Ballaststoffe aufnimmt und reichlich trinkt. Hält der Zustand länger an, ist ein Besuch beim Arzt nötig. Eine längere Anwendung von Abführmitteln kann die Funktion des Dickdarms beeinträchtigen. Sie sollten nur Verwendung finden, wenn die Anstrengung beim Ausscheiden des Stuhls andere Störungen, beispielsweise Hämorrhoiden, verschlimmert.

ERGÄNZENDE BEHANDLUNG

Homöopathie

Folgende Arzneien sind zur gelegentlichen Anwendung geeignet: Nux vomica bei starkem Stuhldrang ohne Ausscheidung – oder wenn die Ausscheidung erfolgt, aber das Gefühl eines gefüllten Darms bestehenbleibt. Es hilft Patienten, die viel sitzen. Alumina wird verwendet, wenn kein Stuhl ausgeschieden wird, bevor der Mastdarm ganz gefüllt ist, und wenn sogar weicher Stuhl beschwerlich ist.

Hypnotherapie

Die Behandlung kann bei Stuhlproblemen sehr effektiv sein. Die Standardhypnotherapie ist aufdeckend und suggerierend. Man kann Entspannungstechniken lernen. Durch Hypnoheilen wird das Magen-Darm-System gestärkt. Wer Selbsthypnose erlernt, kann sich beim Essen mehr entspannen, richtig verdauen und geistige und körperliche Fähigkeiten der Assimilation und Elimination entwickeln.

Westliche Kräuterheilkunde

Die Behandlung gilt dem ganzen Menschen. Sie gibt allgemeine Ratschläge zur Verbesserung der Ernährung und Entspannung sowie zu Körperhaltung und Atmung. Geeignete Abführmittel sind Sennakügelchen und Süßholzwurzel (über Nacht eingenommen) sowie – sollten sie Blähungen verursachen – Fenchelsamen. Leinsamen hilft; er sollte über Getreideflocken gestreut oder Eintöpfen zugefügt werden.

Reflexzonentherapie

Die Behandlung ist individuell und richtet sich nach den auftretenden Symptomen. Sie bearbeitet Reflexpunkte, die mit Dünn- und Dickdarm, Leber, Gallenblase, Nebennierendrüsen und Sonnengeflecht in Verbindung stehen.

Weitere Therapien

Akupunktur zusammen mit Kräuterzubereitungen hilft bei den meisten Verdauungsstörungen. Eine regelmäßige **Aurikulotherapie** (etwa dreimal pro Woche) reguliert die Verdauung, besonders wenn die Störungen streßbedingt sind. Ein **Ayurveda**-Praktiker empfiehlt *panchakarma*-Therapie und verschiedene Medikationen. Eine **makrobiotische** Standarddiät ist unter Zusatz von Quellstoffen und Abführtees sowie täglich einem Teelöffel Shoyu geeignet. Früchte sind erlaubt, aber der Salzkonsum sollte reduziert werden. Ein **chinesischer Kräuterpraktiker** empfiehlt Bluttonika sowie verdauungsfördernde und abführende Kräuter. **Entspannung und Visualisieren, Yoga** und **Tai Chi** helfen bei streßbedingten oder mit emotionalen Problemen verbundenen Störungen. Ein **Naturheilkundler** verordnet den individuellen Symptomen gemäß; ballaststoffreiche Nahrung und Rohkost sind besonders wichtig. Auch regelmäßige Bewegung spielt eine Rolle. Ebenso können angepaßte Ernährung, Entspannung, Kräuterarzneien und **Massage** die Behandlung komplettieren. In manchen Fällen ist eine **osteopathische** Behandlung angebracht.

Hämorrhoiden

Was versteht man darunter?

Hämorrhoiden sind purpurne oder dunkelrote, fleischige Knoten, die durch geschwollene Venen in der Innenwand des Afters hervorgerufen werden. Ragen einige aus dem After heraus, spricht man von einem Vorfall. Hämorrhoiden sind besonders in der Schwangerschaft oder nach der Entbindung häufig. Blutungen und Schmerzen beim Stuhlgang sind übliche Symptome. Ein Vorfall führt zu Juckreiz und schleimigem Ausfluß.

Ursachen

Hämorrhoiden entstehen durch erhöhten Druck in den Venen des Afters, wenn diese ihre Elastizität verlieren. Das kann von einer chronischen Verstopfung ausgelöst werden. Auch die Entspannung der Blutgefäßwände während der Schwangerschaft kann ein Grund dafür sein, ebenso eine angeborene Schwäche.

Konventionelle Behandlung

Bei leichten Störungen reicht es oft aus, mehr zu trinken und ballaststoffreicher zu essen. Schwellung und Schmerzen können durch Zäpfchen und Cremes gelindert werden. Schwierigere Fälle behandelt man mit Sklerotherapie (eine gefäßwandreizende Flüssigkeit läßt die Venen veröden) oder Kryochirurgie (extreme Kälte läßt die Venen schrumpfen). Zur Beseitigung eines Hämorrhoidenvorfalls ist in der Regel eine kleinere Operation nötig. Der Arzt sollte den Mastdarm untersuchen, um die Möglichkeit einer Krebserkrankung auszuschließen.

Ergänzende Behandlung

Homöopathie

Chronische Hämorrhoiden erfordern eine konstitutionelle Behandlung. Für kurze Zeit helfen folgende Arzneien: Paeonia-Salbe oder in Hamamelis-Lösung eingeweichte Baumwollfasern, Aconitum (halbstündliche Gaben), Aesculus, Aloe, Collinsonia, Hamamelis, Nux vomica und Pulsatilla.

Westliche Kräuterheilkunde

Therapiert wird der gesamte Verdauungsapparat, um seinen Blutfluß zu verbessern, damit die Schwellung der Venen abklingt. Adstringierende Salben aus Beinwell, Roßkastanie und Zaubernuß können neben innerlich angewandten Arzneien verabreicht werden.

Weitere Therapien

Ayurvedische Arzneien werden oral oder über den Mastdarm zugeführt. Reflexzonentherapeuten bearbeiten Reflexpunkte, die sich auf Lende, Dünn- und Dickdarm beziehen. Die Hypnotherapie kann Hämorrhoiden lindern. Akupunktur und chinesische Kräuterheilkunde sind heilsam.

Analfissur

Was versteht man darunter?

Eine Analfissur ist ein Riß im empfindlichen unteren Bereich der Afteröffnung, der zu Schmerzen beim Stuhlgang führt. Sie können mit anderen Darmerkrankungen zusammenhängen. Die meisten Fissuren gehen schnell vorüber, können jedoch auch chronisch werden, den Schließmuskel erreichen und sich entzünden. Während des Stuhlgangs wird der Riß gereizt und löst kleinere Blutungen und Unbehagen aus.

Ursachen

Eine häufige Ursache ist Verstopfung; die Passage eines harten, trockenen Stuhls kann die Innenwand des Afterkanals aufreißen.

Konventionelle Behandlung

Abführmittel und lokale Schmerzmittel helfen, ebenso Salben oder Zäpfchen. Gleitmittel erleichtern die Stuhlpassage. Antibiotika werden bei Infektionen verordnet.

Ergänzende Behandlung

Homöopathie

Eine Umstellung der Ernährung ist zu empfehlen. Spezielle Arzneien sind:

- Aesculus bei schlimmen, brennenden Schmerzen, Rückenschmerzen und umfangreichem, hartem Stuhl.
- Graphites bei schlimmen, scharfen Schmerzen während der Passage des Stuhls, der mit Schleim versetzt sein kann.

Weitere Therapien

Die **westliche Kräuterheilkunde** hilft durch Beseitigung chronischer Infektionen oder Entzündungen, die das Problem verschlimmern. **Reflexzonentherapeuten** bearbeiten die zu Dickdarm und Lymphdrüsen zugehörigen Reflexpunkte. Die **Naturheilkunde** rät zu einer ballaststoffreicheren Nahrung sowie zu einer Mineralstofftherapie.

Bruch

Was versteht man darunter?

Wenn ein Teil eines Organs einen schwachen Punkt im begrenzenden Muskel oder Gewebe durchbricht, bezeichnet man dies als Hernie oder Bruch. Ein Eingeweidebruch tritt auf, wenn der Darm die Bauchwand durchstößt. Als Hiatushernie bezeichnen Mediziner den Durchbruch des Magens durch das Zwerchfell in den Brustraum.

Die meisten Bauchwandhernien passieren in der Leiste. Von solchen Leistenbrüchen sind am häufigsten Männer betroffen. Schenkelhernien sind bei Frauen häufiger; es gibt auch Nabelbrüche im Nabelbereich des Bauchfells. Ist der Darmbereich von der Blutversorgung abgeschnürt, nennt man dies Brucheinklemmung. Ein möglicherweise tödliches Gangrän – ein Absterben dieses Bereichs – kann die Folge sein.

Ursachen

Eingeweidebrüche beruhen in der Regel auf einer angeborenen Schwäche der Bauchwand. Weitere Ursachen sind:

- *Schwache Bauch- sowie Rückenmuskeln.*
- *Merklicher Gewichtszuwachs und Fettleibigkeit.*
- *Schwere körperliche Arbeit sowie das Tragen von Lasten.*
- *Chronische Bronchitis und Rauchen.*

Konventionelle Behandlung

Bei leichtem Unbehagen ist ein Bruchband ausreichend. Eine Operation wird notwendig, wenn der Bruch schmerzt und nicht wieder zurückgedrückt werden kann. Ziel ist, den Darm wieder an seinen Platz zu schieben und die Muskelwand zu stärken. Die Patienten dürfen einige Monate keine Lasten heben.

Ergänzende Behandlung

Westliche Kräuterheilkunde

Sie bemüht sich um den gesamten Verdauungsapparat, reduziert Übersäuerung und den Druck im Darm. Auf Ernährung, Körperhaltung und Bewegung ist zu achten.

Alexandertechnik

Bei einem Zwerchfellbruch hilft ein verbessertes Körpergleichgewicht sowie eine Abnahme der Kontraktionen entlang der Wirbelsäule.

Weitere Therapien

Reflexzonentherapeuten bemühen sich besonders um Reflexpunkte der Nebennieren und des betroffenen Bereichs. Ein **Homöopath** behandelt genauso wie bei Verdauungsstörungen. **Akupunktur** zusammen mit Kräuterzubereitungen ist förderlich. **Entspannung und Visualisieren, Yoga** und **Tai Chi** helfen bei streßbedingten oder emotionalen Problemen. **Chinesische Kräuterpraktiker** verordnen Kräuter für die Verdauung, Abführmittel und aromatische Stimulanzien.

Bierbauch

Was versteht man darunter?

Es ist eine umgangssprachliche Bezeichnung für Fettablagerungen, die mit einer sitzenden Lebensweise und einem übermäßigen Bierkonsum zusammenhängen. Er ist bei Männern häufiger, weil viele genetisch auf eine Fettablagerung am Bauch »programmiert« sind. Auch kann der Dünndarm im Alter seine Elastizität verlieren und durchhängen. Bei Frauen sinkt er in das geräumige Becken, bei Männern wölbt er sich nach außen.

Ursachen

Der häufigste Grund für einen Bierbauch ist ein gesteigerter Alkohol- und Nahrungskonsum verbunden mit mangelnder Bewegung. Bier ist kalorienreich und wird oft im Übermaß getrunken.

Konventionelle Behandlung

Es wird empfohlen, weniger oder keinen Alkohol mehr zu trinken, weniger zu essen und sich regelmäßig zu bewegen.

Ergänzende Behandlung

Westliche Kräuterheilkunde

Wenn der Betreffende mitarbeitet, kann die Behandlung die Leber- und Verdauungsfunktion verbessern.

Weitere Therapien

Durch **Aurikulotherapie** läßt sich das Verlangen nach Alkohol und Nahrung reduzieren. **Akupunktur** zusammen mit der **chinesischen Kräuterheilkunde** hilft bei den meisten Verdauungsstörungen. Das **Autogene Training** setzt allgemein den Wunsch nach Bier und Alkohol herab. Die **Ernährungstherapie** konzentriert sich auf eine strikte Diät sowie muskelstraffende Übungen. Die **makrobiotische** Standarddiät ist zu empfehlen; dazu kommen Ratschläge, wie der Alkoholkonsum allgemein gedrosselt werden kann.

Blähungen und Aufstossen

Was versteht man darunter?

Flatulenz ist die medizinische Bezeichnung für das Ausstoßen einer übermäßigen Menge an Luft oder Gas. »Darmwind« ist dabei eine der volkstümlichen Bezeichnungen, die das Ablassen über den After beschreiben. Beim »Aufstoßen« wird übermäßig verschluckte Luft über den Mund abgegeben. Wenn ein Mensch aufrecht steht, ist es wahrscheinlicher, daß die Flatulenz über den Mund erfolgt; im Liegen jedoch wandert die Luft eher durch Darm und After. Aufstoßen kann die Beschwerden sogar verschärfen, da dabei noch mehr Luft geschluckt wird – aber während der Schwangerschaft hilft es manchmal, Übelkeit und Sodbrennen zu lindern.

Gas, das über den After entweicht, wird Flatus genannt; es enthält eine Mischung aus Stickstoff und Schwefelwasserstoff. Das übelriechende Gas entsteht im Dickdarm, wenn Bakterien Teile unverdauter Nahrung fermentieren (häufig pflanzliche Stärke). Bestimmte Nahrungsmittel fördern den Prozeß, und manche Menschen produzieren von Natur aus mehr Gase als andere. Sie müssen ausgeschieden werden, da der Körper sie nicht aufnehmen kann und sich der Bauch sonst aufbläht.

Bei großen Gasmengen können Blähungen beträchtliches Unbehagen erzeugen; auch normale Mengen können bei empfindlichem Darm schon Beschwerden bereiten.

Ursachen

Übermäßiges Schlucken von Luft (Aerophagie) kommt vor, wenn man zu schnell ißt oder, noch wichtiger, unter Druck steht. Manche Menschen schlucken aufgrund einer nervösen Angewohnheit zu viel Luft. Flatulenz ist auch ein Merkmal für Magen-Darm-Probleme wie Verdauungsstörungen, Reizkolon, Colitis ulcerosa und Morbus Crohn. Jedoch können zum Beispiel Hülsenfrüchte wie Bohnen besonders viel Gas entstehen lassen.

Die Flatulenz kann sich nach einer Antibiotikabehandlung verstärken, da dabei die natürliche Darmflora zerstört wird.

Konventionelle Behandlung

Die meisten Menschen mit Flatulenz leiden an keiner ernsten Störung. Es genügt in der Regel, bestimmte Speisen zu meiden. Weitere Behandlungsmöglichkeiten sind:

- *Streßreduzierende Techniken (bei Streß als Ursache).*
- *Holzkohletabletten absorbieren den Flatus.*
- *Milch sollte gemieden werden, wenn die Flatulenz von einem Laktasemangel (einem Mangel des Enzyms, das den Milchzucker spaltet) herrührt.*

WENN GEWICHTSVERLUST, BAUCHSCHMERZEN, BLUTUNGEN ODER STUHLVERÄNDERUNGEN AUFTRETEN, MUSS EIN ARZT ZU RATE GEZOGEN WERDEN.

Ergänzende Behandlung

Hypnotherapie

Hypnotherapie gilt als effektive Behandlungsweise bei Darmproblemen. Die hypnotherapeutische Standardtherapie umfaßt aufdeckende Suggestionstechniken. Ein guter Therapeut differenziert zwischen Gas, das von Angst ausgelöst wird, und Gas, das bei der Zersetzung der Nahrung im Darm entsteht. Zusätzlich erhält der Patient Ratschläge zur Ernährung; die Behandlung verfolgt das Ziel, das Verdauungssystem als Ganzes zu stärken.

Bachblütentherapie

Wird der Zustand von Streß oder einer negativen geistigen Haltung verursacht, verhelfen individuell verordnete Bachblütenarzneien zu einer positiveren emotionalen Verfassung. Bei Streß durch einen Arbeitsplatzwechsel ist Walnuß nützlich. Knäuelblume hilft bei emotionaler Aufregung, wenn man ständig mit schwierigen Entscheidungen konfrontiert wird.

Westliche Kräuterheilkunde

Kräuterheilmittel behandeln wirksam die meisten Verdauungsstörungen; sie wirken direkt oder arbeiten systemisch. Kräuter wie Salbei, Thymian, Majoran oder Rosmarin können beim Kochen verwendet werden. Tee aus Mädesüß, Kamille oder Melisse kann man zwischen den Mahlzeiten trinken.

Alexandertechnik

Diese Behandlung unterstützt das Verdauungssystem durch verbesserte Körperhaltung sowie effizientere Atmung und Entspannung. Streß spielt bei vielen Magen-Darm-Beschwerden eine große Rolle, ebenso Nervosität und eine unausgewogene Körperhaltung. Bauchschmerzen können mit einer leichten seitlichen Verschiebung des Brustkorbs und manchmal auch einer leichten Fehlstellung von Brust- und Lendenwirbelsäule zusammenhängen.

Weitere Therapien

Akupunktur zusammen mit Kräuterzubereitungen gilt als wirksame Methode bei Verdauungsstörungen wie etwa Flatulenz. Eine regelmäßige **Aurikulotherapie** (etwa dreimal wöchentlich) soll regulierend auf die Verdauung einwirken, besonders, wenn die Störungen streßbedingt sind. **Ayurveda**-Praktiker empfehlen verschiedene Medikationen in Verbindung mit *panchakarma*-Therapie. **Makrobiotik** und **chinesische Kräuterheilkunde** sind erfolgreich. Die **Naturheilkunde** empfiehlt als erstes, zur Reinigung 24 Stunden zu fasten. Dann rät sie zu einer Trennkost, bei der Kohlenhydrate und Eiweiße nicht mit derselben Mahlzeit aufgenommen werden. Zur weiteren Linderung dienen heiße und kalte Umschläge in der Bauchregion. Es ist auch empfehlenswert, Knoblauch zu essen.

VERDAUUNGSSTÖRUNGEN UND SODBRENNEN

Was versteht man darunter?

»Verdauungsstörung« ist ein Oberbegriff für alle Beschwerden im oberen Bauch oder in der Brust, die in der Regel durch zu schnelles Essen sowie zu fettige, scharfe oder üppige Speisen verursacht werden. Der medizinische Ausdruck ist »Dyspepsie«. Verschiedene Beschwerden wie Schluckauf, Sodbrennen, Übelkeit und Blähungen sind möglich. Sehr selten sind periodische Verdauungsstörungen auf Gallensteine, Magengeschwüre, eine Entzündung der Speiseröhre oder Darmpilze zurückzuführen.

Das vermutlich häufigste Symptom ist Sodbrennen, unter dem etwa ein Viertel aller Erwachsenen regelmäßig leidet. Es äußert sich durch ein brennendes Gefühl im unteren und mittleren Teil des Brustraumes und wird von den sauren Magensäften verursacht, die den oberen Magenmund passieren, der normalerweise den Magen zur Speiseröhre hin verschließt. Ein heißer, saurer Geschmack erscheint im Mund.

Ursachen

Die häufigsten Ursachen einer Verdauungsstörung sind:

- *Reichhaltige, fettreiche und gewürzte Speisen sowie Alkohol und Koffein.*
- *Schwangerschaft.*
- *Zu hastiges Essen.*
- *Die Verdauung wird durch starke negative Emotionen wie Nervosität, Aufregung, Wut und Furcht gestört.*

Konventionelle Behandlung

Bei regelmäßigen, ohne Hektik eingenommenen Mahlzeiten verschwinden die Symptome meist. Zusätzlich helfen:

- *Die kurzzeitige Einnahme säurebindender Medikamente; jedoch sollte ein Arzt aufgesucht werden, wenn die Schmerzen länger als sechs Stunden anhalten oder weitere Beschwerden auftreten wie mehrmaliges Erbrechen oder sehr dunkler Stuhl.*
- *Medikamente gegen Geschwüre und Antibiotika.*
- *Klinische Tests können nötig sein, um die Ursache zu klären. Dazu zählen Endoskopie (eine Magenspiegelung), Blutbildanalysen und Röntgenaufnahmen mit Kontrastmitteln.*
- *Man sollte mit erhöhtem Kopf schlafen und späte Mahlzeiten vermeiden, um Säurerückfluß und Sodbrennen zu reduzieren. Streßkontrolle und Entspannung helfen.*

DER BESUCH BEI EINEM ARZT IST NÖTIG, WENN MAN ÜBER 40 JAHRE ALT IST UND PLÖTZLICH VERDAUUNGSSTÖRUNGEN ENTWICKELT, WENN SICH DIE STUHLGEWOHNHEITEN MERKLICH ÄNDERN UND HÄUFIGE SCHMERZEN ODER GEWICHTSVERLUST EINTRITT.

ERGÄNZENDE BEHANDLUNG

Homöopathie

Lang anhaltende Beschwerden erfordern jedoch eine konstitutionelle Therapie. Ist die Verdauungsstörung von Erbrechen begleitet, hilft Phosphorus bis zum Einsetzen der medizinischen Behandlung. Spezielle Arzneien werden den jeweiligen Symptomen entsprechend verordnet, wie etwa Carbo veg., wenn der Magen auch nach einfachem Essen gebläht ist. Nux vomica hilft bei Sodbrennen, das eine halbe Stunde nach der Mahlzeit auftritt; Pulsatilla, wenn sich die Beschwerden etwa zwei Stunden nach einer reichhaltigen Mahlzeit verschlimmern, und Kalium bichrom. bei Erbrechen und Übelkeit sowie einer Verschlechterung nach Bierkonsum.

Westliche Kräuterheilkunde

Die Behandlung reduziert nicht nur die Säuremenge, sie reguliert auch die Verdauung. Für die kurzzeitige Anwendung sind heiße Tees aus Kamille, Zimt, Fenchel, Pfefferminze und Zitronenmelisse geeignet. Längerfristige Arzneien sind Süßholz, Malve, Thymian, Mädesüß oder Ringelblume.

Alexandertechnik

Diese Behandlung unterstützt das Verdauungssystem durch verbesserte Körperhaltung sowie effizientere Atmung und Entspannung. Streß spielt bei vielen Beschwerden des Magen-Darm-Traktes eine große Rolle. Bauchschmerzen können mit einer leichten seitlichen Verschiebung des Brustkorbs und manchmal auch einer leichten Fehlstellung von Brust- und Lendenwirbelsäule zusammenhängen.

Reflexzonentherapie

Die Behandlung bezieht sich auf den ganzen Menschen sowie die Reflexpunkte, die mit Verdauungssystem, Sonnengeflecht und Nebennieren in Verbindung stehen.

Weitere Therapien

Akupunktur gilt zusammen mit Kräutermitteln als wirksame Methode zur Behandlung der meisten Verdauungsstörungen. Eine regelmäßige **Aurikulotherapie** (etwa dreimal wöchentlich) soll regulierend auf die Verdauung einwirken, besonders wenn die Störungen streßbedingt sind. **Ayurveda**-Praktiker empfehlen den Ausgleich der *tridoshas,* Medikation und entgiftende Techniken. **Autogenes Training** reduziert die Übersäuerung; dadurch werden die Beschwerden gelindert. **Makrobiotik** hilft. **Chinesische Kräuterpraktiker** verwenden verdauungsfördernde oder wohlriechende Kräuter, um der Störung zu begegnen. Beruhigende Therapien wie **Entspannung und Visualisieren, Yoga** und **Tai Chi** sind bei streß- oder angstbedingten Beschwerden erfolgreich. Die **Naturheilkunde** ist zu empfehlen. **Farbtherapeuten** setzen Türkis ein, um die in der Brust gebundene Luft zu befreien; auch Gelb hilft bei vielen Verdauungsstörungen.

Gallensteine

Was versteht man darunter?

Gallensteine sind kleine, harte Kristalle, die sich hauptsächlich aus Kalzium und Cholesterin bilden, die in der Galle enthalten sind. Sie liegen in der Gallenblase (einem birnenförmigen Organ unter der Leber, das konzentrierte Galle speichert) oder manchmal in den Gallengängen, die Gallenblase und Leber mit dem Darm verbinden. Die Galle wird von der Leber abgesondert und in der Gallenblase gesammelt. Von hier gelangt sie über die Gallengänge zum Zwölffingerdarm und unterstützt dort die Fettverdauung.

Nur etwa ein Fünftel der Gallensteine verursacht Beschwerden und Komplikationen. Bleibt jedoch ein Stein im Gang stecken, löst er eine Gallenkolik aus. Dabei treten starke Schmerzen im Oberbauch auf, die zu Spannungen unter den rechtsseitigen Rippen führen. Weitere Komplikationen sind Cholezystitis (Entzündung der Gallenblase) und Gallengangsblockade.

Zu den Symptomen zählen akute, heftige Schmerzen im Oberbauch und eventuell hohes Fieber. Bei einer Gallengangsblockade kann der Patient auch Gelbsucht bekommen, wobei Augen und Haut eine gelbliche Färbung annehmen.

Ursachen

Die meisten Gallensteine entstehen bei Menschen, deren Gallenflüssigkeit zuviel Cholesterin oder zuwenig Gallensäure enthält, oder bei veränderter chemischer Zusammensetzung der Galle. Risikofaktoren sind:

- *Fettreiche Ernährung. Eine Einschränkung des Zucker- und Fettkonsums beugt Gallensteinen vor. Eine ballaststoffreiche Kost ist zu empfehlen.*
- *Weibliches Geschlecht; jede dritte Frau, aber nur jeder fünfte Mann bekommt Gallensteine.*
- *Zunehmendes Alter; ältere Menschen neigen eher zu Gallensteinen; bei Kindern sind sie selten.*
- *Lebensmittelunverträglichkeiten oder Allergien.*
- *Übergewicht.*
- *Die Einnahme der »Pille« fördert die Bildung von Gallensteinen bereits im jüngeren Alter.*

GALLENSTEINE SIND NUR EINE MÖGLICHE URSACHE VON BAUCHSCHMERZEN. MAN SOLLTE EINEN ARZT AUFSUCHEN, WENN DIESE SCHMERZEN LÄNGER ALS VIER STUNDEN ANHALTEN.

Konventionelle Behandlung

Die meisten Gallensteine sind auf Röntgenaufnahmen nicht zu sehen; aber auf Ultraschallbildern erkennbar. Daher wird diese Untersuchung in der Regel zuerst durchgeführt. Eine Behandlung ist nur bei den wenigen Gallensteinen erforderlich, die Symptome verursachen:

- *Eine akute Cholezystitis erfordert Schmerzmittel, intravenöse Infusionen und Antibiotika, während sich eine Gallenkolik oft schon durch Schmerzmittel beruhigt. Eine Operation wird nach einer akuten Cholezystitis oder bei wiederholtem Auftreten von Gallenkoliken empfohlen. Die Gallenblase kann durch eine herkömmliche offene Operation entfernt werden, aber mittlerweile gehört auch ein minimal-invasiver (»Schlüsselloch«-)Eingriff zum Standard.*
- *Einige Kliniken verfügen über Geräte, mit denen Gallensteine von außen ohne Operation zertrümmert werden können.*
- *Es gibt auch Medikamente, die Gallensteine in einigen Monaten auflösen. Zu etwa 50 Prozent treten allerdings wieder neue Steine auf.*
- *Fettarme Ernährung ist empfehlenswert, da fettreiche Nahrung die Bildung von Gallensteinen fördert.*

Ergänzende Behandlung

Westliche Kräuterheilkunde

Bittere Kräuter fördern den Gallenfluß und unterdrücken die Entzündung der Gallenblase. Täglich eine Tasse Tee aus Tausendgüldenkraut unterstützt den Verdauungsvorgang. Nützliche Kräuter sind Gelbwurz, Löwenzahn und Enzian. Je nach Größe der Steine werden Maßnahmen ergriffen, die deren Beseitigung auf natürliche Weise fördern.

Naturheilkunde

Sie bietet eine speziell auf diese Störung abgestimmte Ernährung an, die in fettarmer Kost, Reduktion von Kohlenhydraten, erhöhter Zufuhr mehrfach ungesättigter Fettsäuren und in zusätzlichem Vitamin C besteht. Frischer Zitronensaft gilt als besonders hilfreich, ebenso bittere Salate wie Endivie, Zichorie und Artischocke. Auch eine Hydrotherapie kann hier helfen. Zu den Kräuterarzneien zählen Lebermittel und Cholagoga.

Weitere Therapien

Die **Reflexzonentherapie** arbeitet ganzheitlich und beachtet besonders die Reflexpunkte, die sich auf Leber und Gallenblase beziehen. **Homöopathen** verwenden Berberis für Steine, die keine Symptome verursachen. Hilft es nicht und leidet der Betreffende unter Nervosität, Frösteln und Überempfindlichkeit, wird China eingesetzt. **Akupunktur** gilt zusammen mit Kräutermitteln als wirksame Methode zur Behandlung der meisten Verdauungsstörungen. Der Praktiker versucht, die Ursache zu ermitteln und stimuliert die Punkte an den Meridianen von Leber, Magen, Blase, Gallenblase, Milz und Empfängnis. **Aromatherapeuten** reiben regelmäßig den Bauch ein und massieren sanft mit Sandelholz oder Wacholder. **Farbtherapeuten** arbeiten mit Purpur, der kräftigsten heilenden Farbe, entweder als Unterwäsche oder als Seidentuch unter der Kleidung. Als Alternative kann man die nackte Haut mit starkem violettem Licht bestrahlen.

Reizkolon

Was versteht man darunter?

Unregelmäßiger Stuhlgang und wiederkehrende Bauchschmerzen sind Anzeichen eines Reizkolons. Muskeln in der Darmwand treiben die Nahrung durch Kontraktionen vorwärts. Ist diese Bewegung schlecht koordiniert, können Schmerzen, Durchfall und Verstopfung die Folge sein. Dieser Zustand wird manchmal auch als »irritables« oder »spastisches Kolon« bezeichnet.

Die Beschwerden können für lange Zeit nachlassen oder sogar verschwinden, treten aber lebenslang immer wieder auf. Wenn sie auch das Leben nicht bedrohen, sind sie doch ausgesprochen unangenehm. Die Entwicklung dieser Beschwerden ist bei Frauen im jüngeren und mittleren Alter am wahrscheinlichsten, dennoch kann jeder davon betroffen sein.

Man geht davon aus, daß etwa ein Drittel der Bevölkerung diese Symptome irgendwann einmal im Leben entwickelt; 13 Prozent sogar regelmäßig. Hervorgerufen werden krampfartige Bauchschmerzen, Anschwellung des Bauches, allgemeines Unwohlsein, Rückenschmerzen und das Gefühl, nach der Hälfte der Mahlzeit bereits satt zu sein. Ebenso können übermäßige Blähungen auftreten, des weiteren Mattigkeit und Müdigkeit.

Ursachen

Es liegt eine Störung der unwillkürlichen Muskelbewegungen des Dickdarms vor, die durch Angst, Nahrungsmittelunverträglichkeit und Streß verursacht werden kann. Die Verdauungsorgane selbst sind nicht krankhaft verändert.

Konventionelle Behandlung

Der Stuhl wird untersucht. Um ernstere Erkrankungen mit ähnlichen Symptomen (s. Morbus Crohn, S. 255, und Darmkrebs, S. 251) auszuschließen, ist eventuell eine Sigmoidoskopie nötig, bei der man den Dickdarm durch ein Endoskop betrachtet, das in den After eingeführt wird. Mit Hilfe eines Kontrastmittels sind auch Röntgenaufnahmen vom Darm möglich. Die Behandlung umfaßt:

- *Eine ballaststoffreiche Ernährung mit volumenvergrößernden Bestandteilen wie Kleie.*
- *Medikamente gegen Durchfall, ebenso Antidepressiva.*
- *Krampflösende Mittel gegen Muskelkrämpfe.*
- *Der Arzt sollte feststellen, ob eine Milchzuckerintoleranz, Darminfektionen oder Nahrungsmittelallergien vorliegen.*

Ergänzende Behandlung

Bachblütentherapie

Bei Streß oder einer negativen geistigen Einstellung, können Bachblütenarzneien zu einer positiveren emotionalen Verfassung verhelfen. Espe hilft gegen Panik und Angst. Holzapfel gilt als Heilmittel, das »hilft, mit allem, was wir nicht mögen, fertig zu werden, sei es in unserem Geist oder Körper«. Springkraut wird bei Ungeduld und überstürzten Handlungen verordnet. Ginster wird bei Depressionen angewendet.

Westliche Kräuterheilkunde

Die ganzheitliche Methode der Kräutermedizin ist zur Behandlung derartiger Erkrankungen gut geeignet. Zu Beginn wird empfohlen, heiße Aufgüsse oder verdauungsfördernde Tees aus Pfefferminze oder der beruhigenden Kamille zu trinken. Leinsamen in der Nahrung wirkt als natürliches, sanftes Abführmittel, wenn Verstopfung zu den Beschwerden zählt.

Homöopathie

Ein Reizkolon wird am besten konstitutionell behandelt, aber folgende Arzneien können helfen:

- Argentum nit. bei starken Blähungen und ständigem Wechsel von Durchfall und Verstopfung mit Schleim im Stuhl.
- Colocynthis bei plötzlichen Bauchschmerzen, die nur leichter werden, wenn man sich zusammenkrümmt, sowie bei Anfällen, die durch Ärger ausgelöst werden.
- Colchicum bei Übelkeit, Schmerz und Nahrungsaversion.

Chinesische Kräuterheilkunde

Die Behandlung erfolgt am besten zusammen mit Akupunktur. Abführmittel oder wohlriechende Kräuter helfen bei einer Retention der Körperflüssigkeit im Magen.

Naturheilkunde

Da die Beschwerden mit einer unausgewogenen Ernährung zusammenhängen können, wird eine vollwertige Kost empfohlen. Ballaststoffe wirken abführend, regulieren den Darm und ersetzen daher Medikamente. Bei Nahrungsmittelempfindlichkeit sollte man Reizstoffe wie Koffein, scharfe Gewürze und Alkohol meiden. Empfehlungen zur Entspannung beinhalten sanfte Massagen des Darmbereichs.

Weitere Therapien

Farbtherapeuten arbeiten mit Orange und Grün. **Aromatherapeuten** verwenden Bergamotte sowie Grapefruitöl und massieren sie sanft in den unteren Bauch- und Rückenbereich. **Akupunktur** gilt zusammen mit Kräuterzubereitungen als effektive Behandlungsweise. Ein **Makrobiotik**-Praktiker rät zu Diät und Streßbewältigung. Therapien wie **Entspannung und Visualisieren, Yoga** und **Tai Chi** sind bei streßbedingten Beschwerden erfolgreich. **Reflexzonentherapeuten** bemühen sich um Reflexpunkte, die mit Dick- und Dünndarm, Sonnengeflecht, Hirnanhangdrüse, Nebennieren und dem Verdauungssystem in Verbindung stehen. Die **Alexandertechnik** lehrt, wie man unter Streß seine Ausgeglichenheit bewahrt.

Lebererkrankungen

Was versteht man darunter?

Die Leber, das größte innere Organ, erfüllt viele Funktionen. Neben dem Abbau von Abfallprodukten, Medikamenten und Giften und der Speicherung bestimmter Vitamine unterstützt sie die Verdauung und reguliert den Blutzuckerspiegel. Drei der häufigsten Erkrankungen sind Hepatitis, Zirrhose und Gelbsucht.

Hepatitis ist eine Entzündung der Leber; zu den ersten Beschwerden zählen Unwohlsein, Übelkeit, Kopfschmerzen, Fieber und Bauchschmerzen. Nach einigen Wochen kann Gelbsucht hinzukommen. Sie ist gekennzeichnet durch gelbliche Verfärbung von Augen und Haaren, dunklem Urin und hellem Stuhl. Gelbsucht entsteht durch die Anhäufung von gelbbraunen Pigmenten der Galle unter der Haut.

Zirrhose ist das Ergebnis einer fortwährenden Schädigung der Leber, wobei Leberzellen absterben und durch verhärtetes Narbengewebe ersetzt werden. Dies zerstört die normale Leberfunktion und verhindert, daß die gesunden Leberzellen mit Blut versorgt werden. Als Symptome zeigen sich Abmagerung, Appetitverlust, anhaltende Verdauungsstörung, Übelkeit, Erbrechen und Unwohlsein. Lebensbedrohliches Leberversagen kann durch Vergiftung, akute Hepatitis oder Zirrhose ausgelöst werden.

Ursachen

In reicheren Ländern ist exzessiver Alkoholkonsum die häufigste Ursache einer Lebererkrankung, in den ärmeren Ländern Afrikas und Asiens dagegen sind virusbedingte Zirrhosen und primärer Leberkrebs die ernstesten Lebererkrankungen. Weitere Ursachen der Störungen können angeborene Defekte und von Bakterien und Parasiten ausgelöste Leberinfektionen sein.

Hepatitis kann durch verschiedene Viren ausgelöst werden. Typ A (infektiöse Hepatitis) ist die häufigste Form und verbreitet sich über verunreinigte Nahrung und Wasser sowie durch mangelnde Hygiene. Typ B wird über Blut, Samenflüssigkeit, Speichel und infizierte Nadeln übertragen und kann bei vaginaler Geburt von der Mutter auf das Kind übergehen.

Konventionelle Behandlung

Zur Prävention von Hepatitis A und B gibt es Impfstoffe. Die allgemeine Behandlung besteht aus Ruhe und leichter Kost. Bei Zirrhose kann man die Schädigung der Leberzellen vor allem durch Alkoholabstinenz noch verlangsamen. Harntreibende Mittel oder Antibiotika können angebracht sein. In manchen Fällen ist eine Lebertransplantation die einzige Überlebenschance.

Ergänzende Behandlung

Homöopathie

Die Behandlung einer chronischen Hepatitis ist konstitutionell und erfordert einen erfahrenen Praktiker. Bei akuter Hepatitis helfen folgende Arzneien:

- Bryonia, wenn die Symptome nach Aufenthalt in der Kälte auftreten; bei Spannung und Schmerzen im Bereich der Leber.
- Mercurius, wenn die Zunge gelb und belegt und die Leber gespannt ist.
- Phosphorus bei einem leeren Gefühl im Bauch und einem Verlangen nach kaltem Wasser, gefolgt von Erbrechen.
- Lachesis, wenn sich die Leber geschwollen und gespannt anfühlt und der Bauch aufgebläht ist und schmerzt.
- Hydrastis bei geschwollener und gespannter Leber mit gelblichem Ausfluß aus Nase und Rachen.

Akupunktur

Die Behandlung erfolgt durch eine Kombination von Punkten, die sich auf den Meridianen von Leber, Gallenblase, Magen und Milz befinden.

Reflexzonentherapie

Eine Massage wird in Bereichen eingesetzt, die mit Gallenblase, Leber, Dick- und Dünndarm, Milz und dem Lymphsystem zusammenhängen, dies gilt auch für Sonnengeflecht, Nebennieren und Hirnanhangdrüse.

Chinesische Kräuterheilkunde

Es werden fiebersenkende Mittel verordnet, die den Zustand des Blutes verbessern.

Weitere Therapien

Den **Hypnotherapeuten** zufolge hilft Visualisieren. Hypnoheilen und aufdeckendes Vorgehen stärken das Immunsystem. **Ernährungstherapeuten** arbeiten mit verschiedenen Nahrungsmitteln wie der Runkelrübe, die dabei hilft, Gifte aus Leber und Gallenblase abzuleiten und somit die Regenerationsfähigkeit unterstützt. Die **Naturheilkunde** stellt spezielle Ernährungsrichtlinien auf. Diät ist ein wesentlicher Faktor, da die Leber durch ungeeignete Kost stark beeinträchtigt wird. Alkohol und fettreiche Nahrung sind zu meiden, man sollte auch täglich reichlich frische Gemüsesäfte trinken. Hydrotherapie (Wechselbäder) sowie leberwirksame und gallentreibende Kräuter können helfen. Sanfte Übungen wie **Yoga** stimulieren die Leber, ebenso kalte Umschläge über dem Bauch. Zusätze von Lecithin und Mineralstoffen sind zu empfehlen. **Farbtherapeuten** raten zu gelbem Licht auf dem entblößten unteren Rücken sowie zu gelben Seidentüchern, die direkt auf dem Körper getragen werden. Die **ayurvedische** Behandlung beruht auf Zubereitungen und Entgiftung mit der *panchakarma*-Therapie. **Westliche Kräuterpraktiker** empfehlen Arzneien, die die Leber bei der Selbstreinigung und Regeneration unterstützen.

Magen-Darm-Krebs

Was versteht man darunter?

Krebs ist durch ungebremstes Zellwachstum in einem Körperorgan oder Gewebe gekennzeichnet. Gerät das Wachstum außer Kontrolle, werden die umgebenden Gewebe infiltriert, Verbindungswege blockiert, Knochen und Nerven zerstört. Die Krebszellen verbreiten sich über Blutbahnen und Lymphgefäße in andere Körperteile. Weltweit betrachtet, ist Dickdarm- und Mastdarmkrebs nach Lungen-, weiblichem Brustkrebs und Hautkrebs am häufigsten. Magenkrebs kommt kaum vor, und auch Dünndarmkrebs ist sehr selten. Wo immer Krebs auch auftritt, eine erfolgreiche Behandlung hängt davon ab, daß er früh erkannt wird – seine Symptome sollten daher beachtet werden.

Frühe Anzeichen eines Dickdarm- und Mastdarmkrebses sind mit Blut oder Schleim versetzte Stühle, eine Änderung der Stuhlgewohnheiten, Bauchschmerzen und Appetitverlust. Zu Warnsignalen bei Speiseröhrenkrebs zählen Schluckbeschwerden, Gewichtsverlust sowie Unbehagen oder ein Gefühl, das an Sodbrennen erinnert. Erste Anzeichen von Magenkrebs sind anhaltende Verdauungsstörungen, Abmagerung, Appetitverlust, das Erbrechen von Blut, blutiger Stuhl, Blähungen nach dem Essen und quälende Bauchschmerzen.

Ursachen

Eine Neigung zu Krebs ist teilweise genetisch vorbestimmt. Er tritt auf, wenn die Gene, die die Zellteilung kontrollieren, von Karzinogenen verändert werden. Verschiedene Auslöser sind bei empfänglichen Menschen dafür verantwortlich, angefangen bei Viren über Umweltgifte bis hin zum Rauchen. Weitere Faktoren sind:

- *Vor allem falsche Ernährung ist vermutlich die Ursache von Dickdarmkrebs – eine fettreiche, ballaststoffarme Kost fördert die Anreicherung von Karzinogenen. Auch Colitis ulcerosa und Darmpolypen können eventuell von Bedeutung sein.*
- *Speiseröhrenkrebs wird häufig von Rauchen, Kautabak und exzessivem Alkoholkonsum ausgelöst. Das Risiko ist auch leicht erhöht, wenn ein Zwerchfellbruch, chronisches Sodbrennen, Magengeschwüre oder andere säurebedingte Erkrankungen vorliegen. Männer sind öfter davon betroffen als Frauen; der Krebs kommt besonders in Asien häufiger vor.*

Die Wahrscheinlichkeit, an Krebs zu erkranken, steigt mit dem Alter. Durch die erhöhte allgemeine Lebenserwartung treten daher auch immer mehr Krebsfälle auf.

Konventionelle Behandlung

Die meisten Patienten mit Speiseröhrenkrebs erhalten eine Strahlentherapie. Bei einer Operation wird der größte Teil der Speiseröhre entfernt. Ist der Krebs inoperabel, führt man eine Kanüle durch die Speiseröhre, um das Schlucken zu erleichtern. Dickdarm- und Mastdarmkrebs werden fast immer operiert. Dabei entfernt man die krebsbefallenen Bereiche, der restliche Darm bleibt intakt. Hat sich die Erkrankung stark ausgebreitet, muß der ganze Dickdarm entfernt werden. Mehr als die Hälfte der Patienten überlebt nach der Operation mindestens fünf Jahre. Magenkrebs kann man mit einer Operation, Chemotherapie und Strahlentherapie behandeln.

Wer, besonders im Alter über 50 Jahre, unerklärliche Veränderungen der Stuhlgewohnheiten oder Schluckbeschwerden bemerkt, sollte sofort einen Arzt aufsuchen.

Ergänzende Behandlung

Ergänzende Therapien dürfen nur zusätzlich zur konventionellen Behandlung eingesetzt werden. Sie können aber dazu beitragen, den Krebspatienten sowohl körperlich als auch seelisch erfolgreich zu unterstützen.

Bachblütentherapie

Sie können individuell zur Unterstützung herangezogen werden, um eine positivere Geisteshaltung zu erzielen. Eßkastanie hilft bei völliger Mutlosigkeit und Verzweiflung, Olive bei Erschöpfung durch die Probleme, die die Krankheit mit sich bringt. Die Gauklerblume ist empfehlenswert, um mit Angst fertig zu werden.

Autogenes Training

Die Therapeuten glauben, daß eine Krebserkrankung verhindert werden kann, wenn man regelmäßig Autogenes Training ausübt, um das Immunsystem zu stärken. Dies unterstützt auch die Genesung und ändert die Lebenseinstellung.

Aromatherapie

Im Anfangsstadium des Krebses sollte man nicht mit Ölen massieren, da er sich dadurch über Kreislauf- und Lymphsystem ausbreiten kann. Ein Zerstäuber ist empfehlenswerter. Man sollte auch Öle nicht kurz nach einer Chemo- oder Strahlenbehandlung auf die Haut aufbringen. Sonst können Öle wie Bergamotte, Rose und Neroli positiv auf das Gefühlsleben wirken; Niaouli stärkt das Immunsystem.

Weitere Therapien

Ein **Ernährungstherapeut** erstellt individuelle Ernährungspläne, um den Körper gegen Krankheiten zu kräftigen. Die **Naturheilkunde** arbeitet mit Ernährung und Diätetik. Psychotherapie und Entspannung sind zu empfehlen, zusammen mit angepaßter Ernährung und Kräuterarzneien zur Unterstützung des Immunsystems. Die **Homöopathie** bietet den Symptomen entsprechend spezielle Heilmittel. **Akupunktur** lindert die Nebenwirkungen der Strahlentherapie.

FETTLEIBIGKEIT

Was versteht man darunter?

Unter Fettleibigkeit versteht man ein Körpergewicht, das 20 Prozent oder mehr über dem für die jeweilige Körpergröße geltenden Normalgewicht liegt. In Mitteleuropa ist beinahe die Hälfte der Bevölkerung übergewichtig, aber nur etwa 10 Prozent sind als fettleibig zu bezeichnen.

Fettleibigkeit kann gefährlich werden, da sie eine Reihe von Erkrankungen fördert oder verstärkt, zum Beispiel Herzinfarkt, Gallensteine, Rheuma, Zwerchfellbrüche, Krampfadern, Nierenstörungen und Sterilität bei Männern. Bluthochdruck und Schlaganfälle sind bei Fettleibigen doppelt so wahrscheinlich, der Ausbruch von altersbedingtem Diabetes mellitus ist sogar fünfmal wahrscheinlicher. Übermäßiges Gewicht kann auch Arthrose in den Hüft- und Kniegelenken verschlimmern.

Bei Frauen steigert übermäßiges Gewicht das Risiko, an Gebärmutter- oder Brustkrebs zu erkranken.

Ursachen

Fettleibigkeit entsteht vor allem dadurch, daß mehr Kalorien aufgenommen als verbraucht werden; übergewichtige Menschen verzehren aber nicht unbedingt mehr als schlanke. Andere Faktoren spielen eine zusätzliche Rolle:

- *Ein geringerer Grundumsatz (die benötigte Energiemenge zur Erhaltung lebenswichtiger Körperfunktionen im Ruhezustand) oder erniedrigter Kalorienbedarf aufgrund mangelnder körperlicher Aktivität.*
- *Genetische Faktoren; Kinder fettleibiger Eltern entwickeln mit einer zehnfachen Wahrscheinlichkeit ebenfalls Übergewicht.*
- *Besonders tiefgreifende seelische Belastungen.*
- *Gelegentliche Stoffwechselstörungen wie Schilddrüsenprobleme oder Medikamente wie Steroide und Insulin, die den Appetit stimulieren.*

Konventionelle Behandlung

Fettleibige sollten eine Diät verfolgen, deren Gehalt 500 bis 1000 Kilokalorien unter dem täglichen Bedarf liegt. Das Defizit wird durch das überschüssige, gespeicherte Körperfett ausgeglichen. Mit dieser Diät kann bis zu einem Kilogramm pro Woche abgenommen werden, bis das gewünschte Gewicht erreicht ist. Der Erfolg ist in der Regel in den ersten beiden Wochen am größten, da auch Wasser ausgeschieden wird. Außerdem können die Ärzte empfehlen:

- *Regelmäßige Bewegung jeder Art, vom flotten Spaziergang bis zur Gymnastik. Dadurch muß der Körper zusätzliche Kalorien verbrauchen, der Stoffwechselumsatz steigt.*
- *Bei stark fettleibigen Menschen ist auch eine Operation denkbar. Sie wird aber nur in extremen Fällen ausgeführt, wenn die Gesundheit ernstlich gefährdet ist. Zu diesen drastischen Maßnahmen zählt auch ein zeitweiliges Verkleinern des Magenvolumens, so daß sich der Betreffende bereits nach einer kleineren Mahlzeit satt fühlt.*

ERGÄNZENDE BEHANDLUNG

Homöopathie

Die Behandlung ist konstitutionell, folgende spezielle Arzneien können sie ergänzen:

- Kalzium, wenn der Betreffende fröstelt, Verlangen nach Eiern und heißen Nahrungsmitteln hat und unter Stirnschweiß und Verdauungsstörungen leidet.
- Graphites bei Verstopfung, Frösteln und Hautproblemen.
- Capsicum bei einem brennenden Gefühl in Magen oder Darm.
- Ferrum, wenn der Patient blaß ist und kalte Gliedmaßen hat.

Hypnotherapie

Eine Hypnose hilft, da übermäßiges Essen oft seelisch bedingt ist. Für das Unterbewußtsein scheint Übergewicht eine Sicherheit zu sein. Wenn man sich mit den zugrundeliegenden Ursachen befaßt, kann das Verlangen nach Nahrung gestoppt werden. Zur Behandlung zählen Verhaltenstraining und -therapie, Hypnoheilen und Regression.

Kunsttherapien

Tanz-, Musik- oder Maltherapien sind hilfreich und stehen Menschen mit Eßstörungen in immer größerem Umfang zur Verfügung. Neben einer Umstellung der Ernährung ist mehr Bewegung wichtig, um den Stoffwechsel zu beschleunigen.

Ayurveda

Die Behandlung umfaßt eine ayurvedische Diät. Eventuell wird eine *panchakarma*-Therapie zum Ausgleich der *tridoshas* durchgeführt.

Akupunktur

Ziel ist, durch Wiederherstellung des Energieflusses entlang des Milzmeridians den Appetit zu reduzieren. Verschiedene Punkte, die sich auf den Meridianen von Magen, Milz, Herz und Lunge befinden, werden mit Nadeln stimuliert.

Weitere Therapien

Die **Aurikulotherapie** kann erfolgreich den Appetit reduzieren. Sie ist bei streß- und auch bei hormonbedingter Fettleibigkeit wirksam. Je nach Ursache beeinflußt **Autogenes Training** die geistige Einstellung zum Körper oder fördert den Willen, die Eßgewohnheiten zu verbessern. Ein **westlicher Kräuterpraktiker** gibt Ratschläge zur Lebensweise. Die Behandlung fördert die Verdauung. Der Hormonhaushalt wird untersucht, meist müssen aber die psychischen Ursachen therapiert werden. **Geistheilen** und **Shiatsu** können helfen. **Tai-Chi**-Übungen verbessern mit der Zeit die Figur, und das Gefühl der Ausgewogenheit sollte den Hang zum übermäßigen Essen reduzieren.

PEPTISCHE GESCHWÜRE

Was versteht man darunter?

Peptische Geschwüre sind Wunden in den Schleimhäuten des Verdauungstraktes. Sie entstehen in der Speiseröhre, im Magen oder Zwölffingerdarm, wenn die Magensäure und das Verdauungsenzym Pepsin die schützenden Wände andauen und die Verletzungen nicht mehr ausheilen können. Magen- und Zwölffingerdarmgeschwüre treten meist in mittlerem Alter auf.

Das Magengeschwür ist bei über 40jährigen am häufigsten. Zu den Symptomen zählen quälende, brennende Schmerzen, die sich während oder nach einer Mahlzeit verschlimmern; außerdem Blähungen, Übelkeit und Erbrechen. Geschwüre des Zwölffingerdarms treten kurz hinter der Magenmündung auf und sind häufiger als Magengeschwüre. Sie verursachen wiederkehrende Schmerzen im Oberbauch, meist zwischen den Mahlzeiten oder nachts, wenn der Magen leer ist. Männer sind davon mehr betroffen als Frauen.

Ab und zu perforiert ein Geschwür, das heißt, die Wand des Magens oder Zwölffingerdarms wird durchbrochen. Der Betreffende bricht mit starken Schmerzen und Schock zusammen und muß dringend in eine Klinik. Üblicher ist es aber, daß die Geschwüre langsam bluten und sich durch Blut in Erbrochenem oder schwarzen Stuhl bemerkbar machen; ein Klinikaufenthalt ist hier ebenfalls notwendig.

ALLE HEFTIGEN BAUCHSCHMERZEN SOLLTEN SOFORT VON EINEM ARZT UNTERSUCHT WERDEN.

Ursachen

Peptische Geschwüre können sich an allen Schleimhäuten bilden, die mit Säure und Pepsin aus dem Magen in Berührung kommen. Die Entstehung wird gefördert durch:

- *Alles, was die Säureproduktion übermäßig verstärkt oder die Widerstandskraft der Schleimhaut gegen Säure und Pepsin schwächt. Hierzu zählen neben einer erblichen Komponente, Rauchen, Streß, Alkohol im Übermaß und entzündungshemmende Medikamente, beispielsweise nichtsteroide Antirheumatika.*
- *Das Bakterium Helicobacter pylori, das in die Schleimhäute eindringt und sie schädigt.*

Konventionelle Behandlung

Empfohlen wird vollwertige Ernährung, mehr Entspannung, Streßkontrolle, regelmäßige Bewegung sowie kein Nikotin, Kaffee, Tee, Alkohol und raffinierter Zucker. Früher haben die Ärzte oft geraten, Milch zu trinken, heute weiß man jedoch, daß dies den Zustand eher verschlimmert. Außerdem:

- *Antibiotika, die Helicobacter pylori abtöten. Das senkt die Gefahr eines Wiederauftretens des Geschwürs.*
- *Medikamente, die die Säure neutralisieren (Antazida) oder deren Produktion hemmen (H_2-Blocker und Protonenpumpeninhibitoren). Medikamente, die die Schleimhäute schützen oder den Darm anregen. Operationen werden nur in schlimmeren Fällen durchgeführt.*
- *Wenn ein nichtsteroides Anti-Rheuma-Mittel verordnet werden muß, wird die Darmwand durch einen H_2-Blocker geschützt.*

ERGÄNZENDE BEHANDLUNG

Autogenes Training

Die Behandlung will die Übersäuerung reduzieren und die Einstellung des Patienten ändern, um ein neues Geschwür zu verhindern sowie die Genesung zu beschleunigen.

Westliche Kräuterheilkunde

Ziel ist es, die Geschwüre zu heilen, aber auch, Entzündungen zu beseitigen, die Verdauung zu fördern und den Streß zu reduzieren. Süßholz, Weißkohl und Beinwell helfen.

Bachblütentherapie

Wird der Zustand von Streß oder einer negativen Lebenseinstellung verursacht oder beeinflußt, werden die Arzneien individuell eingesetzt, um eine positivere Geisteshaltung herbeizuführen. Zu den Heilmitteln zählen Odermennig, wenn der Patient Streß verdrängt, und Ulme, wenn er unter Druck und hoher Verantwortung leidet.

Chinesische Kräuterheilkunde

Geschwüre sprechen auf Schmerzmittel aus Kräutern sowie Heilpflanzen zur Regulation des Blutzustands an.

Akupunktur

Die Behandlung erfolgt an Punkten auf den Meridianen, die mit Leber, Magen und Milz verbunden sind.

Reflexzonentherapie

Die individuellen Symptome und Eigenschaften der Patienten werden beachtet. Die Betonung liegt auf den Reflexpunkten, die sich auf Magen, endokrine Drüsen, Sonnengeflecht und Dickdarm beziehen.

Weitere Therapien

Homöopathische Arzneien sind geeignet. Eine regelmäßige Behandlung mit **Aurikulotherapie** (dreimal wöchentlich) wirkt regulierend auf die Verdauung, besonders wenn die Störungen streßbedingt sind. **Makrobiotik** ist nützlich. Therapien wie **Entspannung und Visualisieren, Yoga** und **Tai Chi** sind bei streßbedingten oder mit Depressionen verbundenen Beschwerden erfolgreich. Die **Naturheilkunde** bringt Linderung. Sie empfiehlt, Essen in kleineren Rationen: viel Gemüse, Hülsenfrüchte oder Getreide. Man sollte nicht rauchen und Alkohol und Zucker meiden. Vitamin A ist hilfreich.

GASTROENTERITIS

Was versteht man darunter?

Die Gastroenteritis ist eine akute Entzündung des Darms und des Magens, die relativ leicht verläuft, aber in einigen Fällen auch heftige Beschwerden auslösen kann. Sie kann auftreten in Form von Lebensmittelvergiftung, Reisedurchfall, Cholera, Unterleibstyphus oder Ruhr.

Ausprägung und Schweregrad einer solchen Magen-Darm-Entzündung sind abhängig von Art und Menge der Erreger und Giftstoffe, die die Erkrankung auslösen. Übelkeit, Durchfall, Erbrechen, Fieber, Krämpfe und Bauchschmerzen sind üblich – die Symptome können nach 24 Stunden abklingen, aber auch einige Wochen anhalten. Die Beschwerden können sich langsam entwickeln und wenig heftig sein oder wie aus heiterem Himmel ausbrechen und dann zu Zusammenbrüchen führen.

Magen-Darm-Entzündungen sind vor allem bei Kindern und alten Menschen sehr ernst zu nehmen. Am gefährlichsten ist die Erkrankung für diese Personengruppe wegen des Risikos der inneren Austrocknung (Dehydration; s. S. 326). Der durch Erbrechen und Durchfall herbeigeführte plötzliche Flüssigkeitsverlust kann sehr beachtlich sein.

Ursachen

Eine Gastroenteritis kann eine Reihe von Ursachen haben:

- *Eine Vielzahl an Bakterien, bakteriellen Giftstoffen, Viren und anderen Mikroorganismen, die Nahrung und Wasser verunreinigen. Wenn man in gefährdete Länder reist, schützen Impfungen gegen Typhus und Cholera.*
- *Nichtinfektiöse Ursachen wie Lebensmittelunverträglichkeit, scharfe Kost, reizende Medikamente und Alkoholmißbrauch.*
- *Bei manchen Menschen rufen Antibiotika ähnliche Symptome wie eine Gastroenteritis hervor, da sie die Darmflora zerstören können.*

Konventionelle Behandlung

In leichten Fällen einer Magen-Darm-Entzündung reicht die Behandlung zu Hause mit Bettruhe und genügend Flüssigkeit aus. Sind die Beschwerden ernster, sollte der Arzt feststellen, ob auch andere Personen betroffen sind, welche Nahrungsmittel der Patient gegessen hat und ob er vor kurzem im Ausland war.

Das Ersetzen von Flüssigkeit und Elektrolyten mit handelsüblichen Präparaten kann bei großem Flüssigkeitsverlust durch Erbrechen und Durchfall erforderlich werden. Ist keine Salz-Glukose-Mischung zum Ausgleich des Flüssigkeitshaushaltes erhältlich, gibt man dem Patienten eine Lösung aus einem Teelöffel Salz und acht Teelöffeln Zucker in einem Liter Wasser. In ernsten Fällen wird die Flüssigkeit im Krankenhaus intravenös zugeführt. Danach versucht man, Flüssigkeit oral zu verabreichen. Wird sie angenommen, beginnt man schrittweise mit einer Aufbaukost.

Medikamente zur Eindämmung des Erbrechens werden injiziert oder als Zäpfchen gegeben. Mittel wie Loperamid und Kodein, die die Darmbewegung hemmen und so gegen Durchfall wirken sollen, darf man in den ersten 48 Stunden nicht nehmen. Meistens heilt eine Magen-Darm-Entzündung nach wenigen Tagen von selbst aus. Bei Fieber oder einer ernsten Erkrankung sind jedoch Antibiotika nötig. Ein Arzt gibt Ratschläge zur Lebensmittelhygiene und Zubereitung; hier ist besondere Sorgfalt nötig, um neue Infektionsschübe auszuschließen.

ERGÄNZENDE BEHANDLUNG

Homöopathie

Spezielle Arzneien bei Gastroenteritis sind:

• Arsenicum bei brennenden Schmerzen, wenn der Patient friert, nervös ist und ständig nach Wasser verlangt.
• Podophyllum bei Durchfall mit grünlichem, verschleimtem Stuhl, Schwäche und krampfartigen Bauchschmerzen.
• Colocynthis bei kolikartigen Schmerzen, die beim Zusammenkrümmen oder bei Druck auf den Bauch nachlassen.
• Phosphorus wird empfohlen bei Durchfall, Erbrechen und Verlangen nach eiskaltem Wasser, das dann erbrochen wird.

Aurikulotherapie

Eine Ohrakupunktur hat eine starke beruhigende Wirkung auf die Verdauung und kann eine akute Gastroenteritis wirkungsvoll behandeln.

Ernährungstherapie

In den ersten Tagen ist Fasten zu empfehlen. Wichtig ist eine ausreichende Flüssigkeitszufuhr in Form von adstringierenden Kräutertees wie Pfefferminze und Brombeere. In leichten Fällen helfen einige Knoblauchkapseln pro Tag bei der Infektionsabwehr.

Westliche Kräuterheilkunde

Entzündungen werden durch Kräuter reduziert, die den Darm desinfizieren und Giftstoffe entfernen. Ebenso wird der Genesungsprozeß gefördert.

Ayurveda

Ayurvedische Arzneien, oral verabreicht, zusammen mit der *panchakarma*-Therapie sind geeignet.

Weitere Therapien

Zu weiteren Therapien, die eine Magen-Darm-Entzündung wirkungsvoll behandeln, zählen **Edelsteintherapie, Hypnotherapie, Kinesiologie** und **Shiatsu. Yoga** und andere Entspannungstechniken stärken das Immunsystem und fördern so die Widerstandskraft gegen Infektionen sowie die Heilung.

MORBUS CROHN

Was versteht man darunter?

Jeder Teil des Magen-Darm-Trakts kann von dieser chronischen Entzündung betroffen sein. Sie äußert sich durch Schmerzen, Durchfall, Fieber und Gewichtsverlust. Am häufigsten kommt sie am Ende des Dünndarms, wo er in den Dickdarm übergeht, vor. Einige Abschnitte bleiben auch nahezu unbehelligt.

Morbus Crohn tritt oft bei jungen Erwachsenen und Personen über 60 Jahre auf. Bei jüngeren Menschen ist er mit krampfartigen Bauchschmerzen, Durchfall, Appetitverlust, Abmagerung und Anämie verbunden. Der Dünndarm kann Nährstoffe nicht mehr so gut aufnehmen. Erkranken ältere Menschen an Morbus Crohn, treten eher rektale Blutungen auf. Ist auch der Dickdarm in Mitleidenschaft gezogen, kommt es zu blutigen Durchfällen.

Bei beinahe einem Drittel der Patienten bilden sich Fisteln, abnormale Austrittsöffnungen des Darms. Fast ebenso viele entwickeln Abszesse, entweder um den After oder im Bauch. Weitere Komplikationen sind Augenentzündungen, schweres Rheuma und Hautstörungen.

Ursachen

Die Ursache ist nicht genau bekannt; eine allergische Reaktion oder infektiöse Wirkstoffe werden verdächtigt. Die Erkrankungen haben in den letzten Jahrzehnten zugenommen. Genetische Faktoren könnten eine Rolle spielen, da einige ethnische Gruppen empfänglicher sind.

Konventionelle Behandlung

Dazu zählt folgendes:

- *Eine Untersuchung kann empfindliche Bauchschwellungen offenbaren, die auf einer Verdickung der Darmwände beruhen. Bestätigen Darmspiegelungen und Röntgenuntersuchungen die Erkrankung, werden Sulphasalazin und Kortikosteroide oral verabreicht.*
- *Ernste Fälle erfordern eine Überweisung ins Krankenhaus zur Bluttransfusion und intravenöse Ernährung.*
- *Eine vitaminreiche, ballaststoffarme Kost ist zu empfehlen.*
- *In schweren Fällen müssen befallene Darmabschnitte operativ entfernt werden. Aber sogar danach kann das Problem erneut auftreten.*

ERGÄNZENDE BEHANDLUNG

Homöopathie

Eine konstitutionelle Behandlung wird empfohlen, zusätzlich spezielle Arzneien wie bei Durchfall (s. S. 242), ebenso folgende Heilmittel:

• Belladonna, wenn der Schmerz stets abrupt beginnt und endet, als ob der Bauch von einer Hand gepackt und wieder losgelassen würde; bei rotem und heißem Gesicht, gespanntem Bauch und Empfindlichkeit gegenüber leichtesten Berührungen.

• Bryonia bei stechenden Schmerzen, wenn sich der Bauch anfühlt, als ob er platzen wollte; wenn der Schmerz so stark ist, daß Bewegung, Denken oder Sprechen unmöglich ist.

• Chamomilla, wenn sich der Patient wegen schneidender Schmerzen zusammenkrümmt und aufschreit; wenn der Bauch aufgebläht ist. Dem Anfall kann ein Wutausbruch folgen.

• Colocynthis bei schneidenden, quälenden Schmerzen unterhalb des Nabels, die bei Entweichen des blähenden Gases, beim Vorwärtsbeugen oder Druck auf den Bauch leichter werden.

• Magnesium phos. bei so heftigen Schmerzen, daß der Patient aufschreit; bei Linderung durch Wärme, Reibung und Druck.

Reflexzonentherapie

Die Behandlung erfolgt ganzheitlich, je nach den Symptomen und Eigenschaften des Patienten. Die Reflexpunkte von Dünn- und Dickdarm werden bearbeitet.

Autogenes Training

Autogenes Training hat eine positive Wirkung, je nach Schwere der Erkrankung. Alle chronischen Erkrankungen, so auch Morbus Crohn, können dann gelindert werden, wenn dem Patienten bewußt wird, daß sie durch Lebensweise und Gemütszustand beeinflußt sind.

Alexandertechnik

Morbus Crohn spricht oft gut auf die Alexandertechnik an, die lehrt, wie man einen Zustand der Harmonie von Körper und Geist sowie Entspannung herstellt, und befähigt, dieses Gleichgewicht in streßreichen Situationen beizubehalten.

Geistheilen

Zur Verdauung ist Energie nötig. Das Geistheilen kann die Energie erheblich vermehren und dadurch eine effektivere Aufnahme der Nahrung und Ausscheidung der Abfallprodukte ermöglichen. Ein Übermaß an schädlichen Darmbakterien ist oft der Grund für Verdauungsstörungen, die durch Geistheilen wieder korrigiert werden können.

Weitere Therapien

Bei Allergien gegen Nahrungsbestandteile wie Mehleiweiß ist die **Ernährungstherapie** geeignet. Wissenschaftliche Studien ergaben, daß Morbus Crohn gelindert werden kann, wenn die Durchlässigkeit des Darms reduziert wird. Ernährungstherapeuten empfehlen eine Reihe von Produkten wie Beinwell und Buttersäure, um den Darm so gut wie möglich zu heilen und die Durchlässigkeit herabzusetzen. **Naturheilkundler** verordnen den individuellen Symptomen entsprechend. Eine Ernährungsumstellung, Entspannung, Kräuterarzneien und Massage werden in die Behandlung aufgenommen. In einigen Fällen hat sich die **Osteopathie** als hilfreich erwiesen.

IMMUNSYSTEM UND LYMPHSYSTEM

Was versteht man darunter?

In der Kapillarregion dringt Blutflüssigkeit durch die Gefäßwände ins Gewebe ein. Diese Gewebsflüssigkeit (Lymphe) versorgt die Zellen mit Eiweißen und Nährstoffen. Die Lymphe sammelt sich wieder in den Lymphgefäßen, die ein weitverzweigtes zweites Kreislaufsystem bilden. Sie wird durch die Kontraktionen der umgebenden Muskeln und durch ventilartige Klappen in Richtung Herz transportiert. Das Lymphsystem enthält eine Vielzahl von Lymphdrüsen oder »Lymphknoten«, in denen sich zum Immunsystem gehörende weiße Blutzellen (Lymphozyten) sammeln. Hier werden Keime abgefangen und so verhindert, daß sie in andere Organe eindringen. Die Lymphgefäße vereinigen sich in der Brust zu zwei großen Gängen, die die Lymphe zu den Venen im Hals transportieren.

Die Milz enthält viel lymphatisches Gewebe. Sie hilft bei der Produktion und Speicherung von Blutzellen, baut verbrauchte Blutzellen ab und unterstützt den Eisenstoffwechsel. Umfangreiches Lymphgewebe findet sich auch in den Gaumen- und Rachenmandeln, im Thymus und im Verdauungstrakt.

Welche Störungen gibt es?

Bei Infektionen schwellen die Lymphknoten durch Millionen von Lymphozyten an. Der Körper verstärkt ihre Produktion während der Immunreaktion. Besonders auffällig sind die Lymphknoten am Hals bei Halsschmerzen oder anderen Infektionen des oberen Atemtraktes wie dem *Pfeifferschen Drüsenfieber,* einer durch Speichel übertragenen Virusinfektion.

Krebs breitet sich oft über das Lymphsystem aus und bewirkt eine Vergrößerung der Lymphknoten. Bei Brustkrebs zum Beispiel schwellen die Lymphknoten in den Achselhöhlen an. Auch bei Krebs der weißen Blutzellen (Leukämie) vergrößern sich die Lymphknoten. Bei einem Krebs des Lymphgewebes (*Hodgkin-Krankheit*) klagen Patienten häufig über Schwellungen des Halses, Fieber und Gewichtsverlust. Das Humane Immundefizienz-Virus (*HIV*), das *Aids*-Virus, zerstört die weißen Blutzellen zur Infektionsabwehr. Meist sind wieder vergrößerte Lymphknoten die ersten Anzeichen. Das Immunsystem des Patienten kann eventuelle andere Erreger nicht mehr effektiv bekämpfen.

Ein wichtiger Teil des Immunsystems sind die Lymphknoten, die zur Infektionsabwehr beitragen. Die Lymphknoten hindern auch Krankheitserreger daran, andere Körperorgane zu befallen.

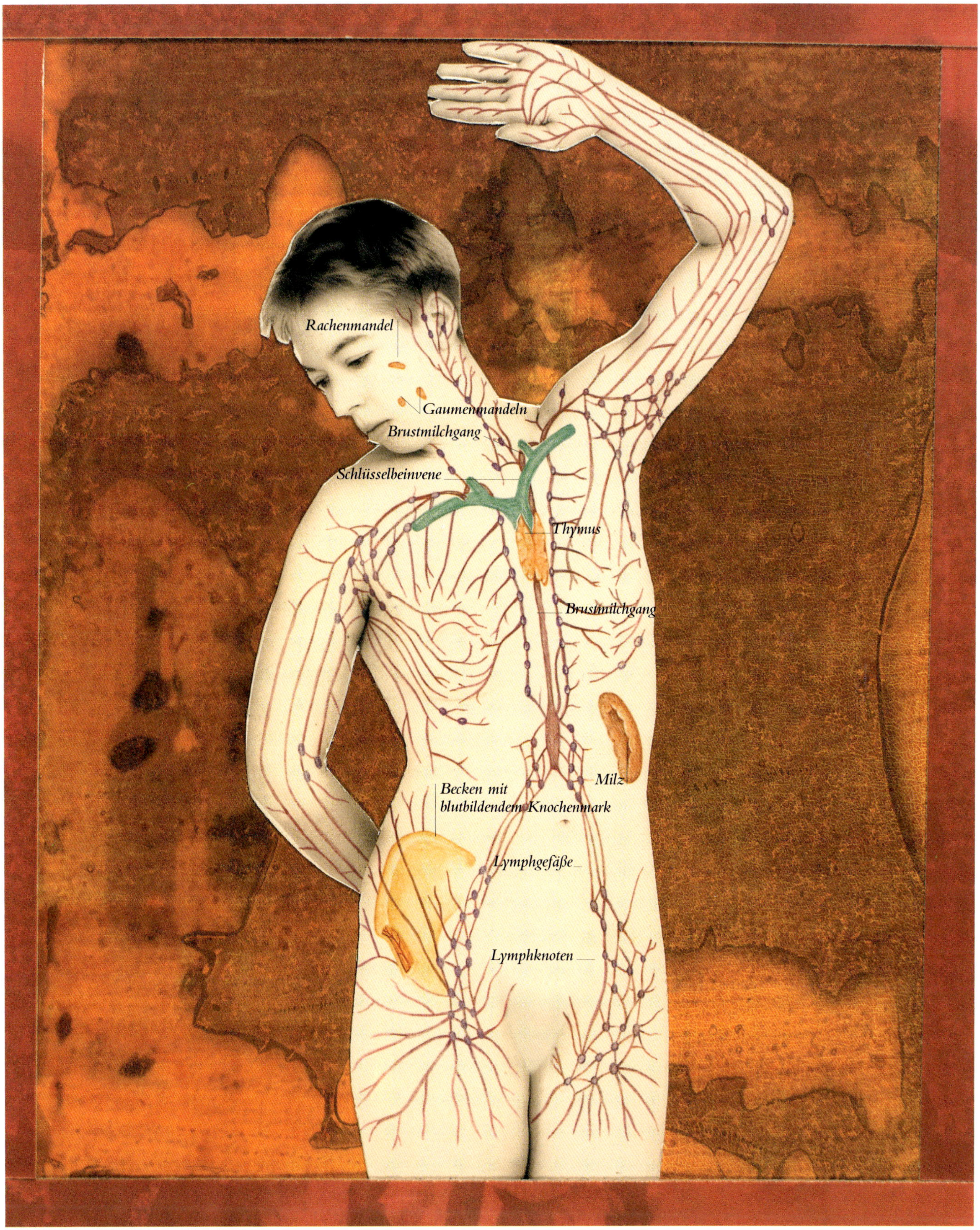
Rachenmandel
Gaumenmandeln
Brustmilchgang
Schlüsselbeinvene
Thymus
Brustmilchgang
Milz
Becken mit
blutbildendem Knochenmark
Lymphgefäße
Lymphknoten

HIV und Aids

Was versteht man darunter?

HIV bedeutet »Humanes Immundefizienz-Virus«. Es schädigt das Immunsystem des Körpers, so daß dieser Infektionen nicht mehr länger abwehren kann. Das Virus verursacht bei Menschen Aids (erworbenes Immundefektsyndrom). Ist jemand mit dem Virus infiziert, sprechen die Ärzte von »HIV-positiv« oder »seropositiv«. HIV-Infizierte behalten das Virus nach heutigem Wissen für den Rest ihres Lebens im Körper. Die Infektion kann aber über Jahre hinweg ohne Anzeichen der Aids-Erkrankung bleiben.

Aids gilt immer noch als tödliche Krankheit. Es kann jedoch sehr langsam voranschreiten, besonders wenn die Betroffenen viel zur Unterstützung ihrer Gesundheit unternehmen. Dazu zählen genügend Ruhe, Entspannung, geeignete Ernährung und ergänzende Heilmethoden. Es gibt Menschen, die sich bereits vor 13 Jahren mit HIV infiziert haben und immer noch gesund sind – also bis jetzt keine Aids-Symptome entwickelt haben.

Das einzige, was man zu Beginn von der Infektion merkt, sind grippeartige Beschwerden, die meist drei bis vierzehn Tage dauern und durch die Immunantwort auf das eingedrungene Virus ausgelöst werden. Nur etwa ein Drittel aller HIV-Positiven hat diese Anzeichen bewußt wahrgenommen. Nach einiger Zeit, in der das Virus das Immunsystem mehr und mehr geschädigt hat, entwickeln sich schließlich Symptome wie:

- *Starkes Schwitzen in der Nacht und Fieber.*
- *Extreme Müdigkeit.*
- *Gewichtsverlust.*
- *Durchfall, Soor und Herpes.*
- *Follikulitis (ein roter Ausschlag, der von einer Infektion der Haarfollikel in der Haut ausgelöst wird).*
- *Mundgeschwüre und Zahnfleischbluten.*

Im fortgeschrittenen Aids-Stadium können folgende Symptome auftreten:

- *Neurologische Störungen bis hin zu Geistesschwäche und Gedächtnisverlust.*
- *Ohnmacht und Verwirrung.*
- *Lungenentzündung.*
- *Kaposi-Sarkom, eine seltene Form von Hautkrebs, die purpurne Flecken auf der Haut hervorruft.*
- *Sehstörungen und Augeninfektionen.*

Ursachen

Die Haut ist eine äußerst wirksame Barriere gegen viele Viren und Bakterien. Auch das HIV kann eine gesunde, intakte Haut nicht passieren. Infizieren kann man sich mit dem Virus bei einer medizinischen Behandlung, zum Beispiel über eine Transfusion mit infiziertem Blut oder Blutprodukten. In der Vergangenheit haben sich viele Menschen auf diesem Weg angesteckt. Vor allem Bluter-Kranke haben das Virus über Gerinnungsfaktoren erworben, die aus infiziertem Blut hergestellt wurden. Heute werden alle Spender untersucht und ihr Blut so behandelt, daß die Krankheit auf diese Weise kaum noch übertragen werden kann. Es gibt jedoch drei weitere Wege, das Virus zu erwerben:

- *Infiziertes Blut überwindet die Haut, entweder über tiefe Schrammen, Schnitte und Wunden oder durch Injektionsnadeln.*
- *Im Mutterleib oder bei der Geburt kann eine HIV-positive Mutter die Infektion auf ihr Baby übertragen. Das kann im Laufe der Schwangerschaft über die Plazenta geschehen oder während der Entbindung. Eine Mutter kann das Virus auch durch Stillen übertragen.*
- *Ungeschützter Sexualverkehr. Auf diese Weise wird HIV am häufigsten übertragen, unabhängig, ob Mann oder Frau, hetero- oder homosexuell. Als sicherer Sex gelten Praktiken, bei denen Blut oder Samen des Partners nicht in den Körper gelangen kann.*

Zum sicheren Sex zählen:

- *Geschlechtsverkehr (vaginal oder anal) mit Kondom.*
- *Inniges Küssen; Oralsex nur mit Kondom.*
- *Gegenseitiges Masturbieren.*
- *Verwendung von Sexspielzeug, solange es nicht gemeinsam mit anderen verwendet wird.*

Ungeschützter Sex bedeutet:

- *Geschlechtsverkehr jeder Art ohne Kondom.*
- *Gemeinsame Verwendung von Sexspielzeug.*
- *Cunnilingus, wenn die Frau menstruiert.*

Auch wenn in der Vergangenheit Drogenabhängige, Homosexuelle und Bluter als am meisten durch HIV gefährdet galten, ist es wenig sinnvoll, von »Risikogruppen« zu sprechen. Alle sexuell aktiven Menschen sind gefährdet, nicht nur, wer sexuell freizügig, homosexuell oder drogensüchtig ist. Das Virus muß zwar nicht unbedingt bei jedem ungeschützten sexuellen Kontakt mit einem infizierten Partner übertragen werden, dennoch nimmt heute die heterosexuelle Ansteckungsweise am schnellsten zu. Frauen scheinen für eine Infektion anfälliger zu sein als Männer.

Konventionelle Behandlung

Man sollte sich so gut wie möglich fit und gesund halten und vernünftig ernähren. Die medizinische Behandlung ergänzen:

- *Vorbeugemaßnahmen gegen weitere Infektionen. Die in den jeweiligen Stadien zu erwartenden Infektionskrankheiten sind bekannt. Daher kann man ihnen ärztlich vorbeugen.*
- *Therapie aller begleitenden Infektionen.*
- *Strahlentherapie und Medikamente gegen Krebs zur Therapie des Kaposi-Sarkoms.*

Therapien, die sich direkt gegen das Virus richten, verwenden hauptsächlich die beiden Medikamente AZT (Zidovudin) und ddI (Didanosin). Beide haben jedoch auch toxische Effekte und daher starke Nebenwirkungen. AZT verlängert das Leben von Aids-Kranken, hilft aber nicht den symptomfreien HIV-Infizierten. Als Nebenwirkung unterdrückt es die Produktion von Knochenmark und roten Blutzellen. DdI schädigt hauptsächlich Arm- und Beinnerven und führt zu Durchfall. Es wird oft Patienten gegeben, bei denen das AZT zu starke Nebenwirkungen hat oder nach einem oder zwei Jahren eine abgeschwächte Wirkung zeigt.

In letzter Zeit sind einige neue Medikamente zugelassen worden, die in Kombination mit AZT und ddI eine echte Verlängerung der symptomfreien Zeit erhoffen lassen.

ERGÄNZENDE BEHANDLUNG

Ergänzende Therapien unterstützen HIV-Positive oder an Aids erkrankte Menschen erfolgreich in emotionaler und körperlicher Hinsicht, dürfen aber nur zusätzlich zur konventionellen Behandlung angewendet werden und ersetzen diese nicht.

Alexandertechnik

Das Verfahren fördert die Harmonie von Körper und Geist, wobei Körperhaltung und Nervensystem in Einklang gebracht werden. Streß wird wirksamer bewältigt; das stärkt schrittweise das Immunsystem und macht es widerstandsfähiger.

Aromatherapie

Zur aromatherapeutischen Behandlung zählen: Bergamotte, Rose, Neroli und Lavendel sowie weitere anregende Öle zur Besserung der seelischen Verfassung. Öle aus Teebaum oder Niaouli stärken das Immunsystem.

Ernährungstherapie

Ernährungstherapeuten arbeiten mit individuellen Ernährungsprogrammen, um die allgemeine Abwehrkraft des Körpers gegen die Krankheit zu steigern. Der Erfolg hängt vom Stadium der Krankheit, der individuellen Verfassung des Patienten und weiteren Faktoren wie Schlafgewohnheiten und Streß ab. Bei AIDS-Patienten ist oft die Verdauung beeinträchtigt. Um die Ernährungslage wirksam zu verbessern, müssen Therapeut und Patient eng zusammenarbeiten.

Bachblütentherapie

Sie unterstützen die Patienten emotional, wenn sie ängstlich, deprimiert, wütend oder negativ eingestellt sind. Die Arzneien sollten der Stimmung des Patienten entsprechend gewählt werden: zum Beispiel Eßkastanie bei Mutlosigkeit und Verzweiflung; Olive, wenn sich der Patient durch lange Beschwerden entkräftet fühlt; Gauklerblume bei Angst.

Hypnotherapie

Die Behandlung konzentriert sich auf die Stärkung des Körpers. Kreatives Visualisieren zusammen mit Hypnoheilen wird eingesetzt, um Geist und Körper zu unterstützen.

Massage

Diese Therapie wird in großem Umfang bei HIV- und Aids-Patienten eingesetzt. Massage und die Kraft der Berührung kann den Willen stärken, das Leben von einer positiveren Seite zu sehen. Sie hilft auch, die Schwierigkeiten besser zu bewältigen, die mit der Krankheit einhergehen: Streß, Angst, verändertes Aussehen und Tod von Partner oder Freunden durch dieselbe Krankheit. Sie verwöhnt Körper und Geist und vermittelt das Gefühl der Fürsorge. Anhaltender Streß schwächt erwiesenermaßen das Immunsystem (unter anderem, weil der Kortisonspiegel im Blut steigt). Eine Massage kann die Belastung mindern, indem sie die Muskelspannung löst, dem Geist Ruhe verschafft und so dazu beiträgt, das Immunsystem zu normalisieren.

Farbtherapie

Zur Behandlung werden Indigo, tiefes Violett oder andere dunkle Blautöne des Farbspektrums verwendet. Die Resonanz dieser Farben besitze den Farbtherapeuten zufolge große Heilkraft und stärke insbesondere das Immunsystem. In einem warmen Raum bestrahlen sie mit diesen Farben den ganzen, am besten entkleideten Körper. Als Alternative kann der Patient aber auch in diesen Farben Unterwäsche, Oberbekleidung oder kleine Seidentücher auf der Haut tragen.

Bei Depression und Pessimismus, die mit der Krankheit zusammenhängen, stellen klare Gelb- und Grüntöne Optimismus und Selbstachtung wieder her.

Weitere Therapien

Yoga stimuliert das Immunsystem durch sanfte *asanas*, Entspannung, Meditation, *pranayama*, *shat kriyas* und Hand-*mudras*. **Homöopathen** behandeln konstitutionell. Die **Aurikulotherapie** wird in HIV-Kliniken als »Hinführung« zur Akupunktur eingesetzt, um die Patienten zu beruhigen und zu entspannen. Die **Akupunktur** hat starke Auswirkungen auf das Immunsystem und die Energie des Patienten. Ebenfalls stärkend wirkt hier eine **makrobiotische** Standarddiät. **Autogenes Training** lindert den Streß und verbessert die Schlafqualität erheblich. Die **ayurvedische** Medizin ist stark immunfördernd, dazu zählt *panchakarma* zur Entgiftung und Förderung der Vitalität. **Kunsttherapien** können HIV- oder Aids-Patienten helfen, mit den körperlichen und seelischen Belastungen fertig zu werden. Die **Polaritätstherapie** ist nützlich, die Behandlung richtet sich nach dem jeweiligen Krankheitsbild. Auch **Radionik** hat sich bewährt. **Geistheilen** wirkt entspannend, beruhigt den Patienten und kann eine große Hilfe sein.

Allergien

Was versteht man darunter?

Allergien treten auf, wenn der Körper auf bestimmte Stoffe überreagiert, die meist harmlos sind und anderen Menschen nichts ausmachen. Der Begriff leitet sich von zwei griechischen Wörtern ab, die »veränderte Reaktion« bedeuten. Man geht davon aus, daß in Europa inzwischen jeder fünfte Mensch an irgendeiner Form von Allergie leidet.

Das Immunsystem begegnet allen körperfremden Substanzen und Organismen mit der Produktion von Antikörpern. So werden eindringende Viren oder Bakterien angegriffen und zerstört, bevor sie Schaden anrichten können. Der Körper merkt sich, welcher Eindringling die Bildung bestimmter Antikörper ausgelöst hat. Erscheint dieser Eindringling wieder, kann er ihn daher sehr schnell erkennen und attackieren. Dieses wirksame System kann jedoch durcheinandergeraten, überaktiv werden und den Körper veranlassen, so extrem auf harmlose Substanzen zu reagieren, als wären es schädliche Krankheitserreger. Eine Allergie kann als eine übersteigerte Version der normalen Körperreaktion auf den Fremdkörper aufgefaßt werden.

Allergien können mit Juckreiz, Niesen, laufender Nase, starkem Katarrh, Asthmaanfällen, Hautekzemen oder Durchfall einhergehen. Beteiligt ist meist Histamin, eine Substanz, die der Körper normalerweise als Antwort auf Angriffe, zum Beispiel bei Verletzungen, freisetzt. Sie erweitert die Blutgefäße und fördert dadurch die Heilung, weil Blut- und Reparaturzellen das beschädigte Gewebe schnell erreichen.

Ursachen

Allergien können erblich bedingt sein. Bei vielen Patienten leiden nahe Verwandte ebenfalls unter Heuschnupfen, Asthma und Ekzemen. Weitere Ursachen sind:

- *Empfindlichkeit gegenüber Nahrungsmitteln, oft rufen Milch, Schalentiere und Nüsse Reaktionen hervor.*
- *Empfindlichkeit gegenüber häufigen Allergenen wie Blüten- und Gräserpollen, Pilzsporen, Pflanzen, Textilien, Medikamenten und Haushaltsmitteln.*
- *Starker Streß.*

Einer Theorie zufolge deutet eine Allergie auf ein überlastetes Immunsystem hin. Nach einer anderen Überlegung hätten die routinemäßigen Impfungen bei Kindern in den letzten 30 Jahren zu ihrem Anstieg beigetragen, da sie das unreife Immunsystem zu stark belasteten. Es wird ebenfalls diskutiert, ob die außerordentlich verbesserten hygienischen Lebensbedingungen in der westlichen Welt am vermehrten Auftreten von Allergien schuld sein könnten. Das Immunsystem scheint unterbeschäftigt zu sein und attackiert, gleichsam als Ausgleich, so harmlose Stoffe wie Blütenpollen.

Es gibt zahlreiche verschiedene medizinische Bezeichnungen, um die unterschiedlichen Formen und Grade von allergischen Reaktionen zu beschreiben. Zum Beispiel wird der Begriff »Nahrungsmittelallergie« verwendet, wenn die Beteiligung des Immunsystems an der schädlichen Reaktion auf Speisen eindeutig nachzuweisen ist. Bei Nahrungsmitteln gibt es aber auch »Pseudo-Allergien« mit ähnlichen Symptomen, die aber nicht auf eine Überreaktion des Immunsystems zurückzuführen sind. Ebenfalls verwendet man die Bezeichnungen »Nahrungsmittelintoleranz« und »Nahrungsmittelempfindlichkeit« – vor allem dann, wenn nicht genau zu klären ist, ob das Immunsystem an den Reaktionen beteiligt ist oder nicht. Schuld an solchen Beschwerden beim Genuß von Lebensmitteln sind oft andere körperliche Fehlfunktionen oder psychische Belastungen.

Konventionelle Behandlung

Zu den Standarduntersuchungen bei Verdacht auf Allergien zählt der Prick-Test, wobei mit einer Nadel eine winzige Menge der verdächtigen Substanz in die Haut des Patienten eingestochen wird. Dann wartet man ab, ob Reaktionen wie Rötung oder Schwellung an dieser Stelle auftreten. Der RAST-Test dagegen untersucht das Blutserum auf die Menge an Antikörpern, die gegen ein bestimmtes Testallergen gerichtet sind.

Die konventionelle Behandlung von Allergien umfaßt:

- *Antihistaminika, die die Symptome lindern, aber Nebenwirkungen wie Schläfrigkeit mit sich bringen und nicht die eigentliche Ursache der Allergie bekämpfen.*
- *Kortikosteroide und Cromoglycinsäure werden vor allem eingesetzt, um die Ausbildung der Symptome zu verhindern. Sie können innerlich als Tabletten oder äußerlich als Creme oder Gel angewendet werden.*
- *Desensibilisierung. Dabei wird dem Patienten über einen längeren Zeitraum ein Allergen in ansteigenden Dosen injiziert, zum Beispiel Gräserpollen zur Behandlung von Heuschnupfen. Der Körper bildet dann normale Antikörper dagegen, das heißt, der Betreffende reagiert nicht mehr allergisch auf die Substanz. Der Arzt muß gut mit der Behandlung vertraut sein, da das Risiko eines anaphylaktischen Schocks besteht, der manchmal tödlich verlaufen kann. Er kann Sekunden oder einige Stunden nach der Injektion eintreten und zu Atembeschwerden und zum Kreislaufkollaps führen.*

Jeder kann sehr viel selbst dazu beitragen, allergische Reaktionen zu verhindern oder zu lindern, zum Beispiel:

- *Ein detailliertes Tagebuch über alles führen, was man gegessen oder getan hat. Dadurch kann eine Verbindung zwischen der allergischen Reaktion und einem bestimmten Nahrungsmittel, Getränk, aber auch Schaumbad, Hundehaaren oder staubigen Teppichen aufgespürt werden.*
- *Eliminationsdiät in kleinem Maßstab. Scheinen bestimmte Speisen wie Schokolade oder Erdnüsse für die Beschwerden verantwortlich zu sein, sollte man diese bei ansonsten normaler Ernährung einige Wochen meiden, um zu sehen, ob eine Besserung eintritt. Mehrere Nahrungsmittel sollten nur unter Kontrolle eines Allergiespezialisten weggelassen werden, da sonst die Kost unausgewogen und zu nährstoffarm sein kann. Außerdem würde sich das Auffinden der wirklich verantwortlichen Substanz erschweren.*

Ergänzende Behandlung

Viele Beschwerden, zum Beispiel bei Nahrungsmittelintoleranzen oder Hyperaktivität, gehen nach neueren Erkenntnissen nicht immer auf allergiebedingte Histaminreaktionen zurück, sondern auf andere Unverträglichkeiten. Hierzu zählen Ekzeme, Dermatitis und Asthma, die alle in den vergangenen 30 Jahren stark zugenommen haben. Die häufigsten Symptome einer Intoleranz sind Migräne, Müdigkeit, Depression, Nervosität, Hyperaktivität bei Kindern, Aufmerksamkeitsstörungen, Mundgeschwüre, Muskelschmerzen, Flüssigkeitsretention, Blähungen, Gelenkschmerzen, rheumatoide Arthritis, Übelkeit, Erbrechen, Magengeschwüre, Morbus Crohn, Reizkolon und Verstopfung. Ergänzende Therapien können viele dieser Beschwerden lindern.

Homöopathie

Die von einer Allergie hervorgerufenen Symptome können erfolgreich mit homöopathischen Arzneien gelindert werden, während das Immunsystem insgesamt auf eine konstitutionelle Behandlung anspricht. Folgende Arzneien können helfen:

- Natrium mur. bei pochender, blind machender Migräne; wenn dem Anfall Taubheitsgefühl und Prickeln in Lippen, Nase und Zunge vorausgehen.
- Wenn ein hyperaktives Kind heftig auf ein Nahrungsmittel oder Getränk reagiert, gibt man ihm einen halben Teelöffel Natriumbicarbonat in einer Tasse Wasser oder Milch und wiederholt dies alle zwei Stunden (aber nicht öfter als dreimal).

Kinesiologie

Ein Kinesiologe könnte nach folgender Methode vorgehen: Er untersucht den Hormonhaushalt und das Immunsystem auf Nährstoffmängel, er fördert die Nebennieren und gibt Ratschläge zur Ernährung. Er untersucht die Duraspannung und den Schließmechanismus des Dünndarms und gibt Empfehlungen zur Streßminderung. Er sucht Atlas und Kreuzbein nach Verletzungen ab und forscht nach Nahrungsmittelempfindlichkeiten (besonders Getreide und Milchprodukte). Er stellt Fragen zur Flüssigkeitsaufnahme, prüft Lebensmittelhygiene und Körperpflege und empfiehlt eine Darmreinigung oder kinesiologisches Ausgleichen.

Aromatherapie

Ein Aromatherapeut verwendet zur Behandlung allergischer Reaktionen folgende Öle: Römische Kamille und Immortelle lindern Krämpfe bei Asthma, beruhigen die Bronchiolen und lösen angestauten Schleim. Melisse hilft Patienten mit Heuschnupfen sehr gut, da sie sehr beruhigend wirkt und die Stärke einer allergischen Reaktion deutlich herabsetzen kann.

Hypnotherapie

Viele Allergien haben psychische Ursachen. Aus diesem Grund versucht die Hypnotherapie, mit Hilfe enthüllender Techniken den Ursprung der Allergie auszumachen und mit einer Suggestionstherapie zu behandeln.

Hypnoheilen und Neurolinguistisches Programmieren (NLP) werden bei Allergien ebenfalls eingesetzt.

Naturheilkunde

Das Wichtigste ist die Korrektur der zugrundeliegenden Immunstörung. Zur kurzfristigen Linderung ist es nötig, den Kontakt mit potentiellen Allergenen zu meiden.

Diät und Fasten werden zur Reduktion entzündungsfördernder Prostaglandine und Leukotrienen empfohlen.

Veränderte Ernährung zur Förderung des Immunsystems, Heilkräuter und homöopathische Arzneien zur Unterstützung der Widerstandskraft werden angewandt.

Ernährungstherapie

Ein Ernährungstherapeut hilft bei der Identifikation problematischer Nahrungsmittel. Treten mehrere Allergien gleichzeitig auf, kann der Körper mit Giftstoffen überlastet sein.

Die Therapie verbessert auch die Funktion von Darm, Leber und Verdauungssystem.

Farbtherapie

Therapeuten arbeiten mit blauem oder grünem Licht, oder der Patient trägt einen Seidenschal in diesen Farben um den Hals oder auf der Brust unter der Kleidung. Bei Heuschnupfen wird Orange verwendet, da diese Farbe ausgleichend wirkt und bei der Beseitigung des Schleims hilft.

Autogenes Training

Die Behandlung sorgt für ausgeglichene Körpersysteme, und mit der Zeit sollten alle Allergien, die den Patienten belasten, vollständig verschwinden.

Akupunktur

Die Akupunktur hat eine sehr starke und positive Auswirkung auf das Immunsystem eines Menschen, ebenso auf den Zustand seiner Energie.

Ayurveda

Ziel dieser Behandlung ist die Steigerung der allgemeinen Widerstandskraft des Körpers gegen Allergien mit Hilfe von *panchakarma* und einer speziellen Diät.

Weitere Therapien

Die **Aurikulotherapie** lindert die Symptome von Heuschnupfen. **Westliche Kräuterpraktiker** können die individuelle Sensibilität herabsetzen, so daß der Körper weniger allergisch reagiert und die erschwerenden Symptome gelindert werden. Ein **chinesischer Kräuterpraktiker** empfiehlt fiebersenkende Mittel sowie eine Behandlung mit entgiftenden Kräutern.

Pfeiffersches Drüsenfieber

Was versteht man darunter?

Pfeiffersches Drüsenfieber, auch »infektiöse Mononukleose« genannt, ist eine Virusinfektion, die gewöhnlich über den Speichel übertragen wird und bei Jugendlichen und jungen Erwachsenen am häufigsten auftritt. Die ersten Anzeichen, Fieber, Angina und Kopfschmerzen, ähneln einer Grippe, aber innerhalb von zwei Tagen schwellen die Lymphdrüsen in Hals, Achselhöhlen und Leiste an, und ein schmerzhafter, hellroter Ausschlag wie bei Röteln kann sich bilden. Die Mandeln sind stark geschwollen, erschweren das Schlucken und behindern gelegentlich das Atmen. Manchmal vergrößert sich die Milz, und die Leberfunktion wird leicht beeinträchtigt; dadurch kann kurzzeitig Gelbsucht auftreten. Die Symptome verschwinden zwar innerhalb von drei bis sechs Wochen, aber die vollständige Genesung schreitet nur langsam voran. Man fühlt sich auch tagsüber schläfrig und kann zu Depressionen neigen.

Ursachen

Das Drüsenfieber wird vom Epstein-Barr-Virus oder dem Zytomegalievirus ausgelöst. Beide gehören zur Familie der Herpesviren, zu der neben den eigentlichen Herpesviren auch das Virus für Windpocken und Gürtelrose gehört. Die Viren vermehren sich in den weißen Blutzellen und schwächen schließlich das Immunsystem. Die Krankheit kann in abgemilderter Form innerhalb eines Jahres nach der ersten Infektion wiederkehren.

Konventionelle Behandlung

Blutbilder werden zwar zur Bestätigung der Diagnose herangezogen, sind aber nicht immer zuverlässig. Es gibt keine Medikamente zur Beschleunigung des Heilungsprozesses, aber Kortikosteroide werden verordnet, damit die Entzündung zurückgeht. Meist wird eine lange Bettruhe empfohlen, um das Immunsystem ausreichend für die Bekämpfung des Virus zu stärken.

Ergänzende Behandlung

Homöopathie

Die Praktiker schlagen eine konstitutionelle homöopathische Behandlung zusammen mit Bettruhe und Nährstoffergänzung vor. Spezielle Arzneien können im akuten Stadium der Krankheit verwendet werden:

- Belladonna bei plötzlichem hohem Fieber, wenn der Patient nervös und verwirrt ist, und das Gesicht gerötet ist.
- Cistus, wenn der Patient friert und zittert, das Herausstrecken der Zunge Schmerzen im Hals verursacht und kalte Luft und Anstrengung die Symptome verschlimmern.
- Ailanthus bei Kopfschmerzen, Schwäche, Muskelschmerzen und Geschwüren im Hals, die das Schlucken erschweren.
- Phytolacca bei dunkelroten Mandeln, wenn beim Schlucken der Schmerz bis zu den Ohren schießt und Nahrung und heiße Getränke beim Schlucken noch mehr Schmerzen verursachen.
- Baryta carb., wenn die Drüsen deutlich geschwollen sind, besonders wenn der Patient ein Kind oder spät entwickelt ist.
- Mercurius, wenn sich die Drüsen gespannt anfühlen; ebenso bei unangenehmem Schwitzen.
- Kalzium carb. bei Frösteln, Schwitzen und saurem Geschmack im Mund; bei geistiger und körperlicher Erschöpfung.
- Die Einnahme von Drüsenfieber-Nosoden schützt andere Familienmitglieder vor einer Ansteckung.

Alexandertechnik

Die Alexandertechnik wirkt positiv auf das Immunsystem ein. Sie fördert die Harmonie von Körper und Geist, indem Körperhaltung und Nervensystem in Einklang gebracht werden. Streß wird dadurch effektiver bewältigt und das Immunsystem schrittweise gestärkt, um gegen Infektionen widerstandsfähiger zu werden.

Westliche Kräuterheilkunde

Ziel der westlichen Kräuterheilkunde ist, die Abwehrkräfte zu stärken. Aufgüsse aus Schafgarbe und Holunderblüten sollten dreimal täglich eingenommen werden, um das Fieber und die Schweißausbrüche einzudämmen und die Temperatur konstant zu halten. Ständige Müdigkeit nach der Infektion wird gelindert, wenn der Patient täglich zwei oder drei Tassen Schafgarben- oder Rosmarintee trinkt und reichlich Haferbrei ißt.

Akupunktur

Akupunktur hat großen Einfluß auf das Immunsystem und den Energieumsatz des Patienten; sie beschleunigt den langwierigen Genesungsprozeß.

Naturheilkunde

Die Praktiker empfehlen Aufgüsse aus Schafgarbe und Holunderblüten, um das Schwitzen zu mindern und die Temperatur zu stabilisieren, ebenso eine leichte, aber nährstoffreiche Kost. Vitamin-B- und -C-Präparate stärken das Immunsystem und sichern die Leistungsfähigkeit des Nervensystems.

Weitere Therapien

Die **Ernährungstherapie** stärkt die Immunabwehr. **Chinesische Kräuterpraktiker** empfehlen fiebersenkende Mittel, entgiftende und abführende Kräuter. **Autogenes Training** lindert die Krankheit und beschleunigt die Erholung; es stärkt auch das Immunsystem, falls jemand Kontakt mit einem Infizierten hatte. **Ayurveda**-Praktiker empfehlen eine reinigende Behandlung mit der *panchakarma*-Therapie. Reflexzonentherapie und **Polaritätstherapie** haben sich ebenfalls bewährt.

NEUROMYASTHENIE

Was versteht man darunter?

Ursache und Art dieser Erkrankung werden in der medizinischen Fachwelt immer noch heftig diskutiert. Die Neuromyasthenie, auch postvirales oder chronisches Müdigkeitssyndrom oder leicht irreführend »Yuppie-Grippe« genannt, kann Menschen aller Schichten betreffen, am häufigsten arbeitende Mütter. Die Beschwerden folgen in der Regel auf eine gewöhnliche Infektion der Atemwege oder des Verdauungstraktes. Zuerst setzt anhaltende Müdigkeit ein. Meist geht sie mit einer Verschlechterung der geistigen Fähigkeiten einher. Weitere Anzeichen sind Fieber, Kopf- und Muskelschmerzen, Schwindel, Übelkeit, Depressionen, Gedächtnisverlust, Gewichtsverlust, undeutliche Aussprache und Schlafstörungen. Die Symptome können Jahre bestehenbleiben und scheinen sich bei Streß oder größeren körperlichen Anstrengung zu verstärken.

Ursachen

Viele glauben, die Neuromyasthenie werde von einer Virusinfektion ausgelöst. Herpes-, Polio-, Epstein-Barr- (s. Pfeiffersches Drüsenfieber) und Enteroviren sind in der Diskussion. Beweise gibt es dafür nicht. Einer weiteren Theorie zufolge hängt die Erkrankung mit einer psychischen oder neurologischen Störung zusammen, aber hier ist ebenfalls noch nichts erwiesen.

Konventionelle Behandlung

Eine Therapie für Neuromyasthenie gibt es bisher nicht. Bettruhe wird empfohlen, solange der Patient sie benötigt. Manche Patienten sprechen auf Antidepressiva an. Ausschlußdiäten helfen; Anti-Pilz-Mittel werden verordnet, wenn Candida als Auslöser gilt. Ein sorgfältig erstelltes Bewegungs- und Übungsprogramm wird von einigen Spezialisten empfohlen.

ERGÄNZENDE BEHANDLUNG

Ernährungstherapie

Die Entwicklung einer Neuromyasthenie kann mit einer Langzeitanwendung von Antibiotika, Schutzimpfungen und dem Kontakt mit Umweltgiften oder anderen Toxinen zusammenhängen. Eine Ernährungstherapie hat sich bei Neuromyasthenie gut bewährt. Eine individuelle Zusammenstellung ist wichtig. Sie umfaßt den Ausgleich von Nährstoffmängeln, die Verbesserung der Nahrungsaufnahme, die Identifikation von Nahrungsmittelallergien (und Ausschluß der Allergene) sowie eine intensive Entgiftung und Förderung der Leberfunktion mit Kräutern und Diät.

Westliche Kräuterheilkunde

Es gibt eine Reihe von Kräutern, die sanfte, lang anhaltende Wirkungen auf den Körper, speziell das Immunsystem haben. Diese Heilweise ist sehr effektiv und spielt bei der Behandlung der Neuromyasthenie eine wichtige Rolle.

Akupunktur

Akupunktur hat einen sehr großen Einfluß auf das Immunsystem und den Energieumsatz des Patienten; sie mindert die Müdigkeit, die bei dieser Erkrankung als Hauptsymptom gilt.

Aromatherapie

Es werden anregende Öle, etwa aus Bergamotte, Rose, Neroli und Lavendel für die Emotionen sowie Teebaum und Niaouli zur Stärkung des Immunsystems eingesetzt.

Alexandertechnik

Die Alexandertechnik wirkt positiv durch Förderung der Körper-Geist-Harmonie. Die dadurch nachlassende Muskelanspannung und die verbesserte Körperhaltung tragen dazu bei, die Energie zu erhalten und die Genesung zu fördern.

Autogenes Training

Es unterstützt den Heilungsprozeß in gefühlsmäßiger und körperlicher Hinsicht. Das Autogene Training gibt dem Patienten die Möglichkeit zur Selbsterfahrung und Selbsthilfe.

Weitere Therapien

Ein **Hypnotherapeut** arbeitet mit Erkennen von Problemen, Hypnoheilen und Visualisieren und bemüht sich, die Abwehrkräfte zu stärken. Die **homöopathische** Behandlung erfolgt konstitutionell und legt großen Wert auf die Ernährungsweise. Bis zum Beginn der konstitutionellen Behandlung hilft China als spezielle Arznei. **Chinesische Kräuterpraktiker** empfehlen Heilpflanzen zur Vitalisierung des Systems; Kräuter, um den Geist zu beruhigen und zu stärken; fiebersenkende, verdauungsfördernde oder abführende Mittel; adstringierende Medikamente bei Schweißausbrüchen oder schweißtreibende Mittel, wenn das Schwitzen ausbleibt. Die **Makrobiotik** fördert das Verdauungssystem, Milz und Nieren, die in der chinesischen Medizin mit dem Immunsystem verbunden sind. Massagen lindern Muskelschmerzen und vermitteln Wohlbehagen. Sie begegnen auch Gefühlen wie Hilflosigkeit und Depressionen, unter denen manche Patienten leiden, und helfen ihnen, das Leben positiver zu sehen. **Farbtherapeuten** empfehlen Purpur oder Blau zur Stärkung des Immunsystems, Grün zur Beseitigung von Depressionen und Gelb zur Wiedererlangung der emotionalen Stabilität und Selbstachtung. Unter Anleitung eines qualifizierten Praktikers verbessert die **Edelsteintherapie** den Energieumsatz und stärkt das Immunsystem.

HODGKIN-KRANKHEIT

Was versteht man darunter?

Die Hodgkin-Krankheit (auch Lymphogranulomatose genannt) ist ein seltener Krebs der Lymphknoten, der Männer dreimal häufiger als Frauen betrifft und sich meist im Alter von 20 bis 30 oder 55 bis 70 Jahren entwickelt. Die Krebszellen vermehren sich vor allem in Lymphknoten und Milz. Zu den Hauptsymptomen zählt eine starke, aber schmerzlose Vergrößerung der Lymphknoten, meist in Hals und Achselhöhlen, die sich auf charakteristische Weise gummiartig anfühlen. Die Symptome variieren je nach den betroffenen Organen; die häufigsten sind:

- *Anämie.*
- *Fieber.*
- *Vergrößerte Leber oder Milz, letztere ruft eventuell ein Völlegefühl oder Ziehen im linken oberen Bauchraum hervor.*
- *Appetit- und Gewichtsverlust.*
- *Nächtliches Schwitzen.*
- *Juckreiz und Atemnot.*
- *Schmerzen in den vergrößerten Lymphknoten nach Alkoholkonsum.*

Das Lymphgewebe stellt einen wichtigen Teil des Immunsystems dar. Mit zunehmender Schädigung verursachen Infektionen, die normalerweise unbedeutend sind, lebensbedrohende Komplikationen. Die Hodgkin-Krankheit kann tödlich verlaufen, je nach der Beeinträchtigung des Immunsystems und der Organe, die von Krebszellen infiltriert worden sind.

WER IN HALS, LEISTE ODER ACHSELHÖHLE EINE ANSCHWELLUNG DER LYMPHKNOTEN BEMERKT, DIE OHNE OFFENSICHTLICHEN GRUND LÄNGER ALS ZWEI WOCHEN BESTEHENBLEIBT, MUSS EINEN ARZT AUFSUCHEN.

Ursachen

Die Ursachen der Hodgkin-Krankheit sind unbekannt. Verschiedenen Theorien zufolge sind krebsauslösende Viren beteiligt, aber es gibt noch keine endgültigen Beweise dafür.

Konventionelle Behandlung

Die Hodgkin-Krankheit wird mit Hilfe einer Biopsie aus einem vergrößerten Lymphknoten oder einem betroffenen Organ diagnostiziert. Die Behandlungsweise ist abhängig vom Ergebnis weiterer Tests, wie dem einer Computertomographie und einer Röntgenuntersuchung sowie vom festgestellten Stadium der Krankheit. Wird sie früh behandelt, kann bereits eine Strahlentherapie allein ausreichen. Ist der Krebs so weit fortgeschritten, daß mehrere Organe befallen sind, werden, zusätzlich zur Strahlentherapie, Medikamente zur Chemotherapie eingesetzt. Bei frühzeitiger Erkennung und Behandlung ist die Überlebensrate hoch. Treten innerhalb eines Behandlungszeitraumes von fünf Jahren keine weiteren Anzeichen einer Erkrankung auf, kann der Krebs als geheilt betrachtet werden.

ERGÄNZENDE BEHANDLUNG

Homöopathie

Für Homöopathen ist Krebs ein vollständiger Zusammenbruch der körperlichen Gesundheit. Ein erfahrener Praktiker verordnet spezielle Arzneien sowie eine konstitutionelle Behandlung. Manchmal empfiehlt er auch Bachblütenarzneien sowie verschiedene Vitamin- und Mineralstoffpräparate.

Ernährungstherapie

Ernährungstherapeuten arbeiten mit individuellen Programmen, um die allgemeine Abwehrkraft des Körpers gegen Krankheiten zu erhöhen. Bei vielen Erkrankungen, einschließlich Krebs, ist diese gesteigerte Wirksamkeit von Nutzen, aber letztlich hängt vieles vom Stadium der Krankheit und auch von der Verfassung des Patienten ab.

Geistheilen

Diese Therapie versorgt das Immunsystem wieder mit Energie. Die Abwehrkräfte werden gestärkt, damit der Patient die Krankheit selbst bekämpfen kann. Im Falle einer lebensbedrohenden Krankheit wie Aids oder Krebs fördert das Geistheilen das Selbstbewußtsein und die Selbstachtung und hilft so dem Patienten, mit der Krankheit zweckmäßiger und positiver umzugehen. Es ist besonders hilfreich, da es langfristig gesehen die Lebensqualität verbessert und die unangenehmen Nebenwirkungen der Krebsbehandlung, vor allem der Chemotherapie, mindert.

Makrobiotik

Die meisten Praktiker raten zur konventionellen Behandlung, aber eine großzügige, makrobiotische Standarddiät kann sehr hilfreich sein, das Wohlbefinden zu erhalten und die Genesung zu unterstützen.

Yoga

Yoga stimuliert das Immunsystem durch sanfte *asanas,* Entspannung, Meditation, *pranayama, shat kriyas* und Hand-*mudras.*

Weitere Therapien

Ayurveda-Praktiker ergreifen immunfördernde Maßnahmen, die bei der Behandlung dieser Krankheit nützlich sein können. Die **Polaritätstherapie** hilft, ebenso hat sich die **Reflexzonentherapie** in einigen Fällen als erfolgreich erwiesen.

Stärkung des Immunsystems

Unser Immunsystem spielt bei der Erhaltung der Gesundheit eine entscheidende Rolle. Es ist ein Netzwerk aus Abwehrmechanismen gegen Krankheitserreger und andere Fremdkörper. Es kann diese Eindringlinge unschädlich machen und zerstören. Dafür sind die Lymphozyten des Körpers zuständig. Einige dieser weißen Blutzellen produzieren Antikörper zur Neutralisation von Erregern und Fremdkörpern, manche Zellen heften sich selbst an die Eindringlinge an. Andere Lymphozyten (Freßzellen) verschlingen Bakterien, Fremdkörper oder Gewebetrümmer und lösen sie in ihrem Inneren durch Enzyme auf. Eine weitere Sorte der Lymphozyten setzt Histamin frei und ist an Allergien wie Heuschnupfen und Asthma beteiligt.

Die Prämisse, Vorbeugen sei besser als Heilen, liegt der ergänzenden Medizin zugrunde, und das Immunsystem hat eine Schlüsselfunktion bei dem Bemühen, Krankheiten, Infektionen oder Allergien zunächst fernzuhalten und, wenn nötig, zu heilen. Die meisten ergänzenden Heilmethoden versuchen das System wieder zu stärken, wenn es durch äußere Einflüsse geschwächt oder gestört ist. Solche Störfaktoren können sein: Verletzungen, Operationen, der Mißbrauch von Medikamenten wie Antibiotika, die das Immunsystem unterdrücken und die gesunde Darmflora zerstören können; außerdem Verdauungsstörungen bei Darmpilzen, Enzymmangel, chronische Verstopfung, falsche Ernährung, angeborene Krankheiten und die Umweltverschmutzung.

Ernährungstherapie

Das Immunsystem kann auch durch Nährstoffmängel geschädigt werden sowie durch Faktoren, die die Nährstoffaufnahme aus dem Darm beeinträchtigen. Auf eine gesunde Kost wird großer Wert gelegt: jeden Tag reichlich Gemüse, vollwertige Produkte wie Naturreis oder Vollkornbrot, Obst, Hülsenfrüchte (Bohnen und Linsen) sowie Nüsse und Samen wegen ihrer essentiellen Fettsäuren. Tägliche Zufuhr von vitamin- und mineralstoffreichen Nahrungsmitteln, besonders mit einem hohen Gehalt an antioxidativen Nährstoffen, vervollkommnen den Schutz.

Westliche Kräuterheilkunde

Die Behandlung ist immer auf den Patienten zugeschnitten. Folgende Kräuter stärken die Abwehrkräfte: Astralagus erhöht den Energieumsatz und die Widerstandskraft gegen Krankheiten; Chinesische Engelwurz stellt die Energie wieder her und stimuliert die Bildung von weißen Blutzellen und Antikörpern; Süßholz fördert die Genesung und stimuliert ebenfalls die Bildung von weißen Blutzellen und Antikörpern, außerdem hält es Streß fern. Der stark antibiotisch wirkende Knoblauch schützt vor Infektionen. Echinacea wird bei chronischen und akuten Infektionen eingesetzt; es reinigt das Blut- und Lymphsystem und stimuliert die Bildung von weißen Blutzellen und Antikörpern. Ginseng stärkt die Immunabwehr und fördert eine effektive Streßbewältigung; es stimuliert auch die Bildung der weißen Blutzellen und unterstützt die Genesung nach einer Erkrankung.

Homöopathie

Homöopathische Arzneien stärken das Immunsystem. Außerdem fördern sie das Gleichgewicht von Geist und Körpergefühl, was die Behandlung effektiver macht. Die konstitutionelle Behandlung richtet sich oft nach bestehenden Beschwerden, ebenso nach Anzeichen und Anfälligkeiten für Krankheiten, die noch nicht vollständig ausgebrochen sind. Zum Aufbau des Immunsystems empfiehlt ein Homöopath eine Verbesserung der Ernährung, frische Luft, Bewegung und Ruhe.

Massage

Anhaltende Anspannung schwächt das Immunsystem, da der Kortisonspiegel im Blut steigt. Durch Lockerung der Muskeln und Ruhe für den Geist lindert Massage den Streß. Das gleicht den Kortisonspiegel aus und fördert die Immunabwehr.

Geistheilen

Geistheiler wollen durch die Therapie die Abwehrkräfte wieder mit Energie versorgen. So wird das Immunsystem reaktiviert und gestärkt, damit es Krankheiten besser bekämpfen kann. Schwache Abwehrkräfte können auch auf negative Emotionen und Einstellungen zurückgehen. Auch ihnen begegnet das Geistheilen und nimmt diese Last vom Immunsystem. Positive Bestätigung und Visualisieren spielen dabei eine wichtige Rolle.

Naturheilkunde

Der Praktiker beurteilt den Patienten und gibt ihm dann Ratschläge zu einer Ernährung, die die Wirksamkeit des Magen-Darm-Traktes unterstützt. Eine angepaßte Ernährungsweise ist reich an Vitaminen und Mineralstoffen, hauptsächlich B-Vitamine, Vitamin C und E, Zink, Selen, Magnesium und Kalium. Zur Stärkung der Immunabwehr hat sich eine konstitutionelle Hydrotherapie bewährt, besonders abwechselnd heiße und kalte Packungen auf Brust und Rücken.

Weitere Therapien

Ein **Hypnotherapeut** *rät zum Visualisieren. Ein* **Makrobiotik**-*Praktiker rät zu gesunder Lebensweise und zu einer Ernährung, die die Funktionsfähigkeit des Immunsystems steigert.* **Ayurveda**-*Praktiker wollen durch Fasten entgiften, sie geben auch Tips zu Ernährung und Lebensweise.*

DIE AUGEN

Was versteht man darunter?

Die Augäpfel haben einen Durchmesser von etwa 2½ cm und sind mit Kammerwasser gefüllt. Sie bestehen aus drei Schichten. Die äußere, feste Lederhaut verleiht dem Auge Stabilität. Sie ist das »Weiße« des Auges. Ihr vorderer Abschnitt ist die klare Hornhaut, die von einer schützenden Membran umgeben ist, der Bindehaut. Die zweite Schicht ist die von Blutgefäßen zur Versorgung des Auges durchzogene Aderhaut. Die innere Schicht, die Netzhaut, enthält die lichtempfindlichen Sehzellen, die das Licht in Nervenimpulse umwandeln. Diese werden über den Sehnerv zum Gehirn übertragen und dort so entziffert, daß wir Bilder sehen.

Die Augenlinse liegt hinter der Iris, die wie eine Blende wirkt und die Größe der Pupille reguliert: Dadurch wird die Lichtmenge begrenzt, die in das Auge fällt. Das Licht geht durch Hornhaut und Pupillenöffnung und wird an der Linse gebrochen. Die Linse kann ihre Form durch die Ziliarmuskeln ändern und Bilder scharf auf die Netzhaut projizieren. In der Netzhaut befinden sich Millionen lichtempfindlicher Zellen, die Stäbchen und Zapfen. Die Stäbchen sind empfindlicher, »sehen« aber nur Grautöne; die Zapfen können farbig »sehen«, brauchen aber intensiveres Licht. Die Tränenflüssigkeit aus einer Drüse oberhalb des Augapfels reinigt und befeuchtet die Hornhaut. Überschüssige Flüssigkeit gelangt durch einen Kanal in den Nasenraum.

Welche Störungen gibt es?

Infektionen sind häufig. Ein *Gerstenkorn* wird durch Vereiterung von Drüsen am Augenlid ausgelöst. Die *Lidrandentzündung* kann auf einer Infektion beruhen oder eine Form von Dermatitis sein. Bei der *Bindehautentzündung* rötet sich aufgrund einer Infektion oder Allergie die Bindehaut und juckt. Der *Graue Star (Katarakt)* ist eine Eintrübung der Linse, die das Sehen erschwert. Das Auge benötigt einen bestimmten Innendruck zur Formerhaltung. Ist er zu hoch, kann *Grüner Star (Glaukom)* die Folge sein. Ohne Behandlung kann man daran erblinden. Die Augen werden auch von Erkrankungen des übrigen Körpers beeinflußt. Diabetes kann durch Blutungen im Auge, durch Glaukome oder Netzhautablösung zum Erblinden führen.

Der Augapfel besteht aus drei Schichten: Lederhaut (das Weiße), Aderhaut und Netzhaut. Die Netzhaut wandelt Licht in Nervenimpulse um, die im Gehirn so entziffert werden, daß wir Bilder sehen.

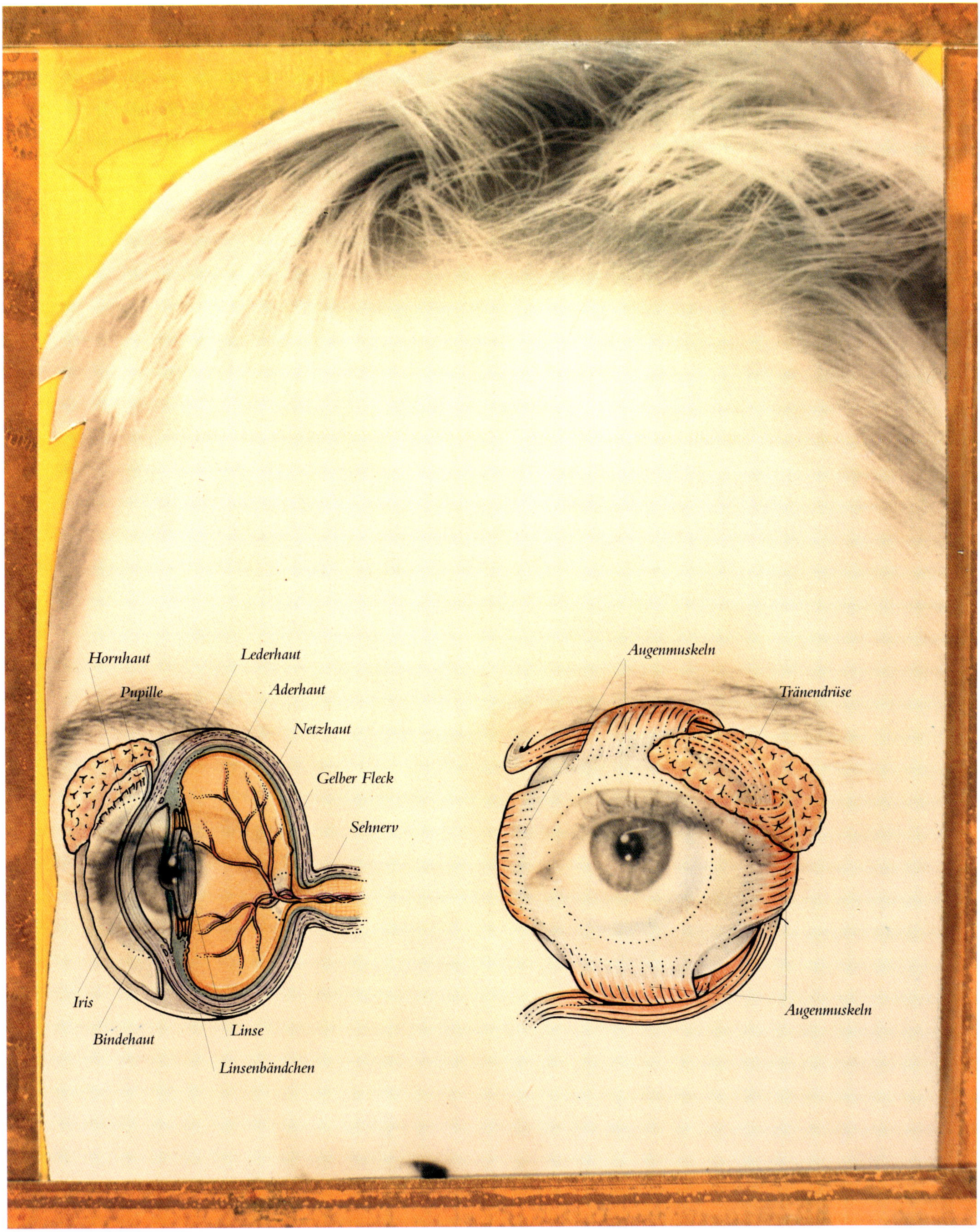
Hornhaut
Lederhaut
Pupille
Aderhaut
Netzhaut
Gelber Fleck
Sehnerv
Iris
Bindehaut
Linse
Linsenbändchen
Augenmuskeln
Tränendrüse
Augenmuskeln

BINDEHAUTENTZÜNDUNG

Was versteht man darunter?

Die Bindehautentzündung ist eine Entzündung der Schleimhaut, die den äußeren Augapfel bis zur Hornhaut sowie die Innenseite der Augenlider bedeckt. Das betroffene Auge erscheint rot, es kann jucken und sich anfühlen, als wäre es voller Sand. Gelegentlich sieht der Patient leicht verschwommen. Bei einer Entzündung fließt gelber Eiter aus, der während des Schlafs die Augenwimpern verklebt. Bei einer viralen Entzündung ist der Ausfluß gering. Eine allergische Bindehautentzündung verläuft ohne Ausfluß, aber Bindehaut und Augenlider sind geschwollen.

Ursachen

Die allergische Bindehautentzündung ist eine Reaktion auf Substanzen wie Pollen, Kosmetika und Reinigungslösungen für Kontaktlinsen; eine infektiöse Entzündung entsteht durch Bakterien oder Viren, die über Hände, Waschlappen oder Handtücher übertragen werden. Neugeborene entwickeln durch eine bakterielle Infektion (oft Chlamydien) während der Geburt eine Bindehautentzündung, die sogenannte Ophthalmia neonatorum. Bei Erwachsenen bedroht die allergische oder infektiöse Bindehautentzündung gewöhnlich das Sehvermögen nicht, aber die Ophthalmia neonatorum kann langfristig Sehstörungen verursachen. Eine weitere, bedeutendere Form der Bindehautentzündung ist das Trachom, das von einer Chlamydieninfektion, meist in tropischen Ländern, ausgelöst wird und dort eine Hauptursache für Erblindung ist.

Auch andere Erkrankungen wie das akute Glaukom oder eine Entzündung der Iris führen zu roten Augen und anderen Symptomen wie Schmerzen und Lichtempfindlichkeit.

Konventionelle Behandlung

Eine bakterielle Entzündung wird mit Antibiotika behandelt, die virale Form geht nach einigen Wochen von selbst zurück. Damit sich die Infektion nicht ausweitet, wird empfohlen:

- *Vor und nach der Berührung der Augen die Hände waschen.*
- *Bei allergischer Bindehautentzündung helfen Augentropfen mit Natriumcromoglykat oder Kortikosteroiden. Letztere werden aber nicht bei Infektionen eingesetzt, da sie diese verstärken können.*
- *Ophthalmia neonatorum wird mit antibiotischen Augentropfen behandelt, auch die Mutter wird therapiert.*

ERGÄNZENDE BEHANDLUNG

Homöopathie

Jeder Patient sollte von einem homöopathischen Praktiker individuell beurteilt werden. Er verordnet wahrscheinlich folgende Arzneien:

• Euphrasia bei wenig oder fehlendem Ausfluß; bei gegen helles Licht empfindlichen Augen.

• Argentum nit. bei reichlichem Ausfluß.

• Aconitum, wenn die Augen nach einem Aufenthalt in Wind, Kälte oder Licht geschwollen sind und tränen.

• Ein Augenbad mit einer Lösung aus zehn Tropfen Euphrasia-Muttertinktur und einem gestrichenen Teelöffel Salz in 300 ml warmem Wasser beruhigt. Die Augen sollten alle vier Stunden (aber nicht öfter als viermal täglich) gespült werden.

Chinesische Kräuterheilkunde

Zuerst stellt der Therapeut die genaue Ursache der Bindehautentzündung fest, dann verordnet er die passenden fiebersenkenden und entzündungshemmenden Wirkstoffe sowie einige Kräuter zur Entgiftung.

Westliche Kräuterheilkunde

Der Praktiker setzt entzündungshemmende und adstringierende Arzneien lokal ein. Tritt aber die Bindehautentzündung immer wieder auf, sind Heilmittel zur Stärkung des Immunsystems angebracht, etwa Aufgüsse aus Kornblume, Kamille, Echinacea, Holunderblüten, Augentrost (Euphrasia), Kanadischer Gelbwurz und Ringelblume. Man muß jedes Auge separat behandeln, um eine Übertragung der Infektion zu vermeiden.

Ayurveda

Ein Ayurveda-Praktiker empfiehlt eine *panchakarma*-Behandlung und *nasya,* dazu Inhalationen und Augenspülungen.

Naturheilkunde

Der Praktiker geht von einer entzündlichen, katarrhalischen Erkrankung der Augen aus. Daher hält er eine diätetische Behandlung für geeignet, zum Beispiel eine reinigende Kost. Angepaßte Ernährung hilft, ebenso Heilkräuter oder homöopathische Arzneien wie Euphrasia. Zusätzliche Vitamine A, B_2, B_3, B_6 und C werden empfohlen.

Weitere Therapien

Ein **Ernährungstherapeut** verordnet vermutlich eine Behandlung zur Stärkung des Immunsystems. Besonders Zinkzusätze helfen, sollten aber ohne Anweisung nicht länger als einige Wochen eingenommen werden. **Akupunktur** und **Edelsteintherapie** sind erfolgversprechend. Die Entzündung spricht im allgemeinen gut auf die harmonisierende Wirkung der **Aurikulotherapie** an; fünf bis sieben Behandlungen im Abstand von ein bis zwei Tagen lindern die Erkrankung. **Farbtherapeuten** empfehlen, kalte, feuchte, hellblaue Polster über die Augen zu legen, um Schmerzen und Entzündung zu lindern.

Gerstenkorn

Was versteht man darunter?

Ein Gerstenkorn, medizinisch Hordeolum genannt, ist ein kleiner Abszeß am Augenlid, der meist von einer bakteriellen Infektion der Drüsen im Haarbalg verursacht wird, die die Wimpern einfetten. Der Balg der Wimper wird von einem Eitersack schmerzhaft gedehnt, Rötung und Schwellung treten auf. Nach einigen Tagen wird das Gerstenkorn reif, wobei sich unten an den Wimpern eine gelbe Vortreibung bildet. Schließlich platzt das Gerstenkorn, der Druck läßt nach und die Wimper fällt aus. Gerstenkörner können an der Wurzel jeder Wimper entstehen.

Ein Gerstenkorn verschwindet nach etwa sieben Tagen. Manchmal befinden sich mehrere zur selben Zeit an den Lidern, wenn sich die Bakterien verbreiten, die die anfängliche Infektion ausgelöst haben. Gerstenkörner können wiederholt auftreten, schädigen das Auge jedoch nicht. Sie sind aber schmerzhaft und unansehnlich.

Ein beständiger Knoten am Augenlid ist eher ein Hagelkorn. Wenn es sich entzündet, sieht es einem Gerstenkorn jedoch sehr ähnlich. Hier sind die Drüsen entzündet, die den Lidrand einfetten. Hagelkörner sind niemals bösartig, müssen aber mit Hilfe eines kleineren chirurgischen Eingriffs entfernt werden.

Ursachen

Die anfängliche Infektion wird im allgemeinen von Staphylokokken ausgelöst, einer Bakterienart, die oft Hautinfektionen verursacht. Für das Auftreten von Gerstenkörnern gibt es keinen besonderen Grund, sie können aber gehäuft vorkommen, wenn die Abwehrkraft des Körpers geschwächt ist. Immer wiederkehrende Gerstenkörner können auf Diabetes hinweisen. Um Infektionen vorzubeugen, sollten die Augen nie mit schmutzigen Händen berührt werden.

Konventionelle Behandlung

Ein Gerstenkorn verschwindet in der Regel von selbst, man kann den Heilprozeß aber beschleunigen. Warme Umschläge alle zwei oder drei Stunden können helfen, die Reifung voranzutreiben. Hat sich der Eiter zu einem Köpfchen geformt, kann man die Wimper vorsichtig herausziehen, um den Eiter abfließen zu lassen. Dann wäscht man das Auge, bis der Eiter vollständig beseitigt ist. Antibiotische Augensalben verhindern eine Übertragung auf angrenzende Haarbälge. Bei wiederholtem Auftreten wird der Arzt den allgemeinen Gesundheitszustand überprüfen.

Ergänzende Behandlung

Homöopathie

Zu Beginn der Behandlung untersucht der Praktiker den Gesundheitszustand des Patienten und verordnet konstitutionelle Arzneien, die die allgemeine Widerstandskraft gegen Infektionen erhöhen. Spezielle Arzneien, die bis zu zehnmal stündlich eingenommen werden sollten, sind Pulsatilla oder, wenn es keine Wirkung zeigt, Staphisagria. Um das Gerstenkorn aufzulösen und den Druck zu mindern, wickelt man Watte um den Griff eines Holzlöffels, taucht ihn in sehr heißes Wasser und führt ihn mehrmals an das Gerstenkorn. Man sollte niemals versuchen, das Gerstenkorn auszudrücken.

Naturheilkunde

Der Praktiker empfiehlt das Auflegen heißer Kompressen oder eventuell geraspelter Karotten, in sauberes Musselin oder ein anderes Tuch gewickelt. Bei wiederkehrenden Gerstenkörnern geht der Praktiker davon aus, daß die Vitalität erniedrigt ist, und er rät dem Patienten zu naturbelassener Nahrung und Vitamin-C- und -B-Zusätzen. Schüsslersches Natrium sulf. fördert die Auflösung des Gerstenkorns.

Kinesiologie

Ein kinesiologischer Therapeut unternimmt bei einem Gerstenkorn folgendes:

- Untersuchung der oberen Anteile des Trapezmuskels.
- Untersuchung der Energiefunktion von Leber und Nieren.
- Ernährungsberatung, Verordnung der Vitamine A und E.
- Verordnung einer Kräuterbehandlung zur Unterstützung, eventuell mit Augentrost (Euphrasia).
- Spezielle Übungen aus der angewandten Kinesiologie.
- Ausgleichen für die Augen.

Westliche Kräuterheilkunde

Da wiederkehrende Gerstenkörner oft auf einen schlechten Gesundheitszustand hinweisen, verordnet der Praktiker Sonnenhut, Ringelblume oder Grünen Germer, um das Immun- und Lymphsystem zu stärken. Ein Absud aus Kamille oder Augentrost (Euphrasia), der über Augenpolster appliziert wird, mildert die Schwellung und Entzündung.

Chinesische Kräuterheilkunde

Zur Behandlung zählen fiebersenkende und entzündungshemmende Wirkstoffe sowie Heilpflanzen zur Entgiftung.

Weitere Therapien

Ayurveda-Praktiker gehen mit derselben Behandlung wie bei einer Bindehautentzündung vor. Ein **Akupunkteur** bemüht sich vor allem um eine Stärkung des Immunsystems. Ein **Ernährungstherapeut** versucht, Infektionen abzuwehren (s. Stärken des Immunsystems, S. 265). Die **Edelsteintherapie** hilft ebenfalls.

Augenermüdung

Was versteht man darunter?

Augenermüdung ist kein medizinischer Fachbegriff, wird aber häufig zur Beschreibung von Beschwerden verwendet, die auf zu langen Gebrauch der Augen zurückzuführen sind. Er bezieht sich auf die Ermüdung der Muskeln, die die Augen ausrichten. Begleiterscheinungen sind Engegefühle um die Augen, Schwierigkeiten, scharf zu sehen, sowie wiederkehrende Kopfschmerzen, besonders um die Stirn. Man geht davon aus, daß die Augen nicht ernsthaft geschädigt werden können.

Ursachen

Augenermüdung wird üblicherweise verursacht durch:

- *Falsch verordnete Brillen oder den Verzicht auf eine notwendige Sehhilfe.*
- *Langes Lesen oder Arbeiten in geringem Abstand.*
- *Ständiges Arbeiten am Bildschirm.*
- *Ausgedehntes Fernsehen im Dunkeln.*
- *Arbeit in extrem hellem oder schwachem Licht.*

Konventionelle Behandlung

Einige Beschwerden, die man oft fälschlicherweise der Augenermüdung zuschreibt, sind Kopfschmerzen (s. S. 192), Müdigkeit, Ermüdung der Muskeln um die Augen, Lidrandentzündung (s. S. 271), Nebenhöhlenerkrankungen (s. S. 285) und Bindehautentzündung (s. S. 268). Alle können zielgerichtet behandelt werden. Bei Augenermüdung hilft:

- *Beim Lesen darauf achten, daß genügend Licht auf die Seite fällt; von Zeit zu Zeit kurze Pausen einlegen.*
- *Bei Arbeit am Bildschirm nicht das Bild fixieren; jede Stunde für zehn Minuten eine Pause einlegen und den Arbeitsplatz verlassen.*
- *Nicht im Dunkeln fernsehen.*

Ergänzende Behandlung

Homöopathie

Ein Homöopath empfiehlt vermutlich die Einnahme folgender spezieller Arzneien, viermal täglich, sieben Tage lang:

- Arnika D12 bei Muskeln, die durch langes Sehen in die Ferne ermüdet sind.
- Natrium mur. D12, wenn die Augen beim Blick nach oben, unten und zur Seite schmerzen.
- Ruta D4, wenn die Augen nach Arbeit in Augennähe oder langem Lesen brennen und ermüdet sind.
- Phosphorus D12, wenn die Augen aufgrund von Nervosität, Furcht oder übermäßigem Sex ermüdet sind.

Kinesiologie

Die Behandlung von Augenermüdung durch einen Kinesiologen umfaßt:

- Tips zur Schonung der Augen, besonders zur Streßvermeidung.
- Abdunkelnde Lochbrillen.
- Sehtests.
- Entspannende Augenübungen.
- Bearbeitung der oberen Partien des Trapezmuskels.
- Energiefunktionstests an Leber und Nieren.
- Nährstoffanalyse, besonders Vitamin-A- und Vitamin-E-Ergänzungen.
- Kräuterarzneien wie Augentrost (Euphrasia).
- Spezielle Übungen der angewandten Kinesiologie.
- Ausgleichen für die Augen.

Yoga

Ein Yoga-Lehrer empfiehlt sanfte *asanas*, Entspannung, *pranayama*, Meditation und Hand-*mudras*.

Alexandertechnik

Die Alexandertechnik lehrt den Schüler, überanstrengende Angewohnheiten abzulegen. Das hat positive Auswirkungen auf die Muskeln in Nacken und Gesicht und kann daher bei der Erholung ermüdeter Augen helfen.

Westliche Kräuterheilkunde

Der Praktiker empfiehlt kalte Umschläge aus Vogelmiere, Augentrost (Euphrasia), Ringelblume oder Gurke, wobei man ein Tuch im Kräuteraufguß tränkt. Der Umschlag bleibt etwa zehn Minuten auf den Augen. Eine einfache Alternative ist, sich frische Gurkenscheiben auf die Augen zu legen.

Hypnotherapie

Die Hypnotherapie bemüht sich, die Quelle der Ermüdung zu beseitigen. Zur Behandlung zählen Hypnoheilen und Selbsthypnose.

Weitere Therapien

Rolfing verbessert die Haltung des Kopfes, so daß weniger Anstrengung bem Sehen nötig ist. Eine lokale **Massage** entspannt die umgebenden Muskeln. Die **Metamorphische Methode** bearbeitet die Reflexzonen des Empfängnisbereichs. Beim **Entspannen und Visualisieren** werden Entspannungsübungen gelehrt. **Reflexzonentherapeuten** bemühen sich um Augen, Nacken und Nieren. **Autogenes Training** verbessert bei manchen Menschen die Augenstörungen. Es gibt auch einige Belege dafür, daß das **Geistheilen** hilft. **Hellerwork** lindert wirkungsvoll die chronische Muskelspannung in Nacken und Kiefer. **Farbtherapeuten** empfehlen hellblaue Augenpolster oder die Betrachtung kühler Grüntöne. **Naturheilpraktiker** raten zu Vitamin-A- und -B_2-Zufuhr.

Lidrandentzündung

Was versteht man darunter?

Eine Entzündung der Augenlider (Blepharitis) kann in jedem Alter auftreten und chronisch werden. Die Augenlider werden rot, entzündet und schuppig. Gewöhnlich schmerzen auch die Augen selbst, röten und entzünden sich. Verkrustete und schmerzende Lider sind die häufigste Erscheinung. Ohne Behandlung können die Hautschuppen in die Augen gelangen und zu einer Bindehautentzündung (s. S. 268) führen.

Viele Menschen mit Schuppen oder anderen Hauterkrankungen leiden unter ständiger leichter Lidrandentzündung, ohne daß es zu ernsthaften Beschwerden kommt. In schwereren Fällen jedoch können sich die Wurzeln der Wimpern entzünden, worauf kleine Geschwüre und Verkrustungen entstehen. Die Wimpern fallen schließlich aus oder wachsen in einem abnormalen Winkel, so daß sie über die Hornhaut kratzen und beträchtliches Unbehagen und Schmerzen verursachen. Schwere Lidrandentzündungen können zu Geschwüren in der Hornhaut mit Zerstörung ihrer äußeren Schicht führen.

Ursachen

Bei Menschen, die an Allergien wie einer allergischen Dermatitis leiden, tritt eine Lidrandentzündung regelmäßig immer wieder auf und ist in diesem Fall allergisch bedingt. Patienten mit Hauterkrankungen wie Schuppen, seborrhoischem Ekzem, Schuppenflechte und Dermatitis sind ebenfalls öfter davon betroffen. Die Ursache der Blepharitis ist eine Entzündung, keine Infektion, aber die Lider können durch Augenreiben sekundär infiziert werden, ein Gerstenkorn (s. S. 269) kann sich bilden. Eine wiederholt auftretende Lidrandentzündung kann durch Abwehrschwäche, Streß oder Schadstoffe wie Tabakrauch ausgelöst werden.

Konventionelle Behandlung

Eine leichte Lidrandentzündung kann manchmal einfach geheilt werden, indem man die schuppige Haut morgens und abends mit angefeuchteter Watte entfernt. Oft wird die Reinigung mit verdünntem Babyshampoo oder Natriumbicarbonat empfohlen. Der entscheidende Faktor ist aber die mechanische Entfernung der Krusten, damit gesunde Haut normal nachwachsen kann. Bei Schuppen kann ein Antischuppenshampoo die Lidrandentzündung lindern. Medikamente reduzieren in der Regel die Entzündung. Augentropfen lindern die Reizung, können aber ein Wiederaufflammen nicht verhindern. Sekundärinfektionen werden mit antibiotischen Augensalben behandelt.

Ergänzende Behandlung

Homöopathie

Die Behandlung ist konstitutionell, besonders bei einer chronischen Erkrankung sowie allgemeiner Neigung zu Schuppenbildung. Es gibt jedoch auch spezielle Arzneien, die bei einer Lidrandentzündung helfen:

- Hepar sulph. D200, wenn die Augenlider rot und klebrig sind.
- Graphites D6 bei roten und geschwollenen Lidern und morgendlichem Ausfluß.
- Kalzium D12 bei extremem Juckreiz.
- Sulphur D12 bei wunden, brennenden Lidern mit winzigen Geschwüren, die sich bei Spülung mit Wasser verschlimmern.
- Der Homöopath empfiehlt auch, die Augen für die Nacht mit warmem Wasser, in dem pro Glas ein Teelöffel Salz gelöst ist, zu spülen und dann sanft eine Calendula-Salbe aufzutragen. In bezug auf die Ernährung rät der Praktiker, die Aufnahme tierischer Fette zu reduzieren und täglich einen Teelöffel kaltgepreßtes Leinsamenöl zu schlucken. Auch der Zusatz von Vitamin B und C sowie von Zink kann helfen.

Kinesiologie

Die Behandlung durch einen Kinesiologen kann spezielle Übungen oder Empfehlungen beinhalten und sieht folgendermaßen aus:

- Behandlung spezieller Akupressurpunkte.
- Beratung zur Schonung der Augen.
- Abdunkelnde Lochbrillen.
- Entspannende Augenübungen.
- Sehtests.
- Untersuchung der oberen Partien des Trapezmuskels.
- Leberfunktionstests.
- Nährstoffanalyse, eventuell eine Empfehlung, Vitamin A und E zu ergänzen.
- Kräuterarzneien wie Augentrost (Euphrasia).
- Spezielle Übungen der angewandten Kinesiologie.
- Ausgleichen.

Ernährungstherapie

Die Behandlung durch einen Ernährungstherapeuten stärkt das Immunsystem, um Infektionen und allergische Reaktionen zu verhindern.

Weitere Therapien

Ein **Naturheilpraktiker** vertraut auf homöopathische Arzneien und Diätetik. Daneben behandelt er, wie auch **westliche** und **chinesische Kräuterheilkundler**, eine Lidrandentzündung so wie eine Bindehautentzündung (s. S. 268). Die **Metamorphische Methode** bearbeitet die Reflexzonen des Empfängnisbereiches. Die meisten ergänzenden Therapien legen auf eine Verbesserung des Immunsystems großen Wert, da dadurch das Infektionsrisiko sinkt.

Grüner Star

Was versteht man darunter?

Grüner Star – oder ein Glaukom – entsteht, wenn der Flüssigkeitsdruck im Augapfel zu hoch wird. Normalerweise erhält ein leichter Überdruck seine kugelige Gestalt. Steigt der Druck, werden die winzigen Blutgefäße, die den Sehnerv versorgen, zusammengedrückt und verengt. Die Fasern des Sehnervs werden geschädigt, die Sehkraft geht verloren. Glaukome kommen mit zunehmendem Alter häufiger vor.

Der Grüne Star tritt in zwei Arten auf: Das akute Glaukom verursacht ein sehr schmerzhaftes, rotes Auge sowie eine Trübung der Sehschärfe. Der Patient leidet an Übelkeit und Erbrechen, die Pupille erweitert sich. Erste Warnzeichen sind ein dumpfer Schmerz im Auge und getrübte Sehkraft. Weiterhin sehen die Patienten konzentrische, regenbogenfarbene Ringe um alle Lichtquellen. Sie entstehen durch eine Lichtbrechung an Wassertröpfchen, die von dem erhöhten Druck in die Hornhaut gedrängt worden sind. Das sind echte Notfälle. Die häufigere Form ist jedoch das chronische Glaukom, das mit einer schleichenden Einengung des Gesichtsfeldes einhergeht. Der langsame Vorgang ist schmerzlos und bleibt meist unbemerkt. Letztendlich kann der Grüne Star zum vollständigen Verlust der Sehkraft führen. Wird er aber früh genug entdeckt, bleibt der Schaden begrenzt. Heute werden Patienten beim Augenarzt routinemäßig daraufhin untersucht.

Ursachen

Beim Grünen Star ist eine familiäre Häufung nachgewiesen. Man sollte daher, wenn ein Verwandter ersten Grades erkrankt ist, jährlich seinen Augendruck prüfen lassen – vor allem, wenn man das Alter von 40 Jahren überschritten hat. Weitere Ursachen für Glaukome sind:

- *Angeborene Fehlgestaltung des Abflußkanals für Kammerwasser.*
- *Verletzung oder schwere Augenkrankheiten.*
- *Bei einer akuten Entzündung, beispielsweise der Iris, kann der Augeninnendruck zeitweilig ansteigen.*

PLÖTZLICHE SCHMERZEN ODER EIN DUMPFES GEFÜHL IM AUGE, GETRÜBTE SEHKRAFT UND REGENBOGENFARBENE RINGE UM LICHTQUELLEN SIND DIE HAUPTSYMPTOME EINES AKUTEN GLAUKOMS. MAN MUSS SOFORT EINEN ARZT KONSULTIEREN ODER DIE NOTAUFNAHME IM KRANKENHAUS AUFSUCHEN.

Konventionelle Behandlung

Bei einem schleichend verlaufenden, chronischen Glaukom reichen in der Regel Augentropfen oder Tabletten, um den Druck in den Augen zu reduzieren. Die Behandlung muß permanent fortgesetzt werden. Untersuchungen beim Arzt sind immer wieder nötig. Setzen die Medikamente den Druck nicht genügend herab, kann eine Operation erforderlich werden, um blockierte Abflußkanäle zu öffnen oder einen neuen Weg zu schaffen.

Ein akutes Glaukom erfordert fast immer eine Notoperation, um eine schmale Öffnung am Rand der Iris zu erzeugen, damit die Flüssigkeit leichter abfließen kann (Iridektomie). Vorher werden Medikamente wie Augentropfen oder Tabletten verabreicht, um den Augendruck zu senken. Hat der akute Anfall den Abflußkanal beschädigt, sind weitere Medikamente nötig, vielleicht sogar eine Operation.

Ergänzende Behandlung

EIN AKUTES GLAUKOM IST EIN NOTFALL UND ERFORDERT SOFORTIGES, KONVENTIONELLES MEDIZINISCHES EINGREIFEN. ES WIRD NIEMALS VON EINEM SERIÖSEN PRAKTIKER EINER ERGÄNZENDEN HEILMETHODE BEHANDELT. DER CHRONISCHE GRÜNE STAR KANN JEDOCH MIT VERSCHIEDENEN THERAPIEN GEBREMST WERDEN.

Homöopathie

Belladonna kann bei Einsetzen der Symptome (getrübtes Gesichtsfeld, Augenschmerzen) bis zu zehnmal alle 15 Minuten eingenommen werden. Belladonna darf nie bei einem akuten Glaukom verwendet werden.

Reflexzonentherapie

Ein erfahrener Praktiker kann die Beschwerden lindern, aber auch eine Behandlung bieten, die die eigentliche Ursache des Grünen Stars (Glaukom) behebt. Die Therapie bezieht sich auf die Reflexpunkte, die mit Augen, Nieren und Nacken in Verbindung stehen.

Ernährungstherapie

Eine übermäßige Zufuhr an Eiweiß und gesättigten Fettsäuren mit der Nahrung können zum Grünen Star (Glaukom) beitragen oder ihn sogar verschlimmern; ebenso ein Mangel an Vitamin B_1, A und C sowie Chrom und Zink. Ein Ernährungstherapeut versucht daher, eine unausgewogene Kost zu korrigieren.

Yoga

Je nach den einzelnen Symptomen und der Art des Glaukoms empfiehlt der Yoga-Lehrer sanfte *asanas*, Entspannung, *pranayama* und Meditation.

Weitere Therapien

Die **Metamorphische Methode** hilft; sie konzentriert sich auf mit der Empfängnis verbundene Punkte. **Geistheilen** und **Edelsteintherapie** sind ebenfalls hilfreich, je nach den Symptomen und der Verfassung des Patienten.

Grauer Star

Was versteht man darunter?

Der Graue Star – oder Katarakt – ist eine allmähliche Trübung der Augenlinse, die auf eine Veränderung ihrer Eiweißzusammensetzung zurückgeht. Man erblindet nicht vollständig, denn auch bei fortgeschrittenem Grauen Star gelangt immer noch ein wenig Licht ins Auge, aber das Sehvermögen wird getrübt und verzerrt.

Der Graue Star betrifft gewöhnlich beide Augen, allerdings häufig ein Auge stärker als das andere. Er ist selten angeboren, aber in hohem Alter verbreitet, wenn sich die Linse allmählich trübt und verhärtet. Die Trübung kann auf die Ränder der Linse beschränkt bleiben, was die Sehkraft nicht sehr stark beeinträchtigt.

Katarakte verursachen keine Schmerzen, und der Verlust der Sehkraft schreitet normalerweise nur sehr langsam voran. Verschwommenes Sehen ist das häufigste Symptom, außerdem steigert eine erhöhte Dichte der Linse die Lichtbrechung, so daß der Patient kurzsichtig wird. Die Farbwahrnehmung ist verzerrt und schwach. Die Trübung der Linse bewirkt eine Streuung der Strahlen. Licht blendet leichter, wodurch nächtliches Autofahren schwierig und gefährlich wird. Schließlich wird die Trübung auch äußerlich sichtbar, die Pupille ist erweitert.

Ursachen

Grauer Star kann als »normaler« Alterungsprozeß angesehen werden, aber bei jüngeren Patienten hat er gewöhnlich eine offenkundige Ursache, beispielsweise:

- *Angeborene Katarakte werden durch Röteln oder andere Infektionen in der Schwangerschaft verursacht, manchmal auch von Medikamenten, die eine Schwangere in den ersten Wochen einnimmt.*
- *Down-Syndrom (»Mongolismus«).*
- *Eine genetische Störung wie Galaktosämie, bei der die kindliche Verdauung Galaktose nicht in einfache Zucker umwandeln kann. Galaktose häuft sich an.*
- *Schwere Nährstoffmängel.*
- *Diabetes. Diabetiker erkranken im Alter von 40 bis über 50 Jahren oft an Grauem Star.*
- *Ernste Hautstörungen wie Ekzeme.*
- *Langzeit-Anwendung von Steroiden oder der Einsatz steroidhaltiger Augentropfen über einige Jahre.*
- *Jede Augenverletzung, besonders eine perforierende Verletzung, kann zu einer beschleunigten Linsentrübung führen.*
- *Strahlentherapie oder jahrelanges intensives Sonnenbaden.*

Konventionelle Behandlung

Eine Entfernung der Linse ist die einzige Möglichkeit, die Sehkraft wieder zu verbessern; sie wird aber nur entnommen, wenn der Star so weit fortgeschritten ist, daß er das Sehen beeinträchtigt. Die Operation kann ambulant unter Lokalanästhesie durchgeführt werden. In der Regel wird die getrübte Linse entfernt und durch eine Kunststofflinse ersetzt. Wenn aus irgendeinem Grund eine künstliche Linse nicht angebracht ist, erreichen die Patienten mit Kontaktlinsen nach der Operation wieder eine gute Sehfähigkeit.

Ergänzende Behandlung

Homöopathie

Ein Homöopath empfiehlt vermutlich zusätzliches Vitamin E, Bioflavonoide, Kalium und Selen. Arzneien können dreimal täglich bis zu einer Woche genommen werden, danach zweimal täglich bis zu einem Monat, wenn sich eine Besserung zeigt. Hält die Besserung an, wird eine zweitägige Pause eingelegt, dann nimmt man die Arznei einen weiteren Monat zweimal am Tag. Zu den Arzneien zählen:

- Phosphorus, wenn man meint, Nebel vor den Augen zu haben, oder daß sich etwas fest um sie zusammenzieht.
- Kalzium im Anfangsstadium, wenn Kreise in der Linse sichtbar werden.
- Silicea in einem späteren Stadium, wenn der Star allmählich das Sehen beeinträchtigt.

Tritt innerhalb von zwei Monaten keine Besserung auf, muß man erneut den Homöopathen aufsuchen.

Ernährungstherapie

Es ist erwiesen, daß Grauer Star von einem Mangel an Antioxidantien (Vitamin A, C und E sowie dem Mineralstoff Selen) begünstigt werden kann. Der Therapeut rät daher, deren Zufuhr zu erhöhen. Auch Kaliumpräparate sind von Vorteil.

Naturheilkunde

Naturheilpraktikern zufolge wird der Katarakt zum Teil von einem Mangel an bestimmten Vitaminen, Mineralstoffen und Spurenelementen verursacht. Sie empfehlen Wege, ihn zu beseitigen. In einigen Studien wurde nachgewiesen, daß Vitamin C schützt und eine Trübung der Linse hinauszögert.

Reflexzonentherapie

Ein erfahrener Praktiker kann die Symptome lindern, aber auch eine Behandlung bieten, die die eigentliche Ursache des Grauen Stars behebt. Die Therapie bezieht sich auf die Reflexpunkte für Augen, Nieren und Nacken.

Weitere Therapien

Die **Metamorphische Methode** und das **Geistheilen** können beim Grauen Star helfen.

Hals, Nase, Ohren und Mund

Was versteht man darunter?

Man unterscheidet äußeres, mittleres und inneres Ohr. Das äußere Ohr nimmt Schallwellen auf und leitet sie auf das Trommelfell. Dieses gerät in Schwingungen, die auf drei Knochen im Mittelohr übertragen werden. Auch diese vibrieren und leiten den Schall weiter zur Schnecke im Innenohr. Vibrationen in dieser mit Flüssigkeit gefüllten Höhle werden in Nervenimpulse umgewandelt, die das Gehirn in Geräusche übersetzt.

Im Innenohr befindet sich neben der Schnecke außerdem das Gleichgewichtsorgan, das die Lageempfindung bei Bewegungen erzeugt. Die Eustachische Röhre verbindet das Mittelohr mit dem Nasen-Rachen-Raum und gleicht die Druckdifferenzen auf beiden Seiten des Trommelfells aus. Die Nase erwärmt die eingeatmete Luft und enthält Rezeptoren zur Geruchsempfindung. Beim Einatmen streicht ein Luftzug über diese Rezeptoren, so daß Gerüche wahrgenommen werden. Geschmack und Geruch hängen eng zusammen. Die Geschmacksknospen der Zunge unterscheiden nur vier Hauptrichtungen: süß, sauer, salzig und bitter. Erst in Verbindung mit den Riechzellen entsteht der komplette Geschmackseindruck. Die Nahrung wird im Mund zerkleinert und mit Speichel gemischt. Eine Stimulation der Nerven im Rachen löst den Schluckreflex aus. Zur selben Zeit wird die Luftröhre verschlossen, damit man sich nicht verschluckt. Die Mandeln befinden sich im Rachenraum und unterstützen die Immunabwehr.

Welche Störungen gibt es?

Die Ohren infizieren sich leicht. *Mittelohrinfektionen* sind bei Kindern häufig und können ohne Behandlung zu Taubheit und Sprachstörungen führen. *Innenohrinfektionen* verursachen oft *Tinnitus* und Schwindel. Die Atemluft enthält viele Krankheitserreger, daher treten Entzündungen des Rachenraumes und *Mandelentzündungen* häufig auf. Eine *Kehlkopfentzündung* ist seltener und führt zu Heiserkeit. Infektionen der Zähne und des Zahnfleischs können *Mundgeruch* und Gesichtsschmerzen hervorrufen. Letztere werden auch von Nebenhöhleninfektionen ausgelöst. *Mundgeschwüre, Mundsoor* und *Lippenherpes* erscheinen zu Zeiten körperlicher und seelischer Belastung.

Die Ohren sind neben dem Hören auch für die Erhaltung des Körpergleichgewichts wichtig; die Nase atmet Luft ein und ermöglicht das Riechen; über Mund und Rachen nehmen wir Nahrung auf und schlucken sie.

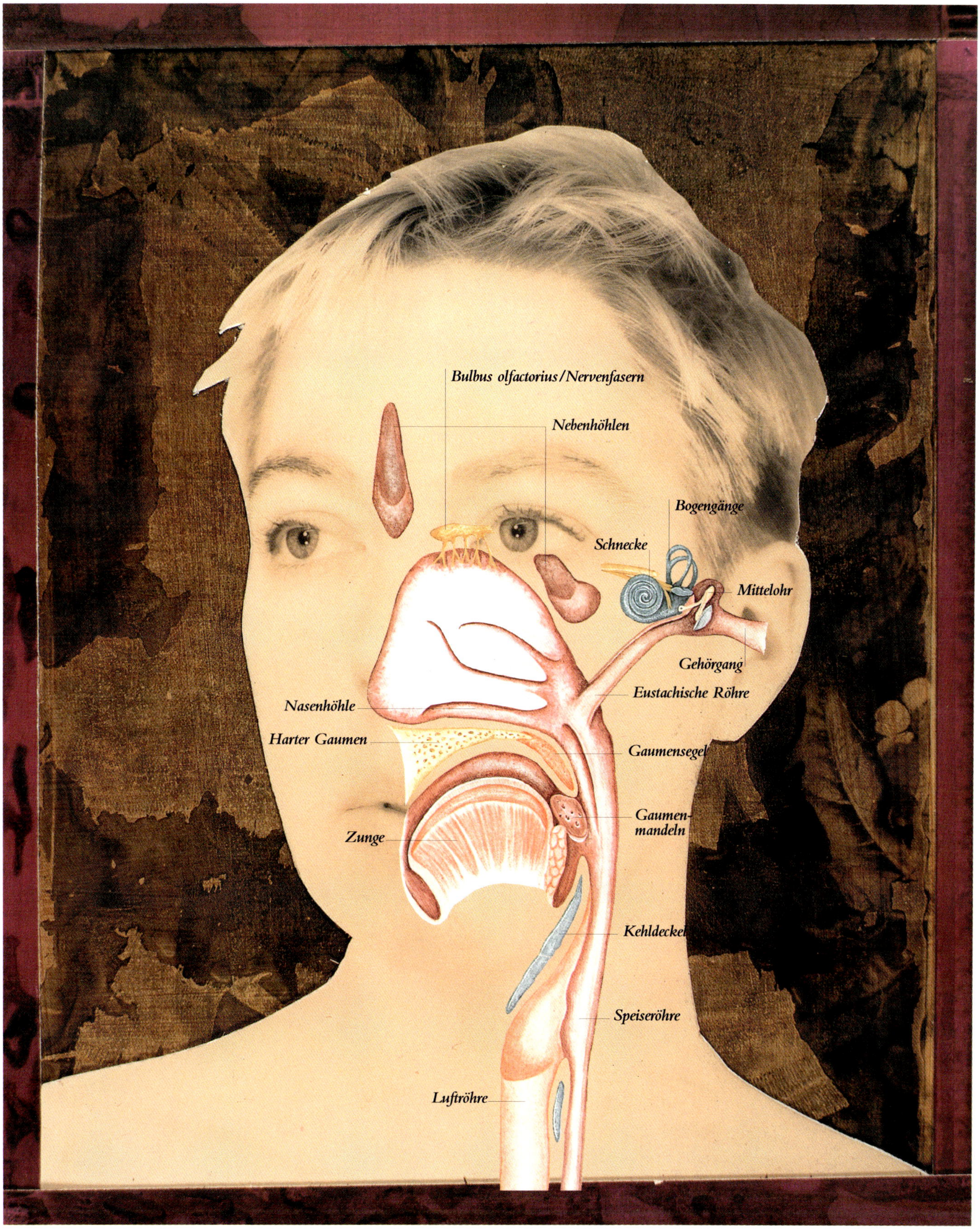
Bulbus olfactorius/Nervenfasern
Nebenhöhlen
Bogengänge
Schnecke
Mittelohr
Gehörgang
Eustachische Röhre
Nasenhöhle
Harter Gaumen
Gaumensegel
Gaumen-
mandeln
Zunge
Kehldeckel
Speiseröhre
Luftröhre

OHRENINFEKTIONEN

Was versteht man darunter?

Das Ohr umfaßt drei Bereiche – das äußere, das mittlere und das innere Ohr. Sie sind alle für Infektionen anfällig und entwickeln eine Reihe verschiedener Beschwerden.

Ursachen

Das äußere Ohr kann sich entzünden oder infizieren; das führt zu Schmerzen, die sehr stark sein können. Ausfluß ist möglich, und das Hörvermögen ist häufig beeinträchtigt. Ursachen dafür sind:

- *Otitis externa (Ohrenentzündung), oft durch Infektionen.*
- *Furunkel oder Abszesse. Die Eiterbildung löst akute Schmerzen im Ohr aus, die in der Regel verschwinden, wenn der Furunkel oder Abszeß platzt und der Eiter ausfließt.*
- *Bade-Otitis; eine Infektion durch Bakterien, die über verschmutztes Wasser in das Ohr gelangen. Sie kann chronisch werden, besonders bei fortgesetztem Baden.*
- *Entzündungen durch Pilzinfektionen, Wiederauftreten ist möglich.*
- *Schäden durch Einführen von Gegenständen.*

Das Mittelohr ist der häufigste Ort für Infektionen des Ohrs, besonders bei Kindern (s. S. 324). Infektionen verbreiten sich gewöhnlich, ausgehend von Nase oder Rachen, über die Eustachische Röhre. Auch wenn die Röhre bei Erkältungen angeschwollen und blockiert ist, treten Infektionen auf. Die Schmerzen sind meist sehr stark und von Fieber begleitet. Wenn der Druck im Mittelohr zu stark wird, kann das Trommelfell platzen, und Ausfluß dringt nach außen. Das kann zu einer externen Ohreninfektion sowie temporärer oder länger anhaltender Taubheit führen. Weitere Störungen sind:

- *Chronischer Tubenkatarrh, eine anhaltende Entzündung des Mittelohrs, an der gewöhnlich Kinder erkranken (s. S. 324).*
- *Perlgeschwülste, kegelförmige Hautwucherungen im Mittelohr, die sich zunehmend vergrößern. Unbehandelt können sie zu Schwerhörigkeit und Taubheit führen und die Knochen zerstören.*

Innenohrinfektionen sind in der Regel selten. Als Ursachen kommen in Frage:

- *Osteomyelitis, eine Infektion der Knochenkapsel, die das Innenohr umgibt. Krankheitserreger dringen ins Innenohr ein, wenn Mittelohrinfektionen unangemessen behandelt wurden.*
- *Virusinfektionen des Innenohrs, meist bei Erkältung oder Grippe*
- *Auch Mumps kann eine Ohreninfektion auslösen (s. S. 320).*

Konventionelle Behandlung

Aspirin und Paracetamol lindern die Schmerzen; bei einer bakteriellen Infektion sind Antibiotika erforderlich.

Virusinfektionen bessern sich in der Regel nach einigen Tagen, abschwellende Nasen- und Ohrentropfen sind dabei hilfreich. Ausfluß im äußeren Gehörgang muß eventuell abgesaugt werden.

Bei einer anhaltenden Mittelohrentzündung mit starker Vorwölbung des Trommelfells kann ein Paukenröhrchen durch die Membran geführt werden, das das Mittelohr belüftet und trockenlegt. Eine externe Infektion wird mit antibakteriellen Tropfen behandelt. Bei Perlgeschwülsten ist eine Operation nötig.

ERGÄNZENDE BEHANDLUNG

Homöopathie

Je nach Ursache der Infektion gibt es zahlreiche homöopathische Arzneien, die die Praktiker verwenden. Ein häufiges Symptom bei Ohreninfektionen sind Ohrenschmerzen. Folgende Arzneien werden zu ihrer Linderung verordnet:

- Hepar sulph. bei stechenden Ohrenschmerzen.
- Belladonna bei pochenden Ohrenschmerzen und Rötung.

Aromatherapie

Ohreninfektionen bessern sich, wenn infektionshemmende ätherische Öle unterhalb des Ohrs und entlang des Halses einmassiert werden. Öl der Deutschen Kamille, sorgfältig um das Ohr verteilt, kühlt und mindert die Infektion.

Westliche Kräuterheilkunde

Äußerliche und innere Anwendungen bekämpfen die Infektion. Bei wiederkehrenden Erkrankungen löst eine Langzeitbehandlung die Probleme. Chronischer Tubenkatarrh bei Kindern kann gut therapiert werden.

Weitere Therapien

Ein **Naturheilpraktiker** empfiehlt Fasten und Diätetik. Daneben eignen sich Hydrotherapie, eine Anregung der Lymphfunktion, Salzpackungen bei Ohrenschmerzen sowie Heilkräuter oder homöopathische Arzneien. **Akupressur** und **Shiatsu** helfen. **Reflexzonentherapeuten** bearbeiten die mit Hirnanhangdrüse, Zirbeldrüse, Nebennieren, Thymusdrüse, Ohr und Milz verbundenen Reflexzonen. **Massage** hilft bei der Ausscheidung von Giften, indem sie die üblichen Abflußwege frei macht. **Geistheilen** lindert die Entzündung. Ein **chinesischer Kräuterpraktiker** verwendet fiebersenkende und entzündungshemmende Substanzen und aromatische Stimulanzien. **Ayurveda** bietet *panchakarma* an. **Edelsteintherapeuten** wählen einen passenden Stein zur Stimulation der körpereigenen Heilkräfte. **Farbtherapeuten** empfehlen, tiefes Blau und Indigo um den Kopfbereich zu tragen. Die **Aurikulotherapie** lindert alle Schmerzen in den Ohren; sie bearbeitet den Punkt am Ohr, der mit der Krankheit in Beziehung steht.

Ohrenschmalz

Was versteht man darunter?

Ohrenschmalz wird von Drüsen im äußeren Gehörgang zum Schutz des Trommelfells abgegeben. Es verhindert das Austrocknen der Haut sowie das Eindringen von Staub und anderen Partikeln.

Ursachen

Ein Zuviel an Schmalz kann den Gehörgang verengen oder blockieren. Manchmal ist das Hörvermögen beeinträchtigt. Da Ohrenschmalz im Wasser aufquillt, kann sich die Verstopfung durch Baden noch verschlimmern. Wird das Hindernis nicht beseitigt, kann sich der Gehörgang entzünden und Schwerhörigkeit auftreten. Eine ständige Reinigung der Ohren führt zu verstärkter Schmalzbildung.

Konventionelle Behandlung

Es hilft, das Schmalz mit erwärmtem Oliven- oder Mandelöl aufzulösen. Übermäßiges oder hartes Schmalz wird vom Arzt ausgespült. Es kann auch instrumentell oder durch Absaugen entfernt werden.

Ergänzende Behandlung

Homöopathie

Arzneien, die helfen können, sind:

- Hepar sulph. bei stechenden Ohrenschmerzen.
- Belladonna bei pochenden Ohrenschmerzen und Rötung.

Aromatherapie

Ein Tropfen warmes Öl der Deutschen Kamille mit fünf Tropfen Olivenöl lösen das Schmalz.

Weitere Therapien

Für **Naturheilkundepraktiker** besteht eine Verbindung zwischen Ohrenschmalz und der Neigung zu Katarrh. **Akupressur** und **Shiatsu** helfen. Ein **Ernährungstherapeut** macht einen Mangel an essentiellen Fettsäuren für zuviel Ohrenschmalz verantwortlich. **Makrobiotiker** empfehlen Sesam- oder Olivenöl. Ein **westlicher Kräuterpraktiker** spült die Ohren und hemmt mit Kräutern die Schmalzproduktion.

Tinnitus

Was versteht man darunter?

Tinnitus ist ein ständiges, unangenehmes Geräusch in einem oder beiden Ohren. Es ist meist ein Klingeln, kann aber auch ein Summen, Pfeifen, Zischen oder Krachen sein. Anhaltender Tinnitus führt gewöhnlich zu Schwerhörigkeit oder Taubheit. Manchmal ist der Tinnitus nur vorübergehend.

Ursachen

Tinnitus wird in der Regel von einem Schaden des Ohres oder einer Störung der Schalleitung verursacht, oder ist Symptom einer Kreislaufstörung. Seltene Ursachen sind Erkältung (s. S. 174) und Grippe (s. S. 175), überschüssiges Ohrenschmalz oder Ohrinfektionen. Zu den ernsteren Ursachen zählen Gehirn- oder Kopfverletzungen, Herzerkrankungen und Menière-Krankheit; seltener Anämie. Auch extremer Lärm kann zu Tinnitus führen.

Konventionelle Behandlung

Sie hängt von der Ursache des Tinnitus ab. Einige Medikamente wie Lokalanästhetika können helfen, auch Carbamezepin ist sehr nützlich. Ein nicht therapierbarer, anhaltender Tinnitus kann durch alternative Geräusche, beispielsweise aus dem Radio, gelindert werden, da sie den Patienten ablenken.

Ergänzende Behandlung

Homöopathie

Je nach Erkrankung helfen verschiedene Arzneien. Leichter Tinnitus wird gemildert, wenn man einmal pro Woche zwei Tropfen Mandelöl in jedes Ohr träufelt.

Aurikulotherapie

Bei regelmäßiger Anwendung kann diese Therapie das Problem beheben. In einigen Fällen ist jedoch der Tinnitus sofort nach Ende der Behandlung wieder aufgetreten.

Weitere Therapien

Je nach Ursache kann **Autogenes Training** nützlich sein und dem Patienten helfen, mit den Beschwerden fertig zu werden. Ein **Kinesiologe** sucht nach Knochenschäden am Kopf, korrigiert Nackenspannungen und empfiehlt Gleichgewichtsübungen. **Reflexzonentherapeuten** bemühen sich um die Reflexzonen von Auge, Ohr, Nacken, Schultern und Nebennieren. Ein **Chiropraktiker** macht Probleme im Nacken für den Tinnitus verantwortlich, dem Patienten hilft eine Behandlung in diesem Bereich.

Parodontose

Was versteht man darunter?

Unter Parodontose faßt man alle Erkrankungen des Gewebes zusammen, das die Zähne umgibt. Dazu zählen Zahnfleisch, die Zahnfleischtaschen und die Wurzelhaut, die die Zähne in den Taschen hält. Zu Parodontose gehören Entzündungen des Zahnfleisches (Gingivitis) und der Wurzelhaut (Periodontitis). Am Zahnfleisch können Abszesse, Parulis genannt, durch Zahnfäule und Infektionen entstehen. Das Zahnfleisch schwillt an und rötet sich, der Abszeßbereich hat einen Eiterkern, der platzen und in das Zahnfleisch um die Zähne eindringen kann.

Symptome einer Parodontose sind Schmerzen beim Kauen, Zahnfleischbluten, Schwellung, Röte, Mundgeruch und gelegentlich Ohrenschmerzen. Bei chronischer Parodontose wird die Zahnbasis geschädigt, das Zahnfleisch entzündet sich und zieht sich zurück. Die Zähne lockern sich.

Ursachen

Parodontose entsteht meist durch schlechte Mundhygiene. Dadurch kann sich Zahnbelag bilden, Zahnkaries entstehen und der Zahnschmelz geschädigt werden. Eventuell fallen ein oder mehrere Zähne aus. Eine unbehandelte Zahnfleischentzündung führt zu chronischer Parodontose. Sie wird manchmal durch Infektionen ausgelöst, hauptsächlich aber durch die Bildung von Zahnbelag oder durch Speisereste. Das Zahnfleisch schwillt an und begünstigt eine bakterielle Infektion.

Zahnfleischentzündungen sind bei Schwangeren häufig, das Zahnfleisch rötet sich und blutet leicht. Abszesse beruhen oft auf schlechter Mundhygiene, gelegentlich aber auch auf einer Verletzung in diesem Bereich.

DAS ZÄHNEPUTZEN DARF NIEMALS SCHMERZEN. EIN REGELMÄSSIGER BESUCH BEIM ZAHNARZT HÄLT ZÄHNE UND ZAHNFLEISCH GESUND.

Bei chronischer Parodontose weicht das Zahnfleisch zurück und legt das Dentin an den Zahnwurzeln frei. Dentin, eine Schicht unterhalb des äußeren Zahnschmelzes, kann bei Kontakt mit heißen, kalten, süßen oder sauren Speisen stark schmerzen.

Konventionelle Behandlung

Vorbeugen ist immer besser als heilen. Konsequente Zahnpflege sowie eingeschränkter Konsum süßer, saurer Getränke und Speisen tragen zur Gesundheit von Zähnen und Zahnfleisch bei, ebenso regelmäßige Untersuchungen beim Zahnarzt. Ist die Krankheit ausgebrochen, ist eine umgehende Behandlung wichtig.

Parodontose wird behandelt, indem der Zahn gefüllt oder sogar gezogen wird. Eine Behandlung des Wurzelkanals kann bei Zysten erforderlich sein. Es kann auch nötig sein, die innere Schicht der Zahnfleischtasche zu entfernen, bis das angrenzende gesunde Gewebe mit dem Zahn in Kontakt kommt. Zahnfleischentzündungen werden mit antibakteriellen Mundduschen therapiert, ebenso durch verbesserte Mundhygiene und regelmäßige Zahnarztbesuche. In chronischen Fällen muß das Zahnfleisch operativ ausgeputzt werden.

Ergänzende Behandlung

Westliche Kräuterheilkunde

Die Praktiker empfehlen, kariöse Zähne von einem Zahnarzt füllen zu lassen, die Ernährung umzustellen und weniger Zucker aufzunehmen. Tinkturen aus Ringelblume, Myrrhe und wildem Indigo werden zur Munddesinfektion und Stärkung des Zahnfleisches verordnet.

Ernährungstherapie

Vom Besuch beim Zahnarzt und der täglichen Zahnpflege abgesehen, fördert eine vernünftige Ernährung die Gesundheit des Zahnfleisches. Vitamin C ist für die Kollagenbildung wichtig, einem Bestandteil der meisten Gewebe im Körper. Bei einigen Zahnfleischerkrankungen hat sich ein Coenzym-Q10-Zusatz als hilfreich erwiesen.

Homöopathie

Schmerzen durch Parodontose werden durch die homöopathische Behandlung gelindert. Zu den bei Zahnfleischentzündung verordneten Arzneien zählen:

- Mercurius bei Zahnfleischbluten und Mundgeruch.
- Natrium mur. bei geschwollenem, blutendem Zahnfleisch.

Folgende Arzneien werden bei Zahnschmerzen verschrieben:

- Coffea bei starken, stechenden Zahnschmerzen.
- Chamomilla bei unerträglichen Zahnschmerzen.
- Belladonna bei pochenden Zahnschmerzen.

Bei Unbehagen nach der Behandlung helfen:

- Arnica zur Behandlung des augenblicklichen Unwohlseins.
- Hypericum bei anhaltenden Schmerzen.

Weitere Therapien

Aromatherapeuten empfehlen die beruhigende Kamille. Sie sollte verdünnt und dann sanft in die Wangen gerieben werden. Eine aromatherapeutische Munddusche aus Zimt, Zitrone und Lavendel hilft. **Chinesische Kräuterpraktiker** verwenden fiebersenkende Mittel, entgiftende Kräuter und aromatische Stimulanzien. **Farbtherapeuten** wählen Gelb zur Beruhigung des Nervs, wenn ein Loch im Zahn Schmerzen verursacht. Die **naturheilkundliche** Behandlung unterstützt Ernährung und Diätetik und verordnet innerliche und äußerliche Kräuteranwendungen. **Akupressur** und **Shiatsu** sind ausgesprochen hilfreich.

Mundgeruch

Was versteht man darunter?

Mundgeruch hat verschiedene Ursachen, von denen nur wenige mit krankhaften Störungen zusammenhängen. Oft bemerkt man selbst den Mundgeruch gar nicht, bis jemand darauf aufmerksam macht.

Ursachen

Am harmlosesten ist Mundgeruch nach dem Verzehr bestimmter, stark riechender Nahrungsmittel wie Curry, Knoblauch und Zwiebeln sowie nach Alkoholkonsum. Speisereste, die zwischen den Zähnen hängen bleiben, verderben im Mund und können vorübergehend Mundgeruch auslösen. Auch Raucher riechen aus dem Mund.

Weitere Ursachen sind:

- *Karies ist häufig schuld an Mundgeruch, er wird von verfaulenden Zähnen und Zahnhöhlen verursacht.*
- *Bei Parodontose (schwere Zahnfleischerkrankung; s. S. 278) kann sich im Zahnfleisch Eiter bilden, der übel riecht.*
- *Mandelentzündung (s. S. 283). Durch eine Infektion entzündete Mandeln gehen oft mit Mundgeruch einher.*
- *Mundsoor (s. S. 281). Diese Infektion mit dem Hefepilz Candida albicans äußert sich durch entzündete cremefarbene Beläge im Mund, die schlecht riechen.*
- *Diabetes (s. S. 220) wird von Mundgeruch begleitet, der dann auf eine Hypoglykämie oder Ketose hinweisen kann.*
- *Akute Bronchitis (s. S. 175). Der Husten bringt faulig riechenden Schleim nach oben.*
- *Leberstörungen. Eine chronische Lebererkrankung (Zirrhose; s. S. 250) kann Mundgeruch bewirken, ebenso Hepatitis.*
- *Krebs in Mund, Rachen, Lunge und Speiseröhre, an Kehlkopf, Zunge oder, selten, im Magen geht mit Mundgeruch einher.*
- *Nebenhöhlenentzündungen (s. S. 285). Aus infizierten Nebenhöhlen rinnt ein unangenehm riechender Ausfluß in den Rachen.*
- *Eine Magenentzündung (chronische Gastritis) verursacht einen üblen Geschmack im Mund sowie einen sauren Atem.*
- *Eine Speichelunterproduktion kann zu Mundgeruch führen. Daher riecht der Atem morgens, wenn der Mund trocken ist unangenehm.*
- *Verstopfung (s. S. 243). Werden Verdauungsprodukte nicht ausgeschieden, kann durch Gase ein faulig riechender Atem entstehen.*

Konventionelle Behandlung

Die Behandlung von Mundgeruch erfolgt gemäß der Ursache. Sehr oft wird dieses Problem durch eine Verbesserung der Mundhygiene und der Korrektur von Zahnstörungen beseitigt. Der regelmäßige Besuch beim Zahnarzt hält den Mund in Ordnung. Eine konsequente Zahnpflege nach den Mahlzeiten entfernt Speisereste.

Antiseptische Mundduschen und antibiotische Pastillen überdecken Mundgeruch nur vorübergehend; ihre Anwendung kann die natürliche Mundhöhlenflora stören und zu Mundsoor führen.

Falls ein anderer Grund für den Mundgeruch besteht, kann er erst nach einer genauen Analyse der wirklichen Ursachen zielgerichtet behandelt werden.

Ergänzende Behandlung

Westliche Kräuterheilkunde

Mundgeruch hängt oft mit Nebenhöhleninfekten, leichter chronischer Mandelentzündung oder Verdauungsstörungen zusammen. Alle können mit dieser Heilweise behandelt werden. Mundgeruch durch stark riechende Nahrungsmittel oder nach Alkoholgenuß kann durch das Kauen von Petersilie oder durch Pfefferminztee überdeckt werden.

Ernährungstherapie

Die Ernährung sollte ballaststoffreich sein, um Verstopfung zu vermeiden. Bei unregelmäßigem Stuhlgang häufen sich Verdauungsgase an, die über das Blut auch die Lungen erreichen. Dort werden die übelriechenden Stoffe an die ausgeatmete Luft abgegeben.

Kinesiologie

Zur Behandlung zählt die Prüfung der Energiefunktion der Nieren und des Verdauungsapparates sowie des Schließmechanismus des Dünndarms. Schwer verdauliche Kost sollte gemieden werden. B-Vitamine, Vitamin C, Betainhydrochlorid, Enzyme und Capsicum sollten die Nahrung anreichern. Tips zu Getreideverzehr, Wasserkonsum, Lebensmittelhygiene, Körperpflege, Darmreinigung und Toilettengewohnheiten werden von ausgleichenden Übungen begleitet.

Homöopathie

Spezielle Arzneien können helfen. Mercurius wird bei Mundgeruch, Zahnfäule sowie bei Entzündungen des Zahnfleisches und der Mandeln empfohlen.

Weitere Therapien

Naturheilkundepraktiker achten auf katarrhalische Ursachen oder auf Verstopfung und Nebenhöhlenerkrankungen. **Akupressur** und **Shiatsu** richten sich nach der zugrundeliegenden Ursache. Ein **Aromatherapeut** verordnet antiseptische Mundduschen. **Autogenes Training** hält hartnäckige Mundgeschwüre fern oder beschleunigt deren Heilung. Ein **chinesischer Kräuterpraktiker** verwendet fiebersenkende, verdauungsfördernde und abführende Mittel. Eine **makrobiotische** Standarddiät schwächt die Energie des Magens ab; man sollte Zucker meiden.

Lippenherpes

Was versteht man darunter?

Lippenherpes sind Blasen, die um Lippen aber auch um die Nase erscheinen – häufig in kleinen Gruppen. Die Bläschen sind mit blaßgelber Flüssigkeit gefüllt, die eintrocknet, wenn die Blase platzt. Die Wunde juckt und schmerzt.

Ursachen

Lippenherpes ist harmlos, aber unansehnlich und sehr ansteckend. Auslöser ist das Herpes-simplex-Virus (Typ 1). Es wird z.B. über Trinkgläser oder beim Küssen übertragen. Viele entwickeln eine natürliche Immunität gegen den Erreger, aber wer es nicht schafft, behält das Virus permanent im Körper. Es überdauert ohne Symptome in den Nervenzellen, bis es bei Krankheit, Streß oder Ermüdung wieder aktiviert wird, weil der Körper geschwächt ist. Auch das Wetter, beispielsweise starkes Sonnenlicht oder kalter Wind, kann einen erneuten Ausbruch bewirken.

Konventionelle Behandlung

Lippenherpes verschwindet in der Regel nach einer Woche – mit oder ohne Behandlung. Ein Ausbruch kann jedoch mit einer virostatischen Creme (Acyclovir) verkürzt werden, die beim ersten Warnzeichen, z.B. Juckreiz, aufgetragen werden muß.

Ergänzende Behandlung

Naturheilkunde

Naturheilpraktiker empfehlen die Vitamine A, B_2 und C sowie Niacin und Lysin. Wegen seiner adstringierenden Eigenschaften hilft Zitronensaft, gemischt mit Wasser aufgetragen, die Herpes-Bläschen auszutrocknen.

Ernährungstherapie

Herpes-simplex-Infektionen sind oft wiederkehrend, besonders, wenn das Immunsystem geschwächt ist. Zusätze von Vitamin A, E und Zink helfen hier. Ein Vitamin-E-reiches Öl kann aufgetragen werden. Auch Knoblauchöl hilft.

Weitere Therapien

Homöopathen empfehlen Natrium mur. bei emotionaler Belastung oder Sorgen. **Aromatherapeuten** raten, einen Tropfen Teebaum- oder Bergamotteöl auf die Bläschen zu tupfen. **Chinesische Kräuterpraktiker** verordnen fiebersenkende, entzündungshemmende und entgiftende Kräuter.

Mundgeschwüre

Was versteht man darunter?

Mundgeschwüre (Aphthen) sind offene, weiße, graue oder gelbe Wunden mit einem entzündeten roten Rand in der Mundschleimhaut oder an den Innenseiten von Wangen und Lippen. Sie brennen und sind unangenehm beim Essen.

Ursachen

Mundgeschwüre treten oft ohne erkennbaren Grund auf. Bei einigen Frauen sind Mundgeschwüre mit ihrem Menstruationszyklus verknüpft. Streß, Erschöpfung, zu heftiges Zähneputzen oder ein schlecht sitzendes Gebiß können Geschwüre verursachen. Mundgeschwüre deuten auch auf andere Erkrankungen hin wie Colitis ulcerosa, Zahnfleischentzündung, Anämie, Allergien und Zöliakie.

Konventionelle Behandlung

Die Behandlung hängt von der zugrundeliegenden Ursache ab. Spülungen mit adstringierenden und desinfizierenden Mundwässern verhindern Infektionen. In seltenen Fällen, bei Bakterien als Auslöser, sind Antibiotika angebracht.

Ergänzende Behandlung

Westliche Kräuterheilkunde

Eine Myrrhetinktur sollte Geschwüre in 48 Stunden beseitigen. Es werden Ratschläge zur Ernährung gegeben und Immunstimulanzien verordnet.

Weitere Therapien

Ein **Homöopath** empfiehlt Arsenicum bei Mundgeschwüren, die brennen. **Ernährungstherapeuten** bringen Mundgeschwüre mit einer Nahrungsmittelintoleranz in Verbindung, häufig sind Zitrusfrüchte die Übeltäter. Die **Naturheilkunde** behandelt mit Diätetik, angepaßter Ernährung und Kräuter-Mundspülungen. Außerdem unterstützt sie das Immunsystem. Zusätze von Vitamin C, E und B_2 sowie Zink sind empfehlenswert. **Kinesiologen** raten zu Vitamin E. Ein **makrobiotischer** Praktiker rät zu basischen Lebensmitteln oder mehr Yang, ebenso Mundspülungen mit salzigem Bancha-Tee.

MUNDSOOR

Was versteht man darunter?

Mundsoor ist eine Pilzinfektion, die sich durch erhabene, cremefarbene Flecken auf der Schleimhaut von Mund, Lippen und Innenseite der Wangen zeigt. Reibt man sie ab, sind die Flecken darunter wund und gerötet.

Ursachen

Soor ist eine Infektion mit dem Hefepilz Candida albicans. Der Pilz gedeiht in feuchten, warmen Körperzonen. Er kommt von Natur aus in der Mundschleimhaut vor, in Magen und Darm und der Vagina, ebenso auf der Haut. Der Pilz kann aber Beschwerden verursachen, wenn er überhandnimmt.

BEI EINER ERNSTEN IMMUNSCHWÄCHE WIE AIDS KANN SOOR AUF DIE LUNGEN ÜBERGEHEN UND DORT ZU EINER LEBENSBEDROHENDEN INFEKTION FÜHREN.

Die Langzeitanwendung von Antibiotika, Krebsmedikamenten oder Steroiden zerstört die natürliche Mund- und Darmflora. Mundsoor kommt häufig bei Kindern vor, deren Immunsystem noch unreif ist, sowie bei Erwachsenen, deren Immunabwehr von Krankheiten oder Medikamenten unterdrückt wird.

Konventionelle Behandlung

Mundsoor sollte umgehend medizinisch behandelt werden, denn je länger er wuchert, desto schwieriger wird es, ihn zu bekämpfen. Bei Mundsoor helfen in der Regel Pilzmittel wie Clotrimazol oder Nystatin, die eingenommen oder im Mund appliziert werden. Tritt Mundsoor als Begleiterscheinung von Soor-Infektionen in anderen Körperbereichen auf, werden auch diese behandelt. Vaginalsoor zum Beispiel therapiert man mit Antipilzzäpfchen oder einer Creme (Clotrimazol). Ist er sexuell übertragen worden, müssen beide Partner therapiert werden, um weitere gegenseitige Infektionen auszuschließen. Mit Oralverkehr sollte man warten, bis der Soor geheilt ist.

Tritt Mundsoor bei Babys auf, die gestillt werden, ist es manchmal auch nötig, die Mutter zu behandeln.

Diabetiker, die sich Soor zugezogen haben, müssen sich auf jeden Fall vom Arzt behandeln lassen und auch ihren Blutzuckerspiegel konsequent kontrollieren.

MUNDSOOR SPRICHT IN DER REGEL GUT AUF EINE BEHANDLUNG AN. SOOR IN ANDEREN KÖRPERBEREICHEN IST JEDOCH SCHWIERIGER IN DEN GRIFF ZU BEKOMMEN. EIN ARZT SOLLTE IMMER KONSULTIERT WERDEN.

ERGÄNZENDE BEHANDLUNG

Aromatherapie

Mit Wasser verdünntes Teebaum- und Myrrheöl dreimal täglich auf die Mundschleimhaut auftragen. Auch ein Mundwasser aus Lavendel, Melisse und Thymian ist wirksam.

Naturheilkunde

Mundsoor spricht gut auf Mundspülungen aus verschiedenen Kräutern an. Der Praktiker versucht, die Verbreitung des Pilzbefalls im Körper zu stoppen, indem er sich um Diätetik, angepaßte Ernährung und Unterstützung des Immunsystems kümmert. Der Patient meidet Zucker und ausgemahlenes Mehl, Alkohol, Tee und Kaffee und ißt mehr Obst, Gemüse, Hülsenfrüchte (Bohnen und Linsen) und Vollkornprodukte. Milchsäurebakterien sind ebenfalls empfehlenswert.

Kinesiologie

Ein Kinesiologe rät zu einer Anti-Candida-Diät, einem Mundwasser und einer Mundspülung aus Teebaumöl. Er bemüht sich auch um den Hormonhaushalt und das Immunsystem. Er unterstützt diese Systeme und gleicht sie aus.

Westliche Kräuterheilkunde

Viele Arzneien gegen Pilze können als Mundspülung oder Mundwasser eingesetzt werden. Tinkturen aus Ringelblume oder Myrrhe bieten sich zur Mundspülung an. Mundsoor kann auf eine allgemeine Pilzinfektion oder eine geschwächte Immunabwehr hinweisen, daher ist eine systemische Behandlung oft nützlich. Da Antibiotika das Gleichgewicht der Darmflora stören und somit die Vermehrung von Candida fördern, sollte man nach einer Antibiotikabehandlung sieben Tage lang täglich drei bis vier Knoblauchkapseln einnehmen. Hilft das nicht oder kehrt der Pilz zurück, wird dem Patienten geraten, einen Arzt aufzusuchen, da die Ursache ernster sein kann.

Ernährungstherapie

Mundsoor ist ein Zeichen für ein geschwächtes Immunsystem. Es gibt zahlreiche, empfehlenswerte Möglichkeiten, dieses nachhaltig zu stärken. Zusätzlich verordnet der Therapeut natürliche Pilzmittel, die zur Mundspülung verwendet werden können.

Weitere Therapien

Akupressur und **Shiatsu** helfen. Eine regelmäßige **Edelsteintherapie** stärkt das Immunsystem und beschleunigt die Selbstheilung. Man kann einen geeigneten Stein am Tag tragen oder beim täglichen Visualisieren in der Hand halten. **Homöopathen** raten zu einer konstitutionellen Behandlung, um das allgemeine Wohlbefinden zu fördern und das Immunsystem zu stärken. Je nach Diagnose werden verschiedene Arzneien eingesetzt, die bei Mundsoor guten Erfolg zeigen.

ANGST VOR DEM ZAHNARZTBESUCH

Was versteht man darunter?

Eine Phobie ist eine ausgeprägte, irrationale Angst, die beim Patienten den dringenden Wunsch weckt, eine bestimmte Situation zu meiden. Zu den Anzeichen einer Phobie zählen erhöhter Herzschlag, Schwitzen und das sehr starke Verlangen, vor der Ursache um jeden Preis zu fliehen.

Viele Menschen haben Angst vor einem Zahnarztbesuch, sie verbinden ihn mit Schmerzen, extremem Unbehagen oder fürchten bei Zahnverlust ein entstelltes Aussehen. Im letzten Jahrhundert war diese Furcht vermutlich noch begründet, da bis zur allgemeinen Verwendung von Betäubungsmitteln Zähne ohne jegliche Schmerzlinderung gezogen, ausgebohrt und gefüllt werden mußten. Die Zahntechnologie und das medizinische Wissen haben sich jedoch in den letzten 20 Jahren enorm verbessert. Heute verlaufen viele Behandlungen schmerzarm oder sogar schmerzfrei.

Zahnarztphobien kommen bei Kindern wie bei Erwachsenen vor. Heute gibt es jedoch viele Möglichkeiten zur Schmerzlinderung. Außerdem können mit einer anschließenden Therapie die Beschwerden nach der zahnärztlichen Behandlung gelindert werden.

Konventionelle Behandlung

Bei der Behandlung werden Lokalanästhetika und betäubende Gase eingesetzt, um die Schmerzempfindung herabzusetzen. Zähne können unter Vollnarkose gezogen werden, besonders die Weisheitszähne.

Die Bohrer, die die angegriffenen Zahnteile entfernen, sind heute technisch hoch entwickelt und verursachen weniger unangenehmen Lärm – eine Sache, die früher vielen Patienten auf die Nerven ging. Zusätzlich gibt es zahlreiche Möglichkeiten für Zahnersatz, so daß sich niemand mehr vor entstellenden Zahnlücken fürchten muß. Viele Menschen lassen sogar aus kosmetischen Gründen unregelmäßige Zahnstände korrigieren und verschönern so ihr Lächeln.

Bei einer Phobie vor dem Besuch beim Zahnarzt empfehlen Ärzte oder Zahnärzte eine Verhaltens- oder Psychotherapie. Es kann eine Weile dauern, die Angst zu überwinden. In der Zwischenzeit können Medikamente den Patienten vor oder nach einem Zahnarztbesuch beruhigen.

Unter anderem empfehlen die Kassenärztlichen Vereinigungen auf Anfrage einen Zahnarzt, der sich auf die Behandlung von Phobie-Patienten spezialisiert hat.

ERGÄNZENDE BEHANDLUNG

Autogenes Training

Entspannung und Bewußtseinserweiterungen können Schmerzen mindern. Phobien werden ausgeschaltet, da das Autogene Training allgemein Ängste lindert. Spezielle Formeln bei den Übungen unterstützen die Entspannung während der Behandlung. Einige Übungen kann man auch auf dem Zahnarztstuhl anwenden.

Aurikulotherapie

Das Reiben bestimmter Punkte am Ohr mit einem Stäbchen lindert den Schmerz vorübergehend.

Kinesiologie

Spezielle Techniken werden angewendet, um Schmerzen und Phobien zu reduzieren. Auch ein regelmäßiges Ausgleichen wird durchgeführt.

Bachblütentherapie

Die Notfalltropfen können bei Angst sehr nützlich sein. Kann die Ursache genau identifiziert werden, helfen folgende Arzneien: bei Angst Sonnenröschen, Gauklerblume, Kirschpflaume, Espe oder Roßkastanie; bei Unsicherheit Bleiwurz, Knäuelblume, Enzian, Ginster oder Hainbuche; bei Überempfindlichkeit Odermennig, Tausendgüldenkraut oder Walnuß.

Homöopathie

Homöopathen empfehlen Arnika zur Behandlung des augenblicklichen Unbehagens und Hypericum bei anhaltenden Schmerzen.

Weitere Therapien

Hellerwork *hilft, aufgestaute Spannungen zu lösen.* **Akupressur** *und* **Shiatsu** *lindern erfolgreich Schmerzen.* **Reflexzonentherapeuten** *bemühen sich zur Beruhigung um Reflexzonen, die mit den Zähnen und dem Sonnengeflecht verbunden sind.* **Geistheilen** *beruhigt und lindert und bringt gleichzeitig die wahre Ursache der Furcht an die Oberfläche, so daß man ihr aktiv begegnen kann. Ein* **chinesischer Kräuterpraktiker** *arbeitet mit aromatischen, stimulierenden sowie schmerzstillenden Kräutern. Die* **Hypnotherapie** *kann helfen.*

MANDELENTZÜNDUNG

Was versteht man darunter?

Unter einer Mandelentzündung (Tonsillitis) versteht man gemeinhin eine Entzündung der Gaumenmandeln. Sie schwellen an und röten sich und können mit weißen oder gelben Eiterbläschen bedeckt sein. Tonsillitis kann mit einer akuten Schwellung der Halslymphknoten verbunden sein.

Zu den Beschwerden zählen Angina, Schmerzen beim Schlucken, Kopfschmerzen, Fieber, allgemeines Unwohlsein, Mundgeruch, Ohrenschmerzen und trockener Husten. Bei älteren Kindern und Erwachsenen mit schwerer Tonsillitis können sich Abszesse unter den Mandeln bilden, ein Zustand, den man Peritonsillitis nennt. Eine Mandelentzündung tritt häufig bei Kindern auf, ist aber prinzipiell in jedem Alter möglich.

EINE TONSILLITIS KANN ZU EINER REIHE VON KOMPLIKATIONEN FÜHREN, Z. B. INNENOHRINFEKTIONEN, RHEUMATISCHEM FIEBER UND BLUTVERGIFTUNGEN, DIE ABER SELTEN SIND.

Meist ist eine Tonsillitis nicht wirklich gefährlich. Bei einer schweren bakteriellen Infektion kann sich der Patient jedoch ausgesprochen schlecht fühlen.

Ursachen

Eine Tonsillitis wird gewöhnlich von einer viralen oder bakteriellen Infektion, dann meist von Streptokokken, ausgelöst. Die Mandeln haben als Teil des Immunsystems die Aufgabe, den Körper vor Infektionen zu schützen. Wenn sie überlastet sind oder der Patient geschwächt ist, können jedoch die Krankheitserreger in den Mandeln überhandnehmen und zur Entzündung führen. Selten entwickeln sich Komplikationen wie Nierenentzündungen oder rheumatisches Fieber.

Konventionelle Behandlung

Ein Rachenabstrich stellt die genaue Ursache fest. Analgetika wie Aspirin oder Paracetamol reduzieren Fieber und Schmerzen. Es werden auch schmerzstillende Sprays zur Betäubung der Mandeln eingesetzt, so daß man besser essen und trinken kann. Zur Behandlung einer bakteriellen Tonsillitis werden meist Antibiotika verordnet.

Bei einer hartnäckigen, chronischen Tonsillitis ist oft eine Operation notwendig (Tonsillektomie). Bei Peritonsillitis werden Antibiotika injiziert, ein operativer Eingriff kann nötig sein, damit der eitrige Abszeß abfließt.

ERGÄNZENDE BEHANDLUNG

Homöopathie

Je nach Beschwerden werden bei Mandelentzündung spezielle Arzneien verabreicht. Ein Homöopath empfiehlt einige Tage Bettruhe sowie die Zufuhr von Eisen, Vitamin C, B-Vitaminen und Zink. Zu den Arzneien zählen:

• Belladonna bei Tonsillitis mit stark entzündetem Hals und brennenden Schmerzen, die in den Kopf schießen.

• Hepar sulph. bei Tonsillitis mit stechenden Schmerzen im Hals, so als ob eine Fischgräte darin steckte. Mundgeruch kann mit Heiserkeit und Stimmverlust einhergehen.

• Mercurius bei Tonsillitis zusammen mit Mundgeruch; wenn der Rachen dunkelrot, entzündet und geschwollen ist; bei Schluckbeschwerden.

Naturheilkunde

Die Behandlung umfaßt angepaßte Ernährung, Hydrotherapie (Rachen- und Rumpfpackungen), Kräuter und homöopathische Arzneien zum Gurgeln und zum Spülen. Osteopathie verbessert den Lymphabfluß.

Ernährungstherapie

Eine gesunde Ernährung mit reichlicher Zufuhr an Vitamin C, Zink und anderen Nährstoffen ist für ein intaktes Immunsystem wichtig. So kann einer Mandelentzündung vorgebeugt werden. Tritt sie dennoch auf, können Vitamin-C-Präparate die Erkrankung sowie die Genesungszeit verkürzen.

Westliche Kräuterheilkunde

Mandeln, die sich immer wieder entzünden, sind nach Ansicht der Praktiker Anzeichen für weitere zukünftige Krankheiten. Die Therapeuten bemühen sich daher um eine Stärkung des Immunsystems sowie eine Linderung der Beschwerden. Sie empfehlen Gurgelwasser aus Myrrhe, Salbei, Thymian oder wildem Indigo zur Beseitigung der Entzündung sowie zusätzlich Vitamin C, um die Abwehrkräfte zu fördern.

Reflexzonentherapie

Die Behandlung ist allumfassend, bemüht sich aber besonders um die mit Nacken, Lymphe, Nebennieren und auch mit dem Sonnengeflecht verbundenen Reflexzonen.

Weitere Therapien

Akupressur und **Shiatsu** helfen sehr bei der Linderung der Beschwerden. Eine **Massage** mit antibakteriellen ätherischen Ölen unterstützt. **Kinesiologen** bieten eine abgerundete Behandlung, die alle Bereiche des Körpers einbezieht. **Chinesische Kräuterpraktiker** verwenden Wirkstoffe gegen Fieber und Entzündungen und entgiftende Kräuter. Ein **Ayurveda**-Praktiker arbeitet mit einer antibakteriellen und antiviralen Therapie. Mit der **Edelsteintherapie** wird das Immunsystem allgemein angeregt, und der Therapeut wählt einen geeigneten Edelstein aus, der in der Nähe des Halses getragen werden muß. **Aromatherapeuten** massieren Teebaumöl in den Hals- und Nackenbereich.

Kehlkopfentzündung

Was versteht man darunter?

Die primäre Aufgabe des Kehlkopfes ist der Verschluß der Luftwege. Er verhindert so, daß beim Schlucken Nahrungsbrocken in die Luftröhre gelangen, an denen wir ersticken könnten. Gleichzeitig können wir mit seinen Stimmlippen, durch die die Luft hindurchstreicht, Laute erzeugen. Eine Kehlkopfentzündung (Laryngitis) ist oft verbunden mit einer Erkältung oder einer Entzündung der unteren Atemwege. Sie kann mit Schmerzen, Fieber, trockenem Husten, Angina und Heiserkeit einhergehen, die zum Flüstern zwingt. Durch Rauchen oder den falschen Gebrauch der Stimme kann die Laryngitis chronisch werden.

Ursachen

Eine akute Laryngitis tritt ganz plötzlich auf, dauert in der Regel aber nur einige Tage. Sie entwickelt sich gewöhnlich im Zuge von Virusinfektionen wie Erkältung (s. S. 174) und Grippe (s. S. 175) oder von Allergien. Starker Husten kann den Kehlkopf so reizen, daß er sich entzündet.

Eine chronische Kehlkopfentzündung entwickelt sich dagegen schleichend und hält auch viel länger an. Sie wird ausgelöst von Dauerhusten, Reizung durch Rauchen oder Überbeanspruchung der Stimme, seltener durch giftige Gase.

Bei einer Laryngitis entzünden sich Kehlkopf und Stimmlippen. Beide schwellen an und werden wund, wodurch die charakteristische heisere oder krächzende Stimme entsteht.

Hält die Heiserkeit länger als zwei Wochen an, muss man einen Arzt aufsuchen, um auszuschliessen, dass es sich um Kehlkopfkrebs handelt.

Konventionelle Behandlung

Patienten mit akuter Laryngitis sollten ihre Stimme schonen und Rauchen oder Alkohol meiden. Gegen schädliche Trockenheit hilft ein Verdunster. Die Brust nachts mit Menthol einzureiben, erleichtert das Atmen. Schmerzmittel wie Aspirin oder Paracetamol helfen bei Rachenentzündung und lindern Fieber und Unwohlsein. Die meisten Beschwerden gehen nach drei oder vier Tagen vorüber.

Chronische Erkrankungen müssen auf jeden Fall mit einer Kehlkopfspiegelung (Laryngoskopie) untersucht werden. Werden dabei Polypen (gutartige Wucherungen) entdeckt, entfernt man sie. Für Kehlkopfkrebs, der etwa zwei Prozent aller Krebserkrankungen ausmacht, bestehen bei rechtzeitiger Entdeckung gute Heilungschancen.

Ergänzende Behandlung

Akupressur

Akupressur (am Daumen und zwischen der Basis des Daumens und dem Zeigefinger) lindert die Symptome.

Homöopathie

Eine chronische Laryngitis sollte konstitutionell behandelt werden. In akuten Fällen kann eine der folgenden Arzneien helfen:

- Aconitum bei Laryngitis mit hohem Fieber.
- Phosphorus bei Laryngitis mit trockenem, kitzelndem Husten.
- Causticum bei Laryngitis mit trockenem, rauhem Hals und heftigem Husten.
- Argentum nit. bei Laryngitis mit Stimmverlust durch übermäßiges Singen oder Schreien.

Naturheilkunde

Die Behandlung umfaßt Fasten und angepaßte Ernährung, Hydrotherapie (Rachen- und Rumpfpackungen), Kräuter und homöopathische Arzneien zum Gurgeln und zum Spülen. Osteopathie verbessert den Lymphabfluß.

Westliche Kräuterheilkunde

Die Praktiker behandeln die Beschwerden innerlich und eventuell auch mit Gurgelwasser. Wenn Ursachen wie Streß und Erschöpfung zur Kehlkopfentzündung beitragen, werden sie mit in die Behandlung einbezogen. Gurgelwasser aus Ringelblume, Myrrhe, Himbeerblättern, Salbei oder Thymian hilft dem Rachen; am wirkungsvollsten sind die Kräuter als Tinktur. Zur Bekämpfung der Infektion wird Echinacea oder wilder Indigo mit Vitamin C empfohlen. Zur Stärkung der Widerstandskraft gegen Infektionen helfen Knoblauchtabletten.

Reflexzonentherapie

Therapeuten bemühen sich um Reflexzonen, die mit Rachen, Hals, Schultern, Sonnengeflecht sowie Hormon- und Lymphdrüsen verbunden sind.

Weitere Therapien

Shiatsu lindert die Kehlkopfentzündung sehr. Die **Alexandertechnik** hilft dem Patienten, eine unnötige Belastung der Stimmlippen zu vermeiden. Die **Kinesiologie** kann sehr nützlich sein, sie bemüht sich, Ernährung, Hormonhaushalt und Abwehrkräfte zu unterstützen. **Chinesische Kräuterpraktiker** verwenden Wirkstoffe gegen Fieber und Entzündungen sowie entgiftende Kräuter. **Farbtherapeuten** empfehlen Blau, da es kühlt und Entzündungen lindert. **Aromatherapeuten** raten zu Gurgelwasser aus Teebaumöl, um die Entzündung im Rachen zu beseitigen. **Edelsteintherapeuten** wählen einen geeigneten Stein, den man in der Nähe des Halses trägt oder während des täglichen Visualisierens hält.

Nebenhöhlenerkrankungen

Was versteht man darunter?

Die Nebenhöhlen sind luftgefüllte, mit Schleimhaut ausgekleidete Hohlräume in den Gesichtsknochen, die mit der Nasenhöhle in Verbindung stehen. Schleim kann durch die engen Ausführgänge von den Höhlen zur Nase fließen. Die häufigste Störung der Nebenhöhlen ist die Sinusitis, eine Entzündung ihrer Innenwand. Sie kann durch verschiedene Grunderkrankungen ausgelöst werden (s. unten).

Bei einer Entzündung schwillt die Innenwand an, dadurch wird der ableitende Kanal blockiert. Der Schleim kann nicht abfließen und häuft sich an. Der Druck in den Nebenhöhlen steigt und kann Schmerzen verursachen. Bei schwerer Sinusitis können Fieber, verschwommenes Sehen oder eine Schwellung des Gesichts auftreten.

Mit Schleim überfüllte Nebenhöhlen führen zu einer Reihe von Beschwerden. Typisch ist eine verstopfte Nase mit grüngelblichem Ausfluß oder bei Heuschnupfen und anderen Allergien eine stark laufende Nase und tränende, verquollene Augen. Beeinträchtigung des Geruchssinns und Kopfschmerzen sind möglich. Man empfindet Druck in und um den Kopf sowie Schmerzen um die Augen.

Wenn die Entzündung lang andauert, schmerzt und auf Hausmittel nicht anspricht, muss man einen Arzt aufsuchen.

Ursachen

Eine Sinusitis ist fast immer eine Sekundärinfektion mit Bakterien, die sich vermehren, wenn der Körper zum Beispiel durch eine Erkältung (s. S. 174) geschwächt ist. Eine Infektion kann aber auch auftreten infolge von:

- *Heuschnupfen.*
- *Anderen Allergien.*
- *Eitriger Entzündung an einem oberen Zahn.*
- *Nasenpolypen.*
- *Infektionen des oberen Atemtraktes.*

Konventionelle Behandlung

Meist dauert eine Sinusitis nur gut eine Woche, und freiverkäufliche Arzneien wie schleimlösende Nasensprays, Aspirin oder Paracetamol reichen aus, die Symptome zu lindern. Zur Selbstbehandlung eignen sich auch Zerstäuber oder die Inhalation von Dämpfen, beispielsweise Menthol. Sie verdünnen die Nasensekrete, die dadurch leichter abfließen können. Antihistaminika setzt man bei Heuschnupfen und anderen Allergien ein. Bakterielle Infektionen werden fast immer mit Antibiotika behandelt. Gelegentlich ist eine Spülung der Nebenhöhlen nötig, wenn der angestaute Schleim sonst nicht abfließt. Es kann notwendig sein, die Nebenhöhlen zu röntgen, um die Ursache der Blockade herauszufinden.

Ergänzende Behandlung

Homöopathie

Oft auftretende Entzündungen der Nebenhöhlen erfordern eine konstitutionelle Behandlung. Einzelne Beschwerden können auch homöopathisch behandelt werden; eine der folgenden Arzneien ist, je nach Symptom, geeignet:
- Kalium bichrom. bei zähem, gelbgrünlichem Schleim.
- Pulsatilla bei Sinusitis zusammen mit Schmerzen über den Augen oder an den Wangenknochen.
- Hepar sulph. bei Sinusitis mit Gesichtsempfindlichkeit.

Ernährungstherapie

Die Therapeuten glauben, daß die große Mehrheit der Nebenhöhlenerkrankungen von Nahrungsmittelallergien ausgelöst wird. Sie können diese Allergien feststellen und dann eine ausgewogene Diät ohne Allergene empfehlen.

Westliche Kräuterheilkunde

Ziel der Therapeuten ist es, den Schleim zu reduzieren, die Infektion zu bekämpfen und die Nebenhöhlen trockenzulegen. Das Inhalieren ätherischer Öle wie Eukalyptus, Pfefferminze, Lavendel, Bergamotte, Zimt, Kamille oder Zitrone kann kurzzeitig enorme Linderung verschaffen. Knoblauch ist zum Vorbeugen gegen eine Sinusitis geeignet.

Naturheilkunde

Zur Behandlung zählt eine an schleimbildenden Nahrungsmitteln arme Kost. Fasten und Diät zur Entgiftung werden empfohlen, ebenso unterstützende Kräuter, Knoblauchtabletten bei Nebenhöhlenerkrankungen und chronischem Katarrh. Hydrotherapie oder Friktionsmassage fördern die Ausscheidung über die Haut und stärken das Immunsystem. Eine osteopathische Behandlung fördert die Lymphfunktion.

Weitere Therapien

Zur **ayurvedischen** Behandlung zählt die Elimination von *kapha* mit *nasya* (Inhalieren von Ölen). Die **Alexandertechnik** sorgt für die Entspannung der Gesichtsmuskeln und die Befreiung der Nebenhöhlengänge. Die **Aurikulotherapie** hilft, indem sie Milz und Lunge stärkt, damit sich der Schleim löst. Inhalieren mit **aromatherapeutischen** ätherischen Ölen wie Lavendel, Eukalyptus, Teebaum und Bergamotte ist heilsam. **Reflexzonentherapeuten** bemühen sich um Reflexzonen, die mit Nebenhöhlen, Kopf, Nase, Hals, Lymphdrüsen, Nebennieren und Hirnanhangdrüse verbunden sind. **Chinesische Kräuterpraktiker** verwenden Wirkstoffe gegen Fieber und Entzündungen sowie aromatische Stimulanzien. Ein **Chiropraktiker** massiert über den Nebenhöhlen, um sie vom Druck zu befreien.

HAUT UND HAARE

Was versteht man darunter?

Haut, Haare und Nägel bilden zusammen die Körperoberfläche. Die Haut ist das größte Körperorgan und besteht aus zwei Schichten: der Epidermis (Oberhaut) und der Dermis (Lederhaut). Die an der Oberfläche gelegenen Zellen der Epidermis werden ständig abgerieben und durch neue Zellen von unten ersetzt. Die Epidermis enthält keine Blut- oder Lymphgefäße (s. Immunsystem, S. 256–265) und bezieht Nährstoffe aus der darunterliegenden Dermis.

Die Dermis ist eine dickere Schicht mit Blut- und Lymphgefäßen, Schweißdrüsen, Haarbälgen, Talgdrüsen und Nervenendigungen. Sie verleiht der Haut ihre Festigkeit und Elastizität. Im Alter geht diese verloren, die Haut wird lockerer und faltig. Aus den Haarbälgen (Follikeln) in der Dermis wachsen die Haare. Talgdrüsen schützen Haare und Haut mit einer wasserabweisenden Talgschicht.

Die Haut hat fünf Hauptfunktionen: Temperaturkontrolle, Schutz des Körpers, Empfindungen und Warnung vor schädlichen Reizen, Aufnahme von Substanzen und ultraviolettem Licht, das zur Vitamin-D-Produktion beiträgt, und Speicherung. An einem heißen Tag reguliert Schwitzen die Körpertemperatur, und die Blutgefäße in der Haut weiten sich, um Wärme abzugeben. Bei Kälte richten sich die Haare auf, ein Luftpolster entsteht, das den Körper warm hält. Die Haut schützt den Körper auch vor Verletzungen, Viren und Bakterien.

Welche Störungen gibt es?

Dermatitis und *Ekzeme,* durch die die Haut austrocknet, sich entzündet und juckt, sind häufige Störungen und beruhen oft auf Allergien. Akute allergische Erkrankungen lösen einen stark juckenden Hautausschlag oder »Nesselsucht« aus.

Schuppenflechte geht mit einer stark erhöhten Reproduktionsrate der Hautzellen einher. Es bilden sich rote, schuppige Flecken, die oft jucken. Die Haut schützt auch vor Infektionen, aber wenn der Abwehrmechanismus versagt, erscheinen *Furunkel, Pusteln, Abszesse, Eitergrind* (Bakterien) oder *Tinea* (Pilze). *Akne* setzt oft in der Pubertät ein, wenn eine Flut von Sexualhormonen eine Überaktivität der Talgdrüsen auslöst.

Haut und Haare schützen und isolieren den Körper. Die Haut besteht aus zwei Hauptschichten, der Oberhaut und der Lederhaut. Die Haarfollikel befinden sich in der Lederhaut, das Haar wächst durch die Oberhaut hindurch.

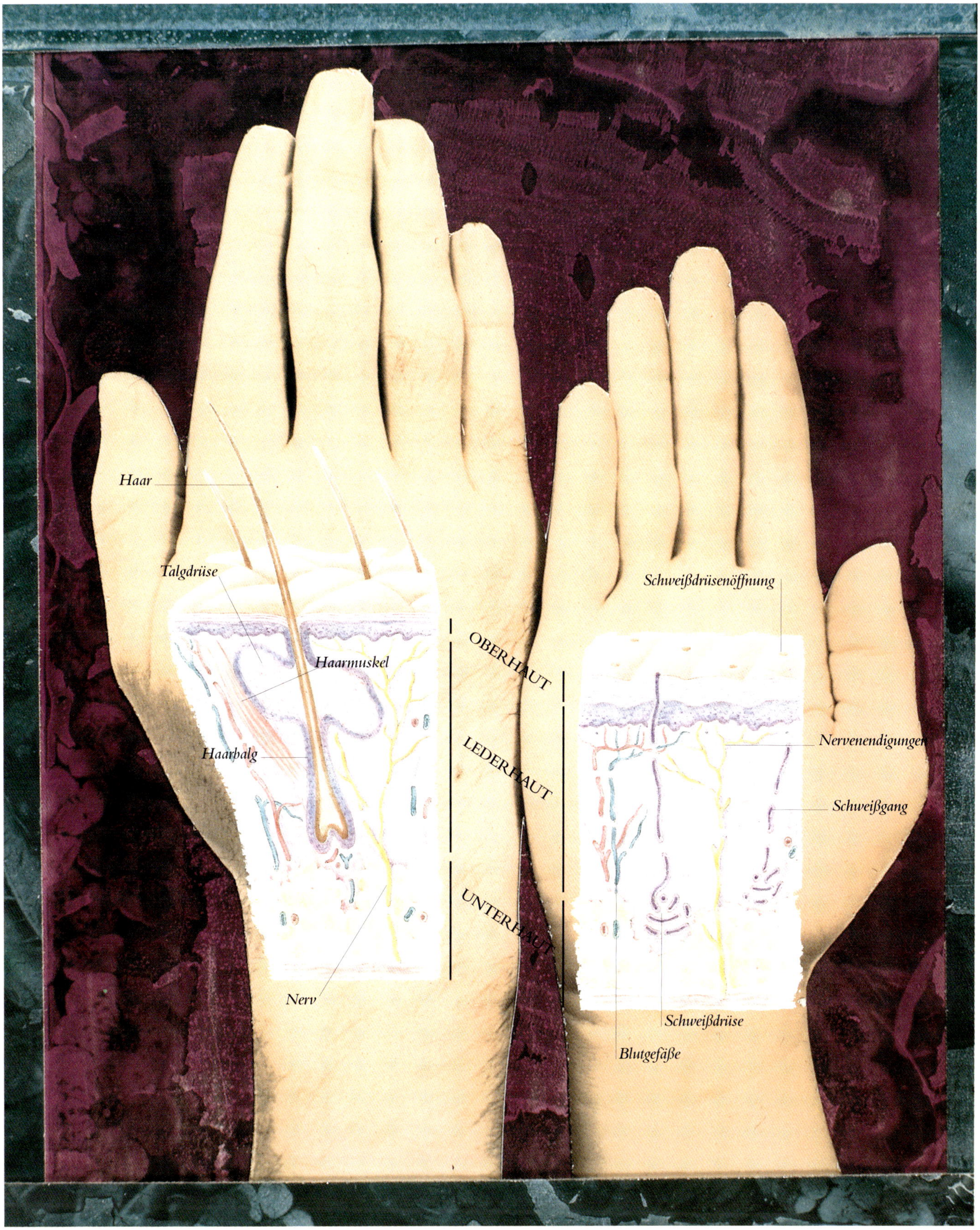
Haar
Talgdrüse
Haarmuskel
Haarbalg
Nerv
OBERHAUT
LEDERHAUT
UNTERHAUT
Schweißdrüsenöffnung
Nervenendigungen
Schweißgang
Schweißdrüse
Blutgefäße

Ekzeme

Was versteht man darunter?

Ein Ekzem ist eine Entzündung der Haut, die zu Juckreiz und oft enormem Unbehagen führt. Ekzeme sind nicht ansteckend, sind aber wie Asthma (s. S. 278) zum Teil erblich bedingt. Sie haben in den letzten Jahren deutlich zugenommen, so daß heute etwa jeder zwölfte daran leidet. Ekzeme jucken sehr stark, und ständiges Kratzen begünstigt Infektionen, besonders bei Kleinkindern. Sie können sehr schmerzhaft sein, die Haut kann trocken, rot und schuppig werden. In schwereren Fällen können Blasen entstehen, die platzen und nässende Wunden hinterlassen. Ekzeme werden oft zur Dermatitis (s. S. 290) gezählt. Es gibt viele Arten von Ekzemen, die häufigsten sind:

- **Kontaktekzem.** *Es erscheint, wenn ein Allergen mit der Haut in Kontakt kommt. Mögliche Allergene sind Metalle im Schmuck oder Chemikalien in Reinigungsmitteln.*
- **Neurodermitis.** *Das Ekzem betrifft oft Kinder und gehört zu einem teilweise erblich bedingten Formenkreis von Allergien wie Asthma oder Heuschnupfen (s. S. 179). Die Haut ist insgesamt sehr trocken und weist schuppige oder nässende Flecken an Gesicht und Kopfhaut im Alter von 12–18 Monaten auf. Allmählich kann auch der übrige Körper davon betroffen werden. Bei älteren Kindern lokalisiert sich der Ausschlag schließlich in den Beugen von Knie oder Ellbogen. Der Ausschlag juckt stark und zieht oft eine Infektion nach sich. Die Symptome bessern sich im Lauf der Kindheit, aber 20 Prozent der Neurodermitis-Kinder neigen als Erwachsene zu Reizekzemen an den Händen. Die Haut kann durch Wollkleidung, Hitze und Kälte, Schwitzen, fiebrige Erkrankungen und Infektionen belastet werden.*
- **Dyshidrotisches Ekzem.** *Es betrifft meist Hände und Füße, besonders die Bereiche des »emotionalen« Schwitzens wie Handflächen, die Seiten der Finger und Zehen sowie die Fußsohlen. Zuerst bilden sich kleine, juckende Bläschen unter der Haut. Die Blasen platzen und können sich infizieren. Bei heißem Wetter kommt es häufiger vor. Streß spielt ebenfalls eine Rolle, da er das Schwitzen an Handflächen und Fußsohlen verstärkt.*
- **Nummuläres Ekzem.** *Es tritt überwiegend bei Erwachsenen auf, die Ursachen sind jedoch noch unbekannt. Kreisförmige, schuppige Flecken entstehen auf der Haut, die jucken und der Tinea (s. S. 294) sehr ähnlich sehen.*
- **Stauungsdermatitis.** *Betroffen sind Menschen mit starken Krampfadern, oft nach einer Venenthrombose, die lange zurückliegen kann. Die Wade über dem Knöchel schwillt an, die Haut ist straff und glänzend und kann fettige Abschuppungen und Pigmentierungen entwickeln. Der Ausschlag juckt. Kleine Verletzungen in dem Bereich heilen schlecht ab, und es bildet sich ein venöses, oft sehr hartnäckiges Geschwür – ein »offenes Bein«. Die Erscheinung beruht auf einer schlechten Gewebedurchblutung.*

Ursachen

Beim Kind bessert sich die Neurodermitis oft spontan. Die genauen Ursachen der Erkrankung sind nicht bekannt, beteiligt sind jedoch:

- *Genetische Veranlagung. Es gibt eine angeborene Neigung zu Neurodermitis, Asthma und Heuschnupfen.*
- *Trockene Haut (bei etwa einem Drittel der allergischen Kinder).*
- *Nahrungsintoleranzen können zu Ausschlag im Gesicht führen. Manchmal verschlimmert eine Unverträglichkeit von Milch oder Eiern die Erkrankung.*
- *Allgemeine Reizungen wie extreme Temperaturen, Änderung des Feuchtigkeitsgehaltes, Schwitzen, Wollkleidung und trockene Haut verschärfen den Zustand.*
- *Fiebrige Erkrankungen führen oft zu Ekzemen.*
  Eine bakterielle Infektion, besonders durch Staphylokokkus aureus, *ist häufig. Die Bakterien haften leichter an einer allergiegeplagten Haut und können zu Eitergrind (s. S. 292) oder akuten, nässenden Ekzemen führen.*

Konventionelle Behandlung

Ein Arzt versucht die Ursache des Ekzems zu ermitteln, entsprechende Behandlungen zu verordnen und zu beraten. Reizung und Unbehagen können gelindert werden, wenn man das Kratzen, das Infektionen begünstigt, unterläßt. Geheilt wird die Erkrankung dadurch aber nicht. Zur Behandlung zählen:

- *Antihistaminika zur Linderung des Juckreizes.*
- *Steroidsalben werden oft für die akuten, geröteten und schuppigen Ekzembereiche verordnet. Eine 1%ige Hydrokortisonsalbe ist effektiv und sicher, sogar bei der Anwendung im Gesicht. Bei schweren Fällen sind stärkere Steroidsalben nötig.*
- *Antibiotische Salben werden bei bakteriellen Infektionen verordnet.*
- *Weich machende Salben reduzieren die Reizung der Haut.*

Es gibt einige Selbsthilfemaßnahmen, die das Entstehen eines Ekzems verhindern können:

- *Seifen, Detergenzien und Schaumbäder sollten gemieden werden.*
- *Baumwollkleidung, Verwendung spezieller Waschmittel für Kleidung und Bettwäsche.*
- *Reizstoffe, die bekanntermaßen Allergien auslösen, meiden.*

Ergänzende Behandlung

Ernährungstherapie

Ernährungstherapeuten führen das Auftreten eines Ekzems auf eine Allergie zurück und empfehlen:

- Umstellung auf eine Ernährung, die frei von Zusatzstoffen und stark verarbeiteten Nahrungsmitteln ist. Auch Milchprodukte, Zitrusfrüchte, Weizen und Eier sollte man meiden.
- Mehr B-Vitamine und Vitamin C. Bei familiärer Häufung von Neurodermitis oder anderen Allergien helfen Zinkpräparate, die während der Schwangerschaft genommen werden, die Erkrankung vom Baby fernzuhalten.
- Das Einreiben der betroffenen Bereiche mit Nachtkerzenöl lindert den Juckreiz und fördert die Heilung.

Aromatherapie

Aromatherapeuten verwenden eine Mischung aus Römischer Kamille, die sehr beruhigend auf die Haut wirkt und sie von Entzündung und Röte befreit; zusätzlich Lavendel, der die Heilung fördert und das brennende Gefühl lindert.

Sie geben auch Tips zur Ernährung und Anwendung beruhigender Cremes oder Lotionen. Allerdings sollte man dabei auf Lanolin verzichten, da diese Substanz oft Allergien auslöst.

Westliche Kräuterheilkunde

Die Behandlung erfolgt individuell und beachtet Nahrungsintoleranzen, Streßfaktoren und äußere Umweltreize. Folgendes wird empfohlen:

- Calendula-Salben, um die Haut zu beruhigen und feucht zu halten; Kamille zur Linderung der Schmerzen und des Juckreizes.
- Aufgüsse aus Kamille, Großer Klette, Ringelblume und Rotem Klee, die man mehrmals täglich wegen ihrer heilenden und entzündungshemmenden Eigenschaften trinkt.
- Kräuter, die das Immunsystem stärken, wie Echinacea, Nesseln und Schafgarbe sowie Zubereitungen aus Eisenkraut und Waldtrespe, wenn sich das Ekzem bei Streß verschlimmert.
- Umschläge aus Großer Klette, Vogelmiere, Ringelblume, Zaubernuß oder Gelbem Ampfer hemmen die Entzündung.

Akupunktur

Das Ekzem ist gewöhnlich mit Feuchtigkeit, Hitze oder Wind verbunden, und der Praktiker konzentriert sich darauf, diese Wirkungen auszugleichen. Er korrigiert auch vorhandene Mängel in bezug auf Blut und Energie.

Homöopathie

Das Immunsystem, die Nierenfunktion und die Haut werden behandelt. Zu den Arzneien bei Juckreiz zählen:

- Graphites bei feuchten Ekzemen mit gelblichem Ausfluß und trockener, rissiger und rauher Haut, verbunden mit einer angeborenen Neigung zu Allergien. Diese Ekzemform tritt vor allem hinter den Ohren und an den Händen auf.
- Petroleum bei feuchten Ekzemen, wenn die Haut rauh und aufgesprungen ist und Streß oder Allergien die Ursache sind.
- Sulphur bei trockenen, rauhen, geröteten und juckenden Ekzemen aufgrund einer Allergie oder Veranlagung.

Chinesische Kräuterheilkunde

Die traditionelle chinesische Medizin hat bei der Heilung von Ekzemen beachtliche Erfolge verbuchen können. Sie gleicht Hitze und Feuchtigkeit im Körper aus und stellt die Funktion von Magen, Lunge und Nieren mit Hilfe von Akupunktur und Kräutern wieder her.

Zwei klinische Studien in London bestätigten den Erfolg chinesischer Heilpflanzen bei der Behandlung von Erwachsenen und Kindern mit Ekzemen. Jedoch ist eine seltene, allergieähnliche Unverträglichkeit der Kräuter beschrieben. Daher sollte man nur einen Praktiker aufsuchen, der in der Traditionellen Chinesischen Medizin (TCM) ausgebildet und erfahren ist.

Bachblütentherapie

Die Notfallsalbe lindert Entzündung und Reizung und fördert die Heilung. Bei starkem, ausgedehntem Auftreten der Ekzeme können sich die Patienten ihres Aussehens bewußt werden und sich deswegen schämen. In diesem Fall wird Holzapfel empfohlen, da man von ihm sagt, er mindere die Verlegenheit. Auch Gauklerblume und Clematis helfen dem Patienten, mit Gefühlen von Überempfindlichkeit besser fertig zu werden.

Farbtherapie

Farbtherapeuten empfehlen grünes und blasses pinkfarbenes Licht. Sie raten auch, diese Farben während eines Ausbruchs zu tragen, da sie glauben, daß damit die Symptome gelindert und die Krankheit beseitigt werden.

Reflexzonentherapie

Reflexzonentherapeuten massieren die Reflexzonen, die mit den betroffenen Körperteilen verbunden sind. Sie bearbeiten auch die Zonen von Sonnengeflecht, Leber, Hirnanhangdrüse, Verdauungsapparat und Geschlechtsdrüsen.

Chiropraktik

Chiropraktiker behandeln die Erkrankung, indem sie die Muskelspannung im Körper lockern, die ihrer Meinung nach die normale Bewegung und Funktion hemmt. Außerdem erhöhen sie die Bewegungsfreiheit der Wirbelsäule, um den Heilprozeß zu fördern.

Naturheilkunde

Die Praktiker halten eine Allergie für die Ursache eines Ekzems. Sie empfehlen, das Allergen zu identifizieren, und geben Ratschläge zur Ernährung, um dessen Wirkung zu mindern oder zu beseitigen. Rohes Obst und Gemüse sowie Mineralwasser sind zu empfehlen, ebenso verschiedene Kräutertees und frische Obstsäfte. Nach dieser Diät sollte man einige Tage fasten, aber bevor man damit beginnt, ist die Zustimmung des Hausarztes nötig. Diese Diät ist nicht für Patienten geeignet, die sich von einer Krankheit erholen, ein geschwächtes Immunsystem haben oder sich allgemein erschöpft oder unwohl fühlen.

Diagnostische Therapien

Kinesiologen glauben, die Muskelkraft werde von der Allergie beeinflußt, daher messen sie die Reaktion der Muskeln auf verdächtige Substanzen, um das Allergen ausfindig zu machen, welches für die Ekzeme verantwortlich ist.

Weitere Therapien

Shiatsu kann hilfreich sein. **Tai Chi** ist nützlich, besonders bei streßbedingten Anfällen, ebenso die **Polaritätstherapie**. Bei geeigneten Patienten kann die **Hypnotherapie** die Krankheit in den Griff bekommen, indem sie die Abwehrkräfte des Patienten gegen die Faktoren wiederherstellt, die die Krankheit auslösen.

Dermatitis

Was versteht man darunter?

Dermatitis ist ein eher allgemeiner Begriff und bezeichnet Hautentzündungen gleich welcher Ursache. Im Unterschied zum »Ekzem« (s. S. 288), das oft gleichbedeutend verwendet wird, stehen hier auch Reaktionen auf Chemikalien im Vordergrund. Die verschiedenen Formen der Dermatitis ähneln sich sehr und sind charakterisiert durch gerötete, blasige und angeschwollene Hautstellen, die nässen und verkrusten können. Brennen und ein starker Drang zum Kratzen sind die Begleiterscheinungen. Häufig kommen Infektionen hinzu, die die Erkrankung verlängern.

Ursachen

Die häufigsten Ursachen für Dermatitis sind:

- **Primäre Reizdermatitis.** *Sie entsteht dadurch, daß beispielsweise industrielle Lösungsmittel bei der Arbeit die Haut entfetten. Auch Detergenzien und Putzmittel können Reaktionen auslösen. Wer Arbeiten mit feuchten Händen durchführt, beispielsweise Hausfrauen, Reinigungskräfte oder Friseure, ist oft betroffen. Die Haut wird trocken, rissig und spröde. Wer bereits an einem Ekzem leidet, ist für die primäre Reizdermatitis anfälliger.*
- **Allergische Kontaktdermatitis.** *Sie ist eine Immunreaktion der Haut auf einen Stoff, gegen den der Körper sensibilisiert worden ist. Patienten mit Ekzemen neigen zu dieser Reaktion, auch eine Reizdermatitis macht die Sensibilisierung wahrscheinlicher. Die Hände sind besonders anfällig. Häufige Auslöser sind Nickel aus Schmuck, zum Beispiel Ausschläge am Ohrläppchen, wenn Ohrringe getragen werden. Ebenso Farbstoffe (auch Haarfärbemittel), Kosmetika, Gummi, Leder oder Konservierungsmittel in einigen Hautcremes. Bei einem Kontakt rötet und schuppt sich die Haut, und nässende Bläschen entstehen. Der Ausschlag kann fast auf den ganzen Körper übergehen.*
- **Austrocknungsekzem** *oder Eczema cracquelé kommt bei älteren Menschen vor. Die trockene Haut und Reizung werden schlimmer, wenn sie sich zu oft mit Seife waschen. Die Haut bessert sich, wenn sie die Seife meiden und regelmäßig weich machende Salben verwenden.*
- **Photodermatitis** *beruht auf einer Empfindlichkeit gegen Sonnenlicht. Eine fleckige Ansammlung von Bläschen erscheint an den der Sonne ausgesetzten Hautbereichen. Das kann von selbst geschehen, es gibt aber auch Stoffe, die im Zusammenspiel mit Sonnenlicht einen Ausschlag auslösen, wie Parfums und einige Antibiotika sowie Pflanzenextrakte, zum Beispiel Wilde Petersilie, Bergamotte oder Riesenbärenklau.*

Konventionelle Behandlung

Die Behandlung ist der Ekzemtherapie ähnlich. Es hilft, bekannte Allergene zu meiden und die Hände mit Cremes und Handschuhen zu schützen. PH-neutrale Waschlotionen und spezielle Waschmittel für Kleider sollten verwendet werden. Parfümierte Kosmetika und Toilettenartikel sollte man meiden. Weich machende Cremes lindern die Symptome, steroidhaltige Salben dämmen die Entzündung ein. Der Dermatologe führt einen Hauttest durch, um das auslösende Allergen zu ermitteln.

Ergänzende Behandlung

Diagnostische Therapien

Ein Kinesiologe sucht nach Nährstoffmängeln und prüft besonders, ob Weizen und Milchprodukte gut vertragen werden. Er rät, schwerverdauliche Nahrungsmittel eine Weile zu meiden. Zu sich nehmen sollte man dagegen Flohsamenschale, Vitamin B und C, Betainhydrochlorid, Verdauungsenzyme und Capsicum. Außerdem sollte mehr Wasser getrunken werden. Der Patient erhält Tips zur Streßbewältigung, Lebensmittelhygiene und Körperpflege. Die Darmtätigkeit wird bewertet und eventuell ausgleichend behandelt.

Westliche Kräuterheilkunde

Die Praktiker konzentrieren sich auf Entgiftung, Nahrungsmittelintoleranzen, Streßfaktoren und Umweltreizungen. Meist erfolgt die Behandlung innerlich, da Hautstörungen oft auf einer körperlichen Unausgewogenheit beruhen. Cremes und Salben lindern jedoch die äußerlichen Symptome.

Homöopathie

Es gibt eine Reihe homöopathischer Arzneien, die helfen, bis die konstitutionelle Behandlung einsetzt oder wenn der Juckreiz sehr stark ist. Die umfassende Therapie schließt auch Ratschläge zur Ernährung ein. Inzwischen kann, je nach Symptom, eine der folgenden Arzneien helfen: Graphites, Petroleum, Sulphur, Rhus tox., Alumina, Hepar sulph. oder Arsenicum.

Geistheilen

Hautstörungen sind oft die Folge von emotionalen Problemen oder Nervenbelastungen, die durch die Therapie ans Licht gebracht werden. Geistheiler können die Wurzel der Krankheit erkennen, und sobald sie ermittelt ist, verschwindet das körperliche Symptom von selbst.

Weitere Therapien

Ayurveda-Praktiker verordnen eine individuelle Behandlung zum Ausgleich der *tridoshas,* ebenso *panchakarma* zur Entgiftung. Unter den **Bachblütenarzneien** kann die Notfallcreme Entzündungen und Reizungen lindern und die Heilung fördern. Je nach Ursache verwenden **Farbtherapeuten** meist Hellblau zur Beruhigung der Entzündung. **Alexandertechnik** sowie **Entspannen und Visualisieren** mindern auslösenden Streß und wirken ausgleichend. **Reflexzonentherapeuten** behandeln die endokrinen Drüsen und den Nierenbereich.

SCHUPPENFLECHTE

Was versteht man darunter?

Die Schuppenflechte (Psoriasis) ist eine verbreitete Hauterkrankung. Fest umrissene, lachsfarbene Flecken mit silbrigen Schuppen sind für sie charakteristisch. Meist bilden sie sich an Knien, Ellbogen, Rumpf, Kopfhaut und Haaransatz. Das Gesicht ist nicht betroffen. Die Neigung zu Psoriasis ist vererbbar; ansteckend ist die Krankheit jedoch nicht. Eine schwere Schuppenflechte kann von einer Arthritis in Fingern, Knien und Knöcheln und manchmal in der Wirbelsäule begleitet sein.

Schuppenflechte juckt nur gelegentlich, kann aber schmerzen, wenn Risse an den Händen oder Fußsohlen auftreten. Die Patienten leiden eher daran, daß die Haut sehr unansehnlich wird. Gewöhnlich kommt sie um das 20. Lebensjahr vor, aber auch bei älteren Menschen und Kindern.

Ursachen

Die genaue Ursache der Schuppenflechte ist immer noch unbekannt, aber man weiß, daß die Kontrolle der Zellteilung gestört ist. Normalerweise ist die Zellteilung auf den untersten Bereich der Epidermis beschränkt, aber an den von Schuppenflechte betroffenen Stellen finden in mehreren Schichten Zellteilungen statt. Die Hautflecken treten in verschiedener Ausprägung schubweise auf und können mit emotionaler Belastung, Krankheit oder Hautschäden zusammenhängen. Es gibt verschiedene Formen der Schuppenflechte:

- *Die* **tropfenförmige Schuppenflechte** *kommt meist bei Kindern vor, oft im Anschluß an eine Racheninfektion. Sie heilt in der Regel von selbst. Viele kleine Flecken entwickeln sich über weite Teile des Körpers.*
- *Die* **herdförmige Schuppenflechte** *ist die häufigste Form. Schuppige Stellen bilden sich am Körper, besonders an Ellbogen, Knien und Kopfhaut. Auch die Nägel können Dellen bekommen und sich verdicken. Manchmal lösen sie sich vom Nagelbett.*
- *Die* **pustulöse Schuppenflechte** *ist durch kleine Pusteln charakterisiert, manchmal nur an Handflächen oder Fußsohlen.*
- *Die* **Hautfaltenpsoriasis** *entwickelt sich in feuchten Körperzonen wie der Leiste, unter den Brüsten oder im Genitalbereich. Die Herde sind fest umrissen, sehen rot und glasig aus, schuppen sich aber nicht.*

DIE SCHUPPENFLECHTE KANN OFT SYMMETRISCH AUF BEIDEN KÖRPERHÄLFTEN VORKOMMEN.

Konventionelle Behandlung

Man kann Schuppenflechte nicht heilen, aber es gibt viele Möglichkeiten, die Hauterscheinungen einzudämmen. Oft genügt das Auftragen einer weich machenden Salbe. Schwerere Fälle werden mit Cignolin und Steinkohlenteer-Extrakten behandelt. Bei Hautveränderungen, die eng begrenzt sind, helfen steroidhaltige Salben. Für die Kopfhaut gibt es spezielle Lotionen. Die Vitamine A und D begünstigen das Abheilen. Auch Sonnenlicht ist hilfreich, jedoch sollte man sich vor Sonnenbrand hüten. Manchmal wird eine Therapie mit UVA-Strahlen durchgeführt. Sie wird mit Tabletten kombiniert, die die Haut vor Licht schützen. Nur selten sind bei schweren Erkrankungen Medikamente erforderlich, die das Immunsystem unterdrücken.

ERGÄNZENDE BEHANDLUNG

Ernährungstherapie

Die Therapeuten machen Mangel an Zink und essentiellen Fettsäuren oder toxische Überlastung für die Schuppenflechte verantwortlich und behandeln danach.

Homöopathie

Die Behandlung erfolgt auf den Patienten zugeschnitten. Zur Selbstmedikation gibt es einige hilfreiche Arzneien:
- Sulphur bei trockenen, roten und juckenden Flecken.
- Graphites bei klebrigem, gelblichem Ausfluß der Haut.
- Petroleum bei empfindlicher, rissiger und blutender Haut.

Westliche Kräuterheilkunde

Die Praktiker konzentrieren sich auf Entgiftung, Nahrungsmittelintoleranzen, Streßfaktoren und Reizstoffe aus der Umwelt. Meist erfolgt die Behandlung innerlich, da Hautstörungen oft auf Unausgeglichenheit beruhen. Cremes und Salben lindern jedoch die äußerlichen Symptome. Blutreinigende Kräuter wie Aufgüsse aus Löwenzahnwurzeln, Blüten des Roten Klees und Großer Klette können verwendet werden.

Aromatherapie

Römische Kamille beruhigt und reduziert die Rötung und Entzündung. Lavendel unterstützt die Heilung der Haut, während Sandelholz ausgleichend wirkt und allergische Reaktionen herabsetzt.

Weitere Therapien

Die **chinesische Kräuterheilkunde** kann Schuppenflechte effektiv behandeln. Die besten Ergebnisse sind manchmal in Kombination mit **Akupunktur** zu erzielen. Ein **Makrobiotikpraktiker** sucht nach Schädigungen von Lunge, Dickdarm, Leber oder Nieren, die sie für die Schuppenflechte verantwortlich machen. Sie modifizieren die Ernährung entsprechend. **Yoga**-Atemübungen helfen, Ruhe zu bewahren, und begegnen dem Streß. Je nach Ursache verwenden **Farbtherapeuten** meist Hellblau zur Beruhigung der Entzündung. **Reflexzonentherapeuten** bemühen sich um das Kreislauf- und Lymphsystem und den Harntrakt. **Ayurveda**-Praktiker verordnen eine individuelle Medikation zum Ausgleich der *tridoshas*, ebenso *panchakarma* zur Entgiftung. Auch **Bachblütenarzneien** helfen.

Eitergrind

Was versteht man darunter?

Eitergrind (Impetigo) ist eine Hautinfektion, die bei Kindern am meisten verbreitet ist, aber auch Erwachsene betreffen kann. Gewöhnlich tritt sie um Mund und Nase auf, kann aber in schweren Fällen auch auf den restlichen Körper übergreifen. Eine Eitergrind-Infektion beginnt mit einer Rötung der Haut und der Bildung kleiner, flüssigkeitsgefüllter Bläschen. Diese platzen auf und geben feuchte, nässende Hautbereiche frei. Wenn die Flüssigkeit trocknet, bildet sich eine gelbliche Kruste. Eitergrind verbreitet sich leicht, wenn man nach Betasten der Bläschen weitere Körperteile berührt. Auch andere Personen können sich schnell anstecken. Ohne Behandlung kann die Erkrankung einige Wochen andauern. Sie kommt bei warmem Wetter häufiger vor, ebenso bei Menschen mit schlechter Körperpflege.

Eitergrind-Patienten fühlen sich nicht geschwächt, aber in seltenen Fällen kann sich eine Nierenentzündung (Glomerulonephritis) oder Blutvergiftung (Septikämie) entwickeln.

Ursachen

Eitergrind wird von Bakterien wie Staphylokokken oder Streptokokken ausgelöst, die in die Haut eindringen, wenn diese zum Beispiel durch Schnitte, Herpes (s. S. 280), Ekzeme (s. S. 288) oder Krätze (s. S. 295) verletzt ist. Die Krankheit ist sehr ansteckend und verbreitet sich schnell in Gemeinschaftsunterkünften oder Familien. Kinder sind besonders anfällig. Damit sich die Krankheit nicht verbreiten kann, sollte ein infiziertes Kind dem Schulunterricht fernbleiben, bis die Haut geheilt ist. In der westlichen Welt geht der Eitergrind aufgrund der verbesserten hygienischen Lebensbedingungen zurück.

Um Übertragungen zu verhindern, Waschlappen, Handtücher und Bettwäsche nicht gemeinsam nutzen. Nach Berühren des infizierten Bereichs Hände waschen.

Konventionelle Behandlung

Eitergrind kann durch sorgfältige Hygiene und den Verzicht auf Kontakt mit Infizierten vermieden werden. Man kann ihn leicht mit antibiotischen Cremes behandeln, aber bei ausgedehnten Infektionen sind orale Antibiotika nötig. Eventuelle weitere Ursachen, die die Krankheit begünstigen, beispielsweise Krätze, bezieht der Arzt mit in die Behandlung ein. Die Kinder sollten nicht in die Schule gehen, bis die Infektion vorüber ist.

Der Arzt rät, die lockeren Krusten auf der Haut mit Seife und Wasser vorsichtig abzuwaschen, den Bereich vor Auftragen der antibiotischen Creme mit einem Handtuch abzutrocknen und dann sofort die Hände zu waschen. Erwachsene und Kinder müssen eine Berührung der betroffenen Stellen so gut wie möglich vermeiden.

Ergänzende Behandlung

Westliche Kräuterheilkunde

Grundlage der Therapie sind starke, antibakterielle Arzneien. Sie werden als Aufgüsse oder Tinkturen aus Thymian, Myrrhe oder Ringelblume empfohlen. Die innere Behandlung zur Bekämpfung der Infektion und Reinigung des Gewebes erfolgt in Form von Aufgüssen aus Großer Klette oder Echinacea. Die Abwehrkräfte müssen gestärkt werden.

Homöopathie

Folgende Arzneien sollten normalerweise helfen, andernfalls muß man einen Arzt aufsuchen:

- Antimonium bei Bläschen um den Nasen- und Mundbereich.
- Arsenicum, wenn die Bläschen mit körperlicher Erschöpfung und Frösteln einhergehen.

Wird der Eitergrind mit Antibiotika behandelt, kann eine konstitutionelle homöopathische Therapie die allgemeine Abwehrkraft stärken.

Aromatherapie

Thymian und Bohnenkraut trägt man dreimal täglich auf den betroffenen Bereich auf. Sie bekämpfen die Bakterien und hindern sie an der Verbreitung. Teebaumöl hilft in akuten Fällen. Römische Kamille beruhigt die Haut.

Hypnotherapie

Therapeuten gehen davon aus, daß sich die Hautzellen jeden Monat erneuern und dieser Vorgang durch Hypnose steuerbar ist. Ziel der Behandlung ist es, den Zellaustausch zu aktivieren, so daß eine beschädigte Zelle durch eine vollkommen gesunde Zelle ersetzt wird.

Ernährungstherapie

Der Therapeut untersucht das Immunsystem, um eventuelle Abwehrschwächen zu erkennen. Bei einem Zinkmangel rät er zu Nahrungszusätzen.

Weitere Therapien

Das **Geistheilen** hilft bei der Genesung. **Ayurveda**-Praktiker verordnen eine individuelle Therapie zum Ausgleich der *tridoshas,* ebenso *panchakarma* zur Entgiftung. **Naturheilkundepraktiker** empfehlen die Einnahme von drei oder vier Knoblauchzehen oder Knoblauchkapseln wegen ihrer natürlichen antibiotischen Eigenschaften. Zusätzliches Vitamin A, B und C fördert die Heilung und verhindert eine erneute Infektion. **Reflexzonentherapeuten** konzentrieren sich auf die Stimulation des gesamten Körpers, um den Heilungsprozeß umfassend zu unterstützen. **Bachblütenarzneien** können sich als sehr hilfreich erweisen.

NESSELSUCHT

Was versteht man darunter?

Nesselsucht, auch bekannt als Urtikaria oder Nesselausschlag, ist eine allergische Hautreaktion, die durch die Freisetzung von Histaminen (s. Allergien S. 260–262) in dem betroffenen Gewebe entsteht. Nesselsucht verursacht aufgewölbte, weiße oder gelbe, juckende Quaddeln. Sie sind von einem roten, entzündeten Bereich umgeben und variabel in der Ausdehnung. Die größten fließen manchmal zusammen und bilden einen unregelmäßigen Ausschlag.

Die Quaddeln führen oft zu starker Reizung und erscheinen in der Regel an den Gliedmaßen und am Rumpf. Es treten aber auch starke Schwellungen an den Lippen oder den Augen auf. Ab und zu schwellen auch Zunge und Kehlkopf an. Das kann sehr plötzlich geschehen und gefährlich sein, da es die Atmung beeinträchtigt. Der Zustand kann Stunden oder Tage bestehen bleiben, die einzelnen Flecken verschwinden jedoch schon nach wenigen Stunden wieder und lassen die Haut völlig unbeschädigt zurück. Eine akute Nesselsucht entwickelt sich schnell und dauert in der Regel nur einige Stunden. Sie ist durch Fieber und Erschöpfung gekennzeichnet und gelegentlich auch durch Übelkeit. Eine chronische Nesselsucht kann lange anhalten.

Ursachen

Der Ausschlag wird durch die Freisetzung von Histamin oder anderen Körpersubstanzen ausgelöst. Bei der chronischen Nesselsucht ist oft keine klare Ursache ersichtlich, aber häufige Auslöser sind:

- *Medikamente wie Aspirin oder Penizillin.*
- *Lebensmittelzusatzstoffe wie Tartrazin und Benzoate.*
- *Nahrungsempfindlichkeit, zum Beispiel gegen Milch, Eier, Schalentiere und Nüsse. Sie ist bei Patienten mit Asthma (s. S. 178), Neurodermitis (s. S. 288) oder Heuschnupfen (s. S. 179) verbreitet.*
- *Umweltfaktoren, Kälte, Hitze, Sonnenlicht.*
- *Streß und Angst können den Zustand verstärken oder auslösen.*
- *Bisse und Stiche.*

NESSELSUCHT IST NICHT GEFÄHRLICH, ABER WENN EINE SCHWELLUNG IM BEREICH VON MUND ODER ZUNGE AUFTRITT, IST EINE MEDIZINISCHE BEHANDLUNG DRINGEND ERFORDERLICH.

Konventionelle Behandlung

Die Nesselsucht kann mit Antihistaminika behandelt werden. Sie unterbinden die Freisetzung von Histamin und lindern dadurch die Symptome – bekämpfen aber nicht die eigentliche Ursache der Erkrankung. Der Apotheker berät hierzu. Wenn man regelmäßig an Nesselsucht leidet, kann der Arzt eventuell zu stärkeren, verschreibungspflichtigen Antihistaminika raten. In chronischen Fällen sind Kortikosteroide nötig. Bei den meisten Patienten verschwindet die Erkrankung jedoch schnell wieder und erfordert keine Behandlung.

ERGÄNZENDE BEHANDLUNG

Chinesische Kräuterheilkunde

Die Behandlung besteht aus fiebersenkenden Kräutern sowie Mitteln gegen Entzündungen und mit entgiftender Wirkung, äußerlich aufgetragen oder eingenommen.

Westliche Kräuterheilkunde

Das Auftragen eines Aufgusses aus Vogelmiere oder Kamille auf die Haut lindert den Juckreiz. Die Praktiker versuchen, die Funktion der Leber und des Verdauungssystems mit Hilfe von Gelbwurz, Schafgarbe, Enzian und Kamille zu verbessern. Sie bemühen sich auch, das Immunsystem zu stärken sowie die Überempfindlichkeit herabzusetzen.

Homöopathie

Die Behandlung erfolgt konstitutionell auf den Patienten zugeschnitten. Arzneien sind sehr wirksam:

• Apis mel. bei roter, brennender Haut und Schwellungen an den Lippen und Augenlidern.

• Urtica, wenn der Ausschlag von Brennesseln ausgelöst wurde, oder bei einem heißen, brennenden Gefühl zusammen mit juckenden, roten Flecken, besonders wenn sich der Ausschlag bei Hitze verschlimmert.

Naturheilkunde

Kalte Bäder und eine Vitamin E enthaltende Creme lindern den Juckreiz und fördern die Heilung. Eine reichliche Zufuhr von Vitamin C ist zu empfehlen. Der Praktiker rät dem Patienten vermutlich zu einer längeren Ausschlußdiät, um die auslösenden Nahrungsmittel herauszufinden und sie dann aus der Ernährung zu eliminieren.

Weitere Therapien

Ein **Ernährungstherapeut** geht davon aus, daß die Nesselsucht oft mit Nahrungsallergien verbunden ist, und er versucht, die problematischen Nahrungsmittel herauszufinden. Die Behandlung ist oft sehr erfolgreich. **Bachblütenarzneien** sind geeignet. Die Notfallcreme lindert die Entzündung und Reizung und fördert die Heilung. Ein **Hypnotherapeut** empfiehlt Hypnoheilen und Visualisieren zur Stärkung des Immunsystems. **Polaritätstherapie** und **Tai Chi** helfen, besonders im Zusammenhang mit Streß. Die **Ayurveda**-Medizin arbeitet mit immunstärkenden Zubereitungen. Ein **Farbtherapeut** versucht, die Ursache der Erkrankung festzustellen, und verwendet wegen seiner kühlenden Wirkung und beruhigenden Eigenschaften ein blasses Grün am Körper.

ZELLULITIS

Was versteht man darunter?

Zellulitis entsteht durch eine altersbedingte Veränderung der Unterhaut, wodurch Fettzellen in die Lederhaut geraten. Sichtbar sind eine netzartig eingezogene Hautoberfläche und trichterförmige Poren, »Orangenhaut«. Zellulitis tritt besonders an Oberschenkeln, Gesäß, Hüften und Oberarmen auf.

Ursachen

Es wird eine Theorie diskutiert, nach der abgelagerte Toxine und Abfallprodukte an der Zellulitis beteiligt sind. Sie können nicht ausgeschieden werden, und in der Oberhaut gespeichert, ist die Gefahr am geringsten, daß sie wieder in den Blutkreislauf gelangen. Zellulitis steht eventuell auch mit dem weiblichen Hormonhaushalt in Verbindung, da sie häufig in der Menopause auftritt. Eine schwacher Kreislauf kann die Bildung von Giftstoffen im Körper begünstigen, ebenso Nahrung mit zuviel Zusatzstoffen, Alkohol, Koffein sowie Zucker. Zuwenig Bewegung und mangelnde Abfuhr von Abfallprodukten durch das Lymphsystem kann ebenfalls Zellulitis verursachen.

Konventionelle Behandlung

Ärzte empfehlen bei Übergewicht, das Gewicht zu reduzieren, mehr körperliche Bewegung sowie eine ausgewogene Ernährung. Auch eine Massage kann helfen.

ERGÄNZENDE BEHANDLUNG

Westliche Kräuterheilkunde

Kräuterextrakte und Öle werden an den betroffenen Stellen einmassiert und Ratschläge zu Ernährung und Bewegung erteilt. Die innerliche Therapie bessert Lymphfluß, Verdauung, Hormongleichgewicht und andere Faktoren.

Naturheilkunde

Eine rohkostreiche Ernährung mit viel Obst und Gemüse sowie einer verminderten Zufuhr an Stärke, Fett, Eiweiß und Zucker wird empfohlen, ebenso Sport zur Verbesserung des Kreislaufs und der allgemeinen Fitneß.

Weitere Therapien

Massage stimuliert den Kreislauf und bessert dadurch das Aussehen der Haut. Auch eine spezielle Massage, die sogenannte manuelle Lymphdrainage, kann sehr wirkungsvoll sein. Ein **Ernährungstherapeut** empfiehlt eine reinigende Diät zusammen mit Massagen. **Rolfing** fördert den Flüssigkeitsaustausch.

TINEA

Was versteht man darunter?

Unter Tinea versteht man eine Reihe von Hautpilzinfektionen, die sich meist in kreisförmigen, geröteten und schuppigen Hautflecken äußern. *Tinea pedis* (s. Fußpilz, S. 301) betrifft die Füße, *Tinea corpis* den Körper, *Tinea capitis* die Kopfhaut. Bei Befall der Haare spricht man von Trachophytia.

Ursachen

Tinea wird meist von Mensch zu Mensch, selten auch von Tieren, übertragen. Die Krankheit verbreitet sich ähnlich wie Fußpilz in Umkleideräumen, Duschen oder Schwimmbädern. Bei Kindern ist sie besonders häufig.

Konventionelle Behandlung

Die Behandlung besteht in der Regel aus Wirkstoffen gegen Pilze. Für Haare oder Nägel oder bei einer Ausbreitung der Infektion über den Körper sind oral verabreichte Pilzmittel nötig. Sogar leichte Infektionen müssen bis zu sechs Wochen behandelt werden. Einige tiefer sitzende Infektionen, besonders an den Zehennägeln, erfordern eine noch längere Therapie.

ERGÄNZENDE BEHANDLUNG

Naturheilkunde

Hefe und pilzfördernde Nahrung wie Weißbrot, Alkohol, Zucker und Stärke sind zu meiden.

Aromatherapie

Teebaumöl tötet Pilze ab. Es ist darauf zu achten, daß sich die Infektion nicht ausweitet.

Weitere Therapien

Zu den **homöopathischen** Arzneien zählen Sulphur und Sepia bei infizierter Kopfhaut und Tellur, wenn sich die Infektion auf den Rumpf beschränkt. **Ernährungstherapeuten** sehen die Ursache in einem geschwächten Immunsystem. Ebenso kann ein Zinkmangel vorliegen. **Westliche Kräuterpraktiker** verordnen Pilzmittel zur lokalen Anwendung.

Warzen

Was versteht man darunter?

Warzen sind braune oder fleischfarbene, schwielige Hautstellen:

- **Normale Warzen** *sind feste, runde, schwielige Erhebungen mit etwa 5 mm Durchmesser. Sie erscheinen an Knien, Händen und Gesicht. Wer oft an den Nägeln kaut, bekommt sie leicht an den Nägeln oder Lippen.*
- **Flache Warzen** *sind fleischfarben oder braun und jucken manchmal. Häufig treten sie um den Mund oder am Handrücken auf.*
- **Stielwarzen** *sind lange, sehr dünne Warzen im Gesicht oder am Hals.*
- **Dornwarzen** *werden auch Plantarwarzen genannt. Die flachen Warzen kommen an den Fußsohlen vor und schmerzen beim Gehen. Sie sind von Hühneraugen* *(s. S. 297)* *zu unterscheiden.*
- **Feigwarzen** *sind rosa, weich und blumenkohlartig. Sie kommen im Genitalbereich vor und werden sexuell übertragen.*

Ursachen

Warzen werden von etwa 30 verschiedenen Arten des Papilloma-Virus hervorgerufen. Warzen sind zwar ansteckend, aber nicht gefährlich. Eine Ausnahme hiervon bilden die sogenannten Feigwarzen, die das Risiko erhöhen, in der Folge an Gebärmutterhalskrebs zu erkranken.

Konventionelle Behandlung

Die meisten Warzen verschwinden ohne Behandlung und ohne Narbenbildung. Gegen hartnäckige Warzen wirkt eine warzenentfernende Flüssigkeit oder ein Pflaster. Kryochirurgie (Vereisung mit flüssigem Stickstoff) oder Elektrokauterisation helfen, wenn andere Methoden fehlschlagen.

Ergänzende Behandlung

Aromatherapie

Man trägt täglich unverdünntes Zitronenöl auf die Warze auf. Teebaumöl kann die Wirkung unterstützen.

Homöopathie

Zu den Arzneien zählen Thuja, Causticum, Acidum nitricum, Kalzium, Antimonium und Natrium carb.

Weitere Therapien

Hypnotherapeuten empfehlen Hypnoheilen. **Westliche Kräuterpraktiker** tragen Wirkstoffe auf, die die Viren abtöten sollen. **Farbtherapeuten** arbeiten mit Violett und Indigo. **Naturheilkundepraktiker** können durch Kräuterwirkstoffe die Warzen zum Verschwinden bringen. Volksrezepte wirken wohl, weil Warzen auch mit psychischen Vorgängen in Verbindung stehen.

Krätze

Was versteht man darunter?

Krätze ist die Besiedlung der Haut mit einer parasitären Milbe, die in die Haut eindringt und dort ihre Eier ablegt. Nach vier bis sechs Wochen erfolgt eine juckende Reaktion. Ein Ausschlag entsteht, der sich durch Kratzen infizieren kann.

Ursachen

Die Ansteckung erfolgt durch Hautkontakt mit einer infizierten Person, oft beim Schlafen. Eine sexuelle Übertragung ist häufig, aber auch Kinder können sich leicht anstecken.

Konventionelle Behandlung

Die Behandlung erfolgt mit Hexachlorcyclohexan, einem Insektizid, und alle Familienmitglieder müssen mit einbezogen werden, damit keine weitere Kreuzinfektion auftritt. Man muß die Lotion am ganzen Körper auftragen und nach 24 Stunden wieder abwaschen. Diese Behandlung muß zwei Wochen später wiederholt werden, da, auch wenn die Milben mittlerweile abgestorben sind, die Eier in der Haut verbleiben. Am Anfang der Behandlung müssen Bettwäsche, Handtücher und Bekleidung gründlich gewaschen werden.

Ergänzende Behandlung

Aromatherapie

Mit Linaloe- und Thymianöl gemischtes Teebaumöl kann aufgetragen werden, bis der Befall zurückgeht.

Homöopathie

Psorinum, eine Derivat der Krätzmilbe, wird nach dem homöopathischen Grundsatz »Gleiches mit Gleichem« zur Behandlung der Erkrankung herangezogen.

Weitere Therapien

Westliche Kräuterpraktiker verwenden Kräuter oder Extrakte ätherischer Öle, die die Parasiten hochwirksam abtöten. Krätze tritt bei geschwächter Immunabwehr und mangelnder Hygiene auf, daher konzentriert man sich auf diese Faktoren. Die **Naturheilkunde** stützt sich auf Kräuter, Homöopathie und Diätetik sowie auf beruhigende, kühlende Arzneien und konstitutionelle Heilmittel. Eine Hydrotherapie ist nützlich.

FURUNKEL

Was versteht man darunter?

Furunkel sind entzündete, eitergefüllte Bereiche an infizierten Haarfollikeln. Meist treten sie an Nacken, Leiste und Achselhöhlen auf. Ein Gerstenkorn ist ein Furunkel der Augenwimpern, zusammengewachsene Furunkel nennt man Karbunkel. Ein Furunkel beginnt als schmerzhafter roter Knoten, der anschwillt, verhärtet und einen gelben Kopf bildet.

Ursachen

Furunkel werden in der Regel von Staphylokokken verursacht, die die intakte Haut befallen oder über einen Schnitt eindringen. Weitere Hautkrankheiten wie Ekzeme (s. S. 288), Krätze (s. S. 295) oder Diabetes (s. S. 200) und Blutstörungen können zur Bildung von Furunkeln führen. Da die Bakterien von Natur aus in der Nase, an den Händen und am Damm vorkommen, sind wiederholte Furunkel häufig.

Konventionelle Behandlung

Kleine Furunkel läßt man am besten in Ruhe, bis sie ausfließen. Breiten sie sich aus oder gehen mit Rötung, Fieber oder vergrößerten Lymphdrüsen einher, werden Antibiotika verabreicht. Ist das Furunkel groß und schmerzhaft, wird es geöffnet, damit der Eiter abläuft. Bei wiederauftretenden Furunkeln helfen antibiotische Cremes für die Nase und antibakterielle Bäder.

ERGÄNZENDE BEHANDLUNG

Aromatherapie

Teebaumöl wird mit Thymian, Linaloe und Ravensara, einem sehr starken fungiziden Öl, das sanft zur Haut ist, gemischt und auf den betroffenen Bereich getupft.

Homöopathie

Homöopathen verordnen im Anfangsstadium, wenn das Furunkel entsteht, Belladonna und für den weiteren Verlauf Hepar sulph., wenn sich Eiter gebildet hat. Auch warme Umschläge auf dem betroffenen Hautbereich helfen.

Westliche Kräuterheilkunde

Den Praktikern zufolge werden Furunkel von innerer Unreinheit begünstigt, daher empfehlen sie Tees aus Großer Klette, Echinacea, Gelbwurzel oder Gelbem Ampfer zur Blutreinigung. Warme Packungen aus Ulmenrinde helfen.

ABSZESSE

Was versteht man darunter?

Abszesse sind Eitertaschen, die sich nach einer Hautinfektion, meist durch Staphylokokken, bilden. Sie können in jedem Organ oder überall auf der Haut auftreten. Um bei einer Infektion den Übergang der Bakteriengifte in den Blutstrom zu verhindern, schließt der Körper den infizierten Bereich wirkungsvoll ab. Dieser entwickelt sich dann zu einem eitergefüllten Abszeß, der anschwillt, schmerzt und sich bei Berührung heiß anfühlt. Er kann von Fieber, Schwitzen und Unwohlsein begleitet sein, auch extremes Unbehagen und Druckgefühle sind möglich.

Ursachen

Ein Abszeß entsteht oft durch Stiche oder Verletzungen, aber auch durch eine bakterielle Infektion von Haarfollikeln, Poren oder Drüsen.

Konventionelle Behandlung

Einige Abszesse platzen und fließen ohne Behandlung aus, ansonsten verordnet der Arzt Antibiotika und entfernt den Eiter mit einem kleinen Eingriff. Ein Abszeß an einem inneren Organ wie Leber oder Gehirn muß operativ entfernt werden.

ERGÄNZENDE BEHANDLUNG

Aromatherapie

Teebaumöl wird mit Thymian, Linaloe und Ravensara, einem sehr starken fungiziden Öl, das sanft zur Haut ist, gemischt und auf den betroffenen Bereich getupft.

Naturheilkunde

Die Behandlung stützt sich auf angepaßte Ernährung und Diätetik, besonders auf reinigende Kuren wie das Fasten. Kräuter und homöopathische Arzneien sind geeignet. Mit Hepar sulph. werden in der Homöopathie Abszesse therapiert.

Westliche Kräuterheilkunde

Der Praktiker behandelt in erster Linie innerlich, um den Körper zu reinigen und die Ursachen zu beseitigen. Lokale Packungen oder Umschläge werden eingesetzt, um den Abszeß zu öffnen und den Eiter abfließen zu lassen.

Hühneraugen und Hornschwellen

Was versteht man darunter?

Hühneraugen und Hornschwielen sind Verdickungen der Hornhaut. Sie bilden sich zum Schutz von Zonen, die wiederholtem Druck, Reibung oder Reizung ausgesetzt sind. Hühneraugen treten an oder zwischen den Zehen oder an den Fußsohlen auf, Hornschwielen auch an Händen oder Knien.

Eine Hornschwiele ist eine Verdickung der Haut, die sich in der Regel über einem Knochenvorsprung entwickelt. Die Haut wird hart, dick, leicht erhaben und empfindlich. Hornschwielen entstehen meist bei Menschen, die durch ihre Arbeit an Händen, Knien oder Füßen starken Druckbelastungen ausgesetzt sind.

Hühneraugen sind kleine, erhöhte Stellen über einem Zehengelenk oder an der Fußsohle. Sie haben einen Durchmesser von etwa 4–5 mm und besitzen einen kleinen harten Kern. Druck auf diesen Kern wird an die Hautnerven weitergegeben und verursacht so Schmerzen. Weiche Hühneraugen können sich zwischen den Zehen bilden, sie entstehen durch Reibung der knochigen Teile der Zehen aneinander.

Ursachen

Hühneraugen und Hornschwielen sind das Ergebnis übermäßigen Drucks auf einen Hautbereich. Zum Schutz vermehren sich die Hautzellen, um die betroffene Stelle zu verstärken. Hühneraugen können zwar durch schlecht sitzende, einengende Schuhe ausgelöst werden, bei den meisten Hühneraugen und Hornschwielen jedoch führt eine falsche Gehweise zu erhöhtem Druck an bestimmten Stellen. Am häufigsten leiden Menschen mit hohem Fußgewölbe darunter, da der Fußbogen den Druck verstärkt. Schuhe mit hohem Absatz haben die gleiche Wirkung.

Hornschwielen betreffen oft Menschen, die schwer mit den Händen arbeiten, zum Beispiel Maurer. Sie bilden sich an Fingern, Handflächen oder Knien. Auch übermäßiger Druck auf die Finger, wie bei Geigen- oder Gitarrenspielern, oder auf die Füße, wie bei Joggern oder Läufern, führt zur Entstehung von Hornschwielen. Manchmal kommt es auch durch Fußverformungen zu Hornschwielen.

DIABETIKER ODER PATIENTEN MIT ARTERIENERKRANKUNGEN DÜRFEN KEINE FREI VERKÄUFLICHEN HÜHNERAUGENPFLASTER ODER LOTIONEN VERWENDEN, DA DIESE DIE HAUT SCHÄDIGEN.

Konventionelle Behandlung

Hornschwielen verschwinden ohne Nachwirkung, wenn Druck oder Reibung dauerhaft beseitigt werden. Schutzhandschuhe helfen bei schwerer Handarbeit. Hühneraugen sind schwieriger zu heilen, bessern sich aber, wenn der Druck auf den betreffenden Bereich nachläßt. Dazu sollte man entweder den Reibungspunkt in den Schuhen abpolstern oder die Schuhe ersetzen. Nach Abschälen der verdickten Haut wird eine weichmachende Salbe aufgetragen. Wenn sich das Hühnerauge verschlimmert und dicker wird, sollte man sich von einem qualifizierten Fußpfleger behandeln lassen. Jede Infektion erfordert die Behandlung eines Arztes. Diabetiker sind besonders gefährdet, da sie durch eine schlechte Blutversorgung der Füße und geschädigte periphere Nerven zur Geschwürbildung neigen.

Hornschwielen aufgrund von Fußverformungen erfordern eine regelmäßige Fußpflege, um sie abzutragen. Eine Operation kann eventuell nötig sein, um die Verformung zu korrigieren.

Ergänzende Behandlung

Alexandertechnik

Hühneraugen werden von einer Fehlstellung verursacht, die starken Druck auf die Füße ausübt. Die Praktiker beobachten Haltung und Gang und zeigen, wie man falsche Bewegungsabläufe vermeiden kann. Zusätzliche Beschwerden, beispielsweise Schmerzen im Rücken oder in den Beinen, sind wie die Hühneraugen Symptome einer schlechten Körperhaltung und werden ebenfalls behandelt.

Naturheilkunde

Regelmäßiges Waschen der Füße und vorsichtiges Entfernen der rauhen Haut mit einem Bimsstein helfen, Hühneraugen oder Hornschwielen zu beseitigen. Der Praktiker empfiehlt Fußbäder in heißem Wasser, in dem eine Handvoll Magnesiumsulfat gelöst worden ist. Wer in Küstennähe lebt, wird merken, daß es hilft, die Füße zehn bis 15 Minuten im salzigen Meerwasser zu baden. Als Alternative dient auch Wasser, dem eine Handvoll Tafelsalz zugefügt wurde.

Westliche Kräuterheilkunde

Hühneraugen können behandelt werden, indem man sie mit Zitronensaft einreibt oder zehn Minuten in eine Lösung aus einem Drittel Essig und zwei Dritteln Wasser badet. Umschläge aus zerdrücktem Knoblauch helfen.

Homöopathie

Bei weichen Hühneraugen trägt man eine Lösung aus Calendula und Hypericum viermal täglich auf den betroffenen Bereich auf.

Weitere Therapien

Osteopathen behandeln die zugrundeliegenden Gelenk- und Haltungsstörungen, die zur Bildung von Hühneraugen beitragen. Ähnlich beseitigt die **Chiropraktik** die Hühneraugen, indem sie die verantwortlichen Fehlstellungen der Fußgelenke bearbeitet. **Tai Chi** und **Yoga** helfen, da sie für eine flüssigere Körperbewegung und eine verbesserte Haltung sorgen.

AKNE

Was versteht man darunter?

Akne (*Acne vulgaris*) ist eine sehr häufige Hautstörung, die vor allem Jugendliche und junge Erwachsene betrifft. Sie entsteht in Bereichen mit einer hohen Dichte an Talgdrüsen, besonders an Brust, Rücken und Gesicht. Üblicherweise bilden sich rote, entzündet aussehende Flecken auf der Haut, begleitet von Mitessern, Hautgrieß, Pusteln oder eitergefüllten Zysten. Wenn die Pickel heilen, werden sie blasser, und die Hautrötung verschwindet nach und nach. Zysten hinterlassen gewöhnlich eine Narbe.

Ursachen

Akne wird verursacht von einer Überproduktion des fetthaltigen Talgs (des öligen Sekrets der Talgdrüsen, das als Schmiermittel für Haare und Haut dient) und der erhöhten Wachstumsrate der Hautzellen. Kann der Talg nicht abfließen, sammeln sich Bakterien an und vermehren sich, so daß sich die Drüsen entzünden, röten und leicht anschwellen. Akne hängt insbesondere mit einem erhöhten Spiegel an männlichen Sexualhormonen zusammen, scheint aber bis zu einem gewissen Grad auch erblich bedingt zu sein. Übermäßiges Schwitzen fördert Akne, und Medikamente wie manche »Pillen« und Kortikosteroide verstärken sie, ebenso Gesichtscremes und Kosmetika. Manche Frauen leiden nur während oder kurz vor der Menstruation an Akne, da die Hormonspiegel in dieser Zeit stark schwanken.

Konventionelle Behandlung

Zweimal tägliches Waschen stoppt eine großflächige Ausbreitung der Akne, reicht aber nicht aus, um Pickel zu verhindern. Man sollte nicht an den Pickeln drücken, damit sie sich nicht weiter verbreiten oder Narben hinterlassen. Akne wird unterschiedlich behandelt:

- *Benzoylperoxidhaltige Lotionen und Cremes helfen, da sie die Poren der Haut frei machen und den Talg entfernen. Stärker wirksam ist die Retinsäure, die genauso wirkt, aber ärztlich verordnet werden muß. Es gibt auch antibiotische Lotionen, die die Verbreitung verhindern und die Infektion bekämpfen.*
- *Hartnäckige Akne erfordert die eventuell mehrjährige Einnahme von Antibiotika zur Beseitigung der Bakterien in den Poren.*
- *Schwere Akne wird mit Isotretinoin behandelt, das vom Dermatologen verordnet wird. Es ist sehr wirksam, hat jedoch auch viele Nebenwirkungen.*
- *UVA-Licht, vorzugsweise in Form des natürlichen Sonnenlichts, kann sehr hilfreich sein.*

Schwere Akne kann häßliche Narben hinterlassen, die durch eine Dermabrasion (Abschleifung der oberen Hautschicht) entfernt werden können. Kollageninjektionen füllen die Dellen auf und lassen die Hautoberfläche glatt erscheinen, aber etwa alle sechs Monate sind Aufbaubehandlungen nötig. Bei Frauen hilft die »Pille«, den Hormonspiegel auszugleichen.

ERGÄNZENDE BEHANDLUNG

Naturheilkunde

Der Praktiker rät, den Bereich mit kaltem Wasser abzutupfen und mit einem in Zaubernuß getränkten Baumwolltuch sanft abzureiben. Es hilft, Knoblauch zu essen, da er antibiotische Eigenschaften hat. Eine Propolissalbe sollte mehrmals täglich auf die erkrankte Haut getupft werden.

Homöopathie

Die Behandlung erfolgt konstitutionell, aber es gibt spezielle Arzneien, die helfen können, wie:

- Hepar sulph. für große, schmerzhafte, eitergefüllte Pickel, die in der Pubertät auftreten.
- Pulsatilla bei Pickeln, die in der Pubertät und zu Beginn der Periode am schlimmsten sind.
- Kalium brom. bei juckenden Pusteln im Gesicht sowie an Brust und Schultern aufgrund hormoneller Schwankungen.

Ernährungstherapie

Die Ernährungstherapeuten glauben an einen Zusammenhang zwischen Akne und fettreicher Ernährung sowie an Unverträglichkeiten von Nahrungsmitteln wie Käse oder Schokolade. Nährstoffmängel (besonders Zink und Vitamin A) werden ermittelt, besonders wenn sie mit einer Leberstauung einhergehen. Sie kann auf Hormonschwankungen bei der Menstruation beruhen.

Westliche Kräuterheilkunde

Hormonbehandlungen oder Arzneien zur Streßreduktion folgen einem Entgiftungsprogramm mit Kräutern. Ein entzündungshemmendes Hautreinigungsmittel aus Calendula, Kamille oder einer Mischung aus Schafgarbe, Holunder und Lavendel beruhigt und reduziert das Auftreten von Pickeln.

Weitere Therapien

Chinesische Kräuterpraktiker empfehlen fiebersenkende und entgiftende Kräuter. **Aromatherapeuten** verwenden Teebaum mit Thymian und Linaloe und zum Ausgleich Kiefer oder Muskatellersalbei. Eine regelmäßige **Aurikulotherapie** kann hilfreich sein. **Rolfing** hilft durch Verbesserung des Flüssigkeitsaustausches im Körper beim Ausschwemmen der Giftstoffe. Von den **Bachblütenarzneien** ist eine Lotion aus verdünnter Notfallsalbe sowie Holzapfel bei Überempfindlichkeit, was das Aussehen betrifft, geeignet. **Hypnotherapie** umfaßt Regression, Suggestion, Hypnoheilen, Selbsthypnose und kreatives Visualisieren. Grundlage ist die Annahme, die Haut könne durch Hypnose dazu gebracht werden, sich zu regenerieren.

Hyperhidrose

Was versteht man darunter?

Hyperhidrose bedeutet übermäßiges Schwitzen. Schwitzen ist die natürliche Methode des Körpers zur Abkühlung. Bei Hyperhidrose, die den ganzen Körper betreffen kann, sind die Schweißdrüsen aber überaktiv. Viele Menschen schwitzen an einem Körperteil besonders stark, zum Beispiel an den Handflächen, den Achselhöhlen oder den Füßen. In sehr seltenen, aber ernsten Fällen wird die Haut durch die ständige Feuchtigkeit geschädigt. Hyperhidrose kann verlegen machen und unangenehm sein, besonders wenn sie mit einem üblen Körpergeruch einhergeht.

Ursachen

Übermäßiges Schwitzen kann innerhalb bestimmter Grenzen durchaus normal sein. Schwitzen in den Achselhöhlen und der Leiste wird durch starke Emotionen und Nervosität ausgelöst. Bei Hitze schwitzt man am ganzen Körper, was der Temperaturregulation dient. Hyperhidrose erscheint häufig in der Menopause sowie bei Angst. Weitere mögliche Ursachen sind:

- *Schilddrüsenüberfunktion.*
- *Exzessive Alkoholzufuhr.*
- *Hypoglykämie – niedriger Blutzuckerspiegel durch zu viel Insulin. Der Patient leidet an kalten Schweißausbrüchen.*
- *Anhaltendes Fieber, wie bei Tuberkulose, chronischen Infektionen oder einigen Krebsarten. Der Patient fühlt sich unwohl und nimmt ab.*

Der allgemeine Gesundheitszustand und die Ernährung des Menschen haben oft Einfluß auf seinen Körpergeruch und darauf, wie stark er schwitzt. Häufig kommt und geht die Hyperhidrose ohne ersichtlichen Grund; dieses Phänomen tritt besonders in der Pubertät auf, oft aber auch in der Menopause oder bei Angst.

Schweiß riecht erst dann unangenehm, wenn er von Bakterien zersetzt wird. Daher kann nur eine gewissenhafte Hygiene die Entstehung von Körpergeruch verhindern.

Konventionelle Behandlung

Es ist nicht gesund, normales Schwitzen mit Mitteln gegen den Schweiß unterdrücken zu wollen, da die Abkühlung des Körpers davon abhängt. Bei echter Hyperhidrose verordnet der Arzt jedoch Aluminiumhydrochlorid und Aluminiumhydroxychlorid, die den Schweiß wirksam bekämpfen.

Die Ärzte empfehlen auch, Naturfasern zu tragen, die besser absorbieren und den Körper »atmen« lassen. Dadurch kann der Schweiß verdunsten. Gelegentlich werden Anticholinergika verordnet.

Bei starker Hyperhidrose muß vor der Behandlung die genaue Ursache ermittelt werden. In sehr schweren Fällen kann es sogar nötig sein, die aktivsten Schweißdrüsen operativ zu entfernen.

Ergänzende Behandlung

Autogenes Training

Angst und Streß führen häufig zu Hyperhidrose, daher kann die emotional beruhigende Wirkung des Trainings eine große Rolle bei der Behebung dieser Störung spielen, besonders bei nächtlichem Schwitzen.

Aromatherapie

Aromatherapeuten versuchen die Aktivität der Schweißdrüsen mit Hilfe der adstringierenden Eigenschaften von Zypresse und Geranie auszugleichen. Es hilft, ein verdünntes Öl aus diesen Wirkstoffen morgens und abends einzureiben.

Bachblütentherapie

Wird die Störung von Streß beeinflußt, helfen die Bachblütenarzneien. Sie schaffen eine positivere emotionale Verfassung. Die Arzneien werden der Persönlichkeit und Stimmung gemäß gewählt:

- Furcht – Sonnenröschen, Gauklerblume, Kirschpflaume, Espe oder Roßkastanie.
- Unsicherheit – Hornkraut, Knäuelblume, Enzian, Ginster, Hainbuche oder Waldtrespe.
- Überempfindlichkeit – Odermennig, Tausendgüldenkraut, Walnuß, Stechpalme.

Homöopathie

Die Behandlung hängt von einer konstitutionellen Beurteilung der Ursache ab, kann aber bestehen aus:

- Sulphur bei Körpergeruch, besonders wenn die Haut ungesund aussieht; bei Schweißfüßen.
- Hepar sulph. bei übermäßigem, klebrigem Schweiß, der sauer riecht; bei berührungsempfindlicher Haut.
- Sepia bei exzessivem, nächtlichem Schwitzen an Brust, Rücken und Oberschenkeln, besonders wenn diese Symptome in der Menopause auftreten.

Weitere Therapien

Die **westliche Kräuterheilkunde** arbeitet mit Arzneien, die die Hyperhidrose unmittelbar reduzieren oder die Hormone beeinflussen, die die Störung auslösen. **Rolfing** hilft durch Verbesserung des Flüssigkeitsaustausches im Körper und Beseitigung unerwünschter Giftstoffe. Ein **Yoga**-Therapeut empfiehlt *pranayama*. Emotional bedingte Störungen sprechen auf die **Hypnotherapie**, vor allem das Hypnoheilen, an. **Entspannung und Visualisieren** helfen, wenn sich das Schwitzen in emotional schwierigen oder belastenden Situationen verstärkt. **Naturheilkunde**-Praktiker verordnen Zinkpräparate und sind strikt gegen die Anwendung schweißhemmender Mittel.

HAARAUSFALL

Was versteht man darunter?

Krankhafter Haarausfall oder Alopezie betrifft überwiegend Männer, kommt aber auch bei Frauen vor. Frauen verlieren Haare im allgemeinen um den Scheitel herum, Männer dagegen um den Scheitel und am Haaransatz.

Ursachen

Die Hauptgründe für Haarausfall sind Alter oder Krankheit. Auch Vererbung spielt eine Rolle. Weitere Ursachen können sein:

- *Zugrundeliegende Erkrankungen, vor allem Eisenmangel, Hypothyreose, Lupus erythematoides und Syphilis.*
- *Alopecia areatea – plötzliche Lücken im Bart oder auf der Kopfhaut.*
- *Während der Schwangerschaft tritt das Haarwachstum in eine Ruhephase.*
- *Das Haar wird nach der Geburt ersetzt.*
- *Hohes Fieber in Verbindung mit schweren Erkrankungen.*
- *Eine Chemotherapie führt zu Haarausfall. Ein Übermaß an Vitamin A hat einen ähnlichen Effekt.*
- *Narben auf der Haut durch Verbrennungen und Hautkrebs*

Konventionelle Behandlung

Haarausfall kann als sehr unangenehm empfunden werden. Bei Frauen ist eine Therapie mit östrogenähnlichen Medikamenten möglich. *Alopecia areatea* heilt oft spontan, aber Steroide können helfen. Die Behandlung eines Eisenmangels oder einer Hypothyreose regt das Haarwachstum an. Eine Therapie zur

ERGÄNZENDE BEHANDLUNG

Rolfing

Rolfing stimuliert die allgemeine Durchblutung und lockert die Muskeln, so daß die Kopfhaut nicht zu fest ist.

Homöopathie

Ein vorzeitiger Haarausfall oder Haarverlust durch eine Schwangerschaft wird mit Lycopodium behandelt.

Weitere Therapien

Reflexzonentherapeuten bearbeiten die Kopfzone und die Nebennieren. Ein **Ernährungstherapeut** macht Zinkmangel oder Giftstoffe verantwortlich. Die **chinesische Kräuterheilkunde** umfaßt Blut- und Hormontonika sowie Kräutersedativa; für Männer ist diese Behandlung nicht zu empfehlen. **Hypnotherapeuten** bemühen sich mit Hypnoheilen um die Haarfollikel.

SCHUPPEN

Was versteht man darunter?

Schuppen sind das Zeichen einer erhöhten Aktivität der Hautzellen, die eine übermäßige Abschilferung von trockenen Hornpartikeln bewirkt. Schuppen sind ungefährlich, aber lästig und oft unansehnlich. Sie fallen besonders nach dem Haarebürsten oder Kämmen ab, da sie dadurch gelöst werden.

Ursachen

Die äußere Schicht der Kopfhaut wird vermehrt abgestoßen, und das Haar ist oft fettig und dünn. Ein gewisser Zellverlust der Kopfhaut ist normal, da sich die Kopfhaut ständig verjüngt und die toten Zellen abblättern. Auch eine Zunahme der normalen Abschilferung, eventuell aufgrund einer entzündeten oder jukkenden Haut, kann wie Schuppen aussehen. Manchmal deuten Schuppen auf Ekzeme (s. S. 288), Schuppenflechte (s. S. 291) oder seborrhöische Dermatitis hin.

Konventionelle Behandlung

Schuppen werden in der Regel mit medizinischen Shampoos behandelt, die meist frei verkäuflich sind. Sie enthalten Selen, Zink, Teerverbindungen, Salicylsäure und Schwefel. Die seborrhöische Dermatitis spricht gut auf Kortikosteroide an.

ERGÄNZENDE BEHANDLUNG

Homöopathie

Zur Behandlung von Schuppen stehen zahlreiche spezielle homöopathische Arzneien zur Verfügung; viele sind hochwirksam. Man kann folgende Arzneien selbst ausprobieren oder einen Homöopathen um Rat fragen: Arsenicum, Sepia, Sulphur, Mezereum, Graphites, Acidum hydrofluoricum und Natrium mur.

Weitere Therapien

Die **westliche Kräuterheilkunde** bietet lokale, antiseptische Mittel zur verbesserten Durchblutung von Kopfhaut und Haarfollikeln. **Ernährungstherapeuten** machen Mängel an B-Vitaminen, Zink und essentiellen Fettsäuren für Schuppen verantwortlich. **Kinesiologen** empfehlen Teebaumöl, Haar- und Kopfhautpflege, selenhaltige Shampoos und Vitamin A.

FUSSPILZ

Was versteht man darunter?

Fußpilz (Tinea pedis) ist ein geläufiger Ausdruck für eine Pilzinfektion, die zwischen den Zehen und an der Fußsohle auftritt. Die Erkrankung ist gekennzeichnet durch Juckreiz, gefolgt von schmerzhaften Rissen, abblätternder Haut und gelegentlichen Blasen. Der Ausschlag kann trocken und schuppig sein oder nässen und Blasen bilden. Der betroffene Fuß riecht unangenehm. Gewöhnlich ist der Bereich zwischen der vierten und der fünften Zehe befallen. Bei hartnäckigen Erkrankungen können sich auch die Nägel infizieren und in der Folge zerbröckeln oder vom Nagelbett lösen. Fußpilz kann sehr unangenehm sein, und es ist schwierig, ihn wieder loszuwerden. Eine zusätzliche Infektion mit Bakterien ist möglich, daher ist es wichtig, die Risse, die sich bilden, sauber- und trockenzuhalten.

Ursachen

Fußpilz kann bei Menschen auftreten, die wenig auf ihre Körperhygiene achten, er wird aber besonders häufig beim Barfußlaufen in feuchter Umgebung wie Schwimmbädern, öffentlichen Duschen und Umkleidekabinen übertragen. Fußpilz ist ausgesprochen ansteckend, daher ist es nötig, die Böden von Duschen und Turnhallen zu desinfizieren, um seine Ausbreitung zu unterbinden. Oft befällt er Personen mit Schweißfüßen. Kinder sind von der Erkrankung selten betroffen.

Konventionelle Behandlung

Der Pilz kann bei trockener und intakter Oberfläche die Haut nicht durchdringen. Zur Behandlung werden Medikamente wie örtlich anzuwendende Pilzcremes bei einem trockenen Befall und Puder bei nässendem Befall herangezogen. Die meisten Fälle sprechen gut auf Pilzmittel wie Clotrimazol und Miconazol an.

Es ist ratsam, die Füße zweimal täglich zu waschen und sie trockenzuhalten, vor allem zwischen den Zehen. Die Pilze haben dann nur noch wenig Chancen, sich zu vermehren. Baumwollsocken, in denen die Füße »atmen« können, lindern die Symptome. Enge Schuhe sind zu meiden, man sollte die Fußbekleidung mit einem fungiziden Puder behandeln.

Spricht die Erkrankung nicht auf diese Maßnahmen an, entnimmt der Arzt Haut- und Nagelproben zur Bestätigung der Diagnose. Daraufhin verschreibt er eventuell ein stärkeres Pilzmittel. Sind die Zehennägel betroffen, werden oral Medikamente eingesetzt. Die Wirkstoffe lagern sich in die Zehennägel ein und töten den Pilz. Um einen endgültigen Erfolg zu zeigen, müssen die Tabletten mindestens drei Monate lang eingenommen werden. Auch ein sehr wirksamer Nagellack kann verordnet werden. Es ist empfehlenswert, nicht barfuß in öffentlichen Gebäuden oder auf Plätzen zu gehen.

Helfen diese Arzneien nicht, rät der Hausarzt zum Besuch bei einem Dermatologen.

ERGÄNZENDE BEHANDLUNG

Homöopathie

Wie bei vielen Hauterkrankungen versucht die Homöopathie, das Immunsystem allgemein zu stärken, daher erfolgt die Behandlung konstitutionell und ist oft sehr wirksam.

Naturheilkunde

Die Praktiker verordnen das Auftragen von Propolissalbe und Vitamin-C-Pulver auf den betroffenen Bereich. Ein mit Honig oder Apfelessig getränktes Polster, das über Nacht um die erkrankte Stelle gewickelt wird, kann ebenfalls helfen. Ein Getränk aus dem Saft von Erdbeeren und dem Fruchtfleisch frischer Datteln fördert die Hautheilung.

Chinesische Kräuterheilkunde

Ein Praktiker bereitet ein Puder aus Kräutern, das zusammen mit entzündungshemmenden Wirkstoffen äußerlich angewendet wird.

Aromatherapie

Unverdünntes Teebaumöl (zwei bis fünf Tropfen) wird direkt auf die erkrankte Stelle getupft und dreimal täglich bis zur Heilung in die Haut massiert. Ein Umschlag aus diesem Öl kann um die erkrankte Haut gelegt werden. Auch das Einmassieren von Lavendelöl hilft, den Befall zu beseitigen.

Westliche Kräuterheilkunde

Ein tägliches Kräuterfußbad aus Gelbwurz oder einer Mischung aus Apfelessig, Rotem Klee, Salbei, Calendula und Odermennig in Wasser hilft. Man badet die Füße eine halbe Stunde, trocknet sie gut ab und pudert sie mit Pfeilwurz oder Gelbwurz. Bei trockenen Infektionen trägt man eine Calendula-Creme auf, die die Haut beruhigt und die Infektion bekämpft.

Ayurveda

Ein Ayurveda-Praktiker empfiehlt stimulierende, ayurvedische Öle zur Anwendung zu Hause.

Weitere Therapien

Für **Ernährungstherapeuten** ist eine Pilzinfektion ein Hinweis auf geschwächte Abwehrkräfte. Sie erstellen eine Diät zu ihrer Verbesserung. **Kinesiologen** empfehlen Teebaumöl, geben Tips zur Fußpflege und raten zur Einnahme von Selen. **Geistheilen** stimuliert die körpereigenen Heilkräfte und hilft, mit den unerwünschten Eindringlingen fertig zu werden. Unter den **Bachblütenarzneien** lindert die Notfallcreme die Erkrankung.

DER BEWEGUNGS-APPARAT

Was versteht man darunter?

Muskeln, Knochen, Bänder und Gelenke bilden den Bewegungsapparat. Das Skelett besteht aus leichten, aber sehr stabilen Knochen mit einer harten Außenschicht (Kompakta) und einem leichten Innenteil (Spongiosa). Lange Knochen wie der Oberschenkelknochen sind hohl und teilweise mit Knochenmark gefüllt, das die roten und weißen Blutzellen bildet. Die Knochen sind über Gelenke miteinander verbunden. Kugelgelenke (Hüfte und Schulter) gestatten die größte Bewegungsfreiheit.

Muskeln bestehen aus gestreckten Zellen, den Muskelfasern. Es gibt zwei Muskeltypen – unwillkürliche und willkürliche –, die meist in Gruppen arbeiten. Unwillkürliche Muskeln wie im Verdauungstrakt oder der Herzmuskel werden nicht vom Bewußtsein kontrolliert. Sie ermöglichen Bewegung und Transport im Körper. Das Bewußtsein steuert die willkürlichen Muskeln, die Aktivitäten wie Gehen und Schreiben unterstützen. Bei der Kontraktion kann sich ein Muskel um bis zu 40 Prozent verkürzen. Bänder umgeben die Gelenke und erhalten die Stabilität.

Welche Störungen gibt es?

Zu den häufigsten Störungen des Bewegungsapparates zählt die Beschädigung eines Gelenks durch Verletzung, Verschleiß oder Risse. Auch Bänder können überbeansprucht werden und reißen. Ein Oberschenkelhalsbruch kommt häufig bei Stürzen älterer Menschen vor. In der Regel ist *Osteoporose,* ein altersbedingter Abbauprozeß, dafür verantwortlich.

Verschleiß und Risse sind meist Symptome einer Arthrose. Eine rheumatoide Arthritis ist eine Entzündung der Gelenke, die mit Schwellung und Versteifung einhergeht. *Rückenschmerzen,* unter denen bis zu 70 Prozent der Bevölkerung leiden, sind für Millionen verlorener Arbeitstage pro Jahr verantwortlich. Die Schäden an Muskeln und Bändern entstehen meist durch schlechte Haltung oder schweres Heben. Manchmal wird auch ein Nerv eingeklemmt *(Ischialgie)* und verursacht Schmerzen, die vom Rücken bis in die Beine ziehen. Gelegentlich ist ein Bandscheibenvorfall schuld an Rückenschmerzen. Erbkrankheiten wie die *Muskeldystrophie* können zu einer fortschreitenden Muskelschwäche führen und oft tödlich sein.

Muskeln umgeben das Körperskelett, das aus leichten, aber stabilen Knochen besteht und von Gelenken zusammengehalten wird. Unwillkürliche und willkürliche Muskeln kontrollieren die Bewegungen des Körpers.

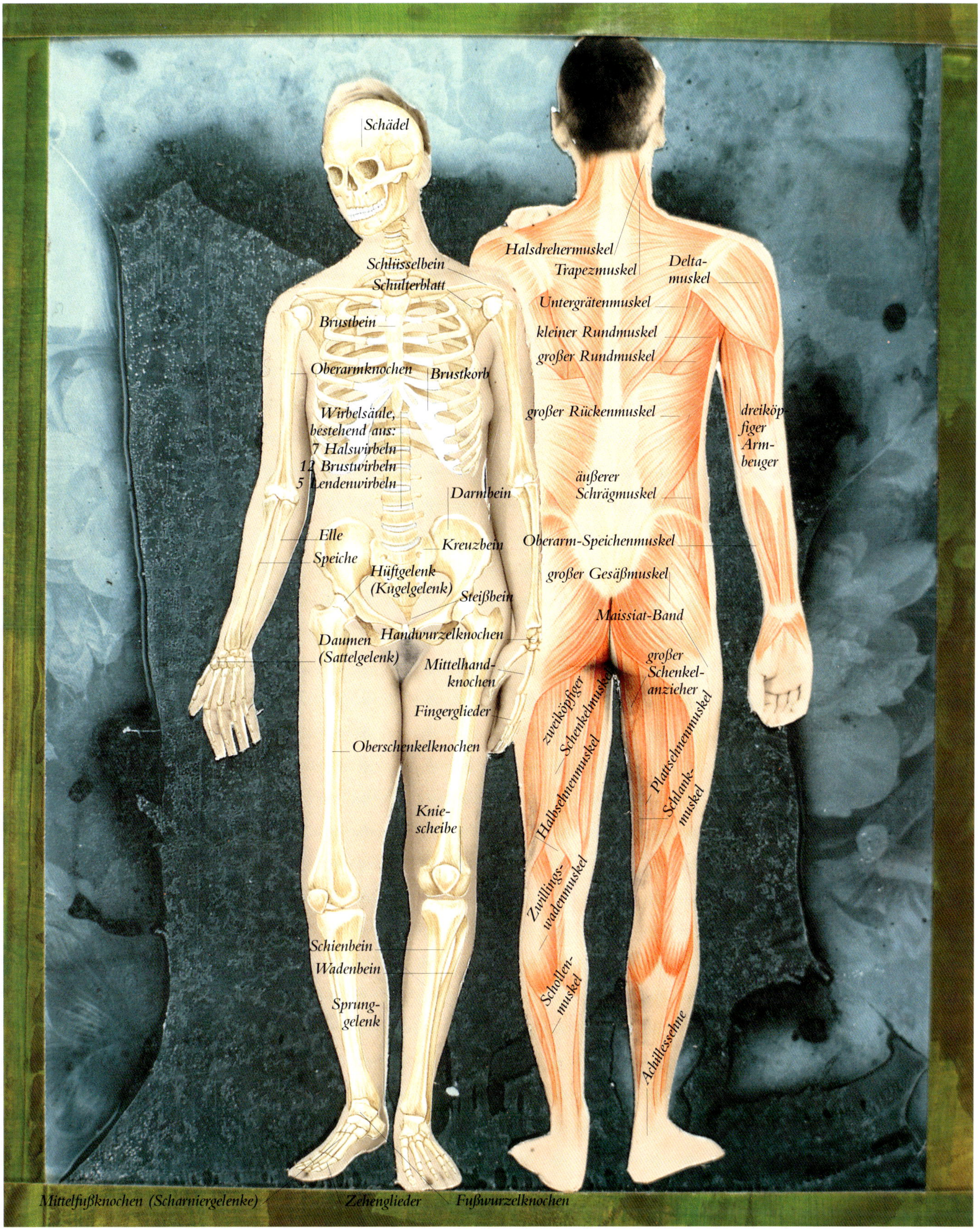

Mittelfußknochen (Scharniergelenke) Zehenglieder Fußwurzelknochen

ARTHROSE UND ARTHRITIS

Was versteht man darunter?

Viele Störungen betreffen die Gelenke. Die beiden häufigsten sind die Arthrose, eine Abnutzung der Gelenke, und die rheumatoide Arthritis, die als Entzündung der Gelenke definiert ist.

Bei einer **Arthrose** werden die Knorpel zwischen den Gelenken abgenutzt, in der Regel durch übermäßigen Verschleiß und Risse. Dies geschieht meist da, wo die größte Belastung herrscht, wie in den Knien, der Hüfte, dem Nacken und der Wirbelsäule. Oft sind aber auch die zweiten Gelenke der Finger sowie das Gelenk an der Basis des Daumens betroffen. Arthrose ist so häufig, daß sie fast als Teil des Alterungsprozesses betrachtet werden könnte: Bei 85 Prozent der älteren Menschen weisen Röntgenbilder auf eine Arthrose hin, aber nicht alle haben auch Beschwerden. Zu den Symptomen zählen:

- *Steifheit und Schmerzen in den Gelenken sowie ein reibendes Geräusch bei Bewegung, das durch Abnutzung der schützenden, glatten Knorpelschicht an den Enden der Knochen entsteht.*
- *Umbaureaktionen führen zu einer Verformung der Gelenke, die von der Zerstörung der umgebenden Muskeln verstärkt wird.*
- *Synovitis, eine Entzündung der Gelenkinnenhaut, führt zu akuten Schmerzattacken und Schwellung.*

Am Anfang treten die Symptome nur zeitweilig auf und sind oft morgens schlimmer. Dann ist die Gelenkbewegung noch nicht schwerwiegend gestört, aber bei manchen Patienten schreitet die Arthrose fort; Steifheit, Einschränkung des Bewegungsspielraumes und Gelenkzerstörung nehmen zu.

Ursachen

Die Gelenke sind mit einer glatten Knorpelschicht bedeckt, so daß sie sich reibungsarm gegeneinander bewegen können. Sie schützt auch den Knochen vor Erschütterungen oder Schlägen, durch die er ansonsten splittern könnte. Bei Arthrose nutzt sich der Knorpel ab; bei dem Versuch, den Schaden auszugleichen, bilden sich knöcherne Auswüchse (Osteophyten) an den Rändern der Gelenke. Daraus resultieren Schmerzen, Steifheit und gelegentlich auch Funktionsverlust. Eine Entzündung der Gelenkinnenhaut (Synovia) führt durch Flüssigkeitsansammlung im Gelenk zu einer Schwellung. Man unterteilt die Arthrose in zwei Gruppen:

- **Primäre Arthrose** *beruht auf der Zermürbung des Knorpels durch normale Altersabnutzung. Sie kann anhand der Knochendeformation und Schwellung am zweiten Fingergelenk erkannt werden.*
- **Sekundäre Arthrose** *entsteht durch eine Minderwertigkeit des Knorpelgewebes. Hervorgerufen wird sie durch Fehlbelastung, Verletzung oder Krankheiten wie Arthritis und Gicht. Übergewicht beschleunigt den Verlauf, insbesondere an den Knien.*

Konventionelle Behandlung

Bewegung ist zu empfehlen, wobei darauf zu achten ist, die Gelenke nicht zu stark zu belasten. Leichte Schmerzmittel helfen, ebenso entzündungshemmende Medikamente und Gele, die in den erkrankten Bereich eingerieben werden können. Steroide werden injiziert, und eine Physiotherapie ist ratsam. Wärmebehandlung und Hydrotherapie lindern die Schmerzen und verbessern die Beweglichkeit. Bei starken Schmerzen und Bewegungsunfähigkeit überweist der Arzt den Patienten zu einem Rheumatologen oder Orthopäden. Bei nahezu vollständiger Degeneration kann eine Gelenkersatz-Operation (Arthroplastik) nötig sein. Künstliche Hüftgelenke zum Beispiel werden heute schon häufig eingesetzt und bessern die Lebensqualität vieler Patienten erheblich.

Bei der **rheumatoiden Arthritis** sind die Gelenke entzündet und schmerzen. Etwa zwei Prozent der Bevölkerung sind davon betroffen und ungefähr fünf Prozent der über 55jährigen Frauen. Im Gegensatz zur Arthrose leidet der Patient hier unter Gewichtsverlust, allgemeinem Unwohlsein sowie Steifheit und Schmerzen in Händen, Füßen und Knien. Die Krankheit kann sich langsam entwickeln oder rasch entstehen und Beschwerden in den größeren Gelenken zusammen mit hohem Fieber verursachen. Ein Anhaltspunkt für die Diagnose ist die morgendliche Steifheit, die über eine Stunde anhalten kann. Auch Bänder, Sehnen und Muskeln können sich entzünden und schwach werden. Schließlich verformen sich die Gelenke, schmerzen und werden unbeweglich. In schweren Fällen zerstört rheumatoide Arthritis die Gelenke völlig.

Ursachen

Die genaue Ursache ist noch nicht bekannt, aber man vermutet, daß die rheumatoide Arthritis auf einer Autoimmunerkrankung beruht. Die Gelenkinnenhaut wird angegriffen und entzündet sich. Sie schwillt an und produziert vermehrt Gelenkflüssigkeit. In der Folge wird auch der Knorpel geschädigt. Die Erkrankung tritt ab dem 30. Lebensjahr öfter auf.

Die Komplikationen einer rheumatoiden Arthritis sind vielfältig: Blutarmut (Anämie), Gelenkinfektionen, Schädigung der peripheren Nerven, Augen, Lunge und des Herzens, Geschwüre an den unteren Gliedmaßen. Auch die Behandlung kann starke Nebenwirkungen haben.

Konventionelle Behandlung

Die Behandlung reicht von einfacher Bettruhe bis hin zur Operation. Sehr oft wird Aspirin verordnet. Nichtsteroide Antirheumatika reduzieren Schmerzen und Steifheit. Antirheumatika und immunsuppressive Medikamente verzögern den Verlauf der Erkrankung, rufen aber Nebenwirkungen hervor. Eine Injektion von Steroiden in die Gelenke verhindert die Schwellung und lindert arge Beschwerden.

Manche Gelenke müssen operativ ersetzt werden. Das Schienen der betroffenen Gliedmaßen bessert Schmerzen und Steifheit. Auch eine Physiotherapie hilft, damit der Patient die erkrankten Gelenke wieder besser bewegen kann.

ERGÄNZENDE BEHANDLUNG

Alexandertechnik

Die Alexandertechnik kann für die Behandlung der Arthrose und rheumatoider Arthritis sehr wirkungsvoll sein. Obwohl sich die Symptome gewöhnlich auf einen bestimmten Körperteil beziehen, ist die Behandlung ganzheitlich. Sie fördert die Harmonie von Körper und Geist sowie die Körperbalance und beseitigt dadurch die Beschwerden. Insbesondere bewirkt sie, daß sich verspannte Muskeln lockern, die Gelenke beweglicher werden und das Rückgrat gestreckt wird. Diese Verbesserungen lindern die mechanische Störung und Belastung und erleichtern den effizienten Einsatz der Körperkräfte zur Regeneration und Heilung.

Massage

Eine Massage der Muskeln um ein arthrotisches Gelenk lindert Schmerzen und Steifheit. Bei einer akuten Arthritis ist Vorsicht in der Nähe dieser Gelenke geboten. Eine Ganzkörpermassage reduziert Spannungen und Schmerzen in anderen Körperteilen und fördert das Wohlbefinden.

Aromatherapie

Geranienöl wird wegen seiner anregenden Wirkung eingesetzt. Ingweröl wärmt, Wacholder entfernt Giftstoffe. Rosmarinöl verbessert die Durchblutung und führt Gifte über das Blutsystem ab.

Westliche Kräuterheilkunde

Teufelskralle zeigt bei arthritischen Erkrankungen positive Wirkung. Die Pflanze enthält zahlreiche Glykoside – starke, entzündungshemmende Wirkstoffe, denen man die Heilwirkung zuschreibt. Teufelskralle darf aber nicht in der Schwangerschaft eingenommen werden. Ein Aufguß aus Alfalfa und Sellerie kann die Ernährung ergänzen. Extrakte oder Aufgüsse aus Aloe vera, Bitterklee, Mutterkraut, Primel und Weide helfen, die Entzündung zu reduzieren. Wilde Jamswurzel und Pockholz sind bei rheumatoider Arthritis hilfreich.

Homöopathie

Homöopathen haben beobachtet, daß Patienten, die eine basische Diät einhalten, weniger Beschwerden haben. Folgende Arzneien werden verordnet:

- Rhus tox. bei Schmerzen und Steifheit, besonders beim Aufwachen am Morgen.
- Bryonia bei starken Schmerzen bei Bewegung; wenn die Gelenke geschwollen sind und sich heiß anfühlen.
- Pulsatilla, wenn der Schmerz außergewöhnlich stark ist und im Gelenk umherzieht.
- Arnika, wenn der Schmerz von einer Verletzung verstärkt wird.
- Ledum, wenn der Schmerz in den Füßen beginnt und nach oben zieht; bei steifen, schmerzenden Gelenken, wobei sich der Patient innerlich erhitzt fühlt, aber die Gliedmaßen bei Berührung kalt sind; wenn kalte Umschläge lindern.

Akupunktur

Akupunktur kann hochwirksam sein und anhaltende Erfolge erzielen. Sie bringt stagnierende Flüssigkeiten in Bewegung und fördert den Fluß von Energie und Blut. In der Folge geht die Entzündung zurück, die Schmerzlinderung hält an und die Beweglichkeit ist verbessert. Die Behandlung ist besonders wirksam, wenn sie bereits im Anfangsstadium der Erkrankung einsetzt.

Reflexzonentherapie

Die Behandlung ist umfassend, konzentriert sich aber auf Zonen, die mit den erkrankten Gelenken in Verbindung stehen. Zusätzlich bemüht sich der Praktiker um die Reflexzonen, die mit Hirnanhangdrüse, Nebenschilddrüse, Nebennieren und Sonnengeflecht verbunden sind.

Ernährungstherapie

Einige Faktoren wie Nährstoffmängel, eine Intoleranz gegenüber Rind- und Hammelfleisch, Nahrungsmittelallergien und Überlastung mit Giftstoffen durch Verstopfung gelten für viele Patienten. Die rheumatoide Arthritis wird durch Behandeln einer Nahrungsmittelallergie oft deutlich gebessert. Verschiedene Nährstoffmängel sind bei Arthritis gefunden worden, wie etwa der Mangel an Zink, essentiellen Fettsäuren, Selen und Vitamin A. Zusätze von Vitamin E, Pantothensäure, Kupfer und Bor wirken positiv.

Chiropraktik

Chiropraktiker behandeln, indem sie die Muskelspannung im Körper lockern, die für die Einschränkung der normalen Bewegung verantwortlich ist, und beseitigen die Blockierung der Wirbelsäule, die den Heilprozeß behindert. Die Behandlung muß sehr vorsichtig erfolgen. Je eher sie einsetzt, um so besser ist der Erfolg. Die rheumatoide Arthritis kann auf mobilisierende Techniken ansprechen. Der Chiropraktiker ist sich der Gefahren einer Manipulation an der Wirbelsäule bei einer rheumatoiden Arthritis bewußt.

Autogenes Training

Diese Therapie ist für Arthrose und rheumatoide Arthritis geeignet, da sie die Muskelentspannung fördert und den Blutfluß zum erkrankten Bereich verbessert. Sie lindert den Schmerz, reduziert Streßreaktionen und senkt dadurch den Bedarf an Medikamenten.

Weitere Therapien

Akupressur und **Shiatsu** helfen. **Yoga** bietet sanfte *asanas*, Entspannung, *pranayama* und Meditation. Beim **Rolfing** werden die umgebenden Weichteile bearbeitet, dadurch können sich die Gelenke besser bewegen. **Farbtherapeuten** verwenden Orange, da es die Entzündung reduziert und wärmt. Die **ayurvedische Medizin** bemüht sich um den Ausgleich der *tridoshas*.

RHEUMATISMUS

Was versteht man darunter?

Rheumatismus ist der allgemeine Ausdruck für alle Störungen, die Schmerzen in den Muskeln und Knochen verursachen. Er zählt eher zur Umgangssprache und ist weniger ein medizinischer Fachausdruck. Bezeichnet werden zahlreiche Erkrankungen, die mit Schmerzen und Steifheit in verschiedenen Bereichen des Körpers einhergehen. Auch Arthritis (s. S. 304) wird oft als Gelenkrheumatismus bezeichnet. Die Erkrankung ist in jedem Alter möglich, kommt aber häufiger bei älteren Menschen vor. Polymyalgia rheumatica, eine ungewöhnliche Form des Rheumatismus, die meist im Alter auftritt, erscheint plötzlich; die Muskeln in Nacken, Schultern, Hüften und Oberschenkeln versteifen sich stark und schmerzen.

Ursachen

Da »Rheumatismus« ein Oberbegriff ist, sind dessen Ursachen vielfältig. Die oben genannten Beschwerden können durch folgende Erkrankungen ausgelöst werden.

- **Fibrositis** *oder* **Fibromyalgie.** *Die weit ausstrahlenden Schmerzen verstärken sich bei Kälte und Streß. Bei emotionaler Belastung oder Anspannung ist der Schlaf schlecht und wenig erholsam.*
- **Polymyalgia rheumatica** *und* **Arteriitis temporalis** *sind entzündliche Erkrankungen bei Menschen über 50 Jahren. Erstere verursacht Schmerzen, Steifheit und Schwäche in Schultern und Becken, letztere Kopfschmerzen sowie eine Verhärtung der Schläfenarterie mit dem Risiko der Erblindung. Rheumatoide Arthritis (s. S. 304) zeigt ähnliche Symptome.*
- **Polymyositis** *ist eine Entzündung der Muskeln, die zu Schmerzen und Schwäche führt. Ernste Erkrankungen sind selten.*
- **Endokrine Störungen.** *Eine Unterfunktion der Schilddrüse verursacht Muskelschmerzen und Steifheit, eine Überfunktion Muskelschwäche.*
- **Vitamin-D-Mangel** *führt zu Knochenschmerzen und Muskelschwäche.*

Konventionelle Behandlung

Die meisten rheumatischen Erkrankungen sprechen auf Schmerzmittel und Wärmebehandlung an. Antirheumatische Medikamente verzögern den Verlauf der rheumatoiden Arthritis. Steroidinjektionen lindern Schwellungen und Schmerzen. Die Physiotherapie begegnet Versteifungen und Schmerz. Die Einnahme von Steroiden bei Polymyalgia rheumatica ist wichtig, und sie werden bei Arteriitis temporalis sofort verordnet, weil der Patient erblinden kann. Bewegung und Gaben von Antidepressiva helfen bei der Fibromyalgie.

ERGÄNZENDE BEHANDLUNG

Akupunktur

Der Akupunkteur wärmt kalte Bereiche und kühlt warme. Er bringt stagnierende Flüssigkeiten in Bewegung und fördert den Fluß von Energie und Blut. Als Folge geht die Entzündung zurück, die Schmerzlinderung hält an und die Beweglichkeit ist verbessert. Die Behandlung ist besonders wirksam, wenn sie im Anfangsstadium einsetzt.

Alexandertechnik

Die Alexandertechnik kann Störungen im Bewegungsapparat sehr wirksam bekämpfen. Sie erreicht, daß sich angespannte Muskeln lockern, die Gelenke beweglicher werden und das Rückgrat gestreckt wird. Diese Verbesserungen lindern die mechanische Störung und die Belastung. Sie erleichtern den effizienten Einsatz der Körperkräfte zur Heilung.

Homöopathie

Homöopathen haben beobachtet, daß Patienten, die eine basische Diät einhalten, weniger Beschwerden haben. Zusätze von Vitamin B_6, Kalzium und Magnesium sind zu empfehlen. Folgende Arzneien werden verordnet:

- Bryonia, wenn der Schmerz bei Bewegung entsteht.
- Pulsatilla, wenn der Schmerz außergewöhnlich stark ist.
- Causticum, wenn kontrahierte Sehnen die Starre auslösen.
- Rhus tox., wenn Bewegung den Schmerz lindert.
- Ruta grav. bei Schmerzen in den Sehnen.

Rolfing

Beim Rolfing werden die umgebenden Weichteile bearbeitet und die Durchblutung gefördert, dadurch können sich die Gelenke besser bewegen.

Reflexzonentherapie

Die Behandlung ist umfassend, konzentriert sich aber auf Reflexe, die mit Hirnanhangdrüse, Schilddrüse, Nebennieren und Sonnengeflecht in Verbindung stehen, ebenso auf die mit den erkrankten Gelenken verbundenen Bereiche.

Weitere Therapien

Yoga bietet sanfte *asanas*, Entspannung, *pranayama* und Meditation. Die **westliche Kräuterheilkunde** hilft, indem sie entgiftende, entzündungshemmende und schmerzlindernde Kräuter verwendet. **Farbtherapeuten** empfehlen Orange, da es die Entzündung reduziert und wärmt. Geranienöl wird in der **Aromatherapie** wegen seiner anregenden Wirkung eingesetzt. Ingweröl wärmt, Wacholder entfernt Giftstoffe. Rosmarinöl verbessert die Durchblutung und führt Gifte über das Blutsystem ab. **Ayurveda** bemüht sich um den Ausgleich der *tridoshas* mit Arzneien und Diät. *Panchakarma* unterstützt die Entgiftung. **Radionik** und **Polaritätstherapie** helfen. Rheumatismus spricht auf **Chiropraktik** an. **Hypnotherapeuten** empfehlen Hypnoheilen und kreatives Visualisieren. **Ernährungstherapeuten** raten zu Selen-Präparaten bei Muskelschmerzen.

Rückenschmerzen

Was versteht man darunter?

Rückenschmerzen zählen zu den häufigsten Beschwerden überhaupt. Bis zu 75 Prozent aller Erwachsenen leiden gelegentlich darunter. Die Symptome variieren; Muskelkrämpfe sind möglich, wobei die Schmerzen die Beine hinunterschießen können. Schmerzen in der Lende sind häufig, ebenso Verspannungen im Hals und in den Schultern.

Ursachen

Rückenschmerzen werden gewöhnlich von einer Fehlbelastung oder Verletzung der Rückenmuskulatur ausgelöst. Sie können auch auf einem Knochenschaden am Rückgrat beruhen. Der Schmerz entsteht, wenn Bänder, Muskeln, eines der kleinen Wirbelgelenke oder die Bandscheiben beschädigt werden. Letztere liegen zwischen jedem Wirbelpaar der Wirbelsäule; sie enthalten einen von Bindegewebe umgebenen gallertigen Kern. Im Alter oder bei Verletzung können sie aufreißen, der Kern fließt aus und drückt auf die Nerven – ein »Bandscheibenvorfall« liegt vor. Der Schmerz kann, wie etwa bei der Ischialgie (s. S. 314), in alle Körperbereiche ausstrahlen, die von dem Nerv versorgt werden. Die häufigsten Ursachen von Rückenschmerzen sind:

- *Schon geringfügige Abnormalitäten des Skeletts führen zu zusätzlicher Belastung von Muskeln und Wirbelgelenken.*
- *Ungenügende Muskelspannung, Körperhaltung oder Fitneß, falsches Sitzen, ungewohntes Heben oder schwere körperliche Arbeit erhöhen die Gefahr einer Überanstrengung des Rückens.*
- *Übergewicht führt zu starken Belastungen des Bewegungsapparates.*
- *In der Schwangerschaft freigesetzte Hormone lockern die Gewebe. Außerdem zieht das Gewicht des Embryos nach vorne. Beides erhöht die Belastung auf Wirbelsäule und Rückenmuskulatur.*
- *Bei Streß oder Depressionen verspannen sich die Muskeln, das führt zu Schmerzen und Schlafstörungen (s. S. 186–187).*

Konventionelle Behandlung

Durch Ruhe und eventuell Schmerzmittel verschwinden leichte Rückenschmerzen meist in wenigen Tagen, allerdings ist längeres Liegen nicht immer ratsam. Schmerzmittel wie Paracetamol oder nichtsteroide Antirheumatika werden verordnet. Mittel zur Muskelentspannung werden bei Verkrampfungen verabreicht. Physiotherapie sowie Manipulationen durch Osteopathen oder Chiropraktiker sind zu empfehlen. Gewichtsabnahme und geeignete Sportarten können helfen.

Ergänzende Behandlung

Alexandertechnik

Die Alexandertechnik kann Störungen im Bewegungsapparat sehr wirksam begegnen. Sie bewirkt, daß sich verspannte Muskeln lockern, die Gelenke beweglicher werden und das Rückgrat gestreckt wird. Diese Verbesserungen lindern die mechanische Störung und die Belastung. Sie erleichtern den effizienten Einsatz der Körperkräfte zur Heilung.

Chiropraktik

Rückenschmerzen sind ein häufig behandeltes Leiden. Sie haben viele Ursachen, die meisten sprechen auf eine chiropraktische Behandlung gut an.

Akupunktur

Der Akupunkteur kann sehr wirkungsvoll Krämpfe und Entzündungen reduzieren und die Heilung fördern, indem er das zugrundeliegende Ungleichgewicht der Energie beseitigt. Umfangreiche Untersuchungen bestätigen die Erfolge der Akupunktur bei Rückenschmerzen.

Osteopathie

Osteopathen sind in der Kunst der manuellen Therapie vieler Beschwerden wie etwa Rückenstörungen ausgebildet. Zur Manipulation werden kurze, schnelle Bewegungen ausgeführt, um blockierte Gelenke zu lockern und Störungen in den Gelenken und den umgebenden Weichteilen zu beseitigen. Osteopathen bedienen sich einer Weichteil-Massagetechnik, um verhärtete Muskeln zu lockern oder die Spannung in erschlafften Muskeln zu steigern.

Rolfing

Durch eine verbesserte, der Schwerkraft entsprechende Ausrichtung streckt sich der Körper, und der Druck, besonders auf die Lenden, sinkt. Rolfing verbessert auch die Bewegungsabläufe, so daß der Körper weniger belastet wird.

Massage

Bei akuten Rückenschmerzen ist eine Massage nur zu empfehlen, wenn die Ursache geklärt ist. Wenn die chronischen Schmerzen muskulären Ursprungs sind, werden sie durch eine Massage sofort gelindert. Verspannte Muskeln werden gelockert und bekommen ihre frühere Elastizität zurück. Auch bei streßbedingten Schmerzen hilft Massage.

Weitere Therapien

Den **Hellertherapeuten** zufolge entstehen Rückenschmerzen oft durch falsche Körperhaltung und Bewegungsabläufe. Die Behandlung kann beide verbessern. **Yoga** bietet sanfte *asanas*, Entspannung, *pranayama* und Meditation. Die **Aurikulotherapie** lindert rasch den Schmerz. **Aromatherapeuten** bieten eine Massage mit individuell gewählten Ölen. **Reflexzonentherapeuten** behandeln die Reflexzonen der Wirbelsäule.

Krämpfe

Was versteht man darunter?

Ein Krampf ist ein schmerzhaftes Zusammenziehen der Muskeln, meist in Beinen, Füßen und Zehen, aber auch in den Händen (Schreibkrampf) und Armen. Der teilweise extreme Schmerz dauert manchmal nur wenige Minuten, kann aber auch länger anhalten und sich wiederholen. Er kann einen einzelnen Muskel oder eine Muskelgruppe betreffen. Bei Sportlern und Menschen, die eine Muskelgruppe längere Zeit beanspruchen (s. Fibrositis, S. 197), sind Krämpfe häufig. Viele leiden unter nächtlichen Krämpfen, besonders ältere Menschen. Meist ist die Wadenmuskulatur betroffen.

Ursachen

Bei normalen Bewegungen ziehen sich die Muskelfasern meist nur kurzzeitig zusammen. Bei einem Krampf ist jedoch der Muskel oder ein Muskelabschnitt dauerhaft kontrahiert. Das führt zur Anhäufung von Stoffwechselprodukten, insbesondere Milchsäure, die den Schmerz verursachen. Krämpfe während des Sports können die Muskelfasern schädigen, wenn der Sportler den Muskel weiter belastet.

Obwohl die Ursachen der Krämpfe nicht immer offensichtlich sind, werden sie meist ausgelöst durch:

- *Anstrengung kann zu einem Krampf führen, wenn die Muskeln überbeansprucht oder nicht richtig aufgewärmt wurden.*
- *Mineralstoffmangel. Starkes Schwitzen, besonders bei Anstrengung, erschöpft den Salzvorrat des Körpers.*
- *Druck auf Rückenmarknerven durch einen Bandscheibenvorfall.*
- *Neurologische Störungen wie etwa der »Schreibkrampf«.*
- *Arterielle Durchblutungsstörungen der Beine führen beim Gehen zu Schmerzen und Krämpfen, da der erhöhte Blutbedarf der Muskeln bei Bewegung nicht gedeckt wird.*
- *Ständig wiederholte Bewegungen bestimmter Gliedmaßen verursachen Krämpfe und Entzündungen des Bindegewebes (Fibrositis).*

Bei einem Krampf in der Brust, der während des Sports oder danach auftritt, muss sofort ein Arzt aufgesucht werden. Es kann Angina pectoris (s. S. 165) sein.

Konventionelle Behandlung

Massieren oder Strecken des betroffenen Muskels lindert meist den Schmerz und beruhigt diesen Bereich. Waden- und Zehenkrämpfe lassen nach, wenn man die betroffenen Muskelpartien dehnt. Ständigen nächtlichen Wadenkrämpfen kann man eventuell schon mit Magnesium und Kalzium entgegenwirken. Es hilft auch, sich im Bett warm zu halten.

Salztabletten sind nach starkem Schwitzen zweckmäßig. Krämpfe werden vermieden, wenn man sich vor dem Sport gut aufwärmt. Wenn der Krampf von ständigen, gleichförmigen Bewegungen ausgelöst wird, besonders stark oder schmerzhaft ist oder regelmäßig nach dem Sport auftritt, sollte man einen Arzt aufsuchen, der zu einem Spezialisten überweist. Ein EMG (Elektromyogramm) stellt die Aktivität der Nerven in den Muskeln fest; auch eine Biopsie von Muskelgewebe ist möglich.

Sportler können für eine spezielle Behandlung einen Sportmediziner aufsuchen. Physiotherapeuten arbeiten mit Massage und Wärmebehandlung, um Krämpfe zu vermeiden oder zu lindern.

Ergänzende Behandlung

Homöopathie

Bei häufigen Krämpfen ohne ersichtlichen Grund hilft eine konstitutionelle Behandlung. Folgende Arzneien sind nützlich:

• Cuprum bei starken Krämpfen, vor allem in den Füßen oder Beinen, die mit einem Ziehen in den Muskeln beginnen; bei Salzverlust durch starkes Schwitzen oder Erbrechen.

• Arnika bei Krämpfen, die eintreten, wenn die Muskeln nach langer Beanspruchung ermüdet sind.

Chiropraktik

Viele Krämpfe sprechen auf die Chiropraktik an. Ein Praktiker behandelt nicht nur den betroffenen Bereich, sondern auch die Wirbelsäule und den Nacken.

Massage

Durch Massage werden Muskelkrämpfe erfolgreich gelindert, besonders diejenigen, die regelmäßig auftreten. Der gesamte betroffene Bereich wird behandelt, der Therapeut wärmt und entspannt die Muskeln mit knetenden Bewegungen. Weitere Techniken fördern die Durchblutung des Muskels, an dem die Krämpfe auftreten.

Ernährungstherapie

Viele Therapeuten gehen gegen Krämpfe durch eine erhöhte Zufuhr an Magnesium- oder Kalziumsalzen vor. Ein Salzmangel ist sehr selten und entsteht im Prinzip nur nach längerer anstrengender Bewegung. Für Krämpfe ist eher ein Magnesiummangel als ein Mangel an Kalzium verantwortlich.

Weitere Therapien

Akupressur und **Shiatsu** sind sehr nützlich. **Yoga** bietet sanfte *asanas*, Entspannung, *pranayama* und Meditation. **Rolfing** unterstützt die Durchblutung und die Muskelspannung. Die **Polaritätstherapie** hilft, ebenso die **Makrobiotik**. **Farbtherapeuten** verwenden Rot zur Förderung der Durchblutung. **Aromatherapeuten** setzen Massagen mit durchblutungsfördernden Ölen ein.

Weichteilverletzungen

Was versteht man darunter?

Die Weichteile umgeben Knochen und Gelenke im Körper. Dazu zählen Bänder, Sehnen und Muskeln. Eine Verletzung dieser Weichteile ist sehr häufig; Verstauchungen, Zerrungen, Sehnenentzündungen und Risse sind möglich. Weichteile kommen im gesamten Körper vor, sie ermöglichen die Bewegung der Knochen und schirmen sie ab.

Ursachen

Jede Aktivität, die die Weichteile ständiger Belastung aussetzt, kann einen Schaden bewirken. Die häufigsten Ursachen sind:

- *Stöße*
- *Zerrungen*
- *Risse*
- *Entzündungen*

Oft sind die Weichteile von Sportverletzungen betroffen. Bänderrisse sind meist das Resultat von Stauchungen und Verrenkungen. Das betroffene Gelenk schwillt an und schmerzt. Bei einem kompletten Riß ist seine Beweglichkeit stark beeinträchtigt. Heftige Stöße können zur Ausrenkung des Gelenks (besonders an den Schultern) führen. Eine wiederholte Verletzung am selben Gelenk bewirkt, daß die Bänder ihre Elastizität und Funktionsfähigkeit verlieren.

Sehnen, die die Muskeln am Knochen befestigen, können beschädigt und entzündet sein, in manchen Fällen reißen sie, Muskel und Knochen werden getrennt. Gerissene Sehnen wachsen wieder zusammen, aber das dauert relativ lange.

Die Schleimbeutel sind kleine flüssigkeitsgefüllte Säckchen an Gelenken und Stellen, an denen die Bänder und Sehnen den Knochen berühren. Sie sollen die Reibung an den Gelenken reduzieren, können sich aber entzünden oder infizieren, was Schmerzen, Schwellung und Druckempfindlichkeit zur Folge hat (s. Überbein, S. 311).

Eine Zerrung oder ein Faserriß kann bei Überanstrengung des Muskels auftreten. Er verhärtet sich und schwillt an.

Auch der Knorpel wird zu den Weichteilen gezählt, er kann im Falle einer Verletzung ebenfalls reißen. Oft ist eine Operation nötig, um einen Schaden am Knorpel zu reparieren, da er nicht von selbst heilen kann.

Eine Rückenverletzung durch Sport oder schweres Heben kann die Muskeln und Bänder schädigen. Die meisten heilen mit der Zeit. Verletzungen an der Wirbelsäule können wesentlich ernstere Folgen haben.

Konventionelle Behandlung

Unfallbedingte Verletzungen müssen sofort von einem Arzt untersucht werden. Röntgenaufnahmen können nötig sein, um einen Knochenschaden zu erkennen. In den ersten 24 Stunden sind besonders wichtig: Ruhe, um weitere Schädigungen zu vermeiden, Kältetherapie (Eispackungen), um die Durchblutung zu reduzieren und Schmerzen zu lindern, Druck, damit die Schwellung zurückgeht, und Hochlage, damit Flüssigkeit abfließen kann.

Nach einer erneuten Begutachtung der Verletzung beginnt ein Bewegungsprogramm zur Rehabilitation. Zur Behandlung zählen nichtsteroide Antirheumatika, Ruhigstellung durch Verbände und Schmerzmittel-Injektionen. Auch Krankengymnastik beschleunigt die Heilung.

Ergänzende Behandlung

Osteopathie

Osteopathen sind in der Kunst der manuellen Therapie vieler Beschwerden des Bewegungsapparates ausgebildet, sowohl in der Diagnose als auch in der Behandlung. Zur Manipulation werden kurze, schnelle Bewegungen ausgeführt, um blockierte Gelenke zu lockern und Störungen in den Gelenken und den umgebenden Weichteilen zu beseitigen. Osteopathen bedienen sich einer speziellen Weichteil-Massagetechnik, um verhärtete Muskeln zu lockern oder die Spannung in erschlafften Muskeln zu steigern. Die meisten Sportverletzungen sprechen sehr gut auf diese manuelle Therapie an.

Rolfing

Das Rolfing hilft und fördert die Heilung, nachdem Entzündung und akute Schmerzen nachgelassen haben. Es lockert verhärtetes Gewebe und korrigiert die Bewegungsmuster der Muskeln und Gelenke, indem es einige Muskeln unterdrückt und andere stimuliert.

Bioresonanztherapie

Die Bioresonanztherapie unterstützt die Heilung. Sie korrigiert durch die Verletzung veränderte Schwingungen in den betroffenen Körperteilen.

Weitere Therapien

Reflexzonentherapeuten konzentrieren sich auf die Nebennieren und die Reflexzonen des betroffenen Bereichs. **Chiropraktiker** behandeln mit großem Erfolg die Folgen einer Weichteilverletzung. **Homöopathen** fördern die Heilung der meisten Verletzungen mit Arnika. Bei Entzündung und ziehenden Schmerzen helfen Ruta und Rhus tox. **Hellerwork** ist nützlich, auch bei Schleudertraumata nach Auffahrunfällen. **Akupressur** und **Shiatsu** helfen. Die **westliche Kräuterheilkunde** beschleunigt die Genesung mit innerlich angewendeten Arzneien und lokal aufgetragenem Beinwell. Die **Kinesiologie** ist hilfreich, sie arbeitet mit Magnettherapie und ausgleichenden Techniken. **Geistheilen** fördert die körpereigenen Heilkräfte.

Brüche und Frakturen

Was versteht man darunter?

Die Ausdrücke »Bruch« und »Fraktur« sind Synonyme. Wenn eine zu starke Kraft auf die Knochen einwirkt, können sie brechen. Sie sind zwar etwas elastisch, aber unter Druck können sie splittern und zerbrechen. Frakturen äußern sich durch Schwellungen und Schmerzen; starke Verformungen und Blutergüsse können auftreten, ebenso kann eine Bewegung des betroffenen Bereichs unmöglich sein. Ein Knochen kann herausragen, oder man spürt Reibung bei dem Versuch, ihn zu bewegen. Bei Frakturen unterscheidet man zwei Typen:

Einfache (oder **geschlossene**) **Fraktur**, wenn die über dem beschädigten Knochen liegenden Weichteile intakt geblieben sind.

Eine **komplizierte** (oder **offene**) **Fraktur** ist viel ernster. Die Haut über der Fraktur ist beschädigt, der Knochen ragt heraus, und es besteht die Gefahr einer Infektion.

Ursachen

Die meisten Brüche entstehen beim Sport, aber auch bei Autounfällen und Stürzen. Am leichtesten kommt es zu Brüchen, wenn der Knochen durch Krankheit geschwächt ist wie bei Osteoporose (s. S. 312) und einigen Krebsarten. In diesen Fällen bricht der Knochen bereits unter Einwirkung sehr geringer Kräfte. Frakturen können folgende Ursachen haben:

- **Ermüdungsbrüche** *entstehen durch ständige, wenn auch geringe Belastung der Knochen. Sie betreffen gewöhnlich die Beine und kommen bei Menschen häufiger vor, deren Beruf eine starke Krafteinwirkung auf die Beine mit sich bringt, wie etwa Sportler oder Tänzer.*
- **Pathologische Frakturen** *treten bei bereits geschwächten Knochen auf wie bei Osteoporose, bestimmten Arten von Knochenkrebs etc.*

EIN UNFALLOPFER DARF NIEMALS BEWEGT WERDEN – MAN MUSS AUF DAS EINTREFFEN DES NOTARZTES WARTEN. EINE BEWEGUNG BEI GENICK- ODER WIRBELBRÜCHEN KANN ZUR QUERSCHNITTSLÄHMUNG FÜHREN.

Konventionelle Behandlung

Bei Verdacht auf eine Fraktur leistet der Arzt zunächst Erste Hilfe; er reinigt die Wunde zur Vermeidung einer Infektion und stellt die Gliedmaßen ruhig. In der Klinik zeigen Röntgenaufnahmen die genaue Art und Stelle der Fraktur. Der Bruch muß ausgerichtet werden, damit er richtig verheilt. Da die Knochenheilung sofort einsetzt, muß die Korrektur so früh wie möglich vorgenommen werden. Eine Schiene oder ein Gipsverband hält den Knochen zusammen und in der richtigen Position. In diesem Stadium ist der neu entstehende Knochen sehr empfindlich; er muß ruhiggestellt werden, damit er sich nicht falsch ausrichtet und so zusammenwächst. Eine Operation zur Korrektur der Knochenstellung kann notwendig werden, sie wird unter Vollnarkose ausgeführt.

Bei schweren Brüchen bringt man Nägel, Drähte, Schrauben oder Metallplatten an den Knochen an, um sie in Position zu halten. Nägel können auch durch Haut und Knochen geführt und von außen fixiert werden, um den Knochen bis zur vollständigen Heilung an der richtigen Stelle zu halten. Der Patient erhält Schmerzmittel, Krankengymnastik ist zur Rehabilitation geeignet. Leichte Bewegungen sind förderlich, sobald sie gefahrlos möglich sind. Sie verhindern Ödeme sowie die Versteifung der benachbarten Gelenke und halten die Durchblutung und die Funktion der Nerven in diesem Bereich aufrecht.

Ergänzende Behandlung

Bioresonanztherapie

Die Bioresonanztherapie unterstützt die Heilung und die Regeneration der Knochen. Sie korrigiert durch die Verletzung veränderte Schwingungen in den betroffenen Körperteilen. Dabei kann der Patient in einem Becken mit warmem Wasser sitzen.

Alexandertechnik

Die Alexandertechnik wird als hochwirksame Methode zur Förderung des Heilungsprozesses empfohlen. Sie stellt sicher, daß sich beim Patienten kein kompensatorisches Ungleichgewicht in den Muskeln oder der Körperhaltung einstellt.

Westliche Kräuterheilkunde

Heilpflanzen, insbesondere Beinwell, beschleunigen die Genesung sowie die Heilung der Frakturen. Beinwell wird bei Knochenerkrankungen oft verwendet (daher der Name). Der Praktiker trägt die Salbe auf den betroffenen Bereich auf.

Weitere Therapien

Ernährungstherapeuten empfehlen Beinwell zur Unterstützung der Heilung von Knochenbrüchen sowie Zink- und Vitamin-C-Präparate. Das **Rolfing** fördert die Heilung, nachdem Entzündung und akute Schmerzen nachgelassen haben. Es lockert verhärtetes Gewebe und korrigiert die Bewegung der Muskeln und Gelenke. **Reflexzonentherapeuten** behandeln umfassend, bearbeiten aber besonders die Reflexzonen des betroffenen Bereichs. **Homöopathen** verwenden Symphytum bei langsam heilenden Frakturen. **Akupressur** und **Shiatsu** helfen sehr, da sie Schmerzen lindern und die Heilung vorantreiben. Das **Geistheilen** ist bei Brüchen hilfreich, weil es die Schmerzen und die Schwellung reduziert und die natürlichen Heilkräfte des Körpers in Schwung bringt. Eine **Massage** ist während der Rehabilitationsphase geeignet, darf aber nie in der Nähe einer frischen Fraktur ausgeführt werden. **Hypnotherapeuten** beschleunigen die Knochenheilung durch Hypnoheilen. **Farbtherapeuten** verwenden Indigo, da es die Genesung fördert.

ÜBERBEIN

Was versteht man darunter?

»Überbein« ist der volkstümliche Ausdruck für das Hervortreten des Gelenks der großen Zehe, von den Ärzten *Hallux valgus* genannt (weitere Überbeine kommen an Handgelenk und Kniekehle vor). Das Gelenk wird von einem flüssigkeitsgefüllten Sack (Schleimbeutel) etwas geschützt. Drückt das hervorstehende Gelenk gegen den Schuh, wächst harte Haut darüber; ein Hühnerauge oder eine Hornschwiele (s. S. 297) bildet sich. Trägt man den Schuh weiterhin, schwillt der Schleimbeutel durch den anhaltenden Druck an. Er kann sich infizieren und entzünden.

Manchmal ist das Überbein so groß und ausgeprägt, daß man meint, es versuche den Schuh zu durchdringen. Damit zu gehen bereitet Schmerzen; Barfußlaufen oder weiche Schuhe tragen ist dagegen schmerzfrei.

DURCH GUT PASSENDE SCHUHE LÄSST SICH EINE SCHLEIMBEUTELENTZÜNDUNG VERMEIDEN. ES HILFT AUCH, DIE VERHÄRTETE HAUT MIT BIMSSTEIN REGELMÄSSIG SANFT ABZUREIBEN.

Ursachen

Manche Überbeine verstärken sich durch schlecht sitzende Schuhe, auch wenn die Verformung des Zehengelenks vererbt oder mechanisch bedingt ist. Überbeine bei Kindern und Jugendlichen entstehen durch Plattfüße und zu enges Schuhwerk. Frauen leiden öfter unter Überbeinen als Männer, da sie oft ungeeignete, aber modische Schuhe mit hohen Absätzen oder spitzem Vorderteil tragen, die die Zehen einengen und das Körpergewicht nach vorne auf die Zehen drücken.

SIND ÜBERBEINE IN DER FAMILIE HÄUFIG, SOLLTE MAN BESONDERS AUF SEINE FÜSSE ACHTGEBEN. DER REGELMÄSSIGE BESUCH BEI EINEM FUSSPFLEGER IST VON VORTEIL.

Konventionelle Behandlung

Bei gut sitzenden Schuhen verteilt sich das Körpergewicht gleichmäßig; Überbeine werden dadurch vermieden. Es hilft, die Stelle, an der die Reibung auftritt, zu polstern, aber am besten ist es, die Schuhe, die das Überbein verschlimmern, zu ersetzen.

Sind Hühneraugen und Hornschwielen entstanden, sollte sie ein Fußpfleger ausschneiden oder abschälen. Eine nach Maß angefertigte Einlage hilft bei Plattfüßen.

Ein großes, schmerzhaftes Überbein, das extreme Schwierigkeiten beim Gehen bereitet, das wächst oder zur Deformation der anderen Zehen führt, muß operiert werden. Dabei wird entweder der überstehende Teil des Knochens entfernt oder der Zehenknochen durchtrennt und neu ausgerichtet. Mehrere Vorgehensweisen sind möglich, die in einer ambulanten Operation ausgeführt werden können. Gelegentlich kann im betroffenen Zeh Arthrose (s. S. 312–313) auftreten.

Ist der Schleimbeutel entzündet, helfen entzündungshemmende Medikamente. Bei einer Infektion der Schleimbeutel werden Antibiotika verordnet.

ERGÄNZENDE BEHANDLUNG

Homöopathie

Bei Überbeinen mit einer Schleimbeutelentzündung helfen folgende Arzneien:

- Apis bei harter, blasenartiger Schwellung, die berührungs- und druckempfindlich ist; wenn sich die brennenden, stechenden Schmerzen bei Hitze verstärken und bei Kälte nachlassen.
- Rhus tox. bei juckender, geröteter, geschwollener und brennender Haut und steifen Gelenken, wobei der Schmerz bei anhaltender Bewegung zu Beginn wächst, dann aber abnimmt.
- Ruta grav. bei schmerzenden Knochen und Muskeln.

Rolfing

Das Rolfing hilft im Anfangsstadium eines Überbeins, da es die Ausrichtung der Zehe und die Bewegungsabläufe verbessern kann.

Westliche Kräuterheilkunde

Bei einer Schleimbeutelentzündung wird die Entzündung oder Schwellung durch das lokale Auftragen von Leinsamen, Eibisch, Beinwell und Ulmenrinde reduziert. Mischungen aus diesen Arzneien können auch zu einer Packung verarbeitet und zur Linderung auf das betroffene Gelenk plaziert werden. Stört das schmerzende Gelenk den Schlaf, hilft es, kurz zuvor einen Aufguß aus Kamille zu trinken.

Naturheilkunde

Ein Fußbad in heißem Wasser, in dem ein Teelöffel Magnesiumsulfat gelöst ist, lindert die Gelenkbeschwerden. Eine sanfte Massage erhält die Beweglichkeit des Gelenks. Bei einer Schleimbeutelentzündung rät der Praktiker, den betroffenen Bereich so ruhig wie möglich zu halten und die Zehe durch Bandagieren oder Schienen zu unterstützen. Durch kalte Umschläge, dreimal am Tag, geht die Schwellung zurück. Eine vollwertige Kost mit Zusätzen von Vitamin A und C ist zu empfehlen.

Weitere Therapien

Akupressur und **Shiatsu** helfen sehr, da sie Schmerzen lindern und die Heilung vorantreiben. Die **Alexandertechnik** korrigiert eine falsche Körperhaltung sowie Imbalancen. Die **Akupunktur** reduziert oft erfolgreich Entzündungen und fördert bei einer Schleimbeutelentzündung die Heilung des geschädigten Gewebes.

Osteoporose

Was versteht man darunter?

Osteoporose bedeutet »poröse Knochen« und bezeichnet eine Erkrankung, bei der die Knochensubstanz zunehmend abgebaut wird. Die Knochen verlieren an Dichte, werden schwächer, spröde und instabil. Sie schrumpfen nicht, aber werden zerbrechlich und neigen daher zu Frakturen. Osteoporose verursacht in der Regel keine Beschwerden, bis die Knochen so spröde und schwach sind, daß bereits geringfügige Anlässe zu Brüchen führen können. Frauen sind für Osteoporose anfälliger als Männer, da sie etwa 30 Prozent weniger Knochenmasse besitzen.

NACH DEM 35. LEBENSJAHR BAUT DER KÖRPER WENIGER KNOCHENMASSE AUF, UND DIE AUFNAHMEFÄHIGKEIT FÜR KALZIUM SINKT.

Eine fortgeschrittene Osteoporose führt zu zahlreichen Brüchen bei älteren Menschen, besonders an der Wirbelsäule. Die Rückenwirbel können so schwach werden, daß sie von selbst nachgeben und plötzlich starke Rückenschmerzen hervorrufen, die nach einigen Wochen nachlassen. Bei vielen Osteoporose-Patienten verformt sich die Wirbelsäule (»Witwenbuckel«), die Körpergröße nimmt ab und eine eingeschränkte Bewegungsfähigkeit des Brustkorbs führt zu Kurzatmigkeit und Schmerzen bei Anstrengung.

Geringfügiger Druck reicht aus, Hüften, Oberschenkel und Handgelenke zu brechen – die häufigsten Stellen einer osteoporotischen Fraktur. Bis zum Auftreten eines Bruchs gibt es bei Osteoporose keine Warnzeichen, allerdings können Abnahme der Körpergröße, Rückenschmerzen, gebeugte Haltung und der »Witwenbuckel« darauf hinweisen.

IM ALTER VON 75 JAHREN HAT BEINAHE DIE HÄLFTE ALLER FRAUEN MINDESTENS EINEN KNOCHENBRUCH ERLITTEN, DER AUF OSTEOPOROSE ZURÜCKGEFÜHRT WERDEN KANN.

Ursachen

Obwohl Knochen das Gerüst des Körpers bilden, sind sie keine festgefügten Strukturen, sondern bei Erwachsenen gibt es einen ständigen Auf- und Abbauprozeß von Knochensubstanz. Bei Osteoporose befinden sich diese Vorgänge nicht mehr im Gleichgewicht, die Knochenmasse nimmt ab. Bei normaler Ernährung und Wachstum ist das Maximum an Knochenmasse im Alter von etwa 35 Jahren erreicht. Danach wird der Knochen um fast ein Prozent pro Jahr abgebaut.

Die Geschlechtshormone Östrogen und Testosteron wirken direkt auf die Knochensubstanz ein und verhindern dessen Abbau. Frauen sind besonders anfällig für Osteoporose, da sie von Natur aus weniger Knochenmasse als Männer besitzen und nach der Menopause aufgrund des gesunkenen Östrogenspiegels ein zusätzlicher Verlust eintritt. Sobald die Knochenmasse unter die »Frakturschwelle« sinkt, werden Brüche wahrscheinlich. Frauen europäischer oder asiatischer Herkunft mit zartem Knochenbau entwickeln eher Osteoporose als die kräftiger gebauten afrokaribischen Frauen. Aus unbekannten Gründen hängt die Osteoporose auch mit chronischer Bronchitis und Emphysemen zusammen (eventuell über die Verbindung zum Rauchen). Weitere Ursachen der Osteoporose sind:

- *Eine Ernährung, arm an Vitamin D, Kalzium und anderen für gesunde Knochen wichtigen Mineralien.*
- *Mangelnde Bewegung.*
- *Eine überaktive Schilddrüse.*
- *Übermäßiger Alkoholkonsum.*
- *Rauchen.*
- *Längerer Östrogenmangel bei Erwachsenen. Risikofaktoren sind frühzeitige Menopause, verspätete Pubertät und geringes Körpergewicht mit unzureichender oder abwesender Periode (wie etwa bei Magersucht).*
- *Vererbung; Osteoporose kann familiär gehäuft auftreten.*
- *Die Langzeittherapie mit Kortikosteroiden, chronische Lebererkrankungen und Malabsorptionssyndrome.*

ES GIBT VIELE VORBEUGENDE MASSNAHMEN GEGEN OSTEOPOROSE. JE FRÜHER SIE ERGRIFFEN WERDEN, UM SO EHER KANN DIE ERKRANKUNG VERMIEDEN ODER ABGEMILDERT WERDEN.

Konventionelle Behandlung

Ein Verlust der Knochenmasse kann nicht wieder vollständig ausgeglichen werden, ein langsamer Wiederaufbau ist allerdings möglich. Daher ist die Prävention das beste Mittel, die Osteoporose zu verhindern. Geeignete Maßnahmen sind:

- *Mehr Bewegung und Gewichtsabnahme. Das fördert das Knochenwachstum und stärkt die umgebenden Muskeln, die die Belastung von den Knochen nehmen. Älteren Menschen helfen weniger anstrengende Übungen wie Schwimmen oder Yoga.*
- *Eine kalziumreiche Ernährung verhindert oder minimiert die Osteoporose. Milchprodukte enthalten viel Kalzium. Fettarmer Käse und Joghurt sowie entrahmte Milch liefern Kalzium ohne überschüssiges Fett. Weitere Quellen sind Hülsenfrüchte, Getreide und hartes Wasser.*
- *Vitamin-D- und Kalzium-Präparate.*
- *Nicht rauchen und den Alkoholkonsum einschränken.*

Nach Möglichkeit wird Sport empfohlen. Insbesondere bei Rückenschmerzen werden Schmerzmittel verabreicht. Eine Hormonersatz-Therapie verhindert weiteren Knochenabbau, der durch einen Östrogenmangel im Körper verursacht wird. Eine Hormonbehandlung, etwa gegen Beschwerden der Wechseljahre, schützt daher gleichzeitig auch vor Osteoporose. Sobald jedoch die Behandlung beendet wird, tritt der Knochenschwund wieder ein. Eine Hormonbehandlung ist nicht für alle Frauen geeignet. Ob diese für eine Frau sinnvoll ist, kann über eine Messung der Knochendichte ermittelt werden.

Phosphate werden zusammen mit Kalzium-Präparaten eingesetzt, um den Verlauf einer Osteoporose zu stoppen. Bei Osteoporose sind Orthopäden die Ansprechpartner für die Patienten.

Ergänzende Behandlung

Alexandertechnik

Die Alexandertechnik ist für Osteoporose-Patienten zu empfehlen, da mit ihrer Hilfe Körperhaltung und mechanische Effizienz optimiert werden.

Chiropraktik

Die Chiropraktik wird bei Osteoporose häufig angewendet. Sie wird sanft und auf vielfältige Art und Weise ausgeführt, je nach Schwere der Erkrankung.

Rolfing

Rolfing fördert den Flüssigkeitsaustausch und trägt zu funktionsfähigen Geweben bei. Im Anfangsstadium konzentriert sich der Praktiker auch auf die Körperhaltung, um die bei Osteoporose charakteristischen, nach vorne gezogenen Schultern und die gebeugte Haltung zu korrigieren.

Tai Chi

Die sanften, rhythmischen Bewegungen fördern eine gute Haltung, Flexibilität und Balance. Stürze und damit potentielle Frakturen werden vermieden. Erfahrungsgemäß fühlen sich auch ältere Menschen durch Tai Chi jung und entspannt.

Yoga

Atemübungen helfen, besser mit den Veränderungen im Knochengerüst fertig zu werden. Zur Unterstützung von Haltung und Gleichgewichtsgefühl werden Bewegung und Flexibilität besonders beachtet.

Naturheilkunde

Praktiker empfehlen Diät und Schwimmen, damit das Körpergewicht auf Gelenken und Knochen reduziert wird; das lockert die Muskeln und lindert die Schmerzen.

Aromatherapie

Aromatherapeuten verwenden Kräuter zur Ganzkörpermassage, eventuell Rosmarin und Wacholder.

Westliche Kräuterheilkunde

Praktiker raten zu Diät und Bewegung und versuchen, Beschwerden zu lindern. Eine Steigerung des Vitamin-D-Spiegels optimiert die Aufnahme von Kalzium.

Kinesiologie

Ein kinesiologischer Praktiker prüft, ob ein Mangel an Magnesium, Salzsäure oder Kalzium vorliegt, und verabreicht Verdauungsenzyme. Er forscht auch nach Verletzungen im oberen Brustraum und empfiehlt eine Reihe maßvoller, regelmäßiger Übungen, um die Gelenk- und Muskelstärke zu fördern. Er rät, pasteurisierte Milch zu meiden (die seiner Ansicht nach die Aufnahme von Kalzium hemmt) und regelmäßig Gelatine zu essen.

Ernährungstherapie

Für Ernährungstherapeuten steht Osteoporose mit einer übermäßigen Eiweißaufnahme in Zusammenhang. Sie raten daher von zuviel Eiweiß ab. Darüber hinaus untersuchen sie, ob Magnesiummangel und ein Hormonungleichgewicht, bedingt durch Schilddrüse oder Nebenschilddrüse, vorliegen. Beide begrenzen die Kalziummenge, die aus den Knochen gelöst wird. Zusätzliches Magnesium und Zink, zusammen mit der täglichen Zufuhr von Sesam und Beinwellblättern, kann vorteilhaft sein. Beinwell ist nährstoffreich, und, wie schon der Name ausdrückt (Bein = Knochen), bei der Reparatur beschädigter Knochen sehr hilfreich.

Naturheilkunde

Die Praktiker empfehlen Sport, da sie darin ein sehr geeignetes Mittel sehen, um Osteoporose vorzubeugen. Eine eiweißreiche, aber vollwertige Ernährung ist hilfreich. Zusätze von Kalzium und Vitamin D sind zu empfehlen.

Homöopathie

Die Behandlung erfolgt am besten konstitutionell und berücksichtigt viele verschiedene Faktoren, einschließlich der Ernährung. Kalzium und Magnesium in Form von zusätzlichen Präparaten werden von den Therapeuten empfohlen; zu ihren Verordnungen zählen auch:

- Calcium phos. bei Schmerzen in den Knochen. Es fördert das Knochenwachstum und wird generell bei schmerzenden Knochen und Gelenken oder langsam heilenden Frakturen eingesetzt.
- Ruta grav. ist wichtig bei einer Prellung der Knochenhaut (des Periosts), die mit starken Schmerzen einhergeht.
- Bryonia hilft bei schmerzenden Gelenken, die bei Bewegung, besonders nach einer Verletzung, zu spüren sind.

Ayurveda

Die ayurvedische Medizin legt großen Wert auf allgemeine Gesundheit und Prävention. Zum Vorbeugen vor Osteoporose gibt ein Praktiker Ratschläge zu Ernährung und Sport. Bei bereits bestehender Osteoporose empfiehlt er zusätzlich zu Diät und Sport auch Massage, Ölbehandlungen, Yoga, Atemübungen und Meditation.

Weitere Therapien

Akupressur und **Shiatsu** sind sehr hilfreich, besonders bei der Linderung von Beschwerden. Das **Geistheilen** senkt die Schmerzen nach einer Fraktur. Es hilft auch dem Körper, sich auf die Bildung gesunden Knochengewebes zu konzentrieren. Eine **makrobiotische** Ernährung kann bei dieser Erkrankung eine große Hilfe sein. **Chinesische Kräuterpraktiker** behandeln die Krankheit mit Kräutertonika. Auch **Kirlian-Fotografie**, **Edelsteintherapie** und **Hypnotherapie** spielen bei der Behandlung der Osteoporose eine Rolle.

Ischialgie

Was versteht man darunter?

Der Ischiasnerv ist der längste Nerv im Körper und verläuft von den unteren Lenden- und oberen Kreuzbeinwirbeln bis hinab zum Fußrücken. Ein Schmerz entlang dieser Nervenbahn wird Ischialgie genannt. Man spürt den Schmerz eher in den Bereichen, die der Nerv versorgt, als am Nerv selbst, was auf eine Nervenwurzelreizung schließen läßt.

Der Schmerz kann in der Lende empfunden werden und sich in die Beine ausbreiten. Er kann leicht oder stärker, stechend oder brennend sein. Muskelschwäche, Taubheitsgefühl oder Prickeln in Beinen, Füßen oder Zehen können auftreten. Ebenso Muskelkrämpfe im Gesäß oder in den Beinen. Auch die Nervenreflexe in Knie und Knöchel können verlorengehen.

Ursachen

Eine Ischialgie kann verschiedene Ursachen haben, aber oft ist ein Bandscheibenvorfall daran schuld. Die Bandscheiben in der Wirbelsäule sind Polster, die mit Gallerte gefüllt und von einer Hülle aus festem Bindegewebe umgeben sind. Bei zu starkem Druck oder Beschädigung verlagern sich die Bandscheiben oder reißen auf. Sie drücken dann auf die Nervenwurzeln des Rückenmarks. Je nach Schwere des Vorfalls treten geringfügige oder heftige Schmerzen mit Lähmungserscheinungen auf. Der Schmerz kann bis in den Fuß hinabreichen. Eine Ischialgie tritt häufiger bei Schwangerschaft und Entbindung auf oder ist die Folge einer Überanstrengung durch schweres Heben. Streß, eine Rückenverletzung oder eine Fehlbildung oder -stellung des Ileosakralgelenks können ebenso beteiligt sein. In seltenen Fällen drückt ein Tumor auf den Ischiasnerv.

Eine Ischialgie hinterlässt keine bleibenden Schäden, aber anhaltende Gefühllosigkeit, Muskelabbau, Schwäche und Reflexverlust können vorliegen und erfordern dringend eine Behandlung.

Konventionelle Behandlung

In der akuten Phase werden neben mehrtägiger Bettruhe schmerzlindernde und manchmal auch entzündungshemmende Medikamente oder Diazepam bei Muskelkrämpfen verordnet. Krankengymnastik schließt sich an. Gelegentlich hilft ein Korsett. Eine Rückenoperation sollte nur durchgeführt werden, wenn bei konservativer Therapie keine Besserung eintritt.

Ergänzende Behandlung

Osteopathie

Osteopathen sind in der Kunst der manuellen Therapie vieler Beschwerden wie etwa Rückenstörungen ausgebildet. Zur Manipulation werden kurze, schnelle Bewegungen ausgeführt, um blockierte Gelenke zu lockern und Störungen in den Gelenken und den umgebenden Weichteilen zu beseitigen. Osteopathen bedienen sich einer speziellen Weichteil-Massagetechnik, um verhärtete Muskeln zu lockern oder die Spannung in erschlafften Muskeln zu steigern.

Homöopathie

Je nach den Beschwerden kann die Behandlung hilfreich sein. Folgende Arzneien sind geeignet:

- Colocynthis bei Schmerzen entlang des Ischiasnervs.
- Rhus tox., wenn Gelenk-, Muskelstarre und Schmerzen bei Bewegung zuerst schlimmer und dann besser werden.
- Gelsemium wirkt auf Rückgrat und Muskeln.
- Hypericum hilft bei Nervenschmerzen.

Alexandertechnik

Die Alexandertechnik befaßt sich sehr erfolgreich mit Beschwerden des Bewegungsapparates. Obwohl die Symptome in der Regel in einem bestimmten Bereich des Körpers auftreten, ist die Technik ganzheitlich. Sie fördert die Harmonie von Körper und Geist und die Körperhaltung; dadurch verschwinden die Störungen. Insbesondere lockert sie verkrampfte Muskeln, löst die Gelenke und streckt die Wirbelsäule. Die chronische Fehlbelastung der Wirbelsäule wird beseitigt, der Druck auf die Bandscheiben sinkt, und sie können in ihre normale Lage zurückkehren. Die mechanische Ursache der Ischiasschmerzen ist beseitigt.

Weitere Therapien

Die **Akupunktur** erzielt oft anhaltende Erfolge, indem sie die Entzündung reduziert und die Heilung des geschädigten Gewebes beschleunigt. Entsteht die Ischialgie aufgrund eines Drucks der tiefen Hüftwirbel auf den Nerv, kann **Hellerwork** helfen. Je nach Ursache bietet **Yoga** sanfte *asanas*, Entspannung, *pranayama* und Meditation. Das **Rolfing** verbessert die Körperhaltung, so daß die Muskeln nicht auf den Ischiasnerv drücken. Auch die **Aurikulotherapie** kann sehr nützlich sein. Es gibt einen Punkt am Ohr, den sogenannten »Ischiaspunkt«, der die Beschwerden einer Ischialgie sehr erfolgreich bessern kann. Die Linderung kann schnell eintreten, aber eine regelmäßige Behandlung ist nötig. Aromatherapeuten verwenden stimulierende Öle wie Rosmarin und Wacholder zusammen mit Massage. **Farbtherapeuten** empfehlen Gelb, da die Farbe das Nervensystem stärkt und die Entzündung des Ischiasnervs vermindert. Die **Bioresonanztherapie** führt zu einer Besserung der Symptomatik, indem die veränderten Schwingungsfrequenzen des geschädigten Körperteils korrigiert werden.

MUSKELDYSTROPHIE

Was versteht man darunter?

Muskeldystrophie ist ein Oberbegriff für eine Reihe angeborener Störungen der Muskeln, die zu ihrer langsamen Degeneration führen. Man unterscheidet fünf Arten der Muskeldystrophie, sie werden nach dem Alter, in dem sie auftreten, unterteilt.

- *Die* **Duchenne-Muskeldystrophie** *ist eine Erbkrankheit, die bei etwa einem von 3000 männlichen Kindern vorkommt. Die betroffenen Jungen sind bei der Geburt normal und erreichen auch frühe motorische Ziele wie das Sitzen. Das Gehen verzögert sich jedoch, die Hälfte kann mit 18 Monaten noch nicht laufen. Bei etwa zehn Prozent der Kinder setzt das Sprechen verspätet ein. Die ersten Anzeichen erscheinen meist, bevor das Kind drei Jahre alt ist. Die Muskelmasse der Waden kann trotz Schwäche zunehmen. Die Bein- und Rückenmuskulatur ist betroffen, das Kind zeigt den typischen watschelnden Gang. Im Alter von zwölf Jahren können die meisten Kinder nicht mehr laufen, und nur sehr wenige überleben das 20. Lebensjahr. Trägt die Mutter das defekte Gen, liegt die Gefahr, daß die Krankheit zum Ausbruch kommt, bei 50 Prozent.*
- *Die* **Gliedergürtel-Muskeldystrophie** *beginnt in der späten Kindheit oder im frühen Erwachsenenalter in den Muskeln der Hüften und Schultern. Diese Erbkrankheit verläuft langsamer als Duchenne. Der Patient wird meist innerhalb von etwa 20 Jahren schwer behindert.*
- *Die* **facio-scapulo-humerale Muskeldystrophie** *betrifft die Muskeln in Gesicht, Schultern und Oberarmen. Der Verlauf ist viel langsamer und führt nicht zwangsläufig zur Invalidität.*
- *Die* **Becker-Muskeldystrophie** *entspricht weitgehend der Duchenne, setzt aber später in der Kindheit ein und schreitet viel langsamer voran. Die Patienten werden oft 50 Jahre oder älter.*
- *Die* **myotone Dystrophie** *kommt an den Muskeln der Hände und Füße vor und kann in der Kindheit auftreten. Sie führt in mittlerem Alter zu Grauem Star und geistiger Behinderung.*

Ursachen

Sehr viel Forschungsarbeit wird zur Aufklärung der Ursachen dieser Erbkrankheiten investiert.

- *Die* **Duchenne-Muskeldystrophie** *wird von einem Gen auf dem X-Chromosom, das die gesunde Mutter trägt, ausgelöst.*
- *Die* **Rumpfgürtel-Muskeldystrophie** *betrifft beide Geschlechter und wird autosomal-rezessiv vererbt.*
- *Die* **facio-scapulo-humerale Muskeldystrophie** *wird in einem autosomal-dominanten Erbgang weitergegeben.*
- *Die* **myotone Dystrophie** *wird ebenfalls in einem autosomal-dominanten Erbgang weitergegeben.*
- *Die* **Becker-Muskeldystrophie** *beruht ebenfalls auf einem Gendefekt.*

Konventionelle Behandlung

Zur Diagnose werden die Gliedmaßen des Patienten untersucht und seine Bewegungen beobachtet. Das Ergebnis kann durch ein EMG (Elektromyogramm), das die Muskelreaktion erfaßt, bestätigt werden, ebenso durch Bluttests.

Diese Erbkrankheiten sind unheilbar; sobald die Diagnose feststeht, beschränkt sich die Behandlung auf die Erhaltung der Bewegungsfähigkeit. Die Muskeln müssen zur Verhinderung des Muskelschwundes regelmäßig bewegt werden. Eine Operation der Fersenbänder kann notwendig sein, um das Gehen zu unterstützen. Es hilft, das Gewicht zu halten, um die geschwächten Körperteile möglichst wenig zu belasten.

Paare mit Kinderwunsch, die diese Erbanlagen tragen, erhalten eine genetische Beratung. Es gibt auch verschiedene pränatale Tests, die zeigen, ob das Kind eine Muskeldystrophie entwickeln könnte, zum Beispiel die Chorionzotten-Biopsie und die Amniozentese.

ERGÄNZENDE BEHANDLUNG

Massage

Eine Massage kann ein Gefühl des körperlichen und geistigen Wohlbefindens erzeugen. Ziel der Massage ist es, die Beschwerden zu lindern, indem sie die Blutversorgung der Muskeln verstärkt und verbessert.

Ernährungstherapie

Studien zufolge kann eine Muskeldystrophie durch Vitamin-E- und Selenmangel verschlimmert werden. In manchen Fällen hat auch eine Ergänzung mit Co-Enzym Q10 geholfen. Nahrungsmittelallergien können manchmal Symptome hervorrufen, die einer Muskeldystrophie ähneln.

Aromatherapie

Aromatherapeuten verwenden stimulierende Öle wie Rosmarin oder Wacholder, die bei einer Ganzkörpermassage recht hilfreich sind.

Naturheilkunde

Die Behandlung fördert und verbessert die Durchblutung der betroffenen Gliedmaßen durch eine Kombination aus Bewegung und Wasserstrahlmassage.

Ayurveda

Die spezielle ayurvedische *panchakarma*-Therapie hilft, die Symptome einer Muskeldystrophie zu lindern.

Weitere Therapien

Akupressur und **Shiatsu** lindern sehr wirkungsvoll die Symptome und Beschwerden, die die Krankheit mit sich bringt. Die **Polaritätstherapie** und **Radionik** helfen. Für **westliche Kräuterpraktiker** kann eine Kräutertherapie das Wohlbefinden des Patienten steigern und die Widerstandskraft des Körpers gegen Infektionen fördern. Das **Geistheilen** reduziert einige der Symptome und hält die Krankheit unter Kontrolle.

KINDER

Kinder können schnell krank und wieder gesund werden. Schwierigkeiten in der Behandlung ergeben sich, da Kleinkinder nicht sagen können, daß sie sich schlecht fühlen und wo es weh tut. Manchmal sind die Zeichen und Symptome einer Erkrankung offensichtlich, etwa wenn das Kind unter Husten, Durchfall und Erbrechen, Ausschlägen, Schnupfen oder erhöhter Temperatur leidet. Aber oft besteht der einzige Anhaltspunkt in einem veränderten Verhalten des Kindes. Das sonst aktive Kind wird träge und reizbar, oder ein normalerweise hungriges Baby zeigt keinen Appetit. Die Eltern können oft nur schwer erkennen, ob ihr Kind wirklich krank ist. Dennoch glauben die meisten Ärzte, daß die Eltern die Gesundheit ihres Kindes am besten beurteilen können.

Eltern sollten immer ihrem Instinkt und gesunden Menschenverstand trauen. Wenn sie glauben, es sei nötig, können sie sich telefonisch bei einem Arzt Rat holen oder mit ihrem Kind in die Sprechstunde kommen. Die meisten der üblichen Erkrankungen wie Husten und Erkältung, Windpocken und Mumps erfordern keine aktive medizinische Behandlung. Oft genügt es, den Eltern einen Rat zu geben und sie zu beruhigen. Der Arzt klärt die Eltern auch über den natürlichen Verlauf der Krankheit auf, in dem eine zeitweise Verschlechterung des Zustandes manchmal normal ist. Auch das Alter muß berücksichtigt werden, da sich das Erscheinungsbild mancher Krankheiten ändert, wenn die Kinder älter werden.

Glücklicherweise gibt es nur sehr wenige ernsthaft gefährliche Krankheiten bei Kindern, und diese können in der Regel von Medizinern gut behandelt werden.

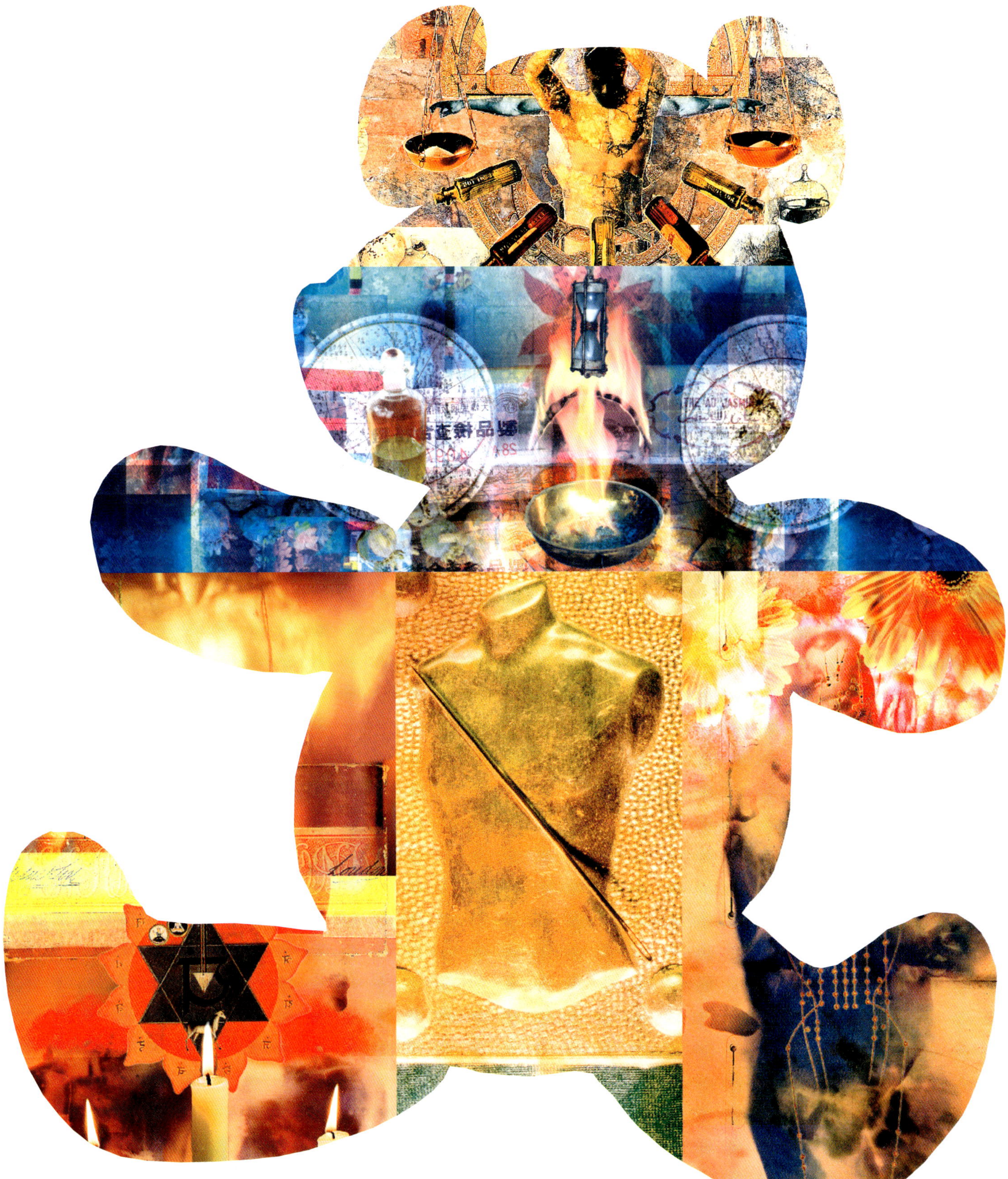

WINDPOCKEN

Was versteht man darunter?

Windpocken sind eine extrem ansteckende Virusinfektion mit einer Inkubationszeit von 14–17 Tagen. Zu den Symptomen zählen Kopfschmerzen, allgemeines Unwohlsein und etwa einen Tag lang erhöhte Temperatur. Dann bilden sich Pusteln, die Mückenstichen sehr ähnlich sehen. Sie erscheinen gewöhnlich zuerst am Körper und gehen allmählich auf die Gliedmaßen über.

Die Pusteln können überall entstehen, auch im Mund, auf der Kopfhaut, um After und Penis, sogar in der Vagina und in den Ohren. Zuerst sind sie klein und rot, dann wachsen sie, füllen sich mit Flüssigkeit und werden zu Bläschen. Diese platzen rasch auf und verkrusten, schließlich trocknen sie aus und bilden einen Schorf. Die Pusteln jucken sehr stark; aber die Kinder sollten nicht daran kratzen, da sonst bakterielle Infektionen und Narben entstehen können.

Windpocken in der Kindheit verlaufen fast immer leicht. Bei Erwachsenen können gefährliche Komplikationen wie Lungenentzündungen und Enzephalitis auftreten.

Windpocken in der Schwangerschaft können bei der Mutter zu einer lebensbedrohenden Lungeninfektion führen. Übertragungen auf das Ungeborene sind selten.

Es ist vernünftig, den Ausbruch dieser Krankheit in der Kindheit zuzulassen, da in dieser Zeit das Risiko geringer ist und eine Erkrankung zu lebenslanger Immunität führt. Das Windpocken-Virus (Varizella-Zoster) kann nach einem Ausbruch ruhen und Jahre später als Gürtelrose (Zoster) beim Erwachsenen wieder erscheinen. In seltenen Fällen kann sich ein Kind auch bei einem Erwachsenen mit Gürtelrose anstecken und Windpocken bekommen.

Ursachen

Das Virus wird über Tröpfchen oder Berührung der Blasen übertragen. Am infektiösesten sind die Patienten zwei Tage vor Erscheinen des Ausschlags bis etwa eine Woche danach. Sie bleiben ansteckend, bis alle Pusteln verkrustet sind.

Konventionelle Behandlung

Bei Windpocken sollte man es dem Kind bequem machen, eine Zinkschüttelmixtur gegen Juckreiz sowie Paracetamol zur Senkung der leicht erhöhten Temperatur verwenden. Meist erholen sich die Kinder innerhalb von etwa zehn Tagen, bei Erwachsenen kann es länger dauern.

EIN ARZT SOLLTE SOFORT KONSULTIERT WERDEN, WENN DAS FIEBER NACH ZWEI ODER DREI TAGEN NOCH IMMER HOCH IST, BEI STARKEM BRECHREIZ UND BEI HUSTEN. ES KANN EINE WINDPOCKEN-PNEUMONIE (LUNGENENTZÜNDUNG) VORLIEGEN, DIE UNBEDINGT KLINISCH BEHANDELT WERDEN MUSS.

ERGÄNZENDE BEHANDLUNG

Homöopathie

Homöopathen empfehlen eine Reihe von Behandlungsmethoden wie:

- Aconitum oder Belladonna bei leichtem Fieber und allgemeinem Unwohlsein zu Beginn der Erkrankung. Auch eine tägliche Gabe Ferrum phos. kann helfen.
- Antimonium, wenn das Kind jammert und nicht allein bleiben will.
- Rhus tox. wird empfohlen, wenn das Kind besonders stark fiebert und unruhig ist.
- Sulphur bei Ausschlag oder Fieber.

Westliche Kräuterheilkunde

Es gibt eine Reihe sehr nützlicher Heilpflanzen. Ein Aufguß aus Holunderblüten, eine Tinktur aus Beinwell oder Lavendelöl kann auf die Pusteln getupft werden. Günstig beeinflussen den Heilungsprozeß auch fiebersenkende und abwehrstärkende Kräutertees.

Reflexzonentherapie

Ein Therapeut führt eine Reihe kurzer und sanfter Behandlungen zur Stärkung des Immunsystems nach der kräftezehrenden Infektion durch.

Bachblütentherapie

Bei Windpocken und anderen Kinderkrankheiten helfen Bachblütenarzneien, den oft damit einhergehenden Juckreiz zu reduzieren. Springkraut hilft gegen Ungeduld und Reizbarkeit, Holzapfel reinigt die Haut. Beide werden verdünnt auf die betroffenen Hautpartien aufgetragen oder eingenommen. Bei allen mit Juckreiz verbundenen Kinderkrankheiten lindern Wegwarte, Hainbuche oder Kirschpflaume den quälenden Reiz.

Aromatherapie

Kinderkrankheiten mit Hautausschlägen sprechen sehr gut auf aromatherapeutische Bäder und leichte Massage an. Die Therapeuten verwenden 2,5prozentige Mischungen aus Ölen wie Teebaum, Römischer Kamille und Lavendel.

Weitere Therapien

Das **Geistheilen** hilft einem Kind, die üblichen Kinderkrankheiten schneller als normal zu überwinden, indem es die Ausscheidung der Giftstoffe aus dem Körper fördert. Es kann auch Fieber senken und Entzündungen reduzieren. **Naturheilpraktiker** empfehlen ausreichend Obst, Gemüse und Säfte sowie eine vollwertige Ernährung während der Erholungsphase.

MASERN

Was versteht man darunter?

Masern sind eine sehr ansteckende Krankheit, die vor allem bei Kindern, aber auch bei Erwachsenen auftritt. Die infektiöse Phase reicht vom Zeitpunkt des Kontakts mit einem infizierten Menschen bis zu vier Tagen nach Erscheinen des Ausschlags. Die Krankheit selbst dauert sieben bis zehn Tage. Nach der Krankheit bleibt der Patient gewöhnlich immun.

Die Krankheit beginnt wie eine Erkältung mit Schnupfen, Niesen, tränenden Augen und Husten. Schließlich steigt die Temperatur, und es bilden sich charakteristische, kleine, grauweiße Punkte, die sogenannten Koplik-Flecken, an der Innenseite der Wangen, rasch gefolgt von Fieber. Ein Arzt kann anhand dieser Flecken die Masern identifizieren, bevor der eigentliche Hautausschlag einsetzt. Das Fieber steigt, wenn flache, rosabraune oder rote Flecken, meist hinter den Ohren und im Gesicht, auftauchen. Die Pünktchen fließen häufig zu großen fleckigen Bereichen zusammen. Zwar jucken die Masernflecken nicht besonders, aber das Kind kann sich trotzdem sehr unwohl fühlen. Nach etwa drei Tagen wird der Ausschlag schwächer, und die Symptome lassen nach.

Die Halslymphknoten sind in der Regel geschwollen, und das Kind hat wenig Appetit und ist lichtempfindlich; auch Bauchschmerzen, Erbrechen und Durchfall können auftreten.

Mögliche Komplikationen bei Masern sind vor allem Infektionen der Ohren und des Brustraumes (Mittelohrentzündung, Krupp, Durchfall und Erbrechen sowie Bindehautentzündung). Aber es können auch ernstere Probleme auftreten wie etwa Lungenentzündung und in seltenen Fällen Enzephalitis (Entzündung des Gehirns).

Masern sind eine ernste Erkrankung und können bei Kindern mit einem geschwächten Immunsystem sogar tödlich sein, beispielsweise, wenn das Kind wegen Leukämie behandelt wird oder mit dem humanen Immundefizienz-Virus (HIV) infiziert ist.

Fieberkrämpfe kommen bei Masern im Kindesalter häufig vor und sind in der Regel kein Grund zur Beunruhigung. Grund ist der noch nicht ausgereifte Mechanismus zur Temperaturabsenkung im kindlichen Gehirn.

Ursachen

Masern werden von einem Virus ausgelöst:

- *Es verbreitet sich über Sekrettröpfchen in der Luft, wenn ein infizierter Mensch niest oder hustet (Tröpfcheninfektion).*
- *Die Inkubationszeit, in der sich noch keine Symptome zeigen, beträgt acht bis 14 Tage.*
- *Infizierte Kinder können das Virus kurz nach Beginn der Inkubationszeit bis eine Woche nach Auftreten der Symptome weitergeben.*
- *Ein Baby ist in den ersten acht Lebensmonaten vor Masern geschützt, da sein Organismus immer noch Antikörper von der Mutter enthält.*

Konventionelle Behandlung

Fieber wird im allgemeinen mit Paracetamol-Zäpfchen gesenkt; wichtig ist es, viel zu trinken.

Bei Masern helfen Antibiotika nicht. Im unwahrscheinlichen Fall einer Enzephalitis werden starke, virostatische Medikamente verordnet, jedoch nur im Rahmen eines Klinikaufenthalts.

Im Alter von zwölf bis 18 Monaten wird eine kombinierte Masern-Mumps-Röteln-Impfung empfohlen. Kinder, die jünger sind, sollten nicht geimpft werden. Auch bei Anzeichen von Fieber oder Infektionen ist es ratsam, die Impfung zu verschieben. Die Nebenwirkungen einer Impfung sind gewöhnlich gering. Leichtes Fieber, Erkältung und Ausschlag können etwa eine Woche danach auftreten.

ERGÄNZENDE BEHANDLUNG

Homöopathie

Ein Homöopath empfiehlt:

- Aconitum oder Belladonna bei Erkältungssymptomen wie Fieber zu Beginn der Krankheit.
- Euphrasia bei Erkältung, Fieber oder tränenden Augen.
- Pulsatilla, wenn das Kind fröstelt, fiebert, sich elend fühlt, dicken, grünen Schleim auswirft und helles Licht schmerzt.
- Bryonia oder Sulphur hilft bei Erscheinen des Ausschlags.

Hält das Fieber an oder ist das Kind auch nach Abklingen des Ausschlags weiterhin krank, muß sofort ein Arzt aufgesucht werden.

Aromatherapie

Juckende Hautausschläge sprechen auf Bäder und leichte Massage mit einer 2,5prozentigen Mischung aus Ölen wie Teebaum und Römischer Kamille an.

Westliche Kräuterheilkunde

Zur Fiebersenkung sollte das Kind mehrmals täglich Aufgüsse aus Schafgarbe, Holunderblüten oder Lindenblüten trinken. Bei Unruhe, Glieder- und Muskelschmerzen fügt man dem Aufguß etwas Kamille hinzu.

Reflexzonentherapie

Ein Therapeut wird wahrscheinlich kurze und sanfte Methoden anwenden, einschließlich einer vollständigen Behandlung zur Prävention. Im Anschluß an eine Infektion wählt er Behandlungsweisen zur Stärkung des Immunsystems.

Naturheilkunde

Die Praktiker empfehlen Obst und Gemüsesäfte, wenn das Kind dazu bereit ist, diese zu trinken. Während der Krankheit sollte es keine Milchprodukte erhalten.

MUMPS

Was versteht man darunter?

Zu den Symptomen zählen Unwohlsein, Ohrenschmerzen und schließlich Fieber mit Kopfschmerzen, Nackenschmerzen, Halsweh, Mundtrockenheit und Schluckbeschwerden beim Essen und Trinken. Bei Jungen nach der Pubertät kann Mumps auch eine Orchitis (Hodenentzündung) verursachen, die, wenn auch selten, zu Sterilität führen kann.

Ansteckend ist Mumps einen Tag, bevor die Drüsen anschwellen, bis zu einer Woche nach deren Abschwellen. Die Schwellungen sollten innerhalb von zehn Tagen zurückgehen. Eine Mumps-Erkrankung führt zu lebenslanger Immunität.

Ursachen

Mumps ist eine Virusinfektion, die sich über Tröpfchen in der Luft verbreitet. Sie führt zu Fieber, die Ohrspeicheldrüsen am Kiefergelenk schwellen an. Dadurch entstehen die charakteristischen »Hamsterbacken«. Kinder unter zwei oder drei Jahren erkranken nur selten an Mumps. Die Inkubationszeit beträgt zwei bis drei Wochen.

Konventionelle Behandlung

Gegen Fieber und Schmerzen gibt man Paracetamol (Einzelheiten zur Masern-Mumps-Röteln-Impfung s. Masern S. 319).

ERGÄNZENDE BEHANDLUNG

Homöopathie

Aconitum hilft, wenn Fieber einsetzt. Belladonna wird verordnet, wenn das Kind hohes Fieber hat und rot im Gesicht ist, Phytolacca, wenn sich die Drüsen im Hals steinhart anfühlen und das Kind unter Ohrenschmerzen leidet.

Westliche Kräuterheilkunde

Zahlreiche Kräuter senken das Fieber wie etwa Aufgüsse aus Schafgarbe und Holunderblüten. Alle paar Stunden kann man zur Behandlung der geschwollenen Drüsen dieser Mischung etwas Ringelblumenaufguß zugeben. Bei schwereren Infektionen ist es sinnvoll, einen Praktiker aufzusuchen, da stärkere Arzneien mit Vorsicht eingesetzt werden müssen.

Weitere Therapien

Ein **Reflexzonentherapeut** wird kurze und sanfte Verfahren anwenden und das Immunsystem nach der Infektion stärken. **Naturheilkunde**-Praktiker empfehlen kalte Umschläge zur Linderung der Schwellung im Hals sowie zusätzliche Vitamine und Mineralstoffe, um das Immunsystem in Schwung zu bringen.

KEUCHHUSTEN

Was versteht man darunter?

Keuchhusten (Pertussis) ist eine sehr ansteckende Krankheit, die vor allem Kleinkinder betrifft. Sie führt zu einer Entzündung des gesamten Atemtraktes und kann gefährlich sein.

Keuchhusten beginnt wie eine normale Erkältung. Dickflüssiges Sekret reizt die Atemwege. Immer häufiger werden lange Hustenanfälle, die mit einem »Keuchen« enden, wenn das Kind nach Atem ringt. Das Kind kann erbrechen. Kleine Blutgefäße in den Augen können durch die Anstrengung beim Husten platzen. Die Extremitäten werden durch Sauerstoffmangel blau. Die Krankheit kann zehn Wochen dauern.

Ursachen

Keuchhusten wird von einem Bakterium hervorgerufen, das sich über ausgehustete Tröpfchen in der Luft verbreitet.

Konventionelle Behandlung

Antibiotika helfen zu Beginn der Erkrankung. Man muß das Kind warm halten und ihm viel zu trinken geben. Empfohlen wird für alle Kinder die DTP-Impfung (Diphterie, Tetanus, Pertussis), jeweils im zweiten, dritten und vierten Lebensmonat. Es besteht ein geringes Risiko einer Gegenreaktion, aber die größere Gefahr geht von der Krankheit selbst aus.

ERGÄNZENDE BEHANDLUNG

Homöopathie

Nützlich sind Drosera bei starker Spuckneigung und Kalium carb. bei hartem, trockenem Husten. Cuprum hilft, wenn das Kind nach einem Hustenanfall erschöpft ist, die Lippen blau werden, die Finger und Zehen sich verkrampfen und Wassertrinken anscheinend Linderung bringt.

Westliche Kräuterheilkunde

Zur individuellen Behandlung ist ein Besuch beim Praktiker nötig. Zu den möglichen nützlichen Arzneien zählt eine Reihe von schleimlösenden Mitteln wie Andorn, Königskerze und Thymian und auch entspannende Kräuter wie Lavendel und Ysop.

RÖTELN

Was versteht man darunter?

Röteln (Rubella) sind eine sehr ansteckende Viruserkrankung mit einer Inkubationszeit von zwei bis drei Wochen. Sie verlaufen gewöhnlich unproblematisch und beginnen mit den Symptomen einer Erkältung und Appetitlosigkeit, manchmal auch mit Angina, einer Schwellung der Lymphknoten im Hals und Fieber. Einen Tag später erscheint ein juckender Ausschlag.

Im allgemeinen klingt die Krankheit innerhalb einer Woche ab. Werden aber schwangere Frauen in den ersten vier Wochen infiziert, ist die Gefahr einer Fehlgeburt oder von Geburtsschäden groß. Andere Viruserkrankungen verlaufen ähnlich, daher sollten Frauen testen lassen, ob sie wirklich Röteln-Antikörper im Blut haben. Erst dann sind sie gegen das Virus immun.

Ursachen

Das Virus verbreitet sich über Tröpfchen in der Luft. Es kann wenige Tage vor Auftreten der Symptome bis zu einem Tag nach ihrem Verschwinden übertragen werden.

Konventionelle Behandlung

Die Krankheit wird normalerweise folgendermaßen behandelt:

- *Paracetamol senkt das Fieber und lindert die Beschwerden.*
- *Wenn der Ausschlag stark juckt, wird Zinksalbe verordnet.*

Um das Risiko in der Schwangerschaft zu minimieren, sollte bei jungen Frauen die Immunität ermittelt werden. Ein Homöopath erreicht dies mit Hilfe einer Rubella-Nosode. (Einzelheiten zur Masern-Mumps-Röteln-Impfung s. Masern, S. 319).

ERGÄNZENDE BEHANDLUNG

Aromatherapie

Alle Kinderkrankheiten mit juckenden Hautausschlägen sprechen gut auf eine Aromatherapie an. Bäder und eine leichte Massage mit einer 2,5prozentigen Mischung ätherischer Öle aus Teebaum, Römischer Kamille und Lavendel helfen. Teebaum und Lavendel sind bei Virusinfektionen besonders hilfreich.

Weitere Therapien

Ein **Homöopath** empfiehlt Phytolacca (bei geschwollenen Drüsen, Ohrenschmerzen und Linderung der Symptome durch kalte Getränke) oder Pulsatilla (zu Beginn des Ausschlags, bei geröteten Augen und gelbem Sekret). **Westliche Kräuterpraktiker** verwenden verschiedene Heilpflanzen und empfehlen, die Haut mit einem Lavendelaufguß einzureiben.

FIEBER

Was versteht man darunter?

Jede Körpertemperatur über 37° C wird als Fieber bezeichnet. Der Körper wehrt sich mit einer Temperaturerhöhung gegen eingedrungene Keime. Eine Temperatur über 39° C bei Kindern ist gefährlich, daher muß der Arzt gerufen werden.

Ein gutes Hausmittel sind warme Wadenwickel, die erneuert werden, bis die Temperatur deutlich sinkt. Eventuell löst eine hohe Temperatur Fieberkrämpfe aus. Sie sind nicht gefährlich, wenn sie weniger als zehn Minuten dauern, und haben nur in zwei bis vier Prozent aller Fälle mit Epilepsie zu tun.

Ursachen

Fieber wird meist von einer Bakterien- oder Virusinfektion, (beispielsweise von den üblichen Kinderkrankheiten wie Masern, Mumps, Windpocken und Keuchhusten) und Infektionen der oberen Atemwege ausgelöst.

Konventionelle Behandlung

Paracetamol-Zäpfchen senken das Fieber. Bei bakteriellen Infektionen werden Antibiotika verordnet. Bei Kindern mit hoher Krampfneigung helfen Diazepan-Zäpfchen.

ERGÄNZENDE BEHANDLUNG

HAT EIN KIND LÄNGER ALS SECHS STUNDEN FIEBER MIT EINER TEMPERATUR VON ÜBER 39° C, MUSS SOFORT DER ÄRZTLICHE NOTDIENST ALARMIERT WERDEN.

Homöopathie

Zu den Arzneien zählen Apis, wenn das Kind fröstelt und über stechende Schmerzen klagt; Arsenicum, wenn es erschöpft ist und fröstelt, sowie Aconitum und Belladonna.

Weitere Therapien

Chinesische und **westliche Kräuter** unterstützen und beruhigen: Borretsch, Deutsche Kamille, Ringelblume, Eukalyptus, Cayennepfeffer, Weidenrinde und Lindenblüten als Aufgüsse. **Aromatherapeuten** empfehlen, das Kind mit Ölen aus Petitgrain und Römischer Kamille abzutupfen. **Reflexzonentherapeuten** bearbeiten die Zonen der Hirnanhangdrüse, der endokrinen Drüsen und des Lymphsystems.

Erkältung und Grippe

Was versteht man darunter?

Beinahe jeder ist gelegentlich erkältet, besonders jedoch Kinder. Erkältungen sind mit zunehmendem Alter seltener, weil Erwachsene mit der Zeit gegen zahlreiche Viren immun geworden sind.

Erkältungen kommen aufgrund des unreifen Immunsystems bei Babys und Kleinkindern am häufigsten vor. Ältere Kinder stecken sich vor allem an, wenn ihre Abwehrkraft durch eine andere Erkrankung geschwächt ist, wenn sie überanstrengt oder übermüdet sind. Schulkinder sind vielen verschiedenen Viren ausgesetzt und erkranken in den ersten Schuljahren oft.

Die meisten Erkältungen sind sehr ansteckend und halten zwischen drei und sieben Tagen an. Die Nase kann als Nachwirkung aber noch wochenlang dickflüssiges Sekret absondern. Erkältungen können mit oder ohne Husten auftreten.

Sie beginnen im allgemeinen mit Halsschmerzen, Niesen, leicht erhöhter Temperatur und Schnupfen. Durch die Infektion entzünden sich die Schleimhäute der oberen Atemwege und produzieren vermehrt Sekrete, um die Erreger zu entfernen. Auch die Rachenmandeln können anschwellen, die Eustachische Röhre blockieren und so »Ohrensausen« und eine Sekundärinfektion im Ohr auslösen. Im Verlauf der Erkrankung kann sich eine Bronchitis oder eine Mandelentzündung entwickeln. Manche »Erkältungen« sind in Wirklichkeit die Symptome einer Allergie. Wenn sich also ein Kind scheinbar eine Erkältung nach der anderen holt, sollte man einen Allergietest in Betracht ziehen, eventuell bei einem spezialisierten Allergologen oder einem Kinesiologen.

Grippeviren werden in die Klassen A, B und C unterteilt, wobei die Typ-B-Viren bei Kindern manchmal Symptome hervorrufen, die einer Blinddarmentzündung sehr ähnlich sind. Das eher allgemeine Unwohlsein mit Fieber, Kopf- und Muskelschmerzen und Schwäche ist sehr typisch. Das Typ-A-Virus kann bei Babys zu Fieberkrämpfen führen und schwächt mehr als Typ B. Nur wenn eines dieser Viren beteiligt ist, spricht man von einer Grippe. Von Zeit zu Zeit treten spontan neue Stämme der Grippeviren auf, die weitverbreitete Epidemien auslösen können, weil trotz vorhergehender Grippe gegen sie noch keine Immunität besteht.

Ursachen

Beinahe 200 verschiedene Viren rufen das hervor, was wir „Erkältung" nennen; die häufigsten gehören zu den Rhinoviren oder den Coronaviren. Folgendermaßen werden sie übertragen:

- *Man atmet ein Virus über Tröpfchen aus der Luft ein, die durch Niesen oder Husten abgegeben worden sind.*
- *Man infiziert sich über die Hände, wenn man kontaminierte Gegenstände (Handtücher) berührt und sich dann Nase oder Augen reibt.*

Virale Infektionen des Atmungstrakts (Grippe) verursachen Fieber, Kopf- und Muskelschmerzen und Schwäche.

Konventionelle Behandlung

Die meisten Erkältungen sind nach einer Woche vorbei, und ein Arzt wird in der Regel nur benötigt, wenn sich die Infektion über Nase und Rachen hinaus ausweitet oder Komplikationen auftreten. Die Standardmethoden der konventionellen Medizin umfassen:

- *Das Kind soll viel trinken und braucht Ruhe; Paracetamol lindert die Beschwerden und senkt das Fieber.*
- *Die Vitamin-C-Versorgung sollte erhöht werden.*
- *Antibiotika werden nur verordnet, wenn eine bakterielle Sekundärinfektion auftritt.*
- *Ruhe, Schmerzmittel und reichlich warme Getränke werden Kindern und Erwachsenen, die an Grippe leiden, empfohlen.*

Eränzende Behandlung

Homöopathie

Viele Arzneien sind geeignet, Aconitum etwa im Anfangsstadium; Pulsatilla, wenn ein Kind sehr anhänglich ist und weint und das Sekret dick und grünlich ist; Mercurius, wenn eine Erkältung als Angina begann, das Kind Ohrenschmerzen hat und die Halslymphknoten geschwollen und empfindlich sind; Bryonia, wenn ein Kind reizbar und extrem durstig ist und allein gelassen werden will. Chronische Erkältungen sollten konstitutionell behandelt werden.

Naturheilkunde

Der Praktiker rät, verschleimende Nahrungsmittel wie Milchprodukte, Zucker, Eier und Stärke zu meiden und einige Tage lang reichlich Zwiebeln, Lauch und Knoblauch zu essen. Er empfiehlt Bäder mit Magnesiumsulfat.

Aromatherapie

Öle aus den Pflanzen Minze, Kiefer, Rosmarin, Thymian, Kampfer, Lavendel und Teebaum erleichtern die Atmung bei erkrankten Kindern. Sie können für ein warmes Bad oder eine Duftlampe verwendet werden. Auch im Luftbefeuchter des Kinderzimmers sind sie wirksam.

Weitere Therapien

Kinesiologen können mit Manipulationstechniken helfen. Ein **Ernährungstherapeut** empfiehlt täglich ausreichend Vitamin C sowie die Nahrungsmittel, die allgemein für eine gesunde Ernährung wichtig sind. Die **chinesische Kräuterheilkunde** lindert Symptome und hilft dem Körper, Infektionen abzuwehren. **Reflexzonentherapeuten** behandeln Erkältung und Grippe in erster Linie an den Punkten, die sich auf die Atmungsorgane beziehen.

HUSTEN

Was versteht man darunter?

Durch Husten befreit sich der Körper von Hindernissen oder Reizstoffen in den Atemwegen. Man unterscheidet trockenen Reizhusten von »produktivem« Husten, der Schleim und Sekret zutage fördert.

Ursachen

Auslöser für trockenen Husten sind: Schleim bei Infektionen oder Erkältungen, Fremdkörper, Reizgase aus der Atmosphäre oder Nervosität, die die Kehle zuschnürt. Ein produktiver Husten entsteht durch Entzündung der Bronchien bei Infektion oder Allergie. Ständiges nächtliches Husten oder Husten, der bei jeder Erkältung auftritt und schwer zu heilen ist, weist auf Asthma hin.

Konventionelle Behandlung

Manche Ärzte verordnen Mittel gegen den Hustenreiz, was aber nur bei trockenem Husten, der das Kind überanstrengt, ratsam ist. Für produktiven Husten, der den Körper reinigt, gibt es schleimlösende Mittel. Paracetamol senkt Fieber und lindert Beschwerden oder Unbehagen.

ERGÄNZENDE BEHANDLUNG

Aromatherapie

Man verwendet Minzöl, Thymianöl, Teebaumöl und bei größeren Kindern auch Eukalyptus, um das Sekret zu verflüssigen und die Bronchien zu beruhigen. Die Öle können über einen Raumluftbefeuchter verbreitet oder auf die Kleidung bzw. auf das Kopfkissen des Kindes gegeben werden.

Homöopathie

Chronischer Husten muß konstitutionell behandelt werden. Bei einem akuten Anfall kann jedoch eine der folgenden Arzneien helfen: Aconitum, Belladonna, Bryonia, Ipecacuanha, Drosera, Spongia, Hepar sulph., Phosphorus, Chamomilla, Kalium bichrom., Pulsatilla, Rumex, Arsenicum, Antimonium arsenicosum, Causticum, Stannum, Sticta und Kalium carb. Der Homöopath hilft bei der Wahl der besten Arznei zur Linderung der jeweiligen Symptome des Kindes.

Weitere Therapien

Die **westliche Kräuterheilkunde** ist hilfreich, der Praktiker empfiehlt vermutlich warme Aufgüsse aus Huflattich und Eisenkraut. **Chinesische Kräuterpraktiker** haben bei Husten geeignete Behandlungsweisen. Die **Kinesiologie** hilft, das **Geistheilen** beruhigt das Kind, senkt das Fieber, dämpft den Husten und stimuliert das Immunsystem.

KRUPP

Was versteht man darunter?

Krupp ist durch rauhen, bellenden Husten, pfeifendes Einatmen sowie Atemnot charakterisiert. Im allgemeinen sind Kinder unter fünf Jahren betroffen. Krupp wird von einer Entzündung des Kehlkopfes verursacht, die teilweise die Luftwege verschließt. Meist verläuft er mild, aber bei ernsteren Fällen ringt das Kind nach Atem, und die Haut färbt sich bläulich, da es an Sauerstoffmangel leidet. Krupp kann gefährlich sein, wenn die Hauptatemwege verengt sind.

MAN MUSS SOFORT DEN ARZT RUFEN, WENN DAS KIND NACH LUFT RINGT ODER BLAU ANLÄUFT.

Ursachen

Krupp kann von einer viralen oder bakteriellen Infektion ausgelöst werden, die den Kehlkopf, den Kehldeckel oder die Luftröhre befällt. Auch eine Allergie ist als Ursache für Krupp denkbar.

Konventionelle Behandlung

Oft reichen Frischluft und Beruhigung aus. In schwereren Fällen
- muß das Kind zur Behandlung in eine Klinik:
- *Mit Ultraschallverneblern zur Luftanfeuchtung.*
- *Mit antiasthmatischen Medikamenten zur Erweiterung der Atemwege. Bei Erstickungsgefahr (selten) wird es künstlich beatmet.*

ERGÄNZENDE BEHANDLUNG

Homöopathie

Krupp bei Babys behandelt man am besten mit einigen der Arzneien, die auch bei Husten helfen, insbesondere Aconitum, Hepar sulph. und Spongia.

Westliche Kräuterheilkunde

Ein Aufguß aus je einem Teelöffel Eisenkraut und Huflattich pro Tasse Wasser hilft. Bei Kindern unter drei Jahren genügt ein Teelöffel, bei älteren ein Eßlöffel.

CHRONISCHER TUBENKATARRH

Was versteht man darunter?

Chronischer Tubenkatarrh ist eine Erkrankung, in deren Verlauf sich das Mittelohr mit dickem, zähflüssigem Sekret füllt, welches das Hörvermögen beeinträchtigt. Er kann die Folge einer akuten Mittelohrentzündung oder einer Infektion der oberen Atemwege sein.

Tubenkatarrh kann auch mit chronisch vergrößerten Mandeln, Rachenmandeln und Lymphknoten in Rachen und Hals in Verbindung stehen, die die Eustachische Röhre blockieren. Ist das Hörvermögen des Kindes gestört, lernt es eventuell langsamer sprechen als normal. Es entwickelt auch eine ungewöhnliche Aussprache und kommt in der Schule nicht so schnell voran.

Ursachen

Die Schleimhaut des Mittelohrs entzündet sich und produziert zuviel zähflüssige Sekrete. Die Blockade der Eustachischen Röhre hindert diese am Abfließen.

Konventionelle Behandlung

Bei schwerem Tubenkatarrh erfolgt ein chirurgischer Einschnitt ins Trommelfell; kleine Kanülen, sogenannte Paukenröhrchen, werden eingeführt. Über sie kann die Flüssigkeit aus dem Mittelohr abfließen und kurzzeitig helfen. Antibiotika dämmen die Infektion ein. Dieser Trommelfellschnitt kann auch mit der Entfernung der Mandeln, Rachenmandeln oder beidem kombiniert werden.

ERGÄNZENDE BEHANDLUNG

Homöopathie

Folgende Arzneien helfen:

• Kalzium bei Ausfluß aus dem Ohr und geschwollenen Halsdrüsen; bei nächtlichen Schweißausbrüchen.

• Kalium bichrom. bei dickem, zähem Schleim im Rachen, bei Schmerzen hinter der Nase oder im Bereich der Nebenhöhlen.

• Graphites bei honigfarbenem Ausfluß aus dem Ohr und knackenden Ohrgeräuschen.

Weitere Therapien

Da Tubenkatarrh mit Nahrungsallergien zusammenhängen kann, ist die **Ernährungstherapie** ebenso hilfreich wie die **westliche Kräuterheilkunde**. Tubenkatarrh spricht auch auf **kinesiologische** Behandlung an. Viele Therapeuten empfehlen, vorübergehend Milchprodukte durch Soja oder Ziegenmilch zu ersetzen. Auch die Methoden der **chinesischen Kräuterheilkunde** können sehr nützlich sein.

OHRINFEKTIONEN

Was versteht man darunter?

Ohrinfektionen kommen bei Kindern in den ersten vier Lebensjahren sehr häufig vor. Eine Ohrentzündung geht oft mit einer Erkältung einher. Gewöhnlich schmerzt das entzündete Ohr nicht so stark, daß das Kind darunter leidet. Wenn Schmerzen auftreten, können sie aber sehr heftig sein.

Die Entzündung oder Infektion kann den Gehörgang betreffen und zu Schwellung und Ausfluß führen. Häufiger sind Mittelohrentzündungen (Otitis media). Chronische Ohrinfektionen beeinträchtigen das Hörvermögen.

Der erkrankte Bereich wird rot und schwillt an; Juckreiz und starke Schmerzen treten auf. Ein Baby kann viele Stunden lang schreien, besonders wenn es liegt, da dann der Druck auf die Ohren größer ist.

Ursachen

Eine Infektion des äußeren Ohrs kann diverse Ursachen haben:

- *Fremdkörper, Furunkel im Gehörgang oder eine Kratzwunde.*
- *Eine Mittelohrinfektion dringt meist von Nase oder Rachen aus über die Eustachische Röhre vor.*
- *Sekrete und geschwollene Mandeln können den Abfluß von Flüssigkeit über die Eustachische Röhre blockieren, und das Mittelohr entzündet sich.*

Das Kind kann Fieber und heftigste Schmerzen haben sowie einen klebrigen Ausfluß, wenn das Trommelfell perforiert ist.

Konventionelle Behandlung

Mittelohrinfektionen werden im allgemeinen mit Antibiotika behandelt, die aber bei einer Virusinfektion nicht helfen. Schmerzmittel sowie eine lokale, sanfte Wärmezufuhr wirken lindernd.

ERGÄNZENDE BEHANDLUNG

Homöopathie

Akute Schmerzen werden mit Aconitum, Belladonna oder Chamomilla therapiert. Bei schwelender Entzündung hilft Hepar sulph.

Weitere Therapien

Reflexzonentherapeuten bearbeiten mit Hirnanhangdrüse, Zirbeldrüse, Nebennieren, Thymus, Ohr und Milz verbundene Zonen. **Akupunktur** durch einen Kinderspezialisten hilft.

VERKLEBTE AUGEN

Was versteht man darunter?

Verklebte Augen bekommt das Kind durch einen eitrigen Ausfluß aus einem oder beiden Augen, der besonders nachts verkrustet. Sie treten in den ersten Monaten häufig auf und werden meist von einem blockierten Tränennasengang verursacht. Bei der Geburt sind diese Gänge manchmal von einer dünnen Haut verschlossen, die einige Wochen später aufreißt, so daß die Tränenflüssigkeit in die Nase abfließen kann. Die Augen der Neugeborenen beginnen etwa nach drei Wochen mit der Tränenproduktion. Wenn die Membran nicht vollständig aufreißt, bleiben die Gänge ganz oder teilweise verstopft. Kann die Flüssigkeit nicht abfließen, infiziert sie sich und wird eitrig.

Ursachen

Andere Ursachen können während der Geburt erfolgte Infektionen durch Kontakt mit Fruchtwasser, infektiösen Scheidensekreten oder Blut sein. Bei älteren Kindern sind verklebte Augen oft Zeichen einer Erkältung, können aber auch auf eine Bindehautentzündung hinweisen, bei der die Augen tränen, schmerzen und das Weiße sich rötet und entzündet. Diese ist sehr ansteckend, aber mit Antibiotika gut therapierbar. Bei einem älteren Kind deuten gerötete, tränende Augen eher auf eine Allergie (wie Heuschnupfen) hin als auf eine Infektion.

Konventionelle Behandlung

Bei Eiter und Entzündung der Bindehaut ist es wichtig, einen Abstrich zu machen und mit der Behandlung zu beginnen:

- *Bei Kleinkindern kann man antibiotische Augentropfen und warmes, steriles (leicht salzhaltiges) Wasser zur Reinigung der Augen verwenden.*
- *Bei älteren Kindern wird eine Bindehautentzündung mit Antibiotika oder, wenn die verklebten Augen von einer Allergie ausgelöst werden, mit antihistaminischen Tropfen unter Aufsicht eines Augenarztes behandelt.*

ERGÄNZENDE BEHANDLUNG

Homöopathie

Für ältere Kinder eignen sich Pulsatilla bei dickem, nichtentzündlichem Ausfluß und Euphrasia (Augentrost), wenn die Augen tränen und rahmiges, entzündliches Sekret produzieren. Wenn sie brennen, tränen und sich röten, aber in wärmerer Luft Besserung eintritt, ist Allium cepa geeignet.

Westliche Kräuterheilkunde

Die Praktiker empfehlen, das betroffene Auge mit beruhigenden, abgekühlten Kräuteraufgüssen zu säubern, die aus folgenden Heilpflanzen bestehen: Ringelblume, Blutweiderich, Amerikanischer Storchschnabel, Eibisch, Gelbwurzel oder Augentrost.

WÜRMER

Was versteht man darunter?

Würmer können trotz größter Sauberkeit im Verdauungstrakt auftreten und kommen recht häufig vor. Kleine Kinder stecken sich meist in Kindergarten oder Schule an. Es gibt drei Hauptarten: Fadenwürmer, Spulwürmer und Bandwürmer. Madenwürmer, die zu den Fadenwürmern zählen, sind derzeit in der westlichen Welt am weitesten verbreitet. Die winzigen Würmer leben im Dickdarm. Sie verursachen Entzündungen und extremen Juckreiz um den After. Bei Mädchen kommen sie auch manchmal in der Vagina vor.

Ursachen

Beim Kratzen gelangen Eier an die Finger und von da an Gegenstände, die von anderen Kindern angefaßt werden. Würmer werden auch durch infiziertes und zu wenig gekochtes Fleisch oder durch verunreinigte Erde übertragen.

ERGÄNZENDE BEHANDLUNG

Homöopathie

Fadenwürmer lassen sich mit Arzneien wie Cina, Spigelia, Cuprum acet. und Abrotanum behandeln.

Naturheilkunde

Knoblauch, Karotten und Kürbissamen begegnen der Infektion. Der Therapeut rät auch, die Fingernägel kurz und sauber zu halten und häufig die Handtücher zu wechseln.

Weitere Therapien

Einige Präparate der **westlichen Kräuterheilkunde** können die Würmer lähmen, andere bewirken ihre Ausscheidung. Eine besondere Ernährung wie etwa der regelmäßige Verzehr von Knoblauch und Karotten schwächt die Würmer, so daß sie leichter bekämpft werden können. **Ayurveda**-Praktiker verordnen die Einnahme pflanzlicher Wurmmittel. Die **Metamorphische Methode** konzentriert sich auf den vorgeburtlichen Reflexbereich.

Erbrechen und Durchfall

Was versteht man darunter?

Eine Entleerung des Magens über den Mund (Erbrechen) und häufiger, dünnflüssiger Stuhlgang (Durchfall) sind im allgemeinen ungefährlich, es sei denn, der Zustand wird chronisch.

Bei Kindern gilt dabei die besondere Sorge der Austrocknung, der Dehydratation, wobei nicht nur Wasser verlorengeht, sondern auch lebenswichtige Salze, die Elektrolyte. Beide müssen ausreichend vorhanden sein, damit die Körperorgane funktionieren können. Ein rascher Wasser- und Salzverlust kann besonders für Babys, Kleinkinder und ältere Menschen gefährlich sein und muß sofort ärztlich behandelt werden.

Ursachen

Erbrechen und Durchfall sind selbst keine Krankheiten, sondern Anzeichen verschiedener Erkrankungen wie etwa Infektionen des Magen-Darm-Trakts (Gastroenteritis), Erkältungen oder Nahrungsmittelintoleranzen. Manchmal sind auch Antibiotika dafür verantwortlich.

Zusätzliche Ursachen für Durchfall können Würmer oder ungeeignete Nahrung (vielleicht nur zu viele Fruchtsäfte) sein. Gestillte Babys sind für eine Gastroenteritis weniger anfällig.

Ohrinfektionen können zu Erbrechen führen, ebenso Störungen der Gleichgewichtsfunktion im Innenohr. Eine Pylorusstenose, eine Einengung des Magenausgangs (Pylorus), äußert sich bei Kleinkindern durch dramatisches, schwallartiges Erbrechen. Beim gastroösophagealen Reflux steigt wie beim Sodbrennen die Magensäure die Speiseröhre hinauf. Er ist sehr häufig Anlaß für Erbrechen in den ersten Lebensmonaten.

Konventionelle Behandlung

Gegen Erbrechen können Medikamente wie Metoclopramid eingesetzt werden, was aber nur in Extremfällen nötig ist.

- *Kinder mit Durchfall sollten zunächst keine Milch bekommen; geeignet sind Elektrolytpräparate (aus der Apotheke), um den Salz- und Wasserverlust auszugleichen.*
- *Ist der Durchfall nach 24 Stunden vorbei, kann man Milch allmählich wieder einführen. Hält er über 48 Stunden an, muß der Arzt konsultiert werden. Dehydratation ist zu vermeiden. Bei flaschengefütterten Babys sind laktosearme Präparate nützlich.*

Kleinkindern mit einer Pylorusstenose wird eventuell durch Infusionen Flüssigkeit zugeführt. Meist ist im Anschluß daran eine Operation nötig, um das Problem zu beseitigen.

Man muss sofort einen Arzt rufen, wenn ein Kleinkind Symptome einer Dehydratation aufweist, wie etwa eine eingesunkene Fontanelle (eine weiche Stelle vorne und hinten an der noch nicht vollständig geschlossenen Schädeldecke), Teilnahmslosigkeit, anhaltendes Schreien, glasige Augen und schlaffe Haut, ebenso wenn Mund und Zunge trocken und klebrig sind.

Ergänzende Behandlung

Aromatherapie

Übelkeit und Erbrechen lassen sich durch das Inhalieren von Pfefferminz-, Zitronen-, Lavendel- oder Bergamotteöl lindern, aber man sollte zuerst den Therapeuten fragen, welches Öl für ein Baby geeignet ist.

Naturheilkunde

Der Praktiker empfiehlt eventuell eine spezielle Diät, zumindest aber eine angepaßte Ernährung.

Ernährungstherapie

Da das Verdauungssystem Schonung braucht, empfiehlt der Therapeut, eine Zeitlang nur zu trinken und nichts zu essen. Bei Kindern, nicht aber bei Babys, verkürzen adstringierende Kräutertees aus Pfefferminze und Brombeere die Erholungszeit.

Homöopathie

Der Homöopath stellt die Ursache des Erbrechens oder Durchfalls fest und behandelt den Symptomen entsprechend. Anhaltender Durchfall sollte immer konstitutionell therapiert werden. Es gibt auch zahlreiche Arzneien für akute Anfälle, zum Beispiel Podophyllum bei massigen, übelriechenden, blaßgrünen Stühlen, die mit Blähungen und Koliken einhergehen und besonders am frühen Morgen auftreten. China hilft bei häufigen breiigen Stühlen, bei heftigen Blähungen und wenn das Kind sehr reizbar ist. Colocynthis ist nützlich, wenn der Durchfall von krampfartigen Schmerzen begleitet wird, sowie bei schaumigen, dünnen und gelblichen Stühlen.

Weitere Therapien

Reflexzonentherapeuten bearbeiten die Reflexzonen der Verdauung. Erbrechen und Durchfall sprechen auf die **Aurikulotherapie** (Massage der Akupunkturpunkte am Ohr) an. Studien in China ergaben, daß **Akupunktur** sogar bei starken Durchfällen nützt. Erfahrenen Praktikern zufolge kann Akupunktur bei einer Reihe von Störungen im Verdauungssystem helfen. So zum Beispiel bei Übelkeit und Erbrechen nach Operationen, während der Schwangerschaft sowie bei Chemotherapien. Je nach Ursache eignet sich auch die **westliche Kräuterheilkunde**; sie kann zur Reinigung beitragen, den Verdauungsapparat unterstützen und stärken sowie die Entzündung reduzieren. Die **chinesische Kräuterheilkunde** kann alle Beschwerden lindern, die zusammen mit Erbrechen und Durchfall auftreten.

HYPERAKTIVITÄT

Was versteht man darunter?

»Hyperaktivität« beschreibt eine ganze Gruppe von Symptomen, die sich zu einem erkennbaren Muster zusammenfügen. Es ist nicht gesichert, ob sie heute häufiger vorkommt als früher oder nur öfter erkannt wird. Ein älteres hyperaktives Kind besitzt ungeheuer viel Energie, es ist unruhig, fordernd und nervös. Es kann sich nur kurz konzentrieren, ist häufig unaufmerksam, erregbar und unberechenbar. Im Kleinkindalter ist es schnell enttäuscht und bricht rasch in Wutanfälle aus. Probleme mit dem Sprechen, Hören und dem Gleichgewicht sind nicht selten. Es ist zwar genauso intelligent wie andere Kinder, hat aber in der Schule Schwierigkeiten, da es sich oft nicht konzentrieren kann.

Bei Babys äußert sich die Hyperaktivität in Koliken, anhaltendem Schreien, Kopfstößen und Unruhe. Sie werden oft als »schwierig« oder »fordernd« empfunden. Hyperaktive Kinder sind für Eltern sehr anstrengend. Zwei bis fünf Prozent aller Kinder sind hyperaktiv, Jungen zehnmal häufiger als Mädchen.

Ursachen

Viele Ursachen werden in Betracht gezogen:

- *Ein leichter Hirnschaden, eventuell durch eine schwierige Entbindung.*
- *Allergien. Es gibt eine Vielzahl möglicher Allergene wie Milch- oder Weizenprodukte, Essig, künstliche Zusatzstoffe (besonders Farbstoffe in Süßigkeiten und süßen Getränken) und Substanzen, die viele Salicylate enthalten. Dazu zählen die meisten Früchte (Äpfel, Orangen, Weintrauben), aber auch Erbsen, Essig und Mandeln.*
- *Umweltgifte, einschließlich Cadmium aus Zigarettenrauch, Aluminium, Kupfer, Quecksilber (auch amalgamhaltige Zahnfüllungen), Fluorid, Abgase und chloriertes Wasser.*
- *Candida-Infektion des Darms.*
- *Geringfügiger Mangel an wichtigen Nährstoffen wie Magnesium, Zink, Vitamin B_6 und bestimmter Fettsäuren.*

Konventionelle Behandlung

Seltsamerweise scheinen stimulierende Medikamente wie Amphetamine zu beruhigen (sie wirken, indem sie das Mittelhirn anregen, das seinerseits die Aktivität unterdrückt). Hilfe kann auch von einem Kinderpsychologen oder Familienberater kommen. Tests ermitteln eventuelle Allergien, toxische Belastungen oder eine Neigung zu Hypoglykämie. Die Hyperaktivität verschwindet oft in der Pubertät, manchmal reicht das Problem aber auch in das Erwachsenenalter hinein.

ERGÄNZENDE BEHANDLUNG

Naturheilkunde

Die meisten Praktiker halten Nahrungsintoleranzen für die Hauptursache und ändern daher in erster Linie die Ernährung des Kindes. Sie ziehen aber auch andere Faktoren in Betracht. Auf Nahrung zu verzichten, die viele Zusatzstoffe enthält, und sie durch möglichst natürliche Nahrungsmittel zu ersetzen, hat sich als hilfreich erwiesen.

Kunsttherapien

Musik und Tanz ermöglichen dem Kind soziale Kontakte, zu denen es ansonsten nicht in der Lage wäre. Im Tanz kann es sich ungehindert und ohne kritisiert zu werden ausdrücken, durch Musik und Tanz kann es seine Gefühlswelt und Emotionen erforschen.

Bachblütentherapie

Einige sind nützlich, wie etwa Eisenkraut für das enthusiastische Kind; Springkraut für das gesprächige, übereifrige und ungeduldige Kind; Kirschpflaume bei Kontrollverlust und Notfalltropfen bei Notfällen.

Massage

Eine Massage beruhigt hyperaktive Kinder. Wenn man das Kind überreden kann, einige Minuten ruhig zu liegen, können beide, Mutter und Kind, von dem Gefühl des Friedens und der Ruhe während der Massage profitieren.

Weitere Therapien

Ernährungstherapeuten glauben, daß Hyperaktivität mit Nahrungsmängeln, Allergien und Umweltgiften zusammenhängt, ebenso mit Zusatzstoffen in der Nahrung. Es ist empfehlenswert, die Ernährung zu ändern und mehr natürliche Produkte zu essen. Die **Alexandertechnik** lindert die mit Hyperaktivität verbundenen Störungen und hilft dem Kind, die innere Ruhe wiederzuerlangen, an Körper und Geist ausgeglichener zu werden. Ein **Aurikulotherapeut** kann zumindest für einige Tage ein hyperaktives Kind erfolgreich beruhigen.

Ein **Kinesiologe** prüft den Lymphabfluß und empfiehlt unter anderem, den Fußteil des Bettes zu erhöhen. Er berät und gleicht aus. Ein **Ayurveda**-Praktiker sorgt für ausgewogene *tridoshas.* Die **Chiropraktik** kann einen Teil der umfassenden Behandlung bilden; sie fördert die Koordination und Konzentration. In der Regel wird die gesamte Wirbelsäule behandelt. Hyperaktivität spricht auch gut auf die **Schädelosteopathie** und **Osteopathie** an. Einige **Akupunkteure** sind auf die Behandlung von Kindern spezialisiert und erzielen bei Hyperaktivität gute Erfolge.

Die **Kirlian-Fotografie** zeigt an, ob Allergien oder ein chemisches Ungleichgewicht beteiligt ist. Die **Metamorphische Methode** konzentriert sich auf den Reflexbereich der Empfängnis. Hyperaktivität kann mit sachkundiger, konstitutioneller **Homöopathie** behandelt werden, ebenso mit Arzneien wie Tarentula hisp., Veratrum und Nux vomica.

NACHTANGST

Was versteht man darunter?

Bei Nachtangst wacht ein Kind abrupt auf und weint. Es befindet sich normalerweise nur in einem halbwachen Zustand und kann nicht getröstet werden. Allmählich schläft es wieder ein und erinnert sich am nächsten Tag nicht an die Angst.

Ursachen

Nachtangst setzt meist im Alter von vier bis sieben Jahren ein. Sie gilt als vorübergehende Störung im Nervensystem während des Schlafs und hat im Gegensatz zu Alpträumen nichts mit »Gruselmärchen« zu tun. Bei fast allen Kindern verschwindet sie nach einigen Jahren wieder.

Konventionelle Behandlung

Bei häufiger Nachtangst sollten die Eltern in einem Tagebuch festhalten, um welche Zeit sie in der Regel eintritt. Das Problem kann dann dadurch beseitigt werden, indem sie das Kind, etwa zehn Minuten bevor die Angst gewöhnlich einsetzt, aufwecken.

ERGÄNZENDE BEHANDLUNG

Farbtherapie

Bei Nachtangst sollte man für das Schlafzimmer und die Bettwäsche beruhigendes helles Rosa, blasses, warmes Gelb oder sanfte Blautöne wählen. Helles Rot ist zu meiden, da es häufig Schlaf- störungen verursacht.

Aromatherapie

Der Praktiker empfiehlt, nachts zur Beruhigung ätherische Öle von Rosen, Rosenholz oder Neroli in einen Raumluftzerstäuber im Kinderzimmer zu geben.

Weitere Therapien

Geeignete **homöopathische** Arzneien bei Nachtangst sind Kalzium, Stramonium und Kalium chrom. Die **Alexandertechnik** hilft dem Kind, die innere Ruhe wiederzuerlangen. Die **Aurikulotherapie** beruhigt den Geist. Für einen erholsameren Schlaf sorgt die **westliche Kräuterheilkunde**. Auch **Shiatsu** hilft bei Nachtangst. **Autogenes Training** wird für ältere Kinder empfohlen. **Bachblütenarzneien** helfen, zum Beispiel Sonnenröschen, Espe und Notfalltropfen. Nachtangst spricht auch gut auf **Schädelosteopathie** und **Akupunktur** an.

BETTNÄSSEN

Was versteht man darunter?

Die meisten Kinder sind im Alter von drei Jahren nachts trocken; wenn nicht, gilt das bis zum fünften Lebensjahr noch nicht als körperliche Störung. Etwa zehn Prozent der Kinder in diesem Alter, vor allem Jungen, benötigen immer noch eine Windel. Bei einem tiefen Schlaf dauert es länger, bis ein Kind trocken ist. Oft ist das Nervensystem, das die Blase kontrolliert, noch unreif. Weitere Ursachen können Diabetes, Harnwegsinfektionen oder eine Fehlbildung der Harnröhre oder Blase sein. Bettnässen bei Kindern, die bereits trocken waren, hat meist eine emotionale oder soziale Belastung als Ursache.

Ursachen

Ist das Kind über fünf Jahre alt, sollte der Arzt eine sorgfältige, körperliche Untersuchung durchführen, um eventuell Fehlbildungen, Infektionen oder andere Ursachen behandeln zu können.

Konventionelle Behandlung

Mögliche Vorgehensweisen sind:

- *Das Kind wecken, um es nachts auf den Topf zu setzen; feuchtigkeitsempfindliche Weckapparate, abends wenig Flüssigkeit.*
- *Medikamente wie Imipramin (über den Mund) oder Desmopressin (Nasenspray). Beratung ist hilfreich.*

ERGÄNZENDE BEHANDLUNG

Homöopathie

Eine konstitutionelle Behandlung ist nötig, aber Equisetum hilft, wenn es während des Träumens geschieht, und Belladonna, wenn es früh in der Nacht passiert.

Weitere Therapien

Die **westliche Kräuterheilkunde** behandelt den Harntrakt und beseitigt Spannungen und Angstfaktoren. **Reflexzonentherapeuten** bearbeiten Reflexzonen von Sonnengeflecht und Blase. **Ayurveda**-Praktiker gleichen die *tridoshas* aus. Vermutet man eine seelische Belastung, können die **Kunsttherapien** helfen. Die **Hypnotherapie** programmiert den Wunsch des Kindes, aufzuwachen und zur Toilette zu gehen, wenn die Blase voll ist. Auch **Akupunkteure** behandeln das Bettnässen. Die **Alexandertechnik** unterstützt die Fähigkeit des Kindes, sich von gewohntem Spannungsverhalten zu lösen.

Chronische Schlafstörungen

Was versteht man darunter?

Im allgemeinen schlafen Neugeborene ungefähr 16 Stunden am Tag, einjährige Babys noch etwa 14 Stunden. Fünf- bis Zehnjährige schlafen elf bis zwölf Stunden pro Nacht. Schlafstörungen treten bei Kleinkindern sehr häufig auf. Umfragen unter Eltern von Kindern bis zu drei Jahren ergaben, daß ein Drittel der Eltern nachts von ihrem Kind geweckt werden. Bei Eltern von Fünfjährigen ist es nur noch ein Fünftel.

Schlafprobleme stören in der Regel die Entwicklung des Kindes nicht, so daß die Eltern oft nur beruhigt werden und keine weiteren Ratschläge bekommen. Dabei wird übersehen, daß anhaltende Schlafstörungen des Kindes eine große nervliche und körperliche Belastung für die Eltern sind.

Ursachen

Wiederholte Schlafstörungen können verursacht werden durch:

- *Körperliche Faktoren wie Hyperaktivität, Allergien, Nahrungsintoleranzen, Asthma, Ekzeme, Harnwegsinfekte oder eine Neigung zu Erkältungskrankheiten.*
- *Seelische Faktoren wie Unruhe in der Familie, etwa durch Eheprobleme, die Ankunft eines weiteren Kindes, Umzug oder Schulwechsel, Nachtangst, Schlafwandeln (eine häufige Erscheinung im Alter zwischen fünf und zehn) und Angst vor der Schule.*
- *Soziale Faktoren wie Übererregung durch Fernsehen oder Computerspiele kurz vor dem Schlafengehen, unregelmäßige Bettgehzeiten, Störungen des gewohnten Tagesablaufes und Übermüdung.*
- *Umweltfaktoren wie ein zu warmes oder zu kaltes Zimmer oder zu trockene Luft (ein häufiger Mißstand in zentralbeheizten Häusern), zu viele oder zuwenig Bettdecken oder starker Lärm.*

Konventionelle Behandlung

Ein Arzt sollte versuchen, den Ursachen der Schlafprobleme auf den Grund zu kommen, indem er nicht nur das Kind, sondern die ganze Familie mit einbezieht. Folgende Behandlungsmethoden sind am besten geeignet:

- *Eine Verhaltenstherapie kann Kindern helfen, die Nacht durchzuschlafen. Bei Kleinkindern hilft sie innerhalb einer Woche in neun von zehn Fällen. Auch bei Kindern über fünf Jahre kann sie die Schlafgewohnheiten verbessern.*
- *Ist das Problem wirklich ernst, ist eine Überweisung in eine Kinderklinik ratsam. Die Ärzte werden dabei das Problem nicht nur im Hinblick auf das Kind, sondern auf die gesamte Familie angehen.*
- *In Ausnahmefällen können dem Kind Beruhigungsmittel verabreicht werden – diese dienen in erster Linie dazu, den Eltern eine Atempause zu verschaffen. Sie sind weder eine Langzeitlösung, noch beseitigen sie die wahren Ursachen des Problems.*

Ergänzende Behandlung

Aromatherapie

Aromatherapeuten empfehlen ein heißes Bad vor dem Schlafengehen, dem eine entspannende Mischung aus ätherischen Ölen wie Melisse, Rosenholz und Römischer Kamille zugesetzt wird. Ebenso hilft es, diese Öle nachts in einen Raumluftzerstäuber im Kinderzimmer zu geben. An ihrer Stelle kann man auch Lavendel verwenden. Er wirkt ausgezeichnet, fördert den Schlaf und ist preiswerter. Man darf die Öle nicht auf das Kopfkissen oder die Kleidung des Kindes geben, da sie für ein sehr empfindliches oder nervöses Kind zu stark wären.

Homöopathie

Die Behandlung erfolgt konstitutionell, aber es gibt auch spezielle Arzneien für die Bettgehzeit: Nux, wenn das Kind reizbar ist, sich nicht beruhigen läßt und regelmäßig früh am Morgen aufwacht, Coffea für ein Baby, das vor Übererregung nicht schlafen kann, oder für ein älteres Kind, das aufwacht, munter ist und mitten in der Nacht zu spielen beginnt. Wenn ein Baby reizbar ist, ständig schreit und nur aufhört, wenn es auf den Arm genommen und herumgetragen wird, ist Chamomilla zu empfehlen. Kalzium hilft, wenn ein Kind im Schlaf vor Angst schreit und wenn sich Stirnschweiß bildet. Cocculus ist nützlich, wenn sich durch eine gestörte Nacht die Schlafgewohnheiten umgestellt haben.

Weitere Therapien

Bachblütenarzneien sind je nach Ursache geeignet. Sonnenröschen oder Espe begegnen Alpträumen. Manchmal lösen Nackenbeschwerden Spannungen und Angst aus, die den Schlaf unterbrechen. Die **Chiropraktik** löst die Spannung und läßt so wieder normale Schlafgewohnheiten einkehren. Auch die **Naturheilkunde** ist hilfreich. Die **Alexandertechnik** beseitigt die Angst, die bei älteren Kindern Schlafstörungen verursacht. Die **Aurikulotherapie** beruhigt und entspannt. Die **westliche Kräuterheilkunde** hilft besonders bei streß- oder verdauungsbedingten Störungen. Können die Eltern wegen der Störungen selbst nicht mehr richtig schlafen, kann ihnen eventuell Baldrian helfen. Ein **Kinesiologe** gleicht den Nierenmeridian aus, forscht nach Mängeln an Vitamin B, Magnesium und Kalzium und versucht, Gewohnheiten zu ändern und den Streß zu mindern. **Autogenes Training** beseitigt chronische Schlafstörungen bei älteren Kindern ziemlich rasch. Bei Kindern ab vier Jahren kann die **Hypnotherapie** die Ursache der Störung ermitteln. Ein **Ayurveda**-Praktiker gleicht die *tridoshas* aus. Spielen emotionale Faktoren eine Rolle, können die vier **Kunsttherapien** helfen. Die Therapeuten empfehlen die Teilnahme der Eltern. Chronische Schlafstörungen werden auch mit der **Schädelosteopathie** (auch bei Babys) und **Osteopathie** erfolgreich behandelt.

Zahnen

Was versteht man darunter?

Beim »Zahnen« bahnen sich die ersten Zähne ihren Weg durch das Zahnfleisch an die Oberfläche. Das Zahnfleisch rötet sich und schwillt an. Der erste Zahnsatz aus 20 Milchzähnen zeigt sich im Alter von vier Monaten bis zu drei Jahren. Der Ersatz durch die bleibenden Zähne beginnt etwa im Alter von sechs Jahren.

Das Zahnen ist bei vielen Babys begleitet von Sabbern, Kauen an den Fäusten, einem roten Fleck auf einer oder beiden Wangen, Fieber, Reizbarkeit und manchmal leichtem Durchfall, der zu einer Windeldermatitis führen kann.

Ursachen

Im Durchschnitt hat ein Kind im Alter von einem Jahr sechs Zähne. Nach einer Pause von einigen Monaten erscheint rasch nacheinander ein weiteres halbes Dutzend neuer Zähne.

Konventionelle Behandlung

Man kann das Zahnfleisch mit beruhigenden, schmerzlindernden Mitteln einreiben oder zur Schmerzlinderung und Fiebersenkung Paracetamol geben. Das Kind braucht etwas Hartes und Kaltes zum Kauen, etwa einen gekühlten Zahnring.

Ergänzende Behandlung

Homöopathie

Geeignet sind Chamomilla bei Reizbarkeit; Mercurius bei Sabbern, entzündetem Zahnfleisch und Durchfall und Aconitum bei Schmerzen und hoher Temperatur.

Weitere Therapien

Die **westliche Kräuterheilkunde** reduziert lokale Entzündungen und Beschwerden. Das Kind kann aus dem Fläschchen oder einer Trinktasse Kamillentee trinken, oder man macht daraus kalte Umschläge und legt sie auf die Wangen. **Shiatsu** lindert die Schmerzen beim Zahnen ausgesprochen erfolgreich. Ein **Aromatherapeut** empfiehlt Römische Kamille, einige Tropfen des Öls in Mandelöl gelöst, zum Einreiben der Wangen. **Reflexzonentherapeuten** bearbeiten die mit den Zähnen verbundenen Bereiche. Auch die **Aurikulotherapie** lindert die Schmerzen beim Zahnen.

Schreibaby

Was versteht man darunter?

Alle Kleinkinder schreien, da das ihre einzige Möglichkeit zur Kommunikation ist. Eines von zehn Babys schreit jedoch so ausdauernd, daß es für die Eltern sehr anstrengend und belastend ist. Die Liste der möglichen Ursachen ist lang: Hunger, Durst, Einsamkeit, Langeweile, Wärme, Kälte, volle Windeln, Windeldermatitis, Koliken, Probleme mit der Fertigmilchnahrung, unbekömmliche Ernährung der stillenden Mutter oder Zahnen (s. oben).

Ursachen

Wenn folgende Anzeichen vorhanden sind, sollte ein Arzt konsultiert werden: Erbrechen, Fieber, Durchfall, Schlaffheit, Blässe und sehr langsame Gewichtszunahme. Ein sehr schrilles Schreien mit Erbrechen sowie permanent nach vorne gewölbte Fontanellen (zwei weiche Stellen an der noch nicht ganz geschlossenen Schädeldecke) weisen auf eine Gehirninfektion hin und erfordern sofort den Besuch eines Arztes. (Leichtes Vorwölben der Fontanellen beim Schreien ist normal.)

Konventionelle Behandlung

In der Regel erfolgt keine medizinische Behandlung, wenn das Kind nicht wirklich körperlich krank ist. Empfehlenswert sind:

- *Kontakt zu Selbsthilfegruppen.*
- *Ein Gespräch mit einer Mütterberatungsstelle.*

Ergänzende Behandlung

Homöopathie

Je nach Ursache schaffen homöopathische Arzneien wie Colocynthis, Bryonia und Veratrum Abhilfe.

Bachblütentherapie

Viele Arzneien sind für Babys sanft genug. Wegwarte zum Beispiel hilft Kindern, die ständige Aufmerksamkeit brauchen, die Gauklerblume wirkt gegen Anstrengung und Angst.

Weitere Therapien

Die **Alexandertechnik** löst Spannungen, Angst und Erregung, die das Schreien auslösen können. **Westliche Kräuterpraktiker** empfehlen Kamillentee, wenn die Ursachen im Verdauungstrakt zu suchen oder emotional bedingt sind. Auch **chinesische Kräuter** helfen. **Shiatsu** wirkt stark beruhigend, auch die **Reflexzonentherapie** ist geeignet. Babys, die chronisch schreien, sprechen oft auf die sanfte **Schädelosteopathie** an.

DREIMONATSKOLIK

Was versteht man darunter?

Jedes fünfte Kleinkind leidet unter Koliken, die sich jeden Tag durch untröstliches Weinen äußern, meist etwa zur selben Zeit (gewöhnlich am frühen Abend). Treten die Anfälle später am Abend auf, können sie das friedlich schlafende Kind wecken.

Die Beine sind bis zum Bauch hochgezogen, es scheint starke Schmerzen zu haben, eventuell knurrt der Magen laut, und es leidet unter beträchtlichen Blähungen. Die Koliken setzen in der Regel innerhalb von drei Wochen nach der Geburt ein, die Anfälle halten durchschnittlich zwei bis vier Stunden an. Untersuchungen zufolge verschwinden die Koliken bei etwa der Hälfte der betroffenen Babys im Alter von zwei Monaten, die große Mehrheit der übrigen Kinder hat nach drei Monaten keine Schmerzen mehr, spätestens nach vier Monaten sind auch die restlichen davon befreit.

Ursachen

Die Ärzte sind sich noch unschlüssig, ob die Koliken eine wirkliche Erkrankung sind. Einige Kinderärzte glauben, das Problem entstünde durch die normalen abendlichen Schreianfälle ermüdeter Kleinkinder. Dabei schlucken sie große Luftmengen, die dann für die nachfolgenden Beschwerden verantwortlich seien – den aufgetriebenen Bauch und die Blähungen. Andere sind der Ansicht, die Koliken würden durch unkoordinierte Kontraktionen des Darms entstehen, der noch nicht genügend entwickelt ist, um sich geordnet zu bewegen.

Viele Aspekte der Ernährung des Kleinkindes können zu Koliken beitragen. Es kann eine Unverträglichkeit gegen Bestandteile aus Fertigmilchnahrung vorliegen, oder die Mutter hat etwas gegessen, das beim gestillten Baby die Kolik auslöst. Zahlreiche Inhaltsstoffe aus der Nahrung der Mutter können vom Verdauungstrakt über das Blut in die Muttermilch gelangen und damit in das Verdauungssystem ihres gestillten Kindes. Dazu zählen Koffein, scharfe Gewürze und »blähende« Gemüse wie Brokkoli, Kohl und Blumenkohl. Es gibt eine Studie, der zufolge das Allergen Beta-Laktoglobulin aus Kuhmilchprodukten über die Muttermilch übertragen wird. Die Elimination aller Milchprodukte aus der Ernährung der stillenden Mütter hat bei Untersuchungen keine eindeutigen Ergebnisse geliefert. Es ist daher unklar, ob Kuhmilch beteiligt ist, aber ein zweiwöchiger Versuch könnte zeigen, ob eine Besserung eintritt.

Manchmal werden die Schmerzen durch einen Säurerückfluß ausgelöst, wobei die aggressiven Magensäfte nach der Mahlzeit in die Speiseröhre des Babys aufsteigen und dort Beschwerden verursachen, die dem Sodbrennen bei Erwachsenen ähnlich sind. Ein Drittel aller Kinder leidet bis zu einem gewissen Grad daran, und man vermutet, daß sich die Babys viel besser fühlen, wenn man sie nach einer Mahlzeit nicht sofort hinlegt, sondern aufgerichtet im Arm hält.

Konventionelle Behandlung

Gegen Dreimonatskoliken verordnen die Kinderärzte entblähende Medikamente. Zusätzlich kann man dem Kind helfen, indem man es auf dem Bauch liegend auf dem Unterarm trägt, sanft wiegt und leicht auf den Rücken klopft und streichelt. Auch das Tragen in aufrechter Körperhaltung hilft.

Weitere Vorschläge sind:

- *Das Baby so tragen, daß sein Bauch sanft unterstützt wird, oder eine warme (nicht zu heiße) Wärmflasche zur Entspannung des Darms.*
- *Eine sanfte Bauchmassage, die im Uhrzeigersinn erfolgen sollte.*

ERGÄNZENDE BEHANDLUNG

Westliche Kräuterheilkunde

Dem Praktiker stehen mehrere Heilpflanzen zur Verfügung, die die Schmerzen lindern und die Verdauung regulieren können. Ein Teelöffel warmer Kräutertee (Kamille, Dill oder Fenchelsamen) nach der Mahlzeit hilft dem Baby. Eine stillende Mutter sollte 30–45 Minuten vor jedem Stillen oder viermal täglich in regelmäßigen Abständen eine Tasse davon trinken.

Massage

Eine sanfte Massage mit therapeutischen Ölen lindert den Schmerz und beruhigt das Baby. Eine Massage kann die Belastung von Kind und Eltern nehmen, sie vermittelt den Eltern größeres Vertrauen in ihre eigene Fähigkeit, etwas für ihr Kind tun zu können. Auch die Beziehung zum Kind wird dadurch gefördert. Eine Massage hilft auch sehr, »zappelige« Babys zu beruhigen.

Homöopathie

Ein Homöopath empfiehlt: Colocynthis, wenn es dem Baby bei festem Druck auf den Bauch besserzugehen scheint; Magnesium phos., wenn Wärme und sanfter Bauchdruck helfen; Bryonia, wenn das Baby sehr reizbar ist, und Chamomilla, wenn es dem Kind bessergeht, wenn es herumgetragen wird, sich aber ansonsten kaum beruhigen läßt.

Weitere Therapien

Ein Praktiker der **Metamorphischen Methode** bearbeitet die Reflexzonen, die mit dem vierten und fünften Monat der Embryonalentwicklung korrespondieren. **Chinesische Kräuterpraktiker** empfehlen entzündungshemmende, entgiftende, verdauungsfördernde und abführende Kräuter. **Osteopathen** kümmern sich um die Belastung, die beim Geburtsvorgang entstanden ist. Koliken sprechen oft gut auf eine sanfte **Schädelosteopathie** an. Auch die **Chiropraktik** ist häufig erfolgreich.

Windeldermatitis

Was versteht man darunter?

Eine Windeldermatitis ist eine gerötete Hautveränderung, meist im Genital- und Analbereich. Ohne Behandlung breitet sie sich über Oberschenkel und Unterbauch aus.

Ursachen

Der Ausschlag entsteht dort, wo die Haut mit Urin oder Stuhl in einer vollen Windel in Berührung kommt, oder durch übermäßige Feuchtigkeit. Letztere entzieht der Haut das natürliche Fett, sie wird für Schäden durch Reibung anfälliger. Die Windeldermatitis entwickelt sich primär in Hautfalten, da sie meist feucht sind und die Haut aneinander reibt.

JEDER STÄRKERE AUSSCHLAG, DER LÄNGER ALS SIEBEN BIS ZEHN TAGE BESTEHENBLEIBT, SOLLTE EINEM ARZT GEZEIGT WERDEN.

Konventionelle Behandlung

In erster Linie müssen die Windeln oft gewechselt und Urin- und Stuhlreste vorsichtig, aber gründlich von der Haut abgewaschen werden. Nach jedem Wechsel ist eine wasserabweisende Creme oder eine spezielle Heilsalbe dünn aufzutragen. Wegwerfwindeln sind eventuell günstig, da sie die Feuchtigkeit oft besser aufsaugen. Ein Ausschlag kann auch durch das Waschmittel verstärkt werden. Sooft es geht, sollte man auf Windeln überhaupt verzichten, da die Haut an frischer Luft am besten heilt.

Ergänzende Behandlung

Westliche Kräuterheilkunde

Lokal aufgetragene Kräuterzubereitungen lindern die Entzündung und heilen die Haut wie etwa eine Salbe aus Ringelblume (Calendula), Vogelmiere oder Klebkraut.

Homöopathie

Man kann die Windeldermatitis selber behandeln, wenn sie aber nach fünf Tagen nicht verschwunden ist, muß ein Homöopath oder Arzt aufgesucht werden. Sulphur ist nützlich bei trockener, geröteter und schuppiger Haut. Rhus tox. hilft auch bei juckendem Ausschlag mit kleinen Bläschen.

Aromatherapie

Man kann zur Reinigung des durch die Windeldermatitis entzündeten Bereichs eine Mischung aus Aprikosenkernöl verwenden, dem man wenige Tropfen Lavendel- oder Rosenholzöl beimengt.

Weitere Therapien

Ein **Kinesiologe** sucht nach einem Mangel an Vitamin A oder Zink und empfiehlt, daß das Kind mehr Wasser trinken sollte. Unter den **Bachblütenarzneien** hilft die Notfallcreme. Sie wird auf die Entzündung aufgetragen und lindert den Ausschlag.

Milchschorf

Was versteht man darunter?

Milchschorf (Seborrhöische Dermatitis, Gneis) kommt bei Babys häufig vor. Dicke, gelbe Schuppen bilden dabei Flecken (Gneis) auf der Kopfhaut. Außerdem kann sie auch im Windelbereich, im Gesicht, am Hals und hinter den Ohren auftreten. Die Haut ist zwar unansehnlich, aber Gneis ist ungefährlich, solange sich die Kopfhaut nicht infiziert.

Ursachen

Die Ursache ist möglicherweise eine Pilzinfektion, die aber nicht auf mangelnde Hygiene zurückgeht. Gneis bildet sich meist in den ersten drei bis neun Monaten und verschwindet nach dem ersten Lebensjahr, manchmal aber auch erst mit drei Jahren.

Konventionelle Behandlung

Man sollte so schonend wie möglich behandeln, zum Beispiel mit Weizenkleie-Bädern und milden Shampoos. Die Schuppen weichen über Nacht, wenn man warmes Olivenöl sanft in die Kopfhaut reibt. Die gelösten Schuppen können am nächsten Tag vorsichtig entfernt werden. Für das Haar des Babys ist eine sehr weiche Bürste zu empfehlen. Wenn die Haut entzündet aussieht, können Antibiotika oder Kortikosteroide erforderlich sein.

Ergänzende Behandlung

Aromatherapie

Eine Mischung aus konzentriertem Lavendelöl in Aprikosenkernöl hilft. Man kann Rosenholzöl in Aprikosenträgeröl als Hautcremes verwenden.

Homöopathie

Zuerst sollte man eine Calendula-Salbe ausprobieren. Hilft sie nicht und ist die Haut trocken und schuppig, aber nicht infiziert, ist Lycopodium geeignet.

Soor

Was versteht man darunter?

Soor ist keine Infektion, sondern ein Überhandnehmen des Hefepilzes *Candida albicans,* der natürlicherweise auf der Haut und im Darm eines gesunden Körpers vorkommt. Er vermehrt sich in feuchten, warmen Bereichen, beispielsweise in Hautfalten, im Mund und in der Vagina.

Bei Kindern kann Soor zusammen mit Windeldermatitis (s. S. 332) auftreten. In der Windelregion äußert er sich oft durch einen juckenden, roten Ausschlag mit kleinen weißen Flecken. Er kann einerseits sehr unangenehm sein, sich entzünden und jucken, aber auch kaum von Beschwerden begleitet sein.

Bei Babys können sich die Pilze auch im Mund vermehren – es entstehen hier weiße Flecken und ein weißer, quarkähnlicher Belag auf der Zunge, der teilweise wie verdaute Milch aussieht, aber bei näherer Betrachtung nicht weggewischt werden kann. Von hier kann die Infektion auf die Brustwarzen der stillenden Mutter übertragen werden. Brustwarzensoor äußert sich durch Rötung, Entzündung, Schwellung und Risse, die sich nicht durch die üblichen Cremes beseitigen lassen.

Wenn sich bei Babys vaginaler Soor bildet, wie er auch bei Frauen häufiger vorkommt, zeigt er sich in Rötung, Juckreiz und etwas weißem, quarkähnlichem Ausfluß.

Ursachen

Die Hauptursache von Soor in der Windelregion ist:

- *Eine gewöhnliche Windeldermatitis aufgrund einer Hautreizung durch Kontakt mit Urin oder Stuhl in der Windel. Soor kann dann dem Ausschlag leicht folgen, denn sobald sich die Haut entzündet, stellt sie keinen wirksamen Schutz mehr gegen Infektionen dar und ist für die Angriffe durch Mikroorganismen wie etwa Candida albicans anfälliger.*

Konventionelle Behandlung

Das Kind erhält:

- *Pilzmittel. Für Soor im Windelbereich und in den Hautfalten gibt es die Medikamente als Creme oder Salbe. Eventuell werden Tropfen oral verabreicht, um die Erkrankung von innen heraus zu behandeln.*
- *Mundsoor wird im allgemeinen mit pilztötenden Suspensionen oder Lösungen therapiert. Entwickelt ein gestilltes Baby Mundsoor, werden auch die Brustwarzen der Mutter mit einer pilztötenden Salbe behandelt.*

Ergänzende Behandlung

Westliche Kräuterheilkunde

Der Therapeut setzt lokal angewandte Kräuterzubereitungen mit fungiziden Eigenschaften ein, zum Beispiel eine Mundwäsche mit Aloe vera. Die Behandlung kann aber auch innerlich erfolgen, da Soor mit geschwächten Abwehrkräften zusammenhängen kann; daher muß auch das Immunsystem gestärkt werden.

Weitere Therapien

Bei Mundsoor bereiten **Aromatherapeuten** eine Lösung aus Lavendel, Zitrone oder Pfefferminze zu. Damit spült man den Mund des Babys oder betupft die erkrankte Haut. Ein Tropfen pilzwirksames Teebaumöl (in einem Aprikosenträgeröl) lindert Soor im Windelbereich. Auch **Reflexzonentherapie** und **chinesische Kräuterheilkunde** helfen.

Eitergrind

Was versteht man darunter?

Eitergrind ist eine sehr ansteckende Hautinfektion, die häufig Kinder betrifft. Meist bilden sich flüssigkeitsgefüllte Blasen um Mund und Nase, die aufplatzen und verkrusten.

Ursachen

Eitergrind entsteht, wenn Bakterien an einer beschädigten Stelle, etwa einem Riß, in die Haut eindringen können.

Konventionelle Behandlung

Ein konventioneller Arzt geht folgendermaßen vor:

- *Zur Behandlung der Infektion verordnet er Antibiotika in Form von Tabletten oder Salben.*
- *Der Eitergrind ist meist nach etwa fünf Tagen abgeheilt. Man kann die lockeren Hautkrusten sanft abwaschen. Handtücher und Waschlappen müssen nach Gebrauch ausgekocht werden.*
- *Das Kind sollte zu Hause bleiben, bis die Infektion überstanden ist.*

Ergänzende Behandlung

Westliche Kräuterheilkunde

Die Praktiker versuchen das Immunsystem zu stärken und verwenden Tinkturen aus Ringelblume und Myrrhe.

Aromatherapie

Therapeuten reiben eine Mischung ätherischer Öle aus Bohnenkraut und Teebaum in die Haut.

LEUKÄMIE BEI KINDERN

Was versteht man darunter?

Kinder erkranken sehr selten an Krebs – wenn aber, dann ist die häufigste Krebsform die Leukämie. Befallen sind die weißen Blutzellen, die der Abwehr von Infektionen dienen. Ihre normalen Kontrollmechanismen versagen, große Mengen unreifer weißer Blutzellen, sogenannte Blasten, werden gebildet. Diese entstehen im Knochenmark und dringen von dort in das Blutsystem und die übrigen Körperorgane ein.

Etwa jeder zehnte neue Leukämiefall betrifft Kinder, meist im Alter zwischen zwei und fünf Jahren.

Es gibt zwei Hauptarten: Die myeloische Leukämie ist eine Wucherung der im Knochenmark entstehenden Vorstufen der Körnchenzellen (Granulozyten). Bei der lymphatischen Leukämie sind die Lymphozyten betroffen, die in den Lymphknoten gebildet werden.

Beide Typen können sich rasch oder chronisch entwickeln. Die meisten Kinder (85 Prozent) erkranken an der akuten lymphatischen Leukämie (ALL). Die zweithäufigste Form ist die akute myeloische Leukämie.

Die Symptome aller akuten Formen von Leukämie bei Kindern entsprechen einer Knochenmarkinsuffizienz. Die Liste der Symptome ist lang: Energiemangel, Blässe durch Anämie, hartnäckige Infektionen wie Mandelentzündung und Ohrinfektionen (aufgrund eines geschwächten Immunsystems), Blutflecken auf der Haut, unerklärbare Blutungen und blaue Flecken, geschwollene Lymphdrüsen in Hals und Leiste, Schmerzen in Knochen und Gelenken (erste Zeichen sind oft Hinken oder die Weigerung eines Kleinkindes, zu stehen oder zu gehen) sowie ein geschwollener Bauch aufgrund einer Milzvergrößerung.

Ursachen

Die genauen Ursachen sind unklar. Der Einfluß von bestimmten krebsauslösenden Chemikalien oder radioaktiver Strahlung wird diskutiert. Ein Typ von ALL kann von einem Virus ausgelöst werden, das dem Aids-Virus ähnlich ist. Erbfaktoren und Chromosomenabnormitäten spielen ebenfalls eine Rolle.

Konventionelle Behandlung

Die meisten Behandlungen dauern zwei bis drei Jahre:

- *Bei ALL dauert die erste Phase drei bis vier Wochen und findet in der Klinik statt. Eine hochdosierte Chemotherapie wird intravenös durchgeführt, bis die abnormen Blutzellen zerstört sind. Dann beseitigt man sie mit einer kombinierten Chemo- und Strahlentherapie aus dem Zentralnervensystem.*
- *Die zweite Phase bei ALL dauert lange. Die orale Behandlung umfaßt Steroide, Chemotherapie und manchmal Antibiotika zur Prävention vor Infektionen, die sich durch das geschwächte Immunsystem des Kindes ausbreiten könnten. Sie findet zu Hause statt, wobei das Kind soweit wie möglich ein normales Leben führen soll. Wenn alle abnormen weißen Zellen zerstört sind (Nachweis durch einen Bluttest), ist die Remission erreicht, der Zustand hat sich gebessert.*

Bei der akuten myeloischen Leukämie ist die Remission schwieriger zu erreichen, daher sind Chemotherapie und Bestrahlung aggressiver. Anschließend ist eventuell auch eine Knochenmarktransplantation nötig. Diese kann auch bei Kindern mit ALL durchgeführt werden. Nach der ersten Behandlung befinden sich 90–95 Prozent aller ALL-Fälle in Remission, und bis zu 70 Prozent werden vollständig geheilt. Die Überlebensrate bei AML ist noch nicht so hoch, aber sie steigt ständig.

ERGÄNZENDE BEHANDLUNG

Ergänzende Heilweisen werden zunehmend in vielen onkologischen Kliniken eingesetzt, aber immer nur zusammen mit der klassischen Krebstherapie.

Aromatherapie

Die Aromatherapie kann krebskranke Kinder und Erwachsene unterstützen. Man sollte die ätherischen Öle in einen Luftbefeuchter geben, der sie in der Umgebung verteilt. Bei Krebs im Anfangsstadium, besonders bei Leukämie, ist eine Massage gefährlich, da sie die Ausbreitung der Krankheit über das Blut- und Lymphsystem und dadurch die Bildung von Metastasen fördern kann. Bergamotte wirkt anregend, Niauli stärkt das Immunsystem.

Homöopathie

Begleitend zur klassischen medizinischen Therapie verordnet ein Homöopath vermutlich spezielle Arzneien sowie eine konstitutionelle Behandlung.

Bachblütentherapie

Sie dienen der emotionalen Unterstützung während der körperlichen Erkrankung. Die Arzneien helfen auch den Eltern des Kindes. Geeignet sind: Odermennig, wenn jemand seine Ängste hinter einem fröhlichen Gesicht verbirgt; Holzapfel (eine reinigende Arznei) bei Ekel vor der Krankheit; Ulme, wenn man unter der Belastung zusammenzubrechen droht (auch hilfreich für die Eltern); Roßkastanie bei Angst, daß geliebten Menschen etwas zustößt; Gauklerblume bei Furcht vor der Realität nach der Krebsdiagnose sowie die Notfallmedizin bei Schock durch die Diagnose.

Weitere Therapien

Kleinkinder und Kinder sprechen gut auf das **Geistheilen** an. Geistheilen hilft dem Kind, wenn das Immunsystem durch den Krebs geschwächt ist. **Ernährungstherapeuten** erstellen Diätpläne, eventuell einschließlich einer Vitamin-C-Therapie und einer Behandlung zur Entsäuerung.

Die Impfdiskussion

Verschiedene Meinungen

Die Impfung ist seit langem ein Zankapfel zwischen alternativen und klassischen Schulmedizinern. Aus klassischer Sicht ist eine Massenimpfung notwendig, da ohne sie tödliche Kinderkrankheiten wie Pocken, Diphtherie und Kinderlähmung, die früher weit verbreitet waren, immer noch um sich greifen würden. Impfungen haben diese Krankheiten in den westlichen Ländern ausgelöscht, auch Keuchhusten (Pertussis), Tuberkulose, Masern, Mumps und Rubella (Röteln) sind drastisch zurückgegangen.

Die Impfung kann passiv (Antikörper werden für einen kurzzeitigen Schutz injiziert) oder aktiv sein (abgeschwächte Erreger – Vakzine – werden verabreicht, um den Körper zur Produktion eigener Antikörper zu veranlassen, die lang anhaltend schützen).

Viele Heilpraktiker und alternative Mediziner lehnen die klassische Impfung zwar im Prinzip ab, weil sie glauben, sie schwäche das Immunsystem. Da jedoch die konventionellen Impfstoffe gegen Diphtherie, Kinderlähmung, Tetanus, Röteln und Masern nur sehr geringe Nebenwirkungen haben, empfehlen viele Therapeuten die Immunisierung. Kinder mit Risikofaktoren (s. rechts) bilden eine Ausnahme. In seltenen Fällen können zwar Reaktionen auf die klassische Impfung gegen Keuchhusten (Anfälle oder Hirnschäden) auftreten, aber aus konventioneller Sicht sind die Risiken einer Impfung geringer als die Erkrankung selbst.

Abwägen der Argumente

In Deutschland ist die konventionelle Impfung nicht vorgeschrieben, aber dringend empfohlen. Eine leichte Reaktion nach der Impfung ist gewöhnlich nur ein Zeichen, daß das Kind eine Immunität aufbaut. Praktiker ergänzender Heilmethoden befürchten zusätzliche, bisher unbekannte Langzeitwirkungen und argumentierem, daß eine natürliche Immunität besser sei als eine künstlich erworbene.

Es ist eine persönliche Entscheidung, die klassischen Impfungen abzulehnen. Viele Eltern mißbilligen das Verhalten derer, die sich gegen eine Impfung ihres Kindes entscheiden, und glauben, damit würde ein »schwaches Glied« in der kollektiven Immunität gegen Infektionen in der Gesellschaft erzeugt. Man sollte keinem Kind die konventionelle Impfung verwehren, ohne genau zu bedenken, daß das ernste Folgen haben kann. Es ist unwahrscheinlich, daß ein gesundes Kind unter den gewöhnlich geringen Nebenwirkungen einer Impfung leiden wird. Konventionelle Mediziner argumentieren, daß die Risiken einer Impfung in der Regel beträchtlich geringer sind als die Gefahr, die von der Krankheit selbst ausgeht.

Viele Praktiker der ergänzenden Methoden glauben, daß die Impfung ein grundlegendes Ungleichgewicht bewirkt und Spuren des geschwächten Erregers zurückbleiben. Zahlreiche alternative Therapien offerieren daher eine Behandlung für solche Infektionsspuren und für andere Nebenwirkungen der Impfung. Sie bieten auch Möglichkeiten zur Stärkung des Immunsystems.

Der klassische Impfplan:

Zweiter Monat	*Diphtherie, Tetanus, Pertussis (DTP-Injektion). Orale Poliomyelitis*
Dritter Monat	*Diphtherie, Tetanus, Pertussis (DTP-Injektion). Orale Poliomyelitis*
Vierter Monat	*Diphtherie, Tetanus, Pertussis (DTP-Injektion). Orale Poliomyelitis*
ab dem 13. Monat	*abschließende DTP-Impfung*
ab dem 15. Monat	*erste MMR-Impfung (Masern, Mumps, Röteln)*
ab dem sechsten Lebensjahr	*zweite MMR-Impfung; Auffrischung Tetanus und Diphtherie*
ab dem zehnten Lebensjahr	*Poliomyelitis-Auffrischung; Rötelnimpfung für Mädchen*

Manche Kinder dürfen nicht geimpft werden:

Kinder, die eine immunsuppressive Behandlung erhalten, an einer Immunschwächekrankheit leiden oder an Krebs erkrankt sind, dürfen nicht mit Lebendimpfstoffen (einschließlich MMR und Polio) geimpft werden. Kinder, die heftig auf Eier reagieren, dürfen keine Routineimpfung gegen Masern und Mumps erhalten. Bei einer starken Reaktion auf einen Impfstoff dürfen sie keine weitere Dosis bekommen. Der Keuchhustenimpfstoff ist für hirngeschädigte Kinder nicht geeignet, bis ihr Zustand stabil ist. Bei Infektionen oder Fieber sollte man die Impfung etwas verschieben.

Homöopathische Immunisierung

Viele Praktiker empfehlen eine homöopathische Immunisierung. Andere denken, es sei besser, die allgemeine Widerstandskraft gegen Krankheiten zu stärken, als das Kind unnötig dem Einfluß starker Krankheitserreger auszusetzen – vor allem, wenn es nicht besonders gefährdet ist. Die homöopathische Immunisierung wirkt anders als die klassische Impfung. Die Arzneien werden mit der traditionellen Verdünnungs- und Reihenmethode aus erkranktem Gewebe oder Sekreten zubereitet. Sie enthalten – in einer sehr potenten Form – die Essenz der Krankheitserreger und deren Toxine. Der Körper reagiert auf diese Arzneien, die sogenannten Nosoden, mit einer Verbesserung der Immunabwehr.

Homöopathische Prävention von Kinderkrankheiten:

Krankheit	**Homöopathische Arznei**
Windpocken	*Varicella oder Rhus tox. (bei Kontakt)*
Masern	*Morbillinum*
Mumps	*Parotidinum oder Rhus tox. (während der Inkubation)*
Röteln	*Rubella*
Keuchhusten	*Pertussin*
Diphtherie	*Corynebacterium diphtheriae*

ERSTE HILFE

Der Schwerpunkt dieses Abschnitts liegt auf den grundlegenden Maßnahmen der klassischen Ersten Hilfe bei Schnittverletzungen und Abschürfungen, Quetschungen oder Verstauchungen. Die Behandlung schwerer Verletzungen wie Knochenbrüche, Verbrennungen und Verbrühungen sollte in einer Klinik erfolgen, die medizinische Vorgehensweise wird erläutert. Die aufgeführten ergänzenden Methoden helfen bei geringfügigen Verletzungen oder dienen der Langzeitbehandlung.

Idealerweise sollte jeder in Erster Hilfe unterrichtet sein. Aber auch ohne gesonderte Ausbildung kann man helfen, wenn jemand von einer Biene gestochen wird, sich den Knöchel verstaucht, Nasenbluten bekommt oder einen Verkehrsunfall erleidet. Dazu gibt es allgemeine Regeln, an die man sich halten kann und soll. Wer Erste Hilfe leistet, muß einen klaren Kopf bewahren, die Situation unter Kontrolle halten, Zuversicht zeigen sowie den Betroffenen und seine Angehörigen durch Zureden beruhigen.

Wenn man den Verletzten untersucht, sollte man sanft, aber bestimmt sein und dabei mit ihm reden. Besonders Kinder können sehr aufgeregt sein und müssen ständig beruhigt werden. Nach Beurteilung der Situation kann man, wenn es sich um eine leichte Verletzung handelt, eine der auf den folgenden Seiten beschriebenen Maßnahmen ergreifen. Bei einer ernsteren Verletzung muß sofort ein Arzt oder Sanitäter gerufen werden. Bis dahin muß man den Patienten warm halten.

Oft ist man nur zu ängstlich, um Erste Hilfe leisten zu können. Es lohnt sich daher, einen Erste-Hilfe-Kurs beim Roten Kreuz oder anderen Hilfsorganisationen zu belegen, in dem Theorie und Praxis mit nützlichen Demonstrationen und Übungen in gestellten Notfallsituationen vermittelt werden.

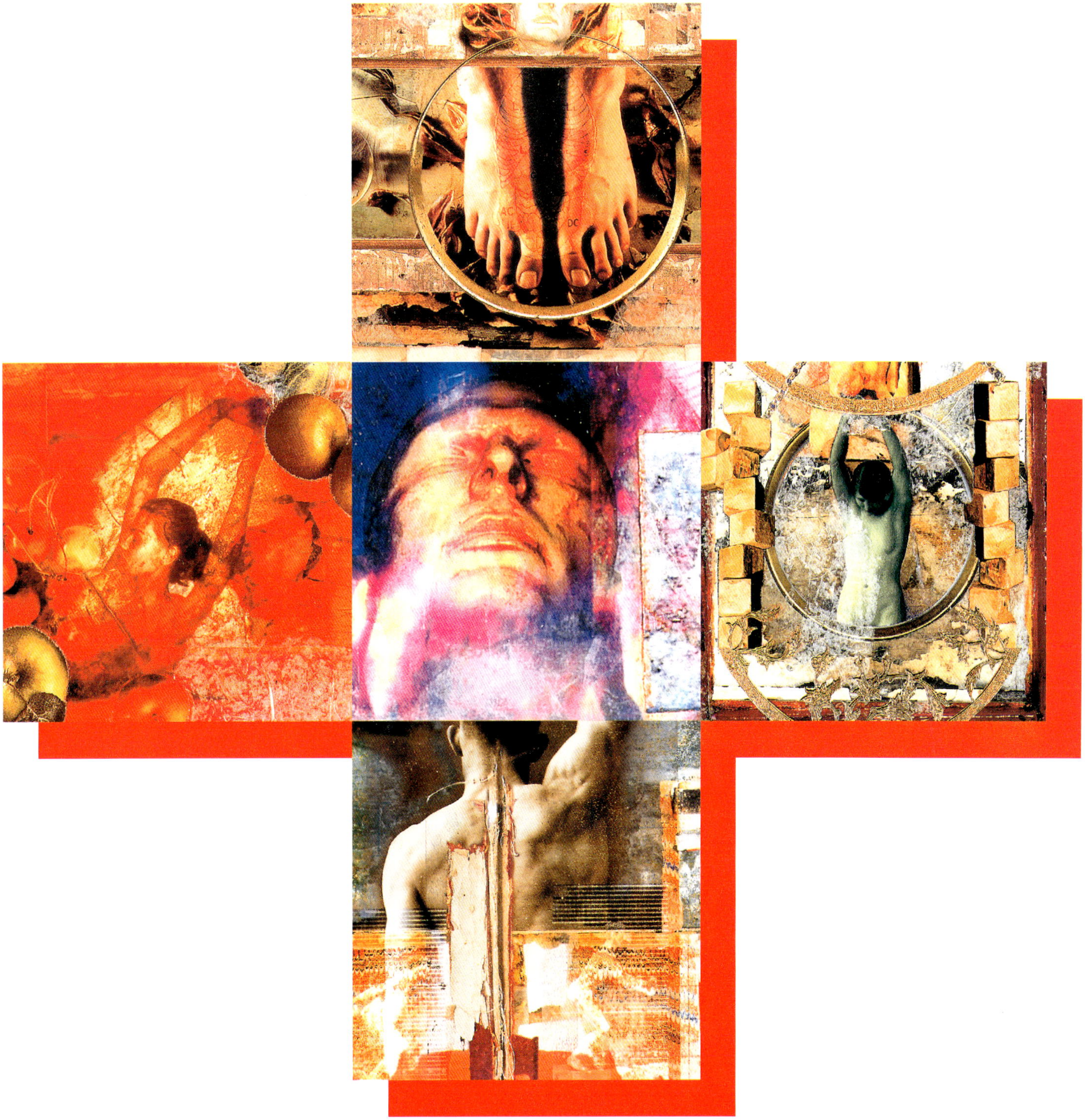

Bisse und Stiche

Was versteht man darunter?

Bisse und Stiche durchdringen die Haut und führen zu Schwellungen, Rötung und eventuellen Infektionen. Wer allergisch gegen Stiche von Bienen oder Wespen ist, kann einen lebensbedrohlichen allergischen Anfall bekommen.

WENN SCHMERZ UND SCHWELLUNG NICHT AUF DIE BEHANDLUNG ANSPRECHEN, IST ÄRZTLICHE HILFE NÖTIG; EBENSO BEI SCHWÄCHE UND UNWOHLSEIN.

Ursachen

Viele Tiere wie Insekten, aber auch Spinnen, Schlangen und Quallen produzieren Gifte zu ihrer Verteidigung. Auch Pflanzen, etwa Brennesseln, können Reaktionen auslösen.

Konventionelle Behandlung

Bei Bissen von Tieren reinigt man die Wunde mit warmem Wasser und Seife oder einer milden antibakteriellen Lösung und bedeckt sie mit einer sterilen Binde. Entsteht eine Infektion, verordnet der Arzt Antibiotika und empfiehlt eine Tetanus-Impfung. Paracetamol oder Aspirin lindert den Schmerz, entzündungshemmende Salben (Antihistaminika oder Hydrokortison) oder Tabletten wirken abschwellend. Den Stachel eines Insekts entfernt man vorsichtig mit einer Pinzette. Bienenstiche können mit einer alkalischen Substanz wie Natriumbicarbonat neutralisiert werden, Wespenstiche mit Zitronensaft oder Essig. Bei einer Allergie gegen das Insektengift besteht die Gefahr eines anaphylaktischen Schocks. Eine Injektion von Adrenalin oder Antihistaminika ist dann dringend erforderlich.

Ergänzende Behandlung

Homöopathie

Bisse mit einer reinen Tinktur aus Hypericum säubern. Stacheln entfernt man mit einer Pinzette und tupft eine Pyrethrum-Tinktur auf. Der Praktiker empfiehlt auch Aconitum bei Schock und Arnika für blaue Flecken bei Tierbissen. Bei Stichen hilft Ledum, wenn die Stelle geschwollen und blau verfärbt ist und schmerzt, oder Apis bei heißer, geröteter und geschwollener Haut.

Weitere Therapien

Die Notfallarznei aus **Bachblüten** wird in Wasser aufgetragen. **Westliche Kräuterpraktiker** empfehlen, die Stelle in Eiswasser, das einen Teelöffel voll Natron enthält, zu tauchen; Ringelblumensalbe beseitigt die Schwellung. Auch **Naturheilkundepraktiker** raten zu Eiswasser mit Natriumbicarbonat und zu Calendula-Salbe. **Aromatherapeuten** verwenden Lavendel, da er das stechende, brennende Gefühl lindert.

Blaue Flecken

Ursachen

Blaue Flecken entstehen, wenn der Körper einen kräftigen Stoß erhält. Blut sickert aus geplatzten Kapillaren in das Gewebe unter der Haut und verursacht die charakteristische blaue oder purpurne Verfärbung. Gelegentlich bilden sich meist ungefährliche blaue Flecken auch ohne mechanische Schädigung des Gewebes. Manchmal weisen blaue Flecken jedoch auf eine ernstere Erkrankung wie die Bluterkrankheit (Hämophilie) hin.

Konventionelle Behandlung

Auf blaue Flecken, denen keine ernstere Verletzung zugrunde liegt, gibt man einen kalten Umschlag. Bei größeren Blutergüssen sollte der betroffene Körperteil ein bis zwei Tage ruhiggestellt und hochgelegt werden, um den Blutfluß in den verletzten Bereich zu mindern. Ärztliche Hilfe ist nicht nötig, es sei denn, die blauen Flecken bilden sich ohne ersichtlichen Grund oder verschwinden nicht innerhalb von zwei Wochen.

Ergänzende Behandlung

Homöopathie

Homöopathen empfehlen die Einnahme von Arnika zur Beseitigung der blauen Flecken sowie zur Linderung der Symptome. Man kann es auch sanft als Salbe auftragen.

Weitere Therapien

Makrobiotiker empfehlen, eingeweichte *wakame* (Seetang) auf die betroffene Stelle wirken zu lassen. **Westliche Kräuterpraktiker** beseitigen Schwellungen und blaue Flecken mit Kräuterumschlägen. Rosmarin fördert die Durchblutung und Heilung. **Akupunkteure** behandeln mit Moxastäben, um die Durchblutung zu stimulieren und den Chi-Fluß wiederherzustellen. Der **ayurvedischen** Medizin stehen zahlreiche Salben zur Verfügung. Zur Linderung der Entzündung und zur Heilung raten **Aromatherapeuten** zu Bienenwachssalbe, Rosenwasser oder einem Massageöl aus Mandel und Lavendel.

Blasen

Was versteht man darunter?

Blasen sind kleine flüssigkeitsgefüllte Schwellungen, die durch eine Ansammlung des wäßrigen Teils des Blutes (Serum) unter der Haut zum Schutz des Gewebes entstehen.

Ursachen

Blasen bilden sich meist durch Reibung und Druck, können aber auch bei Hitzeschäden (Sonnenbrand, Verbrühung oder Verbrennung), als Reaktion auf einen Insektenbiß oder in Verbindung mit Infektionskrankheiten auftreten.

Konventionelle Behandlung

Geschlossene Blasen sollte man mit einem Verband bedecken. Wenn die Blase heilt, wächst unter ihr neue Haut nach, das Serum wird reabsorbiert und die alte Haut abgestoßen. Wird eine Blase aufgestochen, ist das Fleisch darunter infektionsgefährdet, daher ist es wichtig, die Blase sauber und trocken zu halten. Meist sind nur die obersten Hautschichten betroffen und heilen innerhalb von einer Woche. Tritt eine Infektion ein, helfen orale oder lokale Antibiotika. Bilden sich Blasen ohne ersichtlichen Grund, ist ein Besuch beim Arzt notwendig.

Ergänzende Behandlung

Homöopathie

Cantharis hilft, wenn die Blase juckt, Rhus tox., wenn sie juckt, geschwollen und gerötet ist. Auf geplatzte Blasen kann man eine Lösung aus Calendula und Hypericum tupfen.

Weitere Therapien

Aromatherapeuten empfehlen, die Blase mit einer Lösung aus Teebaumöl oder reinem Lavendelöl zu betupfen. Zur Erleichterung der Heilung und Verhinderung einer Infektion verfügt die **ayurvedische** Medizin über spezielle Salben. Die Notfallarznei aus **Bachblüten** kann entweder als Tropfen oder als Salbe direkt auf die Blase aufgetragen werden. Ein **westlicher Kräuterpraktiker** rät, Kohlblätter in Milch zu kochen, sie abkühlen zu lassen und dann als Packung auf die Blase zu geben. **Makrobiotische** Praktiker verwenden kaltes Salzwasser, um einer Infektion vorzubeugen und die Blase auszutrocknen.

Schock

Ursachen

Bei Schock wird der Blutfluß zu Organen wie Herz, Lunge und Gehirn plötzlich unterbrochen. Ein leichter Schock kann durch Austrocknung aufgrund von Durchfall und Erbrechen oder durch seelische Faktoren ausgelöst werden. Er äußert sich durch feuchte, blasse Haut, flachen, raschen Atem, Schwindel, Nervosität, Übelkeit, Unruhe, Durst und Erbrechen. Ein schwerer Schock durch Herzinfarkt, Blutverlust oder Stromstöße kann zur Bewußtlosigkeit führen.

Konventionelle Behandlung

Bei leichtem Schock oder Ohnmacht, unterstützt man die Blutversorgung von Gehirn und Herz, indem man die Beine hochlegt und den Körper warm zudeckt. Bei einem seelischen Schock sind Trost und Beruhigung wichtig.

BEI EINEM SCHWEREN SCHOCK NACH EINEM UNFALL MUSS UNBEDINGT EIN NOTARZT GERUFEN WERDEN.

Man darf den Patienten nicht bewegen. Bei Nacken- oder Wirbelverletzungen hebt man die Beine an, damit Blut ins Gehirn und zu den Organen gelangt. Bei einem Stromschlag muß man sofort die Stromquelle abschalten, das Opfer mit einem Holzstock von der Stromquelle wegstoßen oder sich selber dazu auf eine isolierende Unterlage (Gummimatte, Holz) stellen. Der Patient darf nicht essen oder trinken.

Ergänzende Behandlung

Bachblütentherapie

Zur Linderung der Symptome und der Panik kann man die Notfallarznei auf Schläfen und Pulspunkte geben.

Homöopathie

Homöopathen empfehlen die Einnahme von Aconitum oder Ignatia alle fünf Minuten, bis der Schock nachläßt.

Weitere Therapien

Aromatherapeuten raten, die ätherischen Öle von Lavendel, Melisse oder Pfefferminze auf ein Taschentuch zu geben und dem Patienten unter die Nase zu halten. Die **ayurvedische** Medizin kennt zahlreiche Mittel bei seelischem Schock; die Notfallarzneien helfen, während man auf Hilfe wartet. **Westliche Kräuterpraktiker** verabreichen beruhigende Kräutergetränke.

Akute Zahnschmerzen

Ursachen

Zahnschmerzen können von einem oder mehreren Zähnen ausstrahlen. Die Ursachen von Zahnschmerzen sind meist Karies, Zahnfleischentzündung, empfindliche Zahnhälse, Entzündung der Zahnpulpa, Neuralgie, Abszesse oder eine Nebenhöhlenentzündung (in diesem Fall ist es ein übertragener Schmerz). Die Schmerzen können durchgehend oder schubweise auftreten. Manchmal reizen Speisen den freigelegten Zahnnerv. Auch nach einer Zahnbehandlung können anfangs Schmerzen auftreten, die sich aber zunehmend beruhigen.

Zahnschmerzen sollten so bald wie möglich von einem Zahnarzt behandelt werden, aber bis zu diesem Zeitpunkt kann man auf verschiedene Weise für eine Besserung sorgen.

Konventionelle Behandlung

Aspirin oder Paracetamol lindern die Entzündung und den Schmerz, während man auf den Arzttermin wartet. In der Sprechstunde untersucht der Zahnarzt gründlich den Mund, um die Ursache des Schmerzes ausfindig zu machen. Antibiotika werden verordnet, wenn Nervenwurzel oder Zahnpulpa infiziert sind oder durch Zahnfleischbluten eine Infektionsgefahr besteht. Zahnschmerzen zusammen mit Fieber weisen auf einen Abszeß hin; ein rasches Vorgehen ist nötig. Der Abszeß wird geöffnet und mit Antibiotika und schmerzstillenden Spritzen behandelt.

Eine Notfallbehandlung ist nötig, wenn starke Schmerzen den Betreffenden nachts nicht schlafen lassen oder wenn das Zahnfleisch oder die schmerzende Gesichtshälfte anschwillt.

Ergänzende Behandlung

Homöopathie

Zahnschmerzen sind meist ein Anzeichen für Karies und erfordern den Besuch beim Zahnarzt. Bis zur Behandlung können folgende homöopathische Arzneien helfen:

- Coffea bei starken, einschießenden Zahnschmerzen.
- Chamomilla bei unerträglichen Zahnschmerzen.
- Belladonna bei bohrenden Zahnschmerzen, besonders wenn Zahnfleisch und Wangen geschwollen sind.

Weitere Therapien

Westliche Kräuterpraktiker empfehlen zur Förderung der Heilung Tinkturen aus Echinacea oder Myrrhe. Cayenne wirkt wie ein lokales Schmerzmittel. **Reflexzonentherapeuten** stimulieren die mit den Zähnen korrespondierenden Punkte auf den Händen und Füßen. Ein **Aurikulotherapeut** kann eine schmerzlindernde Notfallbehandlung durchführen. Die Notfallarznei aus **Bachblüten** kann man direkt auf den Zahn auftragen.

Schnittverletzungen und Abschürfungen

Ursachen

Die meisten Schnittverletzungen und Abschürfungen sind unbedeutend; nur die Kapillaren sind beschädigt, und ein wenig Blut gelangt ins umliegende Gewebe oder über die kleine Wunde auf die Haut. Dieses Blut gerinnt bald, meist auch ohne Behandlung.

Bei tiefen Schnittwunden muss ein Druckverband angelegt werden und sofort ein Arzt aufgesucht werden.

Konventionelle Behandlung

Abschürfungen müssen vorsichtig gereinigt und desinfiziert werden. Ein lockerer Verband hält sie sauber. Auch Schnitte muß man zuerst reinigen und dann versuchen, die Blutung durch Druck zum Stoppen zu bringen. Durch einen lockeren Verband wird die Verletzung geschützt, sie heilt aber offen an der Luft besser. Tiefere Schnitte müssen genäht oder mit Gewebekleber behandelt werden.

Ergänzende Behandlung

Homöopathie

Der Praktiker reinigt die Wunde mit einer sterilen Kompresse, die mit einer Lösung aus Calendula und Hypericum getränkt ist. Er empfiehlt auch:

- Arnika, wenn der Schnitt oder die Abschürfung von mäßigen bis starken blauen Flecken begleitet ist.
- Ledum, wenn sich die Wunde gefühllos und kalt anfühlt. Ein kalter Umschlag lindert den Schmerz.
- Hypericum bei pochenden Nervenschmerzen in der Wunde.

Weitere Therapien

Westliche Kräuterpraktiker verwenden nach Reinigung des Schnitts eine Calendula-Salbe. Sie empfehlen auch, eine Kompresse mit Calendula und Wasser zu tränken und sie auf die Wunde zu legen. Ein **Makrobiotik**-Praktiker reinigt den Bereich und bedeckt ihn mit einer Miso-Paste und einem Verband. **Aromatherapeuten** behandeln die Wunde mit Lavendel oder Teebaumöl. Es hilft auch, die verdünnte Notfallarznei aus **Bachblüten** auf die Wunde aufzutragen.

VERSTAUCHUNGEN

Ursachen

Verstauchungen sind Verletzungen der Bänder, die ein Gelenk zusammenhalten. Wenn ein Gelenk abrupt seinen normalen Bewegungsspielraum überschreitet, können die Fasern der Bänder reißen. In schweren Fällen kann das Band vollständig durchtrennt werden, das Gelenk ist damit instabil. Auch eine Blutung im Gelenk kann wie eine Verstauchung aussehen.

Symptome sind Schwellung, eine eingeschränkte Bewegung, Schmerzen und blaue Flecken. Man kann manchmal nur schwer zwischen einer Knochenfraktur und einer Verstauchung unterscheiden – besonders bei einem Kind, das sich einen Knochen der Hand oder im Fuß gebrochen hat. Allgemein gilt: Wenn man das Gelenk noch bewegen kann, ist nichts gebrochen.

Konventionelle Behandlung

Bei einer Verstauchung reduzieren kalte Umschläge die Schwellung und mögliche innere Blutungen. Mit einer Elastik- oder Kreppbinde umwickelt man die verletzte Stelle fest, aber nicht zu eng. Die Entzündung heilt besser ab, wenn man das betroffene Glied erhöht lagert.

Während eine Verstauchung heilt, darf man nicht schwer heben oder den Bereich belasten.

Starke Verstauchungen müssen vom Arzt behandelt werden. Eventuell muß er das Gelenk ruhigstellen. Im allgemeinen sollte man verletzte Gliedmaßen öfter vorsichtig bewegen, da dadurch die Heilung beschleunigt und ein Muskelabbau oder eine Gelenksteife vermieden werden.

ERGÄNZENDE BEHANDLUNG

Osteopathie

Ein Osteopath manipuliert das Gelenk, um Blockaden und Adhäsionen zu lösen. Eine Weichteilmassage hilft bei verhärteten oder erschlafften Muskeln.

Homöopathie

Arnika wird bei überdehnten Sehnen und Bändern bei der homöopathischen Behandlung verwendet, gefolgt von Ruta. Kalte Umschläge aus verdünnter Arnikatinktur mindern die Schwellung.

Weitere Therapien

Aromatherapeuten empfehlen Massage mit Lavendel. Ein **makrobiotischer** Praktiker arbeitet mit heißen und kalten Umschlägen und behandelt eine Schwellung mit einem Tofupflaster. Die Notfallsalbe aus **Bachblüten** lindert die Beschwerden.

KNOCHENBRÜCHE

Ursachen

Es gibt verschiedene Arten von Brüchen (s. Brüche und Frakturen, S. 310). Hinweise auf eine Fraktur sind Schwellung, Schmerzen, Fehlstellung, Bewegungsunfähigkeit und das offene Hervortreten der Bruchenden.

BEI VERDACHT AUF EINE GENICK- ODER WIRBELSÄULENFRAKTUR DEN VERLETZTEN NICHT BEWEGEN. SOFORT EINEN ARZT HOLEN.

Konventionelle Behandlung

Frakturen müssen von einem Arzt behandelt werden. Ein eventueller Schock muß beachtet werden (s. S. 339). Das verletzte Gelenk wird mit einer Schlinge oder Schiene ruhiggestellt. Der Patient darf nicht essen oder trinken.

NICHT VERSUCHEN, VERRENKTE GELENKE ZURÜCKZUBEWEGEN. DAS KANN ZUSÄTZLICHEN SCHADEN ANRICHTEN.

ERGÄNZENDE BEHANDLUNG

Westliche Kräuterheilkunde

Spezielle Erste-Hilfe-Maßnahmen gibt es nicht, aber Kräuter können die Heilung beschleunigen, besonders Beinwell (schon der Name deutet es an; Bein = Knochen).

Weitere Therapien

Die Notfallarznei aus **Bachblüten**, auf Schläfen und Pulspunkte des Verletzten aufgetragen, nimmt ihm die Panikgefühle. **Aromatherapeuten** raten, die ätherischen Öle von Lavendel, Melisse oder Pfefferminze auf ein Taschentuch zu geben und dem Patienten unter die Nase zu halten. Die **ayurvedische** Medizin kennt zahlreiche Mittel bei Schock; die Notfallarzneien helfen, während man auf Hilfe wartet. Nach der Behandlung der Fraktur empfehlen **Ernährungstherapeuten** Beinwell zur Unterstützung der Heilung, ebenso Zink und Vitamin C. **Reflexzonentherapeuten** behandeln umfassend; spezielle Beachtung schenken sie den Reflexzonen des verletzten Bereichs, um die Knochenbildung zu fördern.

SPLITTER

Ursachen

Splitter, meist kleine Holzstückchen oder Dornen, die in die Haut eindringen, sind eine häufige Verletzung und in der Regel so unbedeutend, daß sie nicht behandelt werden müssen. Man sollte sie jedoch entfernen, da sonst Infektionen drohen.

Konventionelle Behandlung

Zur Selbstbehandlung sterilisiert man eine Pinzette, indem man sie zehn Minuten in Wasser kocht oder durch die Flamme eines Feuerzeugs oder Gaskochers zieht (Ruß nicht abwischen). Die Haut um die Verletzung reinigt man sorgfältig mit Seifenwasser oder einem antibakteriellen Tuch. Dabei muß man von der Wunde weg nach außen wischen, damit kein Schmutz hineingelangt. Mit Baumwolle oder Gaze tupft man die Haut gründlich trocken. Dann zieht man mit der Pinzette den Splitter sehr vorsichtig heraus, damit er nicht abbricht. Sobald er entfernt ist, reinigt man die Stelle erneut und bedeckt sie mit einem Pflaster. Ist der Splitter tief eingedrungen oder hat sich die Wunde infiziert oder schwillt an, ist ein Besuch beim Arzt nötig. Dieser behandelt die Wunde und rät zu einer Tetanusimpfung.

ERGÄNZENDE BEHANDLUNG

Homöopathie

Ein warmer Umschlag zieht den Splitter an die Oberfläche. Silicea hilft bei stechenden, brennenden Schmerzen.

Weitere Therapien

Nach Entfernung des Splitters empfiehlt ein **Aromatherapeut,** die verletzte Stelle mit einer Lösung aus Teebaumöl oder reinem Lavendelöl zu betupfen, um die stechenden Schmerzen zu lindern. Zur Erleichterung der Heilung und Verhinderung einer Infektion verfügt die **ayurvedische** Medizin über spezielle Salben. Die Notfallarznei aus **Bachblüten** kann entweder als Tropfen oder als Salbe direkt auf die Haut aufgetragen werden. **Makrobiotik**-Praktiker verwenden kaltes Salzwasser, um einer Infektion vorzubeugen und die Wunde auszutrocknen.

REISEKRANKHEIT

Ursachen

Unter der Reisekrankheit leiden Menschen mit einem Gleichgewichtsorgan, das auf ständige Bewegung des Körpers empfindlich reagiert. Reisen in Autos, Schiffen (Seekrankheit), Flugzeugen und Bussen, aber auch Karussellfahren und das Auf und Ab in Aufzügen können dazu führen.

Symptome sind Übelkeit, Erbrechen, schwerer Atem, Schwindel, Müdigkeit, Kopfschmerzen, Blässe, Schweiß und Unbehagen im Bauch.

Die Reisekrankheit hängt mit dem Gleichgewichtsorgan im Innenohr zusammen, das dem Gehirn Informationen über Raum und Bewegung liefert. Neben körperlichen Faktoren kann auch eine seelische Ursache wie die eventuell unbewußte Furcht vor Bewegungen auslösend sein.

Konventionelle Behandlung

Personen, die das Auto oder Boot steuern, sind von der Reisekrankheit nur selten betroffen, da sie die Bewegung besser unter Kontrolle haben. Wer an der Reisekrankheit leidet, sollte vor Beginn der Fahrt nicht herzhaft essen. Es gibt verschiedene frei verkäufliche Medikamente, die die Beschwerden beseitigen. Um das jeweils individuell wirksame herauszufinden, können mehrere Versuche nötig sein. Diese Mittel enthalten in der Regel Antihistaminika. Man muß die Tabletten mindestens eine Stunde vor Antritt der Reise einnehmen; zu spät eingenommen, besteht die Gefahr, sie zu erbrechen, bevor sie wirken.

Alkohol ist in Kombination mit den Mitteln strikt zu meiden, da sonst die dämpfende Wirkung zu stark wird. Auch eine Beeinträchtigung des Sehvermögens zählt zu den Nebenwirkungen.

ERGÄNZENDE BEHANDLUNG

Akupressur

Druck mit den Fingern auf einen bestimmten Punkt am Handgelenk lindert die Reisekrankheit. Diese Stelle befindet sich drei Finger breit oberhalb des Knicks am inneren Handgelenk, auf einer Linie mit dem Mittelfinger. Auf diesen Punkt muß man drücken. Man kann auch Handgelenkbänder kaufen, die dieselbe Funktion erfüllen.

Weitere Therapien

Aromatherapeuten empfehlen, Pfefferminz- oder Ingweröl auf ein Taschentuch zu geben und immer wieder daran zu riechen. Eine Notfallarznei aus **Bachblüten**, auf Schläfen und Pulspunkte aufgetragen, nimmt die Panikgefühle. **Homöopathen** verwenden Tabacum bei Übelkeit, Schwindel und Schwäche oder Nux vomica bei Ekel, Kopfschmerzen und Frösteln.

NASENBLUTEN

Ursachen

Nasenbluten kommt sehr häufig vor, oft wegen eines direkten Schlags auf die Nase, einer Infektion der Nasenschleimhaut oder einer Austrocknung und Verkrustung bei extremer Kälte. Zusätzlich können auch Bohren in der Nase, eine Nebenhöhlenerkrankung und hoher Blutdruck dazu führen.

Konventionelle Behandlung

Man kann Nasenbluten eindämmen, indem man die Nasenlöcher fünf bis zehn Minuten bei leicht vorgebeugtem Kopf zudrückt, bis die Blutgerinnung eingesetzt hat. Auch eine kleine Eispackung auf dem Nasenrücken oder im Nacken hilft.

ANDAUERNDES SEHR STARKES NASENBLUTEN SOLLTE VON EINEM ARZT UNTERSUCHT WERDEN.

Der Arzt schließt die blutenden Nasenlöcher mit Gaze und untersucht den Blutdruck. Wenn die Blutung aufgehört hat, muß die betroffene Stelle kauterisiert („verschweißt") werden, um eine Wiederholung zu vermeiden.

ERGÄNZENDE BEHANDLUNG

Aromatherapie

Aromatherapeuten empfehlen, einen Tropfen Lavendel auf ein Baumwolltuch zu geben und es dann vorsichtig in die blutenden Nasenlöcher einzuführen.

Homöopathie

Der Homöopath rät, sich mit dem Kopf nach vorn niederzusetzen und den unteren Teil der Nasenlöcher zehn Minuten zusammenzukneifen. Darüber hinaus hilft Arnika oder Phosphorus bei Nasenbluten aufgrund einer Verletzung.

Weitere Therapien

Die Notfallarznei aus **Bachblüten** ist geeignet, wenn eine seelische Belastung zugrunde liegt. Man gibt einige Tropfen auf ein feuchtes Tuch und hält es an die Nase. Ein **Naturheilkunde-**Praktiker rät zu Umschlägen aus Eis.

VERBRENNUNGEN UND VERBRÜHUNGEN

Ursachen

Verbrennungen werden durch trockene Hitze wie Feuer, Elektrizität, starkes Sonnenlicht oder Chemikalien verursacht, Verbrühungen durch die feuchte Hitze heißer Flüssigkeiten oder Dampf.

Beide haben die gleichen Auswirkungen auf Haut und Gewebe, daher ist auch die Behandlung identisch. Bei leichten Verbrennungen (ersten Grades) beschränkt sich der Schaden auf die äußere Hautschicht. Zu den Symptomen zählen Rötung, Entzündung und manchmal Blasenbildung. Sie sind selten gefährlich, es sei denn, sie bedecken einen großen Bereich. Sonnenbrand ruft Verbrennungen ersten Grades hervor, er führt auch zu Fieber und Schwellungen. Bei schwereren Verbrennungen (zweiten Grades) reicht der Schaden in tiefere Hautschichten und verursacht Blasen. Verbrennungen dritten Grades sind gefährlich, sie betreffen alle Hautschichten sowie Gewebe und Nerven unter der Haut. Manchmal sind Verbrennungen zweiten und dritten Grades von Schock (s. S. 339) begleitet.

Konventionelle Behandlung

Verbrennungen sollte man sofort mit kaltem Wasser kühlen, bis die Schmerzen nachlassen, und dann mit einem keimfreien Tuch abdecken. Man darf nichts auf die verbrannte Haut geben, auch nicht Butter oder Fett, wie manchmal empfohlen wird.

AUSGEDEHNTE VERBRENNUNGEN ODER SOLCHE, DIE NICHT HEILEN, MÜSSEN VON EINEM ARZT BEHANDELT WERDEN.

ERGÄNZENDE BEHANDLUNG

Aromatherapie

Bei geringfügigen Verbrennungen und Verbrühungen helfen einige Tropfen Lavendel- oder Teebaumöl.

Homöopathie

Bei Blasenbildung und brennenden, heftigen Schmerzen empfiehlt ein erfahrener Homöopath zur Behandlung zuerst Arnika und im Anschluß noch Cantharis. Urtica ist dagegen eher bei anhaltenden, stechenden Schmerzen geeignet.

Weitere Therapien

Die **Bachblüten-Notfallarznei** fördert die Heilung bei seelischer Belastung. **Westliche Kräuterpraktiker** empfehlen Aloe vera bei intakter oder Calendula-Creme bei wunder Haut.

Sonnenbrand und Sonnenstich

Ursachen

Sonnenbrand ist die allgemeine Bezeichnung für Entzündungen und Hautschäden, die durch zu langen Aufenthalt in ultraviolettem Licht hervorgerufen werden. Die Haut wird rot, schuppig und schält sich. Ödeme und Blasen können entstehen.

Bei einem Sonnenstich bricht die Temperaturkontrolle des Körpers zusammen. Man unterscheidet Hitzschlag und Hitzekollaps. Bei einem Hitzschlag kann der Körper seine Temperatur nicht über das Schwitzen regulieren. Anzeichen sind trockene, heiße Haut, Durst, Übelkeit, Kopfschmerzen, Schwindel und Apathie. Die Körpertemperatur steigt auf über 40° C. Ein Hitzekollaps wird durch starkes Schwitzen ausgelöst, schuld ist der hohe Salzverlust. Anzeichen sind Muskelkrämpfe, Kopfschmerzen, Erbrechen, Schwindel sowie blasse, kalte und feuchte Haut. Der Puls rast. Ohne Hilfsmaßnahmen geht er in einen Hitzschlag über.

Konventionelle Behandlung

Sonnenbrand wird durch kühlende Lotionen und vermehrte Flüssigkeitszufuhr gelindert. Aspirin und Paracetamol oder Vitamin-E-Kapseln helfen. Starker Sonnenbrand wird zur Eindämmung der Entzündung mit kortikosteroidhaltigen Salben behandelt. Lange und starke Sonneneinstrahlung läßt die Haut vorzeitig altern und kann auch Hautkrebs auslösen.

Hitzschlagpatienten müssen sofort in den Schatten gebracht, entkleidet und in ein mit kaltem Wasser getränktes Laken gehüllt werden. Sobald die Körpertemperatur 38° C erreicht hat, kann das Tuch durch ein trockenes ersetzt werden. Auch bei einem Hitzekollaps muß man den Patienten in den Schatten legen, Temperatur und Puls messen und ihm die Oberbekleidung ausziehen. Ist er bewußtlos, dreht man ihn in Seitenlage, wenn nicht, gibt man ihm alle zehn Minuten Salzwasser zum Ausgleich des Flüssigkeitsverlusts.

Ergänzende Behandlung

Westliche Kräuterheilkunde

Calendula und Beinwell, entweder als Salbe oder als Aufguß, lindern bei Sonnenbrand die Entzündung. Eine Hypericum-Salbe oder Lavendel reduzieren die Schmerzen und beseitigen das brennende Gefühl.

Weitere Therapien

Bei Sonnenbrand ist ein **homöopathisches** Aloe-vera-Gel oder eine Urtica-urens-Salbe geeignet. **Aromatherapeuten** empfehlen verdünntes Lavendel- oder Teebaumöl. **Naturheilkunde**-Praktiker raten zu Vitamin-E-haltigen Feuchtigkeitscremes.

Lebensmittelvergiftung

Ursachen

Eine Lebensmittelvergiftung entsteht durch Speisen oder Getränke, die mit Bakterien verunreinigt sind. Auch unzureichendes Kochen oder Wiederaufwärmen fördert das Bakterienwachstum. In unseren Breiten kann eine Lebensmittelvergiftung durch nicht durchgegarte Hähnchen (Salmonellengefahr) und nicht pasteurisierten Käse (Listerine) ausgelöst werden. Sie äußert sich durch starke Bauchschmerzen, Erbrechen und Durchfall.

Konventionelle Behandlung

Leichte Lebensmittelvergiftungen können selbst behandelt werden. Man muß reichlich trinken und feste Nahrung meiden, bis sich der Magen beruhigt. Flüssigkeitsbindende Mittel gegen Durchfall helfen. Zucker und Mineralien müssen ersetzt werden (Salzgebäck, Orangensaft, Cola-Getränke, gesüßter Tee). Auch Elektrolytlösungen aus der Apotheke nützen. Schwere Lebensmittelvergiftungen wie Salmonellosen sind meldepflichtig.

Ergänzende Behandlung

Westliche Kräuterheilkunde

Ein Brechmittel kann sinnvoll sein, wenn giftige Substanzen aufgenommen wurden. Desinfizierende Arzneien werden zusätzlich eingesetzt. Bei einer leichten Vergiftung bekämpfen drei bis vier Knoblauchkapseln täglich die Infektion. Kamillentee lindert die Entzündung in Magen und Darm. Scharfe Gewürze aus der fernöstlichen Küche wie Currypulver und Cayennepfeffer schützen vor Lebensmittelvergiftungen.

Weitere Therapien

Homöopathen verwenden Aloe, wenn eine Nahrungsintoleranz Durchfall verursacht. **Ernährungstherapeuten** empfehlen eine Fastenkur, bis alle Symptome verschwunden sind. Man kann Vitamin C sowie Brombeer- oder Pfefferminztee zu sich nehmen, bis sich der Magen wieder erholt hat. **Akupunktur** und **Akupressur** bekämpfen die Übelkeit. Auch **Shiatsu** hilft. Ein paar Tropfen der Notfallarznei aus **Bachblüten** auf einem Taschentuch können gegen Übelkeit helfen.

Die Erste-Hilfe-Apotheke der ergänzenden Heilmethoden

Die meisten Vertreter der ergänzenden Heilmethoden erkennen die Bedeutung der Schulmedizin bei der Behandlung bestimmter Erkrankungen an – Notfälle eingeschlossen. Dennoch schmälert dies nicht den Wert der ergänzenden Heilmethoden. Wenn ein Therapeut eine konventionelle Behandlung für notwendig erachtet, versucht er mit seinen natürlichen Methoden die klassische Vorgehensweise zu unterstützen und zu ergänzen. Da die meisten Praktiker eine ganzheitliche Behandlung durchführen und emotionale und seelische Faktoren besonders betonen, erreichen sie nicht nur eine Besserung der akuten Beschwerden, sondern sie unterstützen die Patienten auch während ihrer Genesung. Wer eine Verletzung mit ergänzenden Methoden, zum Beispiel homöopathischen oder pflanzlichen Arzneien, behandeln läßt, muß seinen Hausarzt informieren, da sich die Wirkungen verschiedener Medikamente gegenseitig aufheben können.

BEI ERNSTEN ERKRANKUNGEN, VERLETZUNGEN ODER UNFÄLLEN IST ES LEBENSWICHTIG, EINEN KONVENTIONELLEN MEDIZINER AUFZUSUCHEN ODER DEN NOTARZT ZU RUFEN.

Bei alltäglichen Erkrankungen und Blessuren ist jedoch ein Erste-Hilfe-Kasten mit Mitteln der ergänzenden Therapien eine unschätzbare Hilfe. Im folgenden sind einige der Arzneien aufgeführt, mit denen man kleinere Beschwerden behandeln kann.

Notfallsalbe (Bachblütenarznei) *Anwendung bei Schnitten, Schrammen, Bissen und Verbrennungen. Hautreizungen werden durch Auftragen der Salbe gelindert. Zur Beruhigung bei juckenden Kinderkrankheiten ist sie von unschätzbarem Wert.*

Notfalltropfen (Bachblütenarznei) *Hilfreich bei Nervosität, Zittern, Beunruhigung und Panik. Sie beruhigt einen Verletzten oder ein Unfallopfer.*

Teebaumöl *Ein ausgezeichnetes Mittel zur Behandlung vieler Beschwerden. Es hilft bei Infektionen, Schmerzen, Entzündungen und wird zur Wundheilung eingesetzt.*

Calendula als Salbe und Aufguß *Hilft bei kleineren Verbrennungen und Verbrühungen, Sonnenbrand, Ekzemen, Akne und Hautinfektionen. Als Aufguß oder Packung lindert Calendula auch geringfügige Störungen im Atemtrakt, Erkältungen und Verdauungsprobleme.*

Ulmenrinde *Hilft bei Verdauungsstörungen und entzündeter Haut. Ulmenrinde gibt es in Form von Tabletten oder Pulver und kann als Packung angewendet werden.*

Ingwer *Aufgüsse aus Ingwer beseitigen Übelkeit, Reisekrankheit und unterstützen die Verdauung. Warme Ingwergetränke lindern Erkältungssymptome.*

Arnika als Salbe, Tabletten oder Tropfen *Arnika beruhigt die Nerven, reduziert Schwellungen und heilt Prellungen.*

Kamille *Sie beruhigt und entspannt; hilfreich bei Angst, Spannung, Kopfschmerzen und Schlaflosigkeit.*

Rhus tox. *Lindert Gelenkschmerzen wie Arthritis und Rückenschmerzen, ebenso Unruhe und Nervosität.*

Zaubernuß (Hamamelis) *Zur Behandlung von Schnitten, blauen Flecken und Verstauchungen; zur Heilung kleinerer Verbrennungen.*

Tofu-Pflaster *Bei Schnitten und Schrammen*

Pfefferminze *Beruhigt den Magen und unterstützt die Verdauung.*

Aloe-vera-Gel *Bei Verbrennungen, Schnitten, Sonnenbrand und Blasen*

Beinwell-Salbe *Bei Frakturen, Schnitten und blauen Flecken*

Vitamin-E-Salbe *Zur Behandlung geringfügiger Hautstörungen; sie lindert Sonnenbrand.*

Urtica-urens-Salbe *Hilft bei Verbrennungen und behandelt allergische Hautreizungen.*

Knoblauchkapseln *Knoblauch wirkt stark antibakteriell und ist bestens geeignet zur Behandlung von Infektionen im Verdauungs- und Atmungstrakt, bei Hautinfektionen sowie zur Stärkung des Immunsystems zum Schutz gegen Erkältung und Grippe im Winter.*

Weitere nützliche Heilmittel
Misopaste, Hypericum-Salbe, Arsenicum, Petroleum, Tabacum und Cayennepfeffer.

ADRESSEN-VERZEICHNIS

Das Adressenverzeichnis enthält nützliche Adressen, Telefon- und Faxnummern (wo möglich) für die meisten Therapien, die in diesem Buch beschrieben werden. Auf Anfrage nennen diese Stellen interessierten Patienten Therapeuten oder Ansprechpartner. Die unter »Allgemeine Adressen« aufgelisteten Heilpraktikerverbände können auch Auskunft zu Therapien geben, für die hier keine spezifische Adreßangabe enthalten ist.

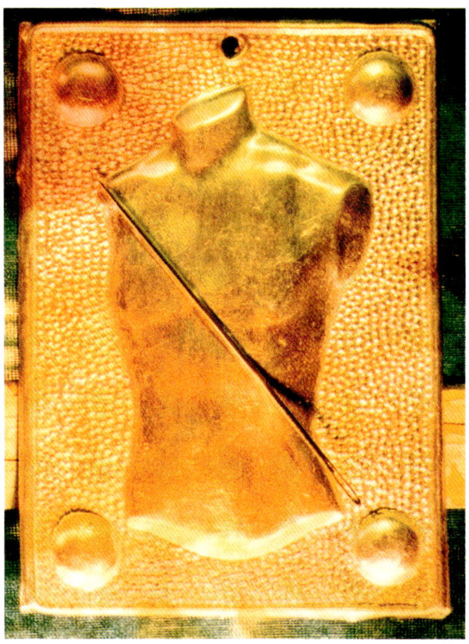

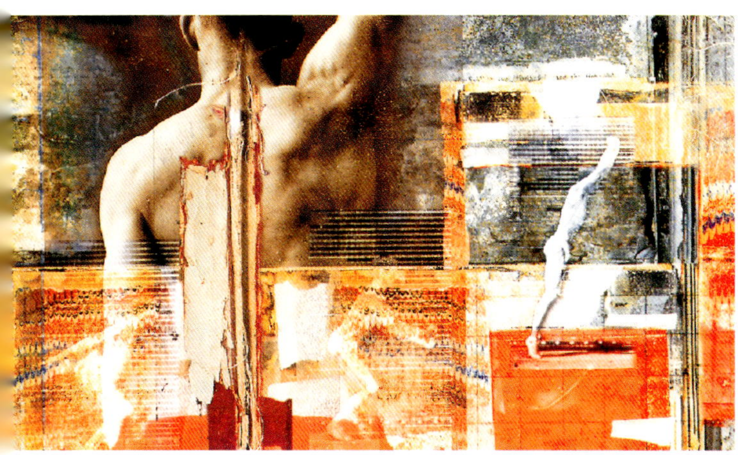

ADRESSEN ZU DEN HEILVERFAHREN IN DEUTSCHLAND

AKUPUNKTUR

Academy of Chinese Acupuncture
Rackebüller Weg 93
12305 Berlin
Tel. 0 30/8 53 96 32

Acupuncture Health Organisation (A.H.O.)
c/o Dr. Frank R. Bahr
Feinhalsstraße 8
81247 München
Tel. 0 89/8 14 52 52
Fax 0 89/8 14 53 48

Arbeitsgemeinschaft für Klassische Akupunktur und Traditionelle Chinesische Medizin e.V.
c/o HP Herbert Vater
Badallee 2
25832 Tönning
Tel. 0 48 61/65 51
Fax 0 48 61/17 36

Arbeitskreis für Lasertherapie und Akupunktur
c/o HP Klaus-Rüdiger Goebel
Metzerstraße 17
66740 Saarlouis
Tel. 0 68 31/46 00 00

Ausbildungszentrum Ost für klassische Akupunktur und Traditionelle Chinesische Medizin
Karl-Marx-Straße 15
14482 Potsdam-Babelsberg
Tel. 03 31/7 48 19 38 und 7 48 19 39

Berufsverband Deutscher Akupunktur-Ärztinnen und Ärzte (BA)
Maria-Viktoria-Straße 19
76530 Baden-Baden
Tel. 0 72 21/2 41 03
Fax 0 72 21/3 82 60

Chinesische Naturheilkunde Akademie e.V.
Hans-Dill-Straße 9
95326 Kulmbach
Tel. 0 92 21/8 31 81
Fax 0 92 21/8 41 14

Deutsche Akademie für Akupunktur e.V.
Feinhalsstraße 8
81247 München
Tel. 0 89/8 14 52 52
Fax 0 89/8 14 53 48

Deutsche Akupunktur-Gesellschaft Düsseldorf
Goltsteinstraße 26
40211 Düsseldorf
Tel. 02 11/36 59 89

Deutsche Ärztegesellschaft für Akupunktur (DÄGfA) e.V.
Raglovichstraße 14
80637 München
Tel. 0 89/1 59 62 66
Fax 0 89/1 59 62 55

Deutsche Gesellschaft für Akupunktur und Neuraltherapie (DGFAN)
Mühlweg 11
07368 Ebersdorf/Thüringen
Tel. 03 66 51/8 72 06
Fax 03 66 51/8 72 06

Forschungsgruppe Akupunktur
Postfach 13 33
85563 Grafing/München
Tel. 0 80 92/3 19 08 und 8 47 34
Fax 0 80 92/3 19 07

Institut für Akupunktur, Biokybernetische Medizin und Schmerztherapie
c/o Rudolf Helling
Ostenallee 107
59071 Hamm
Tel. 0 23 81/98 65 82

Institut für chinesische Naturheilverfahren (ICN)
Kleine Viehstraße 27–31
48653 Coesfeld
Tel. 0 25 41/8 84 37

Institut für fernöstliche Heilkünste und meditative Selbstfindung
c/o Johann Wittmann
Dr.-Max-Herold-Straße 41
91126 Schwabach
Tel. 0 91 22/1 65 39

Schule für chinesische Medizin
Dorfackerstraße 12
72074 Tübingen
Tel. 0 70 71/8 39 33
Fax 0 70 71/8 77 95

Societas Medicinae Sinensis. Internationale Gesellschaft für chinesische Medizin
Leopoldstraße 17
80802 München
Tel. 0 89/33 56 12
Fax 0 89/33 73 52

TCM Klinik Kötzting. Erste Deutsche Klinik für Traditionelle Chinesische Medizin
Ludwigstraße 2
93444 Kötzting
Tel. 0 99 41/60 90
Fax 0 99 41/60 94 99

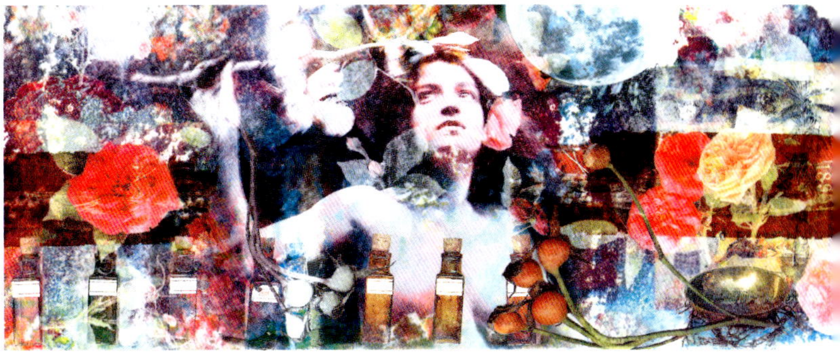

ALEXANDERTECHNIK

Ausbildungszentrum für F. M. Alexander-Technik
c/o Danny McGowan
Borstellstraße 42
12167 Berlin
Tel. 0 30/7 95 21 45

International School for the F. M. Alexander-Technique
c/o Chris Stevens
Georg-Bauer-Ring 14
45133 Essen-Bredeney
Tel. 02 01/41 35 04

Schule für F. M. Alexander-Technik in der GTP e.V.
c/o E. und E. Ruschmann
Schlierbergstraße 31
79100 Freiburg i. Br.
Tel. 07 61/40 29 58

Schule für F. M. Alexander-Technik
c/o Stanton Hobbs
Blumenthalstraße 73
50668 Köln
Tel. 02 21/73 76 08

Schule für F. M. Alexander-Technik
c/o Walter Tschaikowski
Bergstraße 1
21465 Reinbek
Tel. 0 40/7 22 00 35

Schule für F. M. Alexander-Technik Heidelberg
c/o G. Pinkas, I. Tsur, A. Bartmann
Bergheimer Straße 147
69115 Heidelberg
Tel. 0 62 21/2 20 66

Schule für F. M. Alexander-Technik
c/o Bo und Elke Johannson-Tadken
Humboldtstraße 8
33615 Bielefeld
Tel. 05 21/13 04 12

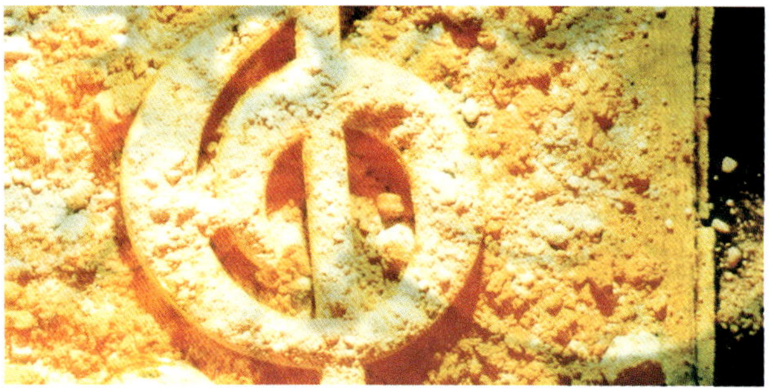

Schule für F. M. Alexander-Technik
c/o Daniel Süßtrunk
Augustenstraße 8
80333 München
Tel. 0 89/55 36 96

AROMATHERAPIE

Förderverein Aromatherapie
c/o Martin Henglein
Westenriederstraße 24
80331 München
Tel. 0 89/29 62 44 und 29 85 30

Forum Essenzia.Verein für Förderung, Schutz und Verbreitung der Aromatherapie und Aromapflege e.V.
Panoramastraße 17
87477 Sulzberg-Moosbach
Tel. 0 83 76/85 91
Fax 0 83 76/88 10

Institut La Balance
Bachstraße 3
88299 Leutkirch
Tel. 0 75 61/23 52
Fax 0 75 61/69 52

AURIKULOTHERAPIE

Fachkollegium für Aurikulomedizin und Homöopathie
Bahnhofstraße 10
71672 Marbach
Tel. 0 71 44/1 82 50

AUTOGENES TRAINING

Deutsche Gesellschaft für ärztliche Hypnose und autogenes Training e.V.
Dr. G. Iversen
Oberforstbacher Straße 416
52076 Aachen
Tel. 0 24 08/43 54
Fax 02 408/43 54

AYURVEDA

Ayurveda Lehrinstitut
Panoramaweg 22
74078 Heilbronn
Tel. 0 71 31/48 47 81

Deutsche Gesellschaft für Ayurveda e.V.
Wildbadstraße 201
56841 Traben-Trarbach
Tel. 0 65 41/58 17

Förderverband für Yoga und Ayurveda e.V.
Weidener Straße 3
81737 München
Tel. 0 89/6 37 10 12
Fax 0 89/6 70 89 79

Hauptzentrum für Transzendentale Meditation und Ayurveda
Tempelhofer Ufer 23
10963 Berlin
Tel. 0 30/2 15 93 24

Institut für Ayur-Veda Edelsteintherapie e.V.
c/o Joachim Roller
Anton-Fischer-Straße 34
76571 Gaggenau
Tel. 0 72 25/24 38
Fax 0 72 25/7 95 38

Maharishi Ayurveda Info
Gustav-Hegler-Ring 37
44652 Herne
Tel. 0 23 25/4 73 29 und 4 46 43
Fax 0 23 25/4 28 04

Mahindra-Institut für Ganzheitliche Gesundheit
Forsthausstraße 6
63633 Birstein-Obersotzbach
Tel. 0 60 54/15 10
Fax 0 60 54/65 02

Transzendentale Meditation-Lehrinstitut und Ayurveda-Beratung
Archenholzstraße 12
22117 Hamburg
Tel. 0 40/7 32 83 16

BACHBLÜTENTHERAPIE

Dr. Edward Bach Centre
Deutsches Büro
Himmelstraße 9
22299 Hamburg
Tel. 0 40/4 31 87 80
Fax 0 40/4 32 26 35

Bioresonanztherapie

Internationale Ärzte-Gesellschaft für ultrafeine Bioresonanz-Therapie und -Diagnostik (IÄGB) e.V.
Schänzlestraße 14
79104 Freiburg
Tel. 07 61/5 33 80
Fax 07 61/5 75 22

Internationale Gesellschaft für Bioresonanz e.V.
Institut für Statik und Dynamik der Universität Stuttgart
Pfaffenwaldring 27
70569 Stuttgart
Tel. 07 11/6 85 36 12
Fax 07 11/6 85 37 06

Chinesische Kräuterheilkunde

Arbeitsgemeinschaft für Klassische Akupunktur und Traditionelle Chinesische Medizin e.V.
c/o HP Herbert Vater
Badallee 2
25832 Tönning
Tel. 0 48 61/65 51
Fax 0 48 61/17 36

Ausbildungszentrum Ost für klassische Akupunktur und Traditionelle Chinesische Medizin
Karl-Marx-Straße 15
14482 Potsdam-Babelsberg
Tel. 03 31/7 48 19 38 und 7 48 19 39

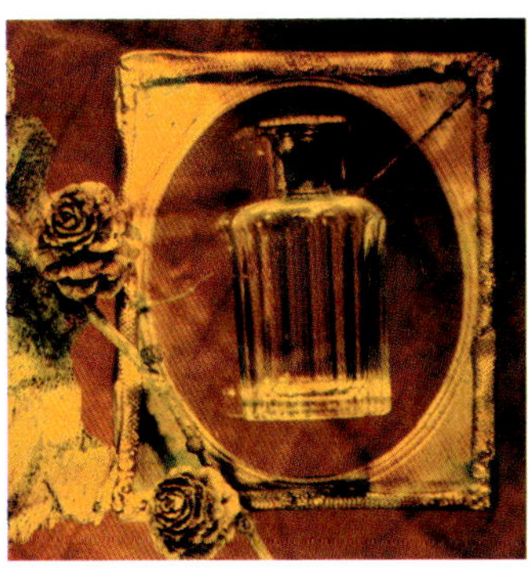

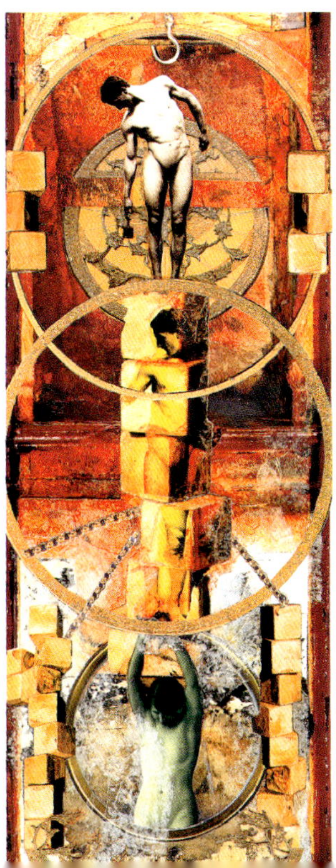

Chinesische Naturheilkunde Akademie e.V.
Hans-Dill-Straße 9
95326 Kulmbach
Tel. 0 92 21/8 31 81
Fax 0 92 21/8 41 14

Institut für chinesische Naturheilverfahren (ICN)
Kleine Viehstraße 27–31
48653 Coesfeld
Tel. 0 25 41/8 84 37

Institut für fernöstliche Heilkünste und meditative Selbstfindung
c/o Johann Wittmann
Dr.-Max-Herold-Straße 41
91126 Schwabach
Tel. 0 91 22/1 65 39

Schule für chinesische Medizin
Dorfackerstraße 12
72074 Tübingen
Tel. 0 70 71/8 39 33
Fax 0 70 71/8 77 95

Societas Medicinae Sinensis. Internationale Gesellschaft für chinesische Medizin
Leopoldstraße 17
80802 München
Tel. 0 89/33 56 12
Fax 0 89/33 73 52

TCM Klinik Kötzting. Erste Deutsche Klinik für Traditionelle Chinesische Medizin
Ludwigstraße 2
93444 Kötzting
Tel. 0 99 41/60 90
Fax 0 99 41/60 94 99

Chiropraktik

ACON-Colleg München
Neuhauser Straße 27
80331 München
Tel. 0 89/26 81 99
Fax 0 89/2 60 60 80

Arbeitsgemeinschaft für Chiropraktik/Osteopathie und Neuraltherapie Deutscher Heilpraktiker e.V. (ACON)
c/o HP Berhard Riemer
Wartburgstraße 52
10823 Berlin
Tel. 0 30/7 82 16 94

Chiropraktik Kolleg Berlin
Wielandstraße 18
10629 Berlin
Tel. 0 30/3 27 56 93
Fax 0 30/3 27 54 87

Münchner Colleg für Osteopathie (C.P.O.)
Egetterstraße 13
80689 München
Tel. 0 89/58 33 36
Fax 0 89/58 60 32

Verband Graduierter Chiropraktoren Deutschlands
c/o Dr. Ernst Hübschmann
Tulpenstraße 51
76199 Karlsruhe
Tel. 07 21/88 81 10
Fax 07 21/88 60 63

DIAGNOSEVERFAHREN

Irisdiagnose

Arbeitskreis für Augendiagnose und Phänomenologie Josef Angerer
Besselstraße 4
81679 München
Tel. 0 89/98 82 55
Fax 0 89/9 81 01 00

Naturheilkundliches Lehrinstitut für Augendiagnose und Phänomenologie
c/o HP Frank Richter
Machandelweg 1
14052 Berlin
Tel. 0 30/3 04 90 77

Pastor Felke Institut für Irisdiagnostik und Ganzheitstherapie
Heidestraße 2
71296 Heimsheim
Tel. 0 70 33/3 51 60
Fax 0 70 33/3 51 83

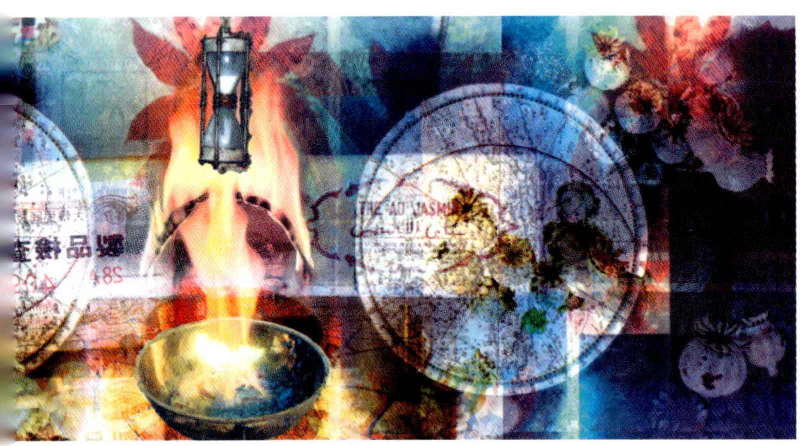

Kinesiologie

Applied Kinesiology Seminars Europe (AKSE)
Sonnenlengstraße 2
81369 München
Tel. 0 89/7 80 93 31
Fax 0 89/78 19 28

Institut für Angewandte Kinesiologie (IAK)
Zasiusstraße 67
79102 Freiburg i. Br.
Tel. 07 61/7 27 29
Fax 07 61/70 63 84

Institut für Angewandte Kinesiologie
c/o Christina Schwab
Augustenstraße 3
26789 Leer/Ostfriesland
Tel. 04 91/45 64

Kinesiologisches Institut Bamberg
Memmelsdorfer Straße 21
96052 Bamberg
Tel. 09 51/6 86 45
Fax 09 51/60 13 45

KIRLIAN-FOTOGRAFIE

Zentralverband der Ärzte für Naturheilverfahren (ZÄN) e.V.
Alfredstraße 21
72250 Freudenstadt
Tel. 0 74 41/21 51
Fax 0 74 41/8 78 30

EDELSTEINTHERAPIE

Institut für Ayur-Veda Edelsteintherapie e.V.
c/o Joachim Roller
Anton-Fischer-Straße 34
76571 Gaggenau
Tel. 0 72 25/24 38
Fax 0 72 25/7 95 38

ENTSPANNUNG UND VISUALISIEREN

Siehe die Liste der deutschen Heilpraktikerverbände unter »Allgemeine Adressen«.

ERNÄHRUNGSTHERAPIE

Arbeitskreis Ernährungs- und Vitamin-Information e.V.
Schweizer Straße 9
60594 Frankfurt
Tel. 0 69/61 90 11
Fax 0 69/62 90 06

Arbeitskreis für Ernährungsmedizin und gesunde Lebensführung
c/o Institut für biologische Medizin und angewandte Ernährungstherapie
Niedere Straße 24
78050 Villingen
Tel. 0 77 21/45 03

Arbeitskreis für Ernährungstherapie im Fachverband DH e.V.
c/o Werner Gehner
Am Obstmarkt 51 b
55126 Mainz
Tel. 0 61 31/47 55 22

Ärztlicher Arbeitskreis Heilfasten e.V.
Wilhelm-Beck-Straße 27
88662 Überlingen
Tel. 0 75 51/80 78 84 und 6 58 89

Deutsche Akademie für Ernährungsmedizin
c/o Prof. Dr. Reinhold Kluthe
Reichsgrafenstraße 11
79102 Freiburg
Tel. 07 61/7 89 80
Fax 07 61/7 20 24

Deutsche Gesellschaft für Ernährung (DGE) e.V.
Im Vogelgesang 40
60488 Frankfurt
Tel. 0 69/9 76 80 30
Fax 0 69/97 68 03 99

Europäisches Institut für Lebensmittel- und Ernährungswissenschaften (EU.L.E.) e.V.
Amselweg 7
65239 Hochheim-Massenheim
Tel. 0 61 45/97 02 01
Fax 0 61 45/97 02 02

Forschungsinstitut für Kinderernährung
Heinstück 11
44225 Dortmund
Tel. 02 31/71 40 21

Gesellschaft für Gesundheitsberatung (GGB) e.V.
Taunusblick 1
56112 Lahnstein
Tel. 0 26 21/91 70 17 und 91 70 18
Fax 0 26 21/91 70 33

Vegetarier-Bund Deutschland
Blumenstraße 3
30159 Hannover
Tel. 02 11/16 21 75
Fax 02 11/35 73 89

Verband für Unabhängige Gesundheitsberatung (UGB – Deutschland)
Keplerstraße 1
35390 Gießen
Tel. 06 41/7 77 85
Fax 06 41/7 85 68

Verein zur Förderung der gesunden Diätetik und Ernährung (VFED) e.V.
Postfach 19 28
52021 Aachen
Tel. 02 41/8 08 84 30
Fax 02 41/8 08 86 37

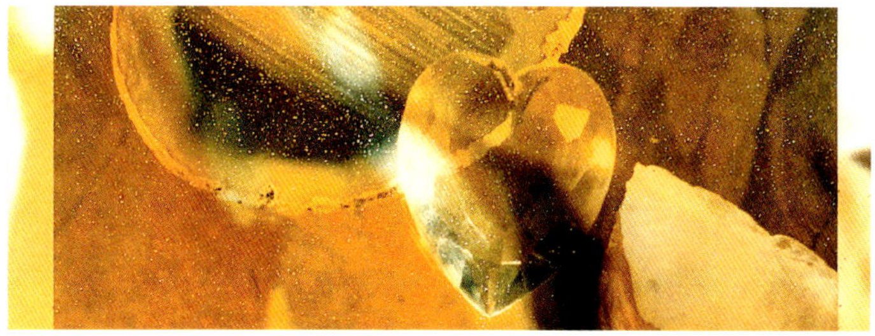

FARBTHERAPIE

Schweizerische Ärztegesellschaft für Diagnose und Therapie nach Lüscher SAGLÜ
Präsident: Prof. Dr. Max Lüscher
Kreuzbuchrain 14
CH-6006 Luzern
Tel. und Fax 00 41/41/3 70 66 77

The International Association for Colour Therapy (IACT)
PO Box 36 88
GB-London SW13 0NX
Tel. 00 44/1 81/8 78 52 76

GEISTHEILEN

Bruno Gröning Freundeskreis
c/o Grete Häusler
Fasanenweg 12
53773 Hennef/Sieg
Tel. 0 22 42/8 10 64
Fax 0 22 42/8 58 20

Dachverband Geistiges Heilen (DGH)
Im Weißen Falsch 26
49419 Wagenfeld-Ströhen
Tel. 0 57 74/13 94

Gesellschaft zur Förderung geistigen Heilens (GFGH) e.V.
c/o Ralf Becker
Schillerstraße 10
10625 Berlin
Tel. 0 30/3 13 04 63
Fax 0 30/3 13 04 64

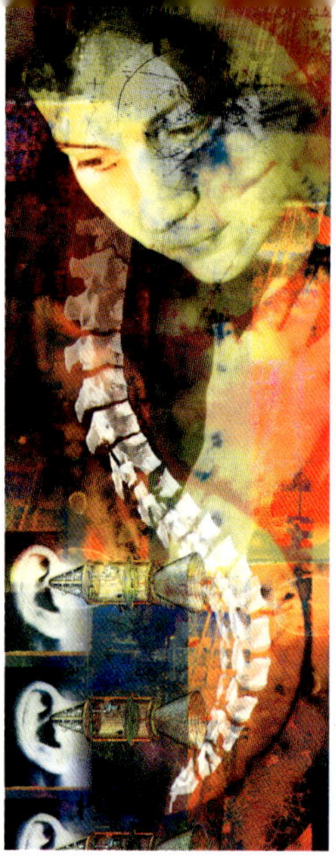

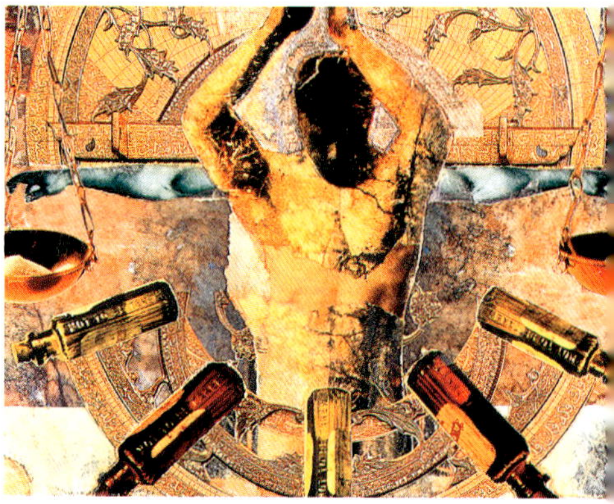

Interessengemeinschaft Alternative Heilmethoden und Geistige Heilung
c/o Andrea Hieronymus
Schedestraße 2a
53113 Bonn
Tel. 02 28/67 43 04

World Federation of Healing Deutschland
c/o HP Hubert Schweizer
Hauptstraße 26
78333 Stockach
Tel. 0 77 71/47 53
Fax 0 77 71/35 31

Homöopathie

Arbeitsgemeinschaft klassisch-homöopathisch behandelnder Ärzte im Deutschen Zentralverein homöopathischer Ärzte
Jennerstraße 5
83454 Anger-Aufham
Tel. 0 86 56/71 56

Arthur Lutze Gesellschaft zur Förderung der Homöopathie und Naturheilkunde
c/o Arne Krüger
Mohringer Allee 88
12347 Berlin
Fax 0 30/7 03 87 98

Bundesverband Patienten für Homöopathie e.V.
Postfach 13 04
52113 Herzogenrath
Tel. 0 24 06/53 00

Deutsche Gesellschaft für Klassische Homöopathie
Grundvigstraße 39
33330 Gütersloh
Tel. 0 52 41/3 88 02
Fax 0 52 41/34 06 22

Deutscher Zentralverein homöopathischer Ärzte (DZVHÄ) e.V.
c/o Dr. H. Kuhn
Alte Steige 3
72213 Altensteig
Tel. 0 74 53/33 00 und 62 32
Fax 0 74 53/34 00

DZVHÄ, Landesverband Baden-Württemberg
c/o Rolf Janert
Wilhelmstraße 11
71546 Aspach
Tel. 0 71 91/2 25 76

DZVHÄ, Landesverband Bayern
c/o Dr. Winfried Häussler
Rathausgasse 2
81241 München
Tel. 0 89/83 60 19

DZVHÄ, Landesverband Berlin
c/o Dr. med. Angelika Gutge-Wickert
Nassauische Straße 2
10717 Berlin
Tel. 0 30/87 74 04

DZVHÄ, Landesverband Hamburg, Bremen, Schleswig-Holstein
c/o Dr. Christiane Bondzus-Entzian
Monsberg 2
24159 Kiel
Tel. 04 31/39 30 50

DZVHÄ, Landesverband Hessen
c/o Dr. med. Renate Maclean
Nordendstraße 36
64546 Walldorf
Tel. 0 61 05/7 11 88

DZVHÄ, Landesverband Niedersachsen
c/o Dr. med. Ulrike Carstensen
Menschingstraße 1
30173 Hannover
Tel. 05 11/85 35 72

DZVHÄ, Landesverband Nordrhein-Westfalen
c/o Dr. med. Edith Scholz
Luegallee 7
40545 Düsseldorf
Tel. 02 11/58 99 12

DZVHÄ, Landesverband Sachsen-Anhalt
c/o Dr. med. Bockholt
Uferstraße 2
06128 Halle

DZVHÄ, Landesverband Thüringen
c/o Marlis Beck
Mörlaer Straße 8
07407 Rudolfstadt
Tel. 0 36 72/2 32 49

Fachkollegium für Aurikulomedizin und Homöopathie
Bahnhofstraße 10
71672 Marbach
Tel. 0 71 44/1 82 50

Homöopathie-Forum e.V.
Grubmühlerfeldstraße 14a
82131 Gauting
Tel. 0 89/8 50 03 56 und 8 50 98 30
Fax 0 89/8 50 37 45

Hypnotherapie

Deutsche Gesellschaft für ärztliche Hypnose und autogenes Training e.V.
Dr. G. Iversen
Oberforstbacher Straße 416
52076 Aachen
Tel. 0 24 08/43 54
Fax 02 408/43 54

Körpertherapien

Rolfing

European Rolfing Association e.V. (ERA)
Ohmstraße 9
80802 München
Tel. 0 89/39 68 02

Rolfing Association e.V.
Heinrich-Zeller-Straße 6
72119 Ammerbuch
Tel. 0 70 73/64 54

Hellerwork

The European Hellerwork Association
c/o Roger Golten
The MacIntyre Gallery
29 Crawford Street
GB-London W1H 1PL
Tel. 00 44/1 71/7 23 56 76

Biodynamische Therapie

Siehe oben die Liste der deutschen Heilpraktikerverbände unter »Allgemeine Adressen«.

Kunsttherapien

(Mal-, Tanz-, Musik-, Gestalttherapie)

Berufsverband für Kunst-, Musik- und Tanztherapie
Europäischer Dachverband für Künstlerische Therapien
Von-Esmarch-Straße 111
48149 Münster
Tel. 02 51/86 15 00

Berufsverband für Kunst-, Musik- und Tanztherapie. Europäischer Dachverband für künstlerische Therapien
Von-Esmarch-Straße 111
48149 Münster
Tel. 02 51/86 15 00
Fax 02 51/86 46 88

Berufsverband Künstlerische Therapie auf anthroposophischer Grundlage
Urachstraße 44
79102 Freiburg
Tel. 07 61/7 16 58

Deutscher Berufsverband der Musiktherapeuten (DBVMT) e.V.
c/o Till Mengedoth
Ophagen 8
20257 Hamburg
Tel. 0 40/8 51 30 94

Gemeinschaft zur Förderung heilpädagogischer Maltherapie e.V.
Westfälische Straße 82
10709 Berlin
Tel. 0 30/8 61 43 81

IONA. Praxis- und Schulungsstätte für künstlerische Therapie (anthroposophisch)
Hinter den Gärten 1
88696 Owingen
Tel. 0 75 51/6 53 44

Massage

Bundesverband selbständiger Physiotherapeuten (IFK)
Königsallee 178a
44799 Bochum
Tel. 02 34/ 7 20 26
Fax 02 34/7 26 39

Deutscher Verband für Physiotherapie, Zentralverband der Krankengymnasten und Physiotherapeuten (ZVK) e.V.
Deutzer Freiheit 72-74
50679 Köln
Tel. 02 21/88 40 31
Fax 02 21/88 52 25

Verband für Physikalische Therapie (VPT)
Bundesvereinigung für die physiotherapeutischen Berufe e.V.
Hofweg 15
22085 Hamburg
Tel. 0 40/2 20 12 35
Fax 0 40/2 20 55 37

Metamorphische Methode

Siehe die Liste der deutschen Heilpraktikerverbände unter »Allgemeine Adressen«.

Naturheilkunde

Arthur Lutze Gesellschaft zur Förderung der Homöopathie und Naturheilkunde
c/o Arne Krüger
Mohringer Allee 88
12347 Berlin
Fax 0 30/7 03 87 98

Deutscher Naturheilbund (Prießnitz-Bund) e.V. (DNB)
Kreuzbergstraße 45
74564 Crailsheim
Tel. 0 79 51/55 04
Fax 0 79 51/4 46 54

Deutscher Naturheilbund e.V., Dachverband der Naturheilvereine
Kreuzbergstraße 45
74564 Crailsheim
Tel. 0 79 51/55 04

Förderkreis Hildegard von Bingen e.V.
Nestgasse 2
78464 Konstanz
Tel. 0 75 31/3 14 87

Natura naturans
c/o Olaf Rippe
Hiltenspergerstraße 35
80798 München
Tel. 0 89/2 72 59 02

Osteopathie

Arbeitsgemeinschaft fur Chiropraktik/Osteopathie und Neuraltherapie Deutscher Heilpraktiker e.V. (ACON)
c/o HP Berhard Riemer
Wartburgstraße 52
10823 Berlin
Tel. 0 30/7 82 16 94

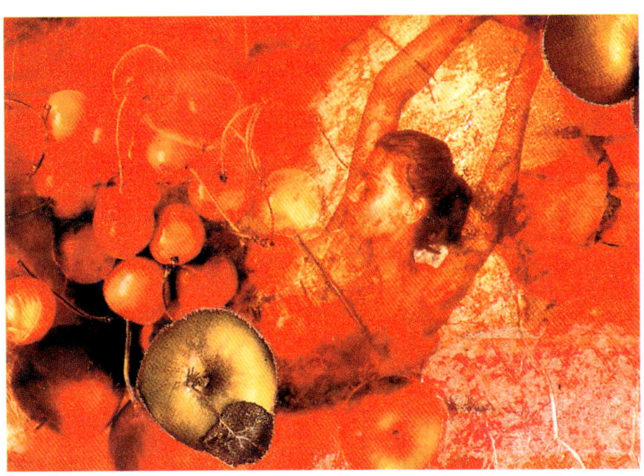

Münchner Colleg für Osteopathie (C.P.O.)
Egetterstraße 13
80689 München
Tel. 0 89/58 33 36
Fax 0 89/58 60 32

Polarity

Siehe die Liste der deutschen Heilpraktikerverbände unter »Allgemeine Adressen« oder unter den Adressen zur »Akupunktur«.

Radionik

Arbeitskreis Radionik und Schwingungsmedizin e.V.
Waldstraße 20
23611 Bad Schwartau
Tel. 04 51/28 11 84
Fax 04 51/28 11 84

Deutsche Radionische Gesellschaft (DRG) e.V.
c/o HP Herr Fuchs
Rathausstraße 34
58239 Schwerte
Tel. 0 23 04/2 27 78

Institut für Radiästhesie und Radionik
c/o Reinhard Schneider
Venantius-Arnold-Straße 17
97865 Wertheim
Tel. 0 93 42/41 67
Fax 0 93 42/2 25 13

Reflexzonentherapie

Gesellschaft für Reflextherapie
c/o Dr. med. Claudia Schramm
Am Friedrichshain 11
10407 Berlin
Tel. 0 30/4 12 36 06

Hauptlehrstätte Hanne Marquardt für Reflexzonentherapie am Fuß
Professor-Domagk-Weg 15
78126 Königsfeld-Burgberg
Tel. 0 77 25/71 17
Fax 0 77 25/70 80

Institut für Reflexzonentherapie
Hauptstraße 4
65779 Kelkheim
Tel. 0 61 95/56 86

Lehrstätte für manuelle Fußreflexzonenarbeit
c/o Christian Mirr
Bahnhofstraße 3
63654 Büdingen
Tel. 0 60 42/44 08

Schädelosteopathie

Institut für Craniosacral Integration (ICI)
c/o Thomas Bruns
Bundesstraße 84
20144 Hamburg
Tel. 0 40/44 25 07

Institut für Craniosacral Integration
c/o E.M. Weilandt
Pfarrer-Wiedemann-Straße 4
86456 Gablingen
Tel. 0 82 30/25 74

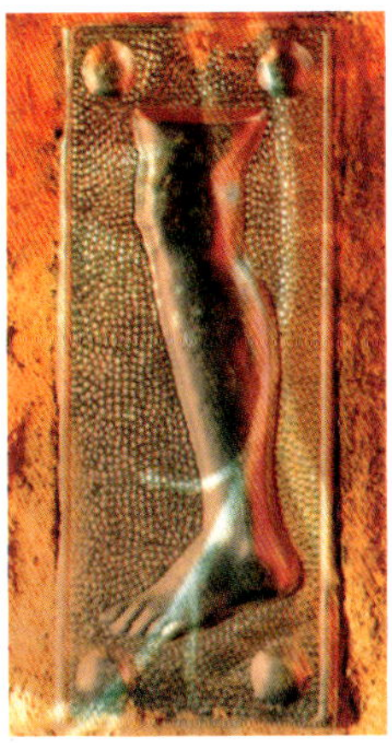

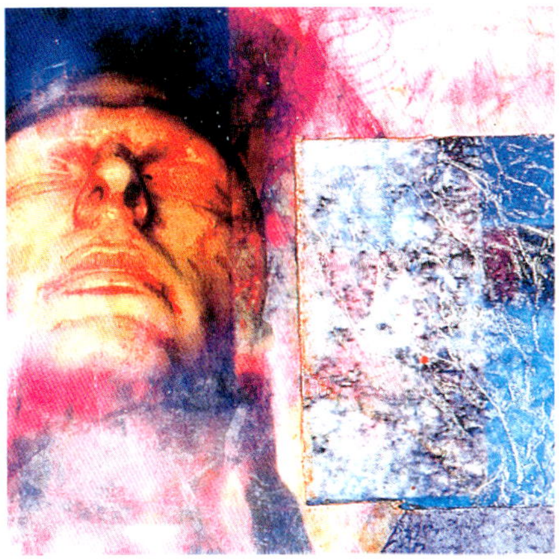

Shiatsu und Akupressur

Siehe die Liste der deutschen Heilpraktikerverbände unter »Allgemeine Adressen« oder unter den Adressen zur »Akupunktur«.

Tai Chi

Medizinische Gesellschaft für Qigong Yangsheng e.V.
Herwarthstraße 21
53115 Bonn
Tel. 02 28/69 60 04
Fax 02 28/69 60 06

Westliche Kräuterheilkunde

Gesellschaft für Phytotherapie e.V.
Siebengebirgsallee 24
50939 Köln
Tel. 02 21/44 35 27
Fax 02 21/41 32 85

Yoga

Berufsverband Deutscher Yogalehrer e.V. (BDY)
Heinrich-Grob-Straße 48
97250 Erlabrunn/Würzburg
Tel. 0 93 64/47 97
Fax 0 93 64/72 08

Zentrum für ganzheitliche Gesundheit Weg der Mitte e.V.
c/o Daya Mullins
Milinowskistraße 35
14169 Berlin
Tel. 0 30/8 13 10 40
Fax 0 30/8 13 82 81

ADRESSEN ZU DEN HEILVERFAHREN IN ÖSTERREICH

Akupunktur

Ludwig Boltzmann Institut für Akupunktur
Huglgasse 1–3
1150 Wien
Tel. 01/98 10 44 23
Fax 01/98 10 44 60

Österreichische Gesellschaft für kontrollierte Akupunktur
Villefortgasse 15/1
8010 Graz
Tel. 03 16/37 40 50
Fax 03 16/37 40 51

Österr. Wissenschaftliche Ärztegesellschaft für Akupunktur
Schwindgasse 3
1040 Wien
Tel. 02 22/5 05 03 92
Fax 02 22/5 04 15 02

Aurikulotherapie

Österreichische Gesellschaft für Akupunktur und Aurikulotherapie
Huglgasse 1–3
1150 Wien
Tel. 01/9 81 04-57 56
Fax 01/9 81 04-57 60

Autogenes Training

Österreichische Gesellschaft für autogenes Training und allgemeine Psychotherapie
Eduard-Sueß-Gasse 22/10
1150 Wien
Tel. 02 22/9 8335 65
Fax 02 22/9 8335 66

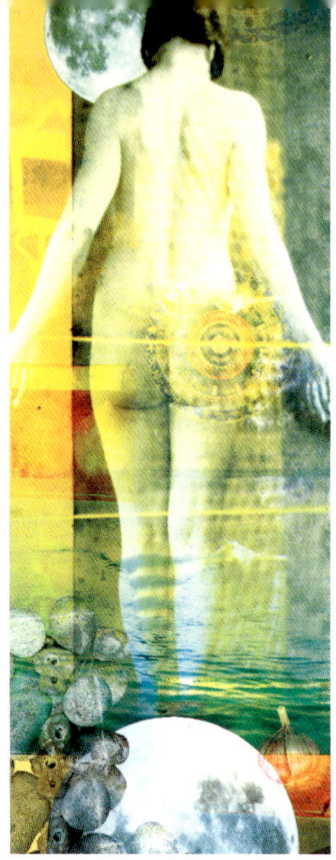

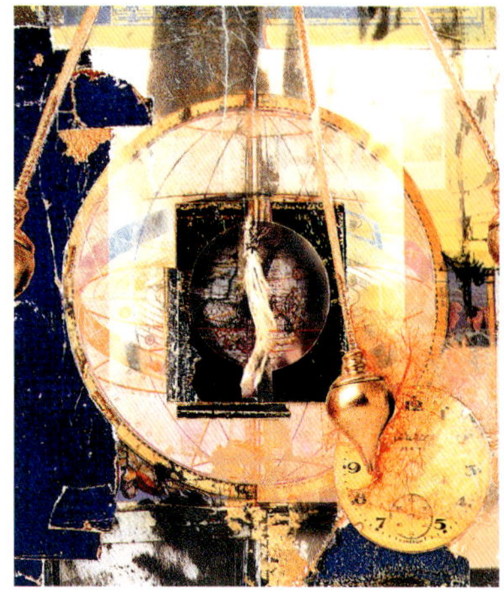

AYURVEDA

Österreichische Gesellschaft für Ayurvedische Medizin
Biberstraße 22/2
1010 Wien
Tel. 01/5 13 43 52
Fax 01/5 13 96 60

BACHBLÜTENTHERAPIE

Dr. Eduard Bach Centre
Österreichisches Büro
Institut für Bach-Blüten-Therapie, Forschung und Lehre
Seidengasse 32
1070 Wien
Tel. 01/5 26 56 51

BIORESONANZTHERAPIE

Österreichische Bioresonanz-Ärzte-Gesellschaft
Schulstraße 17
2871 Zöbern
Tel. 0 26 42/87 50
Fax 0 26 42/84 70 13

DIAGNOSEVERFAHREN

Kinesiologie

Akademie für angewandte Kinesiologie (AAK)
c/o Gabriele Lehner
Kräuterdorf
8362 Söchau
Tel. 0 33 87/32 10
Fax 0 33 87/32 12

ERNÄHRUNGSTHERAPIE

Ludwig Boltzmann Institut für Stoffwechselerkrankungen und Ernährung
Wolkersbergenstraße 1
1130 Wien
Tel. 01/8 01 10 23 51

Österreichische Gesellschaft für Ernährungsforschung
Mautner Markhof'sches Kinderspital
c/o Prof. Dr. K. Widhalm
Baumgasse 73
1030 Wien
Tel. 01/7 14 91 32

Vegetarische Gesellschaft Österreichs
Postfach 261
5010 Salzburg

NATURHEILKUNDE

Bund der Freunde Hildegards e.V.
Hildegard-Zentrum
5084 Grossgmain
Tel. 0 62 47/82 53

Erster Österreichischer Naturheilverein (EÖN)
Esterhazygasse 30
1060 Wien
Tel. 01/5 87 06 79

HOMÖOPATHIE

Institut für Homöopathie der Ludwig-Boltzmann-Gesellschaft
Dürergasse 4
8010 Graz
Tel. 03 16/38 45 15
Fax 03 16/38 45 15

Österreichische Gesellschaft für homöopathische Medizin
Mariahilferstraße 110
1070 Wien
Tel. 01/5 26 75 75
Fax 01/5 26 75 75

MASSAGE

Internationale Massage-Akademie des Weltverbandes der Masseure
Schußwallgasse 1
1050 Wien
Tel. 01/5 56 75 33

Verband der diplomierten Assistentinnen und Assistenten für physikalische Medizin Österreichs
Gießergasse 6/7
1090 Wien
Tel. 01/4 08 75 77

Radionik

Verband für Radiästhesie
Florianigasse 43
1080 Wien
Tel. 01/4 08 18 83

Yoga

Verein der Yogafreunde
Schmidgasse 2
1080 Wien
Tel. 01/4 08 46 40

ADRESSEN ZU DEN HEILVERFAHREN IN DER SCHWEIZ

Aromatherapie

Veroma Vereinigung für Aromatologie und Aromatherapie
Sekretariat: Heinz Hänni
Eugen Wylerstrasse 5
8302 Kloten
Tel. 01/8 81 30 23
Fax 01/8 81 30 21

Akupunktur

Schweizerische Ärztegesellschaft für Akupunktur und Chinesische Medizin (SAGA)
Hus am Sportplatz
8134 Adliswil
Tel. 01/7 10 90 70
Fax 01/7 10 90 91

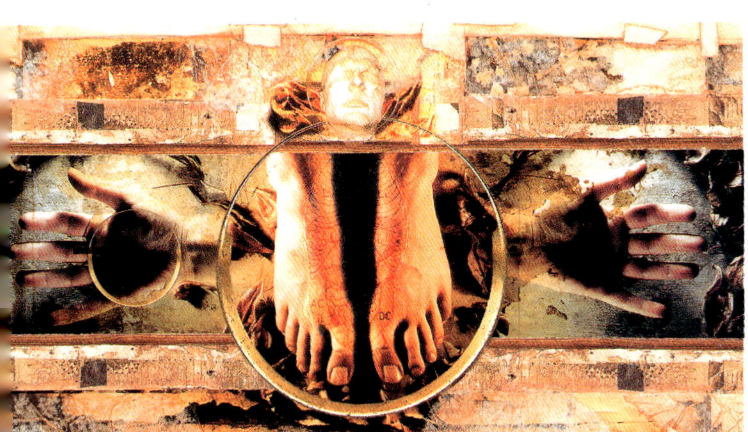

Schweizerische Ärztegesellschaft für Aurikulomedizin und Akupunktur
Postfach 176
8575 Bürglen
Tel. 0 72/44 29 09
Fax 0 72/44 28 34

Schweizerische Ärztegesellschaft für Elektroakupunktur SAEAP
Sekretariat: Dr. med. dent. Christoph Scheidegger
Torstrasse 25
9000 St. Gallen
Tel. 0 31/3 11 45 94
Fax 0 31/3 11 59 26

Autogenes Training

Internationale Gesellschaft für Autogenes Training und Hypnose-Therapie (IGATH)
Vonwylstrasse 27
9001 St. Gallen

Schweizerische Ärzte- und Psychotherapeuten-Gesellschaft für Autogenes Training
Sekretariat: Dr. med. Margrit Balmer
Spalenvorstadt 29
4051 Basel
Tel. 0 61/2 61 93 93

Ayurveda

Ayurveda-Clinic
Dorf 1283
9428 Walzenhausen
Tel. 071/44 94 44

Bachblütentherapie

Dr. Edward Bach Centre
Schweizer Büro
Alte Landstrasse 57
8700 Küsnacht
Tel. 01/9 11 09 11

Bioresonanztherapie

Schweizerische Bioresonanz-Ärzte-Gesellschaft
Postfach 969
3000 Bern
Tel. 0 31/3 11 45 95
Fax 0 31/3 11 59 26

Chinesische Kräuterheilkunde

Schweizerische Ärztegesellschaft für Akupunktur und Chinesische Medizin (SAGA)
Hus am Sportplatz
8134 Adliswil
Tel. 01/7 10 90 70
Fax 01/7 10 90 91

Chiropraktik

Schweizerische Chiropraktoren-Gesellschaft (SCG)
Sulgenauweg 38
3007 Bern
Tel. 0 31/3 71 3 01
Fax 0 31/3 72 26 54

Schweizerische Vereinigung Pro Chiropraktik (SVPC)
Sekretariat: Sabine Boller-Hirt
Zurzacherstrasse 53
5200 Brugg
Tel. 0 56/4 41 38 41
Fax 0 56/4 42 30 20

Diagnoseverfahren

Kinesiologie

Schweizerische Interessengemeinschaft für Kinesiologie SIK
Sekretariat: Dr. sc. nat. Johann Beyer
Postfach 969
3000 Bern
Tel. 0 31/3 11 45 95
Fax 0 31/3 11 59 26

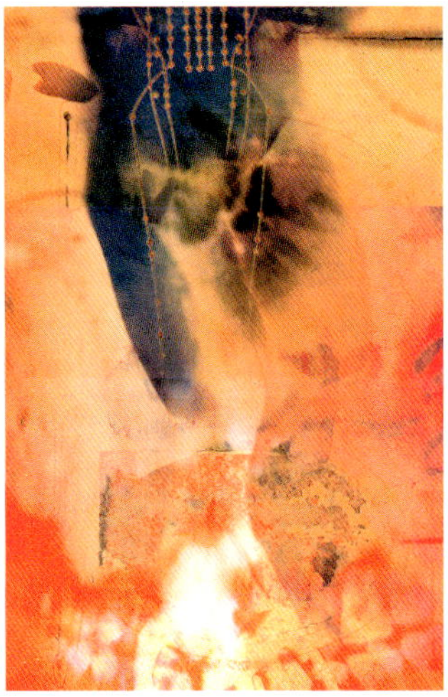

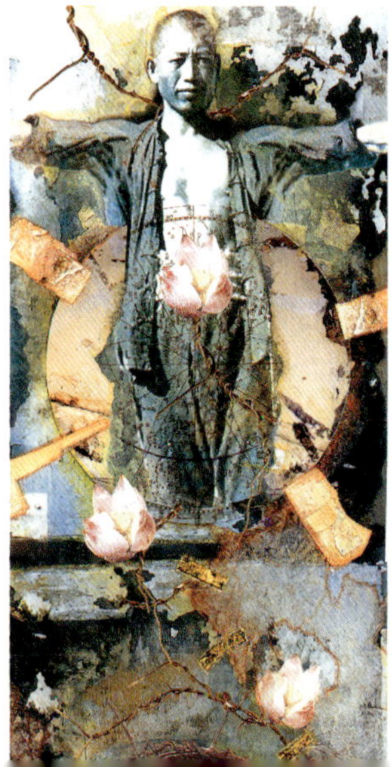

Ernährungstherapie

Schweizerische Ärztegesellschaft für Ernährungsheilkunde SAGEH
Sekretariat: PD Dr. med. Silvio Jenny
Postfach 969
3000 Bern 7
Tel. 0 31/3 11 45 95
Fax 0 31/3 11 59 26

Schweizerische Gesellschaft für Ernährungsforschung
c/o PD Dr. Yves Schutz
Institut de Physiologie Deutsche d'Université de Lausanne
1005 Lausanne
Tel. 0 21/3 13 28 49
Fax 0 21/3 13 28 65

Schweizerische Vereinigung für Ernährung
Effingerstrasse 2
3001 Bern
Tel. 0 31/3 81 85 81
Fax 0 31/3 82 55 15

Farbtherapie

Schweizerische Ärztegesellschaft für Diagnose und Therapie nach Lüscher SAGLÜ
Präsident: Prof. Dr. Max Lüscher
Kreuzbuchrain 14
6006 Luzern
Tel. 0 41/3 70 66 77
Fax 0 41/3 70 66 77

Geistheilen

Schule für geistiges Heilen (SGH)
Seestrasse 129
8810 Horgen
Tel. 01/7 25 92 90

Homöopathie

Homöopathischer Ärzte-Verband (HAV)
Sennweidstrasse 45
6312 Steinhausen
Tel. 0 42/42 13 60

Schweizerische Homöopathie-Gesellschaft (SHG/SGKM)
Hus am Sportplatz
8134 Adliswil
Tel. 01/7 10 90 70
Fax 01/7 10 90 91

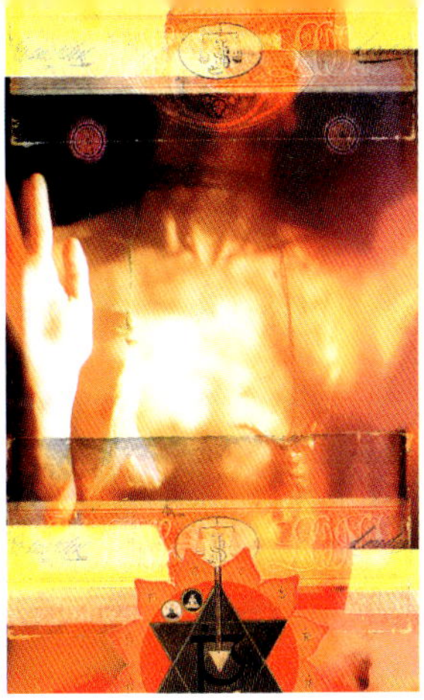

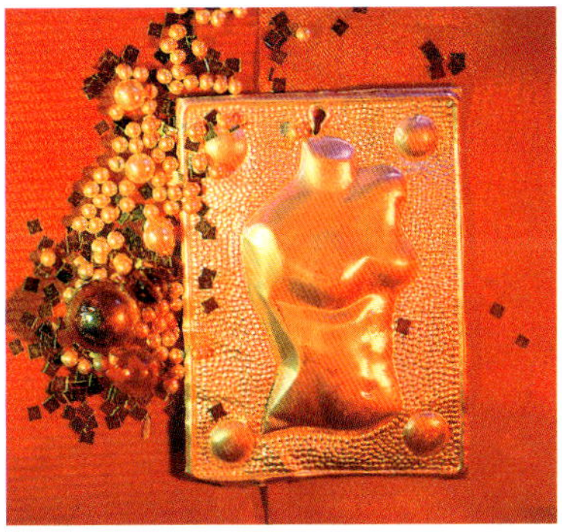

HYPNOTHERAPIE

Internationale Gesellschaft für Autogenes Training und Hypnose-Therapie (IGATH)
Vonwylstrasse 27
9001 St. Gallen

Schweizerische Ärztegesellschaft für Hypnose SMSH
Sekretariat: Dr. med. dent. Fritz Trechslin
Apollostrasse 8
8032 Zürich

KUNSTTHERAPIEN

Maltherapie und Plastizieren (anthroposophisch)
Grellingerstrasse 25
4052 Basel
Tel. 0 61/3 11 19 76

Schule für Mal- und Gestaltungstherapie (anthroposophisch)
Eisenwerk
Postfach 30 66
8503 Frauenfeld
Tel. 0 54/7 22 41 41

MASSAGE

Schweizerischer Physiotherapeuten-Verband SPV
Oberstadt 8
6204 Sempach-Stadt
Tel. 0 41/4 62 70 60
Fax 0 41/4 62 70 61

Verband diplomierter Masseure der Schweiz (VDMS)
Schachenallee 29
5001 Aarau
Tel. 0 64/8 36 43 64
Fax 0 62/8 36 43 74

NATURHEILKUNDE

Naturärztevereinigung der Schweiz
Postfach 65
6932 Breganzona/Lugano
Tel. 0 81/56 48 71

Schule für Naturheilkunde
Schöntalstrasse 21
8004 Zürich
Tel. 01/2 41 56 83

RADIONIK

Schweizerischer Verband für Radiästhesie
c/o Gabriel Heer
Hermenweg 3
5702 Niederlenz
Tel. 0 64/51 11 84

REFLEXOLOGIE

Zweiglehrstätte Hanne Marquardt für Reflexzonentherapie am Fuß
c/o Edgar Rihs
Krähenbergstrasse 6
2543 Lengnau
Tel. 0 65/52 45 15

SCHÄDELOSTEOPATHIE

Institut für Craniosacral Integration
c/o P. U. Bernhard
Seilerweg 33
2503 Biel
Tel. 0 32/25 05 27

SHIATSU UND AKUPRESSUR

Jin Shin Do Foundation
Zschokkestrasse 36
8037 Zürich
Tel. 01/2 73 10 73

WESTLICHE KRÄUTERHEILKUNDE

Schweizerische Medizinische Gesellschaft für Phytotherapie (SMGP)
Keltenstrasse 40
8044 Zürich
Tel. 01/2 52 18 79
Fax 01/2 52 18 79

YOGA

Madras Yoga University
Seilerstrasse 24
3011 Bern
Tel. 0 31/3 82 18 10

Weitere Adressen in Deutschland

ALLGEMEINE ADRESSEN

Allgemeiner Patienten-Verband (APV) e.V.
Ludwig-Juppe-Weg 3b
35039 Marburg
Tel. 0 64 21/6 47 35

Anonyme Eßsüchtige Interessengemeinschaft e.V.
Postfach 10 62 06
28062 Bremen
Tel. 04 21/32 72 24

Ärztegesellschaft für Erfahrungsheilkunde e.V.
Dr. Karl-Heinz Gebhardt
Fritz-Frey-Straße 21
69121 Heidelberg
Tel. 0 62 21/40 62-22

Beratungsstelle für Amalgamvergiftete e.V.
Lochhamer Straße 79
82166 Lochham
Tel. 0 89/8 54 13 01

Bundesverband der naturheilkundlich tätigen Zahnärzte in Deutschland (BNZ) e.V.
Mühlenweg 1
50996 Köln
Tel. 02 21/9 35 50 55
Fax 02 21/9 35 50 56

Bundeszentrale für gesundheitliche Aufklärung (BZgA)
Ostmerheimer Straße 220
51109 Köln
Tel. 02 21/89 92-0
Fax 02 21/89 92-300

Deutsche Gesellschaft für Allgemeinmedizin (DEGAM) e.V.
Prof. Dr. Peter Helmich, Dr. Christian Köhler
Theodor-Heuss-Ring 14
50668 Köln
Tel. 02 21/1 60 67-25
Fax 02 21/1 60 67-35

Deutsche Krebsgesellschaft e.V., Geschäftsstelle
Prof. Dr. C. Herfarth, Rainer Bredenkamp
Paul-Ehrlich-Straße 41
60596 Frankfurt
Tel. 0 69/63 00 96-0
Fax 0 69/63 91 30

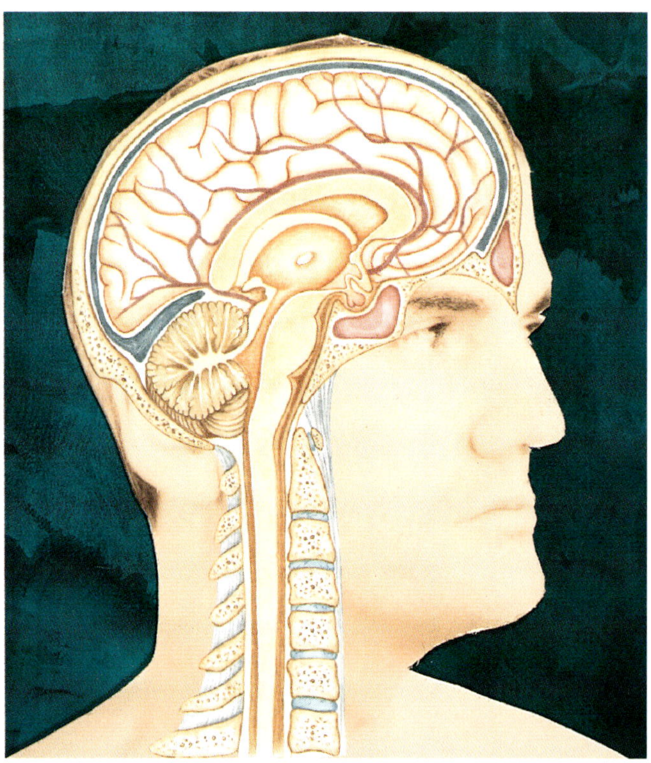

Deutsche Multiple Sklerose Gesellschaft e.V., Bundesverband
Dorothea Pitschnau
Vahrenwalder Straße 205-207
30165 Hannover
Tel. 05 11/63 30 23

Die Deutschen Heilpraktiker-Verbände
Dannecker Straße 4
70182 Stuttgart
Tel. 07 11/24 29 46
Fax 07 11/60 42 21

Fachverband Deutscher Heilpraktiker (FDH) e.V.
Maarweg 10
53123 Bonn
Tel. 02 28/61 10 49
Fax 02 28/62 73 59

Freier Verband Deutscher Heilpraktiker (FVDH)
Sonnenstraße 19
80331 München
Tel. 0 89/59 24 51
Fax 0 89/55 34 89

Frankfurter Zentrum für Eßstörungen
Hansa-Allee 18
60322 Frankfurt
Tel. 0 69/55 01 76
Fax 0 69/5 96 17 23

Gesellschaft für Naturheilkunde e.V.
Postfach 40 20 27
80720 München
Tel. 0 89/3 08 66 26

Internationale Gesellschaft für Ganzheitliche Zahn-Medizin (GZM) e.V.
Franz-Knauff-Straße 2–4
69115 Heidelberg
Tel. 0 62 21/16 64 92
Fax 0 62 21/16 48 89

Kneipp-Bund e.V., Bundesverband für Gesundheitsförderung
Adolf-Scholz-Allee 6
86825 Bad Wörishofen
Tel. 0 82 47/3 00 20
Fax 0 82 47/30 02 99

Kontakt- und Informationsstelle für Selbsthilfegruppen, DPWV Bonn SEKIS
Lotharstraße 95
53115 Bonn
Tel. 02 28/22 17 54

Krebsinformationsdienst (KID) am Deutschen Krebsforschungszentrum Heidelberg
Im Neuenheimer Feld 280
69120 Heidelberg
Tel. 0 62 21/41 01 21

Ökologischer Ärztebund e.V. (ÖÄB)
Braunschweiger Straße 53b
28205 Bremen
Tel. 04 21/4 98 42 51
Fax 04 21/4 98 42 52

Schutzverband für Impfgeschädigte e.V.
Postfach 11 60
57259 Hilchenbach
Tel. 0 27 33/1 22 73

Semmelweis-Institut für die Entwicklung und Erforschung diagnostischer Verfahren und Reagenzien
Hasseler Steinweg 9
27318 Hoya
Tel. 0 42 51/5 04
Fax 0 42 51/5 02

Stiftung Deutscher Heilpraktiker
Max-Planck-Straße 47
53340 Meckenheim
Tel. 02 28/61 10 49
Fax 02 28/62 73 59

Union Deutscher Heilpraktiker (UDH) e.V.
Ipfweg 5
73614 Schorndorf-Oberberken
Tel. 0 71 81/6 28 46
Fax 0 71 81/6 24 32

Verband der arbeits- und berufsbedingt Erkrankten
c/o Frau Dr. Angela Vogel
Stammheimer Straße 86
63674 Altenstadt
Tel. 0 60 74/6 81 39
Fax 0 60 74/6 73 35

Verband Deutscher Heilpraktiker (VDH) e.V.
Ernst-Grote-Straße 13
30916 Isernhagen
Tel. 05 11/6 18 28
Fax 05 11/6 15 13 20

Zentralverband der Ärzte für Naturheilverfahren (ZÄN) e.V.
Alfredstraße 21
72250 Freudenstadt
Tel. 0 74 41/21 51
Fax 0 74 41/8 78 30

DAS KREISLAUFSYSTEM

Deutsche Gesellschaft für Kardiologie, Herz- und Kreislaufforschung
Prof. Dr. Jürgen Meyer, Prof. Dr. Gunther Arnold
Postfach 10 10 07
40001 Düsseldorf
Tel. 02 11/8 11-52 55
Fax 02 11/8 11-35 50

Deutsche Gesellschaft für Prävention und Rehabilitation von Herz-Kreislauf-Erkrankungen e.V.
Rizzastraße 34
56068 Koblenz
Tel. 02 61/30 92 31

Deutsche Gesellschaft Venen e.V., Generalsekretariat
Christian M. Silinsky, Martin Högerl, Claudia Hansen
Dr.-Carlo-Schmid-Straße 204
90491 Nürnberg
Tel. 09 11/5 98 86 00
Fax 09 11/59 12 19

Deutsche Hämophiliegesellschaft zur Bekämpfung von Blutungskrankheiten e.V.
Halenseering 3
22149 Hamburg
Tel. 0 40/6 72 29 70
Fax 0 40/6 72 49 44

Deutsche Herzhilfe e.V.
Pestalozzistraße 3a
80469 München
Tel. 0 89/2 60 36 36

Deutsche Herzstiftung e.V., H.-G. Kraushaar
Wolfgangstraße 20
60322 Frankfurt
Tel. 0 69/95 51 28-0
Fax 0 69/95 51 28-13

Deutsche Liga zur Bekämpfung des hohen Blutdruckes e.V., Deutsche Hypertonie Gesellschaft
Berliner Straße 46
69120 Heidelberg
Tel. 0 62 21/41 17 74
Fax 0 62 21/40 22 74

Deutsche Liga zur Bekämpfung des hohen Blutdruckes e.V./Deutsche Hypertoniegesellschaft
Berliner Straße 46
69120 Heidelberg
Tel. 0 62 21/41 17 74

DER ATMUNGSAPPARAT

Deutsche Atemwegsliga e.V.
Dr. Uta Butt
Burgstraße 12
33175 Bad Lippspringe
Tel. 0 52 52/95 45 05
Fax 0 52 52/95 45 06

PSYCHE UND NERVENSYSTEM

Depressivkranke e.V.
Wermbachstraße 13
63739 Aschaffenburg
Tel. 0 60 21/2 36 26

Deutsche Gesellschaft für Neurologie
Prof. Dr. K. Felgenhauer, Prof. Dr. Peter Vogel
Lohmühlenstraße 5
20099 Hamburg
Tel. 0 40/24 88-22 67
Fax 0 40/24 88-41 85

Deutsche Gesellschaft zum Studium des Schmerzes e.V.
Prof. Dr. M. Zimmermann, H. Ehlers
Im Neuenheimer Feld 326
69120 Heidelberg
Tel. 0 62 21/56-40 50
Fax 0 62 21/56-40 49

Deutsche Parkinson Vereinigung, Bundesverband e.V.
Friedrich-Wilhelm Mehrhoff
Moselstraße 31
41464 Neuss
Tel. 0 21 31/4 10 16/17
Fax 0 21 31/4 54 45

Deutsche Schmerzhilfe e.V., Bundesverband
Rüdiger Fabian
Woldsenweg 3
20249 Hamburg
Tel. 0 40/46 56 46
Fax 0 40/4 60 17 19

Gesellschaft für Epilepsieforschung e.V.
Friedrich Schophaus
Königsweg 3
33617 Bielefeld
Tel. 05 21/1 44 35 68

Gesellschaft für Klinische Psychologie und Beratung
Hansaring 67
48155 Münster
Tel. 02 51/6 00 41

Institut für Akupunktur, Biokybernetische Medizin und Schmerztherapie
c/o Rudolf Helling
Ostenallee 107
59071 Hamm
Tel. 0 23 81/98 65 82

Stiftung Michael zur Bekämpfung der Anfallskrankheiten und ihrer individuellen und sozialen Folgen, Stiftung für Epilepsie
Münzkamp 5
22339 Hamburg
Tel. 0 40/5 38 85 40
Fax 0 40/5 38 15 59

DAS ENDOKRINE SYSTEM

Deutscher Diabetiker-Bund e.V.
Danziger Weg 1
58511 Lüdenscheid
Tel. 0 23 51/98 91 53
Fax 0 23 51/98 91 50

FORTPFLANZUNGSORGANE DES MANNES

Deutsche Gesellschaft zum Studium der Fertilität und Sterilität
Prof. Dr. Lieselotte Mettler
Michaelisstraße 16
24105 Kiel
Tel. 04 31/5 97 20 42

Deutsche Gesellschaft zur Bekämpfung der Geschlechtskrankheiten e.V.
Prof. Dr. Detlev Petzoldt
Voßstraße 2
69115 Heidelberg
Tel. 0 62 21/56 52 00

FORTPFLANZUNGSORGANE DER FRAU

Arbeitsgemeinschaft Freier Stillgruppen (AFS) e.V., Bundesverband
Utta Reich-Schottky
Am Lehester Deich 108a
28357 Bremen
Tel. 04 21/276 87 61
Fax 04 21/2 76 87 61

Arbeitskreis Kunstfehler in der Geburtshilfe e.V.
Marlis Sojat
Rosental 23-25
44135 Dortmund
Tel. 02 31/52 58 72 und 57 48 46
Fax 02 31/52 60 48

Deutsche Gesellschaft zum Studium der Fertilität und Sterilität
Prof. Dr. Lieselotte Mettler
Michaelisstraße 16
24105 Kiel
Tel. 04 31/5 97 20 42

Deutsche Gesellschaft zur Bekämpfung der Geschlechtskrankheiten e.V.
Prof. Dr. Detlev Petzoldt
Voßstraße 2
69115 Heidelberg
Tel. 0 62 21/56 52 00

Frauenselbsthilfe nach Krebs e.V. Bundeszentrale
B 6, 10
68161 Mannheim
Tel. 06 21/2 44 34
Fax 06 21/15 48 77

DER HARNTRAKT

Deutsche Dialysegesellschaft niedergelassener Ärzte e.V.
Dr. Karl W. Dreyling
Friedrich-Ebert-Straße 154
42117 Wuppertal
Tel. 02 02/3 71 28-0
Fax 02 02/3 71 28-18

Deutsche Dialysegesellschaft niedergelassener Ärzte e.V.
Dr. Ulrich Saueressig, Dr. Shigeo Kashiwagi, Dr. Bernd Wälbert
Flutufer 5
42103 Wuppertal
Tel. 02 02/44 56 55
Fax 02 02/45 27 38

Dialysepatienten Deutschlands e.V.
Gertrud Schulze
Weberstraße 2
55130 Mainz
Tel. 0 61 31/8 51 52
Fax 0 61 31/83 51 98

KfH Kuratorium für Dialyse und Nierentransplantation e.V.
Dr. Klaus Ketzler
Emil-von-Behring-Passage
63263 Neu-Isenburg
Tel. 0 61 02/3 59-0
Fax 0 61 02/3 59-3 44

DAS VERDAUUNGSSYSTEM

Deutsche Gesellschaft für Ernährung e.V.
Prof. Dr. Günther Wolfram
Im Vogelgesang 40
60488 Frankfurt
Tel. 0 69/97 68 03-0
Fax 0 69/97 68 03-99

Deutsche Gesellschaft für Verdauungs- und Stoffwechselkrankheiten
Prof. Dr. Siegfried Matern, Prof. Dr. M. Manns
Konstanty-Gutschow-Straße 8
30625 Hannover
Tel. 05 11/5 32-33 05
Fax 05 11/5 32-48 96

Deutsche Gesellschaft zur Bekämpfung von Fettstoffwechselstörungen und ihren Folgeerkrankungen (DGFF) e.V. (Lipid-Liga)
Waldklausenweg 20
81377 München
Tel. 0 89/7 19 10 01
Fax 0 89/7 14 26 87

Deutsche Morbus Crohn/Colitis ulcerosa Vereinigung (DCCV) e.V., Bundesverband für chronisch entzündliche Erkrankungen des Verdauungstraktes
Reinhard Schüren, Wolfgang Tönnesmann
Paracelsusstraße 15
51375 Leverkusen
Tel. 02 14/8 76 08-0
Fax 02 14/8 76 08-88

Gesellschaft für Gastroenterologie in Bayern e.V.
Löhestraße 45a
91054 Erlangen
Tel. 0 91 31/5 10 55

Privat-Institut für Darmtherapien (PID)
Rheinstraße 143
76532 Baden-Baden
Tel. 0 72 21/18 19 11
Fax 0 72 21/5 53 51

IMMUNSYSTEM UND LYMPHSYSTEM

Allergie-Verein in Europa (AVE) e.V. Verein zur Förderung der ganzheitlichen Behandlung allergischer Erkrankungen in Europa
c/o Regina Zienczyk-Beckert
Mannheimer Straße 103
68723 Oftersheim
Tel. 0 62 02/5 34 08
Fax 06 61/6 34 88

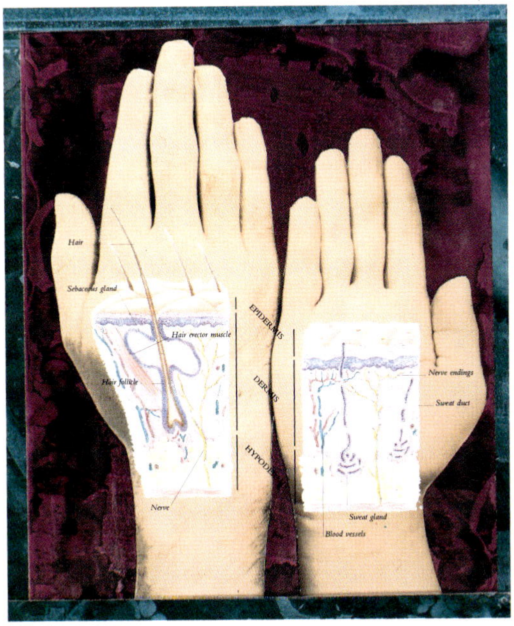

Arbeitsgemeinschaft Ganzheitliche Krebs- und Immuntherapie der Gemeinschaft Fischermühle e.V. (anthroposophisch)
c/o Dr. med. Dietrich Schlodder
Hofgut Fischermühle
72344 Rosenfeld
Tel. 0 74 28/2 91 33
Fax 0 74 28/21 02

Deutsche AIDS-Hilfe e.V., Bundesverband
Dieffenbachstraße 33
10967 Berlin
Tel. 0 30/69 00 87-0
Fax 0 30/69 00 87-42

Institut für Umweltkrankheiten, IFU-Forschungsgesellschaft für Umweltmedizin mbH
Im Kurpark 1
34308 Bad Emstal
Tel. 0 65 24/80 61
Fax 0 65 24/86 95

DIE AUGEN

Deutscher Verein der Blinden und Sehbehinderten in Studium und Beruf e.V. (DVBS)
Frauenbergstraße 8
35039 Marburg
Tel. 0 64 21/48 14 50
Fax 0 64 21/5 18 22

HALS, NASE, OHREN UND MUND

Deutsche Gesellschaft für Hals-Nasen-Ohren-Heilkunde, Kopf- und Halschirurgie
Prof. Dr. Jürgen Theissing, Prof. Dr. Henning Hildmann
Hittorfstraße 7
53129 Bonn
Tel. 02 28/23 17 70
Fax 02 28/23 93 85

Deutsche Gesellschaft zur Förderung der Gehörlosen und Schwerhörigen e.V. (DG)
Niemöllerallee 18
81739 München
Tel. 0 89/67 92 02 48, Schreibtelefon
Fax 0 89/67 92 02 49

Deutscher Gehörlosen-Bund e.V.
Ulrich Hase
Paradeplatz 3
24768 Rendsburg
Tel. 0 43 31/58 97-22 und 58 97-0
Fax 0 43 31/58 97-45

HAUT UND HAARE

Bundesverband Neurodermitiskranker in Deutschland e.V.
Jürgen Pfeifer
Oberstraße 171
56154 Boppard
Tel. 0 67 42/87 13-0
Fax 0 67 42/72 95

Deutscher Psoriasisbund e.V.
Dr. Günter Schäfer
Oberaltenallee 20a
22081 Hamburg
Tel. 0 40/22 33 99 und 2 27 09 85
Fax 0 40/2 27 09 86

DER BEWEGUNGSAPPARAT

Bundesselbsthilfeverband für Osteoporose e.V.
Hildegard Kattenstadler
Kirchfeldstraße 149
40215 Düsseldorf
Tel. 02 11/31 91 65
Fax 02 11/33 22 02

Bundesverband Skoliose Selbsthilfe e.V.
Ria Hunger
An der Kreuzkapelle 4
41352 Korschenbroich
Tel. 0 21 61/64 42 26
Fax 0 21 61/64 42 26

Deutsche Gesellschaft für orthopädische Sporttraumatologie (DGOTS)
Prof. Dr. Wolfgang Pförringer
Harlachinger Straße
81547 München
Tel. 0 89/6 21 13 37
Fax 0 89/6 42 28 87

Deutsche Gesellschaft zur Bekämpfung der Muskelkrankheiten e.V.
Castroper Straße 83
44791 Bochum
Tel. 02 34/59 35 12

Deutsche Rheuma-Liga e.V., Bundesverband
Rheinallee 69
53173 Bonn
Tel. 02 28/9 57 50-0
Fax 02 28/9 57 50-20

Gesellschaft für Wirbelsäulenforschung
Prof. Dr. Rüdiger Lorenz, Prof. Dr. Erich Schmitt
Marienburgstraße 2
60528 Frankfurt
Tel. 0 69/67-90 06
Fax 0 69/67 05-2 80

Kuratorium Knochengesundheit e.V.
Hettenbergring 5
74889 Sinsheim
Tel. 0 72 61/6 31 74
Fax 0 72 61/6 46 59

KINDER

Arbeitsgemeinschaft Allergiekrankes Kind, Hilfe für Kinder mit Asthma, Ekzem oder Heuschnupfen – (AAK) e.V., Bundesverband
Hauptstraße 29
35745 Herborn
Tel. 0 27 72/92 87-0
Fax 0 27 72/92 87-48

Bundesgemeinschaft der Eltern und Freunde hörgeschädigter Kinder e.V.
Hannelore Hartmann
Pirolkamp 18
22397 Hamburg
Tel. 040/607 03 44; Fax 040/607 23 61

Bundesverband, Hilfe für das autistische Kind, Verein zur Förderung autistischer Menschen e.V.
Bebelallee 141
22297 Hamburg
Tel. 0 40/5 11 56 04 uns 511 68 25
Fax 0 40/5 11 08 13

Deutsche Gesellschaft für Kinderheilkunde
Prof. Dr. Eberhard Schmidt
Moorenstraße 5
40225 Düsseldorf
Tel. 02 11/8 11-76 42
Fax 02 11/8 11-87 57

Deutsche Gesellschaft für pädiatrische Kardiologie
Prof. Dr. Herbert E. Ulmer, Prof. Dr. Helmut Singer
Loschgestraße 15
91054 Erlangen
Tel. 0 91 31/85-37 50
Fax 0 91 31/85-31 13

Deutsche Gesellschaft zur Bekämpfung der Mukoviszidose (Cystische Fibrose) e.V.
Dipl.-Ing. Horst Mehl
Tulpenstraße 50
71394 Kernen
Tel. 0 71 51/4 10 48

Deutsche Leukämie-Forschungshilfe, Aktion für krebskranke Kinder e.V. (DLFH), Dachverband
Dr. phil. Gerlinde Bode
Joachimstraße 20
53113 Bonn
Tel. 02 28/22 18 33
Fax 02 28/21 86 46

Forschungsinstitut für Kinderernährung
Heinstück 11
44225 Dortmund
Tel. 02 31/71 40 21

Gesellschaft für Neuropädiatrie
Prof. Dr. Rating, Dr. B. Köhler
Bismarckstraße 8
70176 Stuttgart
Tel. 07 11/9 92-24 10
Fax 07 11/63 66-784

Gesellschaft für pädiatrische Pneumologie
Prof. Dr. H. von der Hardt
Konstanty-Gutschow-Straße 8
30625 Hannover
Tel. 05 11/5 32 61 38
Fax 05 11/5 32 61 25

Gesellschaft zur Erforschung des plötzlichen Säuglingstods (GEPS)
Sylvia Seßler
Zwölfmorgen 10
76351 Linkenheim-Hochstetten
Tel. 0 72 47/77 45

ERSTE HILFE

Zentrale Anlaufstelle für Schwerbrandverletzte, Zentrale Organisation der Bettenbelegung in den Verbrennungszentren Deutschlands
20002 Hamburg
Tel. 0 40/24 82 88-37/38
Fax 0 40/24 86 56 47

Weitere Adressen in Österreich

ALLGEMEINE ADRESSEN

Dachverband der Oberösterreichischen Selbsthilfegruppen im Gesundheitsbereich
Figulystraße 4
4020 Linz
Tel. 07 32/66 34 21
Fax 07 32/66 34 68 22

Erster Österreichischer Naturheilverein (EÖN)
Esterhazygasse 30
1060 Wien
Tel. 01/5 87 06 79

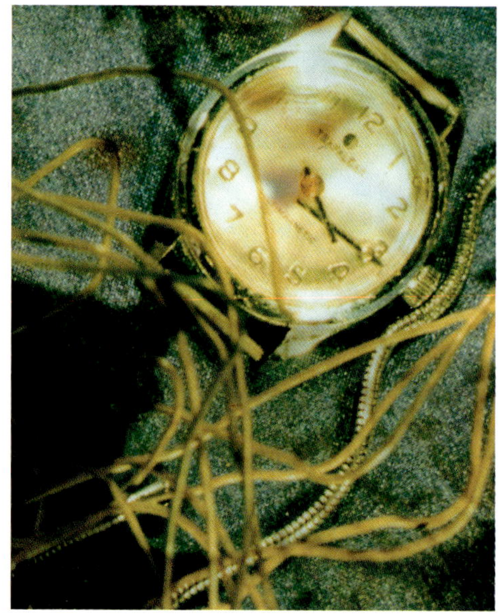

Freier Verband Deutscher Heilpraktiker (FVDH) Österreich
c/o Robert Fuchs
Victor-Franz-Hess-Straße 7
6010 Innsbruck
Tel. 0 66/30 55 54

Gesellschaft anthroposophischer Ärzte Österreichs
Tilgnerstraße 3/II
1040 Wien
Tel. 01/504 49 08

Institut für angewandte Sportpsychologie und Freizeitpädagogik der Ludwig-Bolzmann-Gesellschaft
Schönbrunnerstraße 222-228
1120 Wien
Tel. 02 22/8 13 93 93

Institut für Suchtforschung der Ludwig-Bolzmann-Gesellschaft
Mackgasse 7–9
1237 Wien
Tel. 02 22/8 88 25 33
Fax 02 22/8 88 25 33-77

Internationale Paracelsus-Gesellschaft
Ignaz-Harrer-Straße 79
5020 Salzburg
Tel. 06 62/80 44-38 54
Fax 06 62/43 52 51

Knochenmarkspende Österreich e.V. Geben für Leben
Florianigasse 38
1080 Wien
Tel. 02 22/4 03 71 93
Fax 02 22/4 08 23 21

Krebshilfe-Zentrum Wien
Theresiengasse 46/Kreuzgasse
1180 Wien
Tel. 02 22/4 08 70 48
Fax 02 22/4 08 22 41

Ludwig Boltzmann-Institut für angewandte Krebsforschung
Kundratstraße 3
1100 Wien
Tel. 02 22/6 01 91-23 24
Fax 02 22/6 01 91-23 29

Österreichische Ärztekammer
Weihburggasse 10–12
1011 Wien
Tel. 02 22/5 14 06
Fax 02 22/5 14 06-42

Österreichische Gesellschaft für Allgemeinmedizin (ÖGAM)
Meissenedt 14
4460 Losenstein
Tel. 0 72 55/5 15
Fax 0 72 55/42 05

Österreichische Gesellschaft für Balneologie und Med. Klimatologie
Schwarzspanierstraße 17
1090 Wien
Tel. 02 22/4 04 80-2 40

Österreichische Heilbäder und Kurorteverband
Josefsplatz 6
1010 Wien
Tel. 02 22/5 12 19 04
Fax 02 22/5 12 86 39

Österreichischer Kneippbund
Kunigundenweg 10
8700 Leoben
Tel. 0 38 42/2 16 82
Fax 0 38 42/2 17 18 32

Österreichische Krebshilfe/Krebsgesellschaft
Theresiengasse 46/Ecke Kreuzgasse
1180 Wien
Tel. 02 22/4 02 19 22
Fax 02 22/4 08 22 41

Österreichische Multiple-Sklerose-Gesellschaft
Währinger Gürtel 18–20
1090 Wien
Tel. 02 22/4 04 00-31 21
Fax 02 22/4 04 00-31 41

Österreichischer Kneippbund
Kunigundenweg 10
8700 Leoben
Tel. 0 38 42/2 16 82, 2 11 24

DAS KREISLAUFSYSTEM

European Heart Institute der Europäischen Akademie der Wissenschaften und Künste
Waagplatz 3
5020 Salzburg
Tel. 06 62/84 13 45
Fax 06 62/84 13 43

Institut für Herzinfarktforschung der Ludwig-Bolzmann-Gesellschaft
Wolkersbergenstraße 1
1130 Wien
Tel. 02 22/8 01 10-25 19

Institut für Leukämieforschung und Hämatologie der Ludwig-Bolzmann-Gesellschaft
Heinrich-Collin-Straße 30
1140 Wien
Tel. 02 22/9 10 21-23 46
Fax 02 22/9 14 32 14

DER ATMUNGSAPPARAT

Österreichische Gesellschaft für Lungenerkrankungen und Tuberkulose
Alser Straße 4
1090 Wien
Tel. 02 22/4 05 13 84-21
Fax 02 22/4 05 13 83-23

PSYCHE UND NERVENSYSTEM

Institut für Angewandte Psycho-Physiologie und Biofeedback-Therapie, Stressmedizin
Am Voeroesdomb 75
7400 Oberwart
Tel. 0 33 52/33 83 70
Fax 0 33 52/33 83 77

Österreichische Alzheimer-Gesellschaft
Riedelgasse 5
1130 Wien
Tel. 02 22/8 80 00 27
Fax 02 22/8 89 25 81

Österreichische Gesellschaft für Neurologie und Psychiatrie
Hofzeile 18–20 (NKH M. Th. Schlössel)
1190 Wien
Tel. 02 22/3 68 34 55-3 30
Fax 02 22/3 69 44 00

Österreichische Parkinson-Gesellschaft
Riedelgasse 5
1130 Wien
Tel. 02 22/8 80 00-2 70
Fax 02 22/88 92 25 81

Österreichische Sektion der Internationalen Liga gegen Epilepsie p. a. Universitäts-Klinik für Neurologie
Anichstr. 35
6020 Innsbruck
Tel. 05 12/5 04
Fax 05 12/58 23 39

DAS ENDOKRINE SYSTEM

Institut für Stoffwechselerkrankungen und Ernährung der Ludwig-Bolzmann-Gesellschaft
Wolkersbergenstraße 1
1130 Wien
Tel. 02 22/8 01 10-23 51
Fax 02 22/8 01 10-23 46

Österreichische Diabetes Gesellschaft
c/o Klinik für Innere Medizin III.
Währingergürtel 18–20
1090 Wien
Tel. 02 22/4 04 00-43 64
Fax 02 22/40 59 32 34

FORTPFLANZUNGSORGANE DES MANNES

Institut für Fortpflanzungsmedizin und spezielle Gynäkologie der Ludwig-Bolzmann-Gesellschaft
Wolkersbergenstraße 1
1130 Wien
Tel. 02 22/8 01 10-22 93

Österreichische Gesellschaft für In-Vitro-Fertilisierung und assistierte Reproduktion
Währinger Gürtel 18–20 Universitäts-Klinik, Frauenheilkunde
Tel. 02 22/4 04 00-29 94
Fax 02 22/4 04 00-29 95

Österreichische Gesellschaft zum Studium der Sterilität und Fertilität
c/o Frauenkl.- Abt. f. Gyn. Endokrin.
Währinger Gürtel 18–20
1090 Wien
Tel. 02 22/4 04 00-28 13
Fax 02 22/4 04 00-28 17

FORTPFLANZUNGSORGANE DER FRAU

Institut für Fortpflanzungsmedizin und spezielle Gynäkologie der Ludwig-Bolzmann-Gesellschaft
Wolkersbergenstraße 1
1130 Wien
Tel. 02 22/8 01 10-22 93

Institut für Gesundheitspsychologie der Frau der Ludwig-Bolzmann-Gesellschaft
Bastiengasse 36–38
1180 Wien
Tel. 02 22/4 76 15-3 52
Fax 02 22/4 76 15-3 07

Institut für klinische Gynäkologie und Geburtshilfe der Ludwig-Bolzmann-Gesellschaft
Langobardenstraße 122
1220 Wien
Tel. 02 22/2 88 02-38 02
Fax 02 22/2 88 02-38 80

Österreichische Gesellschaft für In-Vitro-Fertilisierung und assistierte Reproduktion
Währinger Gürtel 18–20 Universitäts-Klinik, Frauenheilkunde
Tel. 02 22/4 04 00-29 94
Fax 02 22/4 04 00-29 95

Österreichische Gesellschaft für Prä.-Perinatale Medizin
Währinger Gürtel 18-20
1090 Wien
Tel. 02 22/4 04 00-29 75
Fax 02 22/4 04 00-29 11

Österreichische Gesellschaft zum Studium der Sterilität und Fertilität
c/o Frauenkl.- Abt. f. Gyn. Endokrin.
Währinger Gürtel 18-20
1090 Wien
Tel. 02 22/4 04 00-28 13
Fax 02 22/4 04 00-28 17

DER HARNTRAKT

Medizinische Gesellschaft für Inkontinenzhilfe Österreich
Speckbachergasse 1
6020 Innsbruck
Tel. 05 12/58 37 03
Fax 05 12/58 94 76

DAS VERDAUUNGSSYSTEM

Österreichische Gesellschaft für Gastroenterologie und Hepatologie, IV. Med. Abt.
Währinger Gürtel 18–20
1090 Wien
Tel. 02 22/4 04 00-47 44
Fax 02 22/4 04 00-47 35

IMMUNSYSTEM UND LYMPHSYSTEM

Institut für AIDS-Forschung der Ludwig-Bolzmann-Gesellschaft
Fritz-Pregl-Straße 3
6020 Innsbruck
Tel. 05 12/5 07-22 41
Fax 05 12/5 076-28 70, -28 65

Österreichische Gesellschaft für Allergologie und Immunologie
Borschkegasse 8a
1090 Wien
Tel. 02 22/4 01 54-3 74
Fax 02 22/40 81 09-1 13

DIE AUGEN

Österreichische Ophthalmologische Gesellschaft
Schlösselgasse 9/2
1080 Wien
Tel. 02 22/4 02 85 40
Fax 02 22/4 02 79 35

HALS, NASE, OHREN UND MUND

Österreichische Gesellschaft für HNO-Heilkunde, Kopf- und Halschirurgie
Währinger Gürtel 18–20
1090 Wien
Tel. 02 22/4 04 00-33 50
Fax 02 22/4 04 00-33 50

Verein Österreichischer Zahnärzte (gegründet 1861) ÖGZMK
Weihburggasse 10–12
1011 Wien
Tel. 02 22/5 15 01-2 33

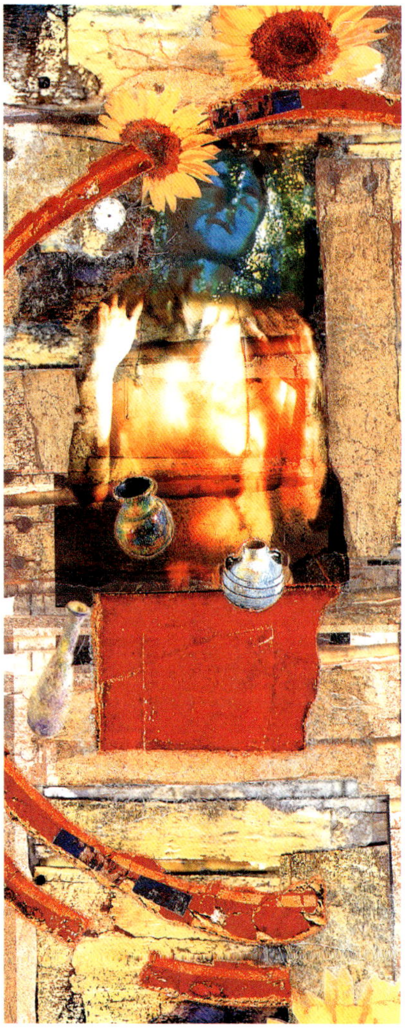

HAUT UND HAARE

Österreichische Gesellschaft für ärztliche Kosmetologie und Altersforschung der Haut
Währinger Gürtel 18-20
1090 Wien
Tel. 02 22/4 04 00-77 32
Fax 02 22/4 04 00-77 23

Österreichische Gesellschaft für Dermatologie und Venerologie
c/o Wiener med. Akademie
Alserstraße 4
1090 Wien
Tel. 02 22/4 05 13 83-21
Fax 02 22/4 05 18 38-23

DER BEWEGUNGSAPPARAT

Forschungsgemeinschaft für Erkrankungen des Bewegungsapparates
Hochstraße 31
1238 Wien
Tel. 02 22/88 13 71

Österreichische Gesellschaft für Muskelkranke
Währinger Gürtel 18–20
Postfach 23
1097 Wien
Tel. 02 22/4 04 00-31 12
Fax 02 22/4 04 00-31 41

Österreichische Gesellschaft für Orthopädie und orthopädische Chirurgie
c/o Wiener Med. Akademie
Alser Str. 4
1090 Wien
Tel. 02 22/42 13 84-0
Fax 02 22/42 13 83-23

Österreichische Gesellschaft für Physikalische Medizin und Rehabilitation
Heinrich-Collin-Straße 30
1140 Wien
Tel. 02 22/9 15 97 01
Fax 02 22/9 14 92 64

Österreichische Gesellschaft für Rheumatologie
Ketzergasse 200
1235 Wien
Tel. 02 22/8 65 35 37
Fax 02 22/8 66 53 41

KINDER

Österreichische Gesellschaft für Kinder- u. Jugendheilkunde – A.o.KH Mistelbach
Liechtensteinstraße 67
2130 Mistelbach
Tel. 0 25 72/33 41
Fax 0 25 72/33 41-40 75

Österreichische Gesellschaft für Kinder- und Jugend-Neuropsychiatrie
Fürstenweg 8
2371 Hinterbrühl
Tel. 0 22 36/2 26 73
Fax 0 22 36/4 85 21-1 00

Österreichische Gesellschaft für Logopädie, Phoniatrie und Pädoaudiologie
Währinger Gürtel 18-20
1090 Wien
Tel. 02 22/4 04 00-33 17

ERSTE HILFE

Internationaler Flug-Rettungsdienst Austria IFRA
Mitterauerstraße 7/26
3500 Krems a.d. Donau
Tel. 0 27 32/8 25 61-0, Notruf 7 00 07
Fax 0 27 32/8 51 01

WEITERE ADRESSEN IN DER SCHWEIZ

ALLGEMEINE ADRESSEN

Ärztegesellschaft für Komplementärmedizin Schweiz AKS
Sekretariat: Dr. med. Andreas Stettbacher
Postfach 969
3000 Bern 7
Tel. 0 31/3 11 45 95
Fax 0 31/3 11 59 26

Ärztinnen und Ärzte für Umweltschutz
Postfach 41
4013 Basel
Tel. 0 61/3 22 49 49
Fax 0 61/3 22 48 51

Bio-Medica Fachschule
Landenbergstrasse 18
8037 Zürich
Tel. 01/272 64 11 und 2 73 32 11

Naturärzte-Vereinigung der Schweiz (NVS)
Sekretariat: Dr. jur. Herbert Schneider
Postfach 127
9101 Herisau
Tel. 0 71/3 52 58 80
Fax 0 71 3 52 58 81

Overeaters Anonymous (OA)
Postfach 2371
8021 Zürich

SAPI Schweizerische Arbeitsgemeinschaft für Patienteninteressen (SAPI)
Dr. rer. pol. Gerhard Kocher
Haldenweg 10
3074 Muri
Tel. 0 31/9 52 66 55
Fax 0 31/9 52 68 00

Schweizer Kneippverband
Weissensteinstrasse 35
3007 Bern
Tel. 0 31/3 72 45 43
Fax 0 31/3 72 45 43

Schweizerische Gesellschaft für Arbeitsmedizin SGARM
Case postale 287
1001 Lausanne
Tel. 0 21/3 17 01 11
Fax 0 21/3 17 01 10

Schweizerische Ärztegesellschaft für Erfahrungsmedizin (SAGEM) Patienten-Informationsstelle
In der Ey 39
8047 Zürich
Tel. 01/4 91 47 30

Schweizerische Gesellschaft für ganzheitliche Heilkunde (SGGH)
Postfach 8213
3001 Bern
Tel. 0 31/3 71 21 10

Schweizerische Krebsliga
Effingerstrasse 40
3001 Bern
Tel. 0 31/3 89 91 00
Fax 0 31/3 89 91 60

Schweizerischer Verband für Natürliches Heilen (SVNH)
Postfach
3004 Bern
Tel. 0 31/3 02 44 40
Fax 0 31/3 02 55 10

SFA Schweizerische Fachstelle für Alkohol- und andere Drogenprobleme
Avenue Ruchonnet 14
1001 Lausanne
Tel. 0 21/3 21 29 21
Fax 0 21/3 21 29 40

Stiftung Schweizerische Patientenorganisation (SPO)
Zähringerstrasse 32
8001 Zürich
Tel. 01/2 52 54 22

Team Selbsthilfe Zürich
Dolderstrasse 18
8032 Zürich
Tel. 01/2 52 30 36

Union schweizerischer komplementär-medizinischer Ärzteorganisationen
Schachenstrasse 21
4702 Oensingen
Tel. 0 62/3 96 01 33
Fax 0 62/3 96 24 10

Verein Amalgamgeschädigter
Zeughausstrasse 51
8021 Zürich
Tel. 01/2915250
Fax 01/2915266

Verein für ein anthroposophisch erweitertes Heilwesen
Geschäftsführer Herbert Holliger
Stollenrain 10
4144 Arlesheim
Tel. 0 61/7 01 15 14
Fax 0 61/7 01 15 03

Vereinigung anthroposophisch orientierter Ärzte in der Schweiz
Sekretariat: Dr. med. Christoph Grob
Schafmattweg 55
4102 Binningen

DAS KREISLAUFSYSTEM

Schweizerische Herzstiftung
Sekretariat: PD Dr. Rubino Mordasini
Bubenbergplatz 10
3011 Bern
Tel. 0 31/3 11 21 10

DER ATMUNGSAPPARAT

Atemschule Wolf
Wildenrain 20
5200 Brugg
Tel. 0 56/41 22 96

DAS BAND – Selbsthilfe für Asthmatiker
Gryphenhübeliweg 40
3000 Bern
Tel. 0 31/3 52 11 38
Fax 0 31/3 51 61 85

Schweizerische Vereinigung gegen Tuberkulose und Lungenkrankheiten (SVTL)
Falkenplatz 9
3001 Bern
Tel. 0 31/3 02 08 22
Fax 0 31/3 02 88 33

PSYCHE UND NERVENSYSTEM

Equilibrium Verein zur Bekämpfung von Depression und Kopfschmerz
Gartenstrasse 3
6304 Zug
Tel. 0 41/7 11 61 34
Fax 0 41/7 11 88 41

Schweizerische Alzheimer-Vereinigung
16, Rue Pestalozzi
1400 Yverdon
Tel. 0 24/4 26 20 00

Schweizerische Gesellschaft zum Studium des Schmerzes
Sekretariat: Frau B. Schwegler
8914 Aeugstertal
Tel. 01/7 60 20 31
Fax 01/7 60 20 31

Schweizerische Liga gegen Epilepsie SLgE
Postfach 1332
8032 Zürich
Tel. 01/3 83 54 55
Fax 01/3 83 54 33

Schweizerische Parkinsonvereinigung
Forchstrasse 182
8132 Hinteregg
Tel. 01/9 84 01 69
Fax 01/9 84 03 93

DAS ENDOKRINE SYSTEM

Schweizerische Diabetes-Gesellschaft (SDG)
Sekretariat
Forchstrasse 95
8032 Zürich
Tel. 01/3 83 13 15
Fax 01/4 22 89 12

Schweizerische Patientenvereinigung zur Förderung des natürlichen Insulins (PVNI Schweiz)
Sekretariat: Stiftung für Ernährung und Diabetes
Bremgartenstrasse 119
3012 Bern

FORTPFLANZUNGSORGANE DES MANNES

Schweizerische Gesellschaft für Fertilität, Sterilität und Familienplanung
Präsident: Dr. M. Germond
Dep. De Gynécologie-Obstétrique
1011 Lausanne
Tel. 0 21/3 14 26 40

FORTPFLANZUNGSORGANE DER FRAU

Forum Geburt (Schweizerischer Dachverband)
Postfach 456
8047 Zürich

Ganzheitliche Beratung und kritische Information zu pränataler Diagnostik
St. Galler Strasse 17
8400 Winterthur
Tel. 052/2 13 40 70

LEBEN WIE ZUVOR Schweizer Verein für Frauen nach Brustkrebs
Susi Gaillard
Unterer Rebbergweg 96
4153 Reinach
Tel. 0 61/7 11 91 43
Fax 0 61/7 11 91 43

Schweizerische Gesellschaft für Fertilität, Sterilität und Familienplanung
Präsident: Dr. M. Germond
Dep. De Gynécologie-Obstétrique
1011 Lausanne
Tel. 0 21/3 14 26 40

Schweizerische Gesellschaft für Psychosomatische Gynäkologie und Geburtshilfe SGPGG
Präsident: PD Dr. med. Johannes Bitzer
Frauenspital Basel
Schanzenstrasse 46
4031 Basel
Tel. 0 61/3 25 93 15
Fax 0 61/3 25 90 35

Schweizerische Menopausegesellschaft
Präsident: Prof. Dr. med. Georges André Hauser,
Allenwindenstrasse 7
6004 Luzern

DER HARNTRAKT

Verband der Nierenpatienten der Schweiz (VNPS)
Andrea Schäfer
Rte Principale 116
1788 Praz/Vully
Tel. 0 26/6 73 12 66
Fax 02 6/6 73 22 60

DAS VERDAUUNGSSYSTEM

Schweizerische Gesellschaft für Gastroenterologie und Hepatologie
Sekretariat: Dr. W. A. Müller
Hôpital du Locle
2400 Le Locle
Tel. 0 32/9 31 22 69
Fax 0 32/9 33 61 10

IMMUNSYSTEM UND LYMPHSYSTEM

Aids-Hilfe Schweiz (AHS)
Postfach 141
8031 Zürich
Tel. 01/2 73 42 42
Fax 01/2 73 42 62

Schweizerische Gesellschaft für Allergologie und Immunologie
Sekretariat: Prof. Dr. J. P. Mach
Chemin des Boveresses
1066 Epalinges
Tel. 00 21/33 30 66

DIE AUGEN

Schweizerische ophthalmologische Gesellschaft
Berneckerstrasse 26
9435 Heerbrugg
Tel. 0 71/7 22 22 33
Fax 0 71/7 22 24 05

HALS, NASE, OHREN UND MUND

Schweizerische Tinnitus Liga (STL)
Sekretariat: U. Bürgin Gadient
Meiengartenstrasse 2
8645 Jona

HAUT UND HAARE

Selbsthilfegruppe für Hautkrankheitspatienten (Neurodermitis)
Margrith Waiblinger-Rodel
Gupfenweg 6
8193 Eglisau
Tel. 01/8 67 19 92

DER BEWEGUNGSAPPARAT

Schweizerische Gesellschaft für Muskelkranke (SGMK)
Forchstrasse 136
8032 Zürich
Tel. 01/4 22 16 34
Fax 01/4 22 59 41

Schweizerische Rheumaliga
Renggerstr. 71
8038 Zürich
Tel. 01/4 82 56 00
Fax 01/4 82 64 39

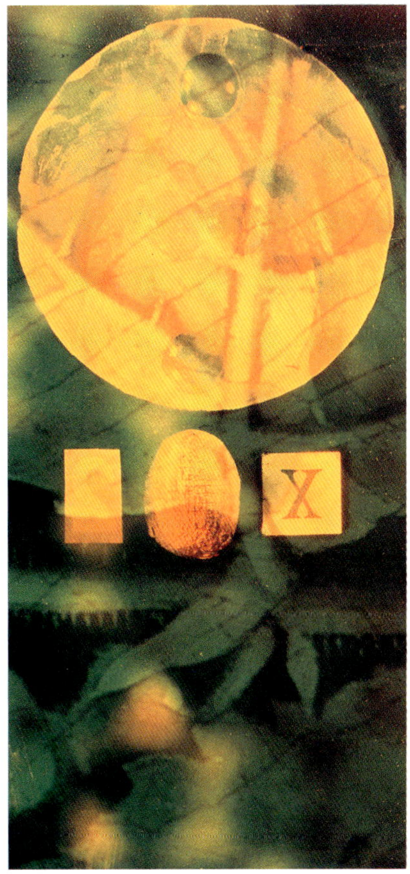

Schweizerische Vereinigung gegen die Osteoporose (SVGO)
Dr. med. M. Kränzlin
Missionsstrasse 24
4055 Basel
Tel. 0 61/2 64 97 97
Fax 0 61/2 64 97 96

KINDER

Elternverein für Kinder mit leichten psychoorganischen Funktionsstörungen (ELPOS)
Affolternstrasse 125
8050 Zürich
Tel. 01/3 11 85 20

ParEpi Schweizerische Vereinigung der Eltern epilepsiekranker Kinder
Waldhofstrasse 21
6314 Unterägeri
Tel. 041/7 50 50 02
Fax 041/7 50 40 34

Schweizerische Elternvereinigung asthma- und allergiekranker Kinder (SEAAK)
Schaufelgrabenweg 28
3033 Wohlen bei Bern
Tel. 031/8290042
Fax 031/8290042

Schweizerische Interessengemeinschaft für krebskranke Kinder
Sonnenrain 4
4534 Flumenthal
Tel. 0 32/6 37 30 85
Fax 0 32/6 37 03 67

Schweizerische Vereinigung für Kinderzahnmedizin
Präsident: Dr. med. Dent. Rudolf Baumann
Aarwangenstrasse 24
4900 Langenthal

Schweizerischer Verein der Eltern autistischer Kinder und weiterer am Autismus Interessierter (SVEAK)
Weinbergstrasse 6
8280 Kreuzlingen
Tel. 0 71/6 72 75 15

VENK Verein der Eltern von nierenkranken Kindern
Auf Salenrain 4
8712 Stäfa
Tel. 01/9 26 24 36

ERSTE HILFE

Schweizerisches Toxikologisches Informationszentrum
Klosbachstrasse 107
8030 Zürich
Tel. 01/2 51 51 51
Fax 01/252 88 33

Adressen mit freundlicher Genehmigung aus:

Andreas Heilmann, Adressenverzeichnis Naturheilverfahren, Ausgabe 96/97; Heidelberg: Karl F. Haug Verlag

»Der Gesundheitsindex« 1995 by Sulyma Consulting München, Stand I-1997

Karlheinz Kux, Handbuch für die Sanitätsberufe Österreichs, Ausgabe 1996/97; Wien: Dieter Göschl Verlag

Vademecum des schweizerischen Gesundheitswesens, 13. Auflage 1997; hrsg. vom Dokuzentrum Gesundheitswesen, Aarau

REGISTER

Kursive Seitenzahlen beziehen sich auf Abbildungen.

A

B

C

D

E

F

G

H

N

O

P

Q

R

S

T

AUTOREN UND MITARBEITER

Die Verleger danken Dr. Marion Newman und Dr. Melita Brownrigg für ihre Hilfe bei der Überprüfung der Authenizität der einzelnen Beiträge. Dank auch an Dr. Tanvir Jamil für das Abfassen der Einleitungen im Teil »Körpersysteme« und des »Verzeichnisses des Symptome«. Für die deutsche Ausgabe danken wir Frau Dr. Anke Joas für die fachliche Überprüfung der Übersetzung.

DIE THERAPEUTEN

Folgende Therapeuten haben für den zweiten Teil des Buches wichtige Informationen darüber geliefert, wie mit ihrer Therapie Krankheiten geheilt oder gelindert werden können, und somit für dieses Buch einen großen Beitrag geleistet. Sie standen auch den Verfassern der Texte und den Herausgebern mit Rat zur Seite.

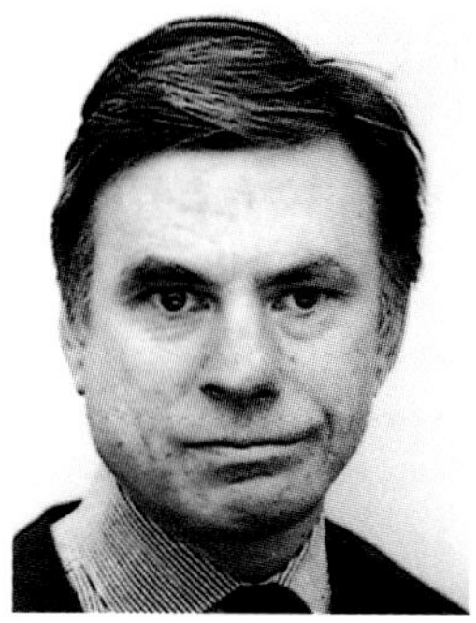

AKUPUNKTUR UND AKUPRESSUR

Stuart Lightbody MAc., MTAc.S

Stuart Lightbody ist seit 1979 Direktor der Halifax Clinic of Natural Medicine in West-Yorkshire. Er machte 1985 seinen Abschluß als Master of Acupuncture und ist Mitglied der Traditional Acupuncture Society und des British Acupuncture Council. Er studierte 1984 am College of Traditional Chinese Medicine in Chengdu, China, und 1986 auch in San Francisco. Außerdem ist er bereits einige Male im Fernsehen aufgetreten.

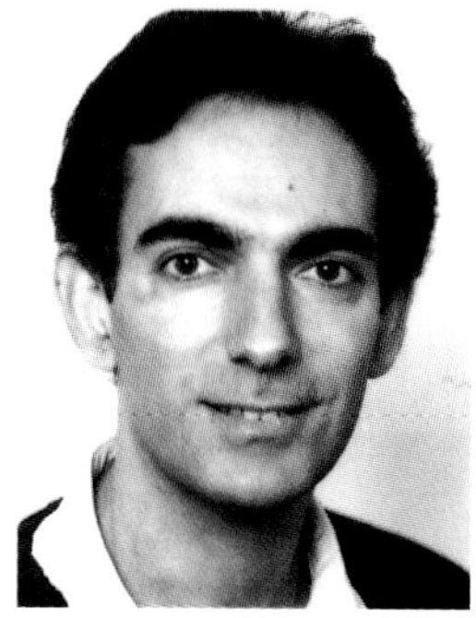

ALEXANDERTECHNIK

Anthony P. Kingsley B Sc Hons, MA

Anthony P. Kingsley hat eine Privatpraxis in London. Er unterrichtet Alexandertechnik am North London Teacher's Training Course. Für Industrieunternehmen bietet er Seminare über Alexandertechnik und Streßbewältigung an. Er arbeitet eng mit anderen Therapeuten zusammen, da er der Meinung ist, daß Teamwork dem Wohl des Schülers oder Patienten dient.

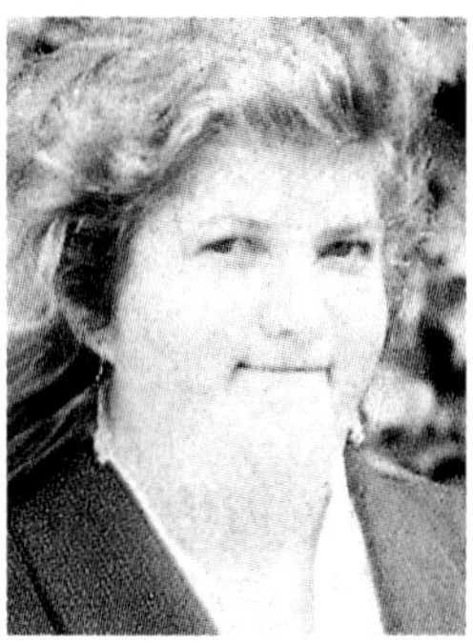

AROMATHERAPIE UND FARBTHERAPIE

Dr. Vivian N. Lunny MIFA reg., MRQA, MGCP, MIACT

Dr. Lunny ist Gründerin und Vorsitzende von REAL (Real Essences and Leisure) sowie Mitglied und leitende Direktorin der Englischen Société de l'Institut des Sciences Biomedicales, Frankreich. Sie ist Mitglied des British Register of Complementary Practitioners, der International Federation of Aromatherapists und des Register of Qualified Aromatherapists. Sie studierte Medizin und spezialisierte sich auf Pathologie. Später wandte sie sich der Aromatherapie und der Farbtherapie zu, die sie in England, Frankreich und Osteuropa erlernte.

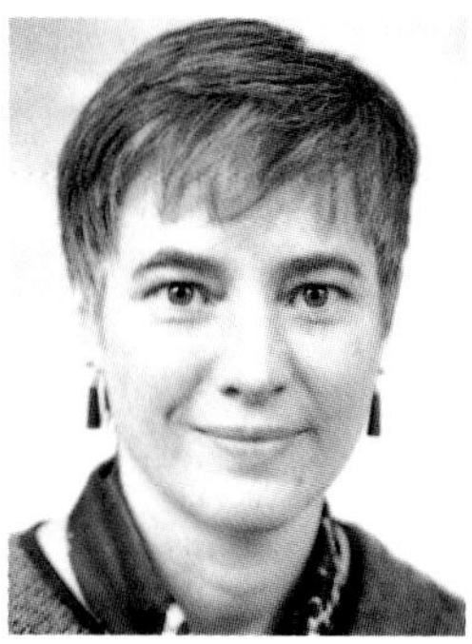

KUNSTTHERAPIE

Alison Barnes

Nachdem sie einige Jahre Kunst und Handarbeit an einer höheren Schule unterrichtet hatte, ließ sich Alison Barnes am Goldsmith's College, University of London, 1982 zur Kunsttherapeutin ausbilden und hat seitdem in einigen psychiatrischen Kliniken gearbeitet. Jetzt leitet sie die kunsttherapeutische Abteilung am Pathfinder Mental Health Services NHS Trust im Süden von London und hat die klinische Oberaufsicht über Tanz-, Bewegungs-, Musik- und weitere Kunsttherapeuten. Zur Zeit absolviert sie eine Zusatzausbildung in Psychoanalyse.

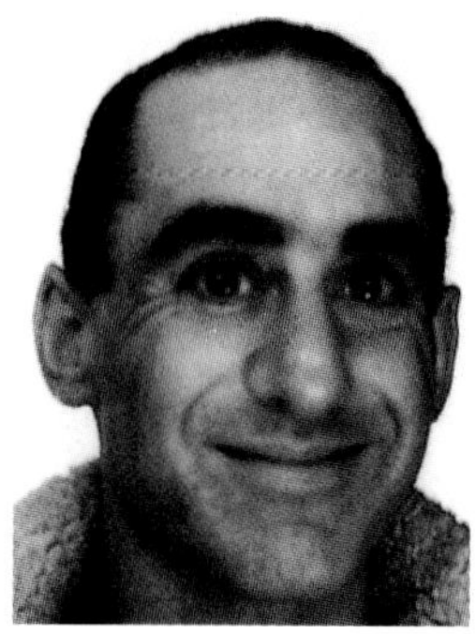

AURIKULOTHERAPIE

Oran Kivity B Ac.

Oran Kivity absolvierte 1987 das International College of Oriental Medicine und studierte 1992 vier Monate in einem Lehrkrankenhaus in China. Er arbeitete als erster Akupunkteur im London Lighthouse, einem HIV- und Aids-Zentrum. Jetzt ist er in zwei Zentren in London in der Drogen- und Alkoholtherapie tätig. Als Mitglied des International Register of Oriental Medicine und des British Acupuncture Council unterrichtet er an der London School of Acupuncture.

Dank auch an **Ken Andrews** für seinen Beitrag zu diesem Thema.

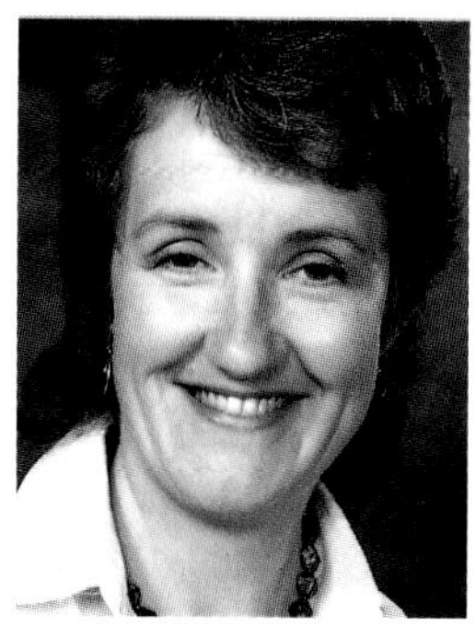

AUTOGENES TRAINING

Jane Bird RGN, Member BAFATT, Member BASF

Jane Bird unterrichtet Autogenes Training in ihrer Privatpraxis in Watford sowie in Zentren für ergänzende Heilweisen und in Firmen. Sie ist Gründungsmitglied der British Association for Autogenic Training and Therapy (BAFATT) und arbeitet dort als Ausbildungsorganisatorin und Dozentin. Zunächst erlernte sie Autogenes Training zur eigenen Streßbewältigung. Der Erfolg weckte ihr Interesse an der Geist-Körper-Beziehung im Hinblick auf Ursachen von und Reaktion auf Krankheiten. Sie wurde von Dr. Wolfgang Luthe zur Therapeutin in Autogenem Training ausgebildet.

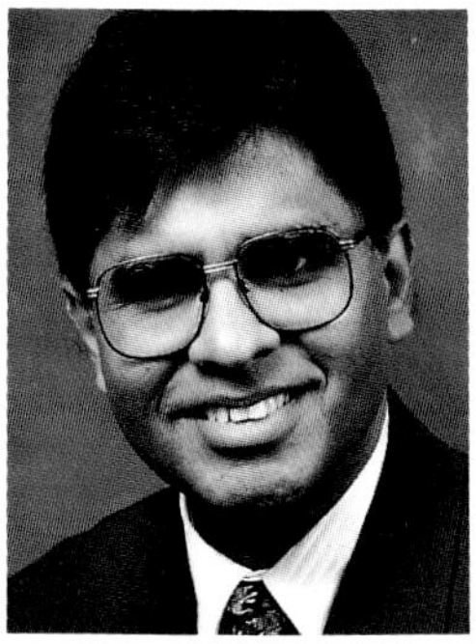

AYURVEDA

Dr. Shantha Godagama DAMS, MBAc.A, MF(Hom), MAcF

Der Gründer/Präsident der Ayurvedic Medical Association UK, Dr. Shantha Godagama, studierte ayurvedische Medizin an der Colombo University in Sri Lanka und nahm an einem Aufbaukursus für *panchakarma*-Therapie teil. 1972 gründete er eine Privatpraxis in Sri Lanka, in der er konventionelle und traditionelle Medizin kombinierte. Später studierte er Akupunktur und Homöopathie. 1979 kam er nach Großbritannien, und zwar als Berater an der Tyringham Clinic, wo mit ergänzenden Heilweisen gearbeitet wird. Mittlerweile ist er auch Berater der London's Hale Clinic.

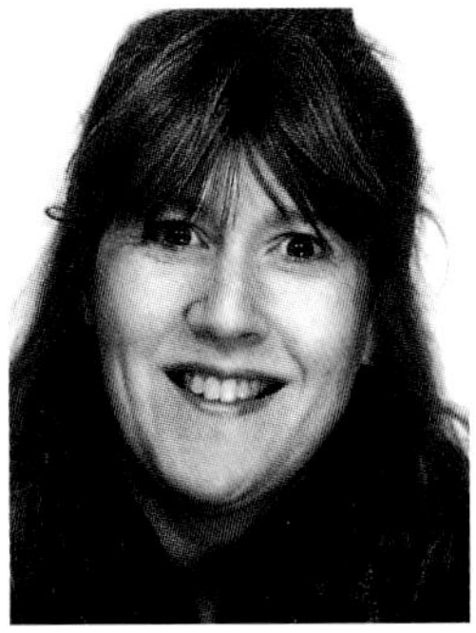

BACHBLÜTENARZNEIEN

Judy Howard SRN, SCM, HV

Seit ihrer Kindheit begleiteten Bachblütenarzneien das Leben Judy Howards. 1980 wurde sie Krankenschwester am Queen Elizabeth Hospital in Norfolk, 1982 Hebamme am Whittington Hospital in London, 1983 Health Visitor (Gemeindeschwester) in Nottingham. Seit 1985 arbeitet sie am Bach Centre und unterrichtet und bildet im Sinne der Dr. Edward Bach Foundation aus und bereitet im Sommer mit ihren Kollegen Muttertinkturen zu. Sie hat einige Bücher über Bachblütenarzneien verfaßt.

CHINESISCHE KRÄUTERHEILKUNDE

Richard Blackwell

Richard Blackwell ist Vizedirektor des Northern College of Acupuncture in York, wo er Akupunktur und die Chinesische Kräuterheilkunde ausübt. Er hat sein Studium mit Auszeichnung abgeschlossen, bevor er Akupunktur und Chinesische Kräuterheilkunde bei den besten Lehrern in Großbritannien und China studierte. Früher war er auch Präsident des Register of Chinese Herbal Medicine. Blackwell hat die Behandlung spezieller Krankheiten mit Hilfe der chinesischen Kräuterheilkunde in zahlreichen Fachveröffentlichungen ausführlich beschrieben. Er hat auch über die Forschung zu diesem Thema geschrieben, so z. B. über die Anwendungsmöglichkeiten der Chinesischen Kräutermedizin in der westlichen Welt.

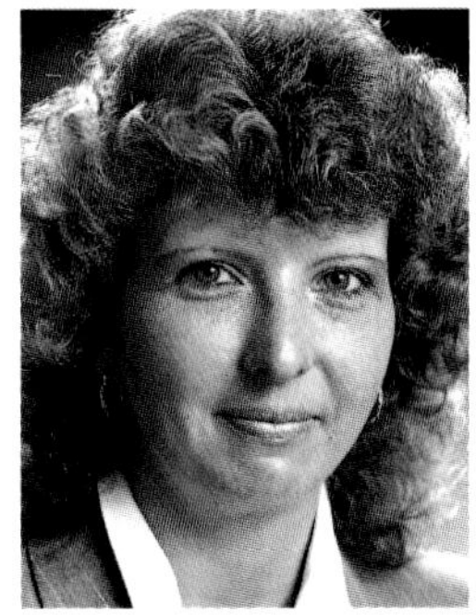

CHIROPRAKTIK

Susan L. Steward DC

Susan Steward übt Chiropraktik in ihrer Praxis aus, ist Ratsmitglied und ehemalige Präsidentin (1987–1990) der British Chiropractic Association. Sie erhielt 1976 das Diplom »Doktor der Chiropraktik« vom Anglo-European College of Chiropractic und besitzt auch das Diplom für klinische Hypnose, kognitive Psychotherapie und Neurolinguistisches Programmieren. Sie hat Bücher über Chiropraktik verfaßt und ist in Rundfunk und Fernsehen aufgetreten.

Dank auch an **Lynn Waters** für die Informationen zur McTimoney-Chiropraktik.

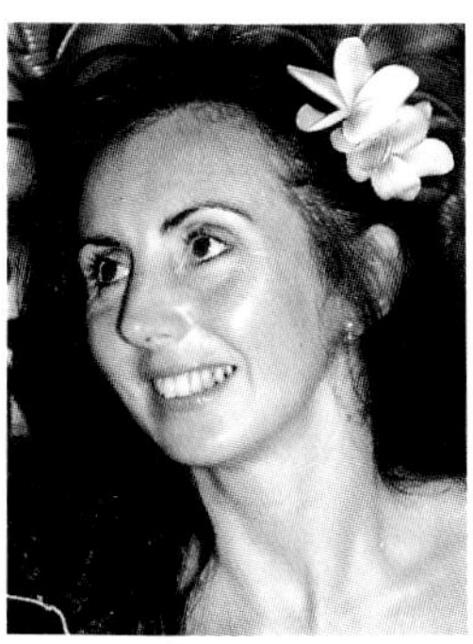

EDELSTEINTHERAPIE

Stephanie Harrison FGS

Die Gründerin und Leiterin des International College of Crystal Healing (ICCH), Stephanie Harrison, begann in den frühen 80er Jahren mit Edelsteinen zu arbeiten, als sie ihre Heilfähigkeit entwickelte. Ihre Faszination für Steine und Kristalle führte zur Entwicklung einer eigenen Heilmethode. Sie reist viel, hält Workshops und Seminare zur Edelsteintherapie ab und unterrichtet das zweite Jahr des ICCH-Lehrgangs in Österreich, Norwegen und Großbritannien. Sie ist in Rundfunk und Fernsehen aufgetreten und hat ein Buch über die Edelsteintherapie verfaßt.

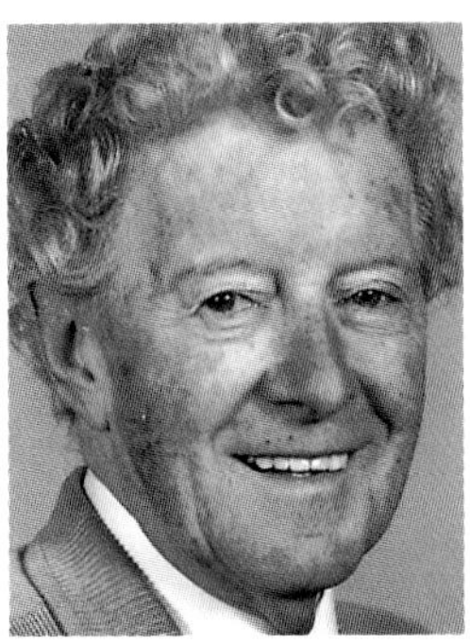

BIORESONANZTHERAPIE/ *(Cymatics)*

Dr. (Sir) Peter Manners MD, MA

Dr. Peter Manners hat mehr als 30 Jahre an der Erforschung des körpereigenen Biomagnetismus und am Einsatz von Schallwellen zur Behandlung von Krankheiten gearbeitet. Er hat bei der Weltgesundheitsorganisation WHO Vorträge gehalten und wurde mit dem Dag-Hammerskjöld-Orden für »besondere Leistungen zum Nutzen der Menschheit« ausgezeichnet. Die von ihm in England eingeführte Therapiemethode (Cymatics) hat im deutschsprachigen Raum seit 1977 ihre Entsprechung in der Bioresonanztherapie von Franz Morell.

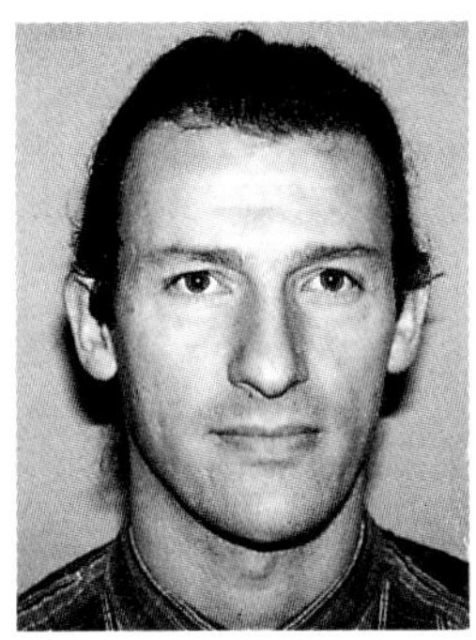

HELLERWORK *(Körpertherapie)*

Roger Golten BA (Hons)

Roger Golten, früherer Schiffsmakler in London, nahm 1983 in den Vereinigten Staaten bei Joseph Heller Unterricht und ist seitdem hauptberuflicher Therapeut für Hellerwork. Er kehrt regelmäßig in die USA zurück und besucht Tagungen zur Hellerwork sowie Fortbildungskurse und erhielt sein Fortgeschrittenenzertifikat 1987. Heute praktiziert er in London und in Hertfordshire und arbeitet, wenn es gewünscht wird, auch weltweit. Die *Sunday Times* und der *Daily Express* berichteten über seine Arbeit.

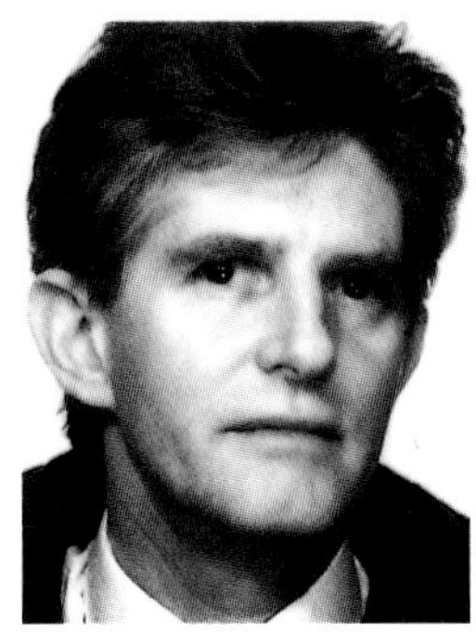

HOMÖOPATHIE

Dr. Andrew H. Lockie, MB, Ch B, MF Hom., 1974, Dip. Obst. RCOG 1976, Family Planning Certificate MRCGP 1976.

Andrew Lockie ist homöopathischer Arzt mit Privatpraxis in Guildford, Surrey, und Information Officer der Faculty of Homoeopathy. Nach seinem Abschluß als Mediziner 1972 an der Aberdeen University studierte er 1973 und 1974 am Royal London Homoeopathic Hospital. Dann arbeitete er als Assistenzarzt in verschiedenen Kliniken in der Geburtshilfe, Gynäkologie und Pädiatrie, bevor er sich in Southampton als praktischer Arzt niederließ. Er ist Autor mehrerer Bücher, unter anderem von *The Family Guide to Homoeopathy*.

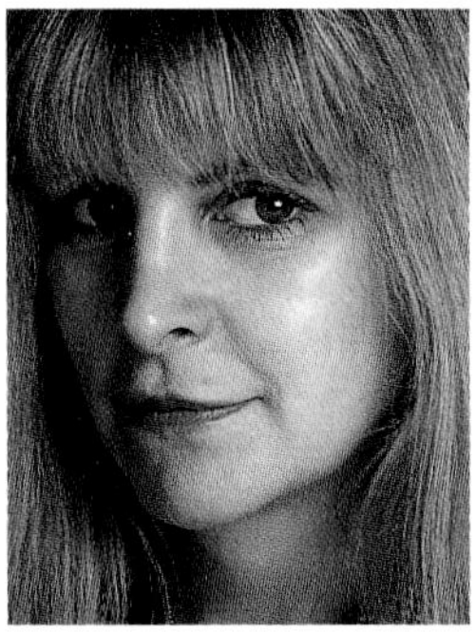

HYPNOTHERAPIE

Marisa Peer DP. PSYCH., C.HYP., CMH, CAH, CA HYP., D HYP., MHEC (USA & UK)

Marisa Peer ist Psycho- und zugleich Hypnotherapeutin und interessiert sich besonders für die Zellregenerationstherapie. Sie untersucht, wie man den Alterungsprozeß hinauszögern kann und arbeitet an einem Buch darüber. Sie unterrichtete am Gil Boyne Institute und UCLA in den USA, am Atkinson Ball College of Hypnotherapy and Hypnohealing und an der Proudfoot School of Psychotherapy and Neuro-Linguistic Programme. Sie hat an britischen TV-Diskussionen teilgenommen und Sendungen über Hypnotherapie und Psychologie für weitere TV-Sender produziert.

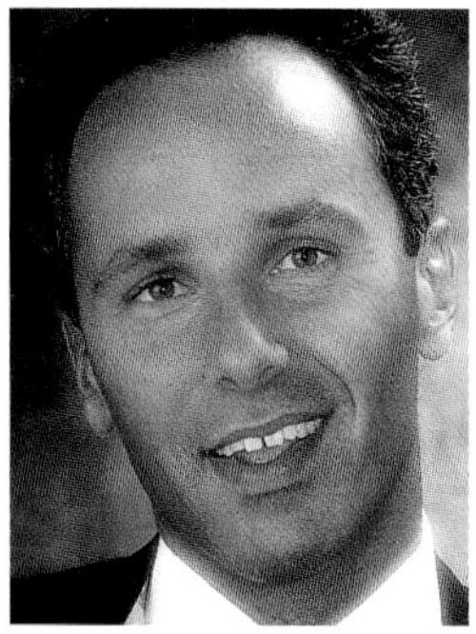

IRISDIAGNOSE
(Diagnostische Therapien)

Adam J. Jackson LL B (HONS), LCSP (PHYS)

Adam Jackson ist praktizierender Irisdiagnostiker und Präsident der International Association of Clinical Iridologists, Vorsitzender des UK College of Iris Analysis, Leiter des Canadian Institute of Iridology und Präsident der Iridologist's Association of Canada. Er ist redaktioneller Berater des *Journal of Alternative & Complementary Medicine,* Herausgeber von *Alternatives in Health TM* und Mitglied der London & Counties Society of Physiologists. Er ist Autor von sieben Büchern, unter anderem *Iridology*/Vermilion, und *Eye Signs*/Thorsons.

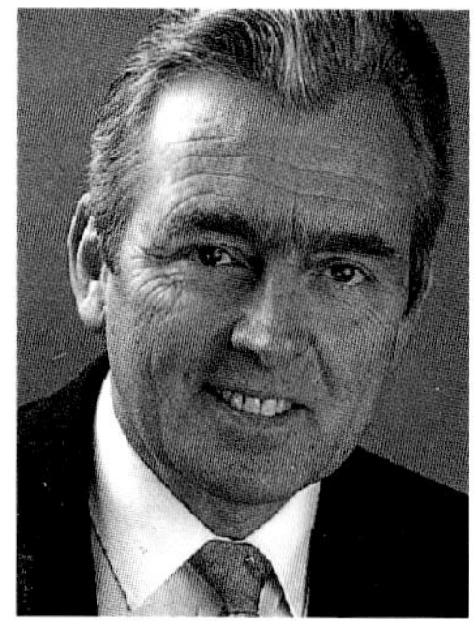

KINESIOLOGIE
(Diagnostische Therapien)

Brian H. Butler BA

Brian Butler ist Präsident der Association & Academy of Systematic Kinesiology. 1975 wurde er der erste englische Ausbilder in Angewandter Kinesiologie (AK) in den USA. Er machte für die AK-Ausbildung in Großbritannien und Europa den Weg frei und leitet seit 1975 die Kinesiology for Health and Wellbeing Clinic in Surbiton und hat ein Laienprogramm entworfen. Er hat auch Bücher über Kinesiologie geschrieben, etwa *An Introduction to Kinesiology* oder *Kinesiology for Health and Wellbeing*/Task Books.

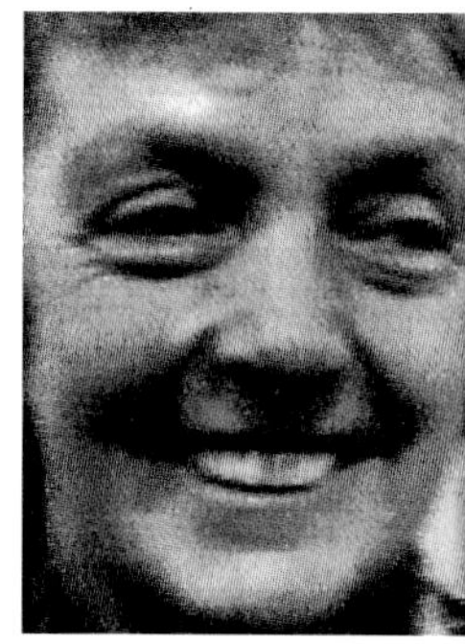

KIRLIAN-FOTOGRAFIE
(Diagnostische Therapien)

Rosemary (Ro) Steel

Seit fast 20 Jahren arbeitet Ro Steel als Beraterin für Körpertherapeuten und Dozentin im Bereich der Erwachsenenbildung – in den letzten 14 Jahren auch für Kirlian-Fotografie. Im Rahmen ihres Studiums beschäftigte sie sich vier Jahre mit den fotografischen Parametern der Kirlian-Fotografie. Sie leitet die Zweite Internationale Kirlian-Konferenz. Aus Möglichkeiten der Körpertherapie und der Kirlian-Fotografie entwickelte sie eine neue Behandlungsmethode, »Bodylogic«. Ro Steel hielt in vielen Ländern.

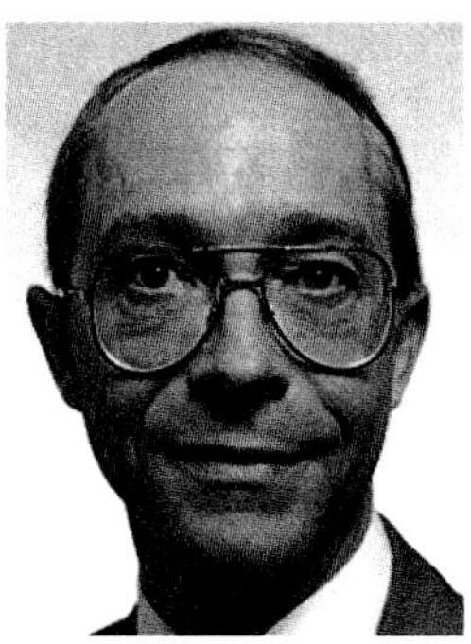

MAKROBIOTIK

Jon Sandifer

Jon Sandifer ist freiberuflicher Lehrer der asiatischen Medizin, Diagnostik, Makrobiotik, asiatischen Astrologie, Shiatsu und der Yin-Yang-Philosophie. Zwischen 1977 und 1980 studierte er bei Michio Kushi und erlernte die fernöstliche Diagnose und Shiatsu-Massage. 1983 bis 1990 leitete er das Kushi Institute in London und entwickelte mit Michio Kushi und den Direktoren den Lehrplan. Er war Diätberater bei der Community Health Foundation und ist seit 1996 Vorsitzender der British Macrobiotic Association. Er hat für viele Magazine und Zeitungen Beiträge verfaßt.

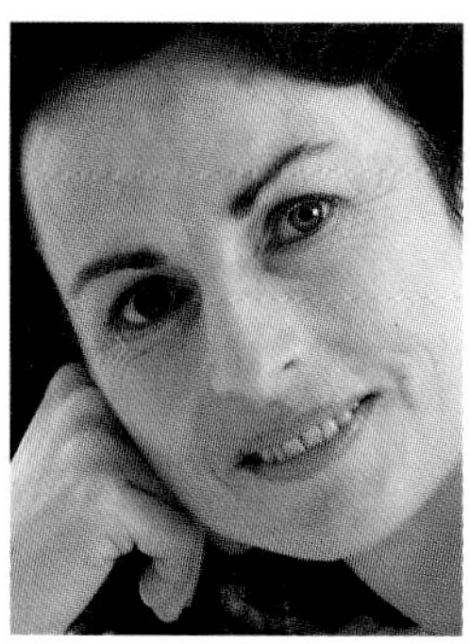

MASSAGE

Clare Maxwell-Hudson

Sie ist Direktorin des Institute of Health Sciences in London und Leiterin der Clare Maxwell-Hudson School of Massage. Die geprüfte Massagetherapeutin unterrichtet Ärzte an der British Post Graduate Medical Association und führt Kurse für Krankenschwestern an zwei größeren Lehrkliniken in London durch. Sie ist auch ausgebildete Kosmetikerin, erstellt Beiträge für Rundfunk und Fernsehen und hat Artikel für Zeitungen und Journale verfaßt. Zu ihren Büchern zählen *The Complete Book of Massage* und *The Aromatherapy Massage Book*/Dorling Kindersley 1988/1994.

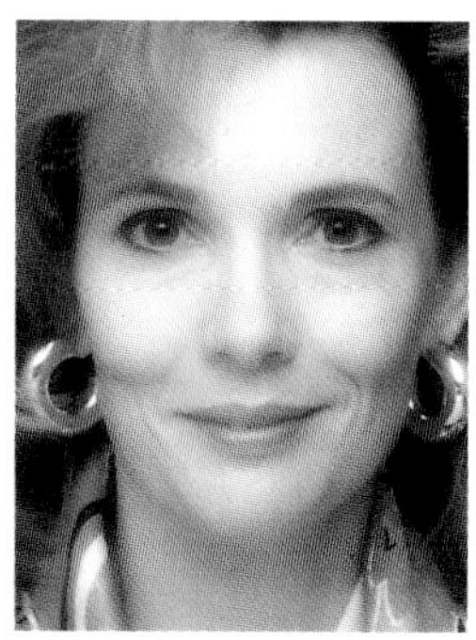

METAMORPHISCHE METHODE

Clare Harvey

Clare Harvey studierte die metamorphe Technik 1978 bei Robert St. John, dem Begründer dieser Methode, und praktiziert seit Anfang der 80er Jahre am Middle Piccadilly Natural Healing Centre in Dorset, dessen Gründungsmitglied sie ist. Sie verwendet die Technik, um die Ablösung von tief verwurzelten vorgeburtlichen und Geburtstraumen zu initiieren und tiefsitzende Verhaltensmuster zu durchbrechen, die die Menschen für Erkrankungen empfänglich machen. In Rundfunk- und Fernsehsendungen in Großbritannien und den USA war sie bereits zu Gast.

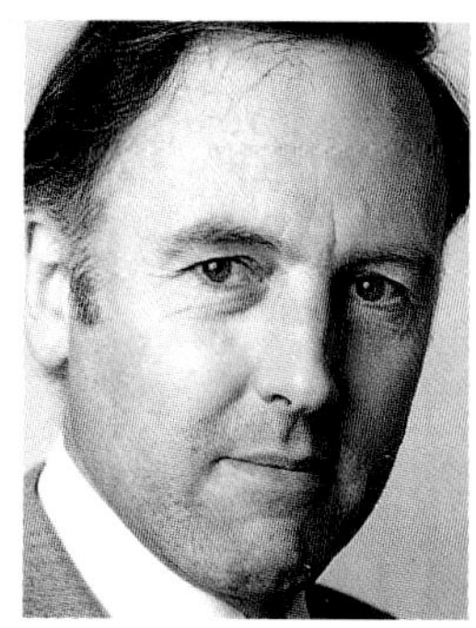

NATURHEILKUNDE

Roger Newman Turner B AC., ND, DO, MRO, MRN, FBACA

Roger Newman Turner ist Naturheilkundler, Osteopath und Akupunkteur in der zweiten Generation und praktiziert in Nord-Hertfordshire und London. Er absolvierte 1963 das British College of Naturopathy and Osteopathy. Er ist Verfasser zahlreicher Bücher über natürliche Gesundheit und Ernährung und hat für Enzyklopädien und Handbücher Beiträge geschrieben. In vielen Teilen der Welt hielt er Vorlesungen über die Naturheilkunde oder sprach im Rundfunk darüber. Er ist Treuhänder des Research Council for Complementary Medicine.

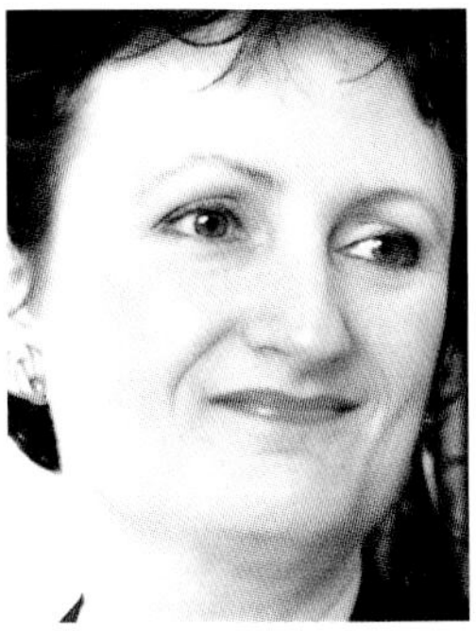

ERNÄHRUNGSTHERAPIE

Linda Lazarides

Linda Lazarides ist Ernährungstherapeutin mit mehrjähriger Praxis. Sie ist auch Schriftstellerin und arbeitet im Bereich der Öffentlichkeitsarbeit, ist Direktorin der Society for the Promotion of Nutritional Therapy und Redakteurin des Gesellschaftsmagazins *Nutritional Therapy Today*. Sie ist Beraterin für das Magazin *Here's Health* und ehemalige Redakteurin zum Thema Ernährung des Journal of *Alternative and Complementary Medicine.* Am Institute for Complementary Medicine und der BACUP (British Association of Cancer United Patients) arbeitet sie auch als Beraterin.

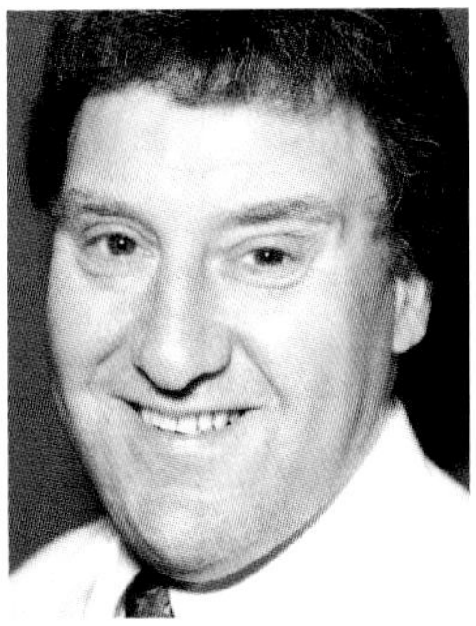

OSTEOPATHIE (UND SCHÄDEL-OSTEOPATHIE)

Stephen E. Sandler DO, MRO, FE CERT.

Stephen Sandler arbeitet konsularisch als Osteopath am Portland Hospital for Women and Children in London und hat seine eigene Allgemeinpraxis in Chingford, im Nordosten Londons. Er ist Gründer und Direktor der Expectant Mother's Clinic und außerdem Dozent für Geburtshilfe und Gynäkologie sowie das gastrointestinale System an der British School of Osteopathy. Ebenso lehrt er als Gastdozent am London College of Osteopathic Medicine. Er ist Autor von *A Guide to Osteopathy*/Hamlyn 1989.

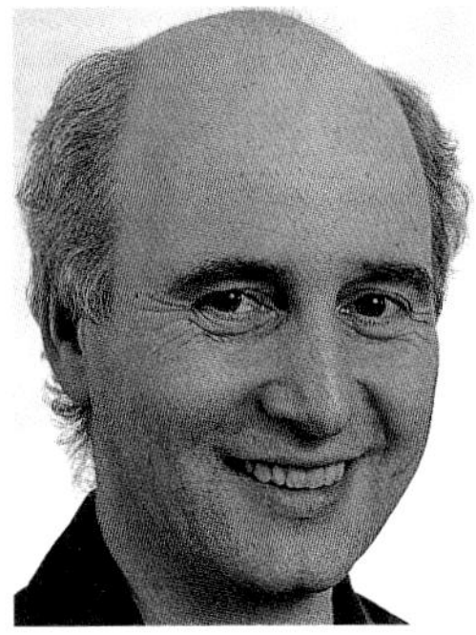

POLARITY

David Haas RPT, RCST

Der Ingenieur David Haas wurde Therapeut, nachdem er jahrelang verschiedene Therapien selbst ausprobiert hat. Er erfuhr von Polarity, der Energieheilmethode, und war nach seiner Behandlung von der Heilkraft beeindruckt. Er wurde als Polaritytherapeut bei der Polarity Therapy Association registriert, deren Ratsmitglied er heute ist, und praktiziert in London und Umgebung. Er hat auch einen Diplomabschluß in der kraniosakralen Therapie bei Franklyn Sills erworben und ist als Craniosacral-Therapeut in der Craniosacral Therapy Association registriert.

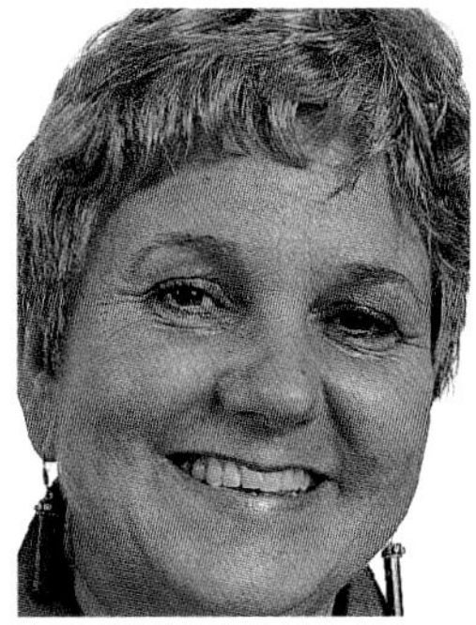

POLARITY

Dianne Vaness

Seit 13 Jahren praktiziert und unterrichtet Dianne Vaness Polarity. Sie sagt, es seien ihre Patienten und Studenten, die ihr den nächsten Schritt in ihrem eigenen Lernprozeß zeigen. Vor 15 Jahren begann sie sich für ergänzende Heilweisen zu interessieren, als sie dem Begründer der Polarity, Dr. Randolph Stone, in einem indischen Ashram begegnete. Sie war Gründungsmitglied der British Complementary Medical Association (BMCA) und half beim Aufbau der Polarity Therapy Educational Trust, dessen Ausbildungsdirektorin sie ist. Sie hat sich zu diesem Thema auch in TV-Interviews geäußert.

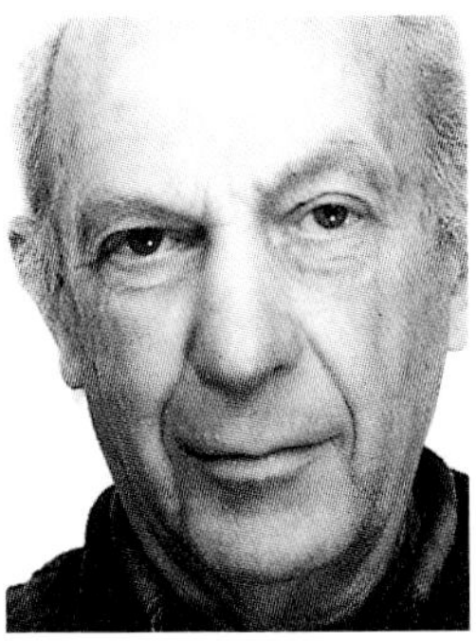

RADIONIK

Gordon Smith

Gordon Smith, Gründer des Radionic & Radiesthesia Trust, ist Mitglied des Management Committee of the National Consultative Council for Alternative and Complementary Medicine und des Management Committee of the British Complementary Medicine Association. Er ist auch Gründer des Maperton Trust, einer wohltätigen Bildungseinrichtung mit dem Ziel der Kombination der jeweils besten Methoden der klassischen Medizin und der ergänzenden Heilweisen für eine verbesserte Gesundheitsbetreuung.

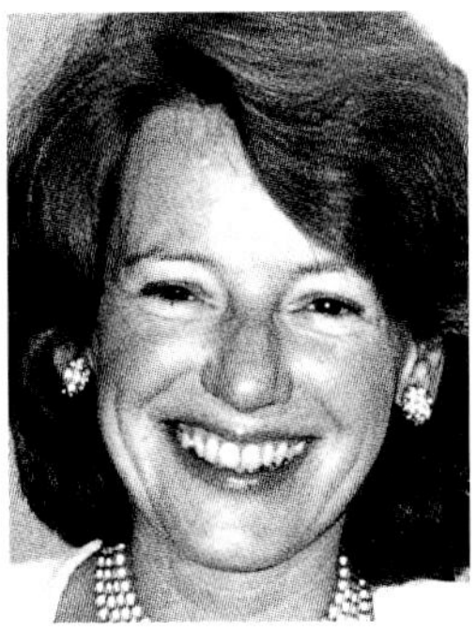

REFLEXZONENTHERAPIE

Mo Usher MAR, MGCP

Die ehemalige Vorsitzende der Association of Reflexologists ist heute deren Präsidentin und Ehrenmitglied auf Lebenszeit. Sie gehört dem Beratungsausschuß des *Journal of Alternative and Complementary Medicine* an, war Mitglied des Exekutivausschusses der British Complementary Medicine Association und ist Mitglied der Royal Society of Medicine. Sie war Präsidentin des International Council of Reflexologists und zählt zum Exekutivkomitee der Reflexzonentherapie in Europa. Zur Reflexzonentherapie sprach sie in Funk und Fernsehen.

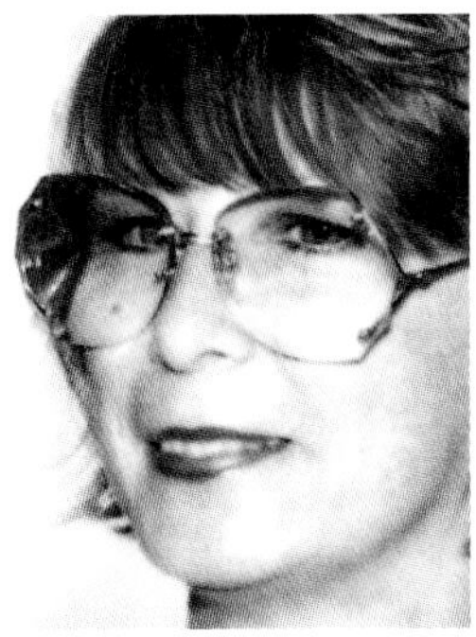

ENTSPANNUNG UND VISUALISIEREN

Carol Horrigan M SC., SRN, RCNT, DIP N, PGCEA, RNT

Carol Horrigan ließ sich ab 1963 in ergänzenden Heilweisen unterrichten und machte zusätzlich ab 1977 eine Ausbildung als Krankenschwester. Seit Abschluß ihrer Ausbildung arbeitet sie in ihrer Praxis mit Entspannung und Visualisieren, Massage, Reflexzonentherapie, Therapeutic Touch, Chakren-Therapie, Reiki, Bachblütenarzneien und Yoga. Seit 1988 ist sie Dozentin für ergänzende Heilweisen am Bloomsbury College of Nursing und am Institute of Advanced Nurse Education am Royal College of Nursing und hat an Büchern mitgewirkt.

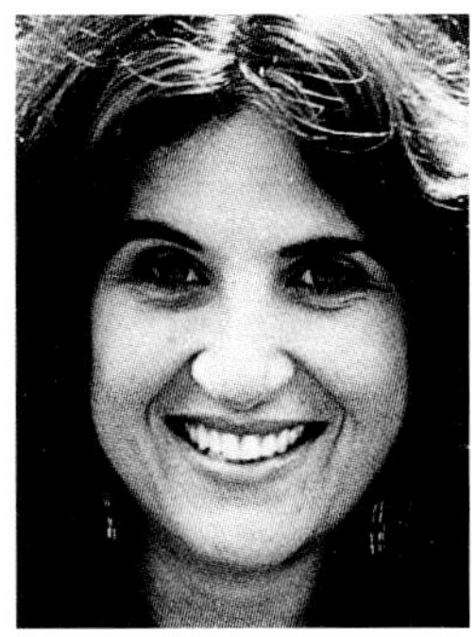

ENTSPANNUNG UND VISUALISIEREN (*für Kinder*)

Janet Balaskas

Janet Balaskas ist Direktorin des Active Birth Centre in London und Gründerin des Active Birth Teacher Training Course und der Active Birth Teachers Association. Zusammen mit ihrem Ehemann Keith Brainin ist sie Codirektorin der Active Birth Pools, dem führenden Geburtshilfezentrum in Großbritannien. In den 70er Jahren führte sie eine innovative Methode der Geburtsvorbereitung ein, zu der Entspannung und Visualisieren oder auf Yoga beruhende Übungen zur Stärkung des Körperbewußtseins zählten. Sie hat einige Bücher verfaßt, etwa *New Life*/Sidgwick und Jackson.

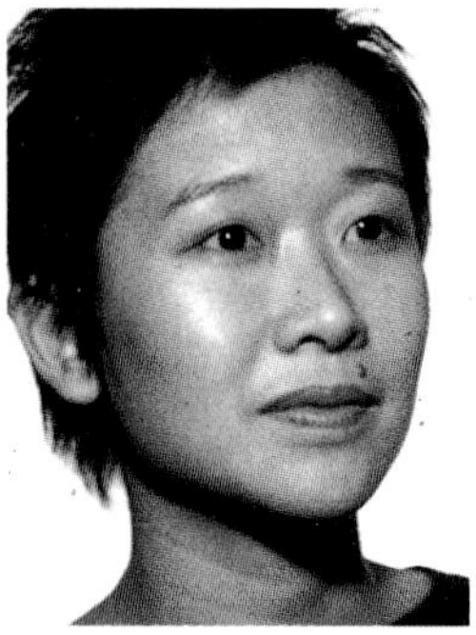

ROLFING *(Körpertherapie)*

Loan Tran BA HONS, DIPLOMA IN ROLFING

Loan Tran praktiziert Rolfing seit 1993 in den Neal's Yard Therapy Rooms in Covent Garden, London. Nach Erhalt ihres Diploms in München 1989 therapierte sie mit Rolfing in Paris. Sie wirkte 1991–1993 im Exekutivausschuß der European Rolfing Association mit und half bei der Schaffung einer europäischen Niederlassung des Rolf Institute. 1992 errichtete sie das »Access Point« Centre in Paris. Von Loan Tran stammt auch ein Artikel über das Rolfing für die Therapy Rooms A-Z *Guide of Natural Therapies*/Thorsons 1994.

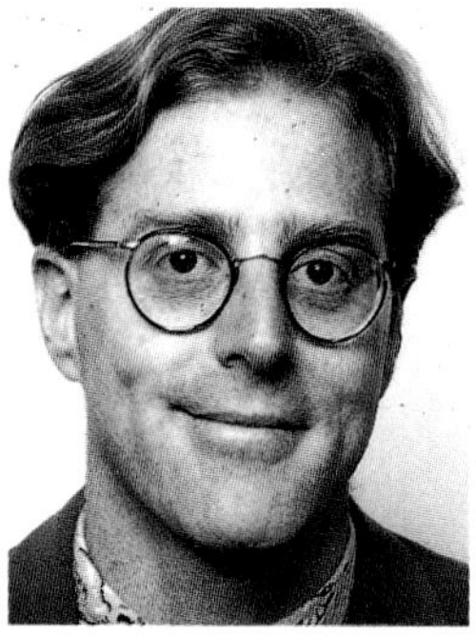

SHIATSU

Ray Ridolfi

Ray Ridolfi ist der Gründer der British School of Shiatsu-Do und hat sich in 20 Jahren, in denen er ausgiebig reiste, intensiv mit Körpertherapien befaßt und viele traditionelle Therapien kennengelernt. Durch sein sportliches Interesse und Kampfsportaktivitäten begann er sich für Körpertherapie, östliche Kultur und Shiatsu-Do zu interessieren. Seine wichtigsten Lehrer waren Saul Goodman und Ohasi Sensei, die seine Entwicklung des Shiatsu-Do stark beeinflußt haben. Er unterrichtet in Europa und im Mittleren Osten und ist Coautor des Buches *Shiatsu for Women.*

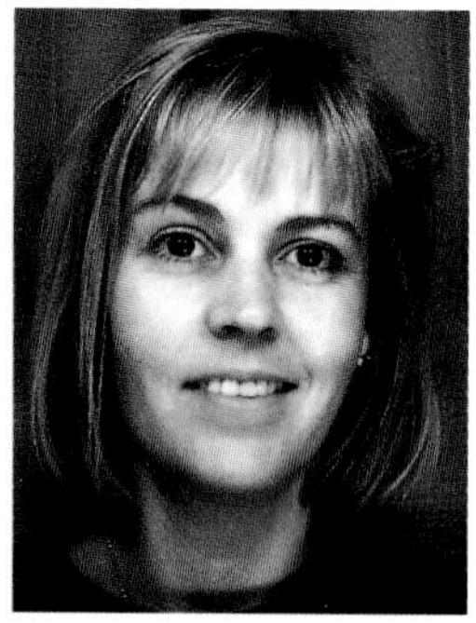

GEISTHEILEN

Midi Fairgrieve

Midi Fairgrieve, Heilerin und Beraterin, führt eine Praxis in Edinburgh. Dort werden auch Tiere betreut, die Heilung brauchen. Midi Fairgrieve arbeitete einige Jahre lang als Heilerin und Beraterin im Self-Realization Healing Centre in Somerset und ist Mitglied der International Self-Realization Healing Association. Sie studierte auch Ernährungslehre in London und erwarb ein Diplom in Ernährungsmedizin. Bevor sie begann, ergänzende Heilweisen auszuüben, arbeitete sie an Radiosendungen mit und produzierte Beiträge für BBC Radio 4.

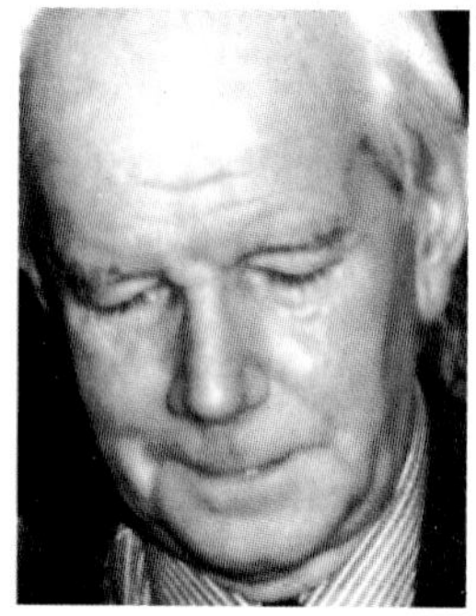

GEISTHEILEN

Don Copland

Don Copland, ehemaliger Partner und Direktor einer Ingenieurbaugesellschaft, wurde 1976 ein Heilmitglied der National Federation of Spiritual Healers und war einige Jahre Vorsitzender. 1982 wurde er Präsident und war damit verantwortlich für nationale Werbung und Öffentlichkeitsarbeit sowie für die Organisation der nationalen Ausbildungsprogramme. Er trat im Fernsehen auf und verfaßte vier Bücher über das Geistheilen, unter anderem *So You Want to be a Healer.* Heute ist er Administrator der National Federation of Spiritual Healers.

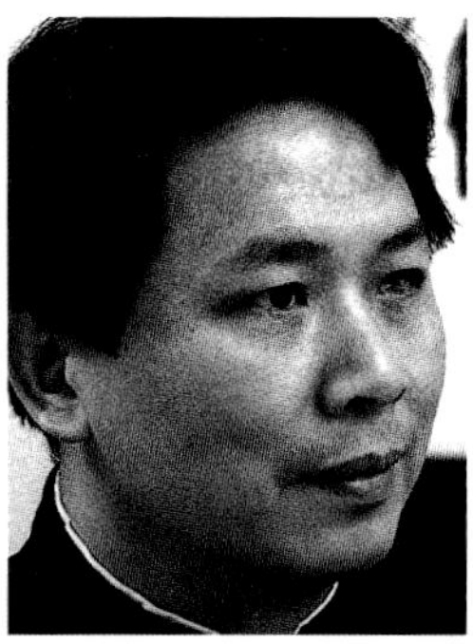

TAI CHI

Meister Lam Kam Chuen

Zur Zeit unterrichtet Meister Lam Kam Chuen Tai Chi und übt an der Lam Clinic in Londons Chinatown chinesische Kräuterheilkunde aus. Er ist ausgebildet in den asiatischen Kampfkünsten und hat auch Chi Kung studiert, ein System zur Nutzbarmachung der inneren Körperenergie. Mit Hilfe seiner Kenntnisse des Chi Kung entwickelte Meister Lam eine neue Form des Tai Chi, das sogenannte Lam Style Tai Chi. 1976 kam er in den Westen und wurde der erste Tai-Chi-Lehrer der Inner London Education Authority. Er verfaßte *The Way of Energy*/Gaia Books.

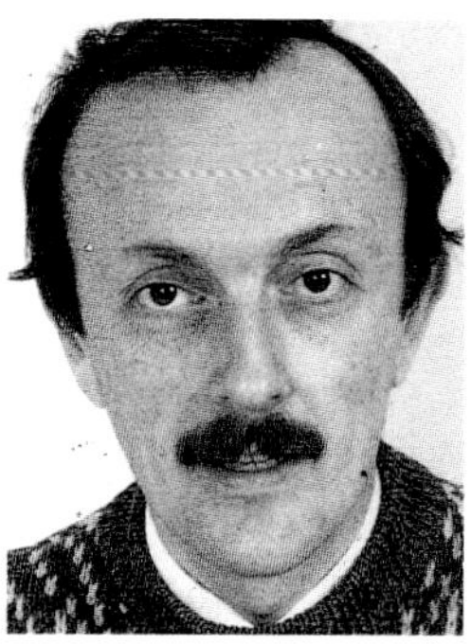

WESTLICHE KRÄUTERHEILKUNDE

Mark Evans B. PHIL.

Mark Evans ist Direktor der Bath Natural Health Clinic und Leiter der Bath School of Massage. Er leitet Praxen in Bath und Bristol und arbeitet mit Kräuterarzneien, Massage, Aromatherapie und Reflexzonentherapie. Evans ist Mitglied des National Institute of Medical Herbalists. Er hat den Titel eines Bachelor of Philosophy in Complementary Health Studies der Exeter University und hat im *European Journal of Herbal Medicine* und dem *British Journal of Phytotherapy* wissenschaftliche Artikel veröffentlicht.

BERATENDE REDAKTEURIN

Nikki Bradford

Nikki Bradford ist eine erfahrene, freiberufliche Autorin für Gesundheitsthemen. Sie war früher Gesundheitskorrespondentin für *Good Housekeeping* und Mitherausgeberin des Magazins *Health & Fitness*. Sie hat *The Well Woman's Self Help Directory* für Sidgwick und Jackson sowie *Men's Health Matters* für Random House (Vermilion) verfaßt. Sie ist auch Ehrengeschäftsführerin der Guild of Health Writers und richtete die erste Beratungsstelle für Männer unter der Leitung des Medical Advisory Service (MAS) ein, der dem House of Commons untersteht. Nikki Bradford ist auch Heilerin auf Probe bei der National Federation of Spiritual Healers.

AUTORIN DER THERAPIEBEITRÄGE

Sheila Lavery

Sheila Lavery ist ebenfalls Autorin für Gesundheitsthemen und verfaßt Beiträge für *Here's Health, Top Santé, Daily Mail, The Sunday Times* und das *XL Magazin.* Sie arbeitet an einem Buch über Schlaf und ist Mitglied der Guild of Health Writers.

KLINISCHE STUDIEN

Fara Begum-Baig

Fara Begum-Baig ist das jüngste Mitglied des Institute of Biomedical Sciences und an klinischen Studien an der Universität von Cambridge beteiligt. Sie ist Doktorandin der Biochemie und leistete Pionierarbeit für die ergänzende Medizin in NHS-Krankenhäusern wie Addenbrookes, Cambridge. Als Hauptdozentin für ganzheitliche Medizin in Cambridge untersucht, lehrt und praktiziert sie Reflexzonentherapie und Streßmanagement. Auch in Funk und Fernsehen tritt sie auf.

KLINISCHE STUDIEN

Alle folgenden Nachweise beziehen sich auf die »Klinischen Studien« am Ende der Artikel zu den Therapien im ersten Teil des Buches.

AKUPRESSUR, Seite 23
(5) Lumbalgie
Jiaying W., Guangzhoa L., Shuhua M., Guicheng P., Journal of Traditional Chinese Medicine 1986; 6 (3): 168–170.
(6) Schwangerschaftserbrechen - Doppelblind–Versuch: Dundee .J W., Souri F. B. R., Ghaly R. G., Bell P. F., Journal of Royal Society of Medicine 1988; 81: 456–457.
AKUPUNKTUR, Seite 19
(1) Chronische Alkoholiker – Kontrollierter Versuch: Bullock M., Cilliton P., Olander, R., Lancet 1989, 1435–1439.
(2) Medikamenten-Abhängigkeit - Einfacher Versuch: Lipton D., Brewington V., Smith M., Journal of Substance abuse 1994, Bd. 11 Nr. 3 205–215.
(3) Nikotinabhängigkeit
Clavel F.; Benhamou S.; British Medical Journal 1985: 291; 1538-1539.
ALEXANDERTECHNIK, Seite 121
(40) Haltung und Leistung – Barlow.
(41) Reduktion von Vortragsstreß – Valentine E.
AROMATHERAPIE, Seite 73
Chronische Bronchitis – Doppelblind-Versuch: ›Gouttes aux Essences‹ (Essence Drops) Phytotherapy Research Bd., 3 Nr. 3 1989. J. P. Ferley, N. Poutignat, Zmirou, Y. Azzopardi und F. Balducci 106.
(23) Vaginale Candidose/Vaginaler Soor *(Candida albicans)*
Dr. Paul Belaiche, September 1985, Phytotherapy Nr. 15 13–15 191.
(24) Herzchirurgie
C. J. Stevensen, Complementary Therapies in Medicine 1994, 2 27–35 Middlesex Hospital Intensive Care Unit, London 283.
(25) Postkardiotomie-Patienten – Randomisierter Doppelblind-Versuch mit Unterstützung des Bristol Cardiac Teams unter der Leitung von Herrn Wishaert, Arzt. Jane Buckle, Nursing Times, Mai 19, Bd. 89, Nr. 20, 1993.
KUNSTTHERAPIEN, Seite 151
Musiktherapie
(36) Herzchirurgie
Barnson S., Zimmerman L., Nievan J., Heart and Lung 1995; 24 (2): 124–132.
(57) Ängstlichkeit/Angstzustände
Stroudenmire J., Journal of Clinical Psychology 1975; 31(3): 490–492.
(58) Depression
Hanser S. B., Thompson L. W., Journal of Gerontology 1994 Nov.; 49 (6): 265–269.
AUTOGENES TRAINING, Seite 133
(49) Hypertonie (Bluthochdruck)
Aivazyan T. A., Zaitsev V. P., Yurenev A. P., Health Psychology 1988; 7 (Suppl.): 201–208.
(50) Ängstlichkeit/Angstzustände
Stetter F., Walter G., Zimmermann A., Zahres S., Straube E. R. Psychotherapie, Psychosomatik, Medizinische Psychologie 1994; 44 (7): 226–234.
AYURVEDA, Seite 35
(9) Diabetes mellitus/Zuckerkrankheit
Baskartan K., et al. Journal of Ethnopharmacology 30, 1990, S. 295–305.
(10) Parkinson-Krankheit
Manyam B. V., et al. The Journal of Alternative and Complementary Medicine Vol 1, No 3, 1995, S. 249–255.
CHINESISCHE KRÄUTERHEILKUNDE, Seite 29
(7) Endometriose
Wang D. Z., Wang Z. Q., Zhang Z. F., Chung Hsi I Chieh Ho Tsa Chih, Sept 1991, 11.9 S. 524–526, 515.
(8) Aids
Weibo L., Journal of Traditional Chinese Medicine 15 (1) 3–9, 1995.
CHIROPRAKTIK, Seite 53
(13) Lumbalgie
Meade T. W., Dyer S., Browne W., Townsend J., Frank A. O., British Medical Journal 1990, Bd. 300 S. 1431–1437 und BMJ 1995 Bd. 311, 349–351 und Dr. Alan Breen, British Chiropractic Association.
(14) Lumbalgie oder Ischialgie – Kontrollierter Placeboversuch
Rupert R. L., Wagnon R., Thompson P., Ezzeldin M. T., International. Review of Chiropractic 1985, Winter 58–60.
FARBTHERAPIE, Seite 137
(54) Arthritis – Kontrollierter Versuch: McDonald S. F., International Journal of Biosocial Research 3, Nr. 2, 1982 S. 49–54.
(55) Migräne
Anderson J., Brain/Mind Bulletin 15, Nr. 4, Jan. 1990 S. 4.
DIAGNOSEVERFAHREN, Seite 153
Irisdiagnose
(59) und (60) Die Bedeutung des *Arcus senilis*
November 1987, the Los Angeles Herald Examiner and the January 1990 edition of the Journal of the American Optimetric Association.
HOMÖOPATHIE, Seite 79
(26) Asthma/Hausstaubmilbenallergie
Reilly D., Taylor M., Beattie N., Campbell J., McSharry C., Aitchison T. C., Carter R., Stevenson R. D., The Lancet Bd. 344 1601–1606, 1994.
(27) Hautbeschwerden – Doppelblind-Versuch: Dr. Schawb Alenavia. Proceedings of the 45th congress of the LMHI, S. 166–168.
(28) Migräne – Doppelblind-Versuch: Brigo B., Serpelloni G., The Berlin Journal on Research in Homeopathy, Bd. 1 Nr. 2 März 1991, S. 98–105.
HYPNOTHERAPIE, Seite 127
(42) Schmerzlinderung bei Verbrennungen
Wakeman R. J., Kaplan J. Z., American Journal Clin Hypn, 1978: 21: 3–12.
(43) Tinnitus – Doppelblind-Versuch mit zwei Therapiealternativen
Marks N. J., Karl H., Onisiphorou C., Clinical Otolaryngol 1985; 10; 43–46.
(44) Rauchen
Stanton H E; International Journal of Clinical and Experimental Hypnosis 1978; XXVI; 1: 22–29.
(45) Spannungskopfschmerzen
Carasso R.; Kleinhauz M.; Peded; O. Yehuda S. American Journal of Clinical Hpynosis 1985; 27; 4: 216–218.
(46) Warzen
Ewin D., American Journal of Clinical Hypnosis Juli 1992, 35; 1 1–9.
MASSAGE, Seite 59
(15) Ängstlichkeit/Angstzustände – Kontrollierter Versuch: Field, Morrow, Valdeon, Larson, Kuhn and Scanberg, Journal of the American Academy of Childhood and Adolescent Psychiatry 1992, 31; 1: 125–131
(16) Schmerzlinderung
Farrow J., Nursing Standard, 1990; 4 (17): 26–28.
(17) Brustkrebs
Sims S., Nursing Times 1986; 82 (13): 47–50.
(18) Frühgeborene (Einfluß auf Gewichtszunahme)
Scarfidi F. S., Field T. M., Schanberg S. M. Bauer, Tucci, Roberts, Morrow and Kuhn, Infant Behaviour and Development 1990; 13: 167–188.
NATURHEILKUNDE, Seite 103
(35) Rheumatische Arthritis – Einfacher Blindversuch: Kjeldsen-Kragh J., Haugen M., Borchgrevink C. F., Laerum E., Eek M., Mowinkel P., Hovi K., Forre O., Lancet 1991; 338 (8772): 899–902.
(36) Rheumatische Erkrankung und Ernährung
Haugen M., Kjeldsen-Kragh J., Nordvag B. Y., Forre O., Clinical Rheumatology 1991; 10 (4): 410–417.
ERNÄHRUNGSTHERAPIE, Seite 91
(29) Ernährungstherapie
Lazarides L., Society for Promotion of Nutritional Therapy, Juni 1993.
(30) Ösophagitis/Pellagra
Segal I., et al. Nutritional Cancer 1990; 14 (3–4): 233–238.
(31) Koronare Herzkrankheit (KHK)
Stampfer M. J., Willet W. C., et al., New England Journal of Medicine, Mai 20 1993 328 (20): 1487–1489.
(32) Prämenstruelles Syndrom (PMS)
Nicholas A., First International Symposium on Magnesium Deficit in Human Pathology, Paris, Springer, Verlag, 1973: 261–263.
OSTEOPATHIE, Seite 45
(11) Kreuzschmerzen während der Menstruation
Boesler D., et al. Journal of American Osteopathic Association 1993, 93, 2, 203–208 und 213–214.

(12) Unspezifische Kreuzschmerzen - Kontrollierter Versuch: MacDonald R. S., Bell C. M. J., Spine, Mai 1990, 15, 5, 364–70.
REFLEXZONENTHERAPIE, Seite 65
(19) Krankmeldungen
Madsen S., Andersen .J, Forenede Danske Zoneterapeuter, Nov. 1993.
(20) Entbindung/Geburt
Dr. Gowri Motha und Dr. Jane McGrath, Bradford N., Chamberlain G., Pain Relief in Childbirth, Pub. Harper Collins 1995, S. 201–202.
(21) Prämenstruelles Syndrom/PMS
Oleson T., Flocco W., Obstetrics and Gynaecology 1993; 82; (6) 906–911.
ENTSPANNUNG UND VISUALISIEREN, Seite 110
(37) Entzündliche Darmerkrankungen (Morbus Crohn/Colitis ulcerosa) – Einfacher Blindversuch: Milne B., Joachim G., Niedhardt J., Journal of Advanced Nursing 1986; 11 (65) 561–567.
(3) Spannungskopfschmerzen
Van Dyke R., Zitman F. G., Linssen A. C., Spinhoven P., Int J. Clin Exp Hypn 1991 Jan.; 39 (1): 6–23.
(39) Raynaudsche Krankheit
Keefe F J, Surwit R. S., Pilon R. N., Journal of Applied Behaviour analysis 1980; 13 (1) 3–11.
GEISTHEILEN, Seite 135
(51) Wundheilung – Doppelblind-Versuch: Wirth D. P., Subtle Energies 1990; (1): 1, 1–20.
(52) Spannungskopfschmerzen – Placeboversuch Leller E., Bzdek V. M., Nursing Research, 1986; 35: 2, 101–105.
(53) Herzerkrankungen
Byrd R. C., Southern Medical Journal 1988; 81,7: 826–829 .
WESTLICHE KRÄUTERHEILKUNDE, Seite 97
(33) Baldrian und Schlaflosigkeit/Schlafstörungen – Kontrollierter Versuch: Schults I. I., Stoltz C., Muller J., Pharmacopsychiatry, 1994 Juli, Bd. 27 (4), S. 147–151, ISSN: 0176-3679.
(34) Hypercholesterinämie – Randomisierter Doppelblind-Versuch: Jain A K, Vargas R., Gotzkowsky S., McMahon F. G., Clin-Investig 1993, Mai, Bd. 71 (5), S. 383-386, ISSN: 0941-0198.
YOGA, Seite 131
(47) Osteoarthritis/Arthritis
Garfinkle M. S. et al., Journal of Rheumatology 21(12): 2341–2343, Dez. 1994.
(48) Bronchialasthma
Nagarathna R., Nagendra HR., Brit. Med. Journal Bd. 291, 19. Okt. 1985 S. 172.

BIBLIOGRAPHIE

Sheila Lavery benutzte folgende Nachschlagenwerke für die Therapieessays: *The Complete Guide to Homoeopathy* von Dr Andrew Lockie and Barbara Geddes (Dorling Kindersley); *The Dictionary of Acupuncture and Moxibustion* von Nguyen Duc Hiep (Thorsons); *New Ways to Health: A guide to acupuncture* von Peter Firebrace and Sandra Hill (Hamlyn); *Your health, Your Choice* von Simon Mills (Papermac); *Dynamic Chiropractic Today* von Michael Copland Griffiths (Thorsons); *Optima Alternative Health guides – Chiropractic* von Susan Moore; *Massage Therapy* von Adam Jackson; *Reflexology* von Anya Gore; *Osteopathy* von Stephen Sandler; *Shiatsu* von Ray Ridolfi (jetzt alle veröffentlicht bei Vermillion); *Chinese Herbal Medicine* von Stephen Tang and Richard Craze (Piatkus); *Chinese Medicine the web that has no weaver* von Ted J Kaptchuk (Rider); *Competences required von Osteopathic Practice* (General Council and Register of Osteopaths); *The Fragrant Mind* von Valerie Ann Worwood (Doubleday); *The Reflexology handbook – A Complete Guide* von Laura Norman (Piatkus); *The Complete Book of Massage* von Clare Maxwell-Hudson (Dorling Kindersley); *Your Guide to the Alexander Technique* von John Gray (Gollancz); *The Metamorphic Technique – principles and practice* von Gaston St Pierre and Debbie Shapiro (Element); *Naturopathic Medicine* von Roger Newman Turner (Thorsons); *The Handbook of Complementary Medicine* von Stephen Fulder (Oxford); *Self Hypnosis and Other Mind Expanding Techniques* von Charles Tebbetts (Westwood publishing company); *Better Health through Natural Healing* von Ross Trattler (Thorsons); *The Art of Tai Chi* von Paul Crompton (Element); *Radionic Healing – Is it for you?* von David Tansley (Element); *Ayurveda the Science of Self healing* von Vasant Lad; *The Book of Ayurveda* von Judith Morrison (Gaia)

BILDNACHWEIS

Academy of Systematic Kinesiology, 39 Browns Road, Surbiton, Surrey KT5 8ST. 153 rechts
Ancient Art and Architecture Collection/Ronald Sheridan 12 rechts
The Dr Edward Bach Mitte, Mount Vernon, Sotwell, Wallingford, Oxon OX10 0PZ. 106 Mitte, 106 oben rechts, 106 oben rechts
Deni Bown Associates/Deni Bown 73 oben rechts, 73 oben rechts
Bridgeman Art Library/British Library, London 94 oben rechts
British School of Shiatsu-Do, 6 Erskine Road, London NW3 3AJ.
Collections/Sandra Lousada 59 oben rechts, 59 unten rechts, 59 unten rechts, 59 oben rechts, 115 unten rechts, 115 oben rechts, 118 Mitte rechts, 118 ganz rechts, /Anthea Sieveking 41 oben rechts, 73 unten
Dee Conway 150 rechts
E.T. Archive/National Palace Museum, Taiwan 12 rechts
Mary Evans Picture Library 26 oben rechts, 70 oben rechts
Format Partners/Mo Wilson 135 oben rechts
John Glover 97 unten rechts, 108, 109
Robert Harding Picture Library 86 oben rechts, 97 unten rechts, /BBC Enterprises/Redwood Publishing 70 unten rechts, /Cole Group 86 oben Mitte, /Robert McLeod 150 oben rechts
Hutchison Library/Beddon 112 Mitte rechts, /Pierrette Collomb 32 oben rechts, /R. Ian Lloyd 28 rechts, /Liba Taylor 65 unten rechts
Image Bank/Marc Romanelli 35 rechts
Images 15, 19 unten rechts, 26 unten rechts, 26 unten Mitte, 32 unten, 32 oben Mitte, 82 oben rechts, 82 unten rechts, 85 unten rechts, 86 unten Mitte, 112 oben rechts, 112 unten rechts, 112 rechts, 137 oben rechts
Stuart T. Lightbody 13
Marshall Cavendish Picture Library 42 rechts, 50 oben rechts, 103 rechts, /Bill Petch 76 rechts, /Ray Duns 106 unten
McOnegal Botanical/Rowan McOnegal 97 oben
Osteopathic Information Service, PO Box 2074, Reading, Berkshire RG1 4YR. 42 rechts, 44 unten rechts
Reed International Books Ltd 46 rechts, 50 oben rechts, 149 rechts, /Peter Chadwick 76 unten rechts, 76 oben rechts, 79 unten rechts, 79 oben, /Melvin Grey 88 unten rechts, 94 Mitte rechts
Rolf Institute/R.A Thompson, 205 Canyon Boulevard, Boulder, Colorado 80302, USA. 145 rechts
Science Photo Library 40 Mitte, /Argentum 154 oben rechts, /Ricardo Arias 85 oben rechts, /John Bavos 41 unten rechts, /John Bavosi 154 unten rechts, /BSIP/LBL 19 oben rechts, /BSIP, Roux 40 Mitte, /BSIP Taulin 62 oben rechts, /BSIP/Krassovsky 124 rechts, /Oscar Burriel/Latin Stock 124 unten rechts, /Simon Fraser 26 oben Mitte, /John Greim 100 oben rechts, /Adrienne Hart-Davis 82 rechts, /Seth Joel 85 unten rechts, /Bill Longcore 46 rechts, /Damien Lovegrove 70 rechts, /Tim Malyon & Paul Biddle 16 unten, 16 oben, /Andrew McClenaghan 19 unten rechts, /Will & Dent McIntyre 28 rechts, /Richard Megna/ Fundamental 141 oben rechts, /Paul Biddle 94 unten rechts, /Philippe Plailly 124 oben rechts, /Francoise Sauze 52 rechts, 53 rechts, 62 rechts, 127 unten rechts, 154 rechts, /Jane Shemilt 62 unten rechts, /Hattie Young 44 oben rechts
Shift Productions/Mel Herdon 32 oben rechts
Society of Teachers of the Alexander Technique, 20 London House, 266 Fulham Road, London SW10 9EL. 121 unten rechts, 121 oben rechts
Still Pictures/Claude Sauvageot 131 rechts **Tony Stone Images** 85 oben rechts, 118 unten rechts, 118 oben rechts, /Bruce Ayres 127 oben rechts, /Erika Craddock 88 oben, /Zigy Kaluzny 19 oben rechts, /Ian O'Leary 102, /Alan Levenson 139 oben rechts, /Andre Perlstein 56 rechts, 129 rechts, /Christel. Rosenfeld 86 oben rechts, /Ralf Schultheiss 100 unten, /Ken Scott 35 rechts, 56 rechts, /Charles Thatcher 127 oben rechts, /Nick Vedros, Vedros & Associates 20, /Paul Webster 88 unten rechts, /Rosemary Weller 100 oben rechts **U.K. Polarity Therapy Association/Tony Hutchings, Monomark House, 27 Old Gloucester Street, London WC1N 3XX.** 37 **John Walmsley Photo-Library** 50 unten rechts, 50 unten rechts, 65 oben rechts, 67 rechts, 103 rechts, 133 rechts, 143 oben rechts, 146 Mitte rechts, 146 oben rechts, 150 rechts
Weleda U.K. Ltd, Heanor Road, Ilkeston, Derbyshire DE7 8DR.
79 unten rechts

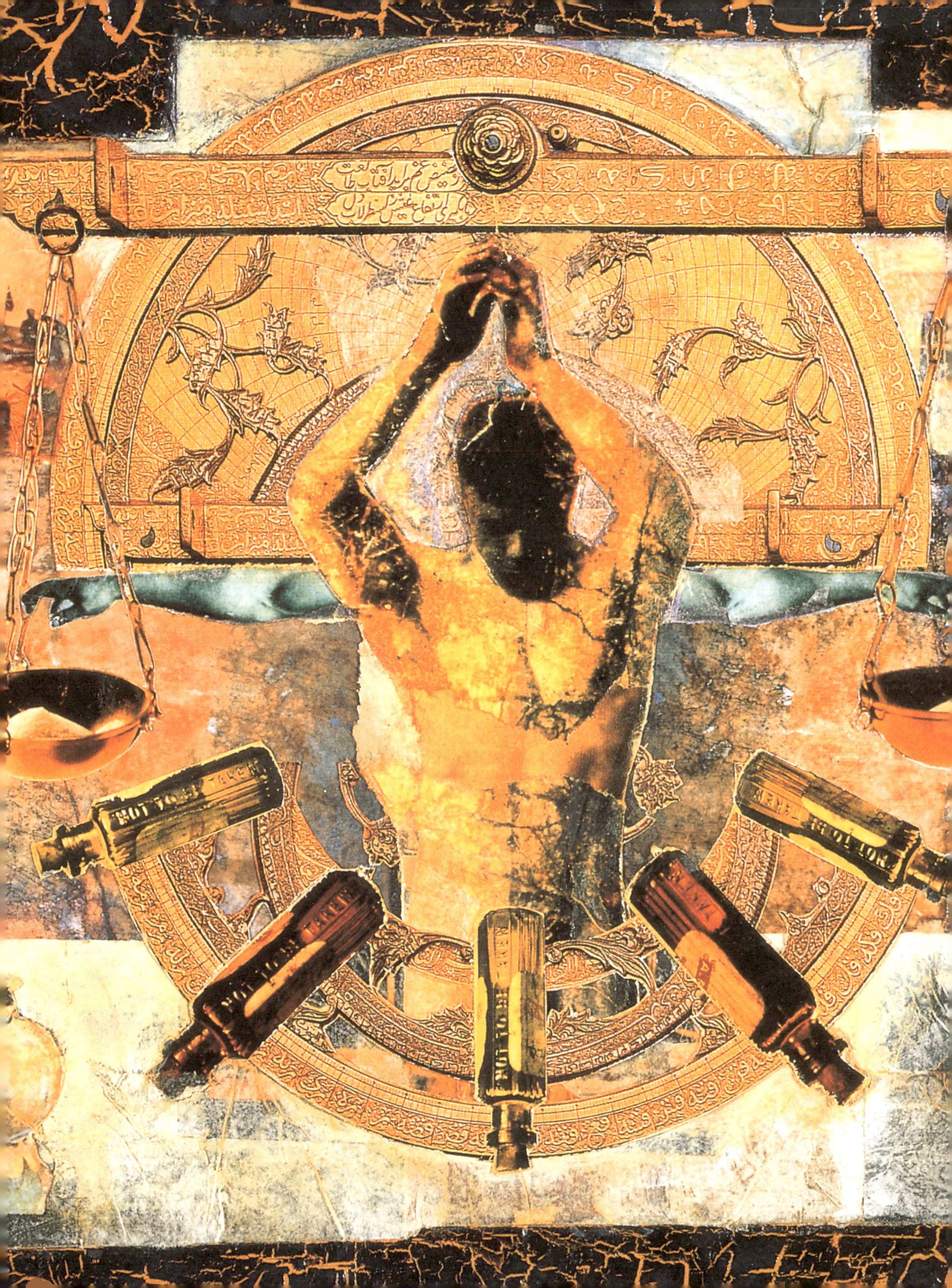